“十二五”普通高等教育本科国家级规划教材
科学出版社“十四五”普通高等教育本科规划教材

药　理　学

第 5 版

主　　编　陈建国
副 主 编　王　芳　周家国　胡长平
编　　者（以姓名汉语拼音为序）

班　涛	哈尔滨医科大学	陈　忠	浙江中医药大学
陈建国	华中科技大学	陈莉娜	西安交通大学
陈晓红	中国人民解放军陆军军医大学	成建华	同济大学
范　益	南京医科大学	郜　娜	郑州大学
胡长平	中南大学	胡薇薇	浙江大学
金增亮	首都医科大学	李明凯	中国人民解放军空军军医大学
李瑞芳	河南科技大学	李世刚	三峡大学
刘　慧	华中科技大学	刘　莲	长江大学
刘慧青	山东大学	刘晓健	锦州医科大学
吕　莉	大连医科大学	马松涛	成都医学院
明章银	华中科技大学	曲卫敏	复旦大学
铁　璐	北京大学	汪　晖	武汉大学
王　芳	华中科技大学	王　昊	上海交通大学
王　培	中国人民解放军海军军医大学	王　婷	武汉科技大学
吴国胜	江南大学	吴艳娜	天津医科大学
徐江平	南方医科大学	姚红红	东南大学
张　东	包头医学院	张　明	吉林大学
张秋芳	湖北医药学院	张晓京	长治医学院
周　红	遵义医科大学	周国勇	江汉大学
周家国	中山大学	朱　玲	四川大学

编写秘书　徐旭林　华中科技大学

科　学　出　版　社
北　京

内 容 简 介

本书由七篇四十六章组成，即药理学总论，作用于神经系统的药物，影响自身活性物质和免疫功能的药物，作用于肾脏和心血管系统的药物，作用于血液和内脏系统的药物，作用于内分泌系统和影响代谢的药物，化学治疗药物。大多数章节都介绍了药物的来源及药物研究的发展史，增加了药物作用机制方面的一些新理论和新进展，同时介绍了近年问世的临床常见病、多发病的治疗药物。为适应双语教学的需要，本书在每章前增加了英文要点，以提高学生学习专业外语的兴趣。为便于理解和记忆，本书在图表的关键部位及其他重点部分均以双色印刷。为适应医学教育新形式和新要求，推进教育数字化，本书配有PPT课件、课后习题、综合教学案例、新药发现史和药物研究进展等数字化教学资源，同时出版数字教材。

本书用于全日制5年制医学专业学生教学，也可用于其他学制和专业教学。

图书在版编目（CIP）数据

药理学 / 陈建国主编. -- 5版. -- 北京：科学出版社，2025. 6.
（“十二五”普通高等教育本科国家级规划教材）（科学出版社“十四五”普通高等教育本科规划教材）. -- ISBN 978-7-03-082075-4

I. R96

中国国家版本馆CIP数据核字第20253V1F04号

责任编辑：朱 华/责任校对：宁辉彩
责任印制：张 伟/封面设计：陈 敬

科学出版社 出版
北京东黄城根北街16号
邮政编码：100717
http://www.sciencep.com

天津市新科印刷有限公司印刷
科学出版社发行 各地新华书店经销

*

2002年8月第 一 版 开本：850×1168 1/16
2025年6月第 五 版 印张：23
2025年6月第二十九次印刷 字数：783 000

定价：98.00元

（如有印装质量问题，我社负责调换）

前　言

本书是继教育部面向21世纪课程教材《药理学》第1版（2002年）、第2版（2007年）、第3版（2010年）和第4版（2016年）出版以来的第四次修订再版。为了适应我国创新型医学人才培养，不断深入的药理学教学理念、手段和内容改革，以及创新药物研发和临床药物治疗快速发展，结合广大师生及读者在使用前四版教材中提出的宝贵意见和建议，完成了第五版的修订工作。

本书在第四版的基础上，继续坚持“三基、五性、三特定”的编写原则，进一步贯彻党的二十大精神，将落实立德树人根本任务贯穿教材编写过程。本次修订结合高等医学教学改革的需要，紧跟当今医学研究前沿动态和药理学领域最新研究进展，立足药理学学科发展规律与临床实践需求，系统梳理药理学核心知识体系；同时兼顾执业医师资格考试和硕士研究生入学考试要求，增补和调整了相关章节内容，重新布局了教材的篇章结构，理顺了与相关学科内容的关系，避免了不必要的重复，使知识体系呈现更强的逻辑性与系统性；并结合临床实际情况，对部分章节的药物进行了更新，增加了近年问世的临床常见病、多发病的治疗药物介绍；在药物作用机制方面，增加了近几年来的新理论和新进展。同时，在专业内容中渗透医学人文的温度和情怀，通过综合案例、新药发现史，药物研究新进展等内容弘扬科学探索精神，激发学习兴趣。本次修订在完善纸质教材内容的同时，还同步建设了多样化的数字化教学资源以适应AI教学需要，每章配有PPT课件、课后习题，重点药物增加了综合教学案例、新药发现史和药物研究新进展等数字内容，以满足学生个性化和自主性的学习需要。

本书在编写过程中得到了各位编委及所在单位的鼎力支持，确保教材按期完成。华中科技大学同济医学院基础医学院药理学系的老师为本书文字纠错和修改、英文编辑和校对等做了大量工作。科学出版社编辑为本书出版提供了保证，在此一并致谢。

限于我们的水平和时间，不足之处在所难免，恳请各位读者批评指正。

陈建国
2025年4月

目　　录

第一篇　药理学总论

第二篇　作用于神经系统的药物

第三篇 影响自身活性物质和免疫功能的药物

第四篇 作用于肾脏和心血管系统的药物

第五篇 作用于血液和内脏系统的药物

第六篇 作用于内分泌系统和影响代谢的药物

第七篇 化学治疗药物

第一篇　药理学总论

第一章　绪　　论

- Pharmacology is a study of the interaction of drugs with living systems.
- A drug refers to a chemical substance used in the treatment, cure, prevention, or diagnosis of disease or used to otherwise enhance physical or mental well-being.
- Pharmacology comprises two main components, namely pharmacodynamics, which is concerned with the effects that drugs produce on living systems (i.e. what the drug does to the body), and pharmacokinetics, which describes the mechanisms by which the drug is absorbed, distributed, metabolized and excreted (i.e. what the body does to the drug).

第一节　药理学的性质与任务

一、药理学的性质

（一）药理学

药理学（pharmacology）是研究药物与机体（包括病原体）相互作用及作用规律的学科，为防治疾病、合理用药提供基本理论、基本知识和科学的思维方法，是连接基础医学与临床医学、医学与药学的桥梁学科。

（二）药物

药物（drug）是指能够影响机体（包括病原体）功能和（或）细胞代谢活动的化学物质，用于预防、治疗和诊断疾病及生育调节等。古代药物来源于天然物质，包括植物、动物和矿物质。现代药物则主要来自天然物质中有效成分和人工合成的化学物质。近年出现的生物技术药物是采用重组DNA技术（recombinant DNA technique）、单克隆抗体技术（monoclonal antibody technique）或其他生物新技术研制成的蛋白质、抗体或核酸类药物。药物和毒物间无严格界限，毒物是指在较小剂量对机体产生有害作用，损害人体健康的化学物质，任何药物剂量过大或用药时间过长都可产生毒性反应。毒理学（toxicology）是研究化学物质（包括药物、工业污染物、有机毒物和无机毒物等）对机体的不良作用，也属于药理学范畴。

（三）药理学研究内容

1. 药物效应动力学（pharmacodynamics，PD） 简称药效学，研究药物对机体的作用及作用机制等。

2. 药物代谢动力学（pharmacokinetics，PK） 简称药动学，研究机体对药物的作用，包括药物在体内的过程（吸收、分布、代谢及排泄，简称ADME），特别是血药浓度随时间变化的过程及规律。

二、药理学的任务

药理学的学科任务包括：①阐明药物与机体相互作用的基本规律和原理，作为药物治疗学的基础，指导临床合理用药。②发现药物靶点，研究开发新药，发现药物新用途。药效学和药动学是新药研发中的重要组成部分。③为阐明机体的生理、生物化学及病理过程提供重要的理论依据和研究方法，推动生命科学的发展。

第二节　药理学发展简史

一、早期的经验积累

从远古时代起，人类从生产、生活的经验中认识到某些天然物质可以治疗疾病与伤痛，在与疾病斗争中，积累了丰富的医药实践经验。药物的发展历史可追溯到五六千年以前人类尝试各种食物时遇到毒性反应寻找解毒物，如饮酒止痛、大黄导泻和柳皮退热等，这是药物发展的最初阶段。有文字记载后这些经验便被记录下来，形成了一些文明古国如古埃及、古巴比伦、古印度和中国最早的药物学著作。例如，在我国，早在公元1世纪前后就出现《神农本草经》（*The Divine Farmer's Classic of Materia Medica*），全书收载药物365种，其中不少药物仍沿用至今。唐代的《新修本草》（*Newly Revised Materia Medica*）是我国第一部由政府颁发的药典，收载药物884种。明代医药学家李时珍历时27载完成的《本草纲目》（*Compendium of*

Materia Medica），收载药物1892种，方剂11 000余条。这部巨著已被译成英、日、朝、德、法、俄及拉丁等七种语言，广为流传，至今仍是医药领域的重要参考书。

二、现代药理学发展

现代药理学起源于19世纪初，随着化学和生理学研究的发展，欧洲医药学研究进入一个崭新的阶段，发生了本质性的变革。首先是化学的发展使研究人员从复杂的粗制剂中分离出化学纯品，解决了药理学研究中的精确定量问题。如1803年德国化学家弗里德里希·塞尔特纳（Friedrich Sertürner）从阿片中提取得到吗啡；1820年法国化学家皮埃尔·佩尔蒂埃（Pierre Pelletier）和约瑟夫·卡文图（Joseph Caventou）从金鸡纳树皮中分离得到奎宁，1833年德国药学家海因里希·迈因（Heinrich Mein）从颠茄及洋金花中提取得到阿托品等。而生理学理论和方法的建立为药理学的发展奠定了科学基础，进而发展出生物鉴定法，使药效学研究具备了定量的概念和方法。被誉为"实验医学之父"的法国生理学家克洛德·贝尔纳（Claude Bernard）于1856年证实箭毒的作用部位在神经肌肉接头，这是关于药物作用机制的最早研究。德国药理学教授鲁道夫·布克海姆（Rudolf Buchheim）于1847年写出第一本药理学教科书，使药理学正式成为一门独立学科。其学生奥斯瓦尔德·施米德贝格（Oswald Schmiedeberg）继续发展了实验药理学，开始研究药物的作用部位，创立了器官药理学。英国生理学家约翰·兰利（John Langley）提出药物作用的受体假说，开创了药理学发展的新时代。

20世纪30年代到50年代是新药发展的黄金时代。磺胺类抗菌药和以青霉素为代表的抗生素的发现是药理学发展史上里程碑式的事件，从而创立了化学疗法的新概念。此外，临床上常用的几大类药物，如镇痛药、抗精神失常药、抗高血压药、抗组胺药、合成的抗疟药、抗肿瘤药、甾体激素类药、非甾体抗炎药（nonsteroidal anti-inflammatory drug，NSAID）及维生素类等许多重要药物均是在这一时期研制开发的。美国分子生物学家詹姆斯·沃森（James Watson）和英国物理学家弗朗西斯·克里克（Francis Crick）于1953年发现DNA双螺旋结构，使人们对物质结构及核酸、蛋白质、酶等大分子化合物的结构与功能有深入的了解，推动药理学的发展。日本科学家绍正作（Shosaku Numa）应用分子克隆技术首先成功克隆了乙酰胆碱受体（acetylcholine receptor，ACh受体）亚单位，并阐明其氨基酸序列，推动了整个受体蛋白分子结构研究的发展。

20世纪80年代以来，随着单克隆抗体、基因克隆、膜片钳、磁共振、X射线衍射、扫描隧道显微镜、计算机辅助药物设计等技术的发展，实验医学有了重大突破，各种与药物相互作用的受体、离子通道、酶等被克隆出来，药理学研究从原来的系统、器官水平深入到细胞、亚细胞及分子水平，加速了新药研究与开发。

20世纪90年代初启动的人类基因组计划（Human Genome Project）为研究基因变异与药物效应间的相互关系提供了科学依据。功能基因组研究则为阐明基因与疾病关系及基因治疗（gene therapy）奠定基础，由此形成一门新的药理学分支学科，即药物基因组学（pharmacogenomics），推动基因工程药物的发展。目前国际上已取得的生物技术研究成果有60%以上集中在医药工业，如重组链激酶、人胰岛素、人生长激素、干扰素类及白介素（interleukin，IL）类等。

现代药理学将进入下一个持续高速发展的新阶段，特别是在心血管疾病、代谢性疾病和肿瘤等治疗方面出现多种新药。例如，治疗心力衰竭的血管紧张素（angiotensin，Ang）受体-脑啡肽酶抑制药沙库巴曲缬沙坦，调血脂药中的PCSK9抑制药依洛尤单抗，我国自主研发的抗糖尿病药多格列艾汀，抗恶性肿瘤药中的PD-1/PD-L1抑制药、免疫调节药和CAR-T细胞疗法等。新技术的应用亦极大地促进药物发现。例如，通过组织芯片在体外建立微型组织和器官，模拟人体生理或病理状态；通过整合人类干细胞及类器官培养技术，组织芯片有望更好地模拟在体病理生理状态，弥补了现有细胞和动物模型的不足，在药物研发和精准医疗中有很大的潜在价值和应用前景。另外，精准医疗促进个体化用药得以实现。目前已广泛建立的治疗药物监测和药物基因组检测为个体化用药提供了重要的技术基础。人工智能（artificial intelligence，AI）技术为个体化用药带来新的契机，使用AI建模技术有望为患者制订更优的个体化用药方案。

近几十年来，应用现代科学方法研究中药药理已取得长足进展，从中药中提取纯化了一系列有效成分，其中部分产物通过进一步临床前和临床评价成为药物，广泛应用于临床。例如，对青蒿素的研究开创了治疗耐药疟疾的新方法，成为中药现代化的历史丰碑，中国科学家屠呦呦也因在青蒿素研制工作中的杰出成就，获得2015年诺贝尔生理学或医学奖。以中医中药理论为指导，采用现代新技术，探讨中药作用的物质基础和作用机制，包括中药药效物质的辨识和鉴定、中药作用机制的系统生物学和网络药理学研究、中药药物代谢和体内过程研究等，加速了中药现代化的进程。

随着先进技术的不断出现，21 世纪药理学将更加注重不同学科、不同层次研究方法的综合运用，研究药物与生物大分子间的相互作用，针对疾病的病因，发展病因特异性药物治疗，期望收到药到病除的效果。

第三节 药理学分支

药理学的建立和发展与现代科学技术的发展紧密相连。近几十年来，现代药理学已由过去的单一学科发展成为与生物物理学、生物化学及分子生物学等紧密联系、相互渗透的综合学科，出现了许多边缘交叉的分支学科。根据生理学系统，药理学包括心血管药理学、神经药理学、呼吸药理学、免疫药理学、生殖药理学、内分泌药理学等；根据所研究的解剖学层次，出现了细胞药理学、分子药理学、等；根据相关学科和范围，出现了临床药理学、遗传药理学、生化药理学、数学药理学、中药药理学等；根据涉及的机体发育阶段，出现了围生期药理学、发育期药理学、老年药理学、妊娠药理学等。药理学分支学科的建立是药理学发展的必然趋势，是药理学科内涵积累的具体体现。反向药理学、多向药理学和网络药理学的兴起为新药研发提供新思路。随着科技的发展和药理学科向相邻学科的渗透与结合，相信将会有更多的药理学分支学科出现。

第四节 药理学与新药研究

一、新药研究

药品是指加工成一定剂型并规定有适应证、用法、用量及剂型的药物。药品是特殊的商品，其应用对象是人，用药的后果关系到用药者的健康甚至生命安全，因而世界各国均制定了相应的法律法规，对药品的研制、审批、生产、销售等环节进行规范化管理。我国目前实施的《中华人民共和国药品管理法》和《药品注册管理办法》均对药品的研发及审批进行明确规定。药品按照中药、化学药和生物制品三个大类注册，每类又分别按创新药、改良型创新药和经典古方/仿制药/已上市制品等创新性等级进行审批管理。

新药指化学结构、药品组分或药理作用不同于现有药品的药物。一种药物从发现到获准生产并供临床应用，一般要经过创新和开发两个阶段。在创新阶段，要选择大量合成的有机化合物或分离提纯的天然产物有效成分，在有效的病理模型上进行筛选，从而发现具有进一步开发价值的化合物。该化合物被称为先导化合物（lead compound），这是新药研究的基础，涉及的学科包括天然药物化学、微生物药学、合成药物化学等。在开发阶段，以先导化合物为基础研究构效关系，并按国家关于药品注册的有关规定进行制药工艺学研究、制剂研究、质量控制、药效学评价、安全性评价、临床前研究及临床试验等，主要涉及药剂学、制药工程、药物分析、药理学和临床药理学等方面工作。临床药理学（clinical pharmacology）是以药理学和临床医学为基础，以人体为研究对象，研究药物在人体作用规律和人体与药物间相互作用过程的交叉学科。

二、新药研究流程

新药研究过程大致可分为临床前研究和临床试验。

临床前研究包括药学、药理学研究。前者包括药物制备工艺路线、理化性质及质量控制标准等，后者包括以符合《实验动物管理条例》的实验动物为研究对象的药效学、药动学及毒理学研究，保证用药安全、有效、可控。临床前药理学研究是整个新药评价系统中不可逾越的桥梁阶段，其所获结论对新药从实验研究过渡到临床应用具有重要价值。但许多情况下，药物的作用存在着明显的种属差异，加之目前由于研究技术的制约，一些难以量化的药物不良反应无法在动物实验中准确观察，且易受实验者主观因素的干扰，如药物对心理、行为、精神的影响等。因此，各国药品行政管理部门明文规定需开展药物临床试验。

药物临床试验是指以药品上市注册为目的，以人体（患者或健康受试者）为对象，为确定药物安全性与有效性在人体开展的药物研究，旨在发现或验证试验药物的作用、不良反应和（或）试验药物的吸收、分布、代谢和排泄等，以确定药物的疗效与安全性的系统性试验。

我国的药物临床试验（clinical trial）分为四期进行。Ⅰ期（phase Ⅰ）临床试验是初步的临床药理学及人体安全性评价试验，通常情况下在健康志愿者中进行，旨在考察试验药物的人体耐受性，人体药动学，为Ⅱ期临床试验给药方案提供依据。Ⅱ期（phase Ⅱ）临床试验是在患者中进行的新药试验，为治疗作用初步评价阶段，通过随机双盲对照临床试验，对新药的有效性及安全性做出初步评价，推荐临床给药剂量。Ⅲ期（phase Ⅲ）临床试验是将新药用于更大范围的受试者，为治疗作用的确证阶段，是新药批准上市前试生产期间，扩大的多中心随机对照临床试验，目的在于对新药的有效性、安全性进行社会性考察。新药通过该期临床试验后，方能被批准生产、上市。Ⅳ期（phase Ⅳ）临床试验是新药上市后的监测，在广泛使用条件下考察新药的疗效和不良反应，应特别注意罕见不良反应，对最终确立新药的临床价值具有重要意义。

此外，个别国家和地区发布了药物0期临床试验指导原则。0期临床试验是指在新药完成临床前试验后尚未正式进入临床试验时，研制者使用微剂量在少量人群进行的单剂量或不超过7天的多剂量给药的药物临床试验。药物0期临床试验为新药探索性研究，目前我国尚未正式发布0期临床试验指导原则及相关法律法规。

第五节　药理学研究与学习方法

一、药理学研究方法

药理学既是理论科学，又是实验科学，现代药理学研究越来越依赖于基础学科的前沿知识，如基因工程、分子对接等。随着学科的相互渗透，生物物理学、遗传学、分子生物学、数学和计算机科学等学科的研究方法及光遗传学、生物信息学、结构生物学、合成生物学、基因组编辑等前沿交叉技术也越来越多地应用于药理学研究。药理学研究可在整体、器官、组织、细胞、亚细胞结构和分子水平进行。常用的药理学实验方法有在体（*in vivo*）与离体（*in vitro*）器官功能检测、生物检定（bioassay）、形态学、电生理学、行为学、生物化学和分子生物学方法、细胞及亚细胞结构与功能检测、蛋白质与细胞因子功能检测、免疫学及化学分析等方法。此外，一些新的药理学实验方法，如组织芯片技术、治疗药物监测和药物基因组检测等应用极大地促进了现代药理学的发展。

药理学根据实验对象的不同分为：①实验药理学，以健康动物（包括清醒动物和麻醉动物）和正常器官、组织、细胞、亚细胞结构为实验对象，进行药效学和药动研究，对于分析药物作用、作用机制及药动学过程具有重要意义；②实验治疗学，以病理模型动物或器官组织为实验对象，观察药物的治疗作用；③临床药理学，以健康志愿者或患者为实验对象，研究药物与人体相互作用的规律，阐明药物的临床疗效、不良反应和药动学，并对药物的疗效和安全性进行评价，促进新药开发，推动药物治疗学的发展，确保合理用药。

二、药理学学习方法

药理学是一门综合性功能学科，其基本理论与生理学、生物化学、微生物学、病理学等医学基础学科有极其密切的联系，因此，学习药理学要注意与其他基础医学学科的联系。药物产生的任何作用均与机体的原有功能有关，学习每一类药物都应当密切联系相关的基础医学知识，从而加深对药理作用与作用机制等内容的理解。

疾病谱在不断变化，新药不断涌现，临床上可供选择的药物种类及机体或病原体与药物间相互作用的规律始终处于动态变化中。因此，医学生通过学习药理学，掌握药物作用的基本规律和基本原理及不良反应，熟悉临床应用、注意事项及药物分类，了解药物的相互作用及药动学特点等，为指导临床合理用药，充分发挥药物的治疗作用，避免药物的不良反应奠定基础。学习过程中，既要注重掌握药理学的基本理论、基本知识，又要注重掌握具体药物的药理学内容，包括药物的作用与机制、临床应用、不良反应、与其他药物的相互作用及药动学特点等。教材中涉及的药物较多，通常在一个章节要介绍数种甚至数十种药物，学习中应当注意掌握具有代表性的药物，在此基础上，熟悉或了解其他药物的主要特点及其与代表性药物的异同点。学习过程中应坚持辩证唯物主义观点，学习方法上力求理论联系实际，纵向联系、横向扩展，比较分析同类药的共性及各药的特性，全面系统地掌握药理学知识。

（华中科技大学　陈建国）

第二章　药物效应动力学

- Pharmacodynamics is defined as the study of the biochemical, cellular, and physiological effects of drugs and their molecular mechanisms of action. The analysis of pharmacodynamics provides the basis for both the rational therapeutic use of a drug and the design of a new and superior therapeutic agent. Furthermore, research in pharmacodynamics provides fundamental insights into biochemical and physiological regulation.
- The actions of most drugs can be ascribed to their interaction with a relatively small number of protein classes. These classes are likely to be receptors, enzymes, ion channels, membrane transporters, or nucleic acid, etc.
- Drugs that bind to physiological receptors and mimic the regulatory effects of the endogenous signaling molecule are termed as agonists. Other drugs that bind to receptors without regulatory effects but block the binding of the endogenous ligands are termed as antagonists.
- The dose-response curve is the graphical representation of the relationship between the dose of a drug versus the effects that the drug exerts on the system tested, depicting the magnitude of the response of the organism, either therapeutic or toxic. It is generally plotted on an *x*/*y*-axis graph where the *x*-axis represents the drug dosage or the function of dosage (log concentration), and the *y*-axis represents the measured effects.

药物效应动力学（pharmacodynamics）简称药效学，研究药物对机体的作用、作用规律及作用机制，包括药物与靶点间相互作用引起的生物化学、生理学和形态学变化，以及药物作用的分子机制。药效学的研究为药物治疗学和新药研究提供依据。

第一节　药物的基本作用

一、药物作用的特征

（一）药物作用与药理效应

药物作用（drug action）是药物小分子与机体细胞大分子间的初始相互作用，主要指分子反应的机制。药物效应（drug effect）或称药理效应（pharmacological effect）是这种相互作用的结果，主要指机体反应的表现。药物作用改变相关分子的结构和功能，引起相应的生物化学或生理学变化，使机体产生特征性反应。例如，肾上腺素通过激动心脏 β_1 受体这一药物作用，产生心率加快、心肌收缩力加强的药理效应。药物作用与药理效应通常并无严格区别，一般二者可通用，但当二者并用时，应体现先后顺序。

（二）药物作用的基本类型

药物作用的基本类型是原有功能的增强或减弱，前者称为兴奋（excitation），后者称为抑制（inhibition）。肾上腺素升高血压、呋塞米增加尿量属于兴奋作用，阿司匹林退热、普萘洛尔减慢心率则属于抑制作用。药物作用可以是药物对其所接触的器官、细胞的直接作用，也可以是通过机体反射机制或生理性调节产生的间接作用。去甲肾上腺素（noradrenaline，NA，亦称 norepinephrine，NE）直接作用于血管平滑肌细胞 α 肾上腺素受体（简称 α 受体），使血管收缩、血压升高，同时也通过机体的压力感受器反射机制间接地引起心率减慢。

（三）药物作用的特性

药物作用具有特异性（specificity）和选择性（selectivity）。多数药物通过化学反应产生药理效应，这种化学反应的专一性使药物作用具有特异性。特异性的物质基础是药物的化学结构。选择性反映药物作用的范围，作用范围窄的药物选择性高，反之则选择性低。药物作用的选择性受多种因素的影响。

1. 药物作用的受体　例如，阿托品对 M_1、M_2、M_3 受体均有阻断作用，属于非选择性毒蕈碱受体（muscarinic receptor，简称 M 胆碱受体，M 受体）阻断药；而哌仑西平则选择性阻断胃壁细胞上的 M_1 受体。

2. 药物的立体结构　例如，奎宁抑制疟原虫 DNA 复制作用强，用于治疗疟疾；而奎宁的旋光异构体（右旋体）奎尼丁抑制心脏 Na^+ 电流作用强，用于治疗心律失常。

3. 药物的脂溶性　例如，M 受体阻断药苯海索脂溶性高，易透过血脑屏障，用于治疗帕金森病（Parkinson's disease，PD）；而同为 M 受体阻断药的山莨菪碱脂溶性低，不易透过血脑屏障，主要用于缓解内脏平滑肌痉挛。

4. 药物的浓度和组织的敏感性 例如，M受体分布广泛，但各器官对阿托品的敏感性不同。因此，随剂量增加，可依次出现腺体分泌减少、瞳孔扩大和调节麻痹、胃肠道及膀胱平滑肌抑制和心率加快等药理作用。

5. 细胞的生理、生化特性 例如，青霉素抑制细菌细胞壁的合成，而人类细胞无细胞壁结构，因此该类药物仅对细菌有杀伤作用，而对人类细胞无影响。

药物作用特异性与选择性并不完全平行，特异性强的药物其选择性不一定高。例如，阿托品对M受体具有特异性阻断作用，但由于M受体的分布广泛，导致其产生的效应选择性并不高，对心脏、血管、平滑肌、腺体及中枢神经系统功能均有影响，且既有兴奋也有抑制。特异性强和（或）选择性高的药物应用时针对性较好，反之则副作用较多，但在多种病因或诊断未明时通常也采用广谱药物，如广谱抗生素、广谱抗心律失常药等。

药物作用的基本类型和特性既是药理学中药物分类的基础，又是临床用药时选择药物和制订治疗方案的主要依据。

二、治疗作用与不良反应

（一）治疗作用

治疗作用（therapeutic effect）是指符合用药目的，并有利于患者恢复健康的作用。根据用药目的，治疗作用可分为对因治疗（etiological treatment）和对症治疗（symptomatic treatment）。对因治疗是消除原发致病因子的治疗，如应用抗生素杀灭体内致病微生物。对症治疗是改善症状的治疗，如高热时，应用解热镇痛药对乙酰氨基酚，解除发热给患者带来的痛苦。对因治疗针对病因治疗，而对症治疗可缓解症状，二者需根据病情权衡，如针对休克、心力衰竭、脑水肿、惊厥等临床急症分秒必争地进行抢救，以维持重要生命体征，赢得对因治疗的时机。药物治疗时，应根据患者的具体情况按照“急则治其标（对症），缓则治其本（对因），标本兼治”的原则，妥善处理对症治疗和对因治疗的关系。此外，体内营养或代谢物质不足，给予补充相应物质的治疗称为补充疗法（supplementary therapy）。

（二）不良反应

药物不良反应（adverse drug reaction）是指上市的合格药品出现的与用药目的无关，并给患者带来痛苦或危害的反应。治疗作用与不良反应是药物本身所固有的两重性作用。临床用药时，应根据需要权衡利弊，决定取舍，充分保证药物治疗的安全和有效。药物不良反应在一定条件下可以构成药源性疾病。后者是指以药物为致病因子引起人体功能或组织结构损害，并具有相应的临床症状和体征的疾病。药源性疾病可在药物常规用法、用量情况下出现，也可在超量或其他不正当使用时出现。药物的不良反应主要有以下几类。

1. 副作用（side effect） 是由于药物选择性低、作用范围广而导致的，在治疗剂量下产生的与用药目的无关的作用。例如，阿托品用于治疗胃肠痉挛时，往往引起口干、视物模糊、排尿困难等副作用。副作用也是药理作用的一部分，一般可以预知，反应较轻微，停药后可恢复，危害不大。

2. 毒性反应（toxic reaction） 是药物用量过大或用药时间过长引起的严重不良反应。有时给药剂量不大，但机体对药物过于敏感也能出现毒性反应。多数药物都有一定的毒性，如治疗慢性心力衰竭的药物地高辛过量可引起心律失常；阿司匹林过量可引起恶心、呕吐、耳鸣，甚至高热、脱水等。短期内大量用药引起的毒性称为急性毒性（acute toxicity），多损害循环、呼吸及神经系统功能。长期用药时由于药物在体内蓄积而逐渐产生的毒性称为慢性毒性（chronic toxicity），常损害肝、肾、血液及内分泌系统功能。药物的致癌作用（carcinogenesis）、致畸作用（teratogenesis）、致突变作用（mutagenesis）属于慢性毒性中的特殊毒性。

3. 后遗效应（residual effect） 指在停药后，血浆药物浓度下降至阈浓度以下时残存的药理效应。例如，服用巴比妥类催眠药后，次晨仍有嗜睡、困倦现象，长期应用肾上腺皮质激素后肾上腺皮质功能低下，数月内难以恢复等。

4. 变态反应（allergic reaction） 是药物引起的免疫反应。指大分子多肽或蛋白质类药物具有抗原性，小分子药物也可作为半抗原通过与体内蛋白质结合形成抗原，经过7～10天的敏化过程而发生的反应，也称过敏反应。反应性质与药物原有效应无关，其临床表现包括免疫反应的各种类型。致敏原可以是药物本身、药物代谢产物，亦可能是制剂中的杂质或辅料。

5. 继发反应（secondary reaction） 是继发于药物治疗作用之后的不良反应。例如，长期应用广谱抗生素，使敏感细菌被杀灭，而耐药菌株大量繁殖，造成二重感染。

6. 停药反应（withdrawal reaction） 指患者长期应用某种药物，突然停药后发生病情恶化的现象。例如，癫痫患者长期服用苯妥英钠，突然停药会诱发更严重的癫痫发作；长期服用抗高血压药可乐定，突然停药会出现血压急剧升高。

7. 特异质反应（idiosyncratic reaction） 指少数患者由于遗传因素对某些药物的反应性发生改变，表现为对药物的反应特别敏感，或出现与常人不同性质的反应。药物代谢酶、受体、药物转运蛋白、细胞膜离子通道和多药耐药基因的遗传多态性等均能影响药物体内过程、药理效应及毒性反应。例如，先天性葡萄糖-6-磷酸脱氢酶（glucose-6-phosphate dehydrogenase，G6PD）缺乏的患者服用伯氨喹，易发生急性溶血性贫血和高铁血红蛋白血症。

8. 依赖性（dependence） 是药物与机体相互作用所造成的一种状态，表现出强迫要求连续或定期使用该药的行为或其他反应，其目的是感受药物的精神效应，或避免由于停药造成身体不适应。依赖性可分为生理依赖性（physical dependence）和精神依赖性（psychological dependence）。生理依赖性指大多数具有依赖性特征的药物反复使用所造成的一种适应状态，用药者一旦停药，将发生一系列生理功能紊乱，称为戒断综合征（withdrawal syndrome）。精神依赖性是指强烈、迫切地要求服用某种药品以获得愉快与满足的欲望，致使使用者因非医疗目的，仅为寻求这种感觉而反复使用药物的状态。

第二节 量效关系与构效关系

一、量效关系

药理效应的强弱与其剂量大小或浓度高低呈一定关系，即剂量-效应关系（dose-effect relationship），简称量效关系。量效关系可用剂量-效应曲线（dose-effect curve，简称量效曲线）或浓度-效应曲线（concentration-effect curve）定量地反映药物作用特点。量效曲线通常以药理效应的强度为纵坐标，药物剂量或浓度为横坐标。在离体器官或细胞实验，可以直接用药物浓度表示药量。在整体动物实验，由于药物浓度的检测很复杂，以给药剂量表示药量。

药理效应按性质可分为量反应（graded response）和质反应（quantal response）。量反应的强弱随药物剂量或浓度的逐渐增加或减少，呈连续性量的变化，如药物引起血压或平滑肌张力的变化。而质反应的强弱随药物剂量或浓度的变化呈“全或无”性质的改变，如阳性或阴性、存活或死亡，清醒或睡眠等。

（一）量反应的量效曲线

量反应的量效曲线常用多次实验测得的数据，计算其平均值和标准差作图。常见的绘制方法有两种：①以剂量或浓度为横坐标，以效应强度为纵坐标作图可获得直方双曲线；②将横坐标改为对数坐标，即将剂量或浓度改为对数剂量或对数浓度，以效应强度为纵坐标作图则曲线呈对称的“S”形（图 1-2-1）。

从量反应量效曲线衍生的下列概念，在药理学上有重要意义。

1. 斜率（slope） 量效曲线效应强度的 16%～84% 区段大致呈直线，该段直线与横坐标夹角的正切值称为量效曲线的斜率。斜率大的药物在药量微小变化时，可出现效应的明显改变，提示药效较激烈；斜率小的药物药效较温和。因此，斜率的大小是临床选择药物和确定给药剂量的依据之一。

2. 最小有效量（minimum effective dose）或最低有效浓度（minimum effective concentration） 是指引起效应的最小药物剂量或最低药物浓度，亦称阈剂量或阈浓度。

3. 最大效应（maximum effect，E_{max}） 在一定范围内增加药物剂量或浓度，效应强度随之增加。但当效应增加到最大时，继续增加剂量或浓度，效应不再增强。这一药理效应的极限称为最大效应，又称效能（efficacy）。

4. 半数有效量（median effective dose，ED_{50}）或 EC_{50} 是指引起 50% 最大效应的药物剂量或浓度。

5. 效价强度（potency） 指达到等效反应时所用药物浓度或剂量（通常采用 EC_{50} 或 ED_{50}），用于作用性质相同药物间等效剂量的比较，较小者效价强度大，所用药量大者则效价强度小（图 1-2-2）。

效能和效价强度反映药物的不同性质，二者具有不同的临床意义，常用于评价同类药物中不同品种的作用特点。例如，镇痛药吗啡的有效剂量为每次 10 mg，而芬太尼是 0.1 mg，后者的效价强度是

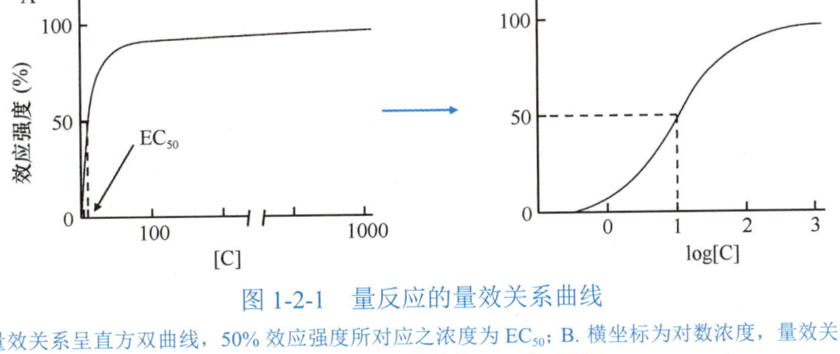

图 1-2-1 量反应的量效关系曲线

A. 横坐标为药物浓度，量效关系呈直方双曲线，50% 效应强度所对应之浓度为 EC_{50}；B. 横坐标为对数浓度，量效关系呈对称的“S”形曲线，50% 效应强度所对应值为 EC_{50} 的对数值

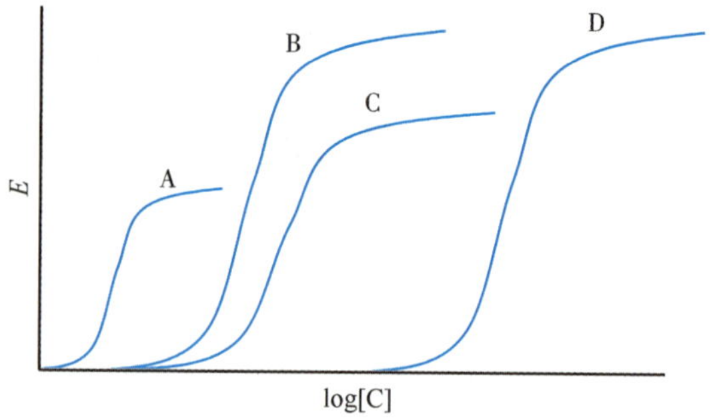

图 1-2-2 A、B、C、D 四种药物的效能与效价强度比较

纵坐标为效应强度 *E*，横坐标为对数浓度。

效价强度比较：A>B>C>D，效能比较：B=D>C>A

前者的 100 倍。利尿药呋塞米属于高效能利尿药，而氢氯噻嗪属于中效能利尿药，呋塞米的效能高于氢氯噻嗪。氢氯噻嗪和环戊噻嗪都是中效能利尿药，二者效能相同；氢氯噻嗪的有效剂量是 25 mg，环戊噻嗪为 0.25 mg，后者的效价强度是前者的 100 倍。

6. 个体差异（individual variability） 药理效应的个体差异普遍存在。量效曲线上的任何一点都可以有 4 个方向的变异，即同一剂量可引起不同效应，而相同的效应又可由不同剂量引起（图 1-2-3）。

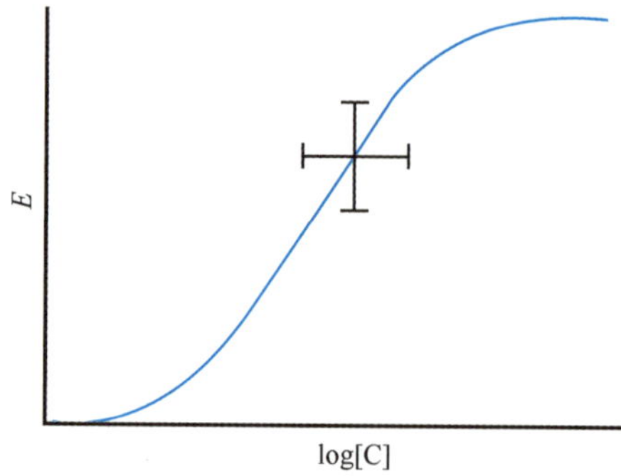

图 1-2-3 反映个体差异的量效曲线

（二）质反应的量效曲线

在实验中，常将动物按给药剂量分组，以阳性百分率为纵坐标，以剂量或浓度为横坐标作图，可得到质反应的量效曲线。如果纵坐标为累积阳性反应百分率，则可得到与量反应曲线相似的“S”形曲线。如果按照药物浓度或剂量区段出现的阳性反应频率作图可得到呈常态分布的曲线（图 1-2-4）。在量反应实验中，如确定某一反应强度作为标准，将大于此强度者视为阳性，小于者视为阴性，也可绘出类似质反应量效曲线的常态分布曲线。

在质反应中，ED_{50} 是指引起 50% 实验对象出现阳性反应的药物剂量。以此类推，如效应指标为惊厥或死亡，则分别称为半数惊厥量（median convulsive dose）或半数致死量（median lethal dose，LD_{50}）。药物的安全性与其 LD_{50} 的大小成正比，与

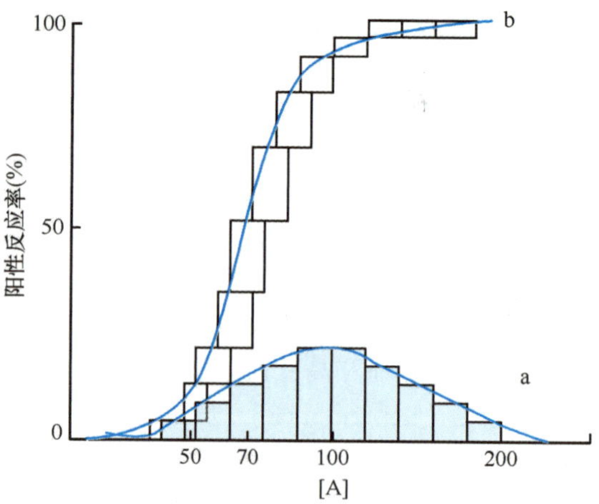

图 1-2-4 质反应量效曲线

曲线 a 为区段反应率，曲线 b 为累积反应率

ED_{50} 成反比。因此，常以药物 LD_{50} 与 ED_{50} 的比值表示药物的安全性，称为治疗指数（therapeutic index，TI），通常其值越大，代表药物的安全性越高。但当药物的量效曲线与其剂量-毒性曲线不平行时，用 LD_{50} 与 ED_{50} 的比值表示药物的安全性并不合理，故通常也用 LD_5 与 ED_{95} 之间或 LD_1 与 ED_{99} 之间的距离表示药物的安全范围（margin of safety），衡量药物的安全性。

二、构效关系

化学结构相似的药物可通过同一作用机制发挥作用，引起相似或相反的效应。药物结构，包括其基本骨架、侧链长短、对映异构（手性药物）、顺反异构（顺式或反式）的改变均可影响药物的理化性质，进而影响药物的体内过程、药效乃至毒性。药物的结构与药理活性或毒性间的关系称为构效关系（structure-activity relationship，SAR）。了解药物的构效关系不仅有利于深入认识药物的作用，指导临床合理用药，在定向设计药物结构、研制开发新药方面也有重要意义。

20 世纪 60 年代出现了定量的构效关系研究，即对大样本相似化合物的生物学活性与化学结构间的关系运用数学方法进行分析，为设计新药的分子结构提供依据。近年来，运用分子形状分析、距离几何算法、比较分子场分析等方法，分析药物分子三维结构与受体作用的相互关系，进行三维定量构效关系（three-dimensional quantitative structure-activity relationship，3D-QSAR）研究，有助于深入揭示药物与受体相互作用的机制。随着人工智能技术的进步、虚拟筛选分子数据库的快速增长和计算能力的显著提高，定量构效关系研究已在计算机辅助药物设计中发挥重要作用，通过更精确的配体结合亲和力预测和量子力学计算，使药物研发更加快速高效。

第三节　药物的作用机制

大多数药物通过与机体生物大分子相互作用，引起机体生理生化功能改变，产生药理效应。药物与机体生物大分子的结合部位称为药物作用靶点，几乎涉及生命活动过程相关的所有环节。已知的药物作用靶点包括受体、酶、离子通道、核酸、转运蛋白、免疫相关分子（如细胞因子受体）、基因等。此外，有些药物通过理化作用或补充机体所缺乏的物质而发挥作用，因此药物的作用机制十分复杂。

一、作用于受体

受体的概念由约翰·纽波特·兰利（John Newport Langley）和保罗·埃利希（Paul Ehrlich）于19世纪末和20世纪初在实验研究基础上提出。受体一方面具有特异性识别药物的能力；另一方面当与药物结合形成复合物后，可引起特异性生物效应。近年来，蛋白质化学和分子生物学的发展推动了受体研究，目前已有数以百计的受体蛋白被克隆，且分子结构与功能亦相继得以阐明，促进了药物作用机制的研究和新药研发。

二、影响酶活性

酶是由机体细胞产生的具有催化作用的蛋白质，具有立体结构特异性、高度敏感性和高度活性，能促进各种细胞成分的代谢。酶的生成由遗传因素决定，代谢转化受各种生理、病理、药物及环境因素调节。有些药物以酶为作用靶点，对酶产生激活、诱导、抑制或复活作用。例如，抗消化性溃疡药奥美拉唑通过抑制胃黏膜 H^+-K^+-ATP 酶，抑制胃酸分泌；苯巴比妥诱导肝药酶；氯霉素抑制肝药酶；卡托普利抑制血管紧张素转换酶（angiotensin-converting enzyme，ACE）；解磷定使被有机磷酸酯类抑制的胆碱酯酶复活等。还有些药物本身就是酶，如胃蛋白酶、胰蛋白酶。也有些药物是酶的底物，需经转化后发挥作用。例如，左旋多巴透过血脑屏障后，在纹状体中被多巴脱羧酶代谢，代谢产物多巴胺发挥补充神经递质的作用；磺胺类通过与对氨基苯甲酸（PABA）竞争二氢蝶酸合酶，妨碍二氢叶酸合成，抑制细菌体内叶酸代谢而干扰核酸合成；喹诺酮类抑制 DNA 促旋酶，影响 DNA 合成而发挥杀菌作用。

三、作用于离子通道

主要的电压门控离子通道有钙通道、钾通道、钠通道及氯通道等。有些离子通道是药物的直接作用靶点，药物改变离子通道的构象使通道开放或关闭。例如，阿米洛利阻滞肾小管钠通道，硝苯地平阻滞钙通道，吡那地尔激活血管平滑肌钾通道等。有些受体与离子通道偶联，激活受体可调控离子通道门控。例如，激活烟碱受体（nicotinic receptor，简称 N 胆碱受体，N 受体）可使其本身的通道开放，引起 Na^+ 内流；激活 γ-氨基丁酸（γ-aminobutyric acid，GABA）受体可引起其本身的氯通道开放。

四、作用于转运蛋白

转运蛋白（transporter）是存在于细胞膜上的一种蛋白质，能促进内源性递质或代谢产物的转运过程。有些药物可通过抑制特定转运蛋白而产生效应。例如，丙磺舒竞争性抑制肾小管对弱酸性代谢物的主动转运，抑制尿酸再吸收，用于防治痛风；利尿药呋塞米及氯噻嗪抑制肾小管对 Na^+、K^+ 及 Cl^- 重吸收而发挥利尿作用；可卡因及三环类抗抑郁药抑制交感神经末梢对 NA 再摄取引起拟交感作用，以上均是通过作用于转运蛋白来发挥作用。

五、影响核酸代谢

抗肿瘤药、抗病毒药及抗真菌药等通过干扰靶细胞 DNA 或 RNA 的代谢过程而发挥作用。例如，顺铂进入体内转化后，能与 DNA 链上的碱基形成交叉连接，破坏 DNA 结构和功能。

六、影响免疫系统

正常免疫反应是机体消除入侵微生物和自身变异肿瘤细胞的重要机制。某些药物本身就是免疫系统中的抗体（如丙种球蛋白）或抗原（如疫苗）。免疫抑制药如环孢素可用于抑制器官移植后的排斥反应，治疗自身免疫病及 Rh 血型不合溶血病等。免疫增强药多作为辅助治疗药物，用于免疫缺陷病如艾滋病、慢性感染及癌症等。

七、调节基因功能

近年来，随着基因研究的深入，人类基因组计划的实施，某些疾病的相关基因陆续被发现。高血压、冠心病、糖尿病等系多基因病；多囊肾是单基因病，主要是由常染色体 16p13.3 处存在有缺陷的等位基因 PKD1 所引起的显性遗传。

基因治疗（gene therapy）是指通过基因转移方式将正常基因或其他有功能的基因导入体内，使之表达以获得疗效。迄今已有多种基因治疗药物获批上市。例如，KYMRIAH 是一种 CD19 导向的基因修饰自体 T 细胞免疫细胞疗法，作为获批的首个嵌合抗原受体 T 细胞治疗（chimeric antigen receptor T cell therapy，CAR-T 细胞治疗），用于治疗复发性或难治性的急性 B 淋巴细胞白血病。CASGEVY 是首个获批采用 CRISPR/Cas9 基因编辑技术的基因疗法，能对造血干细胞 BCL11A 基因进行编辑，治疗伴有复发性血管阻塞危象的镰状细胞贫血。

基因工程药物是指应用基因工程技术生产的药品，将目的基因与载体分子组成重组DNA分子后，转移到新的宿主细胞系统，并使目的基因在新的宿主细胞系统内表达，然后对基因表达产物进行分离、纯化和鉴定，大规模生产目的基因表达产物。已应用于临床的基因工程药物有人胰岛素、人生长激素、干扰素、组织型纤溶酶原激活物（tissue-type plasminogen activator，t-PA）、重组链激酶、白介素类、促红细胞生成素、乙肝疫苗、流感嗜血杆菌b结合疫苗等。

八、其　他

有些药物通过简单的物理化学作用，如酸碱反应、渗透压改变、氧化还原（自由基清除）等改变机体内环境。还有些药物补充机体所缺乏的物质，如维生素、多种微量元素等。

第四节　药物与受体的相互作用

一、受体的概念与特性

受体（receptor）是对生物活性物质具有识别和结合能力，并具有介导细胞信号转导功能的蛋白质。多数受体存在于细胞膜上，并镶嵌在脂质双层膜结构中，少数受体存在于细胞内。与受体特异性结合的生物活性物质称为配体（ligand）。配体与受体大分子中的某一部位结合，该部位仅占受体的一小部分，称为结合位点（binding site）或受点（receptor site）。配体可分为内源性和外源性两种。内源性配体有神经递质、激素、活性肽、抗原、抗体、代谢物等，外源性配体有药物及毒物。受体与配体结合后引发机体某一特定结构产生生物学效应，该特定结构称为效应器（effector）。许多药物通过与受体结合而发挥作用。

受体具有如下特性。①灵敏性（sensitivity）：与很低浓度的配体结合就能产生显著效应。②特异性（specificity）：引起某一类型受体兴奋反应的配体的化学结构非常相似，但不同旋光异构体的反应可完全不同。同一类型的激动药与同一类型的受体结合时产生的效应类似。③饱和性（saturability）：受体数目是一定的，因此配体与受体结合具有可饱和性，作用于同一受体的配体间存在竞争现象。④可逆性（reversibility）：配体与受体的结合是可逆的，配体与受体复合物可解离而得到原来的配体而非代谢产物。⑤多样性（diversity）：同一受体可广泛分布到不同的细胞而产生不同效应，受生理、病理及药理因素调节，常处于动态变化中。⑥亲和性（affinity）：受体与内源性配体、激动药或拮抗药间有亲和力。⑦竞争性（competition）：作用于同一受体的药物与受体结合存在竞争作用。

二、受体的分类与细胞内信号转导

传统的受体分类方法是按受体的内源性配体进行分类，并以具有选择性作用的激动药引起的效应或相对效价强度为基础，将不同类别的受体分为若干亚型。近年来，根据受体蛋白存在位置、分子结构、跨膜信息传递方式及信号转导通路，可将受体分为G蛋白偶联受体、离子通道型受体、酶联受体、其他细胞表面受体和细胞内受体等。

（一）G蛋白偶联受体

现已发现40余种神经递质或激素受体通过G蛋白偶联机制产生作用。这些配体通过G蛋白偶联受体（G protein-coupled receptor，GPCR）将配体带来的信号通过第二信使环腺苷酸（cyclic adenosine monophosphate，cAMP）、环鸟苷酸（cyclic guanosine monophosphate，cGMP）、肌醇三磷酸（inositol triphosphate，IP_3）、甘油二酯（diacylglycerol，DAG）及Ca^{2+}传导至效应器，产生生物效应。

G蛋白偶联受体都具有7次跨膜结构域，这些跨膜肽段均为α螺旋结构并由疏水氨基酸组成。根据α亚基初级结构的相似性，G蛋白分为四个家族：G_s、G_i（或$G_{i/o}$）、G_q和G_{12}（或$G_{12/13}$），每个家族包含2～10个成员。G蛋白偶联受体可与其中的一个G蛋白家族偶联，也可与多个家族偶联。属于G蛋白偶联受体家族的有M受体、α受体和β肾上腺素受体（β受体）、多巴胺受体、$GABA_B$受体、阿片受体，以及除5-HT_3亚型以外的5-羟色胺（5-hydroxytryptamine，5-HT，又称血清素，serotonin）受体等。

G蛋白偶联受体被配体激活后会发生各种形式的脱敏，这一现象与受体磷酸化后招募拦阻蛋白（arrestin）从而阻碍G蛋白发挥作用有关。近年来的研究发现，拦阻蛋白不仅调节受体的脱敏，其本身也具有信号传递功能。G蛋白偶联受体被配体激活后，经由G蛋白和拦阻蛋白两条途径进行细胞内信号转导，并具有偏向性，由此提出偏向激动（biased agonism）概念。这种偏向激动早期体现在差异化激活不同的G蛋白（如G_i和G_q，G_i和G_{12}），之后则发现对G蛋白和拦阻蛋白通路也有不同激活作用，并最终产生完全不同的生物学效应。G蛋白偶联受体构象具有多态性特点，使其与配体的结合及下游信号存在差异，这可能是产生偏向激动作用的原因。

（二）离子通道型受体

离子通道型受体又称配体门控离子通道（ligand-gated ion channel），由离子通道与受体两部分构成。药物或内源性配体与受体结合后，受体变构使通道开放或关闭，改变离子跨膜转运，包括 Na^+、K^+、Ca^{2+} 和 Cl^- 等，引起膜电位变化，进而传递信息，引起不同效应。属于离子通道型受体家族的有 N 受体、$GABA_A$ 受体、离子型谷氨酸受体和 $5\text{-}HT_3$ 受体等（图 1-2-5）。

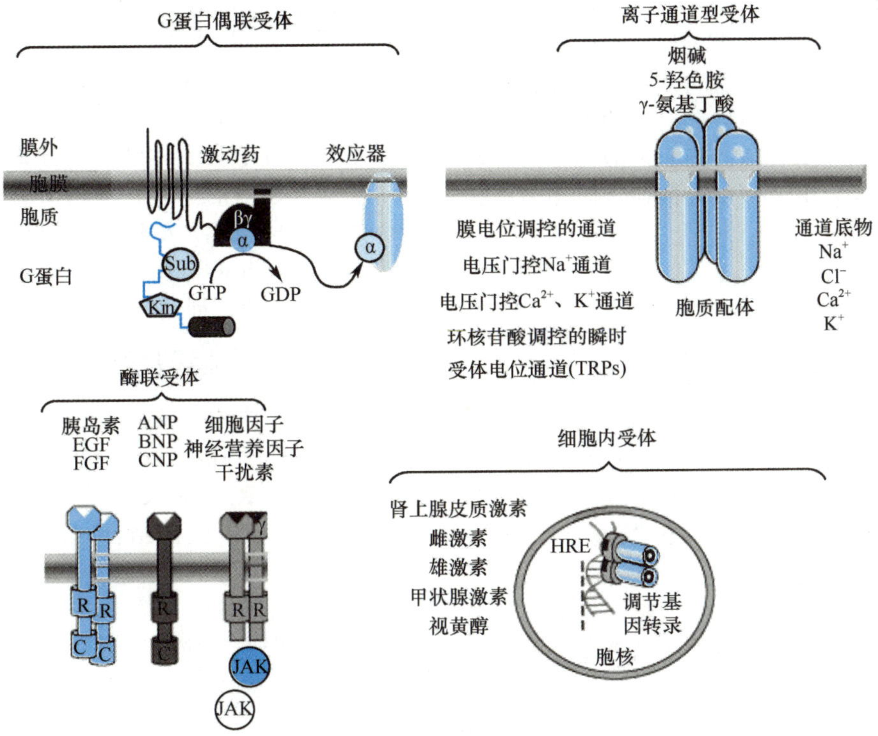

图 1-2-5 受体结构与信号转导通路示意图

药物作用于细胞膜表面的受体通过内源性因子或 Ca^{2+} 释放，或作用于位于细胞内或细胞核的受体影响转录，调控细胞功能的多样性。GTP. 鸟苷三磷酸；GDP. 鸟苷二磷酸；EGF. 表皮生长因子；FGF. 成纤维细胞生长因子；ANP. 心房利尿钠肽；BNP. 脑利尿钠肽；CNP. C 型利尿钠肽；HRE. 激素应答元件

（三）酶联受体

酶联受体家族是一类位于细胞膜上的受体，由受体部分和细胞膜内侧的蛋白激酶组成，受体被激活后直接调节蛋白质磷酸化。这类受体主要有酪氨酸激酶受体（tyrosine kinase receptor，如胰岛素受体和表皮生长因子受体）和非酪氨酸激酶受体（如生长激素受体和干扰素受体）。

酪氨酸激酶受体都是跨膜糖蛋白，胞外部分构成结合域以结合配体，中间由 20 多个疏水氨基酸构成跨膜段，胞内结构域具有酪氨酸激酶活性。胰岛素受体或生长因子受体与配体结合后，受体构象变化激活胞内侧酪氨酸激酶，继而使下游蛋白的酪氨酸残基磷酸化，引起一系列细胞内信息传递。

（四）其他细胞表面受体

其他细胞表面受体（cell surface receptor）包括 Janus 激酶（Janus kinase，JAK）-信号转导及转录激活蛋白（signal transducer and activator of transcription，STAT）受体、Toll 样受体、肿瘤坏死因子-α（tumor necrosis factor-α，TNF-α）受体等。STAT 通过其 SH2 结构域被募集至受体，进而被 JAK 磷酸化，磷酸化后的 STAT 以二聚体形式转运到细胞核，调节基因转录。一些细胞因子（白介素、干扰素、促红细胞生成素及集落刺激因子）和激素（生长激素及催乳素）通过 JAK-STAT 受体通路发挥作用。Toll 样受体在巨噬细胞、单核细胞、树突状细胞和自然杀伤细胞（NK 细胞）中高表达，通常包含细胞外配体结合域和胞质区，后者缺乏内在酶活性但含有调节蛋白质/蛋白质相互作用的“TIR”区域。TNF-α 受体有两种，即 TNFR1 和 TNFR2，均为单跨膜蛋白，主要通过激活转录因子核因子-κB（nuclear factor-κB，NF-κB）进行信号转导，与炎症因子的产生相关。

（五）细胞内受体

类固醇激素、甲状腺激素、维 A 酸、维生素 A、维生素 D 等在细胞质或细胞核内有相应的受体，这些受体统称为细胞内受体。因细胞质受体与配体结合后也需进入细胞核内发挥作用，所以细胞内受体又称核受体（nuclear receptor）。核受体属于转录因子（transcription factor）家族，大多受激素调控，在细胞核内调控基因转录，这种核受体称为核激素受体（nuclear hormone receptor）。

药物及信号物质种类繁多，受体本身也具有多样性。哺乳动物中发现与G蛋白偶联的受体（包括各种受体亚型）有百余种，其中已确定的M受体有5种亚型，肾上腺素受体有8种亚型，5-HT受体有7个家族14种亚型。受体亚型的研究对阐明受体特征，揭示药物作用及机制、疾病诊断和治疗、新药研发等均具有重要意义。但目前已知的细胞内信号转导系统及效应器种类有限，因此可能存在多种细胞外信号物质共用有限的细胞内信使物质和效应体系来发挥作用的可能。

三、受体的调节

受体数量及反应性受各种生理、病理及药物等因素的影响，受体数量减少称为向下调节（down-regulation），受体数量增加称为向上调节（up-regulation）。作用于受体的生物活性物质浓度高或激动药长期作用时可使受体数量减少，引起向下调节，表现为受体对激动药的敏感性和反应性降低，出现受体脱敏（receptor desensitization）或耐受现象。例如，长期应用β受体激动药治疗哮喘，患者会出现耐受现象。阻断药长期作用于受体，可使受体数量增加，引起向上调节，表现为受体对该生物活性物质的敏感性增高，出现受体增敏（receptor hypersensitization）或停药反应。例如，高血压患者长期应用β受体阻断药普萘洛尔，突然停药可引起血压升高等反跳现象。

四、药物与受体相互作用的学说

（一）占领学说

占领学说（occupation theory）是艾尔弗雷德·克拉克（Alfred Clark）于1926年，约翰·加德姆（John Gaddum）于1937年先后提出。该学说认为，受体只有与药物结合才能被激活并产生效应，而效应的强度与被占领的受体数量成正比，全部受体被占领时出现最大效应。1954年埃弗哈德斯·阿里恩斯（Everhardus Ariëns）修正了占领学说，将决定药物与受体结合时产生效应的能力称为内在活性（intrinsic activity）。药物与受体结合不仅需要亲和力，而且需要有内在活性才能激动受体而产生效应。只有亲和力而无内在活性的药物，虽可与受体结合，但不能激动受体，故不产生效应。

1956年R. P. 斯蒂芬森（R. P. Stephenson）认为，药物只占领小部分受体即可产生最大效应，未被占领的受体称为储备受体（spare receptor）。因此，当不可逆性结合或其他原因而丧失一部分受体时，并不会立即影响最大效应。内在活性不同的同类药物产生同等强度效应时，所占领受体的数目并不相等。激动药占领的受体必须达到一定阈值后才开始出现效应。当达到阈值后被占领的受体数目增多时，激动效应随之增强。阈值以下被占领的受体又称为沉默受体（silent receptor）。

（二）速率学说

威廉·佩顿（William Paton）于1961年提出速率学说（rate theory），认为药物发挥作用最重要的因素是药物分子与受体结合及分离的速率，即药物分子与受体碰撞的频率。药物作用的效应与其占有受体的速率成正比，效应的产生是药物分子与受体上的结合位点相碰撞时产生一定量的刺激，并传递到效应器的结果，而与其占有受体的数量无关。

（三）二态模型学说

二态模型学说（two-state model theory）认为受体的构象（conformation）分为活化状态（R_a）和失活状态（R_i）。R_a与R_i处于动态平衡，可相互转变。药物可与R_a或R_i受体结合，但与哪一种构象的受体结合取决于亲和力。激动药与R_a受体亲和力大，结合后可产生效应；而拮抗药与R_i受体亲和力大，但结合后不产生效应。当激动药与拮抗药同时存在时，两者竞争受体，其效应取决于R_a-激动药复合物与R_i-拮抗药复合物的比例。如后者较多时，则激动药的作用被减弱或阻断。部分激动药对R_a与R_i均有不同程度的亲和力，因此它既可引起较弱的效应，也可阻断激动药的部分效应。

五、激动药与拮抗药

根据与受体的相互作用情况，可将药物分为激动药和拮抗药两种主要类型。

（一）激动药

激动药（agonist）为既有亲和力又有内在活性的药物，能与受体结合并激动受体而产生效应。根据亲和力和内在活性的不同，激动药又分为完全激动药（full agonist）和部分激动药（partial agonist）。前者有较强的亲和力和内在活性（$\alpha=1$），后者有较强的亲和力，但内在活性不强（$0<\alpha<1$）。完全激动药（如吗啡）可产生较强的效应，而部分激动药（如喷他佐辛）只引起较弱的效应，有时还可对抗激动药的部分效应，即表现部分阻断作用。负性拮抗药（negative antagonist）或反向激动药（inverse agonist）与受体结合后可引起受体构象向失活状态转变，因而引起与原来的激动药相反的生理效应（图1-2-6）。典型的例子为苯二氮䓬类的*β*-咔啉-3-羧酸乙酯可产生与地西泮完全相反的作用，即产生焦虑和惊厥作用。临床使用的药物中，很多完全拮抗药也被发现为反向激动药，以作用于G蛋白偶联受体的药物为例，有85%的受体拮抗药为反向

激动药，抗精神病药物利培酮和抗高血压药氯沙坦都属于此类药物。反向激动药通过稳定受体的失活构象，产生与激动药相反的效应，但这种相反效应并非源自对受体的反向“激活”，而只是减少或消除了激活态受体的数目，使受体不发挥基础效应。因此，目前的观点认为反向激动药并无内在活性。

能使受体稳定在某种特定构象状态，而选择性激活其下游信号途径产生效应的激动药称为偏向激动药。例如，针对 G 蛋白偶联受体的偏向激动药能特异性激活 G 蛋白或拦阻蛋白 arrestin 介导的信号通路，具有更好的靶向性。以 μ 受体为例，阿片类药物产生的镇痛效应主要通过 G 蛋白信号通路介导，而呼吸抑制、耐受性等不良反应则由 β-arrestin 信号通路介导，如能特异性激动 G 蛋白信号通路将在保留药物镇痛作用的同时大大降低其不良反应，奥赛利定（oliceridine）即是在此基础上研发设计的 μ 受体偏向激动药。

（二）拮抗药

拮抗药（antagonist）有较强的亲和力，而无内在活性（α=0）。拮抗药与受体结合但不能激活受体，如纳洛酮、普萘洛尔分别是阿片受体和 β 受体的拮抗药（图 1-2-6）。有些药物以拮抗作用为主，同时还兼具微弱的内在活性并表现出一定的激动受体效应，则为部分拮抗药，如氧烯洛尔是 β 受体的部分拮抗药。

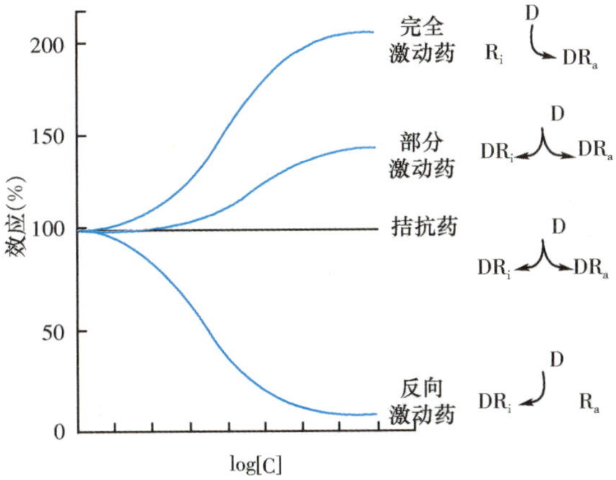

图 1-2-6　完全激动药、部分激动药、拮抗药和反向激动药的浓度-效应曲线

R_a 和 R_i 分别代表活化态和失活态的受体构象，纵坐标为 R_a 兴奋产生的效应，完全激动药选择性地与 R_a 结合，产生最大效应。部分激动药与 R_a 有较强亲和力，但与 R_i 亲和力较弱。拮抗药与 R_a 和 R_i 亲和力相等，无内在活性，不产生效应。反向激动药（负性拮抗药）与受体结合后使受体构象向 R_i 转化，引起与激动药相反方向的作用

根据拮抗药与受体结合是否可逆，将其分为竞争性拮抗药（competitive antagonist）和非竞争性拮抗药（noncompetitive antagonist）。竞争性拮抗药能与激动药竞争相同受体，其结合是可逆的，使激动药的量效曲线平行右移，但最大效应不变。例如，阿托品是乙酰胆碱（acetylcholine，ACh）的竞争性拮抗药，可使 ACh 的量效曲线平行右移，但不影响后者的效能（图 1-2-7A）。竞争性拮抗药对相应激动药的拮抗作用强度通常用拮抗参数（pA_2）表示。$pA_2=-\lg[A_2]$，$[A_2]$ 代表拮抗药的摩尔浓度，该拮抗药浓度可使 2 倍浓度的激动药所产生的效应恰好等于未加入拮抗药时激动药引起的效应。pA_2 的大小反映竞争性拮抗药与受体的亲和力，pA_2 值越大，拮抗作用越强。

非竞争性拮抗药多指拮抗药与受体结合相对不可逆，或能引起受体构象改变，从而干扰激动药与受体的正常结合，增大激动药的剂量也不能使量效曲线的最大效应达到原来的水平。随着此类拮抗药剂量的增加，激动药量效曲线逐渐下移（图 1-2-7B）。pD_2' 是非竞争性拮抗药的亲和力参数，又称减活指数，是指使激动药的最大效应降低一半时，非竞争性拮抗药摩尔浓度的负对数。

（三）别构调节剂

受体与激动药结合的位点为活性部位，也称正构部位（orthosteric site）。不同于正构部位，有些药物通过与受体别构部位（allosteric site）结合，引起受体活性部位构象改变，导致受体与激动药的亲和力或激动药效能改变，或两者均改变（图 1-2-7C 和 D），这些药物称为别构调节剂（allosteric modulator）。根据作用性质和产生效应的不同，别构调节剂分为正向别构调节剂（positive allosteric modulator，PAM）和负向别构调节剂（negative allosteric modulator，NAM）。前者增加激动药的效用，如苯二氮䓬类和巴比妥类药物增强 GABA 对 $GABA_A$ 受体的作用；后者拮抗激动药的效应，如替格瑞洛（ticagrelor）和坎格雷洛（cangrelor）阻断腺苷二磷酸（ADP）与血小板 P2Y12 受体正构部位结合。由于很多正向别构调节剂本身无活性，而是使受体被内源性配体激活，因此当它们存在时可使受体更易被激活。受体的正构部位具有高度保守性，可针对别构部位研发不同受体亚型的别构调节剂。

六、受体与药物反应动力学基本公式

药物与受体的相互作用首先是药物与受体结合，结合后产生的复合物仍可解离。配体（包括药物）与受体结合的化学力主要有共价键、离子键、极性键、氢键及范德瓦耳斯力（van der Waals force）等，其中离子键较常见。药物与受体间可有多个结合部位，各结合部位可能存在不同的化学键。

药物作用的第一步是与受体结合，按质量作用定律：

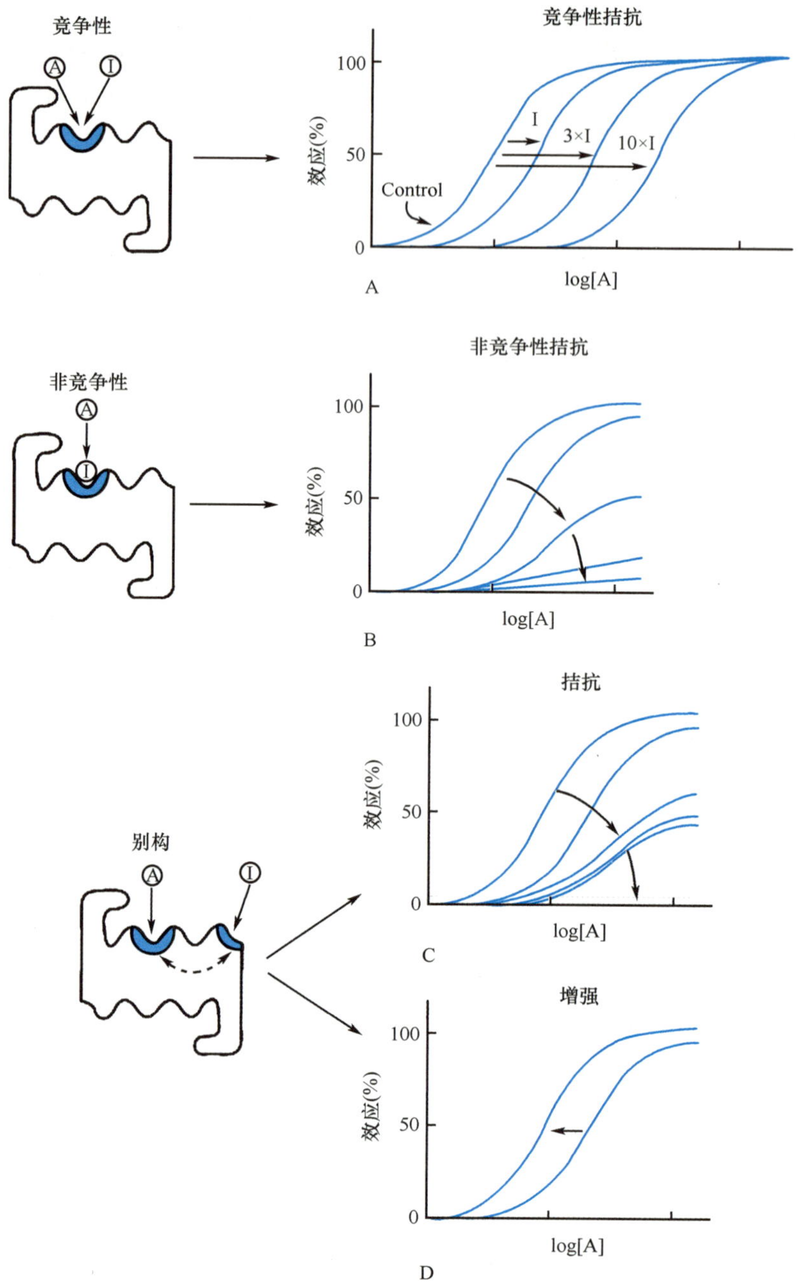

图 1-2-7　受体拮抗作用机制

图 A 为竞争性拮抗作用，激动药 A 与拮抗药 I 竞争受体上的同一结合位点，激动药的浓度-效应曲线在拮抗药的作用下呈浓度依赖性地平行右移；图 B 为非竞争性拮抗作用，拮抗药 I 与激动药 A 作用于同一位点，但拮抗药与结合位点解离缓慢或呈不可逆性结合，引起浓度-效应曲线右移，最大效应下降；图 C 和图 D 为别构调节作用，激动药 A 和别构调节剂 I 作用在不同位点上，I 引起受体活性部位构象改变，产生拮抗（图 C）或增强激动药的效应（图 D）

$$\mathrm{D}+\mathrm{R} \underset{k_2}{\overset{k_1}{\rightleftharpoons}} \mathrm{DR} \longrightarrow E$$

（D 为药物；R 为受体；DR 为药物-受体复合物；E 为效应）

$$K_\mathrm{D}=\frac{k_2}{k_1}=\frac{[\mathrm{D}][\mathrm{R}]}{[\mathrm{DR}]}$$ （K_D 是解离常数）

设 R_T 为受体总量，因此 R_T=[R]+[DR]，代入上式可得

$$K_\mathrm{D}=\frac{[\mathrm{D}](R_\mathrm{T}-[\mathrm{DR}])}{[\mathrm{DR}]}$$ 经推导得

$$\frac{[\mathrm{DR}]}{R_\mathrm{T}}=\frac{[\mathrm{D}]}{K_\mathrm{D}+[\mathrm{D}]}$$

根据占领学说观点，受体只有与药物结合才能被激活并产生效应，而效应强度与被占领的受体数量成正比，全部受体被占领时表现出最大效应（E_{max}）。由上式可得

$$\frac{E}{E_{max}}=\frac{[DR]}{R_T}=\frac{[D]}{K_D+[D]}$$

该公式是药物反应动力学的基本公式：希尔-朗缪尔（Hill-Langmuir）公式。

设 $\frac{[DR]}{R_T}=r$（r 为药物-受体结合百分率），则可得

$$E=rE_{max}=\frac{[D]}{K_D+[D]}E_{max}$$

当 50% 受体被占领时，即 r=50% 时，K_D=[D]。K_D 代表药物与受体的亲和力，其意义是引起最大效应一半时（即 50% 受体被占领时）所需的药物浓度。K_D 越小，药物与受体的亲和力越大，即二者成反比。K_D 的负对数（$-\lg K_D$）为反映激动药与受体亲和力的指数 pD_2，其值与药物和受体的亲和力成正比（图 1-2-8）。

药物与受体结合产生效应不但要有亲和力，还要有内在活性。内在活性的有无和大小决定效应的性质和效能的大小。以 α 表示内在活性，一般 $0\leqslant\alpha\leqslant1$，药物效应的公式可以修正为

$$\frac{E}{E_{max}}=\alpha\frac{[DR]}{R_T} \text{ 和 } E=r\alpha E_{max}$$

如果两药的亲和力（r）相等，效应强度取决于内在活性大小（图 1-2-8A）；如果内在活性（α）相等，同一浓度下的效应强度取决于亲和力大小，但效能相同（图 1-2-8B）。

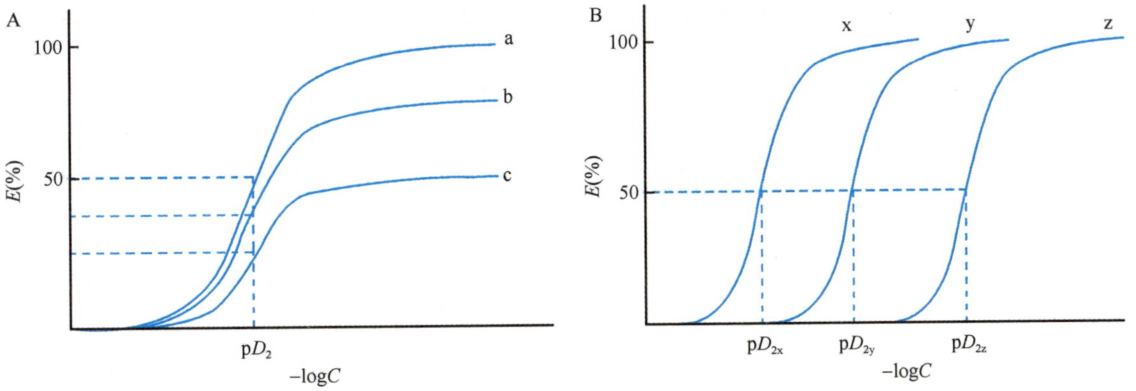

图 1-2-8　三种激动药的受体亲和力及内在活性比较

横坐标为 $-\log C$，从左至右数值由大变小

A 图为 a、b、c 三种药物比较，亲和力比较：a=b=c。内在活性比较：a＞b＞c。B 图为 x、y、z 三种药物比较，亲和力比较：x＞y＞z。内在活性比较：x=y=z

（华中科技大学　王　芳）

第三章　药物代谢动力学

- Drug actions are controlled by four fundamental pathways of drug movement and modification in the body. Pharmacokinetics is concerned with these kinetic processes, including absorption, distribution, metabolism (biotransformation), and excretion of drugs.
- Drug absorption from the site of administration permits entry of the therapeutic agent into the bloodstream (Absorption). Drug may distribute into the interstitial and intracellular fluids from the bloodstream (Distribution). Drug may be metabolized by enzymes in the liver, kidney, or other tissues (Metabolism). Drug and its metabolites are removed from the body by multiple kinds of routes including urine, bile, or feces (Excretion).
- Pharmacokinetics also describes the quantitative, time-dependent changes of both the plasma drug concentration and the total amount of drug in the body. Mathematical models of first-order elimination kinetics and zero-order elimination kinetics are often used to describe the kinetics of drugs. Major parameters of pharmacokinetics are bioavailability, area under the time-concentration curve (AUC), apparent volume of distribution (V_d), half-life ($t_{1/2}$), plasma clearance (CL), and steady-state plasma concentration (C_{ss}).

药物代谢动力学（pharmacokinetics）系从希腊词药物（pharmakon）和动力学（kinetics）合并而来，简称药动学。药动学应用动力学原理和数学方法阐明人体对药物处置（包括吸收、分布、代谢和排泄）的动力学过程和体内药物的量或浓度随时间变化的规律。药动学的发展不仅丰富了药理学的基本理论，成为现代药理学重要组成部分，而且在研究与开发新药、改进药物剂型、优选临床给药方案、提高药物疗效与减少不良反应等方面都具有重要指导意义。

第一节　药物跨膜转运

药物跨膜转运（transmembrane transport）是药物分子通过细胞膜的过程。药物在体内的转运需要通过具有复杂分子结构与生理功能的生物膜，如细胞膜、各种亚细胞结构的质膜或细菌表面的被膜等。因此，必须了解药物通过生物膜的机制及其影响因素。本节主要以细胞膜为例介绍药物的转运情况。细胞膜是药物在体内转运的基本屏障，药物通过各种细胞膜的方式和影响因素相似。药物跨膜转运的方式分为非载体转运（non-carrier mediated transport）、载体转运（carrier-mediated transport）和膜动转运（membrane moving transport）。

（一）非载体转运

非载体转运指药物依赖于膜两侧的浓度差，从高浓度侧经细胞膜向低浓度侧的转运过程。非载体转运包括滤过和单纯扩散，属于被动转运（passive transport）。

1. 滤过（filtration） 是小分子、水溶性的极性或非极性物质在流体静压或渗透压作用下通过亲水膜孔蛋白进行跨膜转运的方式，也称水溶性扩散。

2. 单纯扩散（simple diffusion） 是指脂溶性药物溶解于细胞膜的脂质层，顺浓度差通过细胞膜，又称脂溶性扩散（lipid diffusion）。绝大多数药物以此种方式通过细胞膜。扩散速度主要取决于膜两侧药物浓度梯度及药物的脂溶性。脂溶性、浓度梯度越高，扩散就越快。药物必须先溶于体液才能到达细胞膜，因此水溶性太低也不利于药物通过细胞膜，药物在具备脂溶性时仍需具有一定的水溶性才能快速通过细胞膜。

药物在体内按照极性分为极性分子和非极性分子。非极性分子内部正负电荷数目相等，分布平衡。极性分子内部正负电荷数目相等，但分布不平衡，如水分子。药物的极性对单纯扩散影响很大，如强心苷类药物的极性大小依次为毒毛花苷K＞毛花苷C＞地高辛＞洋地黄毒苷，其口服吸收率依次为2%～5%、20%～30%、60%～85%和90%～100%，原型药经肾排泄率依次为100%、90%、60%和10%。

多数药物是弱酸或弱碱，在体内以解离和非解离两种形式存在。药物解离度对单纯扩散影响很大。非解离型药物脂溶性高，易于通过生物膜，而解离型药物脂溶性低，不易通过生物膜，这种现象称为离子障（ion trapping）。药物解离程度取决于体液pH和药物的解离度pK_a。pK_a为解离常数的负对数，表示药物的解离度，是指药物解离50%时所在体液

的 pH。药物解离程度可依据亨德森-哈塞尔巴尔赫（Henderson-Hasselbalch）方程计算而得

弱酸性药物

$$HA \rightleftharpoons H^+ + A^-$$

$$K_a = \frac{[H^+][A^-]}{[HA]}$$

$$pK_a = pH - \lg\frac{[A^-]}{[HA]}$$

$$pH - pK_a = \lg\frac{[A^-]}{[HA]}$$

$$\therefore \frac{[离子型]}{[非离子型]} = \frac{[A^-]}{[HA]} = 10^{pH-pK_a}$$

弱碱性药物

$$BH^+ \rightleftharpoons H^+ + B$$

$$K_a = \frac{[H^+][B]}{[BH^+]}$$

$$pK_a = pH - \lg\frac{[B]}{[BH^+]}$$

$$pK_a - pH = \lg\frac{[BH^+]}{[B]}$$

$$\therefore \frac{[离子型]}{[非离子型]} = \frac{[BH^+]}{[B]} = 10^{pK_a-pH}$$

由上式可见，当 pH=pK_a 时，则 [HA]=[A$^-$]，[B]=[BH$^+$]，即 pK_a 是弱酸性或弱碱性药物在 50% 解离时溶液的 pH。当 pH 与 pK_a 值的差以数学值增减时，解离型药物与非解离型药物浓度的比值相应地以指数值变化。说明药物所处体液 pH 的微小变化可显著改变药物的解离度，从而影响药物在体内转运。通常，pH 较高（碱性环境），酸性药物解离多，碱性药物解离少。pH 较低（酸性环境），酸性药物解离少，碱性药物解离多。

每个药物都有固定的 pK_a 值。药物的 pK_a 与药物是属于弱酸性还是弱碱性药物无关，弱酸性药物 pK_a 可以大于 7，而弱碱性药物 pK_a 可以小于 7。一般地说，pK_a=3～7.5 的弱酸性药物及 pK_a=7～11 的弱碱性药物的单纯扩散易受生理性 pH 变化的影响。弱酸性药物在 pH 较低的胃液中解离度低，易吸收。如果同时服用抗酸药，提高胃液 pH，药物的吸收率会降低。相反，弱酸性药物在碱性尿液中不易被肾小管重吸收，因此静脉滴注碳酸氢钠以碱化尿液，常用于解救弱酸性药物中毒，加速药物经肾排泄。

（二）载体转运

载体转运是指细胞膜上的转运蛋白（transporter）与药物结合，并载运药物到膜另一侧的过程，包括主动转运与易化扩散。

1. 主动转运（active transport） 指药物逆浓度梯度或逆电化学梯度的跨细胞膜转运，即可从低浓度或低电位一侧向高浓度或高电位一侧的转运过程。其特点是消耗能量，存在竞争性抑制和饱和现象。细胞内 Na^+ 向细胞外转运，葡萄糖自肾小管重吸收，弱酸性与弱碱性药物自肾小管分泌及药物自肝细胞转运等都是主动转运过程。有的转运蛋白可将药物由细胞内转运至细胞外，如 P-糖蛋白（P-glycoprotein）、乳腺癌耐药蛋白（breast cancer resistance protein）、肺耐药蛋白（lung resistance protein）、多药耐药蛋白（multidrug resistance protein）等。

2. 易化扩散（facilitated diffusion） 与主动转运相似，亦具有饱和现象和竞争性抑制等，但易化扩散不能逆浓度梯度移动，也不耗能。易化扩散能加快药物转运速度。在小肠上皮细胞、脂肪细胞、血脑屏障血液侧的细胞膜中，单糖类、氨基酸、季铵盐类药物的转运属于易化扩散。甲氨蝶呤进入白细胞、葡萄糖进入红细胞亦属于易化扩散。有机阴离子转运多肽（organic anion transporting polypeptide）、有机阳离子转运蛋白（organic cation transporter）、寡肽转运蛋白（oligopeptide transporter）等介导易化扩散，多数情况下是将药物由细胞外转运至细胞内。

（三）膜动转运

膜动转运是指大分子物质通过膜的运动而转运，包括胞饮和胞吐。

1. 胞饮（pinocytosis） 又称吞饮，是指某些液态蛋白质或大分子物质通过细胞膜的内陷形成吞饮小泡而进入细胞内。例如，垂体后叶粉可采用鼻黏膜给药以胞饮方式吸收。

2. 胞吐（exocytosis） 又称外排或出胞，是指胞质内的大分子物质以外泌囊泡形式排出细胞的过程，如腺体分泌及递质释放。

第二节　药物的体内过程

药物的体内过程是指药物从进入机体至排出体外的过程，也称机体对药物的处置（disposition）过程，包括药物在体内的吸收（absorption）、分布（distribution）、代谢（metabolism）和排泄（excretion）。其中，药物的吸收、分布与排泄是指药物发生了空间位置的迁移，统称药物转运；药物代谢是指药物的化学结构和性质发生变化，又称为生物转化

(biotransformation)；代谢和排泄均是药物在体内消失的过程，统称为消除（elimination）。

一、吸　收

吸收是指药物从给药部位进入血液循环的过程。不同药物的吸收速度和程度不同，其吸收速度影响药物产生作用的快慢，而药物的吸收程度影响其作用的强弱。根据吸收部位不同，可将其分为消化道吸收（enteral absorption）与消化道外吸收（parenteral absorption）。

（一）消化道吸收

1. 从口腔吸收　片剂舌下（sublingual）给药，药物溶解后通过单纯扩散可从口腔黏膜吸收。口腔黏膜面积虽小，但血管丰富，故吸收迅速，如脂溶性高的硝酸甘油舌下给药。由于经口腔黏膜吸收的药物不经过肝门静脉，故可避免首过消除。

2. 从胃肠道吸收　口服给药（per os）是最常用、最安全的给药方式。口服后药物自胃肠道吸收的主要方式是单纯扩散。

（1）从胃吸收：弱酸性药物在酸性胃内容物中的解离度低，可在胃内吸收。例如，丙磺舒是弱酸性药物（pK_a=3.4），在 pH 为 1.4 的胃液中仅 1% 解离，99% 的非解离型药物可经胃黏膜向血浆扩散；在 pH 为 7.4 的血浆中约 99.99% 解离，解离型药物不易自血浆转运至胃中。当理论上达到平衡时，血浆药物浓度应为胃内药物浓度的 10 000 倍，即几乎全部吸收。相反，弱碱性药物如茶碱，在酸性胃内容物中大部分解离，胃中难以吸收。

（2）从小肠吸收：人小肠长约 280 cm，直径 4 cm，具有丰富的绒毛，其吸收面积（约 200 m^2）远超过胃（约 1 m^2）。此外，小肠具有蠕动快、血管及淋巴管丰富等有利于药物吸收的特点，因此，小肠是口服给药的重要吸收部位。除单纯扩散外，小肠吸收尚有主动转运过程。例如，维生素 B_1、维生素 B_2、维生素 B_6 及与内源性物质结构相似的药物如氟尿嘧啶、甲基多巴等均为主动吸收。

（3）从直肠吸收：栓剂或溶液剂直肠给药（per rectum）时，药物可从直肠吸收。直肠黏膜面积虽小，但血液供应充足，药物吸收很快。例如，硫喷妥钠可由直肠给药进行基础麻醉。由于直肠给药时 2/3 的给药量不经过肝门静脉而直达体循环，故药物的首过消除较少。

（二）影响药物从消化道吸收的主要因素

1. 药物制剂因素　药物的崩解、释放、溶出剂型、粒径大小、添加剂、片剂大小及压片机的压力等均能影响药物溶解，因而影响药物从消化道的吸收。

2. 消化道吸收环境

（1）胃肠 pH：胃内容物的 pH 为 1.0～3.0，肠内容物的 pH 为 4.8～8.2，肠段靠越下，pH 越高。弱酸性药物易在胃吸收，弱碱性药物易从小肠吸收。改变胃肠道 pH 可影响药物从胃肠道吸收。

（2）胃排空和肠蠕动速度：胃排空速度显著影响药物吸收。例如，疼痛、糖尿病等病症、抗胆碱药阿托品等可延长胃排空时间；相反，拟胆碱药等可缩短胃排空时间。肠蠕动加快可缩短药物在肠内停留时间，使药物吸收减少。例如，甲氧氯普胺能促进肠蠕动，使地高辛吸收减少，而减慢肠蠕动的溴丙胺太林则能增加地高辛在肠内的溶解与吸收。

（3）胃肠道内容物：胃肠中食物可使某些药物吸收减少或减慢，而使另一些药物吸收增加或加速，对有些药物则无影响。食物中某些营养成分也能改变药物吸收。高蛋白饮食能减少左旋多巴在胃肠道的主动吸收，食物中的纤维因能吸附地高辛而使其吸收减少，高脂肪食物能增加脂溶性药物如灰黄霉素的吸收。胃肠道内二价或三价金属阳离子如 Mg^{2+}、Fe^{2+}、Fe^{3+}、Ca^{2+}、Al^{3+} 等，能与四环素或氟喹诺酮类药物形成难溶性络合物，因而减少其从胃肠道的吸收。

3. 首过消除　首过消除（first-pass elimination）是指某药物通过肠壁或经门静脉进入肝脏时被其中的酶所代谢，致使进入体循环药量减少的现象。首过消除又称首过效应（first-pass effect）或首关代谢（first-pass metabolism）。例如，口服异丙肾上腺素后，绝大部分药物与肠黏膜细胞内硫酸基结合，进入体循环药量极少；口服普萘洛尔后约 90% 在肝脏代谢，进入体循环的药量仅为给药量的 10% 左右。首过消除不但表示原型药在体循环的药量减少，也表明代谢物的形成。大多数情况下代谢物无活性，首过消除将使药物作用减弱；但如果代谢物具有显著活性，则首过消除可能使药物作用增强。首过消除直接影响药物的生物利用度，临床用药时应调整给药剂量，或改变给药途径。

（三）消化道外吸收

1. 从注射部位吸收　静脉注射（intravenous injection）和静脉输液（intravenous infusion，又称静脉滴注，intravenous drip）可使药物迅速完全入血，无吸收过程，血药浓度可立即达到较高水平。皮下注射（subcutaneous injection）或肌内注射（intramuscular injection）时，药物先沿结缔组织扩散，再经毛细血管和毛细淋巴管进入血液循环。由于注射部位的毛细血管壁具有较大孔道（直径 60～120 Å），吸收速度远比胃肠道黏膜快。药物经皮下或肌内注射的吸收速率取决于药物的水溶性及注射部位的血流量。油剂、混悬剂、胶体制剂或其他缓释剂比水溶液吸收慢。组织血流量的改变对药物吸收有较大影响，外周循环衰竭时皮下吸收速度极其缓慢。每单位重量的肌肉与皮下组织相比，血流较丰富，因而肌内注射的吸收速度一般较皮下注射快。动脉注射（intra-arterial injection）可将药物输送至该动脉分布部位而发挥局部作用并减少全身反应。例如，将溶血栓药用导管注入冠状动脉以治疗心肌梗死。许多药物因血脑屏障的存在而不能进入中枢神经系统内，当出现急性感染、肿瘤或需蛛网膜下腔麻醉时可采用鞘内注射（intrathecal injection）给药，药物便可直接到达中枢神经系统内。

2. 从皮肤吸收　完整皮肤吸收能力很差，在涂布面积有限时，药物吸收很少。皮肤角质层仅能通过脂溶性较高的药物，亲水性物质则因皮脂腺分泌物的覆盖而不易通过皮肤吸收。一些经皮吸收促进剂如氮酮（azone）可与药物制成贴剂，透皮给药（transdermal administration）后产生局部或全身作用，如硝苯地平贴剂可预防心绞痛发作。

3. 从黏膜吸收　某些药物通过黏膜给药（mucosal administration）可产生局部和全身作用，如通过眼、鼻、咽喉、阴道、尿道、膀胱等部位黏膜给药。改变药物剂型可控制药物产生局部作用和全身作用。例如，滴眼剂除产生局部作用外，还可通过鼻泪管外排引起全身作用，改用眼膏剂则可避免或减轻全身作用。

4. 从支气管或肺泡吸收　某些气体药物、挥发性液体药物、气雾剂、喷雾剂以单纯扩散方式从支气管吸收（bronchial absorption）或肺吸收（pulmonary absorption），但仅适用于少数药物。肺泡血流丰富，毛细血管面积约 90 m^2，肺泡总面积达 200 m^2，且肺泡膜甚薄，药物极易通过。颗粒状态的药物吸入给药（inhalat administration）时需注意粒径大小。粒径过大将停留在气管或细支气管内，如粒径 10 μm 以上的药物主要在上呼吸道，2～10 μm 可达细支气管，小于 2 μm 方可进入肺泡。粒径过小（如小于 0.5 μm）的药物吸入后可随呼气排出。一些药物在到达靶组织前可在肺内被部分代谢或排泄，这也是一种“首过消除”效应。

二、分　　布

分布是指吸收入血的药物随血流转运至器官和组织的过程。影响药物分布速率和分布范围的因素较多，包括药物的理化性质、组织器官血流量及毛细血管通透性、细胞膜及体内膜屏障对药物的通透性等。大部分药物的分布过程属于被动转运，少数为主动转运。

（一）组织器官血流量

人体各组织器官的血流量差别很大。药物分布的早期阶段，在肝、肾、脑、肺等血流量相对较大的器官，药物分布较快，肌肉、皮肤等血流量相对较小的器官，药物分布较慢，随后药物还可进入再分布（redistribution）阶段。例如，静脉注射脂溶性高的硫喷妥钠，药物首先进入血流量大的脑组织而发挥麻醉作用，而后又向血流量少的脂肪组织转移，以致麻醉作用迅速消失。

（二）血浆蛋白结合率

多数药物在血浆中可不同程度地与血浆蛋白结合而形成结合药物（bound drug），未与血浆蛋白结合的药物称游离药物（free drug）。药物与血浆蛋白的结合程度常用血浆中结合药物浓度占总药物浓度的百分数来表示，即血浆蛋白结合率（plasma protein binding rate）。血浆清蛋白占血浆总蛋白的一半，是最重要的结合蛋白，许多药物尤其是弱酸性药物可与其结合。血浆中 α_1-酸性糖蛋白（α_1-acid glycoprotein）主要与碱性药物结合。此外，血浆中的脂蛋白可结合脂溶性较强的药物，如脂溶性维生素类。

药物与血浆蛋白结合主要借助范德瓦耳斯力、氢键或离子键实现，这种结合通常是可逆的。当血中游离药物被代谢、排泄而清除时，结合药物立即解离，释放出游离药物，以维持游离药物与结合药物的动态平衡。药物与血浆蛋白结合可视为药物在体内的一种储存形式，结合药物常暂时失去药理活性。只有游离药物可通过细胞膜转运，药物与血浆蛋白结合后经细胞膜的转运受到限制。结合药物不能透入脑脊液。例如，磺胺嘧啶（sulfadiazine，SD）与血浆蛋白的结合率比磺胺噻唑（sulfathiazole，STZ）低，透入脑脊液相对较多，故在防治流行性脑脊髓膜炎时宜选用磺胺嘧啶。药物与血浆蛋白结合也限制药物从肾小球滤过。

在血浆蛋白结合部位上，药物与药物或与内源性化合物间可能互相竞争。例如，磺胺异噁唑（sulfisoxazole，SIZ）可降低内源性物质胆红素的血浆蛋白结合率，新生儿给予该药可引起致死性胆红素脑病，是由于 SIZ 将胆红素从血浆蛋白结合部位上置换出来，导致血中游离胆红素大量增加并进入脑内。抗凝血药华法林的血浆蛋白结合率为 99%，与保泰松合用时，结合型的华法林将被置换出来。按理论计算，若使华法林的血浆蛋白结合率下降 1%，具有药理活性的游离药物浓度可增加 1 倍，因而抗凝作用增强，甚至导致危及生命的出血。但药物在血浆蛋白结合部位上的相互作用并非都有临床意义。一般认为，血浆蛋白结合率高、分布容积小、消除慢或治疗指数低的药物，这种相互作用才具有临床意义，使用时注意调整给药剂量。

（三）体液pH

生理情况下细胞内液 pH 为 7.0，细胞外液及血浆为 7.4。弱酸性药物在细胞外液中解离型药物多，不易进入细胞内，因此，其在细胞外液的浓度高于细胞内液。提升血液 pH 可促使弱酸性药物向细胞外转运，降低血液 pH 则使其向细胞内浓集。临床上给予碳酸氢钠使血液碱化，可促进弱酸性药物巴比妥类由脑细胞向血浆转运，且碳酸氢钠可碱化尿液，减少巴比妥类药物在肾小管的重吸收，促进药物随尿排出。因此，碳酸氢钠可解救巴比妥类药物中毒。弱碱性药物与弱酸性药物相反，易进入细胞，且在细胞内解离型药物多，不易透出，故细胞内浓度略高于细胞外液。改变血液 pH 可相应改变药物原有的分布特点。

（四）组织细胞结合

药物与某些组织亲和力强是药物作用具有选择性的重要原因。一些药物在组织中的浓度高于血浆游离药物浓度。例如，碘经过特殊转运在甲状腺中的浓度比其他组织约高 10 000 倍，故放射性碘适用于甲状腺功能的诊断和甲状腺功能亢进（甲亢）的治疗；氯喹在肝内浓度比血浆浓度高 700 倍，适用于治疗阿米巴性肝脓肿；四环素与钙形成络合物沉积于骨及牙齿，导致小儿骨骼生长抑制与牙齿变色或畸形。药物所分布组织细胞可能是药物发挥作用的部位，但多数是储存现象。脂肪组织和骨骼肌是脂溶性药物的巨大储库。例如，硫喷妥钠在用药后 3 h 有 70% 储存在脂肪组织；地高辛 50% 以上储存在骨骼肌。不同组织的细胞膜对药物的通透性不同。肾小球毛细血管内皮为有孔型，肝静脉窦缺乏完整的内皮，因此药物容易通过肾小球与肝脏的毛细血管，这些结构特点不仅对药物经肾、肝消除具有重要意义，而且药物中毒时肝、肾往往首先受累。

（五）体内屏障

1. 血脑屏障 脑细胞、血液与脑脊液，脑细胞与脑脊液间的屏障结构统称为血脑屏障（blood-brain barrier），能阻止许多大分子的水溶性或解离型药物通过，但脂溶性较高的药物仍能以单纯扩散方式透过血脑屏障。P-糖蛋白是血脑屏障的重要功能组成部分，主要定位于脑毛细血管内皮细胞的腔膜面上，发挥外排泵的作用，使经单纯扩散进入脑毛细血管内皮细胞的药物被泵回血液。例如，长春新碱、环孢素 A、秋水仙碱等脂溶性高的药物，因被血脑屏障上的 P-糖蛋白主动外排，脑内浓度仍然很低。此外，静脉注射甘露醇、高血压危象或炎症等可改变血脑屏障通透性。例如，健康人即使静脉注射大剂量青霉素也很难进入脑脊液，而脑膜炎患者血脑屏障对青霉素的通透性增高，药物在脑脊液中可达到有效治疗浓度。

2. 胎盘屏障 胎盘屏障（placental barrier）是指胎盘绒毛与子宫血窦间的屏障，能将母体与胎儿血液分开。药物通过胎盘的方式与一般生物膜无明显差别。脂溶性药物能以单纯扩散的方式透过胎盘而进入胎儿体内，水溶性或高度解离的药物则不易透过。孕期使用的药物可能透过胎盘屏障而接触胎儿，有些药物对胎儿毒性较大，甚至可能致畸，因此孕妇用药应特别谨慎。

3. 血眼屏障 血眼屏障（blood-ocular barrier）是指血液与房水、玻璃体、视网膜间屏障的总称。血眼屏障可影响药物在眼内的浓度，脂溶性药物及分子质量小于 100 Da 的水溶性药物易于通过。某些药物在房水、晶状体、玻璃体内的浓度远低于血药浓度，全身用药很难在眼内达到有效浓度，因此眼科用药多采取局部滴眼或眼周边给药，包括结膜下注射、球后注射及结膜囊给药等。

三、代　　谢

代谢是指药物吸收后在体内经酶或其他作用发生一系列的化学反应，导致药物化学结构和理化性质发生改变的过程。代谢的能力反映机体对外源化学物（xenobiotic）或者药物的处置能力。阐明药物代谢规律的意义如下。①药物经代谢生成的代谢物通常极性较母药增大，水溶性增强，易随尿液及胆汁排出。②多数药物经代谢后活性降低，即从活性药物变成无活性的代谢物，称为失活（inactivation）。③某些无活性药物或前体药物（prodrug）经代谢后形成活性代谢物，称为活化（activation）；也有的活性药物转化成仍有活性的代谢物，但与母药相比，它们的作用或体内过程可能发生不同程度的改变。④有些药物经代谢后可形成具有高度化学反应性的毒性代谢物。

（一）药物代谢的类型

药物在体内代谢的步骤通常分为两相反应。Ⅰ相反应（phase Ⅰ reactions）包括氧化（oxidation）、还原（reduction）和水解（hydrolysis），Ⅱ相反应（phase Ⅱ reactions）即轭合作用（conjugation）。

大多数药物在体内代谢后失去活性，少数则产生活性；药物代谢也是体内产生毒性代谢产物的主要途径。有些药物可经多种途径被代谢，另一些药物几乎完全经一种途径代谢，还有些药物可以不经代谢以原型排泄。Ⅰ相反应是机体向母药引入或脱去极性基团如—OH、—COOH、—NH_2或—SH等过程，可通过肝微粒体药物代谢酶或非微粒体酶催化。某些酯类、酰胺类及糖类药物，可通过血浆或其他组织的水解酶而水解，如酯键水解、酰胺键水解等。体内环氧化物在微粒体环氧代物水解酶催化下，迅速水解为二醇类，是环氧化物重要的解毒过程。Ⅱ相反应是药物分子的极性基团与内源性结合物（如葡萄糖醛酸、硫酸、乙酸及某些氨基酸等）以共价键结合的过程，形成极性大、水溶性高的结合物，易于随尿排泄。

（二）药物代谢的部位及其催化酶

药物代谢的主要部位是肝脏，肝外组织如胃肠道、肾、肺、脑、肾上腺及卵巢等也能不同程度地代谢药物。少数药物的体内代谢在体液中自发进行，如酯类药物可在体液中发生水解反应，但绝大多数药物的代谢反应需要药物代谢酶（drug metabolizing enzyme）的参与。药物代谢酶是参与药物等外源化合物代谢酶类总称，简称药酶。药酶可分为两类，一类是专一性酶，如胆碱酯酶、单胺氧化酶（monoamine oxidase，MAO）等分别转化ACh和单胺类药物；另一类是非专一性酶，主要分布在肝细胞的微粒体、线粒体和细胞质中，故简称肝药酶。肝药酶主要包括细胞色素P450酶系（cytochrome P450，CYP）、含黄素单氧化酶系（flavin-containing monooxygenases，FMO）、环氧化物水解酶系（epoxide hydrolases，EH）、结合酶系（conjugating enzymes）和脱氢酶系（dehydrogenases）。

1. CYP CYP是一个超家族（superfamily），根据基因编码氨基酸序列的相似程度，可将其划分为不同的家族（family）和亚家族（subfamily）。CYP超家族的命名是以CYP开头，后面的阿拉伯数字表示基因家族，如CYP2；其后大写英文字母表示亚家族，如CYP2D；最后的阿拉伯数字表示CYP酶个体，如CYP2D6。在人类肝脏中与药物代谢密切相关的CYP主要是CYP1A1、1A2、1B1、2A6、2B6、2C8、2C9、2C19、2D6、2E1、3A4和3A5，共12种，占肝脏CYP总含量的75%以上。多种类型的CYP具有重叠的催化药物特异性，每一个CYP均具有广谱的催化药物代谢的能力（表1-3-1）。了解每一个CYP所催化的药物，对于合理用药及阐明在药物代谢环节上发生的药物相互作用很有意义。

表1-3-1 人体肝脏中主要CYP及其催化的药物

CYP	药物底物		
1A1	7-ethoxyresorufin	*R*-华法林	
1A2	咖啡因	对乙酰氨基酚	昂丹司琼
	安替比林	非那西丁	他克林
	他莫昔芬	*R*-华法林	茶碱
	维拉帕米	普罗帕酮	
1B1	雌激素		
2A6	香豆素	烟碱	
2B6	环磷酰胺		
2C8	紫杉醇	阿莫地喹	
2C9	甲苯磺丁脲	海索比妥	苯妥英钠
	三甲双酮	*S*-华法林	双氯芬酸
	氟比洛芬	吡罗昔康	替尼酸
	托拉塞米	布洛芬	美芬妥因
	磺胺异噁唑		
2C19	*S*-美芬妥英	地西泮	*R*-华法林
	喷他脒	普萘洛尔	奥美拉唑
	萘普生		
2D6	异喹胍	右美沙芬	丁呋洛尔
	可待因	地昔帕明	米帕明
	恩卡尼	氟西汀	氟哌啶醇
	去甲替林	司巴丁	氟卡尼
	美西律	美托洛尔	奋乃静
	硫利达嗪	帕罗西汀	普罗帕酮
2E1	氯唑沙宗	对乙酰氨基酚	咖啡因
	乙醇	氟烷	甲氧氟烷
	恩氟烷	茶碱	
3A4	睾酮	红霉素	氨苯砜
	可待因	环孢素	非洛地平
	地西泮	氢化可的松	茚地那韦
	咪达唑仑	洛伐他汀	奎尼丁
	硝苯地平	卡马西平	尼群地平
	特非那定	维拉帕米	利多卡因
	胺碘酮	地尔硫䓬	地高辛
	他莫昔芬	奥美拉唑	炔雌醇
	华法林	孕二烯酮	对乙酰氨基酚
	黄体酮	醋竹桃霉素	
3A5	硝苯地平		

CYP代谢药物至少有六个步骤（图1-3-1）：①药物与氧化型CYP（Fe^{3+}）结合成CYP（Fe^{3+}）-药物复合物；②该复合物接受由还原型烟酰胺腺嘌呤二核苷酸磷酸（NADPH）提供，并经NADPH-还原型CYP传递的一个电子，形成还原型CYP（Fe^{2+}）-药物复合物；③此复合物结合一分子氧；④再接受一个电子，使O_2活化为氧离子；第二个电子的来源可能也是由NADPH-还原型CYP传递和（或）由还原型烟酰胺腺嘌呤二核苷酸（NADH）提供，并经NADH-细胞色素b_5还原酶传递；⑤活化的氧离子

一方面氧化与 CYP 结合的药物；另一方面与两个质子生成水；⑥氧化药物释放，氧化型 CYP 再生。此外，该酶系在无氧条件下，还可使偶氮及芳香硝基化合物产生还原反应。该反应始动于还原型 CYP 与该类化合物形成复合物，然后再接受一个电子，最后形成氧化型 CYP 及还原的氨基产物。

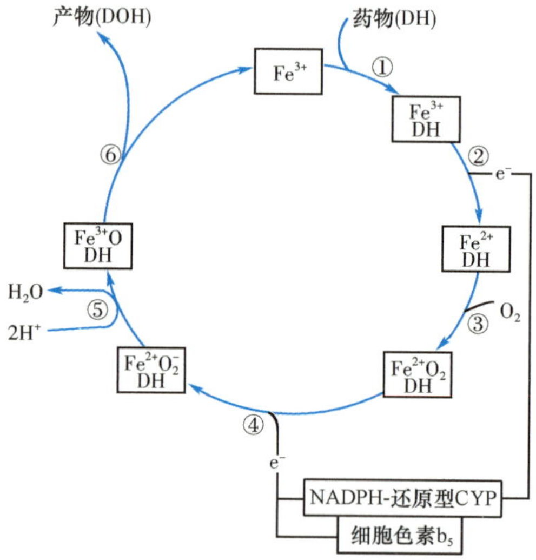

图 1-3-1 CYP 氧化药物的过程

Fe^{3+}. 氧化型 CYP；Fe^{2+}. 还原型 CYP

2. FMO FMO 是参与Ⅰ相药物氧化反应的另一个药酶超家族，与 CYP 共同存在于肝脏微粒体且含量很高，主要参与水溶性药物的代谢。该酶系包括 6 个家族，其中 FMO_3 含量最丰富。FMO_3 主要代谢烟碱、西咪替丁、雷尼替丁、氯氮平、伊托必利等。与 CYP 不同的是，FMO 在药物代谢中处于次要地位，产生的代谢物基本无活性。FMO 不被诱导或抑制，未见基于 FMO 的药物相互作用。

3. EH EH 分为两种，一种是存在于细胞质中的可溶性环氧化物水解酶（sEH）；另一种是微粒体环氧化物水解酶（mEH）。某些药物经 CYP 代谢后生成的环氧化物可与细胞核中的蛋白质、DNA、RNA 高亲和力结合，导致细胞结构改变从而产生细胞毒作用。该酶系的作用是将此种环氧化物进一步水解变成无毒或毒性很弱的代谢物。例如，抗癫痫药卡马西平是一种前体药，经 CYP 代谢后生成有药理活性的卡马西平-10,11-环氧化物，再经 mEH 代谢成无活性的产物。若同服抗癫痫药丙戊酸抑制 mEH，将使卡马西平-10,11-环氧化物血浆浓度增加，疗效增强，同时不良反应也增强。

4. 结合酶系 在Ⅱ相药物轭合反应中有许多结合酶系参与，除葡萄糖醛酸转移酶位于微粒体外，其余的酶都位于细胞质中，以便快捷地将代谢物随尿液和胆汁排出。该酶系反应速度通常快于参与Ⅰ相反应的酶系，故可迅速地终止代谢物的毒性。

5. 脱氢酶系 包括醇脱氢酶、醛脱氢酶、乳酸脱氢酶、二氢嘧啶脱氢酶、琥珀酸脱氢酶、葡萄糖-6-磷酸脱氢酶、11β-羟基类固醇脱氢酶等，主要存在于细胞质中，代谢多种药物和体内活性物质。

（三）影响药物代谢的因素

1. 遗传因素 药物代谢有明显的种族和个体差异。遗传决定氧化反应及轭合反应的多态性（polymorphism）。根据人体对某些药物代谢的强度与速度不同，可将人群分为强代谢者（extensive metabolizers）或快代谢者（rapid metabolizers）与弱代谢者（poor metabolizers）或慢代谢者（slow metabolizers）。例如，人群对异烟肼的 *N*-乙酰化存在快慢两种表型，慢乙酰化者肝脏 *N*-乙酰转移酶含量明显减少。

2. 药物代谢酶的诱导与抑制 药物代谢酶的活性可发生改变。某些化学物质能提高肝药酶活性，增加自身或其他药物的代谢速率，此现象称酶诱导（enzyme induction）。具有酶诱导作用的化学物质称为酶诱导剂（enzyme inducer）。表 1-3-2 列举了临床上常见的酶诱导剂及受其诱导的 CYP。属于该酶的底物（表 1-3-1）均有可能被其相应的酶诱导剂所诱导。由于药酶诱导后药物代谢加快，血浆药物浓度降低，从而使药物治疗效果减弱。例如，苯巴比妥是典型的酶诱导剂，能提高 CYP3A4、CYP2C9、CYP2C19、CYP2A6 的催化能力。华法林在体内经这些同工酶羟化失活，苯巴比妥可加速其代谢，使其抗凝效果降低。长期服用苯巴比妥者，需较大剂量的华法林才能产生抗凝效果。当停用苯巴比妥后，血浆华法林浓度迅速回升。因此，两药合用的患者，在停用苯巴比妥时需相应减少华法林用量，否则有出血危险。某些化学物质能抑制肝微粒体药物代谢酶的活性，减慢其他药物的代谢速率，此现象称为酶抑制（enzyme inhibition）。具有酶抑制作用的化学物质称为酶抑制剂（enzyme inhibitor）。通常，酶抑制剂对 CYP 的抑制作用也有一定的特异性。表 1-3-2 列举了临床上常见的酶抑制剂及受其抑制的 CYP。属于该酶的底物（表 1-3-1）均有可能被其相应的酶抑制剂所抑制。经酶抑制剂作用后，药物代谢减慢而作用增强，甚至导致毒性反应。例如，红霉素是 CYP3A4 抑制剂，能抑制 CYP3A4 底物华法林、卡马西平、环孢素 A 及咪达唑仑的代谢，使这些药物的作用增强，甚至可致中毒。

3. 肝血流量的改变 肝血流量是决定肝脏药物清除率的重要因素。病理状态下，心排血量及肝血流量发生明显变化时可能引起有临床意义的血流动力学性质的药物代谢改变。肝血流量的改变也可由药物引起，如苯巴比妥增加肝血流量，而普萘洛尔和吲哚美辛能降低肝血流量，从而介导药物相互作用。

表 1-3-2　人体肝脏 CYP 的诱导剂与抑制剂

CYP	诱导剂	抑制剂
3A4	苯巴比妥	酮康唑
	苯妥英钠	孕二烯酮
	地塞米松	西咪替丁
	卡马西平	伊曲康唑
	醋竹桃霉素	红霉素
	利福平	
	克霉唑	
	磺胺二甲嘧啶	
2C9	苯巴比妥	磺胺苯吡唑
	利福平	
1A2	奥美拉唑	呋拉茶碱
	咖啡因	氟伏沙明
		环丙沙星
2C19	苯巴比妥	氟康唑
	利福平	氟伏沙明
2E1	乙醇	双硫仑
	异烟肼	
2A6	苯巴比妥	奎尼丁
	利福平	丁呋洛尔
		氟西汀
1A1	3-甲基胆蒽	7,8-苯并黄酮
		美替拉酮

4. 其他因素　用药者的年龄、营养、重要脏器的功能状态、疾病等因素也对药物代谢产生影响（详见第四章）。

四、排　泄

排泄是指体内药物或其代谢物排出体外的过程。药物排泄与代谢统称为药物消除。肾脏是大多数药物排泄的重要器官，有些药物可经胆汁排泄，某些药物也可经肺、乳腺、唾液腺或汗腺排出。

（一）肾脏排泄

药物从肾脏排泄需经历肾小球滤过、肾小管分泌与肾小管重吸收三个过程，前两个过程是将药物排入肾小管腔内，后一过程是将肾小管腔内药物转运至血液中。

1. 肾小球滤过　肾小球基底膜呈筛状，筛孔较大（直径约为 5 nm），除与血浆蛋白结合的药物外，游离药物或代谢物都能从肾小球滤过。影响药物滤过的主要因素是肾血流量，以及药物血浆蛋白结合的程度。肾血流量低或药物的血浆蛋白结合程度高均可使滤过药量减少。疾病状态可改变滤过率，如肾病患者血浆蛋白大量丢失，使结合药物减少，游离药物增多，肾排泄量增加。肾小球肾炎患者的基底膜由于炎症而使药物滤过减少，肾排泄量减少。

2. 肾小管分泌　肾小管分泌主要在近端肾小管进行，是主动转运过程，需载体参与，有饱和现象。许多药物与近曲小管主动转运载体的亲和力显著高于与血浆蛋白的亲和力，因此药物经肾小管分泌的速度一般不受血浆蛋白结合率的影响。肾小管细胞的转运载体包括有机酸转运载体和有机碱转运载体，分别分泌有机酸类药物和有机碱类药物。分泌机制相同的两药合用可发生竞争性抑制。例如，丙磺舒与青霉素的分泌机制相同，合用丙磺舒可因竞争性抑制，减少青霉素经有机酸转运系统分泌，提高其血药浓度，使药效增强并延长作用时间。

3. 肾小管重吸收　肾小管腔内药物因水重吸收而被浓缩，并通过单纯扩散方式被肾小管重吸收。重吸收程度取决于药物本身的理化性质，如极性、解离度、分子量等，也取决于机体生理状态，如尿量及尿液 pH 等。水溶性药物重吸收少，易随尿排出。增加尿量可降低肾小管细胞两侧的药物浓度梯度，减少其重吸收，因而增加某些药物的排泄。例如，脱水药甘露醇可增加溴剂、锂盐、苯巴比妥及水杨酸盐经肾排出。尿液 pH 决定弱酸性和弱碱性药物的解离度，影响药物在远端肾小管的重吸收。酸化尿液使弱碱性药物在肾小管中大部分解离，重吸收减少，排泄增加；碱化尿液则使弱酸性药物在肾小管中大部分解离，重吸收减少，排泄增加。临床上，调节尿液 pH 是解救药物中毒的措施之一。例如，巴比妥类或水杨酸类等弱酸性药物中毒，给予碳酸氢钠碱化尿液可加速其排泄。

（二）消化道排泄

药物可通过胃肠道壁双层脂质膜，以单纯扩散方式从血浆排入胃肠腔内，位于肠上皮细胞膜上的 P-糖蛋白也可直接将药物及其代谢产物从血液转运至肠道。当碱性药物血药浓度很高时，消化道排泄途径十分重要。例如，大量应用吗啡（pK_a 7.9）后，血液内部分药物经单纯扩散进入胃内酸性环境（pH 1.5～2.5）后，几乎完全解离，重吸收极少，需及时洗胃以清除胃内药物，否则进入碱性环境的肠道将再被吸收入血。

许多药物或其代谢物能从胆汁排泄，这是一个复杂的过程，包括药物在肝细胞的摄取、储存、转化及向胆汁的主动转运过程。药物的理化性质及某些生物学因素能影响上述过程。通常分子质量大于 0.5 kDa 的化合物可随胆汁排出，但超过 5 kDa 的大分子化合物难以随胆汁排出。

由胆汁排入十二指肠的药物可直接随粪排出，但较多的药物可由小肠上皮吸收，并经肝脏重新进入全身循环，这种小肠、肝脏、胆汁间的循环称为肠肝循环（enterohepatic circulation）。若药物从胆汁排出量多，肠肝循环可延长药物的作用时间，如洋地黄毒苷。因此，洋地黄毒苷中毒时，服用考来烯胺使其在肠道中与洋地黄毒苷结合，阻断肠肝循环而加速其排泄。

（三）其他途径排泄

某些药物也可从乳汁、汗液、泪液或唾液排出，主要通过腺上皮细胞进行单纯扩散，与 pH 有关。药物也可经主动转运方式分泌入腺体导管内，排入腺体导管内的药物可被重吸收。药物经乳汁排泄量对其总消除量而言虽然意义不大，但对乳儿可能产生不良影响，值得注意。例如，哺乳妇女服用甲巯咪唑，将会抑制乳儿的甲状腺功能。由于某些药物在唾液中浓度与血药浓度平行，故唾液可作为生物样品而用于治疗药物监测。挥发性药物和吸入性麻醉药可通过肺随呼出气体排出体外。

第三节　房 室 模 型

为定量分析药物在体内的动力学过程，常将身体视为一个系统，系统内部按动力学特点分为若干房室（compartment）。房室是一个假设空间，其划分主要取决于药物在体内的转运速率（k）。根据药物在体内的动力学特性，房室模型可分为一室模型、二室模型和多室模型。一室模型和二室模型数学处理上较为简单，应用最广泛；多室模型的数学处理相当烦琐，应用受到限制。

（一）一室模型

一室模型（one-compartment model）假定身体由一个房室组成。药物进入全身循环后迅速分布到机体各部位，瞬即达到动态平衡，即药物在全身各组织部位的转运速率是相同或相似的。血浆药物浓度变化能成比例地定量反映组织内浓度变化。血浆药物浓度衰减是药物消除的体现。一室模型并不意味着所有身体各组织在任何时刻的药物浓度都一样，但要求机体各组织药物水平能随血浆药物浓度的变化平行地发生变化。将属于一室模型的药物单次静脉注射，用血药浓度的对数与时间作图可得一条直线，即血药浓度-时间曲线（plasma drug concentration time curve，简称药-时曲线，时量曲线），呈单指数式衰减（图 1-3-2），反映其动力学过程的数学公式为：$C_t = C_0 \cdot e^{-k_e \cdot t}$。

（二）二室模型

二室模型（two-compartment model）假定身体由两个房室组成，分别为中央室（central compartment）与周边室（peripheral compartment）。药物首先进入中央室并在该室瞬间均匀分布，而后才缓慢分布到周边室（图 1-3-2）。一般认为，中央室包括血液、细胞外液及血流丰富的组织器官如肝、肾、心、肺等；周边室包括血流灌注比较贫乏的组织，如肌肉、皮肤、脂肪等。大多数药物属二室模型药物。

将属于二室模型的药物单次快速静脉注射，用血浆药物浓度的对数值与时间作图可得双指数式衰减曲线（图 1-3-2）。药-时曲线的初段血药浓度迅速下降，称为 α 相或分布相，主要反映药物自中央室向周边室的分布过程。一旦分布平衡后，曲线进入较慢衰减的 β 相或消除相，主要反映药物从中央室的消除过程。反映二室模型动力学过程的数学公式为

$$C_t = A \cdot e^{-\alpha t} + B \cdot e^{-\beta t}$$

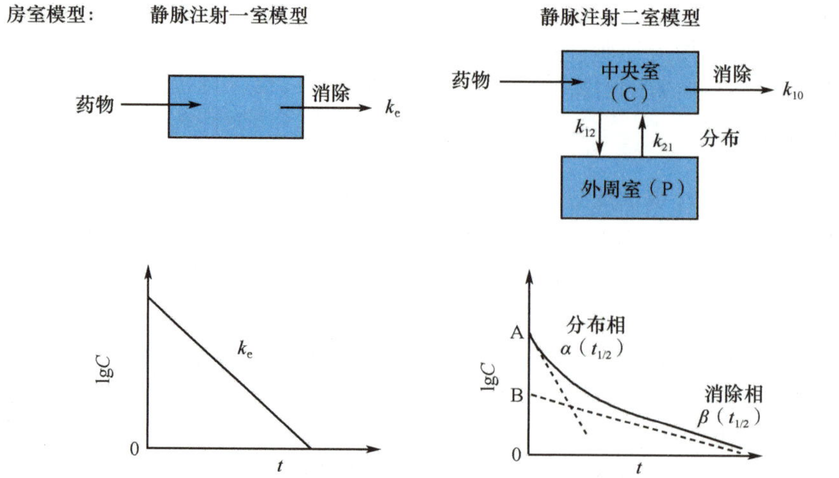

图 1-3-2　静脉注射给药后一室和二室模型示意图

k_{12}. 药物由中央室转运至周边室的一级速率常数；k_{21}. 药物由周边室转运至中央室的一级速率常数；k_{10} 或 k_e. 药物由中央室消除的一级速率常数；lgC. 血药浓度的对数；t. 时间

式中，α 与 β 分别代表分布相与消除相的速率常数，B 表示药-时曲线β相段外展至纵坐标的截距。将血药浓度的实测值减去β线上相应数值，其差值在同一半对数坐标纸上作图可得出另一条直线，此直线外展至纵坐标的截距即为 A。由截距和斜率分别算得 A、α、B、β 后，可进一步求出 k_{21}（药物由周边室向中央室转运的一级速率常数）、k_{10} 或 k_e（药物由中央室消除的一级速率常数）、k_{12}（药物由中央室向周边室转运的一级速率常数）。

（三）多室模型

若在上述二室模型的基础上还有一部分组织、器官或细胞内药物的分布更慢，则可以从周边室中划分出第三房室，由此形成三室模型。以此类推，可将体内分布速率有多种水平的药物按多室模型（multiple-compartment model）进行处理。

（四）非房室模型法

房室模型中的房室划分不是机体实际存在的解剖学、生理学空间，很多因素（如采血时间的设定、药物浓度分析方法等）影响房室的判定，故实际上现多已采用非房室模型法（non-compartmental method）进行药动学计算和分析。主要有如下几种。

1. 生理药动学模型（physiologically based pharmacokinetic model） 是基于生理特征的模型，每一个器官或组织就是一个"房室"，药物与组织的亲和力及血流灌注速度决定药物在组织中的分布浓度。

2. 药动学-药效学组合模型（combined pharmacokinetic-pharmacodynamic model） 是将各自独立的药动学模型和药效学的量效关系建立为统一的数学模型，即将药物浓度随时间变化过程与量效关系变化有机关联，以研究整体药物在不同时间的量效关系及其规律。

3. 群体药动学模型（population pharmacokinetics） 是将经典药动学原理与统计学方法结合，利用相对较少的生理、生化和药动学数据以研究药物体内过程的群体特征和规律、药动学参数的统计分布及影响因素。

4. 统计矩（statistical moment）分析 根据药物在体内瞬时暴露量进行分析，药物分子在给药部位和体内驻留时间是随机变量，无论何种给药途径，从统计学上都可定义为3个统计矩，计算相应的药动学参数，不受数学模型限制，适用于任何房室药动学计算。

第四节　药物消除动力学

药物的体内过程是随时间而不断变化的动态过程，使体内药量随给药后时间的推移而不断发生变化，并影响药理作用强弱。为揭示体内药量随时间变化的定量规律，通常从给药后的一系列时间采取血样，测定血浆（或血清）药物浓度，分析血药浓度-时间数据。

一、药-时曲线

药-时曲线是指以血浆药物浓度为纵坐标，以时间为横坐标作图，反映血浆药物浓度（C）随时间（t）改变而发生变化的动力学规律。静脉注射药-时曲线由急速下降的分布相和缓慢下降的消除相组成，而口服给药的药-时曲线由迅速上升的吸收相和缓慢下降的消除相组成（图1-3-3）。

二、药物消除动力学类型

药物消除动力学是指吸收进入血液中的药物由于分布、代谢及排泄，其血药浓度不断衰减的过程。该过程控制作用部位的药物浓度，影响药物作用的持续时间及效应强度。按药物在血液中的消除速率与浓度间的关系，可分为一级消除动力学（first-order elimination kinetics）、零级消除动力学（zero-order elimination kinetics）及米氏消除动力学（Michaelis-Menten elimination kinetics）。

1. 一级消除动力学 是体内药物按恒定比例消除（n=1），单位时间内的消除量与血浆药物浓度成

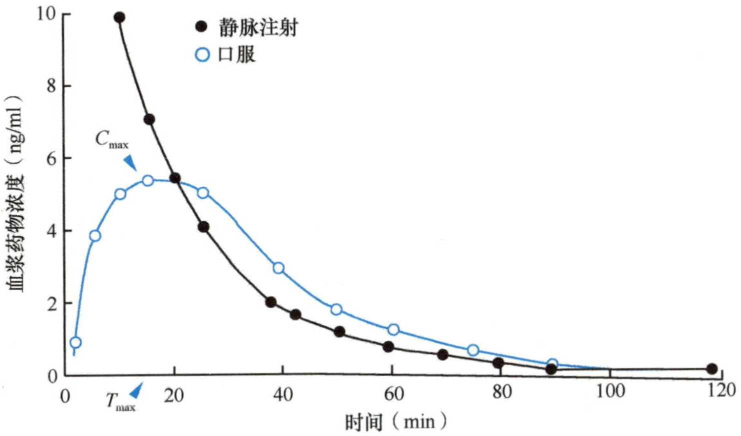

图1-3-3　同一患者分别单次口服和静脉注射某药的药-时曲线

正比。药-时曲线在常规坐标纸上作图时呈曲线，在半对数坐标纸上则为直线，呈指数式衰减（图 1-3-4），故也称线性动力学（linear kinetics）。大多数药物在体内按一级消除动力学消除，体内药物浓度随时间变化的微分方程为

$$\frac{\mathrm{d}C}{\mathrm{d}t}=-k_eC_0^n=-k_eC_0^1=-k_eC_0$$

C_0 为初始体内药物浓度；t 为时间；k_e 为消除速率常数；负号表示体内药物浓度随时间延长而降低。经积分、移项，可得时间为 t 时药物浓度 C_t 与初始药物浓度 C_0（t=0）的关系：

$$C_t=C_0e^{-k_et}$$

上式以常用对数表示，则为

$$\lg C_t=-\frac{k_e}{2.303}t+\lg C_0$$

上式为直线方程，表明体内药物按瞬时血药浓度以恒定比例消除，单位时间内实际消除的药量随时间递减。

2. 零级消除动力学 是药物在体内以恒定的速率消除（n=0），即不论血浆药物浓度高低，单位时间内消除的药量不变。在半对数坐标图上其药-时曲线呈曲线（图 1-3-4），故称非线性动力学（nonlinear kinetics）。通常是因药物在体内的消除能力达到饱和所致，计算公式为

$$\frac{\mathrm{d}C}{\mathrm{d}t}=-k_eC_0^n=-k_eC_0^0=-k_0$$

此处的 k_0 为零级消除速率常数，经积分得

$$C_t=-k_0t+C_0$$

上式为直线方程，表明体内药物消除速率与初始浓度（C_0）无关。

3. 米氏消除动力学 是包括零级和一级消除动力学在内的混合型消除动力学过程。某些药物在低浓度或低剂量时按一级动力学消除，达到较高浓度或剂量时，因消除能力饱和，单位时间内消除的药物量不再改变，按零级动力学消除，如苯妥英钠、水杨酸、乙醇等。可用米氏方程（Michaelis-Menten equation）表述：

$$\frac{\mathrm{d}C}{\mathrm{d}t}=-\frac{V_{max}\cdot C}{k_m+C}$$

式中，V_{max} 为最大消除速率；k_m 为米氏常数，是在 50% 最大消除速率时的药物浓度；C 为药物浓度。如在常规坐标纸上作图，得到一条上部分稍凹，下部分更凹的曲线；而在半对数坐标纸上作图，得到一条上部分变凸，下部分变直的曲线（图 1-3-4）。当 $k_m \gg C$ 时，即体内药物消除能力远大于药物浓度时，C 可以忽略不计，为一级动力学消除。当 $C \gg k_m$，即体内药物浓度超过机体代谢能力，为零级消除动力学过程。

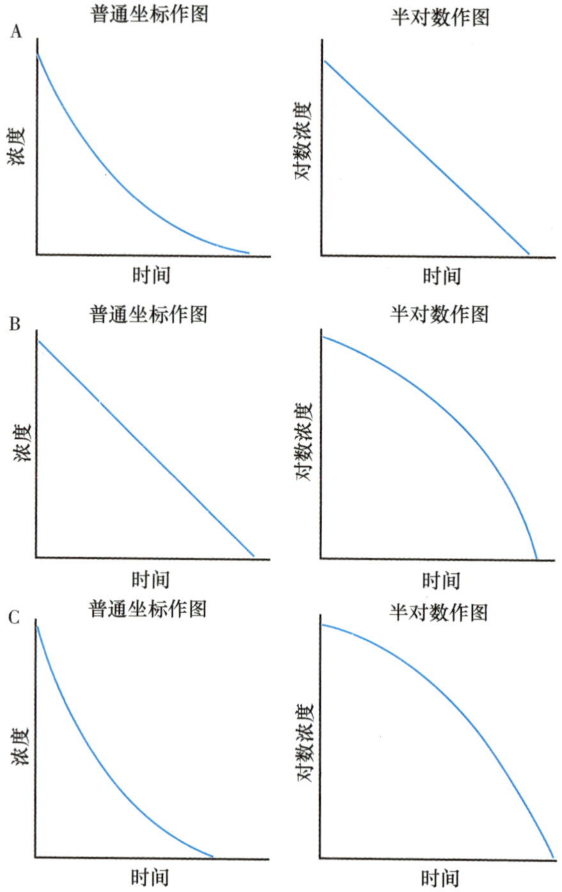

图 1-3-4 药物在体内消除过程的时量曲线

A. 一级消除动力学；B. 零级消除动力学；C. 米氏消除动力学

第五节 药动学重要参数

一、峰浓度和达峰时间

血浆峰浓度（peak concentration，C_{max}）是血管外途径给药时，药-时曲线中血浆药物浓度的最高点（图 1-3-3）。血药浓度达峰时，药物吸收速度与消除速度相等。达峰时间（peak time，T_{max}）是指血药浓度达到峰值的时间（图 1-3-3），反映药物的吸收速度。

二、药-时曲线下面积

药-时曲线下所覆盖的面积称为曲线下面积（area under the curve，AUC），其面积大小反映药物吸收进入血液循环的相对量（图 1-3-3）。$AUC_{0\to t}$ 是药物从零时间至 t 时这段时间的 AUC。$AUC_{0\to\infty}$ 则是药物从零时间至所有原型药物全部消除时的 AUC。AUC 的单位是 mg · h/L，是计算生物利用度的基础参数。

三、生物利用度

生物利用度（bioavailability，F）是指药物经血管外途径给药后吸收进入全身血液循环的相对量和速度。吸收进入血液循环药物的相对量以AUC表示，而药物进入全身循环的速度以达峰时间及峰浓度表示。生物利用度计算公式如下：

$$F=\frac{A}{D}\times 100\%$$

式中，A为体内药物总量，D为给药剂量。

生物利用度可分为绝对生物利用度（absolute bioavailability）和相对生物利用度（relative bioavailability）。静脉注射时的生物利用度应为100%，如以血管外途径给药（如口服）的AUC和静脉注射的AUC进行比较，则可得到药物的绝对生物利用度：

$$F=\frac{\text{AUC}_{\text{血管外给药}}}{\text{AUC}_{\text{静脉给药}}}\times 100\%$$

如对同一血管外途径给药的某种药物制剂（如不同剂型、不同药厂生产的相同剂型、同一药厂生产的同一品种的不同批号等）的AUC与相同标准制剂的AUC进行比较，则可得到相对生物利用度：

$$F=\frac{\text{AUC}_{\text{受试制剂}}}{\text{AUC}_{\text{标准制剂}}}\times 100\%$$

相对生物利用度是判定两种药物制剂是否具有生物等效性（bioequivalence）的依据。药物晶型、颗粒大小或其他物理特性及制备工艺等均可影响药物的吸收速度和程度。

四、表观分布容积

表观分布容积（apparent volume of distribution，V_d）是指当血浆和组织内药物分布达到平衡时，体内药物按血浆药物浓度在体内分布所需体液容积。计算公式如下：

$$V_d=\frac{A}{C_0}$$

式中，A为体内药物总量，C_0为血浆和组织内药物达到平衡时的血浆药物浓度。由于药物在体内的分布并不是均匀的，因此表观分布容积并不是一个生理的容积空间，只是假定当药物在体内按血浆药物浓度均匀分布（即一室模型）时所需体液容积。表观分布容积可反映药物体内分布的广泛程度或与组织中大分子的结合程度。例如，酚红静脉注射的表观分布容积为4 L，约等于正常成人的血浆容积，说明酚红不向组织器官分布，全部集中在血浆；菊糖的表观分布容积约为15 L，与正常成人的细胞外液相近，说明菊糖能通过毛细血管内皮，但不能通过细胞膜，仅分布在细胞外液；乙醇的表观分布容积为41 L，说明其能通过细胞膜而分布在正常成人的总体液中，但不被组织结合。药物若能被组织细胞选择性结合，则其表观分布容积可远远大于总体液量。

五、消除速率常数

消除速率常数（elimination rate constant，k_e）是单位时间内消除药物的分数，如k_e为$0.10 \cdot h^{-1}$，表示每小时消除前1 h末体内剩余药量的10%。正常人k_e基本恒定，数值大小反映药物在体内消除的速率，取决于药物的理化性质和消除器官的功能，与剂型无关。

六、药物消除半衰期

药物消除半衰期（elimination half-life，$t_{1/2}$）是药物在体内分布达到平衡后，血浆药物浓度下降一半所需要的时间，反映体内药物消除速度。根据$t_{1/2}$可确定给药间隔时间，通常给药间隔时间约为一个$t_{1/2}$。对于$t_{1/2}$过短且毒性小的药物，可加大剂量并使给药间隔时间长于$t_{1/2}$，这样既可避免给药过频，又可在两次给药间隔内仍保持较高血药浓度。例如，青霉素的$t_{1/2}$仅为1 h，但通常每6～12 h给以大剂量治疗。根据$t_{1/2}$可以估计连续给药后达到稳态血浆药物浓度的时间，以及停药后药物从体内消除所需要的时间。

药物若按一级动力学消除，将前述公式$\lg C_t=-\frac{k_e}{2.303}t+\lg C_0$变换为$t=\lg\frac{C_0}{C_t}\times\frac{2.303}{k_e}$，当$t=t_{1/2}$时，$C_t=C_0/2$，故$t_{1/2}=\lg 2\times\frac{2.303}{k_e}=0.301\times\frac{2.303}{k_e}=\frac{0.693}{k_e}$。表明$t_{1/2}$为一个常数，不受药物初始浓度和给药剂量的影响，仅取决于k_e值。经过时间t后，体内药物量为$A_t=A_0e^{-k_et}$，已知$k_e=\frac{0.693}{t_{1/2}}$，$t=n\cdot t_{1/2}$，则$A_t=A_0e^{-k_et}=A_0e^{-0.693\cdot n}=A_0(\frac{1}{2})^n$，当$n=5$时，$A_t$约为$3\%A_0$，即约经过5个$t_{1/2}$，药物可从体内基本消除。反之，若按固定剂量、固定间隔时间给药，或恒速静脉滴注，经4～5个$t_{1/2}$基本达到稳态血药浓度（steady-state concentration，C_{ss}），即$A_t=A_0(1-e^{-k_et})=A_0(1-e^{-0.693\cdot n})=A_0[1-(\frac{1}{2})^n]$，当$n=5$时，$A_t$约为97% A_0。

药物若按零级动力学消除，因$C_t=-k_0t+C_0$，当$t=t_{1/2}$时，$C_t=C_0/2$，故$t_{1/2}=0.5\times\frac{C_0}{k_e}$。表明$t_{1/2}$与

初始血浆药物浓度成正比，即给药剂量越大，$t_{1/2}$ 越长。

七、药物清除率

药物清除率（clearance，CL）是机体消除器官在单位时间内清除药物的血浆容积，也就是单位时间内有多少体积血浆中所含药物被机体清除，是体内肝脏、肾脏和其他所有消除器官清除药物的总和。清除率以单位时间的容积（mL/min 或 L/h）表示，计算公式为

$$\mathrm{CL} = V_{\mathrm{d}} \cdot K_{\mathrm{e}} = \frac{A}{\mathrm{AUC}_{0\to\infty}}$$

A 为体内药物总量。按一级消除动力学消除时，单位时间内消除恒定比例的药物，因此清除率也是一个恒定值；按零级动力学消除时，每单位时间内清除的药量恒定不变，因而清除率是可变的。

1. 药物肝清除率（hepatic clearance，$\mathrm{CL_H}$） 指单位时间内肝脏清除药物的血浆容积，即单位时间内肝脏消除药物的总量与当时血浆药物浓度的比值：

$$\mathrm{CL_H} = \frac{Q_{\mathrm{H}} \cdot (C_{\mathrm{A}} - C_{\mathrm{V}})}{C_{\mathrm{A}}}$$

式中，Q_{H} 为肝血流量，C_{A}、C_{V} 分别代表进出肝脏的动脉和静脉血药浓度。肝清除率高的药物，血浆中的药物通过肝脏时可被快速清除，几乎不能进入体循环，肝清除率几乎等于肝血流量。这类药物受肝血流量影响较大，而受血浆蛋白结合的影响较小，口服药物首过消除非常显著，生物利用度低。肝清除率低的药物，受血浆蛋白结合的影响较大，而受肝血流量影响较小，首过消除不明显，生物利用度高，且不易受肝功能影响。

2. 药物肾清除率（renal clearance，$\mathrm{CL_R}$） 指单位时间内肾脏清除药物的血浆容积，可根据血浆药物浓度（C_{p}）、尿中药物浓度（C_{u}）及单位时间尿量（V_{u}）计算可得到。

$$\mathrm{CL_R} = \frac{C_{\mathrm{u}} \cdot V_{\mathrm{u}}}{C_{\mathrm{p}}}$$

肌酐自肾脏排泄仅涉及肾小球滤过，肾清除率为 125 mL/min。若肾清除率超过 125 mL/min，表示药物有肾小管分泌；若药物肾清除率低于 125 mL/min，表示药物有肾小管重吸收。老年人及肾功能不全患者的肾血流量、肾小球滤过率及肾小管分泌功能均明显减少，使药物的肾清除率减少，且易致不良反应，应根据肾清除率调整给药方案。

第六节 药物剂量的设计和优化

一、多次给药的稳态血药浓度

临床用药常需多次给药，以使药物达到并维持有效血药浓度水平。按一级动力学消除的药物，若按固定间隔时间给予固定剂量药物，每次给药时体内总有前次给药的存留量，多次给药形成不断蓄积，随着给药次数增加，体内总药量的蓄积逐渐减慢，直至在剂量间隔内药物的消除量等于给药剂量，从而达到平衡，这时的血药浓度称为 C_{ss}（图 1-3-5）。

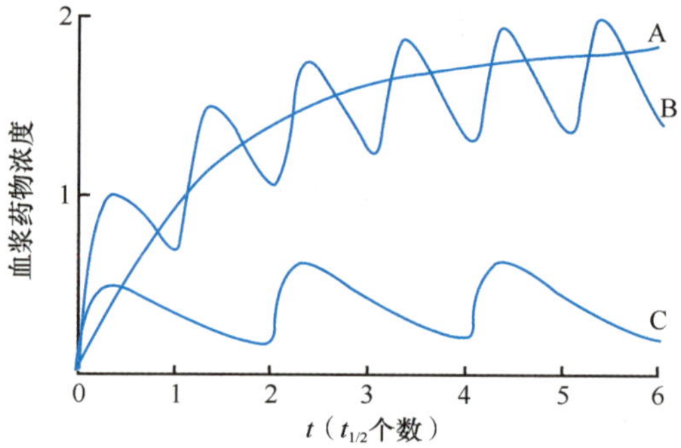

图 1-3-5 多次给药的药-时曲线

A. 静脉滴注，$D_{\mathrm{m}}/t_{1/2}$；B. 肌内注射，$D_{\mathrm{m}}/t_{1/2}$；C. 肌内注射，$1/2D_{\mathrm{m}}/(2t_{1/2})$；$D_{\mathrm{m}}$ 维持剂量

静脉滴注时 C_{ss} 是一条平滑曲线，而多次静脉注射或血管外给药时 C_{ss} 是一个“篱笆”型的血浆药物浓度曲线，在稳态血药浓度峰值（peak concentration，$C_{\mathrm{ss,max}}$，峰浓度）与谷值（trough concentration，$C_{\mathrm{ss,min}}$，谷浓度）间波动（图 1-3-5）。多次给药的 C_{ss} 可用下列公式计算。

$$C_{\mathrm{ss}} = \frac{\mathrm{RE}}{\mathrm{CL}} = \frac{\mathrm{RA}}{\mathrm{CL}} = \frac{F \cdot D_{\mathrm{m}} / \tau}{\mathrm{CL}} = \frac{F \cdot D_{\mathrm{m}} / \tau}{k_{\mathrm{e}} \cdot V_{\mathrm{d}}} = \frac{F \cdot D_{\mathrm{m}} / \tau}{\dfrac{0.693}{t_{1/2}} \cdot V_{\mathrm{d}}}$$

$$= \frac{1.44 D_{\mathrm{m}} \cdot F}{V_{\mathrm{d}} \cdot \tau} \cdot t_{1/2}$$

式中，RE 为消除速度（单位时间消除的药量），RA 为给药速度（单位时间给予的药量），D_{m} 为维持剂量（maintenance dose），τ 为给药间隔时间。从上式可见，C_{ss} 与给药的维持剂量成正比，与给药间隔时间成反比。达 C_{ss} 的时间取决于药物的 $t_{1/2}$，与剂量、给药间隔时间及给药途径无关（图 1-3-6）。

二、目标浓度干预

目标浓度干预（target concentration intervention）是指采用合理的给药方案使 C_{ss} 达到有效但不产生毒性反应的治疗浓度范围。根据治疗目标确立要达到的理想的 C_{ss} 范围（即目标浓度），再根据目标浓度计算给药剂量，制订给药方案，并及时监测血药浓度以进一步调整剂量，以实现目标浓度干预。

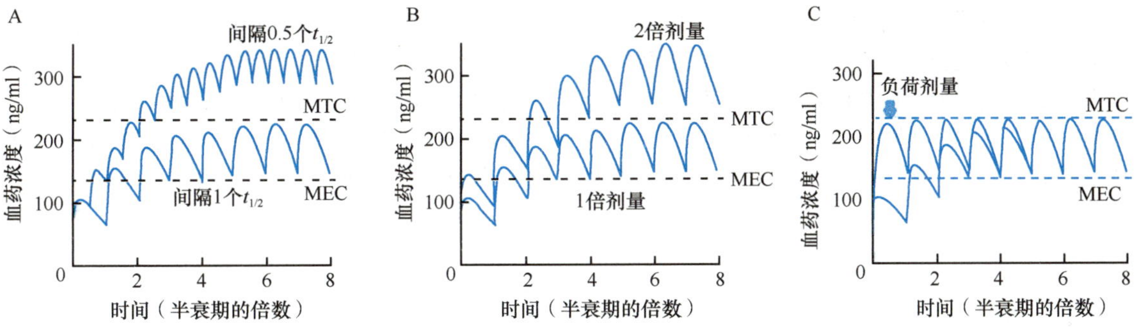

图 1-3-6 三种不同给药方案对 C_{ss} 的影响

A. 缩短给药时间；B. 增加给药剂量；C. 负荷剂量给药。MEC. 最低有效浓度；MTC. 最低中毒浓度

通常认为在给药 5 个 $t_{1/2}$ 后，可视为达到 C_{ss}。如果实际测得的 C_{ss} 过高或过低，可按已测得的 C_{ss} 与期望达到的 C_{ss} 比值调整给药速度（RA），即

$$\frac{C_{ss(实测)}}{C_{ss(期望)}}=\frac{RA_{(已用)}}{RA_{(调整)}}$$

但从调整给药速度（剂量）开始，需再经过 5 个 $t_{1/2}$ 方能达到期望的 C_{ss}。

三、维持剂量

大多数情况下，临床多采用多次间歇给药或是持续静脉滴注，以使 C_{ss} 维持于靶浓度。因此，要计算药物维持剂量（D_m）。为维持选定的 C_{ss}，需调整给药速度以使药物进入体内的速度等于体内消除速度，可用下述公式表示：

$$RA=\frac{CL\cdot C_{ss}}{F}$$

如以期望达到的 C_{ss} 表示，则为

$$RA=\frac{D_m}{\tau}=\frac{CL\cdot C_{ss（期望）}}{F}$$

$$D_m=\frac{CL\cdot C_{ss（期望）}\cdot\tau}{F}=\frac{C_{ss（期望）}\cdot V_d\cdot k_e\cdot\tau}{F}$$

给药速度（RA）是维持剂量（D_m）和给药间隔时间（τ）之比。如已知药物期望达到的 C_{ss}、清除率（CL）和生物利用度（F），可根据上式计算给药速度（RA）和维持剂量（D_m）。

四、负荷剂量

按维持剂量给药时，通常需要 4～5 个 $t_{1/2}$ 才能达到 C_{ss}，增加剂量或者缩短给药间隔时间均不能提前达到 C_{ss}。因此，若患者急需达到 C_{ss} 以迅速控制病情时，可用负荷剂量（loading dose，D_L）给药法（图 1-3-6）。负荷剂量是指首次剂量加大，然后再给予维持剂量，使提前达到 C_{ss}。负荷剂量的计算公式为

$$D_L=\frac{C_{ss}\cdot V_{ss}}{F}$$

式中，V_{ss} 为达到 C_{ss} 时的表观分布容积，F 为生物利用度。

病情危重者静脉滴注给药（F=1）时，可采用负荷剂量给药法在第一次给药后即刻达到 C_{ss}，计算公式为

$$D_L=C_{ss}\cdot V_{ss}=\frac{RA}{k_e}=\frac{RA}{0.693/t_{1/2}}=1.44\cdot t_{1/2}\cdot RA$$

$$=1.44\cdot t_{1/2}\cdot\frac{D_m}{t_{1/2}}=1.44D_m$$

可见，将第一个 $t_{1/2}$ 内静脉滴注剂量的 1.44 倍在静脉滴注开始时一次静脉推注即可立即达到 C_{ss}。

口服给药采用每隔 1 个 $t_{1/2}$ 给药一次，达到 C_{ss} 时体内药量（A_{ss}）是维持剂量（D_m）与体内上一剂量残余药量的和，即 $A_{ss}=D_m+A_{ss}\cdot e^{-k_e\cdot t}$，则 $D_L=A_{ss}=\frac{D_m}{1-e^{-k_e\cdot t}}$。当口服给药间隔时间 $\tau=t_{1/2}$ 时，则 $D_L=\frac{D_m}{1-e^{-0.693}}=\frac{D_m}{0.5}=2D_m$，即每隔一个 $t_{1/2}$ 口服给一次药时，采用首剂剂量加倍的负荷剂量，可迅速达到 C_{ss}。

但使用负荷剂量也有明显的缺点：①对于特别敏感的患者，可能会突然达到毒性反应的浓度；②若药物 $t_{1/2}$ 很长，则药物浓度过高时，需较长时间才能降低到合适浓度；③负荷剂量通常很大，且常为血管途径给药或快速给药，易在与血浆浓度迅速达到平衡的部位产生毒性作用。

五、个体化治疗

在制订药物的合理用药方案时，必须知道药物的 F、清除率、V_{ss} 和 $t_{1/2}$，了解药物的吸收速度和分布特点，并根据患者情况对剂量进行调整。对于安全范围很窄的药物如强心苷、抗心律失常药、抗惊厥药、茶碱等，应测出 $C_{ss,\,max}$ 值，直接估算 F、清除率、V_{ss}，使给药方案较为精确、安全。

以药动学为依据，设计合理的用药方案的流程：①选择和确定期望达到的 C_{ss}；②根据已知的群体药动学参数和患者病理、生理特点（如体重、肾功能等），估计患者的药物清除率和表观分布容积；③根据期望达到的 C_{ss}，计算负荷剂量和维持剂量；④根据计算所得的负荷剂量和维持剂量给药，实际测定达到的 C_{ss}；⑤根据实际测定的 C_{ss}，计算患者的药物清除率和表观分布容积；⑥根据临床疗效，进一步调整期望达到的 C_{ss}；⑦重复第三步及其后续步骤，以进行目标浓度干预，实现个体化治疗。

（中南大学　胡长平）

第四章　影响药物效应的因素及合理用药原则

- There is notable interindividual heterogeneity in drug response, affecting both drug efficacy and toxicity. The variability in drug response is a result of the variability in either pharmacokinetic or pharmacodynamic processes, or a combination of both.
- Several factors such as drug properties, dosage forms, drug delivery system, drug interaction, physiological and psychological state of patients, pathological factors of patients, genetic and environmental factors can greatly influence the toxicity of a specific compound.
- Optimal therapeutic decision-making should be based on individual patient characteristics. Rational use of medicines requires that patients receive medications appropriate to their clinical needs, in doses that meet their own individual requirements, for an adequate period of time, and at the lowest cost to them and their community.

临床实践中，医生根据患者病情、不同药物的药理作用和适应证，制订符合患者实际的药物治疗方案，多数患者可获预期的治疗效果。但临床上常观察到相同疾病的不同患者对同一药物的治疗反应呈现明显差异，甚至产生与预期效应完全不同的临床反应。这是由于药物产生的药理效应是药物和机体相互作用的结果，而这种相互作用受到药物和机体多方面因素的影响。药物因素主要有药物理化性质、剂量、剂型，给药途径、间隔与时间，以及药物相互作用等。机体因素主要有年龄、性别、种族、遗传、心理、生物节律、疾病、饮食等。临床用药时应考虑到各种因素对药物作用的影响，根据个体情况选择合适的药物和剂量，做到用药个体化，充分发挥药物有利作用，最大限度减少临床用药风险，以获取药物最佳疗效。

第一节　影响药物效应的因素

一、药物因素

任何药物，根据其固有的药理作用都规定有相应的适应证、用法和用量，必须根据临床用药的目的来选择合适的剂型、剂量和给药途径。

（一）药物理化性质的差异

药物的化学结构是决定药物效应的关键因素。药物通过其化学结构中的不同化学键与人体细胞内相关靶点（如酶、离子通道或受体等）结合，由此产生相应的药物效应。一般而言，基本化学结构相同的同类药物具有相似的药物效应。但具有相同化学结构的药物还可能有立体结构的差异。例如，药物化学结构中有一个不对称碳原子时，会存在右旋(+)及左旋(–)两个旋光异构体。不同旋光异构体的药物，其效应可能全然不同。例如，抗菌药氯霉素，其左旋异构体具有抗菌活性，右旋异构体则无抗菌活性，两个旋光异构体构成的等量外消旋体的抗菌活性仅为左旋异构体的一半。

药物基本理化性质如溶解度、分配系数及解离度等差异，亦会对药物效应产生影响。例如，脂溶性高、油水分配系数大的药物易透过血脑屏障，向脑组织分布，易呈现中枢神经系统作用；而水溶性高、分配系数小的药物不易透过血脑屏障，故一般不影响中枢神经系统功能。药物的晶型特征可通过影响药物制剂的稳定性、溶出度和生物利用度等，使药物效应有差异。药物所含的杂质也可能影响药物本身的作用，有些杂质还会引起过敏反应。药物制备工艺和原辅料不同是影响药物理化性质的重要因素，不同厂家生产的同一种药品，由于纯度、晶型、旋光异构体等方面的差异，疗效可能出现显著差别。

（二）药物剂量

任何药物的临床效应都与给药剂量相关。通常情况下，治疗量范围内的药物作用随剂量增加而逐渐增强。随着药物剂量的进一步增加，药物的药理效应可由量反应转变为质反应，如中枢抑制药苯巴比妥，口服一次量 15～30 mg，产生镇静作用，口服 60～100 mg 则产生催眠作用，一次服用 10 倍以上催眠剂量，则可引起昏迷、呼吸抑制，更大剂量甚至危及生命。临床上常通过规定不同等级的药物剂量，如常用剂量、维持剂量、负荷剂量等，帮助合理使用药物。

（三）药物剂型

药物剂型按性状可分为以下类型：固体剂型如片剂、胶囊、颗粒剂及透皮贴剂等；半固体剂型如软膏、糊剂等；液体剂型如注射剂、溶液剂、合剂、糖浆剂等；气体剂型如喷雾剂、气雾剂等。同一药物的不同剂型由于药物吸收途径和分布范围不同，所引起的药物效应也不同。

1. 影响药物吸收程度和速率 同一药物的不同剂型释放速度各不相同，导致药物在人体内吸收程度和速率不同。例如，注射剂、气雾剂吸收迅速而完全，起效时间短；而片剂、胶囊等固体剂型口服后需在胃内崩解，药物逐渐溶出，继而吸收产生效应，起效相对较缓。液体剂型如溶液剂、糖浆剂等无崩解和溶出过程，故其吸收较片剂和胶囊快；固体剂型中的泡腾片在储存时为固体状，服用时置于水中，经泡腾反应，迅速崩解而成溶液状态，具有溶液剂型特征；药物分散片在水中崩解迅速，溶出度高，亦具有吸收较快的特点。

缓（控）释剂是一类可以控制药物在体内缓慢释放的剂型。缓释剂中的药物在人体内随时间先多后少地非恒速缓慢释放；而控释剂中的药物在人体内接近恒速地缓慢释放。缓（控）释剂使血中药物浓度在较长时间内维持于有效血药浓度范围，既可使药物作用持久，每日仅用药一次或两次，有利于提高患者服药依从性，又可避免出现过高药物峰浓度，从而减轻药物不良反应。例如，抗高血压药硝苯地平 $t_{1/2}$ 仅 2 h，因此普通剂型每日至少需用药三次，且血药浓度波动大，不良反应较多；而控释剂每日仅用药一次即可控制血压，又可降低药物不良反应。

2. 靶向制剂产生药物靶向作用 药物靶向制剂指能将药物递送至靶器官、靶组织、靶细胞的特殊给药系统。乳剂、脂质体、微球和纳米粒等载药微粒可使药物在肝、脾、肺等组织内分布浓度较高，产生靶向治疗效应。例如，脂质体（liposome）将药物包封于类脂双分子层内，可被网状内皮系统巨噬细胞作为异物吞噬，使药物主要分布在肝、脾等器官组织中。用脂质体作为载体可改变药物在组织中的分布，选择性地杀伤或抑制病变部位的病原微生物或癌细胞，从而减轻对正常细胞和组织的损伤。

（四）给药途径

1. 给药途径对药物起效速度的影响 静脉注射时药物直接进入体循环，到达靶器官，作用最为迅速，适用于急性重症患者的药物治疗；肌内注射或皮下注射时药物需经肌肉组织或皮下组织吸收入血，起效较静脉注射慢，但一般仍比口服制剂起效快，生物利用度亦相对较高，适用于不宜经消化道给药或不易经消化道吸收的药物。

口服制剂需在胃肠道内崩解溶出，经胃肠黏膜吸收入血，并经肝脏首过消除，再入体循环而呈现药物效应，故作用较注射剂慢，且易受饮食等因素影响。

直肠栓剂置于直肠内，药物自栓剂逐渐释出，扩散分布于直肠黏膜表面而被吸收，故药效发挥较慢。药物经直肠黏膜吸收后，大部分随直肠中静脉和直肠下静脉进入体循环，而避免肝脏首过消除，故有较高生物利用度。

透皮贴剂须透过表皮进入真皮，才能被吸收入血。药物经完整皮肤吸收的药量仅占透皮贴剂中全部药量的小部分，故透皮贴剂起效缓慢而温和，适用于慢性疾病的治疗。

2. 给药途径决定药物的不同效应及临床用途 药物采用不同给药途径可能产生不同的作用和用途，如硫酸镁口服具有导泻作用，静脉注射具有抗惊厥作用。

（五）给药间隔与给药时间

1. 给药间隔 多数药物均按照 $t_{1/2}$ 间隔给药，药物 $t_{1/2}$ 短则每日给药次数需相应增加，以保证血药浓度维持在有效范围。长效制剂或缓（控）释制剂给药间隔时间应相应延长，有利于减少每日给药次数，提高患者服药依从性。

2. 给药时间 饭前服药吸收较好，起效较快；饭后服药吸收较差，起效较慢，但可减少药物对胃肠道的刺激。很多生理活动受昼夜节律的影响，如清晨血压相对较高，因此，抗高血压药一般应在清晨服用；清晨也是肾上腺皮质激素分泌的高峰期，故糖皮质激素（glucocorticoid，GC）类药物一日量于清晨服用，可减轻药物对垂体前叶的抑制；催眠药则应在睡前服用。

3. 反复用药 患者反复使用同一种药物后，对药物的反应也可能发生明显变化。连续用药后有些药物的药效会逐渐减弱，表现为耐受性，其机制和反复用药后体内的药物转运蛋白数目减少、药物代谢酶诱导增加及受体下调等密切相关。某些麻醉药或精神药物，如阿片类镇痛药，患者连续使用后能产生依赖性，导致成瘾和戒断综合征的出现。

（六）药物相互作用

药物相互作用（drug interaction）指同时或先后序贯用两种或多种不同药物，通过不同方式相互影响而使药物的药理效应或毒性发生变化。药物相互作用可发生于药物配制过程中，亦可发生于药物代谢或产生药理效应的过程中。

1. 药物在体外的相互作用 指尚未进入机体前，药物间发生的物理或化学性相互作用，多见于液体制剂。例如，临床上在输液中添加其他注射药物，将不同药物配伍时，不同药物间甚至药物与辅料、溶剂间可能发生相互作用，导致药物理化性质变化，出现分层、沉淀、结晶析出、变色和药理效应潜在变化，从而对药物疗效和安全性产生不利影响，即产生药物配伍禁忌（incompatibility）。因此向静脉输液中加入其他药物时，务必注意配伍禁忌。

2. 药物在体内的相互作用

（1）药效学相互作用：不影响药物在体液中的浓度但改变药理作用。①两种药物作用于同一靶点，发生相互作用或竞争性结合，影响药物效应。②药物改变机体电解质平衡，使其他药物的药理效应发生改变。例如，噻嗪类利尿药在排钠利尿的同时丢失 K^+，而低血钾易诱发强心苷心脏毒性。③不同药物影响同一生理和生化过程。例如，临床上常将细菌二氢叶酸还原酶抑制药甲氧苄啶与抑制细菌二氢蝶酸合酶的磺胺类抗菌药合用，双重阻断细菌叶酸的合成，使抗菌活性增加 20～100 倍。

一般而言，作用性质相同的药物联用可使药效增强（相加、协同），作用性质相反药物的联合应用可使药效减弱（拮抗）。因此，可将药效学相互作用分为：①相加作用（addition），指两种性质相同的药物联合应用产生的效应等于或接近两药分别应用产生效应之和；②协同作用（synergism），指两药联合应用产生的效应大于两者分别应用产生效应之和；③拮抗作用（antagonism），即两药联合应用所产生的效应小于单独应用一种药物的效应。

（2）药动学相互作用：通过影响药物吸收、分布、代谢、排泄，改变药物在作用部位的浓度而影响药物作用。

1）影响药物吸收：药物的消化道吸收过程可受药物相互作用的影响。①影响胃肠运动，如胃肠促动药可使胃肠蠕动加快，导致其他药物很快通过胃到达小肠进行吸收，缩短其起效时间，但会缩短其在小肠的滞留时间，导致药物经肠吸收的总量减少。②改变消化液分泌及其 pH，如抗胆碱药阿托品抑制唾液分泌，可减少硝酸甘油片舌下含服崩解和吸收；抗酸药可使胃液 pH 升高，导致弱酸性药物解离增加，减少弱酸性药物的吸收。③离子络合作用，如含二价或三价金属离子（如钙、镁、铁、铝、铋）的药物与四环素类抗生素在消化道易形成难溶解的络合物，减少四环素类药物吸收。④影响肠道吸收功能，如某些药物可通过抑制或增强肠上皮细胞上 P 糖蛋白对其他药物的外排活性，导致其他药物的生物利用度增加或减少。

2）竞争血浆蛋白结合：两种药物若相互竞争与血浆蛋白的结合，可导致被竞争置换的药物游离型浓度增加，药理效应或毒性反应增强，该现象在血浆蛋白结合率高的药物中更应予以注意。

3）影响肝药酶活性：肝药酶抑制药可减弱肝脏代谢药物能力，使药物消除减慢，血药浓度增高，药理效应或毒性反应增强。肝药酶诱导剂促使肝药酶活性增强，使本身和其他药物代谢加速，易导致药物耐受性。对于某些前体药物，肝药酶诱导可加速其转化为活性产物而使作用增强。

4）对药物肾脏排泄的影响：两种或两种以上药物若经肾排泄分泌机制相同，则会产生竞争性抑制，使某种药物的排泄减少。例如，同样经肾小管分泌的酸性药物丙磺舒可竞争性抑制青霉素或头孢菌素的分泌，延长其抗菌作用时间。

二、机体因素

（一）生理因素

1. 年龄 人在不同的年龄段对药物的反应，不仅有量的差别，亦会有质的不同，临床用药时应重视不同年龄段患者，尤其是儿童和老年人的用药特点。

（1）新生儿及婴幼儿

1）药动学特征：①胃蠕动能力低、胃排空时间较长、胃内酸度低，故药物吸收较慢且不规则。②体内脂肪含量低，脂溶性药物分布容积小，且药物与血浆蛋白结合率低，导致游离药物浓度高，易引发药物毒性反应。③血脑屏障功能不完善，药物较易透过血脑屏障，故对作用于中枢神经系统药物敏感，如吗啡用于新生儿易引发呼吸中枢抑制等中毒症状。④肝脏酶系统发育尚不成熟，药物代谢结合反应功能低下，易致药物体内蓄积中毒，如新生儿使用常规剂量的氯霉素即可因代谢消除缓慢而致“灰婴综合征”，甚至诱发循环衰竭。⑤经体表面积标准化后，新生儿肾小球滤过率和肾小管最大分泌率仅为成人的 20%～30%，故主要经肾排泄的药物在新生儿中的 $t_{1/2}$ 比成人长。

2）药效学特征：婴儿对某些药物反应有不同的特点。例如，婴儿应用四环素类抗菌药可导致牙齿黄染；应用阿司匹林可能引起肝损伤和代谢性酸中毒等。婴幼儿处于智力发育的重要时期，应用中枢抑制药可使婴幼儿智力发育迟缓。但婴儿对强心苷类药物的耐受性较成人高，如地高辛血浆药物浓度达 3 ng/mL 以上才出现毒性反应，而成年人血浆地高辛浓度超过 2 ng/mL 就能引发毒性反应。

3）儿童药物常用量计算：鉴于机体能量和水代谢与体表面积成比例，故按体表面积计算药物剂量较为精确。

儿童剂量＝每次（日）剂量/m^2×儿童体表面积（m^2）

儿童体重低于 30 kg 者，其体表面积可按下列公式计算：

体表面积（m^2）＝[体重（kg）×0.035（m^2/kg）]+0.1（m^2）

为方便临床使用，一般药物可用成人剂量折算儿童各年龄段用药剂量（表 1-4-1）。

表 1-4-1 儿童药量按成人剂量折算表

儿童年龄	相当于成人用量的比例
初生～1 个月	1/18～1/14
1～6 个月	1/14～1/7
6 个月～1 岁	1/7～1/5
1～2 岁	1/5～1/4
2～4 岁	1/4～1/3
4～6 岁	1/3～2/5
6～9 岁	2/5～1/2
9～14 岁	1/2～2/3

（2）老年人：指 65 岁以上高龄人群。随着年龄增长，人体对药物的处置及药效反应都会发生相应改变。

1）药动学特征：①体内水分相对减少，脂肪组织则相对增多，故水溶性药物分布容积减小，药理效应相应增强；而脂溶性强的药物，如普萘洛尔、胺碘酮、地西泮等则分布容积随年龄增长而增大，血浆峰浓度则相应降低。②血浆蛋白含量有所降低。合并用药时由于药物竞争性结合血浆蛋白，游离药物浓度可明显增加，导致药理效应增强。③肝实质量相对减少，肝血流量降低，药物代谢延缓，消除减慢。若使用某些须经肝脏代谢才有效的药物（如可的松须经肝转化为具有活性的氢化可的松）时，可改用其他合适的同类药物（如氢化可的松）。④肾脏重量、肾血流量、肾小球滤过率、肾小管分泌功能均降低，从而影响药物在体内的消除，故使用主要经肾排泄的药物时，易发生药物毒性反应。应根据肾功能状况（肾清除率高低）调整给药剂量和给药间隔时间。

2）药效学特征：老年人药物作用靶点的敏感性升高或降低导致药物反应性发生改变，如镇静催眠药在老年人中更易引起精神错乱和呼吸抑制等，老年人使用抗高血压药时，因压力感受器敏感性降低更易发生体位性低血压。老年人常有多种合并症，需服用多种不同的药物，发生药物相互作用的风险显著增加。老年人给药剂量应低于成年人用量，一般应从小剂量开始，逐渐增加至获得满意疗效的剂量，通常使用成年人剂量 3/4 左右为宜。

2. 性别

（1）性别差异影响药物体内过程：一般成年男性体内肌肉脂肪比大于同龄女性，因此，女性使用脂溶性高的药物如美托洛尔等，分布容积较大。女性对某些药物（如甲基泼尼松龙）的消除速率较男性快。

（2）女性特殊生理状态对临床用药的影响

1）月经期：子宫平滑肌对药物反应敏感，泻药及刺激性较强的药物易引发痛经和月经过多。

2）妊娠期：除维持妊娠的药物外，其他药物的应用均应慎重，因进入母体内的药物也可能通过胎盘屏障进入胎儿体内。凡能对母体产生轻微不良反应的药物都可能影响胚胎或胎儿发育，如甾体激素、抗甲状腺药、抗代谢药、抗肿瘤药及口服降糖药等。因新生儿对药物的代谢和排泄功能不全，分娩过程中母体使用的药物也可对新生儿产生持久的作用。

妊娠晚期常见胃排空延迟、胃肠蠕动减慢，从而使药物吸收延缓，吸收程度增加。妊娠期肝脏代谢酶活性增强，经肝代谢的药物消除加速。妊娠期肾血流量较非妊娠期增加一倍，经肾排泄药物如阿莫西林或头孢拉定等的消除加速，故应用此类抗生素治疗全身性感染，宜加量应用。

3）哺乳期：经乳汁排出量多的药物，如氨基糖苷类抗生素、喹诺酮类抗菌药、口服降糖药、抗肿瘤药等可能对婴儿造成不良影响。

3. 精神或心理因素

（1）患者精神和心理状态影响药物疗效：精神状态对药物治疗效应会产生明显影响。患者乐观的情绪、战胜疾病的信心和对医务人员的信赖有利于取得较好的药物治疗效果。因此，医护人员接诊患者时关爱和蔼的态度，建立相互信任的医患关系，鼓励患者正确对待疾病、树立战胜疾病的信心，都会对药物治疗产生积极影响。

（2）安慰剂与安慰剂效应：安慰剂一般指本身不含有特殊药理活性成分，仅含赋形剂制成的外形与所试验药物完全一样的制剂。广义上安慰剂还包括本身没有特殊作用的医疗措施，如假手术等。当把安慰剂作为“药物”用于治疗某些疾病时观察到的效应，称为安慰剂效应（placebo effect），主要由患者的精神或心理因素引起。由于安慰剂效应的广泛存在，在评价药物的临床疗效时，应采取双盲法和安慰剂对照。

4. 遗传因素 遗传背景是影响药物效应个体差异和种族差异的主要原因。研究遗传因素对药物反应个体差异影响的学科称为遗传药理学，其主要任务是发现引起药物效应个体差异的遗传变异并分析其多态性，用以指导临床用药实践。导致药物效应个体差异的基因包括编码药物代谢酶、药物转运蛋白、药物作用靶点及下游关键信号通路等的基因。这些基因的遗传差异可能通过调节药动学或药效学相关过程来影响药物效应。DNA 片段的插入、删除、倒位等过程都可能引起基因不同程度的遗传差异，包括单核苷酸变异（single nucleotide variant）、拷贝数变异（copy number variant）等，有些引起所编码蛋白质出现氨基酸的替换或缺失，有些导致蛋白质翻译过程起始或终止密码子改变，有些引起基因阅读框出现移码突变。大多数基因变异可通过全基因组关联分析（genome-wide association study）等技术鉴定出来。随着药物基因组学等新兴学科的发展，人们可从多基因网络而非单基因的遗传背景差异去解析药物反应的个体差异，有望将药物治疗从目前的经验试错模式转变为精准治疗模型，通过个体化用药实现疗效最大化和不良反应最小化。

遗传多态性指由于同一正常人群中的同一基因位点上具有多种等位基因，从而引起多种表型的现象。药物代谢酶基因的遗传多态性是影响药物效应个体差异最常见的遗传因素。药物代谢酶的表型可通过测定其底物的代谢率来确定其催化代谢活性的大小。常见药物代谢酶如 *N*-乙酰转移酶（*N*-acetyltransferase，NAT）、CYP2C19、CYP2C9 和 CYP2D6 等均有遗传多态性。

NAT 是参与Ⅱ相乙酰化反应的药物代谢酶，经乙酰化代谢的药物如异烟肼、肼屈嗪、柳氮磺嘧啶、氨苯砜、普鲁卡因胺等，其血浆药物浓度的高低取决于 NAT 遗传多态性，从而影响其疗效和不良反应。根据 NAT 遗传多态性将人群分为慢乙酰化代谢者、快乙酰化代谢者及中间型乙酰化代谢者。慢乙酰化代谢者应用此类药物，药物 $t_{1/2}$ 长，血浆药物浓度高；而快乙酰化代谢者用药，则药物 $t_{1/2}$ 短，血浆药物浓度低。

CYP2C19 的遗传多态性是由多个单核苷酸多态性所引起，中国人群中以 CYP2C19*2 和 CYP2C19*3 两种突变等位基因发生频率最高。很多抗抑郁药、抗癫痫药、抗焦虑药和抗消化性溃疡药在体内的代谢清除与 CYP2C19 的基因型密切相关，如抗消化性溃疡药奥美拉唑在野生型纯合子中代谢清除率比杂合子高，而后者又比突变等位基因纯合子高，因此，奥美拉唑在突变等位基因纯合子患者中的溃疡愈合率最高。

CYP2C9 是抗凝血药物华法林的主要代谢酶，具有高度的遗传多态性，较常见的突变等位基因为 CYP2C9*2 和 CYP2C9*3，其编码的酶活性较野生型分别降低 30% 和 80%，使 CYP2C9 突变个体对华法林的需求剂量降低，使用初期有较高的出血危险性（表 1-4-2）。

表 1-4-2 常见的药物代谢酶的药物底物

酶	已知药物底物（代表药）
CYP2C9	华法林，苯妥英，非甾体抗炎药，甲苯磺丁脲
CYP2C19	美芬妥因，奥美拉唑，普萘洛尔，氯吡格雷
NAT2	异烟肼，肼屈嗪，磺胺，氨苯砜，普鲁卡因胺

人类遗传多态性存在种族差异，如 NAT 慢乙酰化型的发生率在阿拉伯人中高达 83%，白色人种中为 50% 左右，黄色人种中为 10%～30%，而因纽特人中仅 5%。又如催化多种药物代谢的 CYP2D6 呈现遗传多态性，根据酶活性可分为强代谢型者和弱代谢型者两种表型，白色人种弱代谢型发生率为 5%～10%，而黄色人种仅 1% 左右。此外，种族差异表现为药物靶点敏感性的差异，如普萘洛尔对心血管系统的作用，白色人种较黄色人种敏感性低，黑色人种的敏感性更低。

（二）疾病因素

疾病状态可能改变人体对药物的处置过程，从而影响药物的疗效和不良反应。例如，胃肠切除手术后的患者，其消化道对铁剂、叶酸和脂溶性维生素的吸收可能减少；低白蛋白血症患者使用血浆蛋白结合率高的药物，其血中游离药物浓度高于血浆蛋白浓度正常的患者，且药物不良反应会相应增加。

肝脏和肾脏是重要的药物消除器官，其功能障碍对药物处置的影响最为显著。

1. 肝功能损害 肝功能明显受损患者的药物经肝脏代谢减少，肝脏首过消除降低，主要经肝代谢的药物如普萘洛尔等可获较高的生物利用度，有些药物如维拉帕米、地西泮等则出现清除率降低，血浆 $t_{1/2}$ 延长的现象。因此，慢性肝脏疾病及肝硬化患者使用主要经肝脏代谢的药物时应减量慎用，并避免使用对肝有较大毒性的药物。

2. 肾功能损害 肾功能受损的患者肌酐清除率都有不同程度降低，表明肾排泄功能障碍，由此导致一些主要经肾排泄的药物及其代谢产物的肾清除率降低，药物 $t_{1/2}$ 明显延长，药物在体内的蓄积增加，由此可引起药物毒性反应。例如，抗高血压药卡托普利的 $t_{1/2}$ 通常为 2 h，而严重肾功能不全患者则延长至 25 h；抗生素阿莫西林的 $t_{1/2}$ 通常为 2 h，严重肾功能不全患者则可延长达 14 h。因此患者肾功能受损时，应根据损伤程度及时调整药物治疗方案，减少给药剂量。

（三）饮食与其他因素

1. 饮食因素 食物会对药物吸收产生明显影响。通常情况下，空腹服用药物，胃排空迅速，药物很快进入小肠，故吸收较快，血药浓度较高。进食后胃排空速率减慢，从而延缓药物吸收，血药浓度较低。有些食物在胃内与药物接触，出现理化反应。例如，牛奶或其他乳制品中的 Ca^{2+} 与四环素类抗菌药形成络合物，减少四环素吸收；茶水中的鞣酸与铁制剂中的铁离子结合，影响铁离子吸收。而有些食物可改变胃排空速率，进而影响药物吸收。对水溶性低、脂溶性高的药物而言，进食高脂饮食可提高该类药物的溶解性，进而提高生物利用度；亲脂性碱性药物易受肝脏首过消除影响，由于进食可加速肝脏血流，降低首过消除，亦可提高生物利用度。进食可能影响药物体内代谢，如高蛋白低碳水化合物饮食可加速肝脏药物代谢，而低蛋白高碳水化合物饮食则可能降低肝脏药物代谢能力，这可能与改变肝脏微粒体单加氧酶活性有关。

2. 烟酒因素 烟草的主要成分烟碱可降低普萘洛尔、地西泮等药物疗效，增强口服避孕药的促凝血作用。吸烟妇女服用口服避孕药发生心肌梗死或脑卒中等的危险性较非吸烟妇女高 10 倍以上。烟碱还是一种药物代谢酶诱导剂，能使多种药物代谢速率增加，从而使某些药物 $t_{1/2}$ 缩短。例如，吸烟者茶碱平均 $t_{1/2}$ 为 4.3 h，而不吸烟者平均 $t_{1/2}$ 为 7 h。烟碱亦可使部分药物代谢发生障碍，从而使某些药物如 NSAID 的 $t_{1/2}$ 明显延长。

乙醇与其他中枢抑制药如镇静催眠药、抗癫痫药、抗组胺药等合用可产生协同的中枢抑制效应，严重时可危及生命，应用时需加以注意。此外，部分药物可抑制乙醇代谢的关键酶，服药前后摄入乙醇制品会引发双硫仑样反应。酒中所含乙醇还可作为肝药酶诱导剂加速抗癫痫药的代谢。

第二节 临床合理用药原则

为达到有效、安全、经济的合理用药目的，需要遵循以下原则。

（一）明确诊断，确定药物治疗目的

临床用药必须以明确诊断为前提，以此为依据，即可确定药物治疗所需达到的目的，并决定选用病因治疗药物或对症治疗药物。例如，针对感染性疾病，可根据临床诊断和病原学诊断，选用对特定病原体敏感的抗病原体药物治疗，有效地杀灭或抑制病原体，即可获得良好治疗效果。

药物对症治疗亦是临床药物治疗不可忽视的重要环节。例如，原发性高血压是一种病因未明的常见病，血压过高可能损害心、脑、肾等重要脏器，甚至危及生命。采用抗高血压药对症治疗，降低血压对于减轻临床症状，保护实质器官免受损害，进而提高患者生活质量有着积极意义。但对症治疗亦必须以明确的临床诊断为基础。

临床用药还需权衡不同药物可能产生的利弊。对病情紧急的患者，迅速有效地控制危及患者生命的症状为当务之急。即使所选对症治疗药物有潜在不良反应，若符合救治疾病的紧急需要，临床用药利大于弊，仍应视为合理用药。

（二）分析影响药物作用的因素，实施个体化用药方案

明确诊断后，医生需对患者是否必须接受药物治疗及治疗目的作出决定。例如，根据心律失常类型、发作频率、病因及对血流动力学的影响，来决定心律失常患者是否使用药物治疗及其预期目标。若患者仅为偶发房性期前收缩，并无临床症状，则可不用药物治疗。若对有器质性心脏损害或伴有临床症状的心律失常患者，应当进行有效的抗心律失常药物治疗，并分析影响药物作用的因素，制订符合患者实际的个体化用药方案，以期达到治疗目的。

通过对基因检测分析来判断不同疾病的风险或作出疾病诊断，并根据不同患者的基因检测特征，选定合适的药物和剂量，实现以基因结构信息为基础的个体化药物治疗，将有助于进一步提高药物疗效，减少不良反应。

（三）力求实现临床用药安全、有效、经济、适当

临床用药应对所用药物的安全性、有效性、经济性及适用性进行综合评价。我国实行国家基本药物政策，按照临床必需、安全有效、价格合理、使用方便的原则制订适宜全民基本卫生保健需要的《国家基本药物目录》。临床用药首选合适的基本药物，亦是保障临床合理用药的重要措施之一。

用药适当，应包括剂型选择、剂量与疗程的确定及给药途径的选择。剂型和给药途径的选择应根据病情而定。一般情况应选用口服给药，病情急重，需选用起效迅速的注射途径。有明确适应证时才选用静脉注射给药。给药剂量不足或疗程太短都将使治疗半途而废，甚至加重病情或导致疾病复发。但剂量过大或疗程过长亦会引发药物不良反应。故应根据病情适时调整给药剂量和疗程。

（四）加强治疗药物监测，及时把握药物治疗转归

加强治疗药物监测，提高患者服药依从性，把握药物治疗转归，是合理用药的重要原则。

1. 改善患者服药依从性 药物治疗中不少患者未能按照医生的医嘱使用药物，服药依从性偏低，这将使一些 $t_{1/2}$ 短（如苯妥英）或血药浓度治疗窗狭窄的药物（如茶碱）的临床治疗归于失败；不按

规定服药，甚至超量用药，则是引发药物毒性反应的重要原因。改善患者服药依从性可采取以下主要措施。

（1）完善用药方案：应尽可能减少用药品种，药物制剂应适合不同患者需要，如老年患者服用片剂、胶囊不便者，应采用口服液体制剂；儿童患者使用糖浆剂或直肠栓剂，避免吞服固体剂型给小儿带来困难。尽量减少每日服药次数，必要时采用缓释剂或控释剂。应在保证有效治疗的前提下适当缩短疗程。

（2）建立良好的医患关系：医生应充分体谅患者的困难和感受，以通俗易懂的语言告知患者相关用药知识。

（3）定期复查患者用药情况：治疗过程中应要求患者定期就医或随访，清点患者现有药物，了解患者用药的效应及依从性，以便及时纠正用药中存在的问题。

2. 实行治疗药物监测，适时调整用药方案　药物治疗方案实施过程中，应有计划地对药物疗效及安全性进行监测，根据药物的药理特征，选定客观指标，如体温、脉率、心率、血压、血糖、肝肾功能等进行监测，必要时监测患者血药浓度。根据临床用药反应及血药浓度水平，适时调整给药剂量、间隔时间等。当疾病痊愈应适时停药；若有严重不良反应，应考虑调整用药或更换其他有效药物；若治疗未达预期疗效，应重新考虑临床诊断是否正确、药物治疗目的选定是否恰当、所选药物是否适合于患者、患者服药依从性是否良好、治疗药物监测是否适当等。经过对现行药物治疗方案的复核，并有针对性地调整用药方案，将会达到合理用药的预期目标。

（华中科技大学　王　芳）

第二篇　作用于神经系统的药物

第五章　神经系统药理概论

- The autonomic nervous system is one of the primary regulators that helps stabilize the internal environment of the organism. Respiration, circulation, digestion, body temperature, metabolism, sweating and certain endocrine activities are regulated, in part or entirely, by the autonomic nervous system.
- The cholinergic fibers comprise all preganglionic fibers, all postganglionic parasympathetic fibers, and some postganglionic sympathetic fibers and the motor fibers. The neurotransmitter of cholinergic fibers is acetylcholine (ACh). The noradrenergic fibers comprise the majority of the postganglionic sympathetic fibers. The neurotransmitter of adrenergic fibers is noradrenaline (NA).
- Drugs that affect the central nervous system (CNS) can selectively relieve pain, reduce fever, improve abnormal movement, induce sleep or arousal, stop food cravings, or prevent vomiting.
- Drugs that selectively act on specific receptors can be used to treat anxiety, mania, depression, or schizophrenia without altering consciousness.

神经系统（nervous system）是人体内最重要的调节系统之一。体内各系统和器官的功能活动是在神经系统直接或间接调节下完成的，通过神经调节，各系统和器官对内、外环境变化做出迅速的适应性反应，调整其功能状态，满足生理活动的需要，以维持整个机体的正常生命活动。神经系统一般分为中枢神经系统（central nervous system，CNS）和周围神经系统（peripheral nervous system）两大部分，前者是指脑和脊髓，后者指脑和脊髓以外的部分，包括脑神经、脊神经和自主神经。

人体生命活动过程中复杂而精细的生理功能主要依赖神经和内分泌（体液）两大系统进行调节，而中枢神经系统起主导和协调作用，以维持内环境的稳定和对外环境变化作出即时反应的能力。中枢神经系统的结构和功能远较周围神经系统复杂，含有大量神经元，神经元间有多种形式的突触联系，并由多种神经递质通过激活相应的受体与离子通道和逐级放大的细胞内信号转导途径，介导复杂的功能调节。作用于中枢神经系统的药物主要通过影响中枢突触传递的不同环节（如递质、受体、受体后的信号转导等），从而改变人体的生理功能。

传出神经系统（efferent nervous system）属于周围神经系统的一部分，包括自主神经系统（autonomic nervous system，ANS）和运动神经系统（motor nervous system，MNS）。前者又称植物神经系统（vegetative nervous system），分为交感神经系统（sympathetic nervous system）、副交感神经系统（parasympathetic nervous system）和肠神经系统（enteric nervous system）三部分。

在外周，自主神经分布遍及机体，其神经通路和神经网络构成了对血管、腺体、内脏器官和平滑肌的神经支配（图 2-5-1）。自主神经系统的整合作用对机体生命过程十分重要。呼吸、循环、消化、体温、代谢及某些内分泌过程（部分或全部）都是受自主神经系统调节。

自主神经从中枢发出后，经过外周神经节（交感或副交感神经节），更换神经元，再到达效应器（effector），所以又有节前纤维和节后纤维之分。躯体运动神经自中枢发出后，不更换神经元，直接到达所支配的骨骼肌，故无节前和节后纤维之分。肠神经主要由胃肠道的固有神经丛构成，独立于中枢神经系统的自主活动。

第一节　神经系统功能活动的基本原理

一、神经元和胶质细胞

构成神经系统的细胞主要分为神经元和神经胶质细胞两类，人类的神经元总数有 10^{10}～10^{12} 个，胶质细胞较此多出 10～50 倍。神经元最主要的功能是传递信息，包括生物电和化学信息。突触是神经元间或神经元与效应器间实现信息传递的中心部位。

典型的神经元由树突、胞体和轴突三个部分组成。胞体内含有特别大的细胞核和各种合成细胞生命活动所需物质的细胞器如粗面内质网、高尔基体、线粒体、溶酶体等，这些细胞器的功能与其他

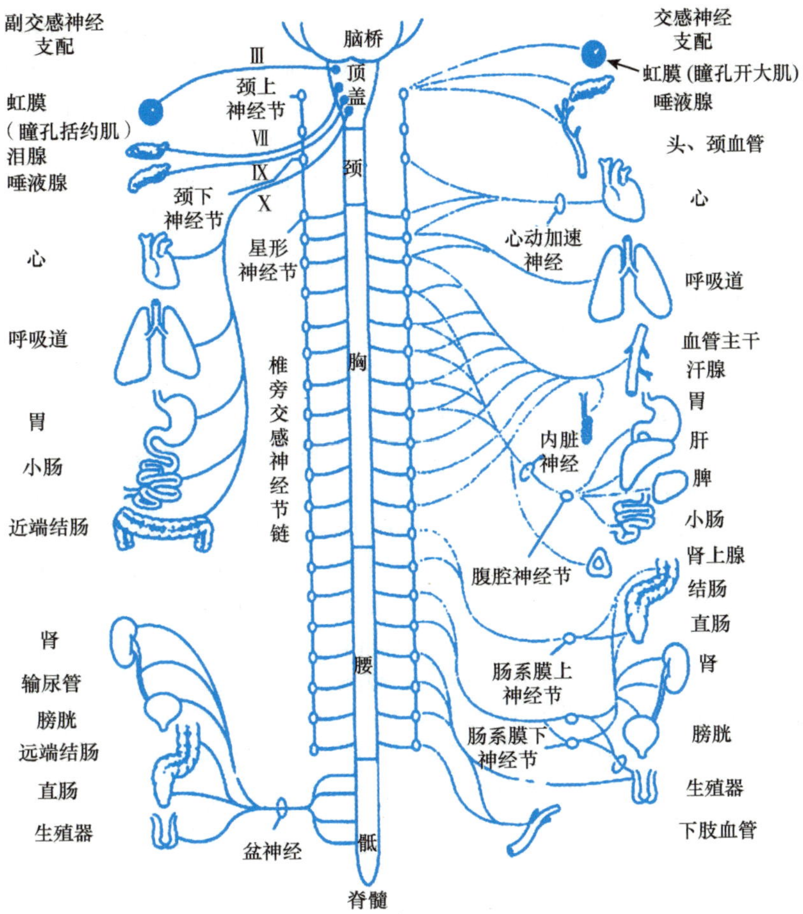

图 2-5-1　人体自主神经系统分布示意图

组织细胞的细胞器相同。神经元胞质中含有内含物，包括一些致密小体和色素颗粒如脂褐素等。内含物出现于成年期，随年龄增长而增加。神经元的细胞骨架与其他细胞一样，由丝状结构组成，包括微管、微丝和神经细丝。这些细胞骨架主要用来支持延长的树突和轴突，影响神经元的形态，也参与神经元胞内物质的运输如轴浆快速运输等。在病理状态如慢性铝中毒脑病、阿尔茨海默病（Alzheimer disease，AD）时，受累神经元微管可出现异常磷酸化，与神经原纤维缠结的形成有关。

胶质细胞广泛分布于神经系统中，在形态和功能上与神经元有很大差异。中枢神经系统中主要有星形胶质细胞（astrocyte）、少突胶质细胞（oligodendrocyte）和小胶质细胞（microglia），均起源于中胚层。中枢神经系统内神经元间的空隙几乎全由胶质细胞所填充，因此几乎不存在细胞间隙。包围在脑毛细血管周围的细胞及室管膜（ependyma）细胞也都是胶质细胞。在周围神经系统则有施万细胞（Schwann cell）和卫星细胞（satellite cell）等，分别具有不同的功能。周围神经系统内有髓神经纤维的髓鞘由施万细胞包围裹叠而成，它是一种少突胶质细胞。胶质细胞的主要功能是发挥支持和绝缘作用，并维持神经组织的内环境稳定，在中枢神经系统发育过程中具有引导神经元迁移和分化的作用。突触周围的胶质细胞能摄取递质而参与递质的灭活过程（如谷氨酸转运体对谷氨酸的再摄取），防止递质弥散。胶质细胞还参与修复与神经再生的调节。神经胶质细胞与中枢神经系统生理功能的调节、神经精神疾病（如 PD、脑卒中、精神分裂症、药物成瘾等）的发生发展密切相关，已成为研发神经精神系统疾病药物的重要靶标。

二、神经回路

神经元参与神经调节活动大多是通过不同的神经元组成的各种神经回路（neural circuit）进行的，通过这些神经回路对大量繁杂的信息进行处理和整合。神经回路中能进行信息传递作用的部位是突触。一个神经元的树突或胞体能够接受许多轴突末梢的突触联系，这些轴突可来自一个神经元，也可来自多个神经元，这种多信息影响同一个神经元的调节方式称为聚合。一个神经元也可同时与多个神经元建立突触联系，使信息放大，这种方式称为辐散。中枢神经系统中各种不同的神经回路均包含多次的辐散、聚合形式，使信息处理出现辐散或聚合、时空模式的叠加，构成复杂的神经网络，使信息加工和整合更加精细，调节活动更加准确、协调、和谐。

神经元的树突、轴突与其他神经元各个部分均可建立突触联系，构成具有各种特殊功能的微回路。

中枢神经系统有大量具有短轴突、胞体较小的中间神经元，这些中间神经元都参与脑内各核团间或核团内局部神经回路的组成。中枢神经系统活动的复杂性主要是由神经回路的多样性决定。同样的传入信息可经不同途径传递到脑内各级中枢，也可通过不同的途径传至效应器。许多中间神经元又与各种长投射系统的神经元建立联系，组成复杂的多形式的局部神经回路，对信息进行深加工并不断对传递的信息进行调制。不同水平的神经回路的基本处理形式相似，但调节某一具体行为时，不同等级或水平上信息处理的相对重要性及各回路之间的相互作用则有相应的变化，使神经活动调节更加复杂。

三、突触与信息传递

神经元的主要功能是传递信息。神经元间或神经元与效应细胞间的信息传递往往通过突触进行。突触由突触前成分（presynaptic element）、突触后成分（postsynaptic element）和突触间隙（synaptic cleft）等基本结构构成。根据突触传递的方式及结构特点，突触分为电突触、化学突触和混合性突触。传出神经系统中，神经信息的传递在神经纤维是靠局部电位进行的电传递过程；在突触部位，当神经冲动通过突触间隙或神经效应器接头部位时，神经信息由电传递过程转为化学传递（chemical transmission）过程，即依靠神经递质（neurotransmitter）的释放完成神经冲动在突触部位的传递。神经递质通过与突触后膜或效应器细胞膜上相应受体相结合，调节效应器的生物学功能。在哺乳动物脑内，除少部分脑区存在一些电突触外，几乎所有的突触都是化学突触，是中枢神经系统中最重要的信息传递结构。

突触传递的过程主要包括神经递质的合成和储存、突触前膜去极化和胞外钙内流触发神经递质的释放、神经递质与突触后受体结合引起突触后生物学效应、释放后的递质消除及囊泡的再循环。

神经递质把信息从突触前神经元传递到突触后神经元。突触前神经元兴奋时，峰电位沿细胞膜传播到突触前膜，引起膜去极化，开启电压门控钙通道，胞外钙内流，胞内游离钙升高。钙与钙调蛋白结合，激活蛋白激酶B（protein kinase B，PKB），导致底物蛋白磷酸化。突触前膜内含有神经递质的囊泡静息时通过突触蛋白Ⅰ（synapsin Ⅰ）锚定在微管或微丝上，囊泡膜上的突触蛋白Ⅰ被PKB磷酸化后，囊泡从锚定点脱落并移动到突触前膜的活动区。囊泡与突触前膜融合，将经胞裂外排，囊泡的内含物以量子形式释放到突触间隙。神经递质经弥散而作用于突触后膜上的受体，触发突触后神经元一系列的生化或膜电位变化，产生突触后效应，完成突触间的信息传递。

释放的神经递质需要迅速被消除以终止其作用，保证突触传递的效率；又需回收突触囊泡蛋白，通过神经末梢膜的内吞合成新的囊泡，形成囊泡的再循环，准备新一轮递质的合成、储存和释放。突触间隙内递质消除主要通过突触前膜及神经胶质细胞的摄取（如单胺类递质和谷氨酸等）或通过酶降解作用（如ACh被乙酰胆碱酯酶水解）来实现。

神经递质的释放受到突触前膜受体的反馈调控，改变进入末梢的 Ca^{2+} 量及其对 Ca^{2+} 的敏感性等均能调节递质的释放。神经系统内还存在交互突触，信息既可从突触前传递到突触后，也可从突触后传递到突触前。腺苷、三磷酸腺苷、一氧化氮（nitric oxide，NO）、花生四烯酸（arachidonic acid，ARA）、血小板活化因子等均可作为逆行信使分子，作为突触后神经元对突触前传递信息的应答，逆行弥散至突触前神经元，调节突触前神经元活动和递质的合成与释放。

四、离子通道

神经系统细胞膜上主要存在两种类型的通道，根据调控其开放的机制不同分为电压门控通道和配体门控通道。电压门控通道对膜电位的变化做出反应。在脑内，一类电压门控通道集中在神经元轴突始段（axon initial segment，AIS）、轴突区域，介导快速动作电位的产生，将信号从胞体传导至末梢。在胞体、树突和轴突始段，还分布有多种类型的电压门控钙通道和钾通道，以较缓慢的方式调控神经元放电，如钾通道在细胞去极化时开放，可阻止神经元进一步去极化。配体门控通道也称作离子通道型受体，其开放是通过神经递质与其受体结合而实现。受体由不同数量的亚单位构成，离子通道是受体复合物的重要组成部分。这类通道对膜电位不敏感或者仅轻度敏感，通道的活化一般导致短暂的（几毫秒到几十毫秒）通道开放。配体门控通道参与中枢神经系统的逐级通路（hierarchical pathways）的快速突触信息传递。一些神经递质除与离子通道型受体结合外，还可与G蛋白偶联的代谢型受体相结合。代谢型受体被激活后通过G蛋白调控电压门控通道，这种调控发生在膜内，是一种局限于膜的通路。与离子通道型受体作用短暂不同，代谢型受体活化引起的效应可持续数秒到数十分钟。

第二节　传出神经系统的分类、递质和受体

一、传出神经的分类

传出神经按其末梢释放的神经递质不同，分为以 ACh 为递质的胆碱能神经（cholinergic nerve）和以去甲肾上腺素（noradrenalin，NA）为递质的去甲肾上腺素能神经（noradrenergic nerve）。胆碱能神经包括全部交感神经与副交感神经节前纤维、副交感神经节后纤维、极少数交感神经节后纤维和运动神经。去甲肾上腺素能神经包括绝大部分交感神经节后纤维（图 2-5-2）。

二、传出神经系统递质

化学传递神经冲动的过程首先是由奥托·洛伊（Otto Loewi）于 1921 年采用蛙心灌流实验观察到。他发现当刺激蛙心迷走神经时，心脏受到抑制（供体心），而其灌流液可使另一个蛙心（受体心）也表现抑制，说明通过供体心释放的某种物质使受体心同样发生改变。Otto Loewi 称该物质为“迷走物质”（vagusstoff，vagus substance）。1926 年 Otto Loewi 和厄恩斯特·纳夫拉蒂尔（Ernst Navratil）证实这种物质是 ACh。1933 年威廉·费尔德伯格（Wilhelm Feldberg）和奥托·克赖尔（Otto Krayer）也证明哺乳动物心脏的迷走物质是 ACh。1946 年乌尔夫·斯万特·冯·奥伊勒（Ulf Svante von Euler）的工作表明交感神经末梢的拟交感物质与 NA 相似。由此，传出神经系统的化学递质学说趋于完善。

介导传出神经系统冲动传导的化学递质主要是 ACh 和 NA。它们在体内的生物合成、储存、释放和代谢等过程在不同程度上都可成为药物作用的靶点，产生不同的效应。

（一）乙酰胆碱

1. 合成与储存　胆碱能神经末梢部位的 ACh，是在胆碱乙酰转移酶（choline acetyltransferase，ChAT）催化下，由胆碱和乙酰辅酶 A 合成的。ChAT 在胞体内合成，随轴浆转运至末梢。乙酰辅酶 A 在神经末梢线粒体内合成，须先与草酰乙酸缩合成枸橼酸盐，才能穿过线粒体膜进入胞质中。胆碱则是通过钠依赖性高亲和载体主动摄入胞质中，此过程是 ACh 合成的限速因素。ACh 合成后经囊泡乙酰胆碱转运体进入囊泡，并与 ATP 和囊泡蛋白共同储存于囊泡中，其直径为 20～40 nm。

2. 释放　囊泡为神经末梢释放 ACh 的基本单元。每一个囊泡 ACh 释放量就是一个量子。当神经冲动到达末梢时，通过胞吐（exocytosis）方式可有 200～300 个以上囊泡（或量子）同时释放 ACh。每个囊泡中储存 1000～50 000 个 ACh 分子。以囊泡为单位的“倾囊”而出被称为“量子释放”（quantal release）。释放的 ACh 与效应器（或神经节）细胞上胆碱受体结合，产生效应。

3. 代谢　ACh 主要是被突触间隙中的乙酰胆碱酯酶（acetylcholinesterase，AChE）水解，形成乙酸和胆碱，在数毫秒内迅速失活。部分胆碱（1/3～1/2）

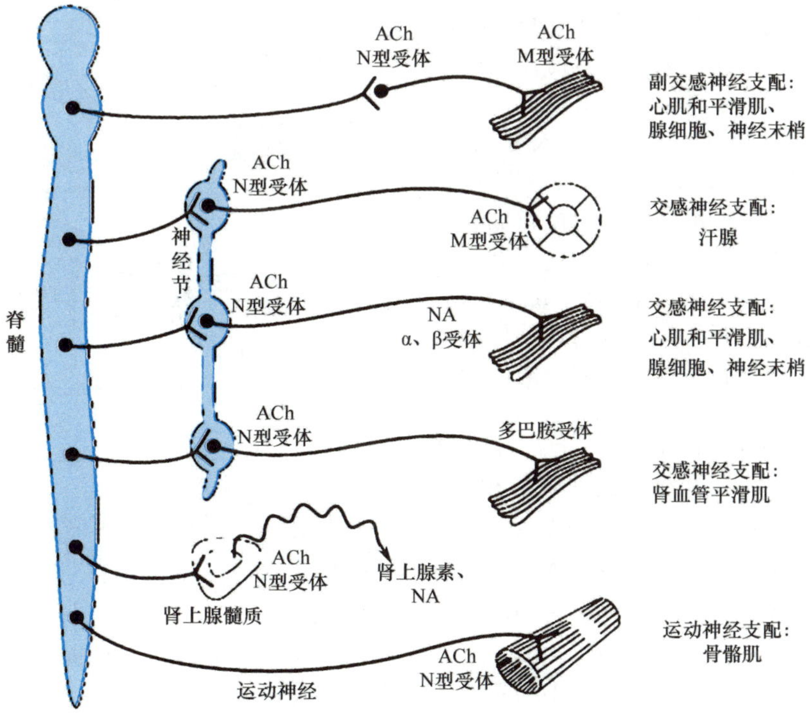

图 2-5-2　传出神经分类模式图

迅速通过主动转运被胆碱能神经重摄取（图 2-5-3）。

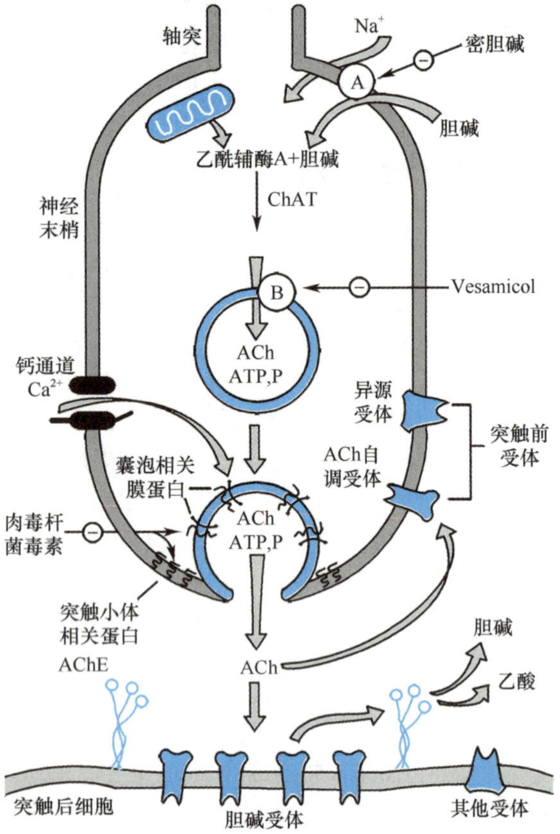

图 2-5-3 胆碱能神经末梢递质合成、储存、释放和代谢示意图

ATP. 三磷酸腺苷；P. 多肽

A. 钠依赖性高亲和载体；B. 囊泡乙酰胆碱转运体

（二）去甲肾上腺素

1. 合成与储存 包括 NA 在内的儿茶酚胺类递质生物合成的主要部位在神经末梢，其前体物质均为酪氨酸。在酪氨酸羟化酶催化下生成多巴，再经多巴脱羧酶催化生成多巴胺。多巴胺进入囊泡后，经多巴胺-*β*-羟化酶催化生成 NA，与 ATP 和嗜铬颗粒结合储存于囊泡中。酪氨酸羟化酶活性较低且对底物要求专一，是儿茶酚胺类递质生物合成过程中的限速酶。胞质中多巴胺或游离的 NA 浓度增高对该酶有反馈性抑制作用。反之，对该酶抑制作用减弱，合成过程加速。去甲肾上腺素能神经内的囊泡直径为 40～130 nm。

2. 释放 当神经冲动到达末梢时，Ca^{2+} 进入神经末梢，促进囊泡膜与突触前膜融合，同样通过胞吐方式将囊泡内容物（NA、ATP、多巴胺、多巴胺-*β*-羟化酶嗜铬颗粒蛋白等）排出至突触间隙。释放的递质即与突触后膜（或前膜）的受体结合，产生效应。

3. 代谢 NA 失活有摄取和酶降解两种方式。

（1）摄取 1：突触前膜将释放的 NA 重摄取入神经末梢，使其作用消失，这种摄取称为摄取 1（uptake 1），又称为神经元摄取（neuronal uptake）。这是通过依赖能量的胺泵（amine pump）逆浓度梯度的主动转运过程。其摄取量为释放量的 75%～95%。摄取入神经末梢的 NA 尚可进一步转运至囊泡储存，以供再次释放用。胞质内部分未进入囊泡的 NA 被线粒体膜上单胺氧化酶（monoamine oxidase，MAO）破坏。

（2）摄取 2：非神经组织如心肌、平滑肌等也能摄取 NA，称为摄取 2（uptake 2），又称为非神经元摄取（non-neuronal uptake）。通过这种方式摄取入组织后，NA 即被细胞内的儿茶酚-*O*-甲基转移酶（catechol-*O*-methyltransferase，COMT）和 MAO 所破坏。

（3）此外，尚有小部分 NA 释放后从突触间隙扩散到血液中，被肝、肾等组织的 COMT 所降解（图 2-5-4）。

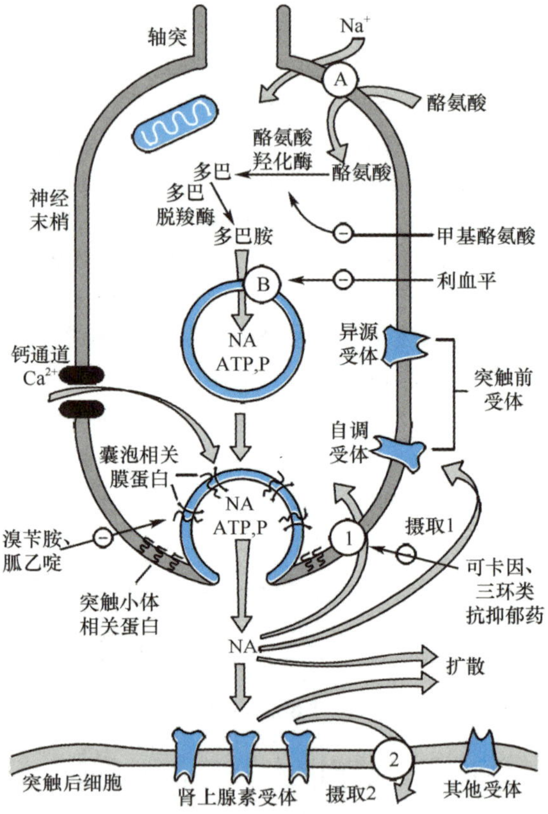

图 2-5-4 去甲肾上腺素能神经末梢递质合成、储存、释放和代谢示意图

ATP. 三磷酸腺苷；P. 多肽

A. 钠依赖性高亲和载体；B. 囊泡胺泵

（三）乙酰胆碱和去甲肾上腺素以外的递质

ACh 和 NA 不是唯一的传出神经系统递质。血管活性肠肽、NO 和 ATP 等在血管舒缩、平滑肌收缩中发挥重要作用，在此不作赘述。

三、传出神经系统的生理功能

传出神经系统功能主要为调节心脏、平滑肌、腺体等的活性。这些组织器官一般都接受交感和副交感神经双重支配，少数器官只受交感神经支配。同一器官中，去甲肾上腺素能神经和胆碱能神经兴奋时所产生的器官效应往往是拮抗的，如去甲肾上腺素能神经对心脏的兴奋性效应与胆碱能神经的抑制性效应相拮抗。然而，它们的作用又是对立统一的，共同维持了器官活动的协调一致。

传出神经系统药物基本药理作用表现为拟似（激动）或拮抗（阻断）去甲肾上腺素能神经或胆碱能神经兴奋时所产生的效应。因此，熟悉传出神经系统的生理功能，对掌握作用于传出神经系统药物的药理作用十分重要。

传出神经系统参与调节机体多种活动，主要包括心脏搏动；平滑肌收缩与舒张；内分泌和外分泌；能量代谢；肾、免疫系统和感觉系统的功能。传出神经系统对主要效应器的影响见表 2-5-1。

总而言之，传出神经系统受体遍布全身，不同受体激活后通过对效应器的调节发挥不同的生理效应（表 2-5-2）。

表 2-5-1 传出神经系统生理功能

效应器	主要受体		神经兴奋		去甲肾上腺素能反应（A）/胆碱能反应（C）占优势
	肾上腺素	胆碱	去甲肾上腺素能	胆碱能	
眼					
开大肌，虹膜	α_1	—	收缩（扩瞳）	—	A
括约肌，虹膜	—	M_3	—	收缩（缩瞳）	C
睫状肌	β_2	M_3	松弛（远视）	收缩（近视）	C
心脏					
心率	β_1，β_2	M_2	增加	减慢	C
收缩力	β_1，β_2	M_2	增强	减弱	A
血管					
动脉（大多数）	α_1，α_2；β_2	—	收缩；舒张	—	A
骨骼肌血管	α；β_2	M_2	收缩；舒张	舒张	AC
静脉	α_2	—	收缩	—	A
支气管平滑肌	β_2	M_3	舒张	收缩	AC
胃肠道	α_2，β_2	M_3	松弛	收缩	C
肾脏	β_1	—	肾素分泌	—	A
膀胱					
逼尿肌	β_2	M_3	松弛	收缩	C
三角肌与括约肌	α_1	M_3	收缩	松弛	AC
输尿管	α_1	M	增加	增加	A
子宫	α_1，β_2	M	收缩（妊娠）；舒张	收缩	AC
输精管	α_1	M_3	收缩	—	A
前列腺包膜	α_1	—	收缩	—	A
胰腺（胰岛素释放）	α_2	M	减少	增加	AC
脾脏包膜	α_1	—	收缩	—	A
脂肪细胞	β_3	—	脂肪分解	—	A
肝糖原分解	α_1 或 β_2	—	增加	—	A
毛囊平滑肌	α_1	—	收缩（竖毛）	—	A
鼻分泌	—	M_3	—	增加	C
唾液腺	α_1	M	K^+，H_2O 分泌增加	K^+，H_2O 分泌增加	C

续表

效应器	主要受体		神经兴奋		去甲肾上腺素能反应（A）/胆碱能反应（C）占优势
	肾上腺素	胆碱	去甲肾上腺素能	胆碱能	
汗腺	α_1	M_3	手心脚心分泌增加	全身分泌增加	C
骨骼肌	β_2	N_M	收缩，K^+ 摄取	收缩	C
自主神经末梢					
交感		M		减少 NA 释放	
副交感	α		减少 ACh 释放		

表 2-5-2 传出神经系统受体激活后的生理效应

受体分型	生理效应
M_1	缓慢兴奋神经节胃分泌
M_2	心率减慢，心肌收缩力下降
M_3	促进腺体分泌、内脏平滑肌收缩、血管舒张
N_N	神经节兴奋、肾上腺素释放
N_M	骨骼肌收缩
α_1	血管收缩、胃肠平滑肌松弛、唾液分泌、肝糖原分解
α_2	血小板聚集、血管平滑肌收缩、抑制胰岛素释放、递质释放减少
β_1	增加心率和心肌收缩力
β_2	支气管扩张、血管扩张、内脏平滑肌松弛、肝糖原分解
β_3	脂肪分解

四、传出神经系统受体

传出神经系统受体的命名根据与之选择性结合的递质或药物而定。能与 ACh 结合的受体，称为乙酰胆碱受体，分为两类：①在副交感神经节后纤维支配的效应器细胞膜上的胆碱受体，对以毒蕈碱（muscarine）为代表的拟胆碱药特别敏感，故称为毒蕈碱受体（muscarinic receptor），简称 M 胆碱受体，M 受体；②在神经节及骨骼肌细胞膜上的胆碱受体对烟碱（nicotine）特别敏感，故称为烟碱受体（nicotinic receptor），简称 N 胆碱受体，N 受体。能与 NA 或肾上腺素结合的受体称为肾上腺素受体（adrenoceptor），分布于大部分交感神经节后纤维支配的效应器（汗腺除外）细胞膜上。它们又可分为 α 受体和 β 受体。

（一）乙酰胆碱受体

1. M 受体 M 受体主要分布于副交感神经节后纤维所支配的效应器，如心肌、胃肠平滑肌、膀胱逼尿肌、瞳孔括约肌和各种腺体。目前，根据配体对不同组织 M 受体相对亲和力的不同，M 受体家族可分为 M_1、M_2、M_3、M_4 和 M_5 5 种亚型。哺乳动物 M 受体不同亚型分布有一定特异性，同一组织中可有多种亚型并存，功能上以一种亚型为主，其他亚型起辅助作用（表 2-5-3）。

M 受体属于 G 蛋白偶联受体，由 400 多个氨基酸残基组成，N 端位于细胞外，C 端位于细胞内，有 7 个 α 螺旋跨膜区（transmembrane domain，TM Ⅰ～Ⅶ）。每个 TM 由 20 余个氨基酸残基组成，其

表 2-5-3 胆碱受体亚型、分布及生物学效应

受体亚型	组织分布	分子机制	效应
M_1	心脏、外分泌腺、神经节、中枢神经	激活磷脂酶 C（PLC）、磷脂酶 D（PLD），Ca^{2+} 流入增多	去极化［延迟兴奋性突触后电位（EPSP）］ 胃酸分泌
M_2	心脏、支气管平滑肌、肠道平滑肌、膀胱逼尿肌、外分泌腺、神经节、中枢神经	抑制腺苷酸环化酶（AC） Ca^{2+} 流入减少	延缓窦房结自动去极化，缩短心房动作电位时程，减慢传导速度，轻度减弱心肌收缩力
M_3	支气管平滑肌、肠道平滑肌、胰腺、膀胱逼尿肌、外分泌腺、中枢神经	激活 PLC、PLD Ca^{2+} 流入增多	平滑肌收缩；血管舒张；腺体分泌增加
M_4	神经节	抑制 AC Ca^{2+} 流入减少	运动增强
M_5	中枢神经	激活 PLC、PLD Ca^{2+} 流入增多	—
N_M	神经肌肉接头	开启内源性阳离子通道	终板去极化，骨骼肌收缩
N_N	自主神经节 肾上腺髓质	开启内源性阳离子通道	节后神经元去极化；髓质细胞去极化，儿茶酚胺释放

中 TM Ⅲ、Ⅵ和Ⅶ富含大量疏水氨基酸，是与 ACh 结合的部位。各亚型之间的差异主要取决于连接 TM Ⅴ和 TM Ⅵ之间的细胞内区间环（i_3）。该环结构不同导致激活不同的 G 蛋白，从而引起不同的生物学效应（图 2-5-5）。由于结构和与之偶联的 G 蛋白的不同，各种 M 受体亚型的信号转导途径也不同。根据各亚型 i_3 结构和生物效应的异同，M 受体分为两类，其中 M_1、M_3、M_5 的 i_3 结构和信号转导途径较为相似，通过 Gq 蛋白激活 PLC，PLC 进一步催化磷脂酰肌醇 4,5-双磷酸（PIP_2），使之水解成 IP_3 和二酰甘油（DAG）。IP_3 作用于内质网上的受体，引起细胞内储 Ca^{2+} 释放，细胞内 Ca^{2+} 浓度升高，使平滑肌收缩，腺体分泌；DAG 激活蛋白激酶 C（PKC），使靶蛋白磷酸化而产生效应。此类 M 受体也可与某些 G 蛋白偶联，激活 PLD。而 M_2、M_4 则通过 G_o/G_i 蛋白，抑制 AC，使 cAMP 减少（表 2-5-3）。

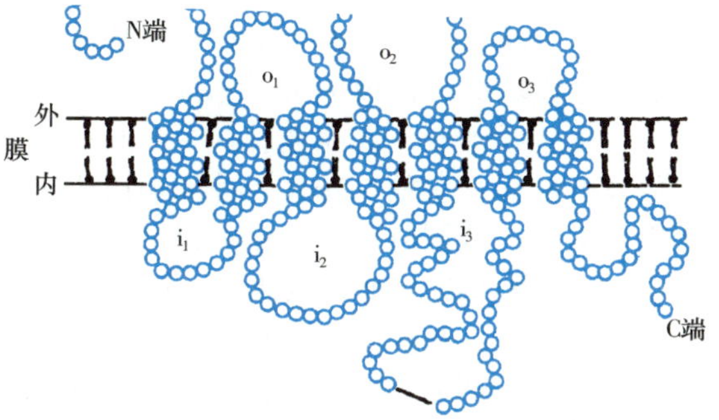

图 2-5-5　M 受体及七个跨膜区在膜上示意图

2. N 受体　N 受体根据分布不同，分为神经肌肉接头 N 受体，即 N_M 受体（muscle nicotinic receptor）和神经节 N 受体，即 N_N 受体（neuronal nicotinic receptor）。N 受体是一种配体门控离子通道，亦称离子通道型受体。该受体是由四种不同亚基构成的五聚体（$\alpha_2\beta\gamma\delta$）。每个亚基各含约 450 个氨基酸残基，亲水性 N 端和 C 端均位于细胞外，两者间有 4 个疏水的 α 螺旋跨膜区。两个 α 亚基上都含有 ACh 结合位点，其余亚基只起结构性作用。ACh 与位点结合后，离子通道构象发生改变，从关闭状态变为开放状态，从而调节 Na^+、K^+、Ca^{2+} 的跨膜流动（图 2-5-6）。当 ACh 作用于 N_M 受体时，配体门控离子通道开放，Na^+、Ca^{2+} 内流产生终板电位（end-plate potential，EPP），当 EPP 超过肌纤维扩布性去极化阈值时，即可打开细胞膜上电压门控离子通道，引起大量 Na^+、Ca^{2+} 内流，产生可传播动作电位，使细胞内 Ca^{2+} 大量释放，激发兴奋-收缩偶联，导致肌肉收缩（表 2-5-3）。

（二）肾上腺素受体

肾上腺素受体分为 α、β 受体，α 受体又分为 α_1

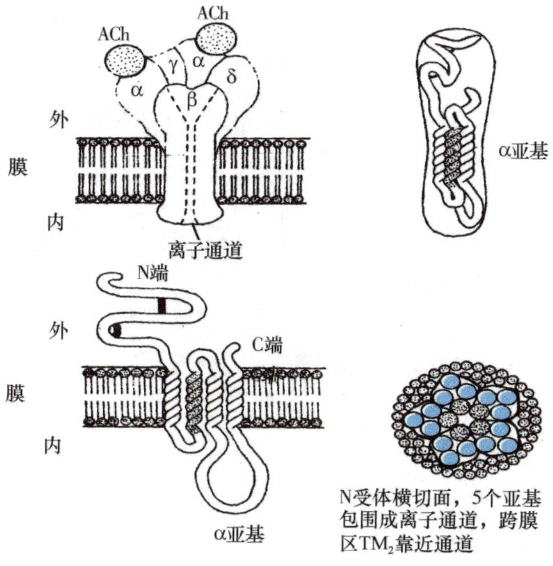

图 2-5-6　N 受体及四个跨膜区在膜上的示意图

和 α_2 两种亚型，其中每种亚型均已被克隆出三种亚型基因，即 α_{1A}、α_{1B}、α_{1D} 和 α_{2A}、α_{2B}、α_{2C}（表 2-5-4）。β 受体有 β_1、β_2、β_3 三种亚型。肾上腺素受体均属于 G 蛋白偶联受体，有 7 个跨膜区。以 β_2 受体为例，其胞外的 N 端较短，胞内的 C 端较长，每个跨膜区是由 20 余个氨基酸残基组成的亲脂性螺旋结构，7 个跨膜区间形成 3 个细胞内区间环和 3 个细胞外区间环，其中跨膜区Ⅴ和Ⅵ间的细胞内区间环链比较长（图 2-5-7）。神经递质或激动药与受体结合后，触发信号转导途径，调节细胞功能。

表 2-5-4　肾上腺素受体亚型、分布及生物学效应

受体亚型		组织分布	生物化学效应
α_1	α_{1A}	心、肝、小脑、大脑皮质、前列腺、肺、输精管	G_q：激活 PLC、PLD，激活钙通道 G_q、G_o/G_i：激活 PLA_2
	α_{1B}	肾、脾、主动脉、肺、大脑皮质	
	α_{1D}	主动脉、大脑皮质、前列腺、海马	
α_2	α_{2A}	血小板、大脑皮质、蓝斑、脊髓	G_i：抑制 AC，激活钾通道 G_o：抑制钙通道（L 型、N 型）
	α_{2B}	肝、肾	
	α_{2C}	大脑皮质	
β_1		心脏	G_s：激活 AC，激活钙通道（L 型）
β_2		支气管平滑肌	G_s：激活 AC
β_3		白色及棕色脂肪组织	G_s：激活 AC

α 受体可激活细胞内多种信号转导途径（表 2-5-4）。除经典的 IP_3-Ca^{2+} 信号系统与 DAG-PKC 信号系统外，还包括磷脂酶 A_2（PLA_2）-ARA 信号系统、酪

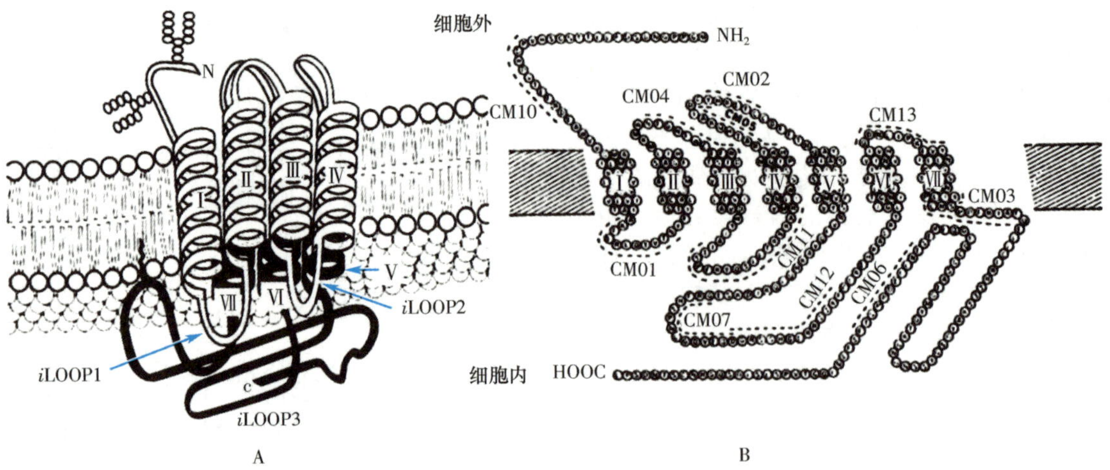

图 2-5-7　肾上腺素受体立体结构图（A）和拓扑结构图（B）

氨酸激酶磷酸化系统与 AC-cAMP 信号系统。不同亚型偶联的 G 蛋白不同：α_{1A} 受体与 $G\alpha_q$、$G\alpha_{11}$ 或 $G\alpha_{14}$ 相偶联，α_{1B} 受体与 $G\alpha_q$、$G\alpha_{11}$、$G\alpha_{14}$ 或 $G\alpha_{16}$ 相偶联，而 α_{1D} 受体与 $G\alpha_q$ 或 $G\alpha_{11}$ 相偶联。α_1 受体三种亚型所介导的 IP_3 信号也存在差异。α_{1A} 受体主要以细胞内储 Ca^{2+} 释放为主，而 α_{1B} 和 α_{1D} 受体比 α_{1A} 受体更依赖于细胞外 Ca^{2+} 内流。α_1 受体亚型所介导的信号转导途径存在差异，可能是由于所在的组织或细胞不同所致。

β 受体亚型与激动药结合后，均能通过 Gs 蛋白兴奋 AC，使 cAMP 增加，产生不同效应。β_2 受体与激动药结合后，与 G 蛋白偶联，α-GTP 与 AC（效应系统）的催化亚单位结合，使其构象变为功能活性状态。活化的 AC 可使第二信使 cAMP 生成增多，cAMP 则可激活 cAMP 依赖性蛋白激酶（cAMP-dependent protein kinase，PKA）和 cGMP 依赖性蛋白激酶（cGMP-dependent protein kinase，PKG）而使靶蛋白磷酸化，导致呼吸肌舒张、生物活性物质释放减少；cAMP 亦可使 Na^+/Ca^{2+} 交换体磷酸化，促进 Na^+/Ca^{2+} 交换，或激活 Ca^{2+} 泵，使细胞内 Ca^{2+} 外流或进入 Ca^{2+} 库储存，从而舒张气道平滑肌、抑制生物活性物质释放，起解痉平喘作用。在心脏，β_1 受体兴奋后可以产生正性变时和正性变力作用（表 2-5-4）。

第三节　中枢神经系统递质及其受体

近年来随着研究深入，更多种神经递质被发现。其中既包括经典的小分子神经递质如 ACh、NA、多巴胺（dopamine，DA）等，也包括日益增多的神经肽类物质如 P 物质（substance P，SP）、阿片肽类等，神经递质（neurotransmitter）、神经调质（neuromodulator）和神经激素（neurohormone）的概念也被提出。神经递质是指神经末梢释放的、作用于突触后膜受体，导致离子通道开放并形成兴奋性突触后电位（excitatory post synaptic potential，EPSP）或抑制性突触后电位（inhibitory postsynaptic potential，IPSP）的化学物质，其特点是传递信息快，作用强，选择性高。神经调质也由神经元释放，其本身并不具递质活性，大多与 G 蛋白偶联受体结合，诱发缓慢的突触前或突触后电位，并不直接引起突触后生物学效应，仅能调制神经递质在突触前的释放及突触后细胞的兴奋性，神经调质的作用开始慢而持久，但范围较广。近年来日益受到重视的 NO、ARA 也是重要的神经调质，可由神经组织或非神经组织生成。神经激素也由神经末梢释放，主要是神经肽类。神经激素释放后，进入血液循环，到达远隔的靶器官发挥作用。例如，下丘脑释放一系列调节激素，这些激素进入垂体门脉系统，在垂体前叶发挥其调节分泌的作用。一般说来，氨基酸类是神经递质，ACh 和单胺类既是神经递质，又是神经调质，主要视作用于何处的受体而定。而肽类少数是神经递质，多数是神经调质或神经激素。多种神经递质及调质的存在及两者共存于同一神经末梢，使神经传递和调节的形式更加精细和多样化。另外，一些由非神经元释放的神经营养因子通过作用于与蛋白酪氨酸激酶（protein tyrosine kinase，PTK，也称酪氨酸蛋白激酶，tyrosine protein kinase，TPK）偶联的受体而调节基因表达、控制神经元的生长和表型特征；一些细胞因子、化学因子、生长因子、类固醇激素等主要通过影响基因转录而调控脑内一些长时程的变化，如突触可塑性和重构等。

一、乙酰胆碱

ACh 是第一个被发现的脑内神经递质。由于至今仍缺乏高灵敏的、特异的检测脑内 ACh 的方法，对脑内 ACh 的认识远落后于单胺类递质。

1. 脑内 ACh 能通路　脑内 ACh 的合成、储存、释放、与受体相互作用及其灭活等突触传递过程与外周胆碱能神经元相同。脑内的胆碱能神经元分布上存在如下两种类型。①局部分布的中间神经元，参与局部神经环路的组成。在纹状体、隔核、伏隔核、嗅结节等神经核团均有较多的胆碱能中间神经元，尤以纹状体最多。②胆碱能投射神经元，这些神经元在脑内分布较集中，分别组成胆碱能基底前脑复合体和胆碱能脑桥-中脑-被盖复合体。AD 患者基底前脑复合体胆碱能神经元明显丢失是其突出的病理特征之一。

2. 脑内 ACh 受体 绝大多数脑内胆碱受体是 M 受体，N 受体仅占不到 10%。脑内的 M 或 N 受体的药理特性与外周相似。M 受体在脑内分布广泛，密度较高的脑区包括大脑皮质、海马、纹状体、伏隔核、隔核、缰核、脚间核、上丘、下丘和顶盖前区等。脑内以 M_1 受体为主，占 M 受体总数的 50%～80%。

有关脑内 N 受体的药理特性和功能目前所知甚少。直至最近，采用基因克隆与重组等分子生物学技术，脑内 N 受体的生理学功能研究才有较大的进展，中枢 N 受体属于配体门控受体离子通道的大家族。受体被激动后可开放受体离子通道，增加 Na^+、K^+ 和 Ca^{2+} 的通透性，引起膜去极化，产生突触后兴奋效应。

3. 脑内 ACh 功能 脑内 ACh 主要涉及觉醒、学习、记忆和运动调节。脑干的上行激动系统包含胆碱能纤维，该系统的激活对于维持觉醒状态发挥重要作用。学习、记忆功能障碍是 AD 的主要症状，病理研究显示梅奈特（Meynert）基底核胆碱能神经元明显减少，神经元丢失与学习记忆障碍呈正相关。目前临床使用的治疗 AD 药物大多是中枢拟胆碱药。

纹状体是人类调节锥体外系运动的最高级中枢。胆碱能神经与多巴胺能神经系统功能失衡会导致严重的神经系统疾病，如多巴胺能神经系统功能低下，使 ACh 能神经系统功能相对亢进，可出现 PD 症状。相反，则出现亨廷顿（Huntington）病症状，前者治疗可使用 M 受体阻断药，后者可使用 M 受体激动药。

二、γ-氨基丁酸

γ-氨基丁酸（γ-aminobutyric acid，GABA）是脑内最重要的抑制性神经递质，脑内约 20% 的突触以 GABA 为神经递质，外周组织仅含微量。脑内 GABA 是以谷氨酸为底物，经谷氨酸脱羧酶脱羧而成。GABA 能神经元兴奋时，GABA 被神经末梢释放到突触间隙，终止递质的作用主要依赖突触前膜和胶质细胞摄取 GABA。GABA 能神经元主要分布在大脑皮质、海马和小脑。目前仅发现两条长轴突投射的 GABA 能通路：小脑-前庭外侧核通路，从小脑浦肯野细胞投射到小脑深部核团及脑干的前庭核；从纹状体投射到中脑黑质。黑质是脑内 GABA 浓度最高的脑区。

GABA 受体被分为 $GABA_A$、$GABA_B$ 和 $GABA_C$ 三型。脑内 GABA 受体主要是 $GABA_A$ 受体，$GABA_B$ 受体较少，$GABA_C$ 受体主要存在于视网膜和视觉通路中。$GABA_A$ 受体与烟碱受体相同，属于配体门控离子通道，是镇静催眠药和部分抗癫痫药的作用靶点。$GABA_B$ 受体属于 G 蛋白偶联受体家族。$GABA_C$ 受体对 $GABA_A$ 受体的阻断药荷包牡丹碱、$GABA_B$ 的激动药巴氯芬均不敏感，在激活后不显示失敏现象，在视觉信号传递和调控中起重要作用。

1. $GABA_A$ 受体 $GABA_A$ 受体是镇静催眠药的作用靶点。$GABA_A$ 受体由 5 种不同的亚基组成（α、β、γ、δ 和 ρ），每个亚基都是一条多肽链，含有 4 个跨膜区，5 个亚基围绕组成中空的氯通道。β 亚基上有 GABA 结合位点，其他部位也存在调节 GABA 受体氯通道的位点，包括苯二氮䓬类（benzodiazepine，BZD）、巴比妥类、印防己毒素等离子通道阻滞药、类固醇和兴奋剂的结合位点。上述药物与相应的位点结合可引起 $GABA_A$ 受体构象改变，影响与 GABA 的亲和力和氯通道的电导变化。苯二氮䓬类结合位点在 α 亚基，苯二氮䓬类位点的激动药如地西泮、氯硝西泮，反向激动药如 β-咔啉（β-carboline）和拮抗药氟马西尼等均可与 α 亚基结合，氟马西尼可拮抗苯二氮䓬类激动药和反向激动药的作用。苯二氮䓬类激动药与 α 亚基结合可增强受体与 GABA 的亲和力，增加氯通道开放频率，增强 GABA 能突触传递，产生抗焦虑、镇静催眠、抗惊厥等作用。反向激动药与苯二氮䓬类结合位点结合则产生拮抗 GABA 的作用，可诱发焦虑、惊厥。巴比妥类及印防己毒素主要作用在氯离子通道，分别延长开启或阻滞离子通道。

2. $GABA_B$ 受体和 $GABA_C$ 受体 $GABA_B$ 受体激活后通过 G 蛋白及第二信使系统如 cAMP 或 IP_3 介导钾通道开放或钙通道关闭，但不影响氯离子通透性。突触后膜钾通道开放可诱导缓慢的 IPSP，而不是 $GABA_A$ 受体诱导的快速 IPSP。$GABA_B$ 受体主要分布在突触前末梢，通过关闭钙通道而负反馈调节神经递质的释放。因此，突触前和突触后 $GABA_B$ 受体均介导抑制性效应。

$GABA_C$ 受体主要分布在视网膜，激活可引起 Cl^- 内流，产生快速的 IPSP。苯二氮䓬类和巴比妥类对 $GABA_C$ 受体无变构调节作用，印防己毒素可阻滞 $GABA_C$ 受体的氯通道。

GABA 通过激活不同 GABA 受体亚型而产生突触前或突触后抑制效应，在癫痫、AD、PD 和亨廷顿病的发病中也有重要作用。此外，GABA 参与疼痛、神经内分泌和摄食行为的调节。

三、兴奋性氨基酸

谷氨酸（glutamate，Glu）是中枢神经系统内主要的兴奋性递质，脑内50%以上的突触是以谷氨酸为递质的兴奋性突触，大脑皮质投射到纹状体、丘脑、黑质、红核、楔束核、脊髓的纤维，内嗅皮质投射至海马下脚及海马投射到隔核、斜角带核、伏隔核、新纹状体等核团的纤维都是谷氨酸能纤维。除谷氨酸外，天冬氨酸也发挥相似的作用。谷氨酸是哺乳动物脑内含量最高的氨基酸，也是合成GABA的前体物质。目前尚无法区别作为中间代谢产物的谷氨酸与作为神经递质的谷氨酸。一般认为谷氨酰胺酶水解谷氨酰胺生成的谷氨酸可能是合成谷氨酸递质的途径。作为递质的谷氨酸可储存在突触囊泡内，也存在于神经末梢的胞质中。

谷氨酸或天冬氨酸被释放后，与不同的兴奋性氨基酸受体结合，诱发突触后神经元兴奋，产生EPSP。根据谷氨酸受体对激动药的选择性不同分为三类：*N*-甲基-*D*-天冬氨酸（*N*-methyl-*D*-aspartate，NMDA）能选择性激活的受体称为NMDA受体，对*α*-氨基-3-羟基-5-甲基-4-异噁唑（*α*-amino-3-hydroxy-5-methyl-4-isox-azolepropionic acid，AMPA）有较高敏感性的受体称为AMPA受体，对海人藻酸（kainic acid，KA）敏感的受体称为KA受体。这三类受体均属配体门控离子通道。20世纪80年代中期发现一类与G蛋白偶联的谷氨酸受体，激活后影响磷脂酰肌醇（phosphatidylinositol，PI）代谢或AC活性，导致突触后第二信使如IP_3、DAG、cAMP浓度变化，称为代谢型谷氨酸受体。

1. NMDA受体 NMDA受体在脑内广泛分布，在海马及大脑皮质分布最密集。NMDA受体激动时，其偶联的阳离子通道开放，允许Na^+、K^+、Ca^{2+}通过，高钙电导是NMDA受体的特点之一，也是NMDA受体与兴奋性毒性、长时程增强、学习记忆密切相关的原因。NMDA受体已成为治疗多种神经精神疾病的重要靶点。

2. 非NMDA受体 非NMDA受体包括AMPA受体及KA受体。受体兴奋时离子通道开启仅允许Na^+、K^+单价阳离子进出，胞外Na^+内流引起突触后膜去极化，诱发快速的EPSP，参与兴奋性突触传递。AMPA受体在脑内的分布与NMDA受体几乎平行，非NMDA受体与NMDA受体协同介导突触传递及兴奋性毒性。

3. 代谢型谷氨酸受体 代谢型谷氨酸受体（metabotropic glutamate receptor，mGluR）通过G蛋白与不同的第二信使系统偶联，改变第二信使的胞内浓度，触发较缓慢的生物学效应。目前已克隆出8种不同亚型的mGluR（$mGluR_1$～$mGluR_8$）。根据一级结构的相似性、偶联的信号转导途径及药理学特性的差异，将8种mGluR亚型分成如下3组：第1组包括$mGluR_1$和$mGluR_5$，通过G蛋白激活PLC，促进PI水解，使IP_3及DAG升高，导致钾通道关闭使膜去极化，产生兴奋效应，与分布在同一神经元上的NMDA受体和非NMDA受体有协同作用；第2组包括$mGluR_2$和$mGluR_3$，也通过G_i蛋白偶联AC，使胞内cAMP下降，介导生物学效应；第3组包括$mGluR_4$、$mGluR_6$、$mGluR_7$和$mGluR_8$，通过G_i蛋白与AC相偶联。第2组和第3组mGluR可分布在谷氨酸能神经末梢上，作为自身受体，负反馈调节神经递质释放。mGluR自身受体的作用可拮抗兴奋性毒性，产生神经保护作用。海马CA3区长时程增强的形成依赖于mGluR的表达。

兴奋性氨基酸通过结合并激活上述受体，不但参与快速的兴奋性突触传递，而且在学习、记忆、突触可塑性、神经系统发育及中枢神经系统疾病如缺血性脑病、低血糖脑损害、癫痫、脑外伤和中枢神经退行性疾病等发生发展中发挥重要作用。

四、去甲肾上腺素

脑内去甲肾上腺素能突触传递的基本过程与周围神经系统相似。脑内儿茶酚胺类递质和5-羟色胺（5-hydroxytryptamine，5-HT）递质重摄取转运体的研究日益受到重视。临床上一些药物如抗抑郁症药的主要作用机制就是抑制这些重摄取系统，间接增强去甲肾上腺素能、5-HT能和多巴胺能神经传递。苯丙胺、可卡因的药理作用也与抑制上述重摄取系统相关。

脑内去甲肾上腺素能神经元分布相对集中在脑桥及延髓，神经元胞体主要密集在蓝斑核，从蓝斑核向前脑方向发出3束投射纤维，分别是中央被盖束、中央灰质背纵束和腹侧被盖-内侧前脑束。三束纤维主要同侧上行支配大脑皮质各区、边缘系统包括扣带回、杏仁核、海马、下丘脑和中脑被盖等核团、丘脑和上、下丘、蓝斑核。此外，发出投射纤维到小脑，终止于小脑皮质和中央核群。蓝斑核下行去甲肾上腺素能纤维投射到延髓及脊髓。除蓝斑核外，脑桥延脑外侧大脑脚被盖网状结构中较松散聚集着一些去甲肾上腺素能神经元核团，它们发出的投射纤维混合在蓝斑核的上述投射束投射到不同脑区。基底前脑和隔核的去甲肾上腺素能纤维主要来源于这些非蓝斑核去甲肾上腺素能神经元。

五、多 巴 胺

多巴胺（dopamine，DA）是脑内重要的神经递质。多巴胺能神经元在脑内的分布相对集中，投射通路清晰，支配范围局限，在大脑的运动控制、情感思维和神经内分泌方面发挥重要的生理作用，与PD、精神分裂症、药物成瘾的发生、发展密切相关。

1. 中枢多巴胺能神经系统及其生理功能 哺乳动物脑内多巴胺能神经元主要从中脑和下丘脑投射到其支配区域，调节其生理功能。脑内多巴胺能神经纤维主要投射至纹状体、广泛的边缘系统和新皮质，人类脑内主要存在4条多巴胺能神经通路：①黑质-纹状体通路：其胞体位于黑质致密区（A9），主要支配纹状体，该通路所含有的多巴胺量占全脑的70%以上，是锥体外系运动功能的高级中枢，各种原因减弱该通路的多巴胺功能均可导致PD。反之，该通路的功能亢进时，则出现多动症；②中脑-边缘通路：其胞体位于腹侧被盖区（A10），主要支配伏隔核和嗅结节；③中脑-皮质通路：其胞体主要位于腹侧被盖区，支配大脑皮质的某些区域，如前额叶、扣带回、内嗅脑和梨状回皮质。中脑-边缘通路和中脑-皮质通路主要调控人类的精神活动，前者主要调控情绪反应，后者则主要参与认知、思想、感觉、理解和推理能力的调控。目前认为Ⅰ型精神分裂症主要与这两条多巴胺能神经通路功能亢进密切相关；④结节-漏斗通路：其胞体主要位于弓状核和室周核，多巴胺能神经末梢终止在漏斗核和正中隆起，主要调控下丘脑和垂体激素的分泌，如抑制催乳素的分泌、促进促肾上腺皮质激素（adrenocorticotropic hormone，ACTH）和生长激素的分泌等。

2. 多巴胺受体及其亚型 应用放射性配体-受体结合法，菲利普·西曼（Philip Seeman）等把脑内多巴胺受体分为D_1、D_2、D_3和D_4四种亚型。后应用重组DNA克隆技术确定脑内存在5种多巴胺亚型受体（D_1、D_2、D_3、D_4和D_5），其中D_1和D_5亚型受体在药理学特征上符合上述的D_1亚型受体，而D_2、D_3、D_4受体则与上述的D_2亚型受体相符合，因此分别被称为D_1样受体（D_1-like receptor）和D_2样受体（D_2-like receptor）。黑质纹状体通路主要存在D_1样受体（D_1和D_5亚型）和D_2样受体（D_2和D_3亚型），其中D_3亚型主要为突触前多巴胺受体，即多巴胺自身受体，主要参与多巴胺神经元自身功能（放电、递质的合成和释放）的负反馈调控。中脑-边缘通路和中脑-皮质通路主要存在D_2样受体（D_2、D_3和D_4亚型），D_4亚型受体特异性存在于这两条多巴胺能神经通路，与精神分裂症的发生和发展密切相关，氯氮平对其具有高亲和力。结节-漏斗系统主要存在D_2亚型受体。所有多巴胺受体都是代谢型受体。

3. 多巴胺受体与神经精神疾病 各种病理因素导致黑质-纹状体通路的多巴胺功能减弱均可导致PD，目前临床使用的抗PD药主要是根据此学说研发的，药理作用机制是补充多巴胺的绝对不足或应用多巴胺受体激动药。精神分裂症（尤其是Ⅰ型）则是由于中脑-边缘通路和中脑-皮质通路的D_2样受体功能亢进所致，因此，目前临床治疗精神分裂症的药物大多是多巴胺受体拮抗药。

4. 多巴胺转运体 突触间隙多巴胺的灭活主要依赖于突触前膜的多巴胺转运体的再摄取。多巴胺转运体与许多神经精神疾病的发生发展相关，如可卡因成瘾的主要机制在于对多巴胺转运体的抑制，多巴胺转运体功能减退是PD早期的重要病理机制之一。因此，多巴胺转运体已成为神经精神疾病治疗药物的重要靶点。

六、5-羟色胺

5-HT能神经元与去甲肾上腺素能神经元的分布相似，主要集中在脑桥、延脑中线旁的中缝核群，共组成9个5-HT能神经核团（B1～B9），以中脑核群含量最高，黑质、红核、丘脑及丘脑下部、杏仁核、壳核、尾核和海马含量较低。

脑内5-HT具有广泛的功能，参与心血管活动、觉醒-睡眠周期、痛觉、精神情感活动和下丘脑-垂体的神经内分泌活动的调节。脑内存在众多的5-HT受体亚型，与不同的信号转导系统相偶联，受体亚型分布也存在不同的模式，使5-HT能同时在不同脑区产生不同的效应，体现了大脑对信息处理的多样性和灵活性。

脑内5-HT能神经元主要在神经末梢合成5-HT，色氨酸在色氨酸羟化酶的催化下生成5-羟色氨酸，再经脱羧酶的作用生成5-HT。5-HT的储存、释放和灭活均与NA、多巴胺等儿茶酚胺类递质相似。突触前膜5-HT转运体与NA、多巴胺、GABA和甘氨酸的转运体属同一家族。5-HT转运体是抗抑郁症药的主要作用靶标，目前临床使用的抗抑郁症药的作用机制是通过抑制5-HT、多巴胺和NA的再摄取。

1. 5-HT_1受体 已克隆出14种不同亚型的5-HT受体，根据受体偶联的信号转导系统及其氨基酸顺序的同源性，把5-HT受体分成7种亚型（5-$HT_{1\sim7}$），每种亚型受体又存在不同的亚亚型。5-HT_1受体可分为5个亚亚型（5-HT_{1A}、5-HT_{1B}、5-HT_{1D}、5-HT_{1E}和5-HT_{1F}）。5-HT_{1A}受体主要分布在边缘系统和中缝背核。5-HT_{1B}和5-HT_{1D}受体主要分布在基底神经节和黑质，可作为突触前自身受体，负反馈调节递质释放。5-HT_1受体尽管亚型不同，但均通过G_i/G_o蛋白抑制AC使cAMP下降，从而引起生物学效应。

2. 5-HT_2受体 5-HT_2受体均通过G_q蛋白激活PLC，促进PI代谢，可分为5-$HT_{2A\sim C}$三种亚亚型。

$5\text{-}HT_{2A}$受体主要分布在大脑皮质，激活$5\text{-}HT_{2A}$受体可兴奋面神经核的运动神经元和脊髓运动神经元。$5\text{-}HT_{2C}$的分子结构和药理特性均与$5\text{-}HT_{2A}$相似，分布在边缘系统、基底节和黑质等脑区及脑脉络丛。$5\text{-}HT_{2B}$的分布与作用尚不清楚。

3. $5\text{-}HT_3$受体 $5\text{-}HT_3$受体是5-HT受体中唯一的配体门控离子通道。$5\text{-}HT_3$受体集中分布在延髓极后区和弧束核，在大脑皮质、海马和内侧缰核也有分布，激活$5\text{-}HT_3$受体可引起快速的EPSP，易出现受体脱敏，但易恢复。$5\text{-}HT_3$受体通道可通过Na^+和K^+的跨膜转运而引起膜去极化。脑内$5\text{-}HT_3$受体与痛觉、焦虑、认知、药物成瘾等有关。$5\text{-}HT_3$受体阻断药在临床上有很强的镇吐作用，可用于肿瘤化疗的辅助治疗。

4. $5\text{-}HT_{4\text{-}7}$受体 除$5\text{-}HT_5$受体外，$5\text{-}HT_4$、$5\text{-}HT_6$和$5\text{-}HT_7$受体的信号转导系统均与Gs/AC偶联，增加胞内cAMP。$5\text{-}HT_4$受体主要分布于海马、嗅结节、四叠体、伏隔核、黑质、苍白球和大脑皮质，可能参与情感、精神运动、觉醒、视觉和学习记忆等活动。$5\text{-}HT_5$受体已克隆出2种受体基因$5\text{-}HT_{5A}$和$5\text{-}HT_{5B}$，前者分布在大脑皮质、海马、缰核、嗅结节等脑区，后者仅局限于缰核和海马CA1区，功能及信号转导系统尚不清楚。$5\text{-}HT_6$主要位于纹状体、嗅结节、大脑皮质和海马等脑区，$5\text{-}HT_7$受体主要位于丘脑和海马CA3区，功能尚不清楚。

七、组　胺

含组胺（histamine）的神经元主要位于下丘脑结节乳头核和中脑的网状结构，发出上、下行纤维。上行纤维经内侧前脑束弥散投射到端脑，下行纤维可投射到低位脑干及脊髓。脑内组胺的生理作用目前还不清楚，可能参与饮水、摄食、体温调节、觉醒和激素分泌的调节。临床上影响脑内组胺作用的药物用途有限，其中枢作用往往是药物副作用的基础。

组胺受体分为H_1、H_2和H_3受体。H_1和H_2受体是G蛋白偶联受体，前者通过G_q蛋白偶联PLC促进PI代谢，增加IP_3和DAG，后者与G_s蛋白结合偶联AC，升高cAMP。H_3受体的信号转导途径目前仍不清楚。

脂溶性好的H_1受体阻断药在临床上常产生镇静作用，脑内存在组胺能网状结构上行投射纤维，两者结合提示H_1受体可能与觉醒有关。随着H_2选择性阻断药西咪替丁治疗溃疡病的应用，目前已推出系列H_2受体阻断药，能进入中枢的选择性H_2受体的阻断药只有佐兰替丁（zolantidine）。H_3受体被认为是位于突触前膜的受体，激活H_3受体可减少组胺及其他单胺递质和神经肽的合成与释放。

八、神　经　肽

20世纪50年代中期已从下丘脑分离纯化出加压素和催产素，是最早确定的神经肽（neuropeptide）。随后相继在脑内发现几十种神经肽，目前所知作为激素发挥作用的神经肽仅占少部分，大多数神经肽参与突触传递，发挥神经递质或调质的作用。神经肽的发现是20世纪神经科学的重大突破之一，也是当今生命科学中异常活跃的研究领域，至今许多神经肽的确切功能仍不清楚。

1. 神经肽的代谢 具有合成、释放神经肽功能的神经元称为肽能神经元。神经肽与经典神经递质的合成、储存、释放、与受体相互作用及灭活方式都不同。神经肽是多肽，与其他蛋白质、多肽合成一样，受基因DNA模板控制，经转录成mRNA后在核糖体翻译。往往先合成神经肽的前体后被输入粗面内质网，经一系列酶的修饰加工成为神经肽原，再从神经肽原转化为有活性的神经肽。储存神经肽的囊泡明显比储存经典小分子神经递质的囊泡大，常常在这些致密大囊泡中同时储存经典递质及神经肽，递质与神经肽共存于同一神经元是中枢较为普遍的现象。

作为神经递质的多肽如初级痛觉传入纤维中的SP，可释放到突触间隙，与突触后受体作用发挥递质功能。目前已知多数神经肽常与经典递质共存，在突触传递过程中扮演神经调质的角色。装有神经肽的大囊泡往往从突触外区释放，以非突触传递形式弥散到附近细胞，即以旁分泌的形式起作用，影响范围比神经递质大，反应潜伏期较长。神经肽还可作为神经激素从神经元释放后作用于远处靶细胞发挥激素作用，如神经垂体释放的加压素、催产素等。

神经肽起效慢、降解也较慢，作用时间相对较长。但有些神经肽如十肽的血管紧张素Ⅰ（AngⅠ）经酶解后成为活性更强的八肽的血管紧张素Ⅱ（AngⅡ）发挥生理作用。

2. 神经肽受体 与经典递质相似，各种神经肽都有各自的受体及不同的受体亚型。几乎所有的神经肽受体都属G蛋白偶联受体家族。阿片受体μ、δ、κ受体通过G_i/G_o蛋白与AC或钙通道、钾通道偶联，引起cAMP下降或膜对Ca^{2+}、K^+通透性改变。

总而言之，神经递质因易合成，更新率快，释放后迅速灭活及重新利用，效应潜伏期及持续时间较短，适合于完成快速而精确的神经活动。相反，神经肽合成复杂，更新慢，释放量一般较少，失活较缓慢，效应潜伏期与作用时间较长，效应较弥散、影响范围广，适合于调节缓慢而持久的神经活动。经典递质与神经肽的作用是相辅相成的，二者共同作用使信息加工更精细，神经调节更精确、协调。

第四节　神经系统药理学特点及药物分类

一、传出神经系统药物的作用靶点及分类

传出神经系统药物基本药理作用，表现为拟似（激动）或拮抗（阻断）去甲肾上腺素能神经或胆碱能神经兴奋时所产生的效应。传出神经系统药物根据其对不同受体的选择性和药物作用性质进行分类，其中拟似药包括拟胆碱药物、抗胆碱酯酶药物和肾上腺素受体激动药；拮抗药包括胆碱受体阻断药、胆碱酯酶复活药和肾上腺素受体阻断药，分别表现为激动或拮抗胆碱能神经及激动或拮抗去甲肾上腺素能神经的效应（表 2-5-5）。

传出神经系统药物的效应甚为广泛，它们主要通过影响传出神经在传导冲动过程中的不同靶点而发挥作用。药物可能产生干预的环节包括以下方面。

（一）直接作用于受体

许多传出神经系统药物可直接与胆碱受体或肾上腺素受体结合，产生两种完全不同的结果：如结合后所产生的效应与神经末梢释放的递质产生的效应相似，称为激动药（agonist）；如结合后不产生或较少产生拟似递质的作用，并可妨碍递质与受体的结合，产生与递质相反的作用，就称为阻断药（blocker），或称为拮抗药（antagonist）。

（二）影响递质

1. 抑制递质的生物合成　卡比多巴（carbidopa）和 *α*-甲基多巴（*α*-methyldopa）抑制外周多巴脱羧酶；前者是左旋多巴（*L*-dopa）治疗 PD 的重要辅助药物，后者是血管运动中枢突触后膜 $α_2$ 受体激动药。

2. 抑制递质释放　胍乙啶（guanethidine）通过稳定去甲肾上腺素能神经末梢膨体膜，妨碍出胞作用中的膜融合过程，从而抑制 NA 释放。

3. 促进递质释放　麻黄碱（ephedrine）与间羟胺（metaraminol）可促进 NA 释放，有间接拟交感作用。

4. 妨碍递质储存　利血平（reserpine）影响 NA 在囊泡内储存，使囊泡递质耗竭。

5. 影响递质再摄取　非选择性单胺再摄取抑制药如三环类抗抑郁药，通过阻断 NA 及 5-HT 递质的再摄取，使突触间隙递质浓度增加。

表 2-5-5　传出神经系统药物分类

胆碱能神经系统	去甲肾上腺素能神经系统
（一）胆碱受体激动药	（一）肾上腺素受体激动药
1. M、N 受体激动药（卡巴胆碱，carbachol）	1. α 受体激动药
2. M 受体激动药（毛果芸香碱，pilocarpine）	$α_1$、$α_2$ 受体激动药（去甲肾上腺素，noradrenaline）
3. N 受体激动药（烟碱，nicotine）	$α_1$ 受体激动药（去氧肾上腺素，phenylephrine）
（二）抗胆碱酯酶药（新斯的明，neostigmine）	$α_2$ 受体激动药（可乐定，clonidine）
（三）胆碱受体阻断药	2. α、β 受体激动药（肾上腺素，adrenaline）
1. M 受体阻断药	3. β 受体激动药
非选择性 M 受体阻断药（阿托品，atropine）	$β_1$、$β_2$ 受体激动药（异丙肾上腺素，isoprenaline）
M_1 受体阻断药（哌仑西平，pirenzepine）	$β_1$ 受体激动药（多巴酚丁胺，dobutamine）
M_2 受体阻断药（戈拉碘铵，gallamine triethiodide）	$β_2$ 受体激动药（沙丁胺醇，salbutamol）
M_3 受体阻断药（索利那新，solifenacin）	（二）肾上腺素受体阻断药
2. N 受体阻断药	1. α 受体阻断药
N_N 受体阻断药（美卡拉明，mecamylamine）	$α_1$、$α_2$ 受体阻断药（酚妥拉明，phentolamine）
N_M 受体阻断药（琥珀胆碱，succinylcholine）	$α_1$ 受体阻断药（哌唑嗪，prazosin）
	$α_2$ 受体阻断药（育亨宾，yohimbine）
	2. β 受体阻断药
	$β_1$、$β_2$ 受体阻断药（普萘洛尔，propranolol）
	$β_1$ 受体阻断药（阿替洛尔，atenolol）
	$β_2$ 受体阻断药（布他沙明，butaxamine）
	3. $α_1$、$α_2$、$β_1$、$β_2$ 受体阻断药（拉贝洛尔，labetalol）

二、中枢神经系统药物的作用靶点及分类

绝大多数中枢药物的作用方式是影响突触化学传递的某一环节，引起相应的功能变化，例如，影响递质的生成、储存、释放和灭活过程，激动或阻断受体等。尽管中枢神经系统功能非常复杂，但就其功能水平而言，无外乎兴奋和抑制。因此，可以将作用于中枢神经系统的药物分为中枢兴奋药和中枢抑制药两大类。从整体水平来看，中枢神经兴奋时，其兴奋性自弱到强表现为欣快、失眠、不安、幻觉、妄想、躁狂，惊厥等；中枢神经抑制则表现为镇静、抑郁、睡眠、昏迷等。进化程度高的脑组织对药物的敏感性强，大脑皮质的抑制功能又比兴奋功能敏感，易受药物影响。延脑的生命中枢则较稳定，只有在极度抑制状态时才出现血压下降、呼吸停止。药物可对中枢某种特殊功能产生选择性作用，如镇痛、抗精神病、解热等。

凡是使抑制性递质释放增多或激动抑制性受体，均可引起抑制性效应，反之，则引起兴奋；凡是使兴奋性递质释放增多或激动兴奋性受体，均可引起兴奋效应，反之，则导致抑制。因此，研究药物对递质和受体的影响是阐明中枢药物作用复杂性的关键环节，而对细胞内信使和离子通道及其基因调控的研究则可更进一步探索药物作用的本质。

尚有少数药物只一般性地影响神经细胞的能量代谢或膜稳定性。药物的效应除随剂量增加外，还表现为作用范围的扩大。这类药物无竞争性拮抗药或特效解毒药，亦称非特异性作用的药物，如全身麻醉药等。

作用于中枢神经系统药物作用的方式与作用于传出神经系统的药物相似，也可按其对递质和受体的作用进行分类。表 2-5-6 基本概括了本教材涉及的所有作用于中枢神经系统药物的主要药理作用、作用靶点和机制。

表 2-5-6 作用于中枢神经系统的药物按作用机制分类

作用靶点	作用机制	代表性药物	主要药理作用或应用
ACh 受体	激动 M_1 受体	毛果芸香碱	觉醒
	阻断 M_1 受体	哌仑西平、东莨菪碱	中枢抑制、抗 PD
	激动 M_2 受体	6-β-乙酰氧基去甲托烷	中枢抑制
	阻断 M_2 受体	阿托品	中枢兴奋
	激动 N 受体	烟碱	惊厥
	抑制胆碱酯酶	毒扁豆碱、多奈哌齐	催醒、抗老年性痴呆
NA 受体	促进 NA 释放	麻黄碱、苯丙胺	中枢兴奋
	抑制 NA 释放	锂盐	抗躁狂
	抑制 NA 摄取	丙米嗪	欣快、抗抑郁
	抑制 NA 降解	吗氯贝胺	抗抑郁
	耗竭 NA 贮存	利血平	安定、致抑郁
	激动 α 受体	去甲肾上腺素	兴奋
	激动 $α_2$ 受体	可乐定	降血压、镇静
	阻断 $α_2$ 受体	育亨宾	升血压、兴奋
	阻断 β 受体	普萘洛尔	降血压、恶梦，幻觉
DA 受体	激动 DA 受体	阿扑吗啡	催吐
	阻断 DA 受体	氯丙嗪、氯氮平、舒必利	安定、抗精神病、镇吐
	增加 DN 合成	左旋多巴	抗 PD
	抑制 DA 降解	司来吉兰	抗 PD
5-HT 受体	激动 5-HT 受体	丁螺环酮	抗焦虑
	阻断 5-HT 受体	昂丹司琼	止吐
GABA 受体	激动 GABA 受体	蝇蕈醇	抑制兴奋、抗焦虑、催眠、抗惊厥
	阻断 GABA 受体	荷包牡丹碱	精神紊乱、阵挛抽搐、抗镇静
	增强 GABA 作用	苯二氮䓬类	抗焦虑、镇静催眠、抗惊厥、抗癫痫
Gly 受体	阻断 Gly 受体	士的宁	兴奋、强直惊厥
H 受体	阻断 H_1 受体	苯海拉明	抑制、抗晕动、抗过敏
	阻断 H_2 受体	西咪替丁	精神紊乱
阿片受体	激动阿片受体	阿片类（吗啡、度冷丁）	镇痛、镇静、呼吸抑制
	阻断阿片受体	纳洛酮	解救吗啡中毒
细胞膜	稳定	乙醚等	全身麻醉

（首都医科大学　金增亮）

第六章　胆碱受体激动药

- Drugs discussed in this chapter are direct-acting cholinergic agonists, including drugs that have both muscarinic (M) receptor and nicotinic (N) receptor agonist, e.g., acetylcholine (ACh), selective M receptor agonist, e.g., pilocarpine, and selective N receptor agonist, e.g., nicotine.
- ACh, as a neurotransmitter and neuromodulator, elicits a wide range of physiological effects throughout the body. ACh acts on M receptors in the heart, leading to a decrease in heart rate and force of contraction. It also causes vasodilation. ACh stimulates smooth muscle contraction in the gastrointestinal tract and increases gastrointestinal secretions. ACh causes constriction of the pupil and accommodation for focusing on near objects. It induces bronchoconstriction and increases bronchial secretions. Acetylcholine stimulates the detrusor muscle of the bladder, leading to bladder contraction and micturition. It is also involved in cognitive functions, arousal, and attention.
- M receptor agonists, such as pilocarpine, mimic the action of ACh on muscarinic receptors. Pilocarpine constricts the pupil (miosis) and facilitates drainage of aqueous humor, thus reducing intraocular pressure. It stimulates sweat glands, leading to increased sweating. Pilocarpine can lead to bradycardia and hypotension. Pilocarpine can increase gastrointestinal motility and secretion. It is used in the treatment of glaucoma and dry mouth. Pilocarpine can cause bronchoconstriction, which may be problematic in individuals with respiratory conditions.
- N receptor agonists, like nicotine itself, stimulate nicotinic receptors. However, their clinical use is limited due to their non-selective action and potential for addiction. N receptor agonists have potential value in the treatment of Alzheimer's disease and Parkinson's disease.

胆碱受体激动药（cholinoceptor agonist）亦称为直接拟胆碱药，可激动 M 受体和 N 受体，对效应器官产生与胆碱能神经递质 ACh 相似的作用。根据其对不同胆碱受体的选择性，胆碱受体激动药可分为三个亚类：① M、N 受体激动药；② M 受体激动药；③ N 受体激动药。

第一节　M、N 受体激动药

本节介绍的 M、N 受体激动药为胆碱酯类，包括 ACh、卡巴胆碱和醋甲胆碱。本类药物具有共同的季铵酯的基本化学结构；多数胆碱酯类拟胆碱药既可作用于副交感神经节后纤维所支配效应器上的 M 受体，也可作用于自主神经节 N_N 受体及神经肌肉接头 N_M 受体。少数胆碱酯类拟胆碱药，如氯贝胆碱，选择性作用于 M 受体，无 N 样作用，将在 M 受体激动药一节介绍。

乙酰胆碱

ACh 是胆碱能神经递质，是运动神经与副交感神经的递质，其可由交感神经节前纤维释放，作为递质支配肾上腺髓质；也可由交感神经节后纤维释放，作为递质支配汗腺。ACh 在中枢发挥觉醒（arousal）、奖赏（reward）和促进感官感知（enhancement of sensory perception）等作用。

【药理作用】 ACh 是季铵化合物，脂溶性低，可人工合成；外源性应用 ACh 不易透过血脑屏障，对中枢系统无直接作用。ACh 直接激动 M 受体和 N 受体，产生 M 样及 N 样作用；应注意 ACh 的剂量不同，其最终效应可能不同。ACh 化学性质不稳定，在体内极易被 AChE 水解而失效，且其作用广泛，选择性差，作用时间短。ACh 本身虽无临床实用价值，但因其作为内源性神经递质和本类药物的代表，具有非常重要的生理功能，常作为药理实验工具药使用。

1. M 样作用　静脉注射小剂量 ACh，主要激动 M 受体，产生与兴奋胆碱能神经节后纤维相似的作用。

（1）心血管系统：①对心脏功能的影响。减慢心率，产生负性频率作用（negative chronotropic effect）；抑制传导，产生负性传导作用（negative dromotropic effect）；减弱心肌收缩力，产生负性肌力作用（negative inotropic effect）。ACh 的负性频率作用与其抑制 Ca^{2+} 内流、促进 K^{+} 外流而引起窦房结舒张期超极化，延缓自动去极化速度有关。ACh 的负性传导作用与其延长房室结与浦肯野纤维的不应期有关。ACh 的负性肌力作用主要是间接通过副交感神经对交感神经末梢的异向抑制（heterotropic inhibition），即与交感神经末梢相连的副交感神经末梢释放 ACh 激动交感神经末梢突触前膜 M_1 受体，抑制 NA 释放，使心肌细胞 Ca^{2+} 内流减少，心肌对儿茶酚胺的敏感性降低，心肌收缩力减弱。②对血管与血压的影响。虽然缺乏副交感神经支配血管的证据，但 ACh 本身具有血管舒张作用。该作用可能与其激动血管内皮细胞上 M_3 受体，释放内皮细胞源性血管舒张因子（endothelium-derived relaxing factor，EDRF）如 NO 有关，NO 扩散至邻近的平滑肌细胞，舒张血管；另外，ACh 通过激动交感神经末梢突触前膜 M_1 受体，使 NA 释放减少，减少血管收缩，从而间接参与血管舒张。如果在注射 ACh 前，先给予阿托品阻断 M 受体，则由于 N 受体的激动作用，交感神经兴奋和肾上腺髓质释放肾上腺素增加而导致血压升高。小剂量 ACh（5～50 μg/kg）静脉注射，可产生一过性血压下降，并同时产生一过性的反射性心动过速。大剂量 ACh（500 μg/kg）可升高血压并反射性引起心率和房室传导减慢，其大剂量升高血压的作用与兴奋交感神经末梢及激动肾上腺髓质 N_N 受体促进儿茶酚胺释放有关。

（2）平滑肌：ACh 激动胃肠道平滑肌、膀胱逼尿肌、支气管平滑肌 M_3 受体，引起平滑肌收缩；ACh 激动胃肠道与膀胱括约肌 M_2 受体，产生舒张作用。ACh 作用强度与组织的敏感性和剂量正性相关。迷走神经释放的 ACh 可明显兴奋胃肠道平滑肌，使收缩幅度和张力均明显增加，促进腺体分泌，出现恶心、呕吐、嗳气、小肠痉挛和排便等症状；但外源性 ACh 由于迅速被血浆丁酰胆碱酯酶水解而难以抵达效应器官发挥作用。ACh 可增强泌尿道平滑肌的蠕动，使膀胱逼尿肌收缩，膀胱最大自主排空压力增加，降低膀胱容积，同时松弛膀胱三角区和外括约肌，使膀胱排空。

（3）腺体：ACh 激动副交感神经支配的所有腺体，如泪腺、气管和支气管腺体、唾液腺、消化道腺体及交感神经支配的汗腺的 M_3 受体，使分泌增加。

（4）眼：应用 ACh 局部滴眼，可激动瞳孔括约肌 M_3 受体，收缩瞳孔括约肌，引起瞳孔缩小、眼内压降低；另外，可激动睫状肌 M_3 受体，引起睫状肌收缩（调节近视）、调节痉挛。

2. N 样作用 大剂量 ACh 除激动 M 受体外，也激动神经节上的 N_N 受体、运动神经终板上的 N_M 受体及肾上腺髓质嗜铬细胞的 N_N 受体。①兴奋自主神经节 N_N 受体，使节后胆碱能神经和去甲肾上腺素能神经同时兴奋，其结果较复杂：胃肠道、膀胱平滑肌和腺体是以胆碱能神经支配占优势，N_N 受体兴奋的结果呈现 M 样作用，即胃肠道、膀胱等器官平滑肌兴奋，腺体分泌增加；心肌和小血管则以去甲肾上腺素能神经支配占优势，N_N 受体兴奋的结果是促进 NA 释放，使小血管收缩，血压升高。②兴奋肾上腺髓质嗜铬细胞的 N_N 受体，引起肾上腺素释放，使血压升高。③激动运动神经终板上的 N_M 受体，引起骨骼肌收缩。④激动中枢 N 受体与疼痛、学习、记忆等功能有关。

醋甲胆碱

醋甲胆碱（methacholine）又称乙酰甲胆碱（mecholyl），属于人工合成的胆碱酯类季铵化合物，口服不易吸收，也不易透过血脑屏障。醋甲胆碱的甲基基团增强了对 AChE 水解作用的抵抗力，故 AChE 水解醋甲胆碱速度比水解 ACh 慢，因此，作用时间较 ACh 长。对 M 受体的选择性较 ACh 高，因而对心血管系统作用显著，还有微弱 N 样作用。

临床上用于诊断支气管高敏性或口腔黏膜干燥症。禁用于支气管哮喘、冠状动脉缺血和消化性溃疡患者，因醋甲胆碱可加重这些疾病的症状。

卡巴胆碱

卡巴胆碱（carbamylcholine）又称卡巴可（carbachol），属于人工合成的胆碱酯类季铵化合物，化学性质稳定，口服吸收差，不易透过血脑屏障。卡巴胆碱选择性差，可直接激动 M 和 N 受体。不易被 AChE 代谢，作用时间长，局部用药作用可持续 4～8 h。由于不良反应较多，阿托品对其解毒作用差，限制了其在全身的应用，目前主要用于局部滴眼治疗青光眼，机制为促进房水回流，降低眼内压；还用于白内障晶体置换术后缩瞳，以避免强光刺激；也用于手术后或排尿机制异常造成的膀胱尿潴留。禁忌证同醋甲胆碱。

第二节 M 受体激动药

M 受体激动药主要是通过兴奋 M 受体而发挥作用。

毛果芸香碱

毛果芸香碱（pilocarpine）又称匹鲁卡品，是从南美洲灌木毛果芸香（*Pilocarpus jaborandi*）植物的叶子中提取的生物碱，为叔铵类化合物，其水溶液稳定，现已能人工合成。1630 年，科学家发现人们经常利用毛果芸香属植物促进出汗、唾液分泌及排尿来对抗感冒及某些毒物中毒。1873 年首次在毛果芸香属植物中提纯了毛果芸香碱，并发现该类植物中起促进唾液分泌、降低眼内压的有效成分是毛果芸香碱。

【体内过程】 滴眼后易透过角膜，1% 溶液滴眼，10～30 min 后可开始缩瞳，持续 4～8 h。降低眼内压作用数分钟即可起效，达峰时间为 75 min 左右，持续 4～8 h。调节痉挛作用可维持 2 h。

【药理作用】 毛果芸香碱可选择性激动胆碱能神经节后纤维所支配效应器上的 M 受体，产生 M 样作用，对眼和腺体的作用最强。

1. 对眼的作用 滴眼引起缩瞳、降低眼内压和调节痉挛等作用（图 2-6-1、图 2-6-2）。

（1）缩瞳：虹膜平滑肌分为如下两种。一种是瞳孔括约肌，呈环状绕瞳孔排列，受胆碱能动眼神经支配，激动瞳孔括约肌 M 受体缩小瞳孔；另一种是瞳孔开大肌，呈放射状，受去甲肾上腺素能神经支配，激动其 α 受体使瞳孔开大肌向外周收缩，瞳孔扩大。毛果芸香碱可激动瞳孔括约肌上的 M 受体，使瞳孔括约肌收缩，导致瞳孔缩小。

（2）降低眼内压：眼内压由房水正常循环维持。房水由睫状体上皮细胞分泌及血管渗出而产生，经虹膜流入前房，通过前房角间隙，经小梁网（滤帘）流入巩膜静脉窦而进入血液循环。毛果芸香碱可通过缩瞳作用使虹膜向瞳孔中心拉紧，致使虹膜根部变薄，前房角间隙扩大，房水易于通过巩膜静脉窦而进入血液循环，降低眼内压。

（3）调节痉挛：使晶状体聚焦、物体成像于视网膜上，适合于看清物体的过程称为调节。眼的调节主要取决于晶状体的曲度变化。晶状体曲度受晶状体本身弹性与悬韧带的紧张度调节，悬韧带的紧张度受睫状肌调节。睫状肌由环状和辐射状两种平滑肌纤维组成，其中以动眼神经支配的环状肌纤维为主。视远物时，睫状肌处于松弛状态，悬韧带保持一定紧张度，使晶状体相对扁平；视近物时，可反射引起睫状肌收缩，悬韧带松弛，晶状体由于自身的弹性而变凸，屈光度增加，视近物清楚。毛果芸香碱激动睫状肌环形纤维上 M 受体，使睫状肌向虹膜中心方向收缩，悬韧带松弛，晶状体变凸，屈光度增加，使远物不能聚焦成像于视网膜上，因此模糊不清，此时，只适合于视特定近距离的物体，这种作用称为调节痉挛。

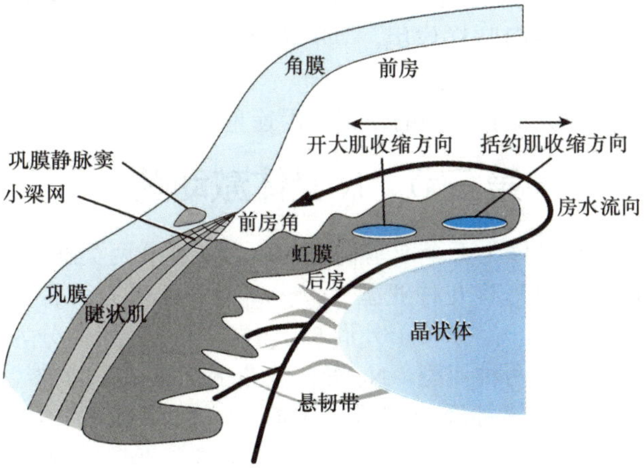

图 2-6-1　房水出路：箭头表示房水回流方向

2. 对腺体的作用 毛果芸香碱可激动腺体的 M 受体，使腺体分泌增加，以汗腺和唾液腺分泌增加最为明显（皮下注射 10～15 mg），也增加泪腺、胃腺、胰腺、小肠腺体和呼吸道黏膜的分泌。

3. 其他系统

（1）平滑肌：兴奋肠道，使肠道平滑肌张力和蠕动加强；兴奋支气管平滑肌，诱发哮喘；兴奋子宫、膀胱、胆囊及胆道平滑肌。

（2）心血管系统：静脉注射（0.1 mg/kg）可引起心率和血压短暂下降，主要是激动心脏与血管 M 受体所致。

【临床应用】 主要用于眼科，还可用于抗胆碱药阿托品中毒的解救。

1. 青光眼 青光眼患者以进行性视神经乳头凹陷及视力减退为主要病变特征，主要与病理性眼内压升高有关，可引起头痛、视力减退甚至失明。青光眼可分为闭角型与开角型两类。闭角型为急性或慢性充血性青光眼，以前房角狭窄，房水回流障碍，眼内压升高为特征；开角型青光眼主要是由于小梁网及巩膜静脉窦发生变性或硬化，阻碍房水循环，引起眼内压增高。治疗青光眼主要有两种方式，即促进房水循环或减少房水产生。低浓度的毛果芸香

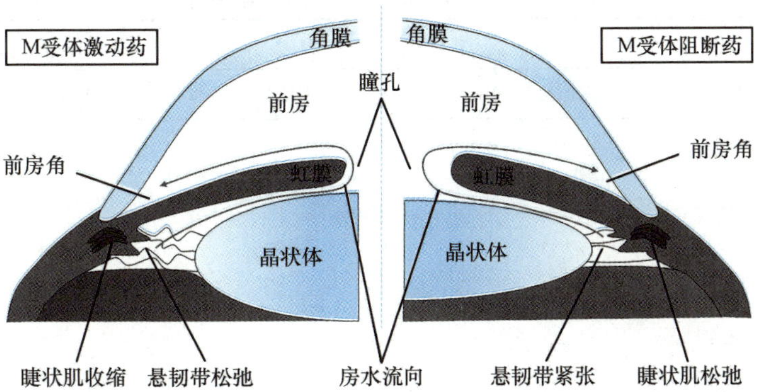

图 2-6-2　胆碱受体激动药与阻断药对眼的作用

M 受体激动药作用于虹膜内括约肌，使瞳孔缩小，眼内压降低；作用于睫状肌中的环状肌，调节痉挛，不能聚焦看清远物。M 受体阻断药的作用恰好与 M 受体激动药相反，即瞳孔扩大、眼内压升高，调节麻痹，不能聚焦看清近物

碱（≤2%）使前房角间隙扩大，房水易进入血液循环，导致眼内压降低，从而缓解或消除青光眼的各种症状，适用于闭角型青光眼。但高浓度的毛果芸香碱可使青光眼症状加重。毛果芸香碱对开角型青光眼也有一定疗效，可能是由于此药扩张巩膜静脉窦周围的小血管及收缩睫状肌后，使小梁网结构变化而导致眼内压降低。

对于紧急状况下的闭角型及开角型青光眼，毛果芸香碱是首选药。

2. 口腔干燥 口服可用于头颈部放射治疗后的口腔、喉咙及咽干燥，同时汗腺分泌明显增加。

3. 阿托品类药物中毒 注射液可用于阿托品类药物中毒治疗。

4. 老花眼 微量眼用制剂可用于治疗成人老花眼，改善患者近视力。

【不良反应】 滴眼时应压迫内眦，避免药液经鼻泪管流入鼻腔吸收，产生不良反应。全身给药吸收入血后引起汗腺分泌增加是最常见的不良反应，可补充足量的水以避免脱水。其他不良反应包括流涎、哮喘、恶心、呕吐、腹泻、头痛等症状。大剂量可导致由于副交感神经过度兴奋所引起的呼吸困难，可给予足量阿托品并采用对症和支持疗法，如维持血压和人工呼吸等。

氯贝胆碱

氯贝胆碱（bethanechol chloride）又称氨甲酰甲胆碱（carbamylmethylcholine），属于胆碱酯类，不易透过血脑屏障，化学性质稳定，能耐受胆碱酯酶及非特异性胆碱酯酶，口服有效。氯贝胆碱选择性作用于M受体，无N受体激动作用，对胃肠道和膀胱平滑肌作用明显，对心血管几乎无作用，可用于手术后或产后的腹气胀、尿潴留及胃肠张力缺乏症、胃潴留等治疗，也可用于口腔黏膜干燥症。不良反应可见脸红、出汗、嗳气、腹部痉挛性疼痛、膀胱紧张感、眼调节痉挛、头痛和流涎等，禁忌证同醋甲胆碱。

毒蕈碱

许多蕈类含有毒蕈碱（muscarine），其中，丝盖伞菌属（*Inocybe*）和杯伞菌属（*Clitocybe*）中含量较高。毒蕈碱于1869年首次被纯化，是第一个被研究的拟胆碱药。属于季铵化合物，难以透过血脑屏障，因此无中枢作用。毒蕈碱与M受体结合，产生M样作用，过量毒蕈碱可导致严重的外周拟胆碱样作用。毒蕈碱最初从捕蝇蕈中分离提取，但在捕蝇蕈中含量很低（约0.003%），因而人食用捕蝇蕈后并不引起毒蕈碱中毒，但在食用丝盖伞菌属和杯伞菌属后，可在30～60 min内出现毒蕈碱中毒症状，表现为流涎、流泪、恶心、呕吐、头痛、视觉障碍、腹部绞痛、腹泻、心动过缓、血压下降、支气管痉挛、惊厥、心脏衰竭及休克。毒蕈碱中毒除采用支持疗法外，可肌内注射阿托品1～2 mg，每30 min一次，可迅速缓解症状。本药虽不作为治疗性药物，但具有重要药理学及毒理学意义。

占诺美林

占诺美林（xanomeline）易透过血脑屏障，对M_1受体有较强的亲和力，是选择性M_1受体激动药，对M_4受体有一定激动作用。近年来，正在进行有关占诺美林治疗AD的临床试验。占诺美林在中脑边缘系统有抗多巴胺样作用，具有潜在治疗精神失常的可能性。

部分拟胆碱药的作用与用途见表2-6-1。

第三节 N受体激动药

N受体由五个亚基构成，分为α和β两类亚基；其中α亚基有九种亚型（α_2～α_{10}），β亚基有三种亚型（β_2～β_4），分布于外周与中枢。外周N受体分为N_N和N_M两种亚型。N_N受体分布于交感神经的神经节、副交感神经节和肾上腺髓质。激动N_N受体不

表2-6-1 部分拟胆碱药的作用与用途

药物	对AChE的敏感性	M样作用					N样作用	用途
		心血管 M_2，M_3	胃肠道 M_3，M_2	膀胱 M_3，M_2	眼 M_3	中枢神经系统 *M_1		
ACh	+++	++	++	++	+	–	++	实验工具药
醋甲胆碱	+	+++	++	++	+	–	+	支气管高敏性诊断
卡巴胆碱	–	+	+++	+++	++	–	+++	尿潴留、青光眼
氯贝胆碱	–	±	+++	+++	++	–	–	术后腹气胀、尿潴留等
毒蕈碱	–	++	+++	+++	++	–	–	毒理学相关研究
毛果芸香碱	–	+	+++	+++	++	–	–	青光眼，虹膜炎
占诺美林						+++		AD

*胆碱酯类皆为季铵化合物，不易透过血脑屏障；毛果芸香碱可透过血脑屏障，但未发现其治疗作用；占诺美林选择性作用于中枢M_1受体

仅兴奋交感神经和副交感神经，同时也激动肾上腺髓质嗜铬细胞的 N_N 受体，促使 NA 与肾上腺素释放（详见 ACh 的 N 样作用）。N_M 受体分布于神经骨骼肌终板，激动 N_M 受体使骨骼肌收缩。

一、烟　碱

烟碱（nicotine）是自烟草（tobacco）中提取的一种油状生物碱，可激动 N_N 和 N_M 受体，以激动 N_N 受体为主，能作用于多种神经效应器和化学感受器。烟碱虽然被称为激动药，然而，烟碱在实际上究竟呈现为激动药还是功能性拮抗药（functional antagonist），取决于以下因素，如剂量、作用时间及受体的亲和状态。例如，小剂量烟碱主要激动 N_N 受体产生兴奋作用，如吸烟产生提神及依赖性；大剂量烟碱先短暂激动 N 受体，继而转为阻断作用。由于烟碱作用广泛、复杂，故无临床实用价值，仅有毒理学意义。

二、中枢 N 受体的部分激动药

瓦伦尼克林（varenicline）是中枢 N 受体亚型 $\alpha_4\beta_2$ 的部分激动药，是一种以胱氨酸为基础的戒烟治疗药物，可减弱机体对尼古丁的需求。$\alpha_4\beta_2$ 受体被认为是参与尼古丁成瘾的主要 N 受体亚型，瓦伦尼克林与 $\alpha_4\beta_2$ 受体的结合可阻断尼古丁奖赏效应的产生，由于其部分激动药活性，还可缓解戒断症状。瓦伦尼克林也是 N 受体中 $\alpha_3\beta_2$ 和 $\alpha_6\beta_2$ 亚型的部分激动药，是 α_7 亚型的完全激动药。临床试验表明，口服瓦伦尼克林 7 周，有半数吸烟者达到戒烟效果，比安慰剂、尼古丁贴片或安非他酮更有效。

（西安交通大学　陈莉娜）

第七章　抗胆碱酯酶药和胆碱酯酶复活药

- Both reversible and irreversible inhibitors of cholinesterase produce their muscarinic and nicotinic effects by binding to cholinesterase and inhibiting their activity for hydrolyzing ACh, resulting in an indirect increase in ACh in synapse.
- Neostigmine, a representative drug of reversible inhibitor of cholinesterase, mimics the effects of stimulation of the parasympathetic nervous system by inhibiting the activities of cholinesterase, which breaks down. ACh at autonomic ganglia (N_N receptor), parasympathetic nerve endings (M receptor), and motor end-plate (N_M receptor). Neostigmine increases contraction of gastrointestinal smooth muscle and secretion of glands, inhibits cardiac function, contracts the pupils, decreases intraocular pressure, and triggers contraction of skeletal muscle. Neostigmine is used for myasthenia gravis, urinary retention, and curare-like drug toxicity.
- Organophosphates share a common mechanism of toxicity via "irreversible" inhibition of the activity of cholinesterase by forming covalent chemical bonds via phosphorylation and inhibition of acetylcholinesterase. Symptoms of organophosphate intoxication include muscarinic and nicotinic effects. Muscarinic receptor antagonist atropine and cholinesterase regenerator pralidoxime are used concurrently in the treatment of organophosphate intoxication in most situations.

第一节　胆 碱 酯 酶

胆碱酯酶分为真性胆碱酯酶和假性胆碱酯酶。真性胆碱酯酶亦称为AChE，主要存在于胆碱能神经元、神经肌肉接头、红细胞等组织中，特异性水解ACh，活性高、作用强。假性胆碱酯酶（pseudocholinesterase）亦称丁酰胆碱酯酶（butyrylcholinesterase，BChE）对ACh特异性较低，可水解其他酯类，如琥珀胆碱，主要存在于血浆、肝、肾、肠等组织。BChE由肝脏合成，可作为评价肝细胞合成功能的辅助指标之一。AChE分子表面活性中心有两个可与ACh结合的部位，即带负电荷的阴离子部位与酯解部位。前者含有一个谷氨酸残基，后者含有一个由丝氨酸羟基构成的酸性作用点和一个由组氨酸咪唑环构成的碱性作用点，它们通过氢键结合，增强丝氨酸羟基的亲和性，使之较易与ACh结合。AChE水解ACh的过程可分为三步：①AChE的阴离子部位通过静电引力与ACh分子中的季铵阳离子部位结合，同时AChE酯解部位丝氨酸的羟基与ACh的羰基碳以共价键结合，形成ACh-AChE复合物；②ACh酯键断裂，生成胆碱和乙酰化胆碱酯酶；③乙酰化胆碱酯酶迅速水解，释放出乙酸，AChE活性恢复（图2-7-1）。AChE活性极高，一个酶分子可在1 min内催化水解6×10^{5}个ACh分子。

根据抗胆碱酯酶药与AChE结合后水解速度的快慢，可将其分为两类：一类是易逆性抗胆碱酯酶药，与胆碱酯酶结合后，酶活性易恢复，如新斯的明和毒扁豆碱等；另一类为难逆性抗胆碱酯酶药，与胆碱酯酶结合后，酶活性难恢复，如有机磷酸酯类。

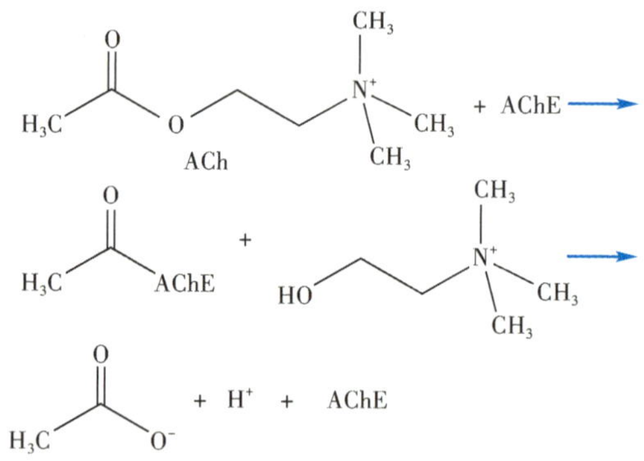

图2-7-1　AChE对ACh的作用

第二节　易逆性抗胆碱酯酶药

易逆性抗胆碱酯酶药与ACh竞争AChE的结合部位，由于其结合相对较牢固，水解较慢，可使AChE活性暂时消失，但酶失活较难逆性抗胆碱酯酶药时间短，使胆碱能神经末梢释放的ACh水解减慢而积聚，产生M样和N样作用（图2-7-2）。

新 斯 的 明

新斯的明（neostigmine）又称普洛斯的明（prostigmine），为人工合成的季铵类化合物。

【体内过程】 脂溶性低，口服吸收少而不规则，不易透过血脑屏障。既可被血浆AChE水解，亦可

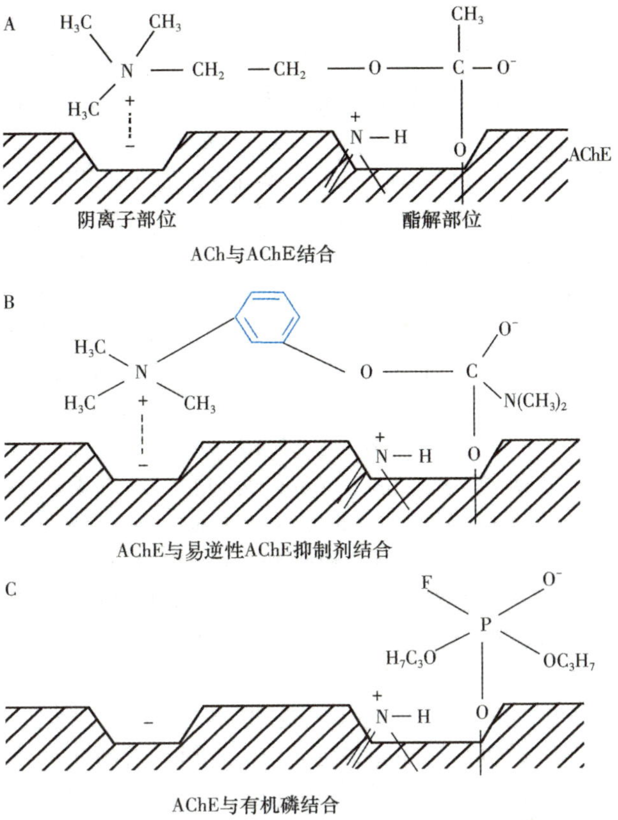

图 2-7-2　ACh、易逆性抗胆碱酯酶药及难逆性抗胆碱酯酶药（有机磷）与 AChE 结合示意图

A. ACh 与 AChE 结合形成乙酰化 AChE，然后迅速被水解为乙酸，AChE 重新恢复活性；B. 易逆性抗胆碱酯酶药与 AChE 结合，形成氨基甲酰化 AChE，较乙酰化 AChE 水解速度慢，AChE 活性恢复较慢，因此，易逆性抗胆碱酯酶药作用时间较长；C. 有机磷与 AChE 形成难以水解的磷酰化 AChE，如果不及时解救，则 AChE 发生"老化"，AChE 复活药也无法使酶复活

在肝脏代谢，80% 可在 24 h 内经肾排泄。滴眼时不易透过角膜进入前房，故对眼的作用较弱。

【药理作用】 新斯的明以可逆及竞争的方式与 AChE 结合，抑制 AChE 对 ACh 的水解，产生 M 样和 N 样作用。其 M 样作用特点为对胃肠道和膀胱平滑肌的兴奋作用较强；对心血管、腺体、眼和支气管平滑肌的作用较弱。N 样作用特点为对骨骼肌的兴奋作用最强，作用机制：①抑制 AChE 活性，使 ACh 水解减慢、作用时间延长；②直接激动骨骼肌运动终板 N_M 受体；③促进运动神经末梢 ACh 释放。

【临床应用】

1. 重症肌无力（myasthenia gravis） 重症肌无力是一种神经肌肉接头传递功能障碍的自身免疫性疾病。多数患者血清存在抗 N_M 受体的抗体，导致 N_M 受体受损，使运动终板 ACh 受体数目减少，妨碍 ACh 与受体结合，因而发生神经肌肉传递功能障碍，出现骨骼肌进行性肌无力，表现为眼睑下垂、肢体无力、咀嚼和吞咽困难等症状，严重者可致呼吸困难。新斯的明可直接或间接地激动 N_M 受体，缓解重症肌无力的症状，但应避免过度用药，以免导致持久去极化，反而加重神经肌肉传递功能障碍，导致"胆碱能危象"（cholinergic crisis）；此时应停用新斯的明，改用阿托品和 AChE 复活药如碘解磷定等。

2. 术后腹气胀和尿潴留 兴奋胃肠道平滑肌及膀胱逼尿肌，促进排气和排尿。但禁用于肠梗阻、泌尿道梗阻、腹膜炎、大肠坏死或由炎症性疾病导致大肠功能障碍的患者。

3. 阵发性室上性心动过速 通过其拟胆碱作用，使心率减慢。心律失常、心率减慢、血压下降、迷走神经张力升高和癫痫、甲亢、PD 等患者应慎用本品。与 β 受体阻断药合用可使患者心率减慢及血压下降。

4. 肌松药过量中毒 可用于非去极化型肌松药如筒箭毒碱过量时的解救。不宜与去极化型肌松药合用，在环丙烷或氟烷麻醉过程中也不宜合用本品。与具有神经肌肉阻滞作用的氨基糖苷类抗生素合用时，后者可对抗前者作用。此外，某些能干扰神经肌肉传递的药物如奎尼丁可减弱新斯的明作用，不宜合用。

【不良反应】 主要与胆碱能神经过度兴奋有关。治疗量副作用较少，过量可产生恶心、呕吐、腹痛及腹泻。对于重症肌无力患者，如药物过量可导致"胆碱能危象"，表现为大量出汗、大小便失禁、瞳孔缩小、睫状肌痉挛、前额疼痛、心动过缓和心律失常等，亦可见低血压、肌痉挛、肌无力、肌麻痹、进行性肌无力、胸腔紧缩感及支气管平滑肌痉挛引起呼吸困难。使骨骼肌持久去极化，加重肌无力症状。

毒扁豆碱

毒扁豆碱（physostigmine）是从西非产毒扁豆（*Physostigma venenosum*）种子中提取的生物碱，属叔铵类化合物，现已能人工合成。

【体内过程】 毒扁豆碱为叔胺类化合物，脂溶性较高。口服、注射和黏膜给药均易吸收，也易透过血脑屏障。主要由血浆 AChE 水解灭活。皮下注射 2 mg 后，大部分药物可在 2 h 内被灭活。

【药理作用】 外周作用与新斯的明相似，但较强，而无直接兴奋 M、N 受体作用。可进入中枢，故对外周和中枢都有较强作用。

1. 眼睛 对眼的作用与毛果芸香碱相似，但作用强而持久。滴眼后 5 min 出现瞳孔缩小，眼内压降低，1～2 h 作用达高峰，作用可维持 1～2 天；也可致睫状肌收缩，视物调节于近视，即为调节痉挛作用。

2. 吸收作用 吸收后在外周可产生类似 ACh 的 M 样及 N 样作用，如兴奋平滑肌，促进腺体分泌、激动交感神经节、激动肾上腺髓质 N_N 受体促进儿茶酚胺释放，以及激动骨骼肌 N_M 受体引起肌束颤动。对中枢作用表现为先兴奋后抑制，中毒时可引起呼吸麻痹。

【临床应用】

1. 青光眼 由于毒扁豆碱对睫状肌收缩作用较强，用药后常引起睫状肌痉挛，可致头痛、眼痛及视物模糊等不良反应。用于青光眼治疗，毛果芸香碱效果更好。本品可单用或与毛果芸香碱合用，先用本品滴眼数次，后改用毛果芸香碱维持疗效。

2. 抗胆碱药中毒 常用于阿托品等抗胆碱药中毒的解救，可用本品静脉注射或肌内注射。利用毒扁豆碱可穿透血脑屏障的优点，治疗具有中枢抗胆碱作用的药物中毒，如三环类抗抑郁药、抗组胺药、镇吐药、某些抗 PD 药及吩噻嗪类抗精神失常药。

【不良反应】 可透过血脑屏障，全身毒性反应较新斯的明严重，大剂量时可出现惊厥、心动过缓、骨骼肌麻痹等症状，中毒时可致呼吸麻痹。由于选择性低、毒性大，除用于治疗阿托品类药物中毒外，一般不作全身应用。

加兰他敏

加兰他敏（galantamine）是从石蒜属植物中提取的生物碱。

【体内过程】 口服吸收良好，生物利用度为80%～100%。$t_{1/2}$ 约为 7 h，主要在肝脏代谢。

【药理作用】 为第二代 AChE 抑制药，可逆性抑制 AChE，作用与新斯的明类似，可改善神经肌肉接头传递。可透过血脑屏障，抑制中枢突触间隙的 AChE 活性，减少 ACh 的分解，还可激动脑内 N 受体，改善记忆及认知功能。

【临床应用】 AD 的认知功能障碍与脑内胆碱能神经功能低下有关，加兰他敏可用于轻、中度 AD 的治疗。也可用于重症肌无力及脊髓灰质炎后遗症的治疗。

利斯的明

利斯的明（rivastigmine）又称卡巴拉汀，可逆性抑制 AChE 与 BChE 活性，改善 AD 及 PD 的认知与行为障碍，但作用机制尚不清楚。临床用于治疗轻、中度 AD。

吡斯的明

吡斯的明（pyridostigmine）又称吡啶斯的明，为人工合成的季铵化合物，作用机制同新斯的明，但起效缓慢，作用较弱，作用时间较长。主要用于治疗重症肌无力，也用于术后腹气胀、尿潴留及严重便秘。不良反应较少，很少引起胆碱能危象。禁忌证同新斯的明。

依酚氯铵

依酚氯铵（edrophonium chloride）吸收较快，但维持时间短，10～20 min 后作用消失，为超短时抗 AChE 药。作用机制同新斯的明，抗 AChE 作用较弱，但对骨骼肌仍有较强作用。可用于诊断重症肌无力，但不作为治疗用药；还可用于肌无力危象（myasthenic crisis）与胆碱能危象（cholinergic crisis）的鉴别诊断。肌无力危象患者不能产生足够的神经肌肉兴奋，依酚氯铵可增强肌无力危象患者骨骼肌的收缩；胆碱能危象患者存在过多的神经肌肉刺激，而导致骨骼肌松弛，依酚氯铵反而使胆碱能危象患者肌肉松弛加剧。不良反应与新斯的明类似。

安贝氯铵

安贝氯铵（ambenonium chloride）是双季铵类化合物，作用机制与新斯的明相似，作用可持续4～8 h。主要用于不能耐受新斯的明、吡斯的明的重症肌无力患者。不良反应同新斯的明，M 样副作用较少，过量可引起“胆碱能危象”，可用阿托品对抗。

石杉碱甲

石杉碱甲（huperzine A）是石杉科石杉属植物中提取的生物碱，具有增强记忆巩固的作用。作用特点与新斯的明相似，选择性抑制 AChE，易透过血脑屏障，兼具中枢及外周作用。作用时间长，从胃肠道吸收良好，安全指数大，稳定性好。对 AChE 的抑制强度：石杉碱甲＞毒扁豆碱＞新斯的明＞加兰他敏。主要用于治疗 AD 和单纯记忆障碍。

地美溴铵

地美溴铵（demecarium bromide）作用时间较长，主要用于无晶状体畸形、开角型青光眼治疗。滴眼后 15～60 min 可见瞳孔缩小，可持续一周或更长时间。

第三节 难逆性抗胆碱酯酶药

有机磷酸酯类（organophosphates）（简称有机磷）又称难逆性 AChE 抑制药。按其用途可分为两类：①杀虫剂类，如乐果（rogor）、美曲膦酯（metrifonate，又称敌百虫，dipterex）、敌敌畏（dichlorvos，DDVP）、内吸磷（systox，1059）等；②战争毒剂类，如塔崩（tabun）、沙林（sarin）及梭曼（soman）等。

本类药物对人畜均有毒性，临床用药价值不大，主要为毒理学意义。有机磷农药中毒的途径包括通过皮肤吸收、喷洒气雾由呼吸道吸入及误服者由消化道吸收。职业性中毒常见经皮肤吸收或呼吸道吸入，非职业性中毒则大多由口服摄入。杀虫剂中毒为临床较常见的问题之一。

【化学结构】 有机磷的基本化学结构如图：R 和 R′ 多是烷基，如 CH_3、C_2H_5、C_3H_7 等；O 一般是氧或硫；X 是烷氧基、烷硫基或卤素等。

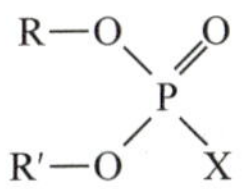

【理化特性与体内过程】 有机磷农药大多呈油状或结晶状，有蒜臭味。一般不溶于水，易溶于有机溶剂，对光、热、氧均较稳定，遇碱易分解破坏，但美曲膦酯遇碱可转变为毒性较大的敌敌畏。有机磷酸酯类可通过皮肤、呼吸道及消化道吸收，吸收后可分布全身，以肝脏含量最高，脑内含量取决于其穿透血脑屏障的能力。主要经肝脏进行代谢，其中氧化使毒性增强（如对硫磷氧化为对氧磷），水解可使毒性降低，氧化及水解产物与葡萄糖醛酸或硫酸结合后，经肾排出。

有机磷酸酯类中毒后，因洗胃、导泻不彻底而致残余毒物在胃肠道继续被吸收，或肝内氧化产物毒性增强，均可导致中毒症状反跳。

【中毒机制】 有机磷酸酯类的作用机制与易逆性抗胆碱酯酶药相似，但与胆碱酯酶的结合更为牢固。其磷原子以共价键与胆碱酯酶酯解部位丝氨酸上的羟基结合，生成难水解的磷酰化胆碱酯酶，使 AChE 失去水解 ACh 的能力，ACh 浓度升高，引起中毒。若不及时抢救，酶将“老化”。“老化”可能是由于磷酰化胆碱酯酶的磷酰化基团上的一个烷基或烷氧基断裂，生成更加稳定的单烷氧基磷酰化胆碱酯酶。胆碱酯酶复活药应在 24 h 内应用，否则即使再用，也难以恢复酶活性。机体水解 ACh 的能力须待几周后新生的 AChE 出现，才能恢复。因此，一旦发生中毒，应立即进行抢救。

【急性中毒】 有机磷酸酯类中毒时，ACh 在体内大量堆积。由于 ACh 的作用极其广泛，中毒症状表现多样化，且其中毒症状与中毒程度有关。轻度中毒以 M 样症状为主；中度中毒可同时有 M 样和 N 样症状；重度中毒除外周 M 样和 N 样症状外，还可出现中枢神经系统症状。经皮肤吸收，一般在接触 2～6 天出现中毒症状；经消化道中毒在 10 min～2 h 内出现症状。急性有机磷酸酯类中毒死亡可发生在 5 min～24 h 内，取决于进入体内的毒物种类、剂量、途径等因素，死亡的主要原因为呼吸衰竭及继发性心血管功能障碍。

1. M 样症状 有机磷酸酯类进入体内，可使 ACh 水解减少，兴奋副交感神经末梢 M 受体，产生类似 M 样作用，主要包括如下：①腺体分泌增加，表现为多汗、流泪、流涕、流涎、口吐白沫、呼吸道分泌物增加及肺部湿啰音等症状；②胃肠道平滑肌收缩，表现为恶心、呕吐、腹痛及水样腹泻；③虹膜括约肌及睫状肌收缩，表现为瞳孔缩小、视物模糊及眼痛；④呼吸道平滑肌收缩，表现为胸闷、气急、呼吸困难，严重者可出现肺水肿；⑤膀胱括约肌松弛，表现为小便失禁；⑥心血管抑制，表现为心率减慢、血压下降。

2. N 样症状 通过抑制 AChE，导致大量 ACh 作用于 N 受体产生以下作用。①作用于骨骼肌神经肌肉接头 N_M 受体，使面、眼睑、舌、四肢和全身骨骼肌发生肌纤维颤动，患者常有全身紧束和压迫感。随着中毒时间延长，N_M 受体持续去极化，进而发生肌力减退和瘫痪，可导致呼吸肌麻痹引起周围性呼吸衰竭。②作用于神经节 N_N 受体同时激活副交感、交感神经，作用于肾上腺髓质 N_N 受体促使儿茶酚胺释放；由于平滑肌、腺体、瞳孔以副交感神经支配为主，激动 N_N 受体表现为 M 样作用，即平滑肌收缩、腺体分泌及瞳孔缩小；心脏、血管以交感神经支配为主，激动 N_N 受体，表现为心率加快，血管平滑肌收缩导致血压升高。血压与心率的实际变化与 M 受体、N 受体的相对激活程度相关。小剂量轻度中毒时，主要表现为 M 样作用，表现为心率减慢，血压下降；大剂量时则表现为心率加快，血压上升。

3. 中枢神经系统症状 脂溶性高的毒物可透过血脑屏障，引起头晕、头痛、疲乏、共济失调、烦躁不安、意识模糊及震颤等，进而转变为昏迷。

【迟发性神经毒性】 迟发性神经毒性（delayed neurotoxicity）是由部分含氟有机磷造成的神经毒性。一次性接触或多次接触含氟有机磷数天至几周后，可产生感觉迟钝、肌肉抽搐、运动失调等症状。与 AChE 活性的抑制无直接关系，完全恢复可能需要数年时间。严重者可导致死亡，通常由于呼吸中枢抑制、呼吸肌麻痹、呼吸道分泌过多导致呼吸不畅等因素所致。

第四节　胆碱酯酶复活药

胆碱酯酶复活药是一类能使失活的 AChE 恢复活性的药物。常用的药物有碘解磷定和氯解磷定等，均为肟类（oxime）化合物。

解磷定恢复 AChE 活性的机制如下：解磷定分子中吡啶环的氮带正电荷，能与磷酰化 AChE 阴离子部位以静电引力相结合，进而其肟基（═N—OH）与磷酰化 AChE 的磷结合，使 AChE 游离出来，恢复其水解 ACh 的活性。此外，解磷定可与体内游离的有机磷酸酯类直接结合，形成无毒的磷酰化解磷定，从而防止游离的毒物进一步抑制 AChE 活性（图 2-7-3）。

胆碱酯酶复活药对解除 N 样作用较为明显，但对各种有机磷中毒的疗效并不完全相同。如果超过最佳剂量，解磷定也可与胆碱酯酶结合，产生类似于有机磷中毒样作用，但这种结合是可逆的。因此，

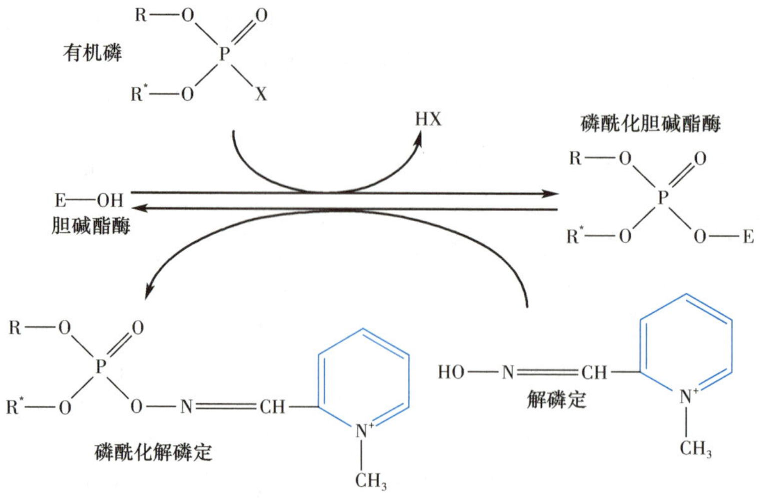

图 2-7-3　解磷定的作用机制

有机磷与胆碱酯酶结合形成磷酰化胆碱酯酶；使用解磷定后，解磷定与有机磷形成磷酰化解磷定，使胆碱酯酶游离而复活

应注意解磷定的用量不可过大。

当合用解磷定与阿托品解救有机磷中毒时，患者更易出现阿托品化（atropinization），即瞳孔扩大、皮肤干燥、颜面潮红、肺部啰音逐渐减少和消失，以及心率加快等症状，可作为阿托品足量的指标。由于阿托品过量引起的某些症状与有机磷酸酯类的中毒症状类似，因此应注意观察，避免过量应用阿托品而产生阿托品中毒。

氯 解 磷 定

氯解磷定（pralidoxime chloride，PAM-Cl）水溶性好，溶液稳定，可肌内注射或静脉注射给药，复活 AChE 的作用较强。价格低廉，不良反应较少，临床较常用药。

【药理作用】 可使形成不久的磷酰化 AChE 复活，但 AChE“老化”后，则效果不佳，故须及早使用。还可直接与游离的有机磷酸酯类结合，阻止其继续抑制 AChE 活性。

【临床应用】 氯解磷定使酶复活的作用在神经肌肉接头处最为显著，可迅速控制中毒所致的肌束颤动，对自主神经系统功能的恢复较差；对中枢神经系统的中毒症状有一定改善，可使昏迷患者迅速苏醒、停止抽搐；而对 M 样症状作用较弱，且氯解磷定不能直接对抗体内积聚的 ACh 作用，需与阿托品合用，消除 ACh 在体内积蓄产生的毒性。

【不良反应】 本品治疗量毒性较小。静脉注射过快引起恶心、呕吐、心率过快，严重时致眩晕、视物模糊、复视、动作不协调。剂量过大可抑制胆碱酯酶、抑制呼吸，引起癫痫样发作。

碘 解 磷 定

碘解磷定（pralidoxime iodide）又称派姆（PAM），为最早用于临床的 AChE 复活药。水溶性较低，不稳定，久置可释放出碘。在碱性溶液中可水解生成氰化物，因此忌与碱性药物合用。

碘解磷定对高毒的对硫磷、内吸磷、甲拌磷、特普等有良好的疗效；对美曲膦酯、敌敌畏疗效较差；对乐果效果差；抢救乐果中毒应以阿托品为主。

第五节　有机磷酸酯类中毒的防治

急性中毒的药物治疗原则：正确积极使用解毒药物是有机磷酸酯类中毒抢救的关键，应遵循联合、早期、足量和重复用药的原则。

1. 预防

（1）职业接触，如生产和使用有机磷时，要严格执行该类药物的生产管理制度，加强劳动保护措施及安全知识教育。

（2）应避免偶然因素所致中毒，如食用可能被有机磷农药污染的蔬菜，接触有机磷中毒患者而疏于防范等。

2. 急性中毒的治疗

（1）迅速清除毒物、离开现场，除去污染衣物。对于经皮肤吸收中毒者，应用清水或肥皂水清洗污染的皮肤、毛发和指甲。口服中毒者用生理盐水、2% 碳酸氢钠溶液（美曲膦酯中毒忌用）或高锰酸钾溶液（对硫磷中毒忌用）反复洗胃，至无农药气味为止，然后再用硫酸镁导泻。眼部污染可用 2% 碳酸氢钠溶液或生理盐水冲洗。在迅速清除毒物的同时，应尽快应用药物治疗，以缓解中毒症状。若在中毒后 4～6 h 内应用药物治疗控制症状，再加上后续治疗措施，可挽救多数患者生命。

（2）应用 M 受体阻断药治疗：阿托品可缓解 M 样症状和对抗呼吸中枢抑制，能迅速解除支气管痉挛、支气管腺体和唾液腺分泌，降低胃肠道平滑肌的兴奋性等。阿托品也能部分解除中枢神经系统中毒症状，使患者苏醒。大剂量阿托品还可一定程度阻断神经节 N_N 受体，对抗 N_N 样作用。阿托品不阻

断 N_M 受体，不能解除骨骼肌震颤，也不能恢复胆碱酯酶活力。当出现“阿托品化”表现时，应停止应用阿托品。由于阿托品有加快心率和抑制汗腺分泌的作用，因此，对有心动过速或高热患者，应慎用阿托品。应用过程中应密切观察患者全身反应和瞳孔大小，并随时调整剂量。

（3）应用胆碱酯酶复活药：胆碱酯酶复活药可迅速解除肌束颤动，但对解除 M 样症状作用较弱；对中枢神经系统的中毒症状有一定改善作用。

对于中度和重度中毒患者，阿托品应与胆碱酯酶复活药合用。应注意 AChE 复活后，机体可恢复对阿托品的敏感性，导致阿托品中毒。因此，两药合用时，应减少阿托品的剂量。

3. 迟发性神经毒性的治疗　目前尚无理想的药物疗法，但应及时脱离与有机磷酸酯类的接触并采用物理疗法等综合治疗措施。

（长治医学院　张晓京）

第八章　胆碱受体阻断药

- Cholinergic antagonists block muscarinic receptors to inhibit the function of acetylcholine (ACh). They are classified as M cholinoceptor-blocking drugs (muscarinic receptor antagonists) and N cholinoceptor-blocking drugs.
- The muscarinic receptor antagonists act as parasympatholytics on parasymphathetically innervated organs. They are commonly utilized to induce smooth muscle relaxation, reduce gland secretions, or elevate heart rate, etc.
- The nicotinic receptor blockers consist of ganglionic blockers (N_N receptor blockers) and neuromuscular blockers (N_M receptor blockers). The N_N receptor blockers have limited therapeutic use due to the role of ganglionic transmission in both sympathetic and parasympathetic ganglia. N_M receptor blockers are classified as depolarizing and competitive/non-depolarizing agents. They are commonly used to facilitate endotracheal intubation and relax skeletal muscle during surgery.

胆碱受体阻断药（cholinoceptor blocker）能与胆碱受体结合，自身不产生或产生微弱的拟胆碱作用，但阻碍神经递质 ACh 或胆碱受体激动药与相应受体结合，产生与 ACh 或拟胆碱药相反的效应，又称抗胆碱药。按其对 M 和 N 受体作用选择性不同，胆碱受体阻断药分为 M 受体阻断药和 N 受体阻断药。

第一节　M 受体阻断药

M 受体阻断药（muscarinic cholinoceptor blocker）通常对 N 受体影响较小，主要产生拮抗 M 受体激动药的作用，因常用于解除平滑肌痉挛，又称平滑肌解痉药。然而，阿托品及其类似物的季铵类衍生物有一定的拮抗 N 受体的活性，可干扰外周神经节或神经肌肉传递。中枢神经系统也存在胆碱能神经传递及 M 和 N 受体的激动效应，大剂量或毒性剂量的阿托品及其类似物可产生先兴奋后抑制的中枢神经系统作用；但季铵类药物由于不易透过血脑屏障而对中枢神经系统的影响很小。

一、阿托品及阿托品类生物碱

本类药物包括阿托品、东莨菪碱、山莨菪碱和樟柳碱等，多从茄科植物颠茄（*Atropa belladonna*）、曼陀罗（*Datura stramonium*）、洋金花（*Datura metel*）、莨菪（*Hyoscyamus niger*）及唐古特莨菪（*Scopolia tangutica*）等天然植物中提取。天然植物中的生物碱不稳定，经过提取处理可得到稳定的消旋莨菪碱（*dl*-hyoscyamine），即为阿托品。阿托品及其类似生物碱的基本结构为托品酸和莨菪碱所构成的酯。

阿　托　品

【体内过程】 阿托品（atropine）为叔胺类生物碱，易经胃肠道及其他黏膜吸收，也可经眼吸收，但皮肤吸收差。口服吸收迅速，生物利用度约为 50%。口服 1～2 h、肌内注射 15～20 min 后血药浓度达峰值。血浆蛋白结合率为 14%～22%，广泛分布于全身组织，能透过血脑屏障。可被迅速清除，主要通过肝细胞酶水解代谢，约 60% 的阿托品以原型经肾排出，其余为水解物，与葡萄糖醛酸结合后经肾排出。$t_{1/2}$ 为 2～4 h，作用一般可维持 3～4 h，但对眼（虹膜与睫状肌）的作用时效更长。经眼局部给药引起的瞳孔散大和睫状肌麻痹作用，起效时间为 30 min，可持续 10 天左右。

【药理作用及作用机制】 阿托品为竞争性 M 受体阻断药，对 M 受体有较高选择性，大剂量可阻断 N_N 受体，但对 M_1、M_2、M_3 各亚型的选择性较低，故作用广泛，但不同效应器官的 M 受体对阿托品的敏感性不同。随着剂量增加，可依次出现腺体分泌减少、瞳孔扩大、调节麻痹、胃肠道及膀胱平滑肌抑制和心率加快等作用，大剂量可出现中枢症状（表 2-8-1）。

表 2-8-1　阿托品作用与剂量的关系

剂量	作用
0.5 mg	轻度口干，腺体分泌减少，轻度心率减慢
1.0 mg	口干、口渴感，心率加快（有时心率可先减慢），轻度扩瞳
2.0 mg	明显口干，心率明显加快，心悸，扩瞳和调节麻痹
5.0 mg	上述所有症状加重，皮肤干燥，发热，疲劳，头痛，说话和吞咽困难，不安，排尿困难，肠蠕动减少

续表

剂量	作用
10.0 mg 及以上剂量	上述所有症状加重，皮肤红、热、干，脉细数，瞳孔极度扩大，极度视物模糊，运动失调，幻觉，谵妄和昏迷

1. 抑制腺体分泌 阻断腺体细胞膜 M 受体，使腺体分泌减少。腺体对阿托品作用敏感性依次为唾液腺、汗腺、泪腺、支气管腺体等。小剂量（0.5 mg）即可明显抑制唾液腺和汗腺分泌，引起口干和皮肤干燥；剂量增大时抑制作用更为显著，同时泪腺及呼吸道腺体分泌明显减少。在婴儿和儿童，中等剂量可因抑制汗腺分泌而升高体温，引起"阿托品热"，体温可高达 40℃以上。由于胃酸的分泌除受胆碱能神经调节外，还受组胺、促胃泌素的影响，同时阿托品可抑制胃中 HCO_3^- 的分泌，故常用剂量对胃酸浓度影响较小，较大剂量也减少胃液分泌，但对胰液、肠液分泌基本无作用。

2. 眼 局部给药和全身用药均可引起与毛果芸香碱相反的眼部效应，表现为扩瞳、眼内压升高和调节麻痹。

（1）扩瞳：阻断瞳孔括约肌 M 受体，松弛瞳孔括约肌，使去甲肾上腺素能神经通过 α 受体支配的瞳孔开大肌功能占优势，引起虹膜向其外缘收缩，瞳孔扩大，对光反射能力降低。

（2）升高眼内压：扩瞳作用使虹膜退向四周外缘，虹膜根部的前房角间隙变窄，房水回流入巩膜静脉窦受阻，导致房水积聚而升高眼内压，故青光眼患者禁用。

（3）调节麻痹：阻断睫状肌 M 受体，使睫状肌松弛麻痹而退向外缘，悬韧带被拉紧，导致晶状体变为扁平，其屈光度降低，造成视远物清楚，但因不能将近处物体清晰地成像于视网膜上而出现视近物模糊，即阿托品使眼睛失去调节能力，只适于看远物，该作用称为调节麻痹。

3. 松弛内脏平滑肌 松弛被胆碱能神经支配的多种内脏平滑肌，其作用强度与平滑肌的功能状态和不同部位平滑肌对阿托品的敏感性有关。作为竞争性拮抗药，阿托品对正常活动的平滑肌影响较小，但对处于过度活动或痉挛的平滑肌的松弛作用较为显著，可降低痉挛的胃肠道平滑肌蠕动幅度和频率，从而缓解胃肠绞痛；可使尿道与膀胱逼尿肌的张力与收缩幅度降低，引起尿潴留，使良性前列腺增生（benign prostatic hyperplasia，BPH，又称前列腺肥大）患者的排尿困难症状加重；可解除药物引起的输尿管张力增高；对胃肠括约肌的作用常取决于括约肌的功能状态，如幽门括约肌痉挛时，有一定的解痉作用；对胆管、支气管和子宫平滑肌的作用较弱，治疗量一般不影响产程。

4. 影响心率 对心脏的主要作用是加快心率，但抑制腺体分泌的治疗量阿托品可使部分患者出现心率短暂性轻度减慢，一般每分钟减少 4～8 次。这种心率减慢并不伴有血压与心排血量的变化。选择性 M_1 受体阻断药哌仑西平也有减慢心率作用，如果先用哌仑西平再用阿托品，则阿托品不能进一步减慢心率，提示相对小剂量的阿托品减慢心率的作用是由于阻断较为敏感的副交感神经节后纤维突触前膜 M_1 受体，使该受体参与的负反馈调节 ACh 释放的作用减弱所致。较大剂量（1～2 mg）阿托品可明显阻断窦房结 M_2 受体，解除迷走神经对心脏的抑制作用，引起心率加快。心率加快的程度取决于迷走神经张力的高低。在迷走神经张力高的健康青壮年心率加快明显，如肌内注射阿托品 2.0 mg 可使心率增加 35～40 次。而在迷走神经张力低的婴幼儿及老年人，即使大剂量的阿托品对心率的影响也不大。因此，阿托品可拮抗迷走神经过度兴奋所致的传导阻滞和缓慢型心律失常，也可缩短房室结的有效不应期，增加心房扑动或心房颤动患者的心室率。

5. 扩张血管 治疗量对血管和血压无显著影响，因为大多数血管床缺少胆碱能神经支配。但阿托品可拮抗由胆碱酯类药物所引起的外周血管扩张和血压下降。大剂量（>2.0 mg）可引起皮肤血管舒张，表现为皮肤潮红和温热，尤以面颈部较为显著。在病理情况下，微循环小血管痉挛时，大剂量阿托品有明显的解痉作用，可改善微循环，增加组织的血流灌注，缓解组织缺氧状态。大剂量阿托品扩血管作用机制尚未明确，可能是机体对其引起体温升高（汗腺分泌减少）的代偿性散热反应，也可能与其抑制钙内流有关。

6. 中枢神经系统兴奋 可兴奋延髓和大脑。治疗量（0.5～1.0 mg）对中枢影响不明显；较大加量（1.0～2.0 mg）可引起轻度迷走神经中枢兴奋，使呼吸速率加快。大剂量（5.0 mg）中枢兴奋作用明显增强，产生烦躁不安、精神亢奋、谵语；中毒剂量（10.0 mg 以上）常引起运动失调、定向障碍、幻觉、谵妄和惊厥等；持续增加剂量引起严重中毒时，则由兴奋转为抑制，出现昏迷与呼吸麻痹，最后可因循环与呼吸衰竭而致死。阿托品的中枢兴奋作用可增加癫痫发作频率。

【临床应用】

1. 用于抑制腺体分泌 用于全身麻醉前给药，以减少呼吸道腺体及唾液腺分泌，防止分泌物阻塞呼吸道及吸入性肺炎发生。也可用于治疗严重的盗汗、流涎症（如重金属中毒和 PD）、食管机械性阻塞（肿瘤或狭窄）所造成的吞咽困难等，用药剂量以不产生口干为宜。

2. 用于解除平滑肌痉挛 适用于各种内脏绞痛，对胃肠绞痛及膀胱刺激症状如尿频、尿急等疗效较好。因其能松弛膀胱逼尿肌，可用于治疗小儿遗尿症。但对胆绞痛及肾绞痛的疗效较差，常与阿片类镇痛药合用。虽能扩张支气管平滑肌，但由于它能抑制呼吸道腺体分泌，使呼吸道分泌物黏稠而难以清除，易引起继发感染，故不用作平喘药。

3. 眼科应用

（1）虹膜睫状体炎和角膜炎：1.0% 阿托品眼用凝胶或眼膏局部应用，在眼前段能达到有效浓度，解除各种炎症所致的虹膜瞳孔括约肌和睫状肌痉挛，使其充分休息，有利于炎症消退并止痛。但由于阿托品作用时间过久，使瞳孔处于相对固定的开大状态，易发生开大状态下的虹膜后粘连，所以用后马托品或托吡卡胺等短效制剂，或含有去氧肾上腺素的复方托吡卡胺取代。

（2）验光配镜、检查眼底：眼内滴用阿托品，其调节麻痹作用使晶状体固定，有助于准确测定晶状体的屈光度；其扩瞳作用可方便检查眼底。但阿托品作用持续时间过久（表 2-8-2），视力恢复较慢，目前常用持续时间较短的托吡卡胺等合成代用品。但由于儿童的睫状肌调节功能较强，特别是 7 岁以下儿童，验光时仍需使用阿托品发挥其充分的调节麻痹作用。

表 2-8-2 几种扩瞳药滴眼作用与阿托品的比较

药物	浓度（%）	扩瞳作用		调节麻痹	
		高峰（min）	消退（天）	高峰（h）	消退（天）
硫酸阿托品	1.0	30～40	7～14	1～3	7～14
氢溴酸后马托品	1.0～2.0	40～60	1～2	0.5～1	1～2
托吡卡胺	0.5～1.0	20～40	＜0.25	0.5	＜0.25
环喷托酯	0.5	30～50	1.0	1.0	0.25～1.0
尤卡托品	2.0～5.0	30	1/12～1/4	无作用	

4. 缓慢型心律失常 阿托品能解除迷走神经对心脏的抑制，故常用于迷走神经过度兴奋所致的窦性心动过缓、窦房传导阻滞、房室传导阻滞等缓慢型心律失常，适用于阻滞部位在窦房结或以上者。在急性心肌梗死的早期，尤其是发生下壁或后壁急性心肌梗死时，常伴有窦性或房室结性心动过缓，严重时可引起低血压及迷走神经张力过高，导致房室传导阻滞。阿托品通过恢复心率和促进房室传导，改善患者的临床症状。但使用时需谨慎调节剂量，剂量过低，会因仅阻断突触前膜的 M_1 受体而加重心动过缓；剂量过大则引起心率加快而增加心肌耗氧量，反而加重心肌梗死，并有引起心室颤动的危险。因其加快心率作用，应慎用于缺血性心脏病引起的心律失常。对晕厥伴过度颈动脉窦反射患者的严重心动过缓有效。对大多数室性心律失常疗效差，但可缓解窦房结功能低下时的室性期前收缩。

5. 休克 对暴发型流行性脑脊髓膜炎、中毒性菌痢、中毒性肺炎等所致的多种感染性休克，在补充血容量的前提下可用大剂量阿托品解除血管痉挛，改善微循环，以利休克的逆转。但对休克伴有高热或心率过快者，不宜用阿托品。由于阿托品副作用较多，目前多用山莨菪碱。

6. 解毒药 用于解救有机磷酸酯类中毒、急性毒蕈碱中毒及毒扁豆碱等胆碱酯酶抑制药使用过量，主要对抗 M 受体过度激动的症状。

【不良反应及禁忌证】 阿托品对组织器官的选择性低，作用广泛，临床上应用其中某一种作用时，其他作用便可成为副作用。常见有口干、皮肤干燥、瞳孔扩大、视物模糊、心率加快、潮红、便秘、排尿困难（老年患者尤应注意）等。停药后上述症状可逐渐消失，故无须特殊处理。随着剂量增大，不良反应加重，出现呼吸频率加快、烦躁不安、惊厥、幻觉、谵妄等中枢兴奋症状。严重中毒时，可由中枢兴奋转为抑制，出现昏迷和呼吸麻痹等。误服过量的颠茄果、曼陀罗果或花、莨菪根茎等可出现类似中毒症状。婴儿和低龄儿童对抗胆碱药更敏感，故接触此类药时应更谨慎。阿托品的最低致死量儿童约为 10 mg，成人为 80～130 mg。

阿托品中毒的解救主要是对症治疗。如果是口服中毒，应采用洗胃、导泻等措施，以促进毒物排出，并可用毒扁豆碱对抗，因其体内代谢迅速，常需反复给药；如只需对抗外周作用，也可应用毛果芸香碱。如中毒严重，中枢兴奋症状明显时，可适当用地西泮对抗，但不可过量应用，以避免与阿托品产生协同的中枢抑制作用；如果出现呼吸抑制时，应进行人工呼吸和吸氧。对于“阿托品发热”的儿童患者可采取敷以冰袋或乙醇擦浴等措施降低体温，这对儿童患者尤为重要。

青光眼、BPH、幽门梗阻患者及发热患儿禁用阿托品。

东莨菪碱

东莨菪碱（scopolamine）是洋金花、颠茄和莨菪等颠茄科植物中药理作用最强的生物碱，临床上常用其氢溴酸盐。

【药理作用及作用机制】

1. 中枢作用 东莨菪碱易透过血脑屏障，中枢抗胆碱作用强，且持续时间久。但与阿托品通常引起中枢兴奋作用相反，治疗量产生明显的中枢抑制作用，可表现为遗忘、困倦、疲劳、少梦和快速眼动（rapid eye movement，REM）睡眠时相缩短等；大剂量可使意识丧失，导致浅麻醉状态。我国医药工作者已阐明中药麻醉处方的主要药物洋金花的主要成分是东莨菪碱，故中药麻醉剂中可用东莨菪碱来代替洋金花。此外，可兴奋呼吸中枢，产生欣快感，具有极高的致幻作用，因此易造成药物滥用，过量服用可致命。

2. 外周作用 与阿托品相似，仅在作用强度上略有差异。其中抑制腺体分泌作用和扩瞳作用较阿托品强，但作用迅速而短暂，而对内脏平滑肌的解痉作用和心血管作用较弱。

【临床应用】

1. 麻醉前给药 因除具有镇静和遗忘等中枢抑制作用外，东莨菪碱还可兴奋呼吸中枢、引起更强的抑制腺体分泌作用，其疗效优于阿托品。但是需要注意，当患者有机体剧烈疼痛时，同等剂量的东莨菪碱偶尔可引起兴奋、不安、幻觉或谵妄等中枢兴奋作用。

2. 晕动病 颠茄属生物碱是最早用于预防晕动病的药物之一，东莨菪碱可有效预防晕动病，口服或在耳后乳突部经皮给药均可，其机制可能与其抑制前庭神经内耳功能和大脑皮质功能有关，与 H_1 受体阻断药如苯海拉明合用可增强疗效。在乘车或剧烈运动前预防给药效果较好，如已出现恶心等晕动病症状时应用则疗效较差。对放射病呕吐也有效。

3. PD 其中枢的抗胆碱作用可改善患者的流涎、震颤和肌肉强直等症状。

东莨菪碱的不良反应和禁忌证与阿托品相似。

此外，临床使用的丁溴东莨菪碱（scopolamine butylbromide）为东莨菪碱季胺化得到的药物，不易透过血脑屏障，因而没有中枢抗胆碱作用，故不能用于晕动病和PD等的治疗。对瞳孔及腺体分泌的影响也相对较小，解除平滑肌痉挛作用强，可用于治疗胃肠痉挛或蠕动亢进、胆绞痛、肾绞痛等，亦为胃肠道内镜术前用药，也可用于胃肠道气钡低张造影或腹部CT扫描的术前准备。

山莨菪碱

山莨菪碱（anisodamine）是我国学者从茄科植物山莨菪中提取的生物碱，该成果完成于1965年4月，故代号为“654”，其天然品为654-1，人工合成品为654-2。本品不易透过血脑屏障，故主要产生明显的外周抗M受体作用。药理效应与阿托品相似，对平滑肌的选择性相对较高，产生与阿托品相似的松弛内脏平滑肌作用，而抑制唾液分泌和扩瞳作用较弱，为阿托品的1/20～1/10，但解除血管平滑肌痉挛进而改善微循环的作用较强。主要用于感染中毒性休克，也可治疗内脏绞痛、周围性眩晕、血管性和神经性头痛等。不良反应和禁忌证与阿托品相似，但毒性较低。

樟柳碱

樟柳碱（anisodine）是从茄科植物山莨菪中提取的一种新生物碱，具有抗震颤、解痉、平喘、扩瞳、抑制唾液分泌及对抗有机磷农药中毒等作用。其中枢抗胆碱作用较强，外周抗胆碱作用一般弱于阿托品，毒性小。主要用于血管性头痛、视网膜血管痉挛、脑血管病引起的急性瘫痪、PD等，亦用于有机磷农药中毒。

二、阿托品的合成代用品

阿托品由于器官组织选择性低，副作用较多、眼科应用持续时间过久等问题。针对这些局限性，通过改变其化学结构，人工合成了一些不良反应较少的代用品，包括扩瞳药、解痉药和选择性M受体亚型阻断药。

（一）合成扩瞳药

临床常用于扩瞳的药物均为短效M受体阻断药，有后马托品（homatropine）、托吡卡胺（tropicamide）、环喷托酯（cyclopentolate）和尤卡托品（eucatropine）等。其扩瞳和调节麻痹的维持时间明显缩短，适用于一般的眼科检查（表2-8-2）。

后马托品

后马托品的扩瞳作用起效较阿托品更快而作用短暂，可用于成人和青少年的眼底检查与验光，也可用于虹膜睫状体炎，以防虹膜与晶状体粘连。因其调节麻痹弱，儿童验光仍需使用阿托品。

（二）合成解痉药

合成解痉药按照化学结构分为季铵和叔胺两类。前者主要有异丙托溴铵、噻托溴铵、溴丙胺太林等；叔胺类主要有贝那替嗪、托特罗定等。

1. 季铵类解痉药 具有如下特点：①脂溶性低，口服不易吸收；②不易透过血脑屏障，因而少有中枢作用；③注射给药时胃肠道平滑肌的解痉作用较强；④具有不同程度的神经节阻断作用，可导致体位性低血压、阳痿等不良反应；⑤中毒量可产生神经肌肉阻滞，导致呼吸麻痹。

异丙托溴铵

异丙托溴铵（ipratropium bromide），又称溴化异丙托品，是对支气管平滑肌选择性较高的M受体阻断药，可气雾吸入给药，对呼吸道腺体和心血管的作用较弱，可减少下呼吸道分泌物积聚，主要用于慢性阻塞性肺疾病（chronic obstructive pulmonary disease，COPD），也可用于预防支气管哮喘发作，与β受体激动药联合应用可缓解急性哮喘症状。吸入给药肠道吸收少，不良反应较少，可引起口干、刺激性咳嗽。

噻托溴铵

噻托溴铵（tiotropium bromide）是长效的抗胆碱药，对M_1～M_5受体有相似的亲和力，但在呼吸道中，与M_3受体的解离非常慢，能长时间抑制胆碱能神经介导的支气管平滑肌收缩，扩张支气管，有效改善肺功能，临床上常使用干粉吸入给药，可在吸入后30 min起效，持续时间至少24 h，用于COPD患者支气管痉挛的维持治疗，包括慢性支气管炎、肺气肿，减轻COPD的恶化。吸入后，大部分药物沉积在胃肠道，故常见口干、便秘副作用。$t_{1/2}$为5～6天，多以原型经肾排出，因而中重度肾功能不全者使用时应密切监测抗胆碱作用。闭角型青光眼、前列腺增生或膀胱颈梗阻等患者慎用。

溴丙胺太林

溴丙胺太林（propantheline bromide）又称普鲁本辛，对胃肠道M受体选择性较高，治疗量即可明显松弛胃肠道平滑肌，减少胃液分泌，大剂量对神经节具有阻滞作用。因口服吸收易受食物影响，应在饭前0.5～1 h服用。主要用于胃十二指肠溃疡、胃肠痉挛、胃炎、胰腺炎，也可用于妊娠呕吐、泌尿道痉挛，遗尿症。不良反应与阿托品相似，青光眼患者禁用。

此外，奥芬溴铵（oxyphenonium bromide）、格隆溴铵（glycopyrronium bromide）、戊沙溴铵（valethamate bromide）、地泊溴铵（diponium bromide）、喷噻溴铵（penthienate bromide）及羟吡溴铵（oxypyrronium bromide）等药物均可用于缓解内脏平滑肌痉挛，作为消化性溃疡的辅助用药。曲司氯铵（trospium chloride）主要用于膀胱过度刺激引起的尿频、尿急、尿失禁。

2. 叔胺类解痉药 合成的叔胺类解痉药与阿托品相似，特点：①脂溶性高，口服易吸收；②易透过血脑屏障而产生中枢作用；③具有阿托品样胃肠道平滑肌解痉作用，可抑制胃酸分泌。

贝那替嗪

贝那替嗪（benactyzine）又称胃复康，能缓解平滑肌痉挛，抑制腺体分泌，减轻胃、十二指肠溃疡患者胃痛、恶心、呕吐及消化不良等症状，有中枢镇静作用，因此适用于伴有焦虑症的溃疡病患者，也可用于肠蠕动亢进及膀胱刺激征患者。不良反应有口干、头晕、嗜睡等。

托特罗定

托特罗定（tolterodine）是对膀胱具有较高选择性的M受体阻断药，用于治疗膀胱过度兴奋引起的尿频、尿急或紧迫性尿失禁等症状。口服后吸收不易受食物影响，主要在肝内代谢，可产生具有托特罗定相似药理学特性的代谢物。

叔胺类解痉药还有双环维林（dicyclomine）、奥昔布宁（oxybutynin）、羟苄利明（oxyphencyclimine）、地美戊胺（dimevamide）及甲卡拉芬（metcaraphen）等，均有非特异性内脏平滑肌解痉作用。

（三）选择性M受体亚型阻断药

阿托品类生物碱和多数合成制剂对M受体亚型缺乏选择性，副作用较多。目前已有多个选择性M受体亚型阻断药，不良反应明显减少。

哌仑西平

哌仑西平（pirenzepine）为M_1受体阻断药，其化学结构与丙米嗪等三环类药物相似，对胃壁细胞M_1受体有高度亲和力，而对平滑肌、心肌和唾液腺等的M受体亲和力低，治疗量主要抑制胃酸及胃蛋白酶分泌，用于消化性溃疡、胃食管反流症、应激性溃疡、急性胃黏膜出血等疾病的治疗。不易透过血脑屏障，故无中枢作用。口服吸收易受食物影响，应在餐前服用。口干、视物模糊等副作用较少见。替仑西平（telenzepine）为哌仑西平同类物，但其对M_1受体的选择性阻断作用更强。

达非那新

达非那新（darifenacin）是一种强效、选择性M_3受体阻断药，可选择性作用于尿道、膀胱的M_3受体，减轻膀胱过度收缩，从而提高膀胱容量，改善膀胱过度活动症的尿频、尿急和尿失禁等症状。由于M_3受体还与唾液生成、胃肠道平滑肌和虹膜括约肌功能有关，因而引起口干、便秘、视物模糊等不良反应。尿潴留、胃潴留及未控制的闭角型青光眼患者禁用。

索利那新

索利那新（solifenacin）为选择性M_3受体阻断药，与达非那新相似，对膀胱平滑肌的选择性高，主要用于治疗膀胱过度活动症，明显缓解尿频、尿急和尿失禁等症状。

第二节 N受体阻断药

N受体阻断药根据其作用部位和受体亚型不同，分为作用于自主神经节的N_N受体阻断药和作用于神经肌肉接头的N_M受体阻断药。

一、N_N受体阻断药——神经节阻断药

N_N受体阻断药（N_N cholinoceptor blocking drug）因能特异性阻断神经节细胞膜上的N_N受体，竞争性地阻断ACh的作用，使节前纤维末梢释放的ACh不能引起节后神经细胞的去极化，从而阻断神经节的神经冲动传递，又称神经节阻断药（ganglionic blocking drug）。神经节阻断药包括季铵类如六甲溴铵（hexamethonium）、非季铵类如美加明（mecamylamine）和咪噻芬（trimethaphan，也称樟磺咪芬）等。此类药可同时阻断交感神经和副交感神经的神经节，产生广泛而复杂的药理作用，不良反应多，现已少用。

【药理作用】 由于多数效应器官是由交感神经和副交感神经双重支配的，神经节阻断药对交感神经节和副交感神经节都有阻断作用，因此对效应器官的综合效应主要依据两类神经对该器官的支配以何者占优势而定。

1. 心血管系统 交感神经对血管的支配占优势，故用药后血管主要表现为扩张作用，即小动脉扩张，外周阻力降低，血管床血流量增加；也引起静脉扩张，回心血量和心排血量减少，导致血压明显下降，尤其以坐位或立位时血压下降明显，可产生体位性低血压和反射性心率加快。由于窦房结的神经支配以副交感神经系统占优势，用药后心率可轻度加快。

2. 眼、腺体和平滑肌 眼部睫状肌与虹膜括约肌、腺体、胃肠道与膀胱平滑肌都以副交感神经支配占优势，用药后，眼睛可表现为扩瞳和调节麻痹作用，腺体分泌受抑制，胃肠道分泌减少和运动减弱，膀胱平滑肌松弛等。

【临床应用】 因降压作用强而快，曾用于麻醉时控制血压，减少手术区出血；也曾用于主动脉瘤手术和其他降压药无效的急进型高血压脑病与高血压危象。

二、N_M受体阻断药——骨骼肌松弛药

N_M受体阻断药（N_M cholinoceptor blocking drug）选择性地与骨骼肌神经肌肉接头处骨骼肌运动终板后膜上的N_M受体结合，阻断神经冲动向骨骼肌的正常传递，产生神经肌肉阻滞作用，表现为肌肉松弛，故又称神经肌肉阻断药（neuromuscular blocking agent）或骨骼肌松弛药（skeletal muscle relaxant），简称肌松药，是全身麻醉用药的重要组成部分。肌松药只能使骨骼肌麻痹，而不产生麻醉作用，不能使患者的神志和感觉消失，也不产生遗忘作用。根据作用机制不同，该类药物可分为去极化型肌松药（depolarizing muscular relaxant）和非去极化型肌松药（non-depolarizing muscular relaxant）。

（一）去极化型肌松药

去极化型肌松药也称非竞争性肌松药（noncompetitive muscular relaxant），能与神经肌肉接头后膜的N_M受体结合，引起钠通道开放，产生去极化作用，使骨骼肌出现短暂的肌束颤动，由于该去极化作用与ACh的作用相似但较为持久，导致骨骼肌终板处于较长的不应期中，不能对ACh起反应，进而引起肌肉处于麻痹状态，即这种肌肉松弛作用可分为两个时相：Ⅰ相为持久去极化相，出现短暂的肌束颤动，Ⅱ相为脱敏阻滞相，肌肉因对ACh刺激无反应而处于麻痹状。

去极化型肌松药通常有如下特点：①用药后产生肌肉松弛作用前出现短暂的肌束颤动；②抗胆碱酯酶药不能拮抗其肌肉松弛作用，反能加强之，故过量时不能用新斯的明解救；③治疗量无神经节阻断作用；④连续用药可产生快速耐受性。

目前临床应用的去极化型肌松药只有琥珀胆碱。

琥 珀 胆 碱

琥珀胆碱（succinylcholine，suxamethonium）又称司可林（scoline），由琥珀酸和两个分子的胆碱组成。

【体内过程】 口服不吸收，注射后在体内可迅速被血液和肝脏中的假性胆碱酯酶水解为琥珀酰单胆碱，其肌肉松弛作用仅为原药的1/50，故肌肉松弛作用减弱，随后进一步被水解成琥珀酸和胆碱，肌肉松弛作用消失，因此肌肉松弛作用起效快，持续时间短。仅有10%～15%的给药量能作用到神经肌肉接头处，约2%药物以原型经肾排泄，其余以代谢产物的形式从尿液中排出。因为新斯的明能抑制假性胆碱酯酶的活性，可加强和延长琥珀胆碱的肌肉松弛作用，所以琥珀胆碱过量时禁用新斯的明等胆碱酯酶抑制药。

【药理作用】 琥珀胆碱的肌肉松弛作用出现快而持续时间短，较易控制。静脉注射10～30 mg琥珀胆碱后，即可见短暂、不协调的肌束颤动，以胸腹部肌肉明显，1～1.5 min出现肌肉松弛作用。肌肉松弛作用从颈部肌肉开始，逐渐波及肩胛、腹部和四肢，2 min达高峰，5 min内作用消失。肌肉松弛部位以颈部和四肢肌肉最明显，面、舌、咽喉和咀嚼肌次之，呼吸肌松弛作用最不明显。如需维持较长时间的肌肉松弛作用可采取持续静脉滴注，肌肉松弛作用强度可通过调节滴注速度控制。大剂量时能促进组胺释放，引起血压下降、支气管痉挛和过敏性休克，也可导致心律失常。

【临床应用】

1. 气管内插管、气管镜、食管镜和胃镜等短时操作 静脉注射给药产生快而短暂的肌肉松弛作用，

尤其是对喉部肌肉松弛作用较强。

2. 辅助麻醉 静脉滴注维持较长时间的肌肉松弛作用，便于在浅麻醉下进行外科手术，有助于减少麻醉药用量，保证手术安全。因可引起强烈的窒息感，对清醒患者禁用，可先用硫喷妥钠行静脉麻醉后，再给予琥珀胆碱。由于个体差异大，故给药剂量和滴注速度均需按个体反应进行调节，以获满意效果。

【不良反应】

1. 窒息 因过量应用可致呼吸肌麻痹，临床应用时需备有人工呼吸机。遗传性胆碱酯酶缺乏或活性低下的特异质患者，肌肉松弛作用表现强而持久，可出现严重窒息。清醒者应禁用。

2. 肌肉酸痛 25%～50% 患者术后出现肩胛部、胸腹部肌肉疼痛，可能因为在产生肌肉松弛作用前，琥珀胆碱引起的短暂肌束颤动使肌梭损伤所致，一般 3～5 天可自愈。

3. 血钾升高 引起持久去极化时细胞内释放大量 K^+，可导致血钾升高。故术前血钾已达 5.5 mmol/L 的患者、广泛软组织损伤、烧伤、恶性肿瘤、严重腹腔感染、脑血管意外或肾功能不全等患者，尤为危险，应禁用，以免产生高血钾性心搏骤停。

4. 眼压升高 可引起眼外肌持续收缩而升高眼压，禁用于青光眼、白内障晶状体摘除术的患者。

5. 高热 在常染色体异常的遗传易感人群，用药后引起的特异质反应可有恶性高热，尤多见于与氟烷合用的患者，常是麻醉的主要死因之一，死亡率约 65%。可表现为高热、肌肉僵硬、下颌不松、酸中毒、心律失常、肌球蛋白尿和肾衰竭，甚至因凝血功能障碍、溶血和急性神经系统损害而死亡。一旦出现，须快速降低体温、吸氧、纠正酸中毒、抗组胺药对抗组胺释放的作用，同时应用硝苯呋海因（丹曲林，dantrolene），阻滞肌质网 Ca^{2+} 的释放，松弛肌肉并减少热的生成，伴有血压下降时可用拟交感胺类药物处理。

6. 其他 大剂量可促进组胺释放，引起心律失常、低血压、唾液腺及支气管腺体分泌增加等。

【药物相互作用】 琥珀胆碱在碱性溶液中可降解，故不宜与硫喷妥钠混合使用。胆碱酯酶抑制药、环磷酰胺和氮芥等抗肿瘤药、普鲁卡因和可卡因等局部麻醉药，均可降低假性胆碱酯酶的活性而使其肌肉松弛作用增强。某些氨基糖苷类抗生素如卡那霉素、多肽类抗生素如多黏菌素也有肌肉松弛作用，与琥珀胆碱合用时，易致呼吸麻痹。

（二）非去极化型肌松药

非去极化型肌松药又称竞争型肌松药（competitive muscular relaxant），能与 ACh 竞争神经肌肉接头的 N_M 受体，产生竞争性阻断 ACh 的去极化作用，使骨骼肌松弛。本类药物特点：①骨骼肌松弛前无肌束颤动现象；②肌肉松弛作用可被胆碱酯酶抑制药所拮抗，过量时可用新斯的明解救；③有不同程度的神经节阻断作用和促组胺释放作用。

本类药物多为天然生物碱及其氯类似物，包括筒箭毒碱、阿曲库铵、多库氯铵和米库氯铵及哌库溴铵、罗库溴铵、维库溴铵和泮库溴铵等。

筒 箭 毒 碱

筒箭毒碱（*d*-tubocurarine）是从由数种植物制成的植物浸膏箭毒中提取的生物碱，右旋体具有活性。南美印第安人曾用箭毒捕猎动物，动物中毒后肌肉松弛，便于捕捉。筒箭毒碱是临床应用最早的典型非去极化型肌松药，但由于其作用时间较长，用药后不易逆转，不良反应较多，临床上已少用。

【体内过程】 口服难吸收，静脉注射 3～6 min 起效，作用可维持 80～120 min。主要分布在细胞外液。约 70% 药物以原型，其余以代谢物经肾脏排泄。药物可在体内再分布，故重复用药需减量以避免蓄积中毒。

【药理作用】

1. 肌肉松弛作用 静脉注射后，肌肉松弛作用从眼部肌肉开始，然后为四肢、颈部和躯干肌群，最后是肋间肌肉松弛，出现腹式呼吸。如剂量加大，最终可致膈肌麻痹，导致呼吸停止而致死，可采取人工呼吸，并用新斯的明对抗。肌力恢复时，其顺序与肌肉松弛时相反，即膈肌首先恢复。

2. 神经节阻断作用 常用量有神经节阻断作用，还可部分抑制肾上腺髓质的分泌，引起心率减慢、血压下降等。

3. 组胺释放作用 促进体内组胺释放，可引起皮疹、支气管痉挛、低血压和唾液分泌增多等。

阿 曲 库 铵

阿曲库铵（atracurium，阿屈可林）为苄基异喹啉类化合物，是高度选择性非去极化型肌松药，是起效快、作用强、恢复快、维持时间偏短的中效制剂。

【体内过程】 该药血浆蛋白结合率约为 80%，通过霍夫曼降解和酯性水解快速代谢，代谢产物无肌肉松弛作用，$t_{1/2}$ 约 20 min，主要代谢物从尿液及胆汁中排泄，消除不受肝、肾功能的影响，重复给药无明显蓄积作用，是肝、肾疾病患者和老年患者的首选肌松药。

【药理作用】 主要通过竞争性阻断 N_M 受体而阻滞 ACh 的传递，静脉注射后 2～3 min 起效，肌肉松弛时间可维持约 30 min。常用剂量不影响心、肝、肾功能，亦无明显的神经节阻断作用，不产生心动过缓等迷走神经兴奋的症状。组胺释放作用相对较弱，为氯化筒箭毒碱的 1/3，故治疗量较少引起低血压。

因其在常温下放置时药效会减弱，故须冷藏保存，配冰袋低温运输，以维持稳定药效。

【临床应用】 用于各种手术时需肌肉松弛或控制呼吸情况。可代替琥珀胆碱进行气管内插管术；辅助用于胸腹部手术全身麻醉；也在重症监护病房（ICU）使用，松弛骨骼肌，使气管插管和机械通气易于进行。与其他肌松药一样，在使用中应注意检测神经肌肉功能以满足个体化剂量的需求。目前临床常用作用更强的顺式阿曲库铵（*cis*-atracurium）。

【不良反应】 超过临床应用剂量可产生抗胆碱作用，快速静脉注射（1 mg/kg）可引起心动过速，促进组胺释放引起低血压、支气管痉挛等。减慢注射速度、控制用量、注射前给予抗 H_1 和抗 H_2 受体药可避免这些不良反应。

罗库溴铵

罗库溴铵（rocuronium bromide）是一种类固醇铵类骨骼肌松弛药。

【体内过程】 主要依靠肝消除，其次是肾消除。肾衰竭并不影响其肌肉松弛时效与药动学，而肝功能障碍可延长其作用时效。

【药理作用】 竞争性阻断神经肌肉接头 N_M 受体，以拮抗 ACh 作用产生肌肉松弛作用。起效最快，一般在静脉注射 1 min 左右起效，肌肉松弛作用可持续至少 30 min，且存在剂量依赖性。其神经肌肉阻断作用强度和作用时程可不受静脉麻醉药影响。对心血管系统无明显影响，也无体内组胺释放作用，未见反复给药后的明显蓄积作用。

【临床应用】 作为全身麻醉的辅助药，进行常规诱导麻醉期间气管内插管，并使骨骼肌在手术或机械呼吸时放松，以便于手术操作及提高机体的气体交换。

【不良反应】 可使呼吸肌麻痹，故使用该药时患者必须采取人工呼吸支持。对意识、痛阈值或大脑活动功能无影响，应用时必须适当给予麻醉和镇静药。推注速度过快或剂量过大时，偶见诱发气道痉挛和哮喘发作，可能是过敏反应所致。

维库溴铵

维库溴铵（vecuronium bromide）是一种类固醇铵类非去极化肌松药，为泮库溴铵的衍生物，属中效制剂。

【体内过程】 该药主要在肝代谢和排泄，15%～25% 经肾排泄。代谢产物中 3 位羟基维库溴铵的肌肉松弛作用最强，是维库溴铵的 60%，肝硬化、阻塞性黄疸患者应用时肌肉松弛时效延长，但轻度肝功能障碍并不显著延长其时效。对肾衰竭患者，可通过肝消除来代偿，因而可安全使用。

【药理作用】 初始剂量产生的肌肉松弛持续时间较短，恢复快，肌肉松弛效能较筒箭毒碱强 3 倍。无组胺释放作用，不引起支气管痉挛和血压下降、心率加快等。对心血管的影响极小是其突出优点，故适用于心肌缺血等心脏病患者。

【临床应用及注意事项】 主要作为全身麻醉辅助用药，静脉注射或静脉滴注用于全身麻醉时的气管插管及手术中的肌肉松弛。

麻醉药如氟烷等、其他肌松药、某些抗生素如氨基糖苷类和青霉素类等、肾上腺素受体阻断药等药物及低钾血症、低钙血症等可增强其作用。在用药过量及神经肌肉阻滞延长的情况下，应采取机械通气，并给予适量的胆碱酯酶抑制药，当使用胆碱酯酶抑制药不能恢复神经肌肉作用时，机械通气应延续至自主呼吸恢复。与其他肌松药一样，对本品活性成分或辅料成分过敏的患者禁用。

其他药物

目前多个非去极化型肌松药可用作麻醉辅助药，由于体内过程不同，它们在起效时间和持续时间上存在差异，见表 2-8-3。

表 2-8-3　非去极化型肌松药分类及作用特点比较

分类	药物	肌肉松弛特性	起效时间（min）	持续时间（min）
苄基异喹啉	筒箭毒碱（双苄基异喹啉生物碱）	长效	3～6	80～120
	阿曲库铵	中效	2～3	40～50
	顺式阿曲库铵	中效	2.6～2.7	66～70
	多库氯铵	长效、强效	4～6	90～120
	米库氯铵	短效	2～3	12～15
类固醇铵	罗库溴铵	中效	1～2	23～75
	维库溴铵	中效、强效	2～3	45～60
	泮库溴铵	长效、强效	2～3	90～120
	哌库溴铵	长效	2～3	90～100

（锦州医科大学　刘晓健）

第九章　肾上腺素受体激动药

- Adrenoceptor agonists are classified as α-, α, β-and β-adrenoceptor agonists.
- The most important action of α-adrenoceptor agonists is to constrict vascular smooth muscles, especially to the ones in the skin and splanchnic vascular bed. Large arteries and veins, as well as arterioles, are also constricted, resulting in the decrease in vascular compliance and the increase in central venous pressure as well as peripheral resistance. All of these contribute to the rise in systolic and diastolic arterial pressure, causing reflex bradycardia.
- Stimulation of β-adrenoceptors causes relaxation of most kinds of smooth muscles by increasing cAMP formation. β_2-adrenoceptors are the main mediators of adrenergic relaxation, including vasodilation and bronchodilatory effects.
- β_1-adrenoceptor agonists exert a powerful stimulant effect on heart. Both the rate and myocardial contractility are increased, resulting in an increase in cardiac output and oxygen consumption.

肾上腺素受体激动药（adrenoceptor agonists）可与肾上腺素受体结合，激动受体产生肾上腺素样作用，故又称为拟肾上腺素药，同时因其作用与交感神经兴奋产生的效应相似，故亦称为拟交感药（sympathomimetic drug）。由于交感神经在体内对很多重要器官的功能有调节作用，因此肾上腺素受体激动药有着广泛的药理效应和临床应用价值。

肾上腺素受体激动药的主要作用：①提高心率和心肌收缩力；②收缩某些平滑肌（如皮肤、黏膜、肾脏血管平滑肌）和促进腺体（如唾液腺、汗腺）分泌；③舒张其他类型平滑肌，如肠道、支气管平滑肌和骨骼肌血管平滑肌；④促进肝、肌糖原分解和脂肪细胞释放游离脂肪酸；⑤兴奋呼吸、调节精神活动等中枢神经系统作用；⑥调节胰岛素和肾素释放；⑦影响突触前膜 NA、ACh 释放。大多数肾上腺素受体激动药都有上述作用，但作用强度上存在差异。

第一节　化学结构及分类

一、化学结构

肾上腺素受体激动药的基本化学结构为*β*-苯乙胺，即苯环及其乙胺基侧链（图 2-9-1）。苯环，*α*-、*β*-碳原子和氨基上分别被不同基团取代后，可产生具有不同拟交感活性的药物。NA、肾上腺素、多巴胺、异丙肾上腺素等都在苯环 3、4 位上被羟基取代。因邻位二羟基苯结构被称为儿茶酚，故凡在芳香环上述部位有羟基的拟交感胺类药物统称为儿茶酚胺类，这有别于不含该结构的非儿茶酚胺类肾上腺素受体激动药，如麻黄碱。儿茶酚胺类药物有较强的外周作用，但中枢作用弱，且易被细胞内 COMT 灭活，故作用时间短。非儿茶酚胺类药物的外周作用较弱但中枢作用增强。

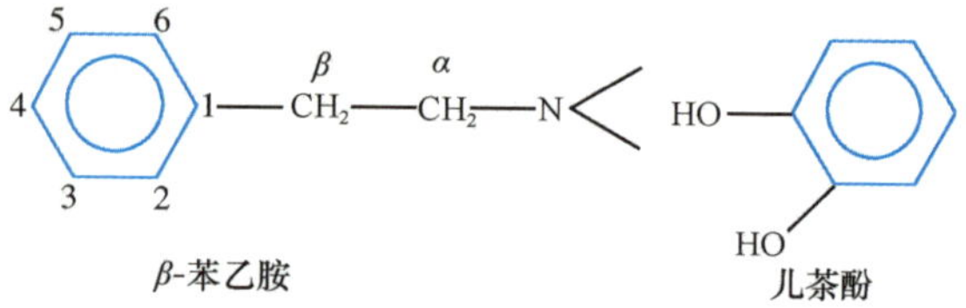

图 2-9-1　*β*-苯乙胺和儿茶酚化学结构

二、分　　类

根据对肾上腺素受体及其亚型的选择性，可将肾上腺素受体激动药分类如下。

1. α 受体激动药

（1）α_1、α_2 受体激动药：如 NA。

（2）α_1 受体激动药：如去氧肾上腺素。

（3）α_2 受体激动药：如羟甲唑啉。

2. α、β 受体激动药　如肾上腺素和麻黄碱。

3. β 受体激动药

（1）β_1、β_2 受体激动药：如异丙肾上腺素。

（2）β_1 受体激动药：如多巴酚丁胺。

（3）β_2 受体激动药：如沙丁胺醇。

（4）β_3 受体激动药：如米拉贝隆。

第二节　α 受体激动药

一、α_1、α_2 受体激动药

去甲肾上腺素

NA 是去甲肾上腺素能神经末梢释放的主要神经递质。药用 NA 为人工合成品。

【体内过程】 口服后，在胃内使胃黏膜血管收缩，在肠道易被碱性肠液破坏而失效；皮下或肌内注射因血管强烈收缩，吸收很少，且易发生局部组织坏死，故通常采用静脉滴注给药。外源性 NA 进入体内后，难以透过血脑屏障，在外周通过摄取过程和 COMT、MAO 代谢而失活。其代谢产物为活性很低的间甲肾上腺素，其中一部分在 MAO 作用下脱胺生成香草扁桃酸（vanillylmandelic acid，VMA）。部分 NA 或其间甲化合物可与硫酸基或葡萄糖醛酸基结合。正常情况下少量 NA 以原型经肾排出（4%～16%），尿中代谢产物以 VMA 为主，约占儿茶酚胺代谢物总量的 90%。嗜铬细胞瘤患者尿中 VMA 排泄量显著增加。

由于 NA 进入体内后迅速被摄取和代谢，因此作用短暂，静脉滴注停止后作用仅维持 1～2 min。

【药理作用】 非选择性激动 α_1、α_2 受体，作用强大。对心脏 β_1 受体作用较弱，对 β_2 受体几乎无作用。主要作用部位为心脏和血管。

1. 心血管系统

（1）血管、血压：激动血管 α_1 受体，使小动脉和小静脉收缩。对各器官血管收缩程度与该部位的 α 受体分布密度有关。对皮肤黏膜血管的收缩作用最明显，其次是肾血管。肾血管收缩时，肾小球滤过率可维持不变；若肾血流量显著减少，则肾小球滤过率下降。使肠系膜血管收缩，肝血流量减少。可使冠状动脉流量增加，这是因为心肌兴奋后的代谢产物（腺苷）增加，引起冠状血管扩张，同时血压升高导致冠状动脉灌注压增加所致。

静脉滴注 NA 10 μg/min 可使收缩压、舒张压升高，脉压加大，心排血量不变或减少，总外周阻力加大（图 2-9-2）。

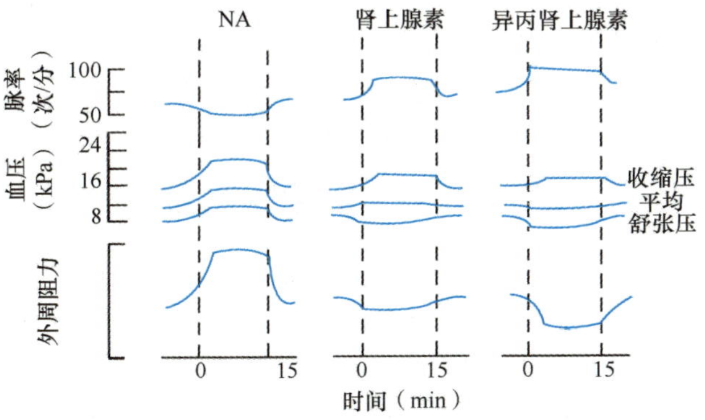

图 2-9-2 静脉滴注 NA、肾上腺素、异丙肾上腺素作用比较

（2）心脏：轻度激动心脏 β_1 受体，兴奋心脏作用较肾上腺素弱。由于血压增高，出现反射性迷走神经兴奋，使 NA 加速心率的直接作用转为心率减慢。当剂量过大，静脉注射过快时，可引起心律失常，但较肾上腺素少见。

2. 其他 不具有肾上腺素的体内“激素”效应，故对代谢影响小，在大剂量时才出现血糖升高。此外，可使孕妇子宫收缩频率加快。

【临床应用】

1. 休克 在休克治疗中已不占主要地位，仅限于嗜铬细胞瘤切除术、交感神经切除术、败血症、药物反应等引起的急性低血压状况。在心搏骤停的心脏复苏过程中，采用有效恢复心搏、呼吸等措施的情况下，静脉给予 NA 可作为辅助用药，以恢复和维持适当的血压。NA 在休克的应用仅仅是暂时措施，如长时间或大剂量应用反而加重微循环障碍。因此可将 NA 与 α 受体阻断药酚妥拉明合用，以拮抗其缩血管作用，保留其 β 受体激动效应。

2. 上消化道出血 稀释后口服可用于上消化道出血的治疗。

【不良反应】

1. 高血压 为避免高血压产生，开始给药时每 2 min 测量血压一次，直至适当的血压。若需继续用药，则每 5 min 测量一次。长期静脉滴注时，不可突然停药，应逐渐减少剂量或减慢滴注速度，避免血压突然下降。

2. 药液外渗 药液漏出血管外，可引起局部缺血坏死，尽量选用大静脉给药，如肘前静脉。有时沿注射血管出现苍白，这是因血管滋养管收缩所致，此时静脉壁渗透性增加，易引起药液外渗。需注意检查和更换注射部位，必要时进行热敷或用 α 受体阻断药酚妥拉明作局部浸润注射，以扩张血管。

3. 急性肾衰竭 剂量过大时可引起肾血流量显著减少，产生少尿或无尿。因此，需监测尿量，尿量低于 25 mL/h 时应减量或停用。

【禁忌证】 禁用于高血压、动脉硬化症、器质性心脏病。孕妇禁用。

【药物相互作用】 不宜与氟烷等麻醉药同时应用，因可引心脏毒性，如严重室性心律失常。不宜与三环类抗抑郁药、单胺氧化酶抑制药（monoamine oxidase inhibitor，MAOI）同时使用，可能导致严重持续高血压与心律失常。

间 羟 胺

间羟胺（metaraminol）为 α 受体激动药，对 β_1 受体作用较弱。除直接作用外，尚可被去甲肾上腺素能神经末梢摄取，促进囊泡内 NA 释放，间接发挥作用。静脉给药后 1～2 min 起效，肌内注射后约 10 min 起效，皮下注射 5～20 min 发挥作用，作用持续 20～60 min。因不易被 MAO 破坏，作用时间较 NA 持久。

间羟胺有加强心肌收缩力、收缩血管的作用，可增加外周阻力，升高血压，反射性引起心率减慢。由于升压作用可靠，维持时间较长，比 NA 较少引起心悸、少尿等不良反应，还可肌内注射，故临床上作为NA的代用品，用于预防或治疗脊椎麻醉时低血压。间羟胺也用于出血、外科手术、脑外伤等引起的休克，此时间羟胺的缩血管作用对血管收缩不良者有益，若休克状态下已有代偿性血管收缩时，间羟胺可引起血管阻力进一步增加，将导致重要器官血流量下降。也用于阵发性房性心动过速。

α受体阻断药可减弱间羟胺升压效果，但不会产生翻转作用（见第十章）。短期内反复用药，可因囊泡内NA减少而使效应逐渐减弱，产生快速耐受性。原发性或继发性的血压下降、心动过速少见。血压快速升高可引起急性肺水肿、心律失常、脑出血等。

二、α_1受体激动药

去氧肾上腺素

去氧肾上腺素（neosynephrine）又称苯肾上腺素（phenylephrine），是人工合成的肾上腺素受体激动药。

【体内过程】 口服吸收不规则，首过消除显著，生物利用度低。皮下或肌内注射后10～15 min起效。作用持续时间皮下注射约为1 h，静脉给药约为20 min。

【药理作用】 主要激动α_1受体，为血管收缩药。收缩血管作用与NA相似，可使机体大部分血管床收缩，肾脏、皮肤、四肢血流量减少；肺血管收缩，肺动脉压上升；冠状动脉血流量增加。注射给药使收缩压、舒张压上升，反射性引起心率减慢，该作用可被阿托品阻断。对心脏β_1受体作用很小，几乎无增加心肌收缩力或加快心率的作用。大剂量时偶出现心律失常。

去氧肾上腺素经眼睛局部用药，有明显缩血管作用，并激动瞳孔开大肌α_1受体，使开大肌收缩而扩瞳。

【临床应用】 用于麻醉、药物引起的低血压。可延长脊椎麻醉时间或预防、治疗脊椎麻醉时的低血压，也可用作局部麻醉时的血管收缩药。眼科局部应用可作为减轻充血药；扩瞳作用可用于眼色素层炎、手术或眼科检查诊断，一般不引起眼内压升高和调节麻痹。还可用于阵发性室上性心动过速、减少鼻部充血症状等。

【不良反应】 过量时出现血压过高，应立即用α受体阻断药酚妥拉明缓解。眼睛局部用药，若吸收量大，偶可引起全身性α受体激动效应，血压上升，心动过缓。老年人前房角狭窄者可能引起眼内压升高。

【禁忌证】 严重动脉粥样硬化、严重高血压、甲亢、心肌病、闭角型青光眼患者禁用。老年人慎用。

【药物相互作用】 三环类抗抑郁药、MAOI等可显著增加本品的升压作用。

甲 氧 明

甲氧明（methoxamine）为人工合成品，选择性激动α_1受体，引起与剂量相关的外周阻力增加。几乎无β受体激动作用，也不引起中枢兴奋，高浓度还具有阻断β受体的作用。静脉注射起效迅速，作用维持时间短，肌内注射15～20 min起效，作用持续时间约为1.5 h。用于麻醉、手术等所引起的低血压，并用于对其他治疗无效的室上性心动过速。收缩血管、升高血压的同时，通过迷走神经反射引起心率减慢。

动脉硬化、器质性心脏病、甲亢、严重高血压患者禁用。本品可使肾血流量减少，较NA更明显。大剂量可引起血压过高、头痛、心动过速、恶心、呕吐。有时会出现竖毛反应。

米 多 君

米多君（midodrine）又称甲氧胺福林，是选择性α_1受体激动药，升高仰卧位、坐位和立位血压，对收缩压和舒张压都有升高作用。口服吸收快，用于治疗糖尿病自主神经病变等原因引起的体位性低血压，也可用于治疗新生儿感染、抗精神病药或肾脏透析所致的低血压。主要的不良反应是卧位高血压。

三、α_2受体激动药

羟甲唑啉（oxymetazoline）是外周突触后膜α_2受体激动药，为鼻部黏膜血管收缩药。其收缩血管作用，可用于减轻感冒、鼻炎、枯草热或其他呼吸道过敏引起的鼻黏膜充血症状。滴鼻剂5～10 min起效，作用维持6 h，给药不超过3天。可加剧异丙肾上腺素、肾上腺素的心脏毒性，可导致小儿中枢神经系统症状，故2岁以下儿童禁用。抗高血压药如甲基多巴、利血平能减弱本品的作用。

中枢性α_2受体激动药可乐定见抗高血压药。

第三节 α、β受体激动药

肾 上 腺 素

肾上腺素（adrenaline，epinephrine）是肾上腺髓质分泌的主要激素，肾上腺髓质首先生成NA，后者经苯乙胺-*N*-甲基转移酶作用甲基化形成肾上腺素。药用肾上腺素可从家畜肾上腺提取或人工合成。

【体内过程】 肾上腺素在胃肠道黏膜和肝脏中迅速氧化、结合而失效，在碱性肠液中易失活，故口服无效。皮下注射吸收缓慢，肌内注射吸收较为迅速。吸入（浓度1%）时，作用局限于呼吸道平滑肌，但剂量较大时仍会出现全身反应，如心律失常等。

代谢途径与NA类似，主要以间甲肾上腺素、VMA等代谢物形式经肾排出，原型排出量仅2%～7%。

【药理作用】 肾上腺素显著激动α、β受体，对靶器官的效应较为复杂。主要作用部位为心脏、血管和平滑肌。

1. 心血管系统

（1）心脏：作用于心肌、心传导系统和窦房结的β_1受体，使心肌收缩力加强，心率加快，传导加速，心肌兴奋性提高，心排血量增加。肾上腺素是强效心脏兴奋药，因心脏做功及代谢显著增强，使心肌耗氧量也增加，较大剂量或静脉给药过快可增加心肌兴奋性，引起心律失常，出现期前收缩，甚至引起心室颤动。

（2）血管：激动血管平滑肌α_1受体，使血管收缩。主要作用部位在小动脉和毛细血管前括约肌，对大动脉和静脉收缩作用较弱，这是因为小动脉和毛细血管前括约肌上α_1受体密度高，而大动脉和静脉上受体密度较低。肾上腺素激动β_2受体，舒张血管，由于不同血管床的反应不同，可引起机体血流重新分配。

皮肤、黏膜血管以α_1受体占优势，注射肾上腺素可显著减少皮肤血流量，减少手足部位血流。治疗量对脑血管收缩作用不明显，但可使肺动脉压、静脉压上升。激动肾血管平滑肌α_1受体，使肾血管显著收缩，肾血流量减少，激动旁肾小球旁细胞β_1受体，促进肾素分泌。骨骼肌血管以β_2受体占优势，故血管舒张，血流量增加。冠状动脉血流量增加，部分因激动冠状动脉β_2受体，部分因心肌兴奋后的代谢产物（腺苷）增加，使冠状血管扩张，以及血压升高所致。

（3）血压：治疗量有显著升压作用，其机制如下。①直接兴奋心肌，增加心肌收缩力；②机体多个部位血管收缩，尤其皮肤黏膜、肾脏前毛细血管、阻力血管和静脉收缩。对血压的影响与剂量及不同部位α、β受体比例和机体代偿反应等多种因素有关。

极小剂量（0.1 μg/kg）肾上腺素引起血压下降。较大剂量血压出现双相反应，即血压上升，当反应逐渐减弱后，平均血压可能降至正常以下再恢复至正常水平，这是因为β_2受体对低浓度肾上腺素的敏感性大于α_1受体。如预先给予α受体阻断药，肾上腺素的升压作用可被翻转，表现为明显的降压作用。

肾上腺素升压效果尚与给药途径有关。皮下注射时，使局部血管收缩，延缓药物吸收。静脉给予肾上腺素，药物直接进入循环，作用更快，血压迅速上升，其升高幅度与剂量成比例。治疗量时由于收缩压升高程度大于舒张压，脉压增大。大剂量肾上腺素强烈兴奋心脏，外周血管收缩，收缩压和舒张压均升高。

2. 平滑肌 对平滑肌的作用取决于分布的受体类型。激动支气管平滑肌β_2受体，使支气管舒张；激动胃肠道平滑肌β_2受体可松弛胃肠道平滑肌，使张力、自发性收缩频率与收缩幅度均下降；激动膀胱逼尿肌β_2受体，使逼尿肌松弛，同时兴奋α_1受体，使膀胱三角肌与括约肌收缩，引起排尿困难和尿潴留。降低妊娠末期和临产时子宫张力和收缩力。

3. 代谢 有升高血糖作用。激动α_2受体，抑制胰岛素分泌；激动β_2受体，促进胰高血糖素分泌。肾上腺素占主导作用的是抑制胰岛素分泌，降低外周组织对葡萄糖摄取；并通过兴奋胰岛α细胞上的β受体使胰高血糖素分泌增加，使肝糖原、肌糖原分解和糖原异生。兴奋脂肪细胞β受体，激活脂肪酶，加速甘油三酯（triglyceride，TG）分解为游离脂肪酸和甘油。

4. 中枢神经系统 不易透过血脑屏障，治疗量一般无明显中枢兴奋现象。有时会出现不安、恐惧、头痛、震颤等。

【临床应用】

1. 支气管哮喘 主要用于控制急性发作。除松弛支气管平滑肌外，尚可激动支气管黏膜α_1受体，使黏膜血管收缩减轻气道黏膜水肿；同时激动支气管黏膜层和黏膜下层肥大细胞β_2受体，抑制肥大细胞释放组胺和其他炎症介质，有利于控制哮喘症状。

2. 过敏性休克 首选用于药物或其他抗原引起的过敏性休克。对于青霉素等引起的过敏性休克，肾上腺素能激动α受体，收缩小动脉和毛细血管前括约肌，降低毛细血管通透性；同时激动β受体，改善心脏功能和缓解呼吸困难等症状。

3. 心搏骤停 麻醉、手术意外或溺水等引起心搏骤停，进行心肺复苏措施的同时，可用肾上腺素静脉或心内注射给药。心内注射因可增加冠状动脉撕裂、心脏压塞、气胸等的危险性，只能在开胸心脏按压或无其他给药途径时施行。

4. 与局部麻醉药合用 减少局部麻醉药吸收，延长其作用时间。一般局部麻醉药中肾上腺素的浓度为1∶250 000，单次最大用量不超过0.3 mg。

5. 鼻黏膜与齿龈出血 将浸有盐酸肾上腺素（1∶1000）的纱布填塞出血处，可有效止血。

【不良反应】 一般有心悸、不安、面色苍白、恐慌、焦虑、搏动性头痛、震颤等。采取静卧休息及消除患者顾虑等措施，上述症状可缓解。用药剂量大或静脉滴注速度过快，血压骤升可引起严重不良反应如脑出血等。β_1受体兴奋过强时可引起心律失常，甚至心室颤动，还可诱发心绞痛发作。

【禁忌证】 禁用于器质性心脏病、高血压、糖尿病、甲亢等患者。

【药物相互作用】 禁止与氟烷等合用，会增加心脏毒性。禁止与非选择性β受体阻断药合用，可导致严重高血压和脑出血。亚硝酸酯类、硝普钠等血管扩张药可对抗大剂量肾上腺素引起的升压作用。

多 巴 胺

多巴胺（dopamine）是合成NA的前体，也是脑内重要的儿茶酚胺类神经递质。药用多巴胺为人工合成品。

【体内过程】 口服无效。在体内迅速被COMT与MAO代谢破坏。主要采用静脉给药，$t_{1/2}$极短，仅约2 min。不易透过血脑屏障，无明显中枢作用。

【药理作用】 主要激动α受体、β_1受体和多巴胺受体（D_1受体）。多巴胺血药浓度低，$t_{1/2}$短，内源性多巴胺没有明显拟交感活性。外源性多巴胺采用静脉给药，小剂量可引起血管舒张，对肾、肠系膜、冠状血管的作用显著，可增加肾血流量和肾小球滤过率，有利钠排尿作用，对其他部位血管影响小，故总外周阻力不变。大剂量多巴胺则激动α_1受体，收缩血管，使肾血流量和尿量减少。较高浓度可加强心肌收缩力，这是直接激动心脏β_1受体和促进神经末梢释放NA的共同结果。与异丙肾上腺素相比，多巴胺引起心动过速较少，因收缩压上升、舒张压不变或轻度升高，脉压加大。多巴胺的舒张血管作用不被普萘洛尔等β受体阻断药、阿托品和抗组胺药所拮抗，但可被多巴胺受体阻断药氟哌啶醇所抑制，因此认为其机制与激动分布于血管床的D_1受体，增加腺苷酸环化酶活性，使胞内cAMP含量增加有关。

【临床应用】 用于心源性、感染性和低血容量性等休克所致的血流动力学紊乱。对心收缩力减弱伴有少尿而血容量已补足的休克患者尤为合适。也用于嗜铬细胞瘤手术后的低血压，尚可与利尿药合用治疗急性肾功能不全。还可用于急性心功能不全患者。

【不良反应】 过量可出现恶心呕吐、心动过速、心绞痛、心律失常、头痛、高血压等。由于$t_{1/2}$很短，减慢静脉滴速或停药，上述症状通常会很快消失，偶尔需要用短效α受体阻断药酚妥拉明对抗。药液漏出可引起局部缺血性坏死。

治疗休克时，注意补充血容量，监测心血管参数（动脉压、中心静脉压）、尿量等，同时纠正酸中毒。

【药物相互作用】 用MAOI时，应避免应用本品或减少本品剂量（1/10剂量以下）。与三环类抗抑郁药合用时也需注意调整剂量。

麻 黄 碱

麻黄碱（ephedrine）是从中药麻黄中提取的生物碱。麻黄在我国应用已有两千多年的历史。麻黄碱不具有儿茶酚结构，化学结构中有两个不对称碳原子，只有左旋体或消旋体有效。药用麻黄碱现为人工合成品。

【体内过程】 口服吸收完全，1 h后血药浓度达峰值。易透过血脑屏障。部分经脱胺氧化，79%以原型随尿排出。代谢、排泄都较缓慢，$t_{1/2}$为3～4 h。与肾上腺素比较，作用缓慢而持久。

【药理作用及作用机制】 麻黄碱直接激动α、β受体，并通过促进交感神经末梢释放NA而发挥间接作用。激动β_1受体，增加心肌收缩力、心率和心排血量，使血压上升；激动β_2受体而使支气管平滑肌松弛；兴奋膀胱底部α受体，松弛膀胱壁和逼尿肌，收缩括约肌，引起排尿阻力上升。另有明显中枢兴奋作用。短期内反复用药，其药理作用逐渐减弱，表现出快速耐受性。

麻黄碱的快速耐受性产生的机制，一般认为有受体逐渐饱和与递质逐渐耗竭两种因素。连续给予豚鼠离体肺组织放射性标记的麻黄碱后，其与β受体亲和力显著下降。

【临床应用】 用于防治低血压，如防治硬膜外和蛛网膜下腔麻醉所引起的低血压。预防支气管哮喘或治疗轻症患者，但因有明显的中枢兴奋作用，不推荐作为长期用药。用于治疗鼻黏膜充血引起的鼻塞，常用0.5%～1%溶液滴鼻，消除黏膜肿胀。

【不良反应】 有时出现不安、头痛、心悸、出汗、失眠。注射给药可能出现高血压、心律失常。

【禁忌证】 高血压、冠心病及甲亢者禁用。

附 伪麻黄碱（pseudoephedrine）是麻黄碱的立体异构体，引起心动过速、血压升高、中枢兴奋作用较麻黄碱弱。激动β_2受体作用小，治疗支气管哮喘无效。可激动α受体，产生血管收缩作用。口服吸收良好，起效时间约为30 min，作用持续时间4～6 h。在肝脏代谢，以原型和代谢产物经肾排出。作为非处方药用作鼻部减充血剂，用于感冒、鼻炎等引起的鼻部黏膜充血肿胀。可减弱甲基多巴、利血平等抗高血压药的降压作用，加剧异丙肾上腺素、肾上腺素的心脏作用而引起心律失常。严重高血压和冠状动脉疾病患者禁用。

第四节 β受体激动药

一、β_1、β_2受体激动药

异丙肾上腺素

异丙肾上腺素（isoprenaline，isoproterenol）为人工合成盐酸盐，以异丙基取代NA氨基上的氢原子。

【体内过程】 口服给药在肠黏膜进行磺基化结合反应而失效。舌下给药可从黏膜下舌下静脉丛迅速吸收而发挥作用。气雾吸入给药吸收较快。主要经肝脏和其他组织中 COMT 代谢失活，MAO 对其作用弱。作用时间虽较肾上腺素长，但仍短暂。静脉注射 $t_{1/2}$ 约为数分钟；吸入给药 2～5 min 起效，维持时间 0.5～2 h 。

【药理作用】 为非选择性 β 受体激动药，对 β_1、β_2 受体均有强大的兴奋作用。

1. 心脏和血管　因激动心脏 β_1 受体，可增加心肌收缩力，加快心率，加速传导，增加心排血量。可引起心悸、窦性心动过速等。激动 β_2 受体对血管有舒张作用，主要舒张骨骼肌血管，对肾血管、肠系膜血管作用较弱，外周阻力下降，舒张压下降。亦可舒张冠状血管，使冠状动脉血流量增加。静脉给药时，可引起舒张压明显下降，冠状动脉灌注压下降，冠状动脉血流量不增加。由于心排血量增加，收缩压不变或升高，舒张压降低，使脉压加大，平均动脉压下降（图 2-9-2）。

2. 支气管平滑肌　对于各种平滑肌都有舒张作用，当张力增高时松弛作用更为明显，尤其对支气管平滑肌的舒张作用显著。也有抑制肥大细胞释放炎症介质的作用，但对支气管黏膜血管无收缩作用，故消除黏膜水肿效果不如肾上腺素。

3. 其他　因对胰岛细胞 β 受体有明显激动作用而促进胰岛素分泌，能促进糖原分解，增加组织耗氧量，但升高血糖作用较肾上腺素弱。异丙肾上腺素和肾上腺素在促进游离脂肪酸释放和能量代谢方面的作用相似。

【临床应用】

1. 支气管哮喘　采用舌下或气雾剂吸入给药，能迅速控制急性发作。易引起心悸，长期反复使用可产生耐受性，现已有其他选择性 β_2 受体激动药可供选用。

2. 房室传导阻滞　可用于治疗Ⅱ、Ⅲ度房室传导阻滞。一般采用舌下给药，严重时静脉滴注给药，根据心率调整滴速。

3. 心搏骤停　用于置入人工心脏起搏器时出现的心动过缓或心脏阻滞等紧急情况。常与 NA 或间羟胺合用于心室内注射。

4. 休克　可增加心排血量和舒张血管，用于中心静脉压高、心排血量低的感染性休克，但给药同时要注意补液及其心脏毒性。

【不良反应】 常见心悸、头晕、心动过速、头痛、面色潮红。用药期间，注意观察心率，超过 110 次/分，需减慢滴速或停药；超过 130 次/分，可引起室性心律失常。对于支气管哮喘患者应控制吸入剂量，因其本身已处于缺氧状态，如异丙肾上腺素剂量过大，可致心肌耗氧量增加，引发严重的心律失常。

【禁忌证】 冠心病、糖尿病、甲亢患者禁用。

二、β_1 受体激动药

多巴酚丁胺

多巴酚丁胺（dobutamine）化学结构与多巴胺相似，药用为人工合成品，为含左旋和右旋多巴酚丁胺的消旋体。

【体内过程】 与肾上腺素相似，口服无效，须静脉滴注，10～12 min 达 C_{ss}，$t_{1/2}$ 约为 2 min，主要代谢产物为结合型多巴酚丁胺和 3-*O*-甲基多巴酚丁胺。

【药理作用】 直接激动 α、β 受体，对 β_1 受体的激动作用强于 β_2 受体，故属于 β_1 受体激动药。不引起递质释放，也不影响多巴胺受体。因具有不对称碳原子中心，药理效应较复杂。临床应用的多巴酚丁胺消旋体，其左旋异构体激动 α_1 受体，显著升高血压；而右旋异构体为 α_1 受体阻断药，可阻断左旋多巴酚丁胺的升压作用。两个同分异构体均激动 β 受体，右旋异构体激动 β 受体的强度是左旋异构体的 10 倍。综合其总体效应而言，为完全激动药。

与异丙肾上腺素相比，多巴酚丁胺增强心肌收缩力的作用比加快心率的作用显著。这种相对性的选择作用有其临床价值，可能是由于外周阻力变化不大和心脏 β_1 受体激动的正性肌力作用参与。兴奋窦房结作用较异丙肾上腺素弱，但促进房室、室间传导作用相似。对肾、肠系膜血管无明显作用，外周阻力较为稳定，可能由于 α_1 受体介导的血管收缩作用和 β_2 受体介导的血管舒张作用共同作用的结果。

多巴酚丁胺给药速度不超过 20 μg/(kg・min) 时，心率加快不明显或略有加快。多巴酚丁胺与其他肾上腺素受体激动药对心率的影响见表 2-9-1。

表 2-9-1　肾上腺素受体激动药对心率的作用

药物	激动受体	血压（总外周阻力）	心率		
			反射性心率变化	药物直接作用	反射变化与直接作用
NA	α_1，β_1	↑	↓*	↑	↓或↑
去氧肾上腺素	α	↑	↓*	0	↓
异丙肾上腺素	β_1，β_2	↓	↑	↑	↑↑
多巴酚丁胺	β	0	0	↑	↑

* 可为阿托品所阻断

【临床应用】 用于心力衰竭、急性心肌梗死时伴有心脏失代偿。可短期用多巴酚丁胺 2.5～10 μg/(kg・min) 增加心排血量。其对左心衰竭的改善作用

优于多巴胺。用于休克治疗时，疗效较异丙肾上腺素更优。连续用药可产生快速耐受性。

【不良反应】 少数患者出现恶心、头痛、心悸、血压增高、心绞痛。因可增加房室传导速度，有使心房颤动发展为心室率加快的危险，需用地高辛等进行预防。因 $t_{1/2}$ 短，停药或减慢给药速度，可使大部分不良反应消失。给药前注意纠正低血容量。

【禁忌证】 增加心肌耗氧量，可能增加已有心肌梗死患者的梗死面积，特发性肥厚梗阻型心肌患者禁用，急性心肌梗死或心源性休克伴有严重低血压者慎用。因其可促进房室传导，心房颤动患者禁用。

【药物相互作用】 禁止与氟烷等合用。不宜与β受体阻断药合用，因会取消其正性肌力作用。

三、β_2 受体激动药

本类药物有沙丁胺醇（salbutamol，羟甲叔丁肾上腺素）、特布他林（terbutaline，间羟叔丁肾上腺素）、克仑特罗（clenbuterol，双氯醇胺）、奥西那林（orciprenaline，间羟异丙肾上腺素）等。选择性激动 β_2 受体对支气管平滑肌有强而较持久的舒张作用，对心血管系统和中枢神经系统的影响很小，是临床上治疗支气管哮喘的主要药物。

四、β_3 受体激动药

β_3 受体激动药是一类具有拟肾上腺素功能的胺类化合物，也是儿茶酚胺的含氮衍生物。

米拉贝隆（mirabegron）是强效 β_3 受体激动药，通过激活 β_3 受体使膀胱逼尿肌松弛，增加膀胱容量并延长排尿间隔，且不影响膀胱排尿活动。用于治疗膀胱过度活动症。常见不良反应为尿路感染和心动过速。高血压患者慎用。

维贝格龙（vibegron）是 2020 年由 FDA 批准上市的强效小分子 β_3 受体激动药，用于治疗成人膀胱过度活动症，减少急迫性尿失禁、排尿和尿急发作次数。不良反应主要有头痛、鼻咽炎、腹泻、恶心、支气管炎和尿路感染。

（武汉大学 汪 晖）

第十章　肾上腺素受体阻断药

- Adrenergic antagonists bind to adrenoceptors, thereby blocking the effects of sympathetic nerve stimulation and exogenous adrenergic agonists.
- Most α-receptor antagonists (α-blockers) primarily cause vasodilation, resulting in a decrease in blood pressure. These antagonists hold considerable clinical value. Orthostatic hypotension and tachycardia are the most prevalent adverse effects of α-receptor antagonists.
- The effects of β-receptor antagonists (β-blockers) on blood pressure are intricate. Long-term use of β-blockers can lead to a reduction in blood pressure in individuals with hypertension. These medications are widely used in management of cardiac arrhythmias, angina, and hypertension. Additionally, β-blockers are employed in treating conditions such as hyperthyroidism, glaucoma, migraines, and anxiety. The adverse effects include bronchoconstriction, lower heart rate and reduced cardiac output. Certain β-blockers possess partial agonist characteristics with intrinsic sympathomimetic activities and vasodilator effects mediated by additional mechanisms.

肾上腺素受体阻断药（adrenoceptor blocking drugs）也称肾上腺素受体拮抗药（adrenoceptor antagonists）。除酚苄明呈非竞争性拮抗作用外，大多数肾上腺素受体阻断药通过竞争性拮抗作用，对交感神经支配器官的生理功能产生影响。主要用于心血管疾病的治疗。根据其作用的受体不同，分为α受体阻断药和β受体阻断药。

第一节　α受体阻断药

α受体可介导内源性儿茶酚胺在体内的多种重要功能。激动α_1受体引起动脉、静脉收缩；激动交感神经末梢突触前膜α_2受体，通过负反馈调节，减少NA释放；激动中枢延髓孤束核α_2受体，使外周交感神经活性降低。另外，α受体调节糖和脂肪代谢。α受体阻断药可使外周血管阻力降低，血压下降。作用强度取决于患者用药时的交感神经张力，对卧位时的作用比立位时弱，在血容量较低时，降低血压的作用更加明显。α受体阻断引起血压下降可反射性导致心率加快、心排血量增加及水钠潴留等。α_1受体阻断药还可产生一些与阻断受体无关的其他药理作用。

根据α受体阻断药对α_1、α_2受体亲和力的不同，可分为三类。

1. 非选择性α受体阻断药　同时阻断α_1和α_2受体，如酚妥拉明、酚苄明等。

2. 选择性α_1受体阻断药　如哌唑嗪等。

3. 选择性α_2受体阻断药　如育亨宾。

一、非选择性α受体阻断药

酚妥拉明

酚妥拉明（phentolamine）为咪唑啉衍生物，与受体结合力弱，易解离，故作用维持时间短，属短效类竞争性α受体阻断药。

【体内过程】　口服吸收差，口服效果约为注射给药的20%，主要采用注射给药。肌内注射作用维持30～45 min，静脉注射后2～5 min起效。大部分以无活性代谢产物从尿中排泄。

【药理作用】

1. 心血管系统　阻断α_1受体，使小动脉和静脉扩张，外周阻力降低，血压下降。同时可兴奋心脏，加强心肌收缩力，心率加快，心排血量增加。兴奋心脏的主要原因：一是血管扩张、血压下降，反射性兴奋心脏；二是阻断交感神经末梢突触前膜α_2受体，促进NA释放所致。有时还可导致心律失常。

酚妥拉明等α受体阻断药使肾上腺素的升压作用翻转为降压作用，此作用称为“肾上腺素作用翻转”（adrenaline reversal），因α_1受体被阻断，使肾上腺素兴奋α_1受体收缩血管的作用被取消，进而充分表现出肾上腺素激动β_2受体的血管扩张效应。

2. 其他作用　阻断5-HT受体，激动M受体和H_1、H_2受体。促进肥大细胞释放组胺，促进胃酸分泌增加。兴奋胃肠道平滑肌，引起胃肠道张力增加，此作用可被阿托品阻断。

【临床应用】

1. 外周血管痉挛性疾病　如肢端动脉痉挛性疾病、血栓闭塞性脉管炎等。

2. 嗜铬细胞瘤 用于肾上腺嗜铬细胞瘤的鉴别诊断及其后期骤发高血压危象的控制和术前准备，使嗜铬细胞瘤所致的高血压下降。用于嗜铬细胞瘤鉴别诊断实验时，可引起严重低血压，可能致死，现已少用。

3. NA 滴注外漏 静脉滴注 NA 发生外漏时，可用酚妥拉明作局部皮下浸润注射，防止局部组织缺血坏死。

4. 休克 休克患者如果经过充分补液和常规升压药治疗后，仍存在外周血管过度收缩导致组织灌注不足时，可使用酚妥拉明扩张外周血管，降低外周血管阻力，增加心排血量，改善机体重要器官的血流灌注，解除微循环障碍。尤其是能降低肺血管阻力，对肺水肿有较好的治疗作用。可用于感染性、心源性和神经源性等休克。

5. 急性心肌梗死和顽固性心力衰竭 扩张外周动脉和静脉、降低外周血管阻力，显著减轻左心室的前后负荷，降低左心室舒张末期充盈压，改善心功能不全患者的症状和体征。

6. 其他 还可用于治疗男性勃起功能障碍(阳痿)。

【不良反应】 主要为 α 受体阻断后引起的体位性低血压和心动过速。导致的心律失常和心绞痛等限制了这类药物对原发性高血压治疗。其他尚有恶心、腹痛、乏力、头晕、鼻塞等，可诱发或加剧消化性溃疡。冠心病、胃十二指肠溃疡患者慎用。

妥拉唑林

妥拉唑林（tolazoline）与酚妥拉明相似，也属咪唑啉类短效 α 受体阻断药。口服吸收较好，肌内注射吸收更为迅速，主要以原型经肾排出，新生儿的 $t_{1/2}$ 为 3～10 h。对 α_1、α_2 受体均有阻断作用，但其作用较弱。可舒张周围血管而降压，但降压作用不稳定，可兴奋心肌，加快心率。拟胆碱作用相对较强，也有组胺样作用。可兴奋胃肠道平滑肌，促进胃酸、肠液、唾液腺、泪腺、汗腺等分泌。主要用于血管痉挛性疾病，如肢端动脉痉挛、闭塞性血栓静脉炎。能有效降低肺动脉压，用于新生儿持续肺动脉高压。不良反应与酚妥拉明相似，但发生率较高。

酚苄明

酚苄明（phenoxybenzamine）又称苯苄胺，化学结构为氯化烷基胺，为长效非竞争性 α 受体阻断药。

【体内过程】 口服仅 20%～30% 吸收，起效缓慢，需经数小时后才发挥作用。因局部刺激性大，一般不作肌内或皮下注射，仅作静脉注射给药，约 1 h 作用达峰值，$t_{1/2}$ 约 24 h。在肝脏代谢，经肾和胆汁排出。

【药理作用及作用机制】 酚苄明进入体内后，分子中的氯乙胺基环化形成乙撑亚胺基，与 α 受体产生共价键结合，难以解离，作用强、缓慢而持久。酚苄明对 α_1、α_2 受体均有阻断作用，扩张外周小动脉和小静脉，降低外周血管阻力，使血压下降，反射性引起心率加快，心排血量增加。阻断突触前膜 α_2 受体，促进 NA 释放，并抑制神经元和非神经元组织对儿茶酚胺的摄取，使心率加快更为明显。对正常静卧位时的血压影响较小，当患者血容量减少或直立体位时，机体代偿性血管收缩，此时酚苄明阻断 α 受体，使血压显著下降。较大剂量有抗组胺和抗 5-HT 作用。

【临床应用】

1. 外周血管痉挛性疾病 如肢端动脉痉挛病、手足发绀、间歇性跛行等。

2. 休克 主要用于感染性休克的治疗。

3. 肾上腺嗜铬细胞瘤 用于肾上腺嗜铬细胞瘤术前准备或不能施行手术的患者，以控制过量儿茶酚胺释放引起的严重高血压。

【不良反应】 常见体位性低血压、心悸、心律失常、鼻塞等。口服可致恶心呕吐、嗜睡、乏力、口干。静脉注射必须缓慢给药并严密监测血压。

二、选择性 α_1 受体阻断药

选择性 α_1 受体阻断药具有哌嗪喹唑啉结构。对 α_1 受体亲和力大于对 α_2 受体的 1000 倍以上，使外周血管阻力降低，血压下降。对突触前膜 α_2 受体无明显作用，在拮抗 NA 和肾上腺素升压作用的同时，无促进神经末梢释放 NA 和加快心率作用，也不增加肾素分泌。主要用于治疗高血压。本类药物有哌唑嗪、特拉唑嗪、多沙唑嗪、坦洛新（tamsulosin）等。

哌唑嗪

哌唑嗪（prazosin）是选择性 α_1 受体阻断药。

【体内过程】 口服吸收良好，生物利用度为 50%～70%，1～3 h 血药浓度达峰值。血浆蛋白结合率高，仅约 5% 以游离形式存在。在肝脏代谢，5%～11% 以原型经肾排出。$t_{1/2}$ 为 2～3 h，药物作用时间持续 1～6 h。

【药理作用】 阻断小动脉和静脉 α_1 受体，使血管扩张，外周阻力下降，回心血量减少。治疗剂量不阻断 α_2 受体，故没有促进 NA 释放的作用。此外，可降低心脏前负荷，但不增加心排血量。与其他扩血管药不同，本药对心率影响较小。还可阻断膀胱颈部、前列腺囊和前列腺尿道平滑肌 α_1 受体，松弛这些部位的平滑肌。膀胱底部 α_1 受体较少，故对膀胱收缩影响较小。

【临床应用】 用于治疗高血压。对良性前列腺增生（benign prostatic hyperplasia，BPH）患者，可

降低排尿阻力，缓解尿道阻塞症状。因能降低心脏前、后负荷，还可用于慢性心功能不全。

【不良反应】 首次用药可致严重低血压、晕厥、心悸等，称为“首剂效应”，多在用药 30～90 min 发生。对伴有肝、肾功能不全及老年患者更需谨慎。首次剂量减半，睡前服用可避免首剂效应。与利尿药或其他抗高血压药合用，可加强本药的降压效果。其他不良反应有眩晕、嗜睡、头痛、乏力等，减量或持续用药，上述症状可减轻。

特 拉 唑 嗪

特拉唑嗪（terazosin）化学结构与哌唑嗪相似，作用较哌唑嗪稍弱，主要区别在其药动学特点。特拉唑嗪水溶性高，生物利用度大于 90%，血药浓度达峰时间为 1 h，$t_{1/2}$ 约 12 h，作用时间可持续 18 h 以上。用于治疗高血压病、顽固性心功能不全，也用于缓解 BPH 患者的排尿困难症状。不良反应与哌唑嗪相似。

多 沙 唑 嗪

多沙唑嗪（doxazosin）化学结构与哌唑嗪相似，对 α_1 受体具有高度亲和力。口服后，2～3 h 血药浓度达峰值，生物利用度约为 65%。主要在肝代谢，有肝肠循环。$t_{1/2}$ 约为 20 h，作用持续时间 36 h。临床应用与不良反应同哌唑嗪。

三、选择性 α_2 受体阻断药

选择性阻断 α_2 受体，可增加交感神经功能，并增强 NA 释放，导致心脏和外周血管 α_1 和 β_1 受体激活，升高血压。

育 亨 宾

育亨宾（yohimbine）属吲哚烷基胺生物碱，选择性竞争性阻断 α_2 受体，进入中枢神经系统后，可引起血压上升，心率加快，并能增强运动量，产生震颤。还可阻断 5-HT 受体。主要用于实验研究的工具药，临床可用于治疗男性性功能障碍和糖尿病患者的神经病变。

第二节　β 受体阻断药

β 受体阻断药能拮抗去甲肾上腺素能神经递质或肾上腺素受体激动药对 β 受体的作用，产生 β 受体阻断效应。临床上应用的 β 受体阻断药几乎都是竞争性的，主要用于治疗高血压、心绞痛、心肌梗死、某些心律失常和青光眼，也可用于预防偏头痛等。

【β 受体阻断药分类】 根据对 β_1、β_2 受体的选择性和血管舒张作用等特征，本类药物可分类如下。

1. 非选择性 β 受体阻断药 阻断 β_1 和 β_2 受体，是第一代 β 受体阻断药。

2. 选择性 β_1 受体阻断药 对心脏 β_1 受体选择性较高，β_2 受体的选择性较低，是第二代 β 受体阻断药。

3. 具有周围血管舒张作用的 β 受体阻断药 具有扩张血管特性，包括 α、β 受体阻断药和选择性 β_1 受体阻断药，是第三代 β 受体阻断药。

β 受体阻断药又根据是否有内在拟交感活性（intrinsic sympathomimetic activity，ISA）分为两大类，即无内在拟交感活性的 β 受体阻断药，如普萘洛尔、噻吗洛尔、阿替洛尔、美托洛尔等；有内在拟交感活性的 β 受体阻断药，如吲哚洛尔、醋丁洛尔、塞利洛尔等。

【药理作用】 主要药理作用都与其 β 受体阻断作用有关，但也有部分药物尚有其他药理作用，如内在拟交感活性、膜稳定作用（membrane stabilizing effect）和抑制血小板聚集等。β 受体阻断药的药理特性比较，见表 2-10-1。

表 2-10-1　β 受体阻断药的药理特性比较

药物	内在拟交感活性	膜稳定作用	脂溶性	血浆 $t_{1/2}$（h）
非选择性 β 受体阻断药				
普萘洛尔	–	++	高	3～5
噻吗洛尔	–	–	低到中	4
纳多洛尔	–	–	低	20～24
吲哚洛尔	+++	+	低	3～4
索他洛尔	–	–	低	10～20
喷布洛尔	+	–	高	～5
选择性 β_1 受体阻断药				
美托洛尔	–	+/–	中等	3～7
阿替洛尔	–	–	低	6～9
艾司洛尔	–	–	低	0.15
具有周围血管舒张作用的 β 受体阻断药				
拉贝洛尔	+	+	低	3～4
卡维地洛	–	++	中等	7～10
卡替洛尔	++	–	低	6
奈必洛尔	–	–	低	11～30
塞利洛尔	+	–	低	5

1. β 受体阻断作用

（1）心血管系统：阻断心血管系统的 β 受体，减弱或取消儿茶酚胺对 β_1 受体的激动作用，使心率减慢，心肌收缩力减弱，心排血量减少，血压稍有下降。此效应在机体交感神经张力较高时更明显，如运动、应激状态等。

β_1 受体阻断药可减慢窦房结节律，延缓心房和房室结的传导，延长房室结有效不应期。因阻断心脏 β_1 受体，使心排血量降低，交感神经代偿性增

高，同时因阻断血管 β_2 受体，使血管 α 受体活性增加，外周血管阻力增高，骨骼肌、肝、肾血管血流量减少。

机体在运动或应激状态时，冠状动脉血流量增加，以满足心肌代谢需要，此时心率加快，心肌收缩力增强，使心肌耗氧量增加，冠心病患者则可引起心绞痛。β 受体阻断药使心率减慢，心肌收缩力减弱，使心肌耗氧量明显降低；但同时因抑制心肌收缩而增大心室容积，延长射血时间，又相对增加心肌耗氧量；其净效应是改善心肌供氧与需氧之间的关系，使心绞痛患者运动耐量增加。

（2）肾素：阻断肾小球旁细胞 β_1 受体，抑制肾素分泌，使肾素-血管紧张素-醛固酮系统（renin-angiotensin-aldosterone system，RAAS）对机体的水盐电解质平衡和血压的调节作用减弱，可能是 β 受体阻断药抗高血压的主要原因之一。β 受体阻断药对正常人的血压无明显影响，对高血压患者则有明显的降压作用。

（3）支气管平滑肌：阻断支气管平滑肌细胞膜 β_2 受体，使支气管平滑肌收缩，增加呼吸道阻力。对正常人影响较小，但在哮喘患者可诱发或加重哮喘的急性发作，甚至产生哮喘持续状态；在慢性阻塞性肺疾病（chronic obstructive pulmonary disease，COPD）患者可导致危及生命的支气管收缩。选择性 β_1 受体阻断药和有内在拟交感活性的 β 受体阻断药增加气道阻力的作用较弱，但用药仍需十分谨慎，并严密观察。

（4）代谢：影响机体的糖代谢和脂肪代谢。儿茶酚胺在低血糖时促进糖原分解，肝糖原分解与激动 α_1 和 β_2 受体有关。当 β 受体阻断药与 α 受体阻断药合用时，可拮抗肾上腺素的升高血糖作用。非选择性 β 受体阻断药普萘洛尔不影响正常人的血糖水平，也不影响胰岛素降血糖作用，但能延缓用胰岛素后血糖水平的恢复，这可能由于其抑制低血糖引起儿茶酚胺释放所致的糖原分解。与降低胰岛素敏感性的非选择性 β 受体阻断药不同，具有血管舒张作用的 β 受体阻断药，如塞利洛尔、卡替洛尔和卡维地洛等，可增加胰岛素抵抗患者的胰岛素敏感性。具有血管舒张作用的 β 受体阻断药对胰岛素敏感性的改善及其心脏保护作用，可能部分抵消与糖尿病相关的脂质异常恶化的危害。当糖尿病患者需用 β 受体阻断药时，首选选择性 β_1 或血管舒张性 β 受体阻断药。

β 受体介导脂肪细胞中激素敏感脂肪酶的激活，导致游离脂肪酸释放到循环中，主要由 β_3 受体介导此作用。β 受体阻断药可以减弱脂肪组织中游离脂肪酸的释放。非选择性 β 受体阻断药可轻度升高血 TG 水平，降低高密度脂蛋白（high density lipoprotein，HDL）水平，而低密度脂蛋白（low density lipoprotein，LDL）水平基本不变。选择性 β_1 受体阻断药和有内在拟交感活性 β 受体阻断药对脂类代谢影响较小。

2. β 受体部分激动作用 有些 β 受体阻断药对 β 受体有部分激动药作用，称为内在拟交感活性。通常情况下，内在拟交感活性作用较弱，常被强大的 β 受体阻断作用所掩盖。内在拟交感活性作用较强的药物对抑制心肌收缩力、减慢心率和收缩支气管作用较弱，副作用较低。

3. 膜稳定作用 有些 β 受体阻断药可降低细胞膜对离子的通透性，具有奎尼丁（quinidine）和局部麻醉药样的膜稳定作用，即具有奎尼丁样作用（quinidine-like effect）。由于该作用常在高浓度时产生，故一般认为膜稳定作用与 β 受体阻断药的治疗作用无关。当 β 受体阻断药局部用于眼睛时，因降低保护性反射，有增加角膜溃疡的风险，因此，有膜稳定作用的 β 受体阻断药不宜用于眼部治疗。

4. 其他 某些 β 受体阻断药可减少儿茶酚胺引起的震颤，抗血小板聚集，减少房水形成而降低眼内压。

【临床应用】

1. 心血管疾病

（1）心律失常：用于多种原因引起的快速型室上性心律失常。普萘洛尔还可用于运动或情绪激动引发的室性心律失常及肥厚型心肌病所致的心律失常。

（2）高血压：是治疗高血压的基础药物，使高血压患者的血压明显下降，同时伴有心率减慢。根据病情可单独应用或与其他药物合用。

（3）心绞痛和心肌梗死：对心绞痛有良好疗效，能使心绞痛发作减少，运动耐量增加。急性心肌梗死早期静脉注射 β 受体阻断药美托洛尔、阿替洛尔，可降低死亡率 10%，长期应用可降低复发率和猝死率。

（4）慢性心功能不全：改善慢性心力衰竭症状，提高射血分数，减轻左室肥厚等。尤其在心肌状态严重恶化前，早期应用，可缓解儿茶酚胺引起的心脏损害，显著改善某些心力衰竭症状，改善预后。

2. 青光眼 噻吗洛尔或替马洛尔无膜稳定作用，局部用药，减少房水形成，降低眼内压，用于治疗慢性开角型青光眼。

3. 其他 可用作甲亢的辅助用药，缓解激动不安、心动过速等症状，普萘洛尔也可抑制甲状腺素（T_4）转变为三碘甲状腺原氨酸（T_3）。还可预防偏头痛，预防社交恐惧症引起的心动过速、肌肉震颤及酒精中毒，也是婴幼儿血管瘤的首选药物。

【不良反应】 主要由阻断 β 受体所致。

1. 心血管系统　对心功能不全、窦性心动过缓、房室传导阻滞患者，可使病情加剧，出现重度心功能不全、肺水肿，房室完全传导阻滞等。由于周围血管收缩，可引起四肢发冷，皮肤苍白或发绀，引起间歇性跛行、雷诺病等，严重者甚至引起脚趾溃烂和坏死。

2. 诱发或加剧支气管哮喘　非选择性 β 受体阻断药可阻断支气管平滑肌细胞膜 β_2 受体，增加呼吸道阻力，诱发或加剧哮喘。而有内在拟交感活性或选择性 β_1 受体阻断药抑制支气管平滑肌收缩作用则较弱，一般不会引起上述不良反应，但仍应禁用于伴有支气管哮喘的患者。

3. 代谢　可降低患者对低血糖的识别，非选择性 β 受体阻断药可延缓 1 型糖尿病的低血糖恢复，但在 2 型糖尿病中并不常见。因此，易发生低血糖反应的糖尿病患者应慎用，或使用选择性 β_1 受体阻断药。

4. 中枢神经系统　出现疲劳、失眠、噩梦等睡眠障碍和抑郁。

5. 反跳现象　长期应用 β 受体阻断药的患者如突然停药，常使原来的病情加重，如血压上升、严重心律失常、心绞痛发作加剧等，增加猝死危险性。因此，需缓慢减量直至停药。

6. 其他　恶心、轻度腹泻、偶见过敏性皮疹和血小板减少等。

【药物相互作用】　糖尿病患者应用胰岛素同时应用 β 受体阻断药，可加强降血糖作用，但可掩盖低血糖时出汗、心率加快的症状，故应慎用。与钙通道阻滞药（calcium channel blocker，又称钙拮抗药，calcium antagonist）合用将进一步抑制心肌收缩力和加重房室传导阻滞。氢氧化铝、考来烯胺、考来替泊能降低 β 受体阻断药的吸收。苯妥英钠、苯巴比妥、利福平等则能加速 β 受体阻断药代谢速度，降低血药浓度。西咪替丁增加普萘洛尔生物利用度。吲哚美辛等 NSAID 能削弱普萘洛尔抗高血压作用。

一、非选择性 β 受体阻断药

普萘洛尔

普萘洛尔（propranolol）是非选择性 β 受体阻断药，与 β_1、β_2 受体的亲和力相似，无内在拟交感活性，对 α 受体没有作用。脂溶性高，口服吸收完全，首过消除明显，生物利用度仅为 30% 左右。药物个体差异较大，血药浓度差异可达 20 倍。表观分布容积大，易透过血脑屏障。血浆蛋白结合率大于 90%，主要在肝脏代谢，代谢产物 4-羟普萘洛尔仍具有一些 β 受体阻断作用。$t_{1/2}$ 为 3～5 h，但抗高血压作用时间长，可每日给药两次。用于治疗高血压和心绞痛，用药需从小剂量开始，逐渐增加到适当剂量。是治疗婴幼儿血管瘤的首选药。

纳多洛尔

纳多洛尔（nadolol）是长效非选择性 β 受体阻断药，对 β_1、β_2 受体亲和力大致相同，无膜稳定作用和内在拟交感活性。口服吸收不完全，2～4 h 血药浓度达峰值，生物利用度约为 35%。体内代谢不完全，主要以原型经肾排出，$t_{1/2}$ 约为 20 h。肾功能不全者注意调整剂量。因作用时间长，可每日给药一次，个体差异较普萘洛尔小。用于治疗高血压和心绞痛。

噻吗洛尔

噻吗洛尔（timolol）为已知作用最强 β 受体阻断药，对 β 受体无选择性，无内在拟交感活性，无膜稳定性。口服吸收良好。生物利用度为 30%～75%，有中等程度的首过消除。肝脏代谢完全，少量以原型经肾排出。$t_{1/2}$ 约为 4 h。药理作用与普萘洛尔相似，用于治疗高血压、心力衰竭、急性心肌梗死及预防偏头痛。口服和滴眼均可减少房水生成，降低眼内压，用于治疗开角型青光眼和高眼压症。单用或与普萘洛尔合用治疗婴幼儿血管瘤。局部用药治疗青光眼时，敏感患者可吸收而引起全身不良反应，如哮喘发作或心力衰竭。

吲哚洛尔

吲哚洛尔（pindolol）对 β_1、β_2 受体的阻断作用无选择性，但作用较普萘洛尔强 6～15 倍，且有较强的内在拟交感活性和较弱的膜稳定作用，故减少心率及心排血量的作用较弱。口服生物利用度为 90%，0.5～3 h 后血药浓度达峰值。与血浆蛋白结合率为 50%。约 50% 在肝代谢。$t_{1/2}$ 为 3～4 h。主要用于高血压、心绞痛、心律失常、心肌梗死、甲亢等治疗。吲哚洛尔具有弱的 β 受体部分激动药活性，是心脏储备减少或有心动过缓倾向的高血压患者的首选抗高血压药。

二、选择性 β_1 受体阻断药

选择性 β_1 受体阻断药用于治疗高血压和心绞痛，对支气管收缩、糖代谢和外周血管阻力影响较小，适用于支气管痉挛、糖尿病、周围血管疾病或雷诺综合征患者。

美托洛尔

美托洛尔（metoprolol）选择性阻断 β_1 受体，无内在拟交感活性和膜稳定特性。口服吸收完全，有首过消除，生物利用度约为 50%。血药浓度个体差异可达 17 倍。主要在肝脏代谢，约 10% 以原型经肾排出，$t_{1/2}$ 为 3～7 h。用于治疗原发性高血压、稳定型心绞痛，并作为心肌梗死后的二级预防用药，辅助治疗甲亢和预防偏头痛。

阿替洛尔

阿替洛尔（atenolol）选择性阻断 β_1 受体，无内

在拟交感活性和膜稳定特性。口服吸收不完全，血药浓度个体差异较小。大部分以原型经肾排出。$t_{1/2}$为6～9 h。肾功能不全者在体内有蓄积，肌酐清除率小于35 mL/min患者需调整剂量。用于治疗高血压、冠心病、心律失常和心绞痛。很少引起中枢神经系统副作用，如抑郁或噩梦，很少有支气管痉挛反应。

艾司洛尔

艾司洛尔（esmolol）为超短效的选择性β_1受体阻断药，具有减缓静息和运动心率，降低血压，降低心肌耗氧量的作用。无内在拟交感活性，无膜稳定作用。静脉滴注后迅速达C_{ss}，分布和消除迅速，分布$t_{1/2}$仅2 min，清除$t_{1/2}$为9 min，其迅速起效及较短的$t_{1/2}$对于临床状况不稳定的患者可在几分钟内达到预期疗效。用于快速室上性心律失常的快速控制，也用于术中、术后、麻醉时出现的高血压和心动过速。当需要短时间的β受体阻断或危重患者伴有心动过缓、心力衰竭、低血压，或可能需要快速停药时，可使用艾司洛尔静脉注射给药。

三、具有周围血管舒张作用的β受体阻断药

第三代β受体阻断药具有血管舒张作用，包括α、β受体阻断药和选择性β_1阻断药。这类药物通过多种机制产生效应，除阻断β受体外，还阻断α受体；增加NO的产生；激动β_2受体；阻断Ca^{2+}内流；开放钾通道和抗氧化作用。

拉贝洛尔

拉贝洛尔（labetalol）有两个光学中心，含有四个相等的非对映体异构物，各异构体又具有不同的相对活性，故药理作用复杂。胃肠道吸收良好，首过消除明显，生物利用度为20%～40%，个体差异大，主要在肝脏代谢，$t_{1/2}$为3～4 h。

拉贝洛尔阻断α_1、β_1、β_2受体，同时表现出β_2受体部分激动活性，并抑制NA再摄取。阻断β受体作用较强，是α受体阻断作用的5～10倍。α_1受体阻断作用引起动脉血管扩张，血压下降，直立时降压作用更为显著。β_1受体阻断也与降压作用有关，同时阻断反射性交感神经引起的心脏兴奋。由于内在拟交感活性，可通过激动β_2受体或直接作用参与扩张血管作用，增加肾脏血流量。口服用于中、重度高血压的治疗，静脉注射用于高血压危象。对支气管平滑肌的收缩作用不明显，但对有哮喘病史者仍应谨慎用药。

卡维地洛

卡维地洛（carvedilol）兼有α_1、β_1、β_2受体阻断作用，无内在拟交感活性。阻断α_1受体，扩张血管、降低外周血管阻力；阻断β_1受体，抑制肾脏分泌肾素，阻断RAAS，产生降压作用。降压迅速，可长时间维持降压作用。另有抗炎、抗氧化、抗心肌细胞凋亡，抑制心肌重塑等作用。用于治疗原发性高血压，也是第一个被批准用于治疗心力衰竭的β受体阻断药。

塞利洛尔

塞利洛尔（celiprolol）是第三代选择性β_1受体阻断药。口服4 h血药浓度达峰值，生物利用度为30%～70%，主要经肾排出。脂溶性低，缺乏膜稳定作用，部分选择性激动β_2受体，具有微弱舒张血管和支气管作用。对外周α_2受体有较弱的阻断作用；促进NO产生；并抑制氧化应激。可降低心率和血压，用于治疗高血压和心绞痛。

奈必洛尔

奈必洛尔（nebivolol）是长效、高选择性β_1受体阻断药，阻断β_1受体的强度为β_2受体的290倍。无内在拟交感作用、膜稳定活性、α_1受体阻断及β_3受体的激动作用。可促进NO释放，介导血管扩张。用于治疗高血压、轻到中度慢性心力衰竭。

（复旦大学　曲卫敏）

第十一章　局部麻醉药

- Local anesthetics prevent or relieve pain by blocking nerve conduction, accompanied by the diminishing of sensation and even motor activity at higher concentrations in a limited area around the site of application without loss of consciousness. The main mechanism of action of local anesthetics is blockade of voltage-gated sodium channels, resulting in inhibition of action potential generation and nerve impulse conduction.
- The clinical use of local anesthetics is determined by the chemical and pharmacological properties. The administration routes of local anesthetics include surface, infiltration, conduction, spinal and epidural anesthesia. The undesired effects result from systemic absorption of overdose of the locally applied anesthetic, which is proportional to the concentration of local anesthetics in the circulation.

局部麻醉药（local anesthetics）简称局麻药，是一类以适当浓度作用于局部神经末梢或神经干周围，暂时、完全和可逆性地阻断神经冲动的产生与传导，在意识清醒的状态下，使局部的痛觉暂时消失，且对各类组织无损伤的药物。

第一节　概　　述

一、构效关系与分类

局部麻醉药在化学结构上由三部分组成：亲脂性芳香环、中间链和亲水性胺基团（表 2-11-1）。芳香基团为苯环，是局部麻醉药分子亲脂疏水性的主要结构；胺基团属弱碱性，具有疏水亲脂性，但与 H^+ 结合后具有疏脂亲水性，因此局部麻醉药具有亲脂疏水性和亲水疏脂性的双重性。中间链可分为酯类和酰胺类，根据中间链的不同，局部麻醉药可分为两大类，中间链为酯键属于酯类局部麻醉药，常用药物有普鲁卡因、丁卡因、奥布卡因等；中间链为酰胺键属于酰胺类局部麻醉药，常用药物有利多卡因、布比卡因、罗哌卡因等。酯类局部麻醉药在血浆内被假性胆碱酯酶分解，酰胺类局部麻醉药在肝内被肝微粒体酶、酰胺酶分解。酯类局部麻醉药所含的对氨基化合物可形成半抗原，引起变态反应；酰胺类不能形成半抗原，较少引起变态反应。

表 2-11-1　几种常用局部麻醉药比较

分类	亲脂基团	中间链	亲水基团	pK_a	相对强度（比值）	相对毒性（比值）	作用持续时间（h）	一次极量（mg）
酯类 普鲁卡因	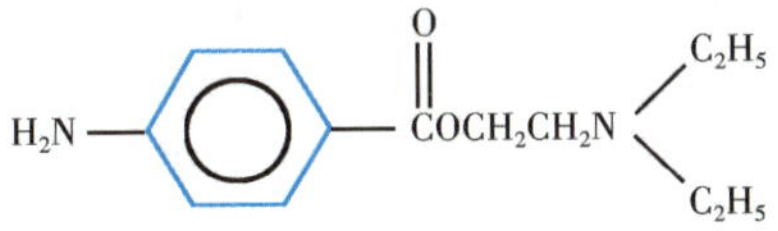			8.90	1	1	0.5～0.75	1000
丁卡因	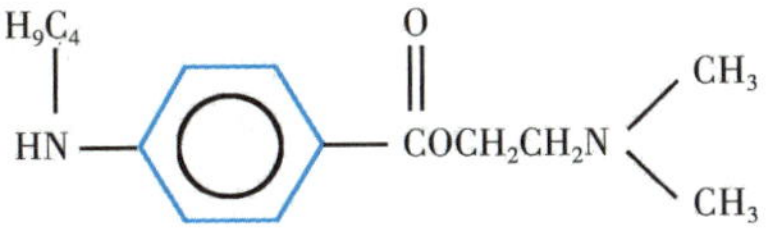			8.45	10	10	2～3	100
酰胺类 利多卡因	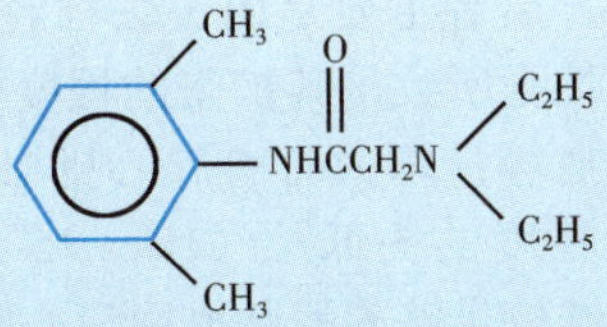			7.90	2	2	1～2	300（不加肾上腺素） 500（加肾上腺素）
布比卡因	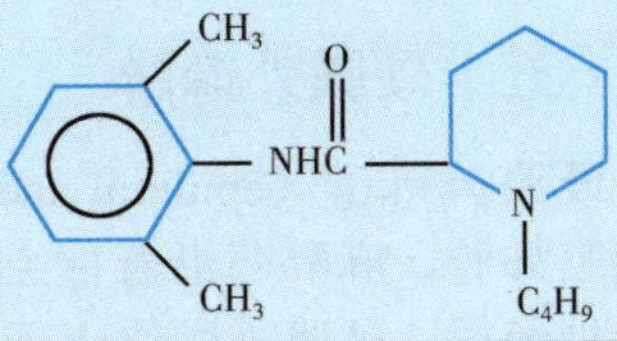			8.20	6.50	>4	5～10	150

二、药理作用与机制

（一）局部麻醉作用

局部麻醉药作用于神经，使神经纤维兴奋阈电位升高、传导速度减慢、动作电位幅度降低，最后完全丧失产生动作电位的能力，阻滞神经冲动的产生和传导。其阻滞程度与局部麻醉药的剂量、浓度、神经纤维的类别、粗细及刺激强度等因素有关，低浓度时阻断感觉神经冲动的发生和传导，较高浓度时对神经系统的任何部位和各类神经纤维，如外周神经、中枢神经、自主神经和运动神经都有阻滞作用。一般为神经纤维末梢、神经节及中枢神经系统的突触部位最为敏感。通常局部麻醉药对直径小的神经纤维比直径大的纤维更易阻断，疼痛由 Aδ 和 C 纤维传导，所以痛觉比其他感觉如触觉，本体感觉等更易阻滞。运动轴突因为直径大，对局部麻醉药相对不敏感，需要更高浓度。无髓鞘的副交感、交感神经节后纤维较有髓鞘的感觉及运动神经元更敏感。局部麻醉药作用下，痛觉首先消失，其次是冷觉、温觉、触觉和压觉，最后是运动麻痹。神经冲动传导的恢复则是按相反的顺序进行。

（二）局部麻醉作用机制

局部麻醉药作用机制的学说很多，公认的是局部麻醉药直接与电压门控钠通道相互作用而抑制 Na^+ 内流，阻止动作电位产生和神经冲动传导，产生局部麻醉作用。钠通道是大分子糖蛋白的杂三聚复合物，有 α、$β_1$、$β_2$ 三个亚单位。最大的 α 亚单位是主要功能单位，包括四个相似的区域（Ⅰ～Ⅳ），每个区域有六个螺旋结构的跨膜片段（S_1～S_6）。局部麻醉药主要作用于钠通道细胞膜内侧 α 亚单位第Ⅳ区的 S_6 节段上的氨基酸残基，封闭神经细胞膜钠通道的内口，而非膜表面的外口，局部麻醉药必须进入神经细胞内，以解离型与钠通道内侧的结合位点相互作用来阻断 Na^+ 内流。阻滞 Na^+ 内流的作用，具有使用依赖性（use-dependence），即开放的通道数目越多，阻滞作用越大，局部麻醉效应越强。因此，处于兴奋状态的神经因其开放的钠通道数目较多，相比于静息状态的神经对局部麻醉药更敏感。

三、局部麻醉方法

（一）表面麻醉

表面麻醉（topical anesthesia）是将穿透性较强的局部麻醉药涂于黏膜表面，使黏膜下神经末梢麻醉，适用于鼻、口腔、喉、气管、支气管、食管、泌尿生殖系统等黏膜部位的浅表手术。常用药物有丁卡因（1%～2%）、利多卡因（2%～4%）。苯佐卡因也常用于痔疮、创伤及溃疡面等止痛及止痒。由于局部麻醉药黏膜吸收的速度不亚于静脉注射，因此要分次给药，用量不得超过常用量。

（二）浸润麻醉

浸润麻醉（infiltration anesthesia）是将局部麻醉药注入皮下或手术视野附近的组织，使局部的神经末梢麻醉。常用药物有利多卡因（0.25%～5%）、普鲁卡因（0.25%～5%）和布比卡因（0.125%～0.25%）。优点是麻醉效果好，对机体的正常功能无影响。缺点是用量较大，麻醉区域较小。较大手术时，所需药量较大，易产生全身毒性反应。

（三）神经阻滞麻醉

神经阻滞麻醉（nerve block anesthesia）是将局部麻醉药注射到外周神经或神经丛内或附近，阻断神经冲动传导，使该神经分布的区域麻醉。阻断神经干所需的局部麻醉药浓度较麻醉神经末梢所需的浓度高，但用量较少，麻醉区域较大。可在超声引导下精准定位进行神经阻滞麻醉，通常用于四肢和口腔手术。常用药物有普鲁卡因（0.5%～2%）、利多卡因（1%～2%）或布比卡因（0.25%～0.5%）。

（四）蛛网膜下腔麻醉

蛛网膜下腔麻醉（subarachnoid anesthesia）又称脊髓麻醉或腰麻（spinal anaesthesia），是将局部麻醉药注入腰椎蛛网膜下腔，麻醉该部位的脊神经根。首先被阻断的是交感神经纤维，其次是感觉纤维，最后是运动纤维。常用于下腹部和下肢手术。常用药物有利多卡因、丁卡因、普鲁卡因及罗哌卡因等。药物在脊髓腔内的扩散受患者体位、药量、注射速度和溶液比重的影响。为了控制药物扩散，通常将药物配成高比重或低比重溶液。普鲁卡因溶液通常比脑脊液比重大，如用脑脊液溶解或在局部麻醉药中加 10% 葡萄糖溶液，比重高于脑脊液；用蒸馏水或生理盐水溶解，则比重低于脑脊液。患者取坐位或头高位时，高比重溶液可扩散到硬脊膜腔的最低部位，如采用低比重溶液有扩散到颅腔的危险。

蛛网膜下腔麻醉的主要危险是呼吸麻痹和血压下降，后者主要是由失去神经支配的静脉和小静脉显著扩张所致，其扩张的程度由管腔的静脉压决定，静脉血容量增大时引起心排血量和血压下降，因此可取轻度的头低位（10°～15°）或事前用麻黄碱预防，维持足够的静脉血回流心脏。

（五）硬膜外麻醉

硬膜外麻醉（epidural anesthesia）是将药液注入硬膜外腔，麻醉药沿着神经鞘扩散，穿过椎间孔阻断神经根。硬膜外腔终止于枕骨大孔，不与颅腔相通，药液不扩散至脑组织，无蛛网膜下腔麻醉时头痛或脑脊膜刺激现象。临床上常置硬膜外导管以便短效药物反复多次给药。对于肌肉松弛要求高的腹部手术，常用浓度较高的局部麻醉药液，如丁卡因（0.3%）、布比卡因（0.5%～0.75%），可阻滞交感、躯体感觉和运动神经。对于肌肉松弛要求不高的下肢、腰部手术，可用中等浓度的局部麻醉药溶液，如利多卡因（1%～2%）和布比卡因（0.5%）。硬膜外麻醉所用局部麻醉药的剂量较蛛网膜下腔大5～10倍，如将药物误入蛛网膜下腔，可引起全脊髓麻醉，导致呼吸、心搏停止，故应十分谨慎。

四、影响局部麻醉药作用的因素

（一）药物剂量

药物剂量的大小可影响局部麻醉药的潜伏期、阻滞深度和时效，增加药物浓度和容量都可增加药物总量，临床常采用增加浓度的方法以达到适当的阻滞浓度，但剂量的增加又容易导致毒性反应的发生。

（二）体液pH

常用局部麻醉药均溶于水，在水溶液中存在着未解离型的碱基（B）和解离型的阳离子（BH^+）两种形式，未解离型碱基亲脂性高，易透过细胞膜进入神经细胞而发挥作用，当pH偏高时，未解离型碱基较多，作用较强；相反，pH降低时，未解离型碱基减少，局部麻醉作用减弱。炎症区域与坏死组织pH降低，局部麻醉药作用减弱，如将局部麻醉药直接注入脓腔则不易取得局部麻醉效果，必须在脓腔周围做环行浸润。

（三）血管收缩药

局部麻醉药液中加入适量肾上腺素（1/200 000～1/100 000）可收缩用药局部的血管，减慢药物吸收，既能延长局部麻醉药作用时间，又可减少局部麻醉药吸收中毒的发生。但在手指、足趾及阴茎等末梢部位，应禁用肾上腺素，以免引起局部组织坏死。

（四）联合应用

利用不同药物的作用特点联合应用，以期获得较好的临床效果。一般以起效较快的短效局部麻醉药与起效慢的长效局部麻醉药合用，先注入显效快的药物，再在适当时机注入长效药物，如利多卡因与丁卡因合用于硬膜外麻醉。

五、不良反应及防治

（一）毒性反应

局部麻醉药剂量或浓度过高，或药物误入血管时引起全身反应，主要表现为中枢神经系统和心血管系统毒性。

（1）中枢神经系统：局部麻醉药被吸收后，可兴奋中枢神经系统，产生震颤、焦虑甚至惊厥；随后中枢过度兴奋转为抑制，患者出现昏迷和呼吸衰竭，普鲁卡因易影响神经系统，因此常被利多卡因代替。

（2）心血管系统：吸收进入循环系统后，作用于心肌细胞膜，抑制心肌细胞兴奋性，降低心肌收缩力，减慢传导速度，延长不应期。另外，多数局部麻醉药可扩张小动脉。因此，局部麻醉药在血药浓度较高时可出现心血管不良反应，如血压降低、休克等，一般晚于中枢神经系统毒性发生。偶有少数人应用低剂量局部麻醉药突发心室颤动导致死亡，如布比卡因较易诱发室性心动过速和心室颤动。

局部麻醉药的毒性反应以预防为主，控制药物的剂量及一次允许的最大剂量，常采用分次小剂量给药方法，防止或尽量减少药物进入循环系统。

（二）过敏反应

少数患者对局部麻醉药呈现高敏反应，轻者仅见荨麻疹或局部水肿，重者表现为支气管痉挛、呼吸困难、血压下降、心律失常甚至循环衰竭。酯类局部麻醉药比酰胺类更易发生过敏反应，如普鲁卡因。

过敏反应的防治：①询问过敏反应史和家族史，麻醉前进行过敏反应试验。但试验阳性者并不一定会过敏，且阴性者仍有可能发生过敏，故目前仍无可信赖的预测方法。②严重程度与药物引起组胺和其他自体活性物质释放的量有关，用药时先给予小剂量，若患者无特殊的主诉和异常才能追加至适量。③一旦发生过敏反应，应立即停药、吸氧、补液，并适当应用肾上腺素、肾上腺皮质激素、抗组胺药等维持循环稳定。

第二节　常用局部麻醉药

一、酯类局部麻醉药

普鲁卡因

普鲁卡因（procaine）又称奴佛卡因（novocaine），是第一个合成的局部麻醉药，为短效局部麻醉药。因其对黏膜的穿透力弱，不适用于表面麻醉，主要局部注射用于浸润麻醉。注射给药后在1～3 min内起效，作用维持30～45 min，肾上腺素能使其局部麻醉作用延长至1～2 h。在血浆中被酯酶水解，代谢为对氨苯甲酸和二乙氨基乙醇，前者能对抗磺胺类药物的抗菌作用，故应避免与磺胺类药物同时应用。过量可引起中枢神经系统及心血管系统反应，还可出现过敏反应。

丁卡因

丁卡因（tetracaine）又称地卡因（dicaine），为

长效局部麻醉药，化学结构与普鲁卡因相似，麻醉强度为普鲁卡因的10倍，毒性反应发生率比普鲁卡因高。脂溶性高，穿透性强，故常用于表面麻醉。作用迅速，1～3 min显效，持续2～3 h。也可用于蛛网膜下腔麻醉和硬膜外麻醉。因毒性大，一般不用于浸润麻醉。

二、酰胺类局部麻醉药

利多卡因

利多卡因（lidocaine）是目前临床应用最多的局部麻醉药，其盐酸盐水溶液稳定，长时间储存不分解。起效快，作用强，持续时间约1.5 h，穿透力较强，安全范围较大，局部血管扩张不明显，对组织几乎无刺激性，可用于各种局部麻醉方法，有全能局部麻醉药之称。但用于蛛网膜下腔麻醉时因其扩散性强，麻醉平面不易掌握，需慎用。为酰胺类药物，对酯类局部麻醉药过敏者可改用此药。

布比卡因

布比卡因（bupivacaine）又称麻卡因（marcaine），为长效局部麻醉药，局部麻醉作用较利多卡因强3～4倍，持续时间更长，可达5～10 h，用于浸润麻醉、神经阻滞麻醉及硬膜外麻醉等。与等量的利多卡因相比，可产生严重的心脏毒性。

依替卡因

依替卡因（etidocaine）是酰胺类局部麻醉药，为利多卡因的衍生物，局部麻醉作用与布比卡因相似，起效迅速，作用时间较布比卡因长，对运动神经阻滞作用较感觉神经强，主要用于需要肌肉松弛的手术麻醉，在分娩和术后镇痛的作用有限，心脏毒性与布比卡因相似。

罗哌卡因

罗哌卡因（ropivacaine）是左旋异构体的长效酰胺类局部麻醉药，具有麻醉和镇痛双重作用，小剂量发挥镇痛作用，大剂量产生外科麻醉作用，可用于硬膜外、蛛网膜下腔麻醉。对子宫和胎盘血流几乎无影响，常用于剖宫产等产科手术。主要在肝脏代谢，严重肝病患者慎用；慢性肾功能不全患者伴有酸中毒及低蛋白血症，更易发生全身性中毒。

（湖北医药学院　张秋芳）

第十二章　全身麻醉药

- General anesthesia involves the absence of sensation coupled with a reversible loss of consciousness. General anesthetics are used as an adjunct to surgical procedures to ensure that the patient is not responsive to painful stimuli. General anesthetics are classified as inhalation anesthetics and intravenous anesthetics.
- Examples of inhalation anesthetics include halothane, sevoflurane, isoflurane, enflurane and desflurane. Additionally, nitrous oxide exhibits anesthetic properties. Inhalation anesthetics are frequently employed for the sustaining of anesthesia following induction with an intravenous agent.
- Intravenous anesthetics include propofol, etomidate, sodium thiopental, ketamine, etc. These drugs are high in fat-soluble, allowing them to penetrate the blood-brain barrier and elicit faster effects. They are used in anesthesia induction, maintenance and sedation purposes.

全身麻醉药（general anesthetics）简称全麻药，是一类作用于中枢神经系统可逆性引起意识、感觉（特别是痛觉）和反射消失的药物。全身麻醉药按给药途径分为吸入麻醉药和静脉麻醉药两类。理想的全身麻醉药除具备上述作用外，还应具有理化性质稳定，无明显局部刺激，麻醉深度易于控制，麻醉诱导及苏醒迅速、平稳、舒适，有良好的镇痛、肌肉松弛、安定和遗忘作用，安全范围大，毒性低，不良反应少而轻，以及所需设备简单，使用方便，价格低廉等特点。在临床实践中，常根据患者情况和手术要求，联合一定剂量的麻醉辅助药，如阿片类镇痛药、M 受体阻断药、镇静催眠药、骨骼肌松弛药等，以获得满意的麻醉效果。

第一节　吸入麻醉药

吸入麻醉药（inhalation anesthetic）是通过自主或控制性呼吸进入肺泡，并经血液循环分布至中枢神经系统产生麻醉效果的一类挥发性麻醉药物，包括气体和液体吸入麻醉药。气体吸入麻醉药中的氧化亚氮因麻醉效价低，现多被含氟的液体麻醉药所代替，如七氟烷、异氟烷、恩氟烷和地氟烷等。

吸入麻醉药对患者的麻醉深度分为四期，即镇痛期、兴奋期、外科麻醉期和麻醉中毒期。由于多种麻醉辅助药的联合使用，上述四个麻醉分期无法明显区别。目前临床主要依据患者血压、心率、呼吸模式、瞳孔反射和肌肉张力变化，以及对疼痛刺激的反应情况将麻醉深度分为浅、中、深三度。

由于达到麻醉稳定状态时脑内麻醉药浓度相当于肺泡内药物浓度。因此，吸入麻醉药可根据最低肺泡有效浓度（minimum alveolar concentration，MAC）来表示麻醉强度。MAC 是指在一个大气压下，使 50% 患者或动物对伤害性刺激不再产生体动反应（逃避反射）时肺泡内吸入麻醉药浓度，单位是 vol%。MAC 越小，吸入麻醉药的作用越强。

【体内过程】

1. 吸收　吸入麻醉药均是挥发性液体或气体，脂溶性高，易透过生物膜，经肺泡扩散而吸收入血，其吸收速度除受药物的理化性质（脂溶性）影响外，还与肺泡通气量、肺血流量、吸入浓度和血/气分配系数等有关。吸入浓度即吸入气中药物浓度，是指吸入麻醉药在吸入混合气体中的浓度，与肺泡麻醉药浓度呈正相关。血/气分配系数是指血中药物浓度与吸入气体中药物浓度达到平衡时的比值。血/气分配系数大的药物（如乙醚）在血液中的溶解度高，与吸入气之间不易达到平衡，肺泡、血浆和脑内的药物分压上升比较缓慢，麻醉诱导时间较长。

2. 分布　吸入麻醉药的分布与各器官的血流和组织内类脂质含量有关。休息状态时，每 100 g 脑组织每分钟平均流量为 54 mL，而每 100 g 肌肉只有 3～4 mL，脂肪组织更少。因此在血流快且血供丰富的组织如脑、心、肺和肝中分布快，在皮肤和肌肉中分布所需的时间居中，而在脂肪、骨、软骨及韧带等的分布最慢。脑组织血流丰富且类脂质含量高，所以有利于麻醉药进入。麻醉药进入脑组织的速度与药物的脑/血分配系数有关。脑/血分配系数是指脑中药物浓度与血中药物浓度达到平衡时的比值，脑/血分配系数大的药物（如氟烷）较易进入脑组织，麻醉作用发挥较快。

3. 消除　吸入麻醉药多以原型经肺排出，部分在肝代谢。排出速度与肺泡通气量、肺血流量、血/气和脑/血分配系数有关。血/气和脑/血分配系数越小的药物，消除越快，患者从麻醉状态到苏醒的时间越短。各药的特点见表 2-12-1。

表 2-12-1 吸入麻醉药的特点比较

	氧化亚氮	氟烷	恩氟烷	异氟烷	地氟烷	七氟烷	乙醚
MAC（%）	105	0.75	1.68	1.15	6.00	1.71	1.92
血/气分配系数	0.47	2.30	1.80	1.40	0.42	0.69	12.0
脑/血分配系数	1.10	2.00	1.40	1.60	1.30	1.70	2.00
代谢量（%）	0.004	20.0	2～8	0.20	0.1	1～5	>10

【药理作用】

1. 中枢神经系统抑制作用 对中枢神经系统具有抑制作用，与脑内药物的浓度相关。神经元和神经通路对吸入麻醉药的敏感性有较大差异，例如，脊髓背角胶质细胞对药物最敏感，因而首先出现该区域脊髓丘脑束感觉传递阻断，导致痛刺激反射减弱或消失；较高浓度时抑制多个脑区的抑制性神经元，导致受控制的其他神经元释放兴奋性神经递质，产生“去抑制效应”，网状激活系统升支通路的进行性抑制使脊髓反射活动减弱或消失；而延髓呼吸中枢和血管运动中枢对全身麻醉药最不敏感，高浓度时才能导致呼吸和循环抑制。除氧化亚氮外，大部分吸入麻醉药均可不同程度地降低脑代谢、扩张脑血管、增加脑血流量和升高颅内压。

2. 心血管系统作用 除氧化亚氮外，含氟吸入麻醉药均能不同程度地抑制心肌收缩力、扩张外周血管、降低血压和心肌耗氧量；降低压力感受器的敏感性，使内脏血流量减少。以上作用常受患者术前的精神状况、手术刺激、麻醉深度、麻醉辅助药的使用及患者氧合功能等因素的影响。氟烷和氧化亚氮可增加心肌对儿茶酚胺的敏感性，相比之下，七氟烷、恩氟烷、异氟烷和地氟烷等影响相对较小。

3. 呼吸系统作用 均能扩张支气管和降低呼吸中枢对 CO_2 的敏感性，其中恩氟烷效应最强。除氧化亚氮和异氟烷外，可降低潮气量和每分通气量，代偿性增加呼吸频率，并抑制缺氧所致代偿性换气。含氟吸入麻醉药在麻醉诱导期对呼吸道均有不同程度的刺激作用，可引起咳嗽甚至支气管平滑肌痉挛，其中地氟烷刺激性最大而七氟烷最小。

4. 骨骼肌松弛作用 除氧化亚氮外，含氟麻醉药均有不同程度的骨骼肌松弛作用，且与非去极化型骨骼肌松弛药有协同作用。该效应可能与抑制中枢神经系统和增加神经肌肉接头对肌松药的敏感性有关。

5. 子宫平滑肌松弛作用 除氧化亚氮外，均能明显松弛子宫平滑肌，使产程延长和产后出血增多。

【不良反应】

1. 呼吸和心脏抑制 吸入超过外科麻醉量 2～4 倍的药物可明显抑制呼吸和心脏功能，严重者可导致死亡。

2. 胃内容物被吸入肺 麻醉时呛咳反射消失，胃内容物可能反流并被吸入至肺，导致支气管痉挛和术后肺部炎症。

3. 恶性高热（malignant hyperthermia） 是麻醉期极为罕见的严重并发症，除氧化亚氮外，所有吸入麻醉药和很多骨骼肌松弛药均可引起，氟烷和琥珀胆碱合用最易发生。表现为心动过速、血压升高、酸中毒、高血钾、肌肉僵直和体温异常升高（可达 43℃），严重者可出现心力衰竭和死亡。恶性高热的发病可能与先天因素有关，有家族遗传性，难以预防，可采用丹曲林静脉注射和降低体温，以及纠正电解质和酸碱平衡紊乱等对症支持治疗。

4. 肝、肾功能损害 少数患者在用氟烷麻醉后出现肝炎、肝坏死，称氟烷性肝炎，发生率约为万分之一。重症典型患者在氟烷全身麻醉后 2～5 天出现发热、厌食、恶心、嗜酸粒细胞增多和肝功能异常，逐渐发展为黄疸、肝衰竭，病死率高达 50% 以上。所有含氟麻醉药都可致肝损害。肾损害仅见于甲氧氟烷，表现为多尿、尿渗透压降低和尿比重低，尿素清除率低，应用加压素一般难以纠正。七氟烷在 CO_2 吸附器内部分降解形成的烯烃化物，对实验大鼠有明显的肾脏毒性。

5. 局部刺激性 乙醚具有很强的局部刺激性，可引起呛咳、喉头痉挛和反射性呼吸停止，并引起呼吸道分泌物增加。开放性麻醉时可引起医源性结膜炎。

6. 心律失常 氟烷除可引起心动过缓外，还可引起室性心律失常，尤其在缺氧和呼吸性酸中毒时更易发生。

【药物相互作用】 阿片类镇痛药和镇静催眠药能增强本类药的麻醉作用，因此合用时应适当减少麻醉药用量。骨骼肌松弛药可增强肌肉松弛效果，合用时肌松药剂量宜减量。含氟麻醉药，尤其是氟烷可增加心肌对儿茶酚胺的敏感性，β 受体阻断药能增强对心脏的抑制作用。

七 氟 烷

七氟烷（sevoflurane，七氟醚）为无色透明、无恶臭味液体，临床使用浓度不燃不爆，化学性质不够稳定。全身麻醉效能高，无明显呼吸道刺激作用。麻醉诱导、苏醒均很迅速，诱导过程舒适平稳，很少有兴奋现象，苏醒期亦平稳，麻醉深度易于控制。对心脏影响亦小。目前广泛用于儿童及成人诱导麻醉和维持麻醉，对严重缺血性心脏病施行高危心脏手术者尤为适合。

异氟烷和恩氟烷

异氟烷（isoflurane，异氟醚）和恩氟烷（enflurane，安氟醚）为同分异构体，与氟烷有相似特性，但化学性质稳定，是目前广泛使用的吸入麻醉药。麻醉效价虽稍低于氟烷，但麻醉诱导期平稳快速，麻醉深度易于调整。对心血管系统抑制作用比氟烷弱，亦不明显敏化心肌对儿茶酚胺的反应性。肌肉松弛作用大于氟烷，但要达到满意的肌肉松弛效果仍需加用肌松药。两者均具有中等程度的镇痛作用。异氟烷在麻醉诱导期对呼吸道刺激较大，可致咳嗽、分泌物增加和喉头痉挛。恩氟烷浓度过高可致惊厥，有癫痫史患者应避免使用。

地氟烷

地氟烷（desflurane，地氟醚、脱氟醚）的化学结构与异氟烷相似，为异氟烷的氟代氯化合物。有刺激性气味，化学性质非常稳定，具有低脂溶性和低代谢性特点，麻醉作用强度小。血/气分配系数仅为 0.42，为现有吸入麻醉药中最低者，诱导、苏醒作用非常迅速。MAC 相对较高，麻醉性能较弱。有一定的刺激性，可引起咳嗽、屏气、喉头痉挛。对心血管功能影响小是地氟烷的突出优点之一。适用于成人及儿童的麻醉维持，尤其是需要较长时间的麻醉。也可用于成人诱导麻醉。

氟烷

氟烷（fluothane，halothane）为无色透明、略带有水果香味液体，无刺激性，临床使用浓度不燃不爆。化学性质不稳定，遇光可缓慢分解。氟烷是临床使用最早的含氟吸入麻醉药。麻醉效能高，诱导迅速、舒适、平稳、苏醒亦快，麻醉深度较易调节，但分期不够明显，安全范围较小。镇痛作用较弱，肌肉松弛作用常难以满足手术要求，因此一般需加用阿片类镇痛药或骨骼肌松弛药。可使心脏对肾上腺素的反应增加，当与肾上腺素受体激动药合用且患者处于酸血症或缺氧状态时，易致心律失常。

氧化亚氮

氧化亚氮（nitrous oxide，N_2O）又称笑气，是无色、带有甜味、无刺激性气体，性质稳定，不燃不爆，也不在体内代谢，脂溶性低，血/气分配系数为 0.47。诱导期短而苏醒快，患者感觉舒适愉快。虽然麻醉效价低，但镇痛作用较强，吸入含 20% 氧化亚氮气体即有镇痛作用。合用可减少其他吸入麻醉药用量 50% 以上，从而减轻其他吸入麻醉药对呼吸和心脏的抑制及其他不良反应。

乙醚

乙醚（diethyl ether）为无色、极易挥发、具刺激性臭味液体，化学性质不够稳定，易燃易爆，遇光、热、空气易氧化。全身麻醉效能高，血/气分配系数为 12.0，诱导和苏醒缓慢，诱导期易出现兴奋、挣扎、躁动、喉头痉挛和呼吸不规则等反应。镇痛作用强，但麻醉操作不易掌握。乙醚对呼吸的抑制比其他吸入麻醉药轻，但易引起恶心、呕吐。可用于各种大、小手术的全身麻醉，既可单独使用，亦可与其他药物合用组成复合麻醉。

第二节 静脉麻醉药

凡经静脉给予的全身麻醉药，统称为静脉麻醉药（intravenous anesthetics），主要包括丙泊酚、环泊酚、依托咪酯、氯胺酮、艾司氯胺酮和以硫喷妥钠为代表的超短效巴比妥类药物及苯二氮䓬类等。本类药单独应用即可产生全身麻醉作用，临床主要与吸入麻醉药配合使用，以增加后者的适应性和确保催眠、镇痛、肌肉松弛、控制内脏反射作用和减少吸入麻醉药的用量。与吸入麻醉药相比，静脉麻醉药具有以下优点：①使用方便，不需要特殊设备；②对呼吸道无刺激性，患者易于接受；③不燃烧、不爆炸；④不污染手术室空气；⑤起效快。主要缺点：①麻醉作用不完善，几乎无肌肉松弛作用，除氯胺酮外，其他药物无明显镇痛作用；②消除有赖于肺外器官，剂量过大难以迅速消除；③麻醉分期不明显。

丙泊酚

丙泊酚（propofol）又称异丙酚，是目前临床最常用的静脉麻醉药。

【体内过程】 室温下呈油状，脂溶性高，静脉给药后在体内迅速分布、代谢与排泄，血药浓度下降较快。起效时间可低至 10 s，效应达峰时间为 60～90 s，持续时间 4～8 min，起效快、苏醒迅速。血药浓度为 0.1～20 μg/mL 时，95% 与血浆蛋白结合。$t_{1/2}$ 为 0.5～1.5 h，分布容积为 3.5～4.5 L/kg。主要在肝脏内经羟化反应和与葡萄糖醛酸结合反应，降解为水溶性化合物经肾排出。代谢产物无药理学活性。也有研究认为，丙泊酚存在肝外代谢途经。

【药理作用】 丙泊酚具有镇静、催眠与遗忘等中枢作用，也可产生短暂而轻度的镇痛作用。其麻醉效果确切，作用强度为硫喷妥钠的 1.8 倍。作用机制尚未完全阐明，认为与 $GABA_A$ 受体相关，可通过与 $GABA_A$ 受体的 β 亚基结合，增强 $GABA_A$ 受体激活诱发的 Cl^- 内流，引起神经细胞膜超极化，降低神经系统的兴奋性。对呼吸道无刺激性；可降低脑血流量、脑代谢率和颅内压，有利于颅内手术；术后恶心、呕吐较少，这与丙泊酚作用于 GABA 受体，降低极后区的 5-HT 水平有关；苏醒后患者常有安宁和舒适感，与丙泊酚增加伏隔核的多巴胺浓度有关。

【临床应用】 主要用于麻醉诱导、麻醉维持及镇静，适用于恶性高热病史或恶性高热易感倾向的患者。特别适用于门诊患者的胃、肠镜诊断性检查、人工流产等短小手术的麻醉，也常用于 ICU 病房患者的镇静。

【不良反应】 麻醉诱导剂量对呼吸有明显抑制作用，使呼吸频率减慢，潮气量减少，甚至出现呼吸暂停。对心血管系统有明显的抑制作用，麻醉诱导期间可使心排血量、心脏指数、每搏指数和总外周阻力降低，导致动脉压显著下降。用药时需注意药物剂量、注射速度和患者年龄。注射部位可出现疼痛甚至血栓性静脉炎。还可引起过敏反应等。

环 泊 酚

环泊酚（ciprofol）是一种类似于丙泊酚的新型静脉麻醉药物，是在丙泊酚基础上引入环丙基，导致立体结构发生改变，进而与 $GABA_A$ 受体结合更紧密，为短效 $GABA_A$ 受体激动药，起效快、恢复快。有良好的药动学特性，主要代谢途径为氧化、与葡萄糖醛酸和硫酸结合，经肾排泄；血浆 $t_{1/2}$ 较短。可用于全身麻醉诱导、无痛胃肠镜检查、纤维支气管镜检查等，在重症监护室和老年患者中应用有一定的优势。安全性较高，引起的注射部位疼痛发生率明显低于丙泊酚。

依 托 咪 酯

依托咪酯（etomidate）为强效超短时静脉麻醉药。

【体内过程】 静脉给药后迅速透过血脑屏障，1 min 脑内浓度可达峰值，明显高于血浆浓度。血浆蛋白结合率约 75%，在肝脏和血浆中代谢快，代谢产物主要经肾脏和胆汁排出。

【药理作用】 麻醉作用是硫喷妥钠的 12 倍，起效快、维持时间短、苏醒迅速。成人静脉给药后几秒钟内意识丧失，3～5 min 苏醒，一次静脉注射可用于全身麻醉的诱导，全身麻醉维持则需静脉滴注。通过与 $GABA_A$ 受体结合而起到麻醉作用。无明显镇痛作用，对心血管系统和呼吸系统影响小。诱导麻醉时常需加用镇痛药、骨骼肌松弛药和（或）吸入麻醉药。

【临床应用】 主要用于麻醉诱导及短小手术的麻醉维持。适用于心血管疾病，尤其适用于冠心病、瓣膜病和其他心脏储备功能差的患者的麻醉，以及伴有呼吸系统疾病、颅内高压或不宜采用硫喷妥钠的患者。

【不良反应】 恢复期可出现恶心、呕吐，其发生率高达 50%；麻醉诱导时可出现肌震颤、肌强直，严重时类似抽搐；有明显的注射痛；对肾上腺皮质功能有一过性抑制影响。

硫 喷 妥 钠

硫喷妥钠（thiopental sodium）为超短效作用的巴比妥类药物。

【药理作用】 硫喷妥钠脂溶性高，静脉注射后几秒钟即可进入脑组织，10～20 s 内患者意识丧失，30 s 脑内即达峰浓度，作用迅速，无兴奋期。由于本药能迅速从脑组织和血流丰富的组织再分布到脂肪与肌肉等组织，5 min 后脑内浓度即降至峰浓度的一半，所以作用维持时间短，一次注射仅维持数分钟。能降低脑血流、脑代谢和脑耗氧量，麻醉期间不升高颅内压，但镇痛效应差，肌肉松弛不完全。

【临床应用】 临床主要用于诱导麻醉和基础麻醉，用药前宜皮下注射硫酸阿托品预防喉头痉挛。

【不良反应】 对呼吸中枢有明显抑制作用，新生儿、婴幼儿易禁用；易诱发喉头和支气管痉挛，支气管哮喘患者禁用。苏醒期常见寒战。

氯 胺 酮

氯胺酮（ketamine）是唯一具有确切镇痛作用的静脉麻醉药。

【药理作用】 氯胺酮具有显著的镇痛作用，尤其是体表镇痛效果显著，对内脏镇痛效果差，对呼吸和循环系统影响较轻。该药的麻醉体征与传统的全身麻醉药不同，单独注射后不像其他全身麻醉药呈类自然睡眠状，而呈木僵状。一方面阻断痛觉冲动向丘脑和大脑皮质传导，导致意识模糊，记忆丧失，痛觉消失，对环境刺激无反应；另一方面兴奋脑干及边缘系统，导致患者睁眼凝视呈木僵状，肌张力增加，心率加快，血压升高，眼球震颤，少数患者出现牙关紧闭和四肢不自主活动。这种抑制与兴奋并存的麻醉状态称为分离麻醉。分子量小，且脂溶性较高，能很快透过血脑屏障。注射药物后 15 s 内出现感觉分离，45 s 内出现明显意识丧失、镇痛和记忆缺失。单剂量给药意识丧失长达 10～15 min，镇痛达 40 min，记忆缺失达 1～2 h，数小时后患者才从麻醉状态下完全恢复。产生全身麻醉作用的机制可能与阻断 NMDA 受体有关。

【临床应用】 主要用于各种体表的短小手术、烧伤清创、切痂及植皮麻醉诱导，也是儿科常用的全身麻醉药。

【不良反应】 由于分离麻醉，患者在恢复期常有精神方面的不良反应，如幻觉和怪梦，谵妄或兴奋，前者有时可持续数天或数周。儿童精神反应发生率相对较低。可兴奋中枢交感神经，使内源性儿茶酚胺释放增加，又对心肌有直接的抑制作用。因此，对交感神经系统活性正常的患者，主要表现为心率加快、心排血量增加、血压升高，脑血流、脑代谢和颅内压也增加。而危重患者和交感神经活性减弱患者，则主要表现为心血管系统抑制作用，心肌收缩力减弱，心排血量降低，血压下降。

艾司氯胺酮

艾司氯胺酮（esketamine）是氯胺酮的右旋异构体，兼具水溶性和脂溶性，可在全身广泛分布并快速透过血脑屏障，静脉注射后1～2 min血药浓度即可达到峰值。经肝微粒体酶代谢，其主要代谢产物*S*-去甲氯胺酮具有药理活性，代谢产物血浆清除更快，单次静脉给药后苏醒更快。除静脉给药外，还可经鼻和口给药。药理作用和机制与氯胺酮相似，但艾司氯胺酮的效价更高，两药获得相同麻醉及镇痛效果时，所需剂量约为氯胺酮的一半，所以副作用也相对较小。可单独用于短小手术、诊断性操作、创伤急救等，也可联合全身麻醉药或局部麻醉药为患者提供手术所需的镇静、镇痛和麻醉。此外，艾司氯胺酮作为慢性疼痛、难治性抑郁、哮喘等的治疗用药越来越受到医学界的关注。

苯二氮䓬类

苯二氮䓬类为应用最广泛的镇静催眠药，具有抗焦虑、镇静催眠、抗惊厥、抗癫痫和中枢性肌肉松弛作用。其中地西泮（diazepam）、劳拉西泮（lorazepam）和咪哒唑仑（midazolam）等用于静脉麻醉，作为麻醉诱导药或麻醉补充药。苯二氮䓬类药物静脉注射，诱导麻醉时间比硫喷妥钠长，安全范围大，呼吸抑制轻微，可产生明显的镇静、嗜睡和抗焦虑作用；50%以上患者出现记忆缺失。苯二氮䓬类既无明显镇痛作用，也不产生外科麻醉。主要用于不需镇痛的手术，如内镜检查、心脏复律术和心导管术及诱导麻醉。

咪达唑仑（midazolam）具有苯二氮䓬类药物共有的抗焦虑、镇静催眠、抗惊厥、遗忘及肌肉松弛等药理作用。与苯二氮䓬受体的亲和力是地西泮的2～3倍，作用效能强于地西泮。对循环系统影响较小，并能降低颅内压。适用于各类麻醉及机械通气支持的镇静，对心血管和颅内手术的麻醉诱导及维持效果优于地西泮，尤其适用于不宜使用硫喷妥钠的危重患者。不良反应有嗜睡、谵妄、共济失调，大剂量也可抑制呼吸。

第三节　复合麻醉

复合麻醉是指同时或先后应用两种以上麻醉药物或其他辅助药物，以达到满意的术中和术后镇痛及满意的手术条件。理想的全身麻醉药应具有良好的镇痛作用，足够的骨骼肌松弛作用，能消除各种不利于患者的反射活动，对呼吸、循环和肝、肾功能无明显影响，麻醉过程平稳，诱导和苏醒迅速且舒适，麻醉深度易于调节。但目前临床上使用的全身麻醉药单独应用都不够理想，尚难完全符合以上要求。为克服全身麻醉药的不足，减少其不良反应和增加麻醉的安全度，常采用联合用药，即为复合麻醉。常用的复合麻醉有以下几种。

1. 麻醉前给药　术前为了消除患者的紧张情绪及弥补麻醉药的缺点预先应用的药物，如术前常用巴比妥类、苯二氮䓬类消除患者紧张情绪。

2. 诱导麻醉　为减少在气管插管等过程中的剧烈不良刺激，常应用丙泊酚、依托咪酯或七氟烷等全身麻醉药联合阿片类药物和骨骼肌松弛药，使患者快速处于一个深度无意识、无痛、肌肉松弛良好的状态，称诱导麻醉。

3. 基础麻醉　某些小手术中，为减少患者的焦虑恐慌，方便手术医师的操作，使用小剂量的镇痛药或镇静药，使患者处于保留自主呼吸，无意识或者低意识的一种状态，称为基础麻醉。常规使用的药物有丙泊酚、氯胺酮、艾司氯胺酮、右美托咪定及阿片类等。另外，神经安定镇痛术（NLA）和神经安定麻醉（NLAN）也属于基础麻醉。常用安定药氟哌利多（droperidol）和镇痛药芬太尼（fentanyl）按50∶1组成氟芬合剂做静脉注射，使患者处于意识朦胧、自主动作停止、痛觉消失的状态，适用于外科小手术。在NLA的基础上联合全身麻醉药（如氧化亚氮）和骨骼肌松弛药（如琥珀胆碱）则可达到满意的外科麻醉效果，称为NLAN。

4. 合用肌松药　根据手术对肌肉松弛的要求，可在麻醉时合用琥珀胆碱或罗库溴铵、阿曲库铵、维库溴铵等骨骼肌松弛药，以满足手术时肌肉松弛的要求。

5. 低温麻醉　合用氯丙嗪（chlorpromazine）配合物理降温使体温下降，机体基础代谢率降低，重要器官的耗氧量降低，可应用于复杂的心血管、颅脑等手术及脑缺氧的患者。

（包头医学院　张　东）

第十三章　镇静催眠药和促觉醒药

- Anxiety states and sleep disturbances are common problems, with sedative-hypnotics being the most extensively prescribed medications worldwide.
- Sedative drugs should effectively alleviate anxiety and induce a calming effect while minimally affecting motor or mental functions.
- Hypnotic drugs should induce drowsiness and facilitate the onset and maintenance of a sleep state that exhibits electroencephalographic characteristics similar to those of natural sleep.
- The sedative and hypnotic drugs display additive effects when combined with other central depressant drugs.
- Awakening-promoting drugs primarily stimulate the cerebral cortex, promoting arousal, and are clinically used to treat narcolepsy and hypersomnia.

生理性睡眠可分为非快速眼动（non-rapid eye movement，NREM）睡眠和REM睡眠，前者又分为N1、N2和N3期，其中N3期又称为慢波睡眠（slow wave sleep，SWS），即深睡眠。NREM睡眠有助于生长发育、消除疲劳和清除脑内代谢产物。REM睡眠与脑发育和学习记忆相关。失眠是指对睡眠时间和（或）质量不满足，并影响日间社会功能的一种主观体验，表现为入睡困难、维持睡眠困难和早醒。

镇静催眠药（sedative-hypnotics）是一类对中枢神经系统具有抑制作用的药物，小剂量引起安静或嗜睡，表现出镇静作用；较大剂量引起类似生理性睡眠，即催眠作用。某些镇静催眠药尚具有抗惊厥、抗癫痫和肌肉松弛作用。根据化学结构，镇静催眠药可分为苯二氮䓬类、新型苯二氮䓬受体位点激动药、巴比妥类及其他类。巴比妥类是传统的镇静催眠药物，剂量增大时具有麻醉作用，过量可致呼吸循环衰竭而死亡。

促觉醒药主要兴奋大脑皮质，促进觉醒，临床用于治疗发作性睡病等疾病和缓解白天过度嗜睡症状。

第一节　镇静催眠药

一、苯二氮䓬类

多数苯二氮䓬类药物属1,4-苯并二氮䓬的衍生物。在1,4-苯并二氮䓬环上，1、2、3、4、5、7位的取代基与药物的药理活性有密切关系。在苯二氮䓬的R_1，R_2，R_4及R_7的侧链中，引入不同基团，可得到一系列苯二氮䓬类药物（图2-13-1，表2-13-1）。各药在抗焦虑、镇静催眠、抗惊厥和肌肉松弛的作用上各有侧重。在药动学上也各有差异，有的经肝脏代谢后产生有活性的代谢产物，作用时间显著延长，与其$t_{1/2}$并不平行。根据药物及其活性代谢物$t_{1/2}$的长短，苯二氮䓬类药物可分为三类：长效类如地西泮，中效类如艾司唑仑，短效类如三唑仑等（表2-13-1）。

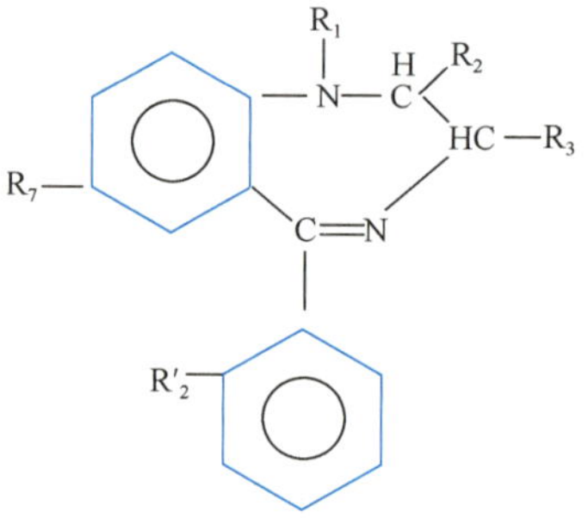

图2-13-1　苯二氮䓬类药物的母核结构

表2-13-1　常用苯二氮䓬类药物的分类及作用时间

作用时间	药物	达峰时间（h）	$t_{1/2}$（h）
短效类	三唑仑	1	2.9 ± 1
（<6 h）	奥沙西泮	2～4	8 ± 2.4
	咪达唑仑	0.5～1	1.9 ± 0.6
中效类	阿普唑仑	1～2	12 ± 2
（6～24 h）	艾司唑仑	1～2	17 ± 7
	劳拉西泮	2	14 ± 5
	替马西泮	2～3	11 ± 6
	氯硝西泮	1～2	23 ± 5
长效类	地西泮	1～2	43 ± 13
（>24 h）	氟西泮	1～2	74 ± 24
	氯氮䓬	2～4	25 ± 15
	夸西泮	2	39

地　西　泮

地西泮（diazepam）为苯二氮䓬类的代表药物，

具有抗焦虑、镇静催眠、抗惊厥、抗癫痫和中枢性肌肉松弛作用。

【药理作用与临床应用】

1. 抗焦虑　焦虑是多种精神失常的常见症状，患者多有恐惧、紧张、忧虑、失眠并伴有心悸、出汗、震颤等自主神经功能紊乱症状。地西泮的抗焦虑作用选择性较高，小剂量即可明显改善上述症状，并对各种原因引起的焦虑均有显著疗效。

2. 镇静催眠　随着剂量增大，地西泮有镇静及催眠作用，可明显缩短入睡时间，延长睡眠持续时间，减少觉醒次数，主要延长NREM睡眠N2期。地西泮作为镇静催眠药有以下优点。①治疗指数高，对呼吸影响小，安全范围大。②对REM睡眠影响较小，停药后出现反跳性REM睡眠延长的作用较巴比妥类轻，但可明显缩短或取消NREM睡眠N3期，因此可减少发生于此期的夜惊或夜游症。③对肝药酶无诱导作用，不影响其他药物的代谢。④依赖性和戒断症状较轻。⑤嗜睡、运动失调等副作用较轻。

3. 抗惊厥、抗癫痫　地西泮虽不能减少癫痫原发病灶的放电，却能阻止癫痫病灶异常放电向周围皮质及皮质下的扩散，终止和减轻惊厥的发作。地西泮除增强GABA的抑制作用，还可抑制谷氨酸释放，从而减少神经元兴奋性。因此，具有较强的抗惊厥和抗癫痫作用。临床上可用于辅助治疗破伤风、子痫、小儿高热惊厥及药物中毒性惊厥。对癫痫大发作能迅速缓解症状，静脉注射给药是治疗癫痫持续状态的首选用药。

4. 中枢性肌肉松弛　地西泮对大脑损伤所致的肌肉僵直有较强的肌肉松弛作用，一般不影响正常活动。可能与地西泮抑制脑干网状结构下行系统对脊髓γ神经元的易化作用，以及增强脊髓神经元的突触前抑制有关。可用于脑血管意外、脊髓损伤等引起的中枢性肌肉强直，缓解局部关节病变、腰肌劳损及内镜检查所致的肌肉痉挛。

5. 其他作用　较大剂量可致暂时性记忆缺失。一般剂量对正常人呼吸功能无影响，较大剂量可轻度抑制肺泡换气功能，有时可致呼吸性酸中毒，对COPD患者，上述作用可加剧。对心血管系统，小剂量作用轻微，较大剂量可降低血压，减慢心率。可用作心脏电复律及各种内镜检查前用药。

【作用机制】　苯二氮䓬类在中枢结合$GABA_A$受体，加强GABA的抑制作用。$GABA_A$受体是一个大分子复合体，为神经元膜上的配体门控性氯通道。在氯通道周围有不同配体的结合位点，包括GABA、苯二氮䓬类、巴比妥类、印防己毒素和神经甾体化合物。$GABA_A$受体有19个亚单位，可分为$\alpha_{1\sim6}$、$\beta_{1\sim3}$、$\gamma_{1\sim3}$、δ、ε、θ、π和$\rho_{1\sim3}$。脑内常见的$GABA_A$受体由2个α_1、2个β_2和1个γ_2组成。GABA作用于$GABA_A$受体，使细胞膜对Cl^-通透性增加，Cl^-大量进入细胞内，引起膜超极化，抑制神经元活性。苯二氮䓬类与$GABA_A$受体复合体上的苯二氮䓬类结合位点结合，诱导受体发生构象改变，促进GABA与$GABA_A$受体结合，增加氯通道开放的频率而增强GABA的作用。苯二氮䓬类抗焦虑作用主要与杏仁核和海马部位的受体有关，镇静催眠作用与脑干部位的受体有关。

【体内过程】　口服后吸收迅速而完全，经1～2 h血药浓度达峰值。肌内注射时，由于体液pH的影响，吸收缓慢而不规则，故急需发挥疗效时应静脉注射或口服。脂溶性高，易透过血脑屏障和胎盘屏障，亦可自乳汁排出。地西泮与血浆蛋白结合率高达95%以上。在肝脏代谢，主要活性代谢物为去甲西泮、奥沙西泮和替马西泮，最后形成葡萄糖醛酸结合物随尿排出。

【不良反应】　地西泮毒性小，安全范围大。过量中毒时除采用洗胃、对症治疗外，还可采用特异性阻断药氟马西尼进行解救。

一般不良反应与药物对中枢神经系统的抑制有关。最常见的是嗜睡、头昏、乏力和记忆力下降。其次为早醒、易激动、头痛。大剂量偶见共济失调，还可影响技巧动作和驾驶安全。偶见过敏反应，表现为皮疹和白细胞减少等。静脉注射偶可引起局部疼痛或血栓性静脉炎，注射速度过快可引起呼吸和循环功能抑制，严重者可致呼吸及心搏停止。长期应用可产生耐受，需增加剂量才能发挥疗效。用于治疗失眠时，耐受性产生较快，而用于抗焦虑则耐受性产生较慢。久服可发生依赖性，骤然停药可出现反跳现象和戒断症状，表现为失眠、焦虑、兴奋、心动过速、呕吐、出汗及震颤，甚至惊厥，还可出现感冒样症状及感觉障碍等。

【禁忌证】　地西泮可通过胎盘亦可自乳汁排出，临产前应用时新生儿可出现肌无力、低血压、低体温及轻度呼吸抑制；婴儿可出现倦怠和体重减轻，故产前及哺乳期妇女禁用。老年患者、肝肾和呼吸功能不全者、驾驶员、高空作业和机器操作者及青光眼和重症肌无力者慎用。

【药物相互作用】　地西泮与其他中枢抑制药、乙醇合用，可增强中枢抑制作用，加重嗜睡、呼吸抑制、昏迷，严重者可致死。肝药酶诱导剂利福平、卡马西平、苯妥英钠或苯巴比妥等药物可增加其消除率，显著缩短$t_{1/2}$。肝药酶抑制药如西咪替丁等药物可抑制地西泮在肝脏的代谢，导致其清除率降低，$t_{1/2}$延长。

氯硝西泮

氯硝西泮（clonazepam）是中效苯二氮䓬类。口服易吸收，1～2 h血药浓度达峰值。血浆蛋白结合率达 80%，$t_{1/2}$ 约为 23 h。在肝中代谢，代谢物活性甚低，代谢物及少量原型药随尿排出。可用于抗焦虑、催眠和抗癫痫，对于高热惊厥和癫痫持续状态有显著效果，与其他抗惊厥药合用有协同作用，可用于失神发作和肌阵挛发作。

艾司唑仑

艾司唑仑（estazolam）属中效苯二氮䓬类。具有较强的镇静催眠、抗惊厥、抗焦虑作用，以及较弱的肌肉松弛作用，催眠作用比硝西泮强。口服吸收较快，1～2 h 血药浓度达峰值。可透过胎盘屏障，也可分泌入乳汁。$t_{1/2}$ 为 10～24 h，血浆蛋白结合率约为 93%。经肝脏代谢，代谢物经肾排泄。主要治疗焦虑和失眠。艾司唑仑为高效镇静催眠药，睡醒后精神爽快。不良反应少，可能出现轻度乏力、嗜睡、口干、头胀等，减量可防止不良反应发生。

阿普唑仑

阿普唑仑（alprazolam）是中效苯二氮䓬类，其药理作用与地西泮相似，有抗焦虑、抗抑郁、镇静催眠、抗惊厥及肌肉松弛等作用。口服吸收完全，1～2 h 血药浓度达峰值，$t_{1/2}$ 为 12～18 h。可透过胎盘屏障、分泌入乳汁。体内蓄积量极少，停药后清除快。其抗焦虑作用比地西泮强 10 倍，主要用于治疗焦虑症和失眠。不良反应与地西泮相似，但较轻微。

劳拉西泮

劳拉西泮（lorazepam）是中效苯二氮䓬类，有较强的催眠作用和抗焦虑、抗惊厥和肌肉松弛作用。用于治疗焦虑症、失眠及骨骼肌痉挛。口服易吸收，约 2 h 血药浓度达峰值，生物利用度为 90%。可透过血脑脊液屏障和胎盘屏障，也可进入乳汁。平均 $t_{1/2}$ 为 14 h。约 85% 与血浆蛋白结合，重复给药蓄积作用小。在肝中直接与葡萄糖醛酸共价结合后经肾排出，受肝功能影响较小。常见不良反应为头晕、嗜睡和运动失调。大剂量或肠外给药可导致呼吸抑制和低血压，偶见各类血细胞减少或血小板减少。易产生依赖性，症状发生较早而严重，突然停药可出现戒断症状。因此，不可长期使用此药。

奥沙西泮

奥沙西泮（oxazepam）是短效苯二氮䓬类，为地西泮的活性代谢物。药理作用与地西泮相似，但较弱。对焦虑、紧张、失眠有效，对控制癫痫大、小发作也有一定作用。主要用于治疗焦虑、控制戒酒症状，也用于失眠及癫痫的辅助治疗。口服易吸收，约 3 h 血药浓度达峰值，与血浆蛋白广泛结合。能透过胎盘，并在乳汁中检出。奥沙西泮不经过 CYP 系统代谢，在肝脏直接与葡萄糖醛酸结合后经肾排出，受肝功能影响较小，因而更适合老年或伴有肝脏疾病患者。常见的不良反应有嗜睡、头昏、乏力等，大剂量可致共济失调、震颤。罕见有皮疹、白细胞减少。个别患者发生兴奋、多语，甚至幻觉。停药后，上述症状很快消失。有依赖性，长期用药后，停药可能发生撤药症状，表现为激动或抑郁。

三唑仑

三唑仑（triazolam）属短效类镇静催眠药，特点是诱导入睡迅速，口服后 15～30 min 即可生效，次晨无宿醉现象。口服吸收迅速而完全，约 1 h 血药浓度达峰值，血浆蛋白结合率约 90%，$t_{1/2}$ 为 2～3 h。在肝内代谢，代谢产物无催眠作用，体内极少蓄积。可短时用于入睡困难的严重失眠症。较大剂量时顺行性遗忘和异常行为发生率增高，长期使用较易诱发依赖性，被列为一类精神药品，临床已很少使用。

咪达唑仑

咪达唑仑（midazolam）属短效苯二氮䓬类，具有抗焦虑、镇静、催眠、抗惊厥及肌肉松弛作用。口服与肌内注射均吸收迅速而完全，可分布于全身，血浆蛋白结合率为 97%，$t_{1/2}$ 为 1.5～2.5 h，经肝脏代谢或与葡萄糖醛酸结合而失活，经肾排出。可缩短入睡时间，延长睡眠时间，用于治疗失眠，也可用作心脏电击复律及各种内镜检查前用药。无明显耐受性和反跳现象。

附 **氟马西尼**

氟马西尼（flumazenil）是苯二氮䓬结合位点竞争性拮抗药，对巴比妥类和三环类抗抑郁药过量引起的中枢抑制无对抗作用。单剂量口服 20～90 min 血药浓度达峰值，由于存在明显的首过消除，生物利用度平均为 16%。静脉注射后 5～8 min 脑脊液浓度达峰值，血浆蛋白结合率为 40%～50%，几乎全部在肝内代谢为无活性产物，平均 $t_{1/2}$ 为 1 h，肝硬化患者口服生物利用度提高，$t_{1/2}$ 延长。主要用于诊断和治疗苯二氮䓬类药物过量中毒，能有效地催醒患者和改善中毒所致的呼吸和循环抑制。用于苯二氮䓬类过量中毒时，开始以 0.1～0.2 mg 静脉注射，每 60 s 重复 1 次，直到清醒后再以静脉滴注维持，维持量为 0.1～0.4 mg/h，总量不超过 2 mg。如累积剂量达 5 mg 仍不起反应，则该患者的抑制状态并非由苯二氮䓬类所引起。患者通常对氟马西尼耐受良好，常见的不良反应有恶心、呕吐、烦躁、焦虑不安、不适感等。有癫痫病史者可能诱发癫痫，长期应用苯二氮䓬类药物者应用氟马西尼可诱发戒断症状。

二、新型苯二氮䓬受体位点激动药

新型苯二氮䓬受体位点激动药又称非苯二氮䓬类（non-benzodiazepines），或称 Z-药（Z-drugs），包括唑吡坦、扎来普隆、佐匹克隆和右佐匹克隆。该类药物与苯二氮䓬类的主要区别是对 $GABA_A$ 受体亚基的亲和力不同，起效快，作用明显。对睡眠结构、记忆和精神运动功能影响小，无明显肌肉松弛作用，次晨残余作用低，药物依赖性的风险明显低于苯二氮䓬类，具有较好的安全性。

唑 吡 坦

唑吡坦（zolpidem）属咪唑吡啶类药物，镇静作用较强，但抗焦虑、抗惊厥和肌肉松弛作用较弱。可缩短睡眠潜伏期，减少觉醒次数，延长总睡眠时间。口服吸收好，生物利用度为 70%，10～20 min 起效，0.5～1.5 h 血药浓度达峰值，血浆蛋白结合率为 92%，平均 $t_{1/2}$ 为 2.4 h。该药在肝脏代谢，主要经肾排泄，部分由粪便排出。因 $t_{1/2}$ 短，主要用于入睡难的失眠患者，次日无明显宿醉现象。不良反应较轻，偶见幻觉，应停药。过量中毒时，可用氟马西尼解救。

扎 来 普 隆

扎来普隆（zaleplon）为短效催眠药，可缩短睡眠潜伏期，但对睡眠时相影响不大。口服吸收迅速，10～20 min 起效，0.5～1 h 血药浓度达峰值，$t_{1/2}$ 约为 1 h，代谢物无生物活性，故无体内蓄积。适用于入睡困难型失眠的短期治疗。因药物起效快，建议临睡前服用。几乎无后遗效应，长期使用无明显的耐受和反跳现象。常见不良反应为背部和胸部疼痛、偏头痛、便秘、口干等。严重肝肾衰竭、睡眠呼吸暂停综合征和重症肌无力患者禁用。

佐 匹 克 隆

佐匹克隆（zopiclone）属环吡咯酮类，有镇静、抗焦虑和肌肉松弛作用。使患者入睡快，延长总睡眠时间，提高睡眠质量。口服迅速吸收，15～30 min 起效，1.5～2 h 血药浓度达峰值，生物利用度约为 80%。可迅速分布于全身，能透过血脑屏障，唾液中的浓度高于血浆，口腔有苦味。$t_{1/2}$ 为 3.5～6 h，经肝脏代谢，其 *N*-氧化物有药理活性。主要由尿排出，也可经乳汁分泌。后遗效应及依赖性轻于苯二氮䓬类药物。

右佐匹克隆

右佐匹克隆（eszopiclone）是佐匹克隆的右旋体，药效是其母体的两倍，因此所用剂量更低，不良反应也更小。口服吸收迅速，约 1 h 血药浓度达峰值，血浆蛋白结合率约为 50%。口服后在肝脏代谢，平均 $t_{1/2}$ 为 6 h，可以分泌入唾液，代谢产物约 75% 经尿液排出。用于治疗各类失眠，提高睡眠质量。不良反应轻微，主要是口苦和头晕。

三、巴比妥类

巴比妥类是巴比妥酸的衍生物。巴比妥酸本身并无中枢抑制作用，C_5 上的两个氢原子被不同基团取代后获得一系列中枢抑制药，显示出强弱不等的镇静催眠作用。

【药理作用和临床应用】 巴比妥类对中枢神经系统广泛抑制，随着剂量增加，其抑制作用由弱到强，相继呈现镇静、催眠、抗惊厥及抗癫痫、麻醉等作用。大剂量对心血管系统有明显的抑制作用。催眠量 10 倍以上可引起呼吸中枢麻痹而致死。由于安全性差，易发生依赖性，不再作为镇静催眠药，临床上主要用于抗惊厥、抗癫痫和麻醉。

1. 镇静催眠 在苯二氮䓬类出现前，巴比妥类是主要的催眠药。小剂量巴比妥类药物可起到镇静作用，缓解焦虑、烦躁不安状态；中等剂量可催眠，即缩短入睡时间，减少觉醒次数和延长睡眠时间。可改变正常睡眠模式，缩短 REM 睡眠。久用停药后，REM 睡眠时相可“反跳性”显著延长，伴有多梦，导致患者不愿停药，这可能是巴比妥类药物产生依赖性的重要原因之一。

2. 抗惊厥和抗癫痫 苯巴比妥有较强的抗惊厥及抗癫痫作用，临床用于癫痫大发作和癫痫持续状态的治疗，也用于小儿高热、破伤风、子痫、脑膜炎、脑炎及中枢兴奋药引起的惊厥。

3. 麻醉及麻醉前给药 硫喷妥钠静脉注射可产生短暂的麻醉作用。

【作用机制】 巴比妥类药物对中枢的抑制作用与其激活 $GABA_A$ 受体有关。巴比妥类能模拟 GABA 的作用，增加 Cl^- 的通透性。与苯二氮䓬类药物增加氯通道的开放频率不同，巴比妥类主要延长氯通道的开放时间。此外，巴比妥类能阻断兴奋性递质谷氨酸的作用，并在高浓度时阻断钠通道。

【体内过程】 口服或肌内注射均易吸收，并迅速分布于全身组织、体液，也易通过胎盘屏障进入胎儿循环，亦可经乳汁分泌。药物进入脑组织的速度与其脂溶性成正比，如硫喷妥钠脂溶性极高，极易通过血脑屏障，故静脉注射后立即奏效，而脂溶性小的苯巴比妥即使静脉注射，也需 30 min 才起效。药物在体内消除方式有两种，即经肝药酶代谢和以原型经肾排出。尿液 pH 对以原型经尿液排泄的药物（如苯巴比妥）影响较大。因此，苯巴比妥中毒时，可用碳酸氢钠碱化尿液促进药物的排泄。严重中毒者可采用透析疗法。

【不良反应】 催眠剂量的巴比妥类可致眩晕、困倦、精细运动不协调。少数人服用后可见荨麻疹、血管神经性水肿、多形性红斑及哮喘等过敏反应，偶可引起剥脱性皮炎。中等剂量可轻度抑制呼吸中枢，严重肺功能不全和颅脑损伤所致呼吸抑制者禁用。短期内反复服用巴比妥类可产生耐受性。长期连续服用巴比妥类可产生依赖性，迫使患者连续用药。成瘾后停药可出现戒断症状，表现为兴奋、失眠、焦虑、震颤、肌肉痉挛甚至惊厥。

巴比妥类可诱导肝药酶活性，不仅加速自身代谢，还可加速其他药物经肝代谢，减弱其作用强度，缩短其作用时间。

四、其他镇静催眠和抗焦虑药

苯二氮䓬类和巴比妥类药物的作用靶点是 $GABA_A$ 受体，作用在其他靶点的镇静催眠药包括褪黑素受体激动药、抗组胺药、食欲素受体阻断药等。

（一）褪黑素和褪黑素受体激动药

褪黑素（melatonin）是哺乳动物体内最为重要的授时因子之一，由松果体分泌，褪黑素受体有 MT_1、MT_2 和 MT_3。外源性给予褪黑素或褪黑素受体激动药可重新调定生物节律和睡眠-觉醒周期。

褪 黑 素

褪黑素可调控生物节律和睡眠，$t_{1/2}$ 短，约 30 min。褪黑素长效缓释片在肠道内长时间释放褪黑素，可模拟褪黑素分泌的生理模式，参与昼夜节律的调节。服药后 2.6 h 血药浓度达峰值，作用持续 3.5 h。入睡前 1～2 h 服用，可缩短入睡潜伏期，提高睡眠质量，主要用于 55 岁以上原发性失眠患者的短期治疗。褪黑素长效缓释片不影响第二天的警醒度，无明显不良反应。对昼夜节律紊乱性睡眠障碍、倒班和时差变化相关睡眠障碍的效果较好。服用时不要咀嚼或压碎，应整片吞服以保持缓释特性。不良反应包括腹痛、腹胀、腹泻、便秘等胃肠道症状；还可能增加泌乳素释放导致月经紊乱等。

雷 美 替 胺

雷美替胺（ramelteon）是高选择性褪黑素 MT_1/MT_2 受体激动药，对 MT_1 的选择性大于 MT_2。MT_1/MT_2 受体主要位于丘脑下部的视交叉上核，与松果体分泌的褪黑素结合，参与昼夜节律的调节与维持，可改善时差变化引起的不适症状、睡眠时相延迟综合征和昼夜节律紊乱性睡眠障碍。MT_1 受体主要对应睡眠的启动，而 MT_2 受体调控 24 h 生物节律。雷美替胺能明显缩短睡眠潜伏期，延长总睡眠时间，对睡眠结构无明显影响。适用于入睡困难患者，尤适用于生物节律紊乱性失眠和倒时差者。

口服 0.75 h 血药浓度达峰值，首过消除较强。$t_{1/2}$ 为 1～2.6 h，每天给药一次不会导致体内蓄积。主要代谢物 M-Ⅱ 具有生物活性，对 MT_1 和 MT_2 受体亲和力分别为母体分子的 1/10 和 1/5。M-Ⅱ 代谢物的 $t_{1/2}$ 为 2～5 h，且与剂量大小无关。应避免与高脂餐同服。不良反应有嗜睡、头晕、恶心、疲劳、头痛和失眠等，可降低睾丸素和提高催乳素水平。主要通过肝脏代谢，不宜用于严重肝损伤患者。严重阻塞性睡眠呼吸暂停患者应慎用。

阿戈美拉汀

阿戈美拉汀（agomelatine）是褪黑素受体激动药和 $5\text{-}HT_{2C}$ 受体阻断药，有抗抑郁、抗焦虑、调整睡眠周期及调节生物节律作用。可有效提高睡眠连续性和睡眠质量。不良反应少，未见停药反应。抗抑郁作用详见第十六章抗精神失常药。

特斯美尔通

特斯美尔通（tasimelteon）是特异性 MT_1/MT_2 受体激动药，对 MT_2 受体亲和力大于 MT_1，发挥生物钟样作用，在时差反应或睡眠时相延迟综合征患者，能使节律相移，或使自由运行的昼夜节律与 24 h 的昼夜周期同步。口服吸收迅速，高脂饮食影响药物的达峰时间和血药浓度峰值，建议不与食物同服。$t_{1/2}$ 为 1.3～3.7 h。该药能缩短睡眠潜伏期，改善睡眠效率，主要用于治疗昼夜节律紊乱性睡眠障碍和短暂性失眠。

（二）抗组胺药

H_1 受体阻断药主要用于抗过敏症状，不良反应常见嗜睡。具有镇静催眠作用的抗组胺药属第一代组胺 H_1 受体阻断药，能通过血脑屏障，有较强的中枢抑制作用，小剂量 H_1 受体阻断药可治疗失眠。

苯 海 拉 明

苯海拉明（diphenhydramine）属第一代组胺 H_1 受体阻断药。口服吸收完全，15～60 min 起效，2 h 血药浓度达峰值，维持 4～6 h，98% 与血浆蛋白结合。口服后 50% 被肝脏代谢，$t_{1/2}$ 为 4～8 h。大部分以代谢物形式由尿、粪便、汗液排出，也可由乳汁分泌。24 h 内几乎全部排出。具有药酶诱导作用，可加速自身代谢。能缩短入睡潜伏期，减少中途觉醒次数，但作用强度不大，易产生耐受，可作为失眠治疗辅助药。主要不良反应有认知损伤、妄想、口干、尿潴留等，青光眼或老年患者应慎用。夜间服用苯海拉明，第二天可能出现宿醉效应。

多 塞 平

多塞平（doxepin）属三环类抗抑郁药，抗抑郁作用详见第十六章。小剂量通过阻断组胺 H_1 受体，增加总睡眠时间、减少觉醒次数、促进睡眠。对原发性失眠患者的睡眠维持困难和早醒具有改善作用，对焦虑抑郁性失眠疗效显著。不良反应少，无后遗效应和停药反应。禁止与 MAOI 合用，可能发生致死性 5-HT 综合征。

（三）食欲素受体阻断药

食欲素是由下丘脑外侧神经元产生的神经肽类激素，具有强效促觉醒作用，食欲素基因突变的患者出现突发性睡病。食欲素受体有 2 类，即食欲素受体

1（OX_1）和食欲素受体 2（OX_2）。抑制食欲素信号，能阻断失眠患者过度活跃的觉醒通路，促进睡眠。

苏沃雷生

苏沃雷生（suvorexant）是食欲素受体阻断药，与 OX_1 和 OX_2 有高亲和力。与食欲素竞争性结合双受体，阻断食欲素的促觉醒作用，不仅促进慢波睡眠，也增加 REM 睡眠。口服易吸收，10 mg 口服后 2 h 血药浓度达峰值，绝对生物利用度为 82%。经肝药酶 CYP3A4 和 CYP2C19 代谢，代谢产物无活性，$t_{1/2}$ 为 12 h。约 66% 经粪便排泄，23% 随尿液排出。口服超过 20 mg 可能诱发猝倒。不良反应包括自杀意念或行为、药物滥用风险、幻觉、白天嗜睡、睡眠猝倒等。

莱博雷生

莱博雷生（lemborexant）为食欲素受体 OX_1 和 OX_2 双重竞争性阻断药，对 OX_2 作用更强。$t_{1/2}$ 为 17～19 h，初始剂量每晚不超过 5 mg。可用于治疗入睡难和睡眠维持困难。长期服药产生耐受性，每晚最大量可增加到 10 mg。常见的不良反应为白天嗜睡、头痛和鼻咽炎。

达利雷生

达利雷生（daridorexant）是一种双食欲素受体阻断药，通过阻断食欲素受体降低觉醒，促使睡眠发生，且维持睡眠状态。$t_{1/2}$ 为 8 h。可显著改善失眠人群入睡和睡眠维持，延长睡眠时间。常见不良反应有头痛、嗜睡或疲劳。

（四）5-HT_{1A}受体激动药

丁螺环酮（buspirone）是抗焦虑药物，无中枢抑制和催眠作用。丁螺环酮是 5-HT_{1A} 受体部分激动药，通过激动突触前膜 5-HT_{1A} 受体，反馈性抑制 5-HT 释放而发挥抗焦虑作用。起效缓慢，抗焦虑作用在服药 2 周后才能显效，4 周达到最大效应。口服吸收好，首过消除明显，经肝代谢，$t_{1/2}$ 为 2～4 h。主要用于治疗广泛性焦虑。不良反应有头晕、头痛及胃肠功能紊乱等，无明显的依赖性。

附 **镇静催眠药使用原则**

药物治疗失眠应遵循以下基本原则：①应用最小有效剂量；②间断用药，每周 2～4 次；③短期用药，不超过 3～4 周；④逐渐停药，防止停药后复发；⑤避免与含乙醇饮料、其他镇静催眠药、镇痛药、麻醉药、抗组胺药、MAOI 和三环类抗抑郁药联合用药。彼此相互增效，可引起严重的过度镇静作用。

第二节 促觉醒药

促觉醒药主要兴奋大脑皮质，促进觉醒，临床用于治疗日间过度嗜睡和发作性睡病。常用药物有咖啡因、哌甲酯、莫达非尼、索利氨酯和替洛利生等。

一、咖啡因

咖啡因（caffeine）主要存在于咖啡、可可和茶叶中。化学结构属黄嘌呤衍生物，能兴奋中枢神经系统和心肌，松弛平滑肌，具有利尿等作用。对中枢兴奋作用较强，外周作用较弱。

【药理作用及临床应用】

1. 中枢神经系统 小剂量（50～200 mg）口服时，能兴奋大脑皮质，表现为精神兴奋、思维活跃，可减轻疲乏、消除困倦，并提高对外界的感受性。剂量增加（200～500 mg）时，可引起精神紧张、手足震颤、失眠和头痛等症状。注射 300～500 mg 能直接兴奋呼吸中枢，使呼吸中枢对 CO_2 的敏感性增加，呼吸加深加快，换气量增加。中毒量可引起惊厥。临床主要用于拮抗镇静催眠药及抗组胺药等引起的嗜睡，解救严重传染病或中枢抑制药及其他原因引起的呼吸循环衰竭，并可促使患者从昏迷中苏醒。

2. 心血管系统 大剂量咖啡因加快心率、增强心肌收缩力、增加心排血量。可直接松弛血管平滑肌，使血管扩张，外周阻力降低。整体效应视用药剂量和机体状态而定。但对脑血管的作用相反，直接作用于大脑小动脉的平滑肌，使其收缩，脑血管阻力增加，脑血流量减少，可与解热镇痛抗炎药合用，治疗脑血管扩张所致头痛。

3. 其他 刺激胃酸和胃蛋白酶分泌，有利尿等作用，但无治疗意义。

【作用机制】 咖啡因的作用机制与其剂量相关。治疗剂量可非选择性地拮抗腺苷 A_1 和 A_{2A} 受体。A_1 受体与 G_i 蛋白偶联，抑制 AC 和某些钙通道活性，而激活某些钾通道和 PLC。相反，腺苷 A_{2A} 受体与 G_s 蛋白偶联，激活 AC 和 L 型钙通道。咖啡因的促觉醒作用依赖于腺苷 A_{2A} 受体。若咖啡因血浆浓度超过治疗剂量的 20 倍，可出现中毒反应。抑制磷酸二酯酶（phosphodiesterase，PDE），升高胞内 cAMP 浓度，拮抗 $GABA_A$ 受体的抑制作用和促肌浆网释放 Ca^{2+}，增强肌纤维对 Ca^{2+} 的敏感性。

【体内过程】 口服、注射或直肠给药均能迅速吸收，但吸收不规则，易透过血脑屏障，也可通过胎盘，在肝内迅速代谢，经肾排泄，$t_{1/2}$ 为 3.5 h。

【不良反应】 安全范围较大，不良反应较少。较大剂量可出现激动、不安、头痛、失眠、心悸、反射亢进、肌肉抽搐等。口服有胃肠刺激症状，促进胃酸分泌，故胃溃疡患者应慎用。过量可兴奋心脏，引起心动过速；更大剂量引起青少年肌阵挛性癫痫。久用产生依赖性，停药会出现兴奋和头痛。

二、苯丙胺类

苯丙胺类是一类强烈的中枢兴奋剂，属于精神药品。代表药物为苯丙胺（amphetamine，安非他明）和甲基苯丙胺（methamphetamine）。因其易形成生理和精神依赖性，限制其临床应用，被列为二类管制药品，临床常用哌甲酯。

哌 甲 酯

哌甲酯（methylphenidate）化学结构和药理作用与苯丙胺相似，促进脑内多巴胺和NA释放。但交感作用弱，中枢兴奋作用较温和，能改善精神活动，解除轻度抑郁及疲乏感。大剂量能引起惊厥。

【药理作用及临床应用】 精神兴奋作用强于运动兴奋，能活跃情绪，减轻疲乏，消除睡意及缓解抑郁症状，较大剂量兴奋呼吸中枢。临床用于治疗发作性睡病、轻度抑郁症及小儿遗尿症。对儿童多动综合征有效。

【体内过程】 口服2 h血药浓度达峰值，$t_{1/2}$为2 h，首过消除明显。与血浆蛋白结合少，脑内浓度超过血浆浓度，作用维持4 h。代谢产物从尿中排出，少量经粪便排出。

【不良反应】 治疗量时不良反应较少，偶有失眠、心悸、焦虑、厌食、口干。大剂量可使血压升高而致眩晕、头痛等。癫痫、高血压患者禁用。久用可产生耐受。抑制儿童生长发育，6岁以下儿童避免使用。

三、莫达非尼和阿莫达非尼

莫 达 非 尼

莫达非尼（modafinil）是一种强效促觉醒药，用于治疗发作性睡病和白天过度嗜睡症。与传统中枢兴奋药不同，莫达非尼促觉醒作用强大，无明显依赖性。

【药理作用及临床应用】

1. 促觉醒 增加觉醒时间，延长睡眠潜伏期，减少NREM睡眠和REM睡眠时间。其特点是起效快、作用强、持续时间长、副作用低。口服200 mg可保持37 h持续觉醒状态。用于治疗发作性睡病、睡眠呼吸暂停等患者的白天过度嗜睡。

2. 其他 多动症患儿运动亢进，不能长时间集中注意力完成一项活动。莫达非尼能增加集中注意力的时间和减轻患者的多动行为，还具有抗疲劳、改善认知功能、抗抑郁和神经保护作用。

【作用机制】

1. 激活多巴胺能神经系统 与多巴胺和去甲肾上腺素的转运体直接结合，增加脑内多巴胺释放，通过多巴胺D_1和D_2受体发挥效应。

2. 其他 抑制GABA的释放，促进谷氨酸释放。还可能通过激活食欲素神经元促进组胺释放而增加自发活动，促进觉醒。

【体内过程】 口服吸收迅速，2 h血药浓度达峰值，食物可延缓药物吸收。经肝脏代谢，生成无活性的代谢产物。血浆蛋白结合率为60%，$t_{1/2}$为10～15 h。

【不良反应】 安全性较高。常见不良反应包括失眠和食欲减退。偶见恶心、皮疹、血压升高和焦虑。加量过快过大，可出现轻至中度头痛，用药应从小剂量开始，逐渐加至最适剂量。

阿莫达非尼

阿莫达非尼（armodafinil）是外消旋药物莫达非尼中具有活性成分的*R*-对映异构物。药动学及药效学特性和莫达非尼相似，作用持续时间更长，有利于患者在白天后半部分时间内更好地维持觉醒。不良反应轻，耐受性好。

四、索利氨酯

索利氨酯（solriamfetol）是选择性多巴胺和NA再摄取抑制药，增加脑内多巴胺和NA水平。$t_{1/2}$为7.1 h，经肾排泄，无明显药物相互作用。可有效改善发作性睡病或阻塞性睡眠呼吸暂停患者的白天过度嗜睡。与右旋安非他明不同，不增加运动量和恢复期的睡眠反弹。常见不良反应包括头痛、恶心、食欲下降、鼻炎、口干和焦虑等，未见严重反应。可使收缩压和舒张压升高，增加心率，心血管疾病患者禁用。服用MAOI的患者慎用。

五、替洛利生

替洛利生（pitolisant）是选择性的组胺H_3受体反向激动药，与突触前膜H_3受体结合增加组胺释放，产生觉醒效应。口服吸收快，3 h血药浓度达峰值，$t_{1/2}$为20 h。不仅改善成人和儿童发作性睡病患者白天瞌睡，也减少猝倒发作。常见不良反应有失眠、恶心和焦虑。能延长Q-T间期，应避免同时服用抗心律失常药物和抗精神病药物。严重肝功能损害的患者禁用。未见明显依赖性。

（复旦大学 曲卫敏）

第十四章　抗癫痫药与抗惊厥药

- Epilepsy is one of the most common and disabling neurological disorders. It is characterized by unprovoked recurrent seizures, which often cause transient impairment of consciousness, abnormal movements, and sometimes even severe convulsions. Seizure symptoms vary depending on the type of seizures.
- Currently available anti-epileptic drugs (AEDs) primarily focus on symptom management, providing relief from seizures, but they often do not offer effective prophylaxis or cure for epilepsy. The rational use of AEDs should be based on the classification of the seizures. Compliance with medication is a major problem due to long-term medication and side effects.
- The main mechanisms of action of current AEDs are: ① modulation of ion channels, ② enhancement of GABAergic (inhibitory) transmission, or ③ reduction in excitatory (usually glutamatergic) transmission.

第一节　抗 癫 痫 药

一、癫痫的定义及分类

癫痫是由遗传因素、脑外伤、感染等多种病因引起的常见慢性神经系统疾病之一，以神经元异常放电引起的癫痫发作为特征，可根据脑电图（EEG）及临床症状将癫痫发作分为以下几类。

局灶起源性（focal onset）发作是指放电起源于大脑的一侧半球、呈局限性致痫网络的发作类型。按照发作时患者对自我及外界环境是否保持知觉，可分为知觉正常性（aware）发作（早期也称为简单部分性发作）和知觉障碍性（impaired awareness）发作（早期也称为复杂部分性发作）。根据患者发作时的症状表现，还可分为运动性（motor）和非运动性（non-motor）发作。此外，由于发作的扩布，癫痫放电可进一步扩展到双侧半脑，被称为局灶性进展为双侧强直-阵挛性（focal to bilateral tonic-clonic）发作（早期也称为部分性继发全面性发作）。

全面起源性（generalized onset）发作是指放电同时起源于多个脑区并迅速传播至双侧大脑半球，呈现较为广泛的致痫网络且通常伴有知觉障碍的癫痫发作类型。根据患者发作时的症状表现，主要分为运动性和非运动性发作。常见的运动性发作包括强直-阵挛（tonic-clonic）发作（又称大发作，以全身骨骼肌强直阵挛性抽搐为主要特点）、阵挛（clonic）发作、强直（tonic）发作、肌阵挛（myoclonic）发作、失张力（atonic）发作等。非运动性发作又称失神（absence）发作或小发作，可进一步分为典型失神（typical absence）发作和非典型失神（atypical absence）发作等。

未知起源性（unknown onset）发作是指无法确定癫痫放电起源的发作类型，可进一步根据其临床症状特点进行分类。

局灶起源性发作是目前最主要的癫痫发作类型。在一些发展中国家，全面起源性的强直-阵挛发作占据主导地位。也有部分患者可同时伴有多种类型的混合性发作。癫痫发作往往具有突然性（发作无征兆）、反复性、刻板性（每次发作表现类似）和短暂性（发作持续数秒至数分钟后自行终止）的特点。但也存在一些罕见的单次/反复癫痫发作的持续时间超过 30 min，称为癫痫持续状态（status epilepticus）。

二、抗癫痫药分类及作用机制

根据应用于癫痫临床治疗的起始时间，抗癫痫药可分为第一代、第二代和第三代。第一代抗癫痫药是指 20 世纪 80 年代前应用的传统抗癫痫药，包括卡马西平、丙戊酸、苯巴比妥、苯妥英钠、氯硝西泮、乙琥胺和扑痫酮，具有疗效确切、价格低廉的优点，但不良反应明显、影响血药浓度的因素众多、会诱导或抑制肝药酶产生不良反应。第二代抗癫痫药是指 1989～2008 年进入临床使用的抗癫痫药，如唑尼沙胺、加巴喷丁、拉莫三嗪、左乙拉西坦、奥卡西平、普瑞巴林、托吡酯等，其优点是有更好的药动学、更弱的药物相互作用及更小的药物不良反应，并且对胎儿发育的影响较小，但此类药物并未显著提高疗效。第三代抗癫痫药是指 2008 年后推出的抗癫痫药，如拉考沙胺、吡仑帕奈、大麻二酚、布瓦西坦等，不良反应发生率降低，耐受性减轻，但因临床应用时间短，其长期疗效和安全性有待进一步验证。

癫痫发病机制较为复杂，传统观点认为癫痫发作是由脑内“兴奋-抑制”失衡，使大脑过度兴奋所致。因此，现有抗癫痫药的主要目的是降低脑内神经元兴奋性。其主要作用靶点和机制可分为以下几类。

1. 调控神经元膜表面的电压门控离子通道（主要是钠通道、钙通道）。例如，苯妥英钠、卡马西平、奥卡西平、丙戊酸钠、拉莫三嗪及卢非酰胺等抗癫痫药均可通过阻滞细胞膜电压依赖性钠通道（voltage-dependent Na^+ channel）开放，从而抑制 Na^+ 内流，降低神经元兴奋性，该类抗癫痫药属于钠通道阻滞药（sodium channel blockers）。此外，以乙琥胺为代表的钙通道阻滞药类（calcium channel blockers）抗癫痫药可阻滞 Ca^{2+} 内流达到降低兴奋性的效果。

2. 增强 GABA 介导的抑制性作用。例如，苯二氮䓬类和苯巴比妥可与 $GABA_A$ 受体结合，改变受体构象，增强其与 GABA 的亲和力，促进 $GABA_A$ 受体激活介导的 Cl^- 内流，从而使神经元超极化，降低其兴奋性。而噻加宾通过抑制 GABA 转运体，氨己烯酸通过抑制 GABA 代谢酶，均可增加突触间隙 GABA 浓度，增强 GABA 介导的抑制性作用。

3. 抑制谷氨酸介导的兴奋性作用。例如左乙拉西坦通过作用于突触囊泡 SV2A 受体，减少突触前膜释放谷氨酸。吡仑帕奈和非氨酯分别通过抑制突触后膜 AMPA 和 NMDA 受体，发挥抗癫痫作用。

有许多抗癫痫药存在多种作用机制，如托吡酯既能阻滞钠通道开放，也能抑制 KA 受体及增强 GABA 介导的抑制性作用。近年来逐渐有新作用机制的抗癫痫药问世，如大麻中的活性成分大麻二酚及作用于 mTOR 信号通路的依维莫司等。但目前的抗癫痫药仅能控制或部分减少癫痫发作频率，尚不能有效地预防和治愈癫痫，患者需长期甚至终身服药，且仍有近 1/3 患者对多种抗癫痫药耐受，发展成为耐药性癫痫。

三、常用抗癫痫药

苯妥英钠

苯妥英钠（phenytoin sodium）为二苯乙内酰脲的钠盐。1938 年开始用于临床抗癫痫，也是首个在动物模型中被证实有效，并开展临床试验的抗癫痫药。

【体内过程】 苯妥英钠呈碱性，刺激性强，不宜作肌内注射或皮下注射，口服吸收慢且不规则，连续服药须经 6～10 天才达到有效的稳态血药浓度（10～20 μg/mL）。在血中有 85%～90% 与血浆蛋白结合。主要由肝药酶代谢为羟基苯妥英，然后与葡萄糖醛酸结合经肾排出。消除速度与血药浓度有关，血药浓度低于 10 μg/mL 时，按一级动力学方式消除，$t_{1/2}$ 约为 20 h，血药浓度增高时，则按零级动力学方式消除，$t_{1/2}$ 亦随之延长（20～60 h）。血药浓度个体差异较大，故临床应注意剂量个体化，血药浓度为 10 μg/mL 可控制癫痫发作，20 μg/mL 以上出现轻度毒性反应。

【药理作用及作用机制】 苯妥英钠能对抗实验动物的电休克惊厥，但不能对抗戊四氮引起的阵发性惊厥，无镇静催眠作用。不能抑制癫痫病灶异常放电，但可阻止病灶部位的异常放电向周围正常的脑组织扩散。其抗癫痫作用机制较为复杂，主要与其膜稳定作用有关，能降低细胞膜对 Na^+ 和 Ca^{2+} 通透性，抑制其内流，从而降低细胞膜兴奋性，减少动作电位产生。这种膜稳定作用还与其治疗三叉神经痛等多种慢性神经痛和抗心律失常作用有关，是苯妥英钠的药理作用基础。膜稳定作用机制概括如下。

1. 阻滞电压依赖性钠通道 治疗浓度选择性阻断小鼠大脑皮质神经元和脊髓神经元的高频持久反复放电（sustained repetitive firing，SRF），这是由于神经元处于高度兴奋状态，Na^+ 依赖性动作电位不断产生，其性质与电休克惊厥相似。苯妥英钠主要与失活态钠通道结合，阻止 Na^+ 内流，这是其抗惊厥作用的主要机制。

2. 阻滞电压依赖性钙通道 治疗浓度选择阻滞 L 型和 N 型钙通道，但对哺乳动物丘脑神经元的 T 型钙通道无阻滞作用，这可能是其治疗失神发作无效的原因。

3. 抑制钙调蛋白激酶系统 Ca^{2+} 的多种第二信使作用均是由 Ca^{2+}-受体蛋白-钙调蛋白（calmodulin）及其偶联的激酶系统所介导。苯妥英钠可抑制钙调蛋白激酶活性，通过抑制其在突触前膜磷酸化过程，导致 Ca^{2+} 依赖性释放过程减弱，减少谷氨酸等兴奋性神经递质的释放；并通过抑制钙调蛋白在突触后膜的磷酸化，减弱神经递质与其受体结合后引起的去极化反应，加之对钙通道的阻滞，产生细胞膜稳定作用。

4. 阻断强直后增强（post-tetanic potentiation，PTP）形成 PTP 是指反复高频电刺激突触前神经纤维后引起的突触传递易化，使突触后反应增强的现象，代表突触后功能的扩大，对神经元兴奋性具有调节作用，在癫痫病灶异常放电的扩散过程中也起易化作用。治疗浓度的苯妥英钠选择性阻断 PTP 的形成。

【临床应用】

1. 癫痫 可用于癫痫局灶性发作和全面性发作，但对失神发作无效。自从 20 世纪 30 年代进入临床，苯妥英钠曾作为一线抗癫痫药物，现因治疗窗窄、不良反应多，仅用于其他药物无效时的替代治疗药物。

2. 外周神经痛 如三叉神经痛、舌咽神经痛和坐骨神经痛等神经病理性疼痛。该作用可能与其稳定神经细胞膜有关。

3. 心律失常　见第二十二章。

【不良反应】

1. 局部刺激　苯妥英钠具有较强的碱性，对胃肠道有刺激性，口服易引起食欲减退、恶心、呕吐、腹痛等症状，宜饭后服用。静脉注射可引起静脉炎。长期应用还能导致齿龈增生，多见于儿童及青少年，发生率约20%。一般停药3～6个月后可自行消退。

2. 神经系统反应　剂量过大可引起急性中毒，导致小脑-前庭系统功能失调，表现为眼球震颤、复视、共济失调等症状。严重者可出现语言障碍、精神错乱，甚至昏睡、昏迷等症状。

3. 造血系统反应　长期应用可导致叶酸缺乏，进而引起巨幼红细胞贫血，可能与其抑制叶酸吸收和代谢有关，可用甲酰四氢叶酸治疗。

4. 过敏反应　少数患者发生皮疹、粒细胞缺乏、血小板减少、再生障碍性贫血和肝坏死。长期用药者应定期检查血常规和肝功能，如有异常应及早停药。

5. 骨骼系统反应　本药能诱导肝药酶，加速维生素D代谢，长期应用可致低钙血症、佝偻病样改变及骨软化症。必要时应用维生素D预防。

6. 其他反应　偶见男性乳房增大、女性多毛症、淋巴结肿大等。可偶致畸胎，故孕妇慎用。久服骤停可使癫痫发作加剧，甚至诱发癫痫持续状态。

【药物相互作用】　保泰松、磺胺类、水杨酸类、苯二氮䓬类和口服抗凝血药等可与苯妥英钠竞争血浆蛋白结合位点，导致苯妥英钠的游离型血药浓度增加。而氯霉素、异烟肼等通过抑制肝药酶可提高苯妥英钠的血药浓度；相反，苯巴比妥和卡马西平等通过肝药酶诱导作用可加速苯妥英钠的代谢，从而降低其血药浓度。苯妥英钠可通过诱导肝药酶加速多种药物的代谢，导致疗效降低。

卡马西平

卡马西平（carbamazepine）化学结构与三环类抗抑郁药类似，最初用于治疗三叉神经痛，20世纪60年代开始用于癫痫的治疗。作用机制主要与阻滞钠通道、T型钙通道及增强GABA神经元的突触传递功能有关。口服吸收缓慢、不规则，2～4 h血药浓度达峰值，有效血药浓度为4～10 μg/mL。约80%与血浆蛋白结合，主要代谢为环氧化物，仍有抗癫痫作用。单次给药$t_{1/2}$约为36 h，因其能诱导肝药酶加速自身代谢，故反复用药后$t_{1/2}$可缩短。卡马西平是广谱抗癫痫药，对各种局灶性发作疗效好，对全面性发作也有效，对失神发作和肌阵挛发作效果较差。对三叉神经痛疗效优于苯妥英钠，对舌咽神经痛也有效。还具有抗躁狂作用，可用于锂盐无效的躁狂症患者，其副作用比锂盐小。常见的不良反应有眩晕、视物模糊、恶心、呕吐，少数患者可出现共济失调、手指震颤、皮疹、中性粒细胞及血小板减少。

丙戊酸钠

丙戊酸钠（sodium valproate）的化学名为二丙基乙酸钠。此药早在1882年即被合成，一直作有机溶媒使用，直到1963年才偶然发现其具有较强的抗惊厥作用，1964年在法国首先用于治疗癫痫，现已成为治疗癫痫的一线药物。口服吸收迅速而完全，生物利用度在80%以上，1～4 h血药浓度达峰值，有效血药浓度为30～100 μg/mL，约90%与血浆蛋白结合。$t_{1/2}$为8～15 h。在肝脏代谢，大部分以原型排出。

丙戊酸钠不能抑制癫痫病灶放电，但能阻止病灶异常放电的扩散。其抗癫痫作用与GABA有关，它能抑制脑内GABA转氨酶，减慢GABA的代谢；提高谷氨酸脱羧酶活性，使GABA形成增多，使脑内GABA含量增高，并能提高突触后膜对GABA的反应性，从而增强GABA能神经突触后抑制。此外能阻滞钠通道和T型钙通道。对各类型癫痫发作都有一定疗效。虽然对全面性发作疗效不及苯妥英钠，但不良反应较轻，是全面性发作的一线用药，也可用于局灶性发作。对失神发作疗效优于乙琥胺，但因其肝脏毒性，一般不作首选。

不良反应轻，常见恶心、呕吐、食欲减退，饭后服用或逐渐加量可减轻。中枢神经系统不良反应主要表现为嗜睡、平衡失调、乏力、精神不集中、不安和震颤等，但少见，减量可减轻。严重不良反应为肝功能损害，约有25%患者服药数日后出现肝功能异常，尤其是在开始用药的前几个月较常见，故在用药期间应定期检查肝功能。孕妇慎用。丙戊酸钠能提高苯妥英钠、苯巴比妥、氯硝西泮和乙琥胺的血药浓度与抗癫痫作用，而苯妥英钠、苯巴比妥、扑米酮和卡马西平则能降低丙戊酸钠的血药浓度与抗癫痫作用。

苯巴比妥

苯巴比妥（phenobarbital）具有广谱抗癫痫作用，作用机制主要是与突触后膜$GABA_A$受体结合，改变受体构象，属于$GABA_A$受体正向变构调节药。可用于任意年龄段包括新生儿的局灶性和全面性发作，起效快（口服1～2 h），疗效好，价廉。但因不良反应较多，目前不作为抗癫痫首选药。不良反应以中枢神经系统抑制较为常见，易引起嗜睡、困倦、行为认知障碍、注意力不集中，儿童服用偶出现运动过度。罕见严重不良反应包括肝炎、胆汁淤积、粒细胞减少、血小板减少及史-约综合征（Stevens-Johnson syndrome）。用药初期副作用较明显，长期使用可产生药物依赖性。本药为肝药酶诱导剂，与其他药物合用需注意药物相互作用。

苯二氮䓬类药物

苯二氮䓬类药物属于 $GABA_A$ 受体正向变构调节药。氯硝西泮和氯巴占是目前所有苯二氮䓬类药物中最有效的抗癫痫药。氯硝西泮主要用于控制肌阵挛发作，氯巴占主要用于局灶性发作。地西泮、劳拉西泮和咪达唑仑主要用于癫痫持续状态。不良反应包括镇静、嗜睡、疲劳、增加唾液分泌、行为认知功能损害，耐受性和依赖性等（详见第十三章）。

乙 琥 胺

乙琥胺（ethosuximide）属吡咯烷二酮类化合物，口服可完全吸收，3 h 血药浓度达峰值。较少与血浆蛋白结合，迅速分布到各组织。有效血药浓度为 40～100 μg/mL。成人 $t_{1/2}$ 为 40～50 h，儿童约为 30 h。用于治疗失神发作，对其他类型癫痫发作无效，其机制与阻滞丘脑皮质 T 型钙通道有关。不良反应较少，主要表现为胃肠道反应，如厌食、呃逆、恶心和呕吐等。其次为中枢神经系统反应，如头痛、头晕、困倦、嗜睡及欣快等。对有精神病史的患者可引起精神行为异常。偶见嗜酸性粒细胞增多或粒细胞缺乏，严重者发生再生障碍性贫血，故用药期间应勤查血常规。

拉 莫 三 嗪

拉莫三嗪（lamotrigine）属苯三嗪类，其化学结构近似叶酸拮抗药，但其抗叶酸作用很弱，这一作用与其抗惊厥作用无关。1999 年被批准用于治疗局灶性发作，属于第二代抗癫痫药。口服生物利用度为 98%，1～3 h 血药浓度达峰值，有效血药浓度为 1～3 μg/mL，单次用药 $t_{1/2}$ 为 22～37 h。主要经肝脏葡萄糖醛酸化后，经肾排出。与其他肝药酶诱导剂如卡马西平、苯妥英合用时，$t_{1/2}$ 下降至 13～15 h，而与丙戊酸钠合用时，$t_{1/2}$ 明显延长。

拉莫三嗪可在不影响正常神经元电生理活动的同时，选择性抑制癫痫灶内神经元去极化和高频放电过程，从而阻止病灶异常放电。可能与其阻滞电压依赖性钠通道，稳定神经细胞膜和抑制兴奋性氨基酸释放有关；还能阻滞 N 型和 P/Q 型钙通道，阻止癫痫放电的扩散。本品为广谱抗癫痫药，可用于除肌阵挛发作以外所有类型的癫痫发作，包括局灶性和全面性发作。

常见的不良反应为头晕，平衡失调，困倦，头痛，复视，恶心和呕吐，这些反应并不严重。服药 4～6 周后可出现皮疹，如丘疹状或红斑状皮疹，连续用药可消失，但有时可引起全身症状，如发热或淋巴结肿大。约 10% 成年患者可发生严重的、有生命危险的皮疹，如史-约综合征、中毒性表皮坏死、伴有高热的血管性水肿和淋巴结病。如与丙戊酸钠合用，上述症状发生的风险可增加 3 倍。突然停药可发生惊厥，如需停用，需在 2 周内逐渐减量后停用。因可经乳汁分泌，故哺乳期妇女禁用。

托 吡 酯

托吡酯（topiramate）是磺酸基取代的单糖衍生物，是 1995 年上市的第二代抗癫痫药。口服吸收迅速，生物利用度为 80%。血浆蛋白结合率约为 15%。20%～50% 在肝脏代谢为无活性产物，其余以原型经肾排出。$t_{1/2}$ 为 20～30 h。

托吡酯可阻滞电压门控钠通道，减少 Na^+ 内流，但作用弱于苯妥英钠和卡马西平。也可增加 GABA 诱发的 Cl^- 内流，增强 GABA 介导的抑制性作用。还可抑制 AMPA 受体和 KA 受体，抑制谷氨酸介导的兴奋性作用。对电压门控钙通道可能也有阻滞作用。作为广谱抗癫痫药，单药用于治疗原发性及继发性全面强直-阵挛性发作和局灶性发作，对失神发作也有效，但剂量宜大。可作为辅助药物用于耐药性局灶性发作及全身性发作的治疗。

不良反应主要见于中枢神经系统，可有眩晕、感觉异常、语言障碍、嗜睡、思维异常、抑郁、意识模糊、遗忘等，久用能自行消失。胃肠道反应可有食欲缺乏、恶心、腹泻等。少数患者见体重减轻、肾结石、青光眼等，有致畸的报道。

奥 卡 西 平

奥卡西平（oxcarbazepine）属于第二代抗癫痫药，是卡马西平的 10-酮衍生物，是一种无活性前体物，在肝脏内迅速转变为 10-羟基代谢产物，发挥抗癫痫作用。口服吸收完全，生物利用度为 96%。主要以 10-羟基代谢产物葡萄糖苷酸形式排泄。抗癫痫作用弱于卡马西平，达到相同治疗效果所需剂量比卡马西平高 50%。作用机制及治疗癫痫发作的适应证与卡马西平相同，主要用于对卡马西平有过敏反应者，也可与其他药物合用治疗耐药性癫痫。肝药酶诱导作用很弱，过敏反应少见，仅 25% 与卡马西平有交叉过敏反应，患者耐受性较好。

左乙拉西坦

左乙拉西坦（levetiracetam）是吡咯烷酮衍生物，属于第二代抗癫痫药。口服吸收迅速而完全，1～3 h 血药浓度达峰值。作用机制尚未阐明，可能与选择性结合突触囊泡蛋白 SV2A，通过影响囊泡功能调节谷氨酸释放有关。单药用于治疗局灶性发作和肌阵挛发作，也可与其他药物合用治疗耐药性癫痫的局灶性发作、全面强直-阵挛性发作及肌阵挛发作。常见不良反应有嗜睡、无力、共济失调、头晕等，较严重不良反应包括情绪和行为的改变。

卢 非 酰 胺

卢非酰胺（rufinamide）是三唑衍生物，2008 年被批准正式用于治疗 4 岁以上儿童和成人的伦诺克斯-加斯托（Lennox-Gastaut）综合征相关癫痫发作。作用机制与阻滞钠通道，延长其失活状态有关，与钠通道结合速率高于其他钠通道阻滞药类抗癫痫药。常见不良反应有头痛、乏力、嗜睡及共济失调等。

拉科酰胺

拉科酰胺（lacosamide）又称拉考沙胺，是一类功能型氨基酸药物，具有亲水性和亲脂性，2008 年在欧洲上市，2009 年被 FDA 批准用于 16 岁及以上癫痫患者的局灶性发作辅助治疗。作用机制可能与阻滞钠通道和拮抗 NMDA 受体有关。

吡仑帕奈

吡仑帕奈（perampanel）是 2014 年上市用于辅助治疗癫痫局灶性发作及全面性发作，属于非竞争性 AMPA 受体拮抗药。$t_{1/2}$ 长，耐受性良好，不良反应较少，主要有头晕、嗜睡、头痛、易怒、疲劳、恶心和意外跌倒，可能有改变情绪和行为的风险。

布瓦西坦

布瓦西坦（brivaracetam）与左乙拉西坦有相似的化学结构，作用机制和左乙拉西坦类似，与突触囊泡 SV2A 蛋白有较高亲和力，可减少谷氨酸的释放。2016 年被批准用于 16 岁及以上癫痫患者局灶性发作的辅助治疗。常见不良反应为易怒、疲劳、嗜睡和头晕。

大麻二酚

大麻二酚（cannabidiol）是天然药物大麻中的主要非精神性活性成分，2018 年批准上市，用于治疗罕见的 Lennox-Gastaut 综合征和婴儿严重肌阵挛性癫痫（Dravet 综合征）。作用机制尚未完全阐明，可能与阻断内源性溶血磷脂酰肌醇的突触效应和抑制 G 蛋白偶联受体 GPR55 有关。此外，还可能与激动 $TRPV_1$ 受体和 $5\text{-}HT_{1A}$ 受体，抑制平衡核苷转运体 1 有关。

苯巴那酯

苯巴那酯（cenobamate）是氨基酸甲酯类衍生物，2019 年被批准用于治疗成人局灶性发作。其作用机制尚未完全阐明，可能与阻滞电压门控钠通道，或作为 $GABA_A$ 受体的正向变构调节剂，增强其介导的抑制性功能有关。不良反应主要有嗜睡、乏力、头晕、复视和头痛。

司替戊醇

司替戊醇（stiripentol）是一种芳香族醇，抗癫痫作用与增强 GABA 能神经元突触传递有关，可抑制 GABA 的摄取和代谢增加脑内 GABA 含量，还可直接作用于 $GABA_A$ 受体。与氯巴占或丙戊酸盐联合使用，用于治疗 Dravet 综合征引发的全面性强直阵挛性癫痫发作。不良反应有嗜睡、食欲缺乏、共济失调、体重减轻、肌张力障碍、躁动、恶心、构音障碍和失眠等。

四、抗癫痫药的用药原则

1. 对症用药原则　应根据癫痫发作类型选用不同的抗癫痫药。患者初始治疗时选择正确用药可增加治疗成功率。根据国内抗癫痫药临床使用指南，各类型癫痫发作的用药选择见表 2-14-1。

2. 剂量渐增原则　抗癫痫药物治疗应尽可能采用单一药物治疗，一般从小剂量开始，逐渐增量，直至获得理想疗效又无明显不良反应时维持治疗。

3. 加药原则　如果单药治疗无效，可换用另一

表 2-14-1　根据发作类型的合理选择抗癫痫药

癫痫类型	临床特征	常用抗癫痫药
局灶性发作		
知觉正常性局灶性发作	根据癫痫激活的病灶区域不同而有不同的表现，持续时间为 20～60 s，核心特征是有持续的清醒知觉	卡马西平、拉莫三嗪、奥卡西平、左乙拉西坦、丙戊酸钠、加巴喷丁、托吡酯
知觉障碍性局灶性发作	意识不清，持续 30 s～2 min，通常伴有不自主地咂嘴、搓手等动作	卡马西平、拉莫三嗪、奥卡西平、左乙拉西坦、丙戊酸钠、加巴喷丁、托吡酯
局灶性进展为双侧强直-阵挛性发作	意识丧失，全身肌肉持续性收缩（强直），随后间歇性收缩（阵挛），本质上仍为局灶性发作	卡马西平、拉莫三嗪、奥卡西平、左乙拉西坦、丙戊酸钠、苯巴比妥、托吡酯
全面性发作		
失神发作	突然意识丧失，伴有凝视、突然停止正在进行的动作等，持续时间少于 30 s，脑电图呈 3 Hz 左右高幅同步化棘波	乙琥胺、丙戊酸钠、拉莫三嗪
肌阵挛发作	极其短暂（约 1 s）触电样肌肉收缩，全身发作或仅限于某一肢端发作，脑电图表现为特有的短暂爆发性多棘波	丙戊酸钠、左乙拉西坦、托吡酯
强直阵挛发作	表现为丧失意识，全身肌肉持续性收缩（强直），随后间歇性收缩（阵挛），脑电图呈高幅度棘波或棘慢波，发作后呈现长时间的中枢神经系统全面抑制	丙戊酸钠、拉莫三嗪、卡马西平、奥卡西平、左乙拉西坦、苯巴比妥、托吡酯
癫痫持续状态	持续发作至少 5 min，反复抽搐，持续昏迷，不及时抢救会危及生命	地西泮、劳拉西泮、苯巴比妥

种抗癫痫药，并加量至足量后，将第一种抗癫痫药缓慢减量。若单一药物治疗难以奏效或针对混合型癫痫患者，联合用药时抗癫痫药最多不要超过 3 种。

4. 停药原则 通常情况下，癫痫患者正确服药后如果持续无发作 2 年以上，存在减停药的可能性。抗癫痫药减停前需综合考虑患者的癫痫类型（病因、发作类型、综合征分类）、既往治疗反应及患者个人情况等多种因素；还应结合脑电图复查等手段，仔细评估停药风险。一般情况单药治疗减药过程应不少于 6 个月；多药治疗时每种抗癫痫药物减停时间不少于 3 个月，一次只撤停一种药。大部分抗癫痫药物有致畸风险，孕妇用药需谨慎，育龄妇女在治疗过程中应注意避孕。

第二节 抗惊厥药

惊厥是由于中枢神经系统过度兴奋而引起的全身骨骼肌强烈的不自主收缩，呈强直性或阵挛性抽搐，常见于幼儿高热、子痫、破伤风、癫痫全面性发作及药物中毒引起中枢神经系统过度兴奋。常用镇静催眠药控制症状，也可采用硫酸镁注射抗惊厥。

硫 酸 镁

硫酸镁（magnesium sulfate）可因给药途径不同而产生不同的药理作用。口服硫酸镁有泻下及利胆作用，但很少吸收。注射给药则被有效吸收，可抑制中枢神经系统和松弛骨骼肌。

在体内，Mg^{2+} 主要存在于细胞内液，细胞外液仅占 5%。血液中 Mg^{2+} 浓度为 2～3.5 mg/100 mL，低于此浓度时，神经及肌肉组织的兴奋性升高。Mg^{2+} 能阻滞神经肌肉接头的传递，产生箭毒样的肌肉松弛作用，这主要是因为运动神经末梢释放 ACh 的过程需要 Ca^{2+} 参与，而 Mg^{2+} 与 Ca^{2+} 化学性质相似，可通过竞争性拮抗 Ca^{2+} 的作用，使运动神经末梢 ACh 释放减少。此外，硫酸镁可引起血管扩张，导致血压下降。临床上常以肌内注射或静脉滴注给药，主要用于缓解子痫、破伤风等惊厥，也常用于高血压危象的救治。血镁过高可引起呼吸抑制、血压剧降和心搏骤停而致死。肌腱反射消失是呼吸抑制的先兆，因此在连续用药期间应经常检查肌腱反射。中毒时应立即进行人工呼吸，并缓慢静脉注射氯化钙或葡萄糖酸钙。

（浙江中医药大学 陈 忠）

第十五章　治疗神经退行性变性疾病药物

- The chapter focuses mainly on two common neurodegenerative conditions, namely Parkinson's disease (PD) and Alzheimer's disease (AD).
- The chief symptoms of PD are tremor at rest, muscle rigidity and suppression of voluntary movements (hypokinesia). PD is associated with early degeneration of dopaminergic neurons in the substantia nigra pars compacta, followed by more general neurodegeneration. Drugs used in PD are L-dopa, carbidopa, selegiline, etc.
- AD is a neurodegenerative disease with insidious onset and progressive impairment of behavioral and cognitive functions. Drugs used in AD are donepezil, memantine, etc.

神经退行性变性疾病（neurodegenerative disease）是一类慢性、进行性、不可逆性神经组织退行性变性而产生的疾病的总称。主要包括PD、AD、肌萎缩侧索硬化（amyotrophic lateral sclerosis，ALS）、亨廷顿病（Huntington disease，HD）、脊髓性肌萎缩和脊髓小脑性共济失调等。虽然这类疾病的病变部位和发病机制各不相同，但神经细胞退行性病理学改变是其共同特征。随着社会人口老龄化，神经退行性变性疾病已成为严重影响人类健康和生活质量的重要疾病。PD和AD主要发生于中老年人。随着人类寿命延长，AD发病率逐年增加，是导致老年人死亡的主要疾病之一。神经退行性变性疾病的病因复杂，至今尚无有效的防治方法，目前的药物治疗仍是针对神经元丢失的功能代偿，而不能逆转神经元丢失。近年来，患者脑内陆续发现一些不溶性沉积物（包涵体），这些沉积物是由某些蛋白质，如β-淀粉样蛋白（amyloid β-protein，Aβ）、tau蛋白、突触核蛋白等异常积聚形成的。

除PD和AD外，其他神经退行性变性疾病尚缺乏有效的治疗药物。因此，本章重点介绍治疗PD和AD的药物。

第一节　抗帕金森病药

PD又称震颤麻痹（paralysis agitans），是由锥体外系功能障碍引起的慢性、进行性神经退行性变性疾病，因詹姆斯·帕金森（James Parkinson）于1817年首先描述而得名。PD多发于老年人，临床症状主要为静止性震颤（resting tremor）、肌强直（muscle rigidity）、运动迟缓（bradykinesia）和共济失调，严重者伴记忆障碍和痴呆等症状。此外，老年性血管硬化、病毒性脑炎和化学药物中毒（如Mn^{2+}、CO、抗精神病药物中毒）等也可引起类似PD的症状，称为帕金森综合征。

在锥体外系，黑质多巴胺能神经元发出神经纤维与尾-壳核神经元形成突触，以多巴胺为递质；另外，尾核中的胆碱能神经元发出神经纤维与尾-壳核神经元形成突触，以ACh为递质。多巴胺能神经通路对脊髓前角运动神经元发挥抑制作用，而胆碱能神经通路对脊髓前角运动神经元具有兴奋作用。生理情况下，这两条通路的功能或两种递质（多巴胺、ACh）处于动态平衡，共同参与机体运动的调节。PD的主要病变区域是黑质-纹状体多巴胺能神经通路，一方面，神经通路受损，多巴胺合成减少，纹状体内多巴胺含量降低，多巴胺能神经功能减弱；另一方面，胆碱能神经通路的功能未受影响而处于相对优势状态，使得锥体外系的平衡被打破，脊髓前角运动神经元兴奋性增高，患者出现肌张力增高等PD症状。

关于黑质多巴胺能神经元退行性病变的机制，最近提出了“氧化应激-自由基学说”。该学说认为，在氧化应激条件下，多巴胺代谢途径产生大量的H_2O_2和超氧阴离子。尤其是在黑质部位，亚铁离子（Fe^{2+}）进一步催化H_2O_2和超氧阴离子生成毒性更大的羟自由基（OH·）。而此时黑质部位的细胞呼吸链的复合物Ⅰ（complex Ⅰ）活性下降，抗氧化物（特别是谷胱甘肽）减少，无法清除自由基。黑质部位的高浓度自由基可损害线粒体功能，促进神经细胞膜类脂的氧化，破坏多巴胺能神经元膜功能甚至损伤细胞DNA，最终导致神经元变性（图2-15-1）。

传统的抗PD药主要是拟多巴胺类药和抗胆碱药两类，前者通过直接补充多巴胺的前体物或抑制多巴胺降解而产生作用，后者则通过降低相对增高的胆碱能神经的活性，最终恢复多巴胺能和胆碱能神经系统功能的平衡状态而发挥治疗作用。另外，“氧化应激-自由基学说”为PD的治疗开拓了新方向，即从治疗综合征方向转向预防多巴胺能神

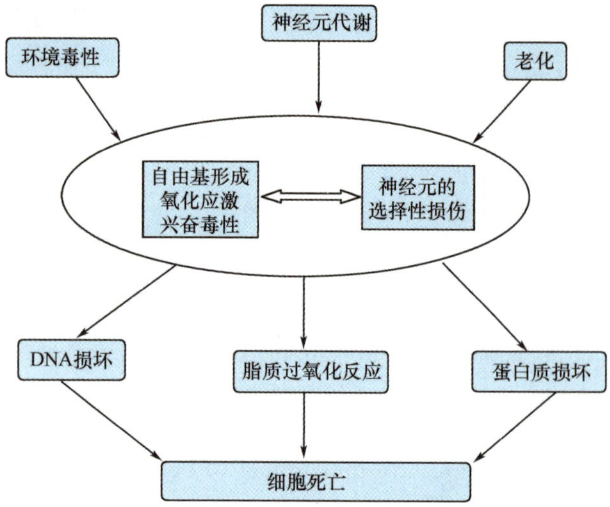

图 2-15-1 PD 选择性神经元损伤的机制

经元变性，如司来吉兰除选择性抑制单胺氧化酶 B（MAO-B）外，还具有一定的自由基清除剂的功能。此外，多巴胺受体及其亚型选择性激动药已成为 PD 治疗的亮点，胚胎干细胞移植和基因干预治疗等方法也正在研究中。

一、拟多巴胺类药

（一）多巴胺前体药

左旋多巴

左旋多巴（levodopa，*L*-dopa）是由酪氨酸形成儿茶酚胺的中间产物，即多巴胺前体，现已人工合成。

【体内过程】 口服后，经小肠芳香族氨基酸转运载体迅速吸收，0.5～2 h 血药浓度达峰值，$t_{1/2}$ 为 1～3 h。食物中的其他氨基酸可与左旋多巴竞争同一转运载体，从而减少药物吸收。胃排空延缓、胃液 pH 偏低或抗胆碱药等也可降低左旋多巴的生物利用度。左旋多巴透过血脑屏障亦依赖于芳香族氨基酸转运载体。药物必须以原型进入脑内才能发挥疗效，但绝大部分左旋多巴在肠黏膜、肝和其他外周组织被芳香族左旋氨基酸脱羧酶（*L*-amino acid decarboxylase，AADC）代谢，脱羧生成多巴胺。由于多巴胺脂溶性较差，难以透过血脑屏障。进入中枢神经系统的左旋多巴仅为用药量的 1%～3%。外周多巴胺的生成不仅减弱左旋多巴疗效，也是左旋多巴不良反应的重要原因。若同时合用 AADC 抑制药，可减少外周多巴胺生成，使左旋多巴更多地进入脑内，增加血和脑内左旋多巴达 3～4 倍，转化为多巴胺而生效，并可减少不良反应。多巴胺最终被 MAO 或 COMT 代谢为高香草酸（HVA），并经肾排泄。

【药理作用】 PD 患者脑内多巴胺能神经元发生退行性变性，负责将酪氨酸转化为左旋多巴的酪氨酸羟化酶亦减少，但将左旋多巴转化为多巴胺的能力仍存在。左旋多巴透过血脑屏障，进入中枢神经系统后转变为多巴胺，补充纹状体中多巴胺的不足并使多巴胺和 ACh 的浓度趋于平衡，发挥抗 PD 作用。至于左旋多巴在中枢转变为多巴胺的详细过程尚不清楚。左旋多巴的临床疗效随病情发展而降低，提示其作用可能依赖于残存的神经元，但动物实验表明，左旋多巴疗效可不依赖于多巴胺能神经元的存在。多巴胺因不易透过血脑屏障，不能用于治疗 PD。

【临床应用】

1. PD 约 75% PD 患者用药后可获较好疗效。其作用特点：①疗效与黑质-纹状体病损程度相关，轻症或较年轻患者疗效好，重症或年老体弱者疗效较差；②对肌僵直和运动困难的疗效好，对肌肉震颤的疗效差；③起效慢，用药 2～3 周出现体征改善，用药 1～6 个月后疗效最强。长期服用左旋多巴可延长患者寿命，提高生活质量。对其他原因引起的帕金森综合征也有效，但对阻断多巴胺受体的抗精神病药如吩噻嗪类引起的锥体外系不良反应无效（因该类药物阻断多巴胺受体）。

2. 肝性脑病 左旋多巴在脑内可合成 NA，恢复中枢神经系统功能，使肝性脑病患者苏醒，但不能改善肝功能。

【不良反应】 分为早期反应和长期反应两大类型，主要由左旋多巴在体内生成多巴胺引起。

1. 早期反应 大部分患者在用药早期会出现胃肠道及心血管系统等的不良反应，用药数周后逐步缓解，直至消失。

（1）胃肠道反应：治疗初期约 80% 患者出现恶心、呕吐和食欲缺乏等，数周后能耐受。与多巴胺直接刺激胃肠道和兴奋延髓催吐化学感受区 D_2 受体有关。还可引起腹胀、腹痛和腹泻等。饭后服药或剂量递增速度减慢，可减轻上述症状。偶见溃疡出血或穿孔。

（2）心血管反应：治疗初期约 30% 患者出现体位性低血压，可能与外周组织中过多的多巴胺作用于血管壁多巴胺受体或交感神经末梢突触前膜多巴胺受体有关，导致血管扩张或 NA 释放减少。另外，多巴胺作用于心脏 β 受体，引起心动过速、心绞痛和心律失常等。

2. 长期反应

（1）精神症状：出现失眠、焦虑、幻觉、夜间谵妄、精神错乱和抑郁等。可能与多巴胺作用于皮质下边缘系统有关。应减量或更换药物。

（2）运动障碍（亦称运动过多症）：高龄患者出现头颈前后、左右不规则扭动，皱眉和伸舌等不自主运动；年轻患者出现舞蹈样异常运动。与服药后纹状体内多巴胺浓度过高，多巴胺受体过度兴奋有关。服药 2 年以上者发生率可达 90%。

（3）症状波动：多发生于初期疗效好且连续服药 1 年以上的患者。轻症患者表现为症状波动；严重者出现“开-关”现象（on-off phenomenon），即突然发生的少动（即所谓“关”），此现象持续数分钟或数小时后，又突然自动恢复为良好状态但常伴有运动障碍（即所谓“开”）。“开-关”现象的发作可每天数次或数天 1 次。为减轻症状波动，可合用 AADC 抑制药缓释剂或多巴胺受体激动药，或加用 MAOI 如司来吉兰等，也可调整左旋多巴的给药方案如改用静脉滴注、增加服药次数而不增加或减少药物剂量。

【药物相互作用】 维生素 B_6 是 AADC 的辅酶，能加速左旋多巴在外周组织转化成多巴胺，增强左旋多巴的外周副作用，降低疗效。利血平可耗竭黑质纹状体中的多巴胺，降低左旋多巴的疗效。抗精神病药阻断中枢多巴胺受体，除降低左旋多巴的疗效外，还可引起帕金森综合征。抗抑郁症药能引起体位性低血压，增强左旋多巴的副作用。

（二）左旋多巴降解抑制药

卡比多巴

卡比多巴（carbidopa）又称 α- 甲基多巴肼（α-methyldopa hydrazine），是较强的 AADC 抑制药，不能透过血脑屏障，与左旋多巴合用时，仅抑制外周左旋多巴的脱羧反应，减少外周多巴胺生成，且使更多左旋多巴进入中枢，增强疗效。可明显减少左旋多巴不良反应，减轻症状波动。卡比多巴与左旋多巴组成的复方制剂称复方卡比多巴片，两者的混合比例为 1∶4 或 1∶10，可使左旋多巴的剂量减少 75%，现有卡左双多巴控释片。

苄丝肼

苄丝肼（benserazide）又称羟苯丝肼，是 AADC 抑制药，药理作用和临床应用与卡比多巴类似。苄丝肼和左旋多巴 1∶4 组成的复方制剂称多巴丝肼。常用于治疗 PD，脑炎、动脉硬化等引起的帕金森综合征，禁用于 25 岁以下的患者。

（三）单胺氧化酶B抑制药

司来吉兰

司来吉兰（selegiline）又称丙炔苯丙胺（deprenyl），是选择性 MAO-B 抑制药。人体内 MAO 分为 MAO-A 和 MAO-B 两种，肠道内以 MAO-A 为主，黑质-纹状体内以 MAO-B 为主，肝中两者所占的比例大致相等。肝和肠道中的 MAO-A 主要代谢食物中、肠道内和血液循环中的单胺（NA、5-HT、多巴胺）；黑质-纹状体的 MAO-B 主要代谢多巴胺。

司来吉兰是 MAO-B 的选择性和不可逆性抑制药，易透过血脑屏障，减慢黑质-纹状体多巴胺的代谢速率，使多巴胺浓度增加。与左旋多巴合用时，增强疗效并减少左旋多巴用量，减少左旋多巴的外周不良反应。临床研究资料表明，两者合用更有利于缓解症状，延长患者寿命。在早期治疗中，司来吉兰单药治疗能减慢症状进展，延缓左旋多巴的使用。由于司来吉兰使脑内多巴胺含量持续性增加，可减少甚至消除长期单独使用左旋多巴出现的“开-关”现象。司来吉兰还可抑制黑质-纹状体的超氧阴离子和羟自由基生成，发挥神经保护作用，延缓神经元变性和氧化损伤导致的 PD 发展。对外周 MAO-A 影响很小，不会出现高血压危象。但大剂量亦可抑制 MAO-A，应限制临床用量。不良反应偶见兴奋、失眠、幻觉、恶心、低血压和运动障碍等。亨廷顿病或家族遗传性震颤患者禁用，精神病或癫痫患者慎用。禁与哌替啶或其他 MAOI 合用。

雷沙吉兰

雷沙吉兰（rasagiline）作用与司来吉兰相似，属于第二代选择性 MAO-B 抑制药，抑制作用强，副作用少，故广泛用于治疗 PD。其对 MAO-B 的抑制作用比司来吉兰强 5～10 倍，代谢产物为无活性的非苯丙胺物质，可单一使用治疗早期 PD 患者，亦可与左旋多巴合用治疗中晚期 PD 患者。

（四）儿茶酚-*O*-甲基转移酶抑制药

硝替卡朋

硝替卡朋（nitecapone）是选择性 COMT 抑制药，应用 AADC 抑制药治疗 PD 时，左旋多巴代谢的其他途径（特别是 COMT 途径）代偿性激活，血浆中左旋多巴代谢产物 3-*O*-甲基多巴（3-*O*-methyldopa，3-*O*-MD）浓度升高，与左旋多巴竞争共同的主动转运机制，导致左旋多巴由肠道吸收及透过血脑屏障的量减少。应用选择性 COMT 抑制药既可延长左旋多巴的作用，又可消除 3-*O*-MD 对左旋多巴转运的抑制作用，增加左旋多巴的生物利用度和进入中枢神经系统的量。硝替卡朋不易透过血脑屏障，仅在外周发挥作用，与卡比多巴合用时，增加纹状体中左旋多巴和多巴胺含量。

托卡朋和恩他卡朋

托卡朋（tolcapone）和恩他卡朋（entacapone）为 COMT 抑制药，能延长左旋多巴 $t_{1/2}$，稳定血药浓度，使更多的左旋多巴进入脑组织，安全而有效地延长症状波动患者“开”的时间。两者均可明显改善病情稳定的 PD 患者日常生活能力和运动能力，尤其适用于伴有症状波动患者。其中托卡朋是唯一能同时抑制外周和中枢 COMT 的药物，比恩他卡朋的生物利用度高，$t_{1/2}$ 长，COMT 抑制作用也更强，而恩他卡朋仅抑制外周 COMT。托卡朋的主要不良反应为肝损害，甚至出现暴发性肝衰竭，仅用于其他抗 PD 药物无效时，且应用时需严密监测肝功能。

恩他卡朋双多巴片是恩他卡朋、左旋多巴和卡比多巴组成的复方制剂，用于经左旋多巴/AADC 抑制药治疗不能有效控制症状，且出现症状波动的 PD 患者。

(五)多巴胺受体激动药

多巴胺受体激动药包括麦角类和非麦角类，麦角类包括溴隐亭、α-二氢麦角隐亭、卡麦角林等；非麦角类包括普拉克索、罗匹尼罗、罗替高汀等。由于麦角类多巴胺受体激动药可导致心脏瓣膜病变和肺及胸膜纤维化等严重不良反应，故目前大多推荐使用非麦角类多巴胺受激动药，尤其适用于早发型 PD 患者的病程初期，也可用于左旋多巴治疗后产生“开-关”现象的患者或对左旋多巴耐受的患者。

溴 隐 亭

溴隐亭（bromocriptine）又称溴麦角隐亭，是一种半合成的麦角生物碱，是 D_2 样受体（D_2、D_3 和 D_4 受体）激动药，对 D_1 样受体（D_1 和 D_5 受体）和 α 受体也有较弱的激动作用。小剂量溴隐亭激动结节-漏斗通路的 D_2 样受体，抑制催乳素和生长激素释放，用于治疗催乳素分泌过多引起的乳溢、闭经、经前期综合征，缓解周期性乳房痛和乳腺结节症状，也可治疗肢端肥大症和不孕症。大剂量可激动黑质-纹状体通路 D_2 样受体，用于治疗 PD，主要用于左旋多巴疗效差或不能耐受者，与左旋多巴合用时能减少症状波动并减少“开-关”现象。

不良反应较多，消化系统常见食欲减低、恶心、呕吐、便秘，对消化性溃疡患者可诱发出血。用药初期，心血管系统常见体位性低血压；长期用药，有雷诺病史患者可出现无痛性手指血管痉挛，减少药量可缓解；也可诱发心律失常，一旦出现应立即停药。大剂量可引起幻觉、意识错乱、视觉障碍、运动障碍等，这些副作用均为剂量依赖性，减量可使症状得到控制。其他不良反应包括头痛、鼻塞、腹膜和胸膜纤维化、红斑性肢痛症。

普拉克索和罗匹尼罗

普拉克索（pramipexole）和罗匹尼罗（ropinirole）为非麦角生物碱类多巴胺受体激动药。普拉克索是选择性 D_2 样受体激动药，对 D_3 受体的亲和力较高，而对 D_1 样受体几乎没有作用，还有抗氧化作用。罗匹尼罗是第一个用于临床的非麦角生物碱类多巴胺受体激动药，对早期 PD 单独应用即可产生满意效果；也可作为辅助用药与左旋多巴合用，使左旋多巴的疗效平稳，延长症状波动患者“开”的时间。患者对普拉克索和罗匹尼罗的耐受性较好，但它们仍具有拟多巴胺类药共有的不良反应，如恶心、体位性低血压和运动功能障碍等。可引起幻觉和精神错乱，还可引起睡眠发作，服药期间应禁止从事驾驶和机械操作等高警觉性工作。

吡 贝 地 尔

吡贝地尔（piribedil）可激动大脑黑质-纹状体突触后的 D_2 受体及中脑-皮质、中脑-边缘通路的 D_2 和 D_3 受体，还具有保护多巴胺能神经元作用。可单用治疗 PD，特别是以震颤为主要症状的患者；也可与左旋多巴合用，作为初期或后期治疗用药。不良反应可见恶心、呕吐、消化不良、头晕、嗜睡等，少见体位性低血压。

罗 替 高 汀

罗替高汀（rotigotine）为 D_1、D_2 和 D_3 受体激动药，对 D_3 受体有高亲和力，可单用或与左旋多巴合用治疗 PD，有效改善 PD 患者的运动和非运动症状，通常以透皮贴剂方式给药，可使药物 24 h 持续稳定释放。不良反应常见恶心、呕吐和便秘，还可见嗜睡、头晕、头痛等。用药初期可见体位性低血压。

阿 扑 吗 啡

阿扑吗啡（apomorphine）又称去水吗啡，是多巴胺受体激动药，可改善 PD 患者严重的“开-关”现象。但长期用药可引起 Q-T 间期延长、肾功能损害和精神症状。仅用于其他药物对“开-关”现象无效时。

二、中枢 M 受体阻断药

M 受体阻断药是最早用于治疗 PD 的药物，因阿托品和东莨菪碱的外周抗胆碱副作用大，主要应用中枢 M 受体阻断药，通过阻断中枢 M 受体，抑制黑质-纹状体通路 ACh 作用，有效缓解 PD 的震颤和僵直，但对动作迟缓无效。疗效不如左旋多巴，主要用于早期轻症患者、不能耐受左旋多巴或禁用左旋多巴患者及抗精神病药所致的帕金森综合征。可加重 PD 患者伴有的痴呆症状，因此伴有明显痴呆症状的 PD 患者应慎用。

苯 海 索

苯海索（trihexyphenidyl）口服易吸收，抗震颤效果好，也能改善运动障碍和肌强直，外周抗胆碱作用为阿托品的 1/10～1/2。对少数不能使用左旋多巴或多巴胺受体激动药的 PD 患者，可使用本药，临床上还用于药物引起的锥体外系反应。不良反应与阿托品相同，有口干、视物模糊等，偶见心动过速、恶心、呕吐、尿潴留、便秘等，长期应用可出现嗜睡、抑郁、记忆力下降和幻觉等。青光眼、尿潴留和 BPH 患者禁用。虽然对 PD 的疗效有限，不良反应较多，但抗胆碱作用在 PD 治疗中仍有一定的临床价值。

苯扎托品

苯扎托品（benztropine）又称卞托品。作用与阿托品相似，有一定的中枢选择性。有抗胆碱、抗组胺、局部麻醉和大脑皮质抑制作用。用于治疗 PD 和抗精神病药物引起的帕金森综合征。外周不良反应较轻。

三、其他药物

金刚烷胺

金刚烷胺（amantadine）又称金刚胺，是合成类抗病毒药，用于流感预防时偶然发现其抗 PD 作用。疗效不及左旋多巴和溴隐亭，但优于胆碱受体阻断药。抗 PD 作用涉及多个环节，包括促进纹状体中残存的多巴胺能神经元释放多巴胺、抑制多巴胺再摄取、直接激动多巴胺受体和较弱的抗胆碱作用，还可能与抑制 NMDA 受体有关。用药后显效快，作用持续时间短，应用数天即可获得最大疗效，但连用 6～8 周后疗效逐渐减弱。对肌强直、震颤和运动障碍的缓解作用较强。长期用药时常见下肢皮肤出现网状青斑，可能与儿茶酚胺释放引起外周血管收缩有关。可引起精神不安、失眠和运动失调等。偶致惊厥，癫痫患者禁用。

第二节　治疗阿尔茨海默病药

AD 是一种与年龄高度相关，以记忆和认知功能进行性损害为特征的、多病因相关的神经退行性变性疾病，病理学特征为弥漫性脑萎缩、特征性神经原纤维缠结、脑组织内老年斑沉积及脑动脉淀粉样变性等。AD 患者脑内胆碱能神经元明显减少，胆碱能神经退行性变性，ACh 合成减少，M_2 受体数量减少及 M_1 受体与药物的亲和力降低。因此，目前临床主要使用胆碱酯酶抑制药治疗 AD。但随病情加重，释放 ACh 的神经元减少，胆碱酯酶抑制药疗效降低。此时，由于突触后膜 M_1 受体数目变化不大，所以选择性 M_1 受体激动药具有一定的开发应用前景。此外，β 或 γ 分泌酶抑制药、非甾体抗炎药、自由基清除剂和 AD 疫苗等药物也正在研究之中。

一、胆碱酯酶抑制药

多奈哌齐

多奈哌齐（donepezil）为可逆性中枢 AChE 抑制药，对中枢神经系统 AChE 的选择性和特异性高，对丁酰胆碱酯酶无作用。口服吸收完全，不受食物影响，主要由肝药酶代谢，代谢产物中 6-*O*-脱甲基衍生物的体外抗 AChE 活性与母体药物相同。$t_{1/2}$ 约为 70 h，每天服用 1 次。临床用于轻、中度 AD 患者的治疗，其中对轻度 AD 作用更佳，显著改善认知功能障碍并可延缓病情发展，具有剂量小、毒性低和价格相对较低等优点，是目前治疗 AD 最常用的药物。肾功能不全的患者，其清除不受影响，服用方法与正常人相似。轻、中度肝功能不全患者应适当减量。不良反应可见腹泻、肌肉痉挛、乏力、恶心、呕吐和失眠。少数患者出现血肌酸激酶轻微升高。孕妇禁用。

石杉碱甲

石杉碱甲（huperzine A）是我国学者从石杉科植物千层塔（*Huperzia serrata*）中提取的生物碱。口服吸收迅速、完全，生物利用度为 97%，易透过血脑屏障。对 AChE 具有高选择性和可逆性抑制作用，可显著改善记忆和认知功能。用于治疗老年性记忆功能减退及各型 AD，对改善记忆功能有良好作用。少数患者用药后出现恶心、出汗、腹痛、肌肉震颤、视物模糊和瞳孔缩小等不良反应。心绞痛、哮喘、肠梗阻及严重心动过缓和严重低血压患者慎用。

加兰他敏

加兰他敏（galantamine）竞争性抑制 AChE，对神经元 AChE 有高选择性，对神经元 AChE 的抑制强度比血中丁酰胆碱酯酶强 50 倍。用于治疗轻、中度 AD，有效率为 50%～60%。用药 6～8 周后疗效显著，可延缓病情，提高患者的认知能力和自理能力，还可用于重症肌无力、儿童脑性瘫痪、面神经麻痹、脑神经麻痹、多发性脑神经炎等。无肝毒性，治疗初期（2～3 周）有恶心、呕吐及腹泻等不良反应，连续用药可逐渐消失。

利斯的明

利斯的明（rivastigmine）是中枢 AChE 抑制药。口服迅速吸收，约 1 h 血药浓度达峰值，血浆蛋白结合率约为 40%，易透过血脑屏障。对皮质和海马 AChE 具有选择性抑制作用，而对纹状体和心脏 AChE 几乎无影响。可改善 AD 患者认知障碍，提高记忆力、注意力和方位感。还可减慢淀粉样前体蛋白（APP）形成。用于治疗轻、中度 AD。主要不良反应有恶心、呕吐、乏力、眩晕、精神错乱、嗜睡、腹痛和腹泻等，继续服用或减量一般可消失。消化道不良反应发生率略高于多奈哌齐，其他不良反应与多奈哌齐相似。病态窦房结综合征、房室传导阻滞、消化性溃疡、哮喘、癫痫、肝或肾功能中度受损患者慎用。严重肝、肾损害患者及哺乳期妇女禁用。

美曲膦酯

美曲膦酯于 1952 年作为杀虫药使用，直到 20 世纪 80 年代才被试用于治疗 AD，是目前用于 AD 治疗的唯一以无活性前药形式存在的 AChE 抑制药，服用数小时后转化为活性代谢产物发挥疗效。与毒扁豆碱相比，显著提高脑内多巴胺和 NA 浓度（不影响 5-HT 浓度），促进记忆过程，改善早老性痴呆患者的行为障碍，也可提高患者的认知功能。高剂量（2.0 mg/kg）显著提高患者的认知能力，对幻觉、抑郁、焦虑、情感淡漠等症状亦有明显改善。不良反应较少，偶见腹泻、下肢痉挛、鼻炎等症状，继续治疗会自行消失。

二、NMDA 受体非竞争性拮抗药

美 金 刚

美金刚（memantine）又称美金刚胺，是第一个用于治疗晚期 AD 的 NMDA 受体非竞争性拮抗药，可与 NMDA 受体上的环苯己哌啶结合位点结合，与 AChE 抑制药同时使用效果更好。当谷氨酸以病理量释放时，美金刚可减少谷氨酸的神经毒性作用；当谷氨酸释放过少时，美金刚可改善记忆过程所需谷氨酸的传递。显著改善轻度至中度 AD 患者的认知能力，且对较严重的患者效果更好，还可显著改善中度至重度的 AD 患者的认知、行为、日常活动和临床症状。用于治疗中重度至重度 AD。不良反应有轻微眩晕、不安、头痛、口干等。饮酒可能加重不良反应。中重度肾功能不全患者应减量。癫痫或癫痫易感体质患者、意识错乱患者及孕妇、哺乳妇女禁用。

三、M 受体激动药

占 诺 美 林

占诺美林（xanomeline）是选择性 M_1 受体激动药，对 M_2、M_3、M_4 受体作用很弱，是目前发现的选择性最高的 M_1 受体激动药之一。口服易吸收，易透过血脑屏障，给药后在大脑皮质和纹状体含量最高。高剂量服用可明显改善 AD 患者的认知功能和行为能力，但因易引起胃肠道和心血管方面的不良反应限制了其应用。经皮肤给药可能会减少上述不良反应。

沙 可 美 林

沙可美林（sabcomeline）常用其盐酸盐，是选择性 M_1 受体部分激动药，显著提高 AD 患者认知能力。具有安全、耐受性好等优点，常见不良反应有轻微流汗等。

四、单克隆抗体

仑卡奈单抗

仑卡奈单抗（lecanemab）是一种人源化免疫球蛋白 IgG1 单克隆抗体，直接拮抗聚集的可溶性和不溶性脑内 Aβ，从而减少 AD 患者脑内 Aβ 沉积，延缓疾病进展。不良反应有淀粉样蛋白相关影像学异常，包括脑肿胀和脑出血。因此，正在使用抗血栓药或溶血栓药（如阿司匹林、阿替普酶等），有明显脑出血、脑水肿、动脉瘤、血管畸形或脑肿瘤患者慎用。

（南方医科大学　徐江平）

第十六章　抗精神失常药

- Mental disorders encompass conditions such as schizophrenia, depression, mania, and anxiety. The pharmacological agents used in the treatment of these conditions are collectively referred to as psychotropic medications.
- Antipsychotic drugs primarily exert their therapeutic effects by blocking D_2-like receptors in the mesolimbic and mesocortical pathways, thereby ameliorating the positive symptoms shown by patients with schizophrenia. However, they may also induce extrapyramidal side effects due to the blockade of D_2 receptors in the nigrostriatal pathway. The major mechanism of action of typical antipsychotic drugs is the blockade of D_2-like receptors, while atypical antipsychotic drugs, in addition to blocking D_2 receptors, also block 5-HT receptors.
- Antidepressants function mainly by enhancing the activity of monoamine neurotransmitters or reducing receptor sensitivity. Selective serotonin reuptake inhibitors (SSRIs) and serotonin and NA reuptake inhibitors (SNRIs) are among the most employed antidepressants in clinical practice.
- Antimanic drugs are employed in the treatment of mania and can prevent the recurrence of bipolar affective disorders, hence, they are also referred to as mood stabilizers. Lithium carbonate is the most frequently used antimanic drug in clinical practice.

精神失常是由多种原因引起的以精神活动障碍为特征的一类疾病，包括精神分裂症、抑郁症、躁狂症和焦虑症。治疗这些疾病的药物统称为抗精神失常药。根据其临床用途分为抗精神病药（antipsychotics）、抗抑郁症药（antidepressants）、抗躁狂症药（antimanic drugs）和抗焦虑症药（anxiolytics）。临床上常用的抗焦虑症药苯二氮䓬类已在第十三章述及。

第一节　抗精神病药

精神分裂症（schizophrenia）是以思维、情感、行为间不协调，精神活动与现实脱离为主要特征的最常见精神病之一，临床症状包括阳性症状（幻觉和妄想）、阴性症状（快感缺乏、情感淡漠、无社会性等）和认知缺陷。精神分裂症的确切病因至今未明，一般认为与中脑-边缘通路和中脑-皮质通路多巴胺系统功能亢进有关。20 世纪 50 年代上市的第一代抗精神病药物大多是强效多巴胺受体阻断药，又称为典型抗精神病药，通过阻断中脑-边缘通路和中脑-皮质通路的 D_2 样受体，改善幻觉、妄想等阳性症状，但对快感缺乏等阴性症状效果不显著；由于非特异性阻断黑质-纹状体通路的多巴胺受体，引起锥体外系的不良反应。目前临床常用的抗精神病药物主要是第二、三代抗精神病药物，又称为非典型抗精神病药（atypical antipsychotics），可选择性阻断边缘系统和皮质 D_2 受体，而对纹状体 D_2 受体亲和力差，或阻断 D_4 受体或 5-HT 受体，较少引起锥体外系症状，对阴性症状也有一定疗效。

一、典型抗精神病药物

根据化学结构，典型抗精神病药物可分为吩噻嗪类（phenothiazines）、硫杂蒽类（thioxanthenes）和丁酰苯类（butyrophenones），代表药物有氯丙嗪（chlorpromazine）、氟奋乃静（fluphenazine）、硫利达嗪（thioridazine）和氟哌啶醇（haloperidol）等。这类药物目前临床治疗中已较少使用。

（一）吩噻嗪类

吩噻嗪是由硫、氮联结两个苯环的三环结构，其 2、10 位被不同基团取代后获得一系列吩噻嗪类抗精神病药物。氯丙嗪是此类药物的典型代表。

氯　丙　嗪

氯丙嗪（chlorpromazine）又名冬眠灵，是第一个被批准用于治疗精神分裂症的药物。

【体内过程】 口服吸收慢而不规则，2～4 h 血药浓度达峰值。胃内食物、服用抗胆碱药均能延缓其吸收。肌内注射吸收迅速，90% 以上与血浆蛋白结合。分布于全身，脑、肺、肝、脾、肾中较多，脑内浓度可达血浆中浓度的 10 倍。主要经肝脏 CYP 系统代谢为多种产物，经肾排泄。因脂溶性高，易蓄积于脂肪组织，停药后数周乃至半年后，尿中仍可检出其代谢物。不同个体口服相同剂量血药浓度可相差10倍以上，故给药剂量应个体化。体内消除和代谢随年龄而递减，老年患者须减量。

【药理作用】 主要通过阻断中脑-边缘通路和中脑-皮质通路的 D_2 样受体发挥抗精神分裂症作用，也能阻断 α 受体和 M 受体等，因此药理作用广泛。

1. 对中枢神经系统的作用

（1）抗精神分裂症作用：对中枢神经系统有较强的抑制作用，也称神经安定作用（neuroleptic effect）。显著控制活动状态和躁狂状态而又不损伤感觉能力；易诱导入睡，但与巴比妥类药物不同，加大剂量也不引起麻醉。正常人口服治疗量氯丙嗪后，可出现安静、答话缓滞、活动减少、情感淡漠和注意力下降等反应，但理智正常；在安静环境下易入睡和被唤醒，醒后意识清醒。精神分裂症患者服用氯丙嗪后则显现良好的治疗作用，能迅速控制兴奋躁动状态，大剂量连续用药能消除患者的幻觉和妄想等症状，减轻思维障碍，使患者恢复理智，情绪安定，生活自理。对抑郁症无效，甚至可使之加剧。由于能阻断黑质-纹状体通路的 D_2 样受体，长期应用锥体外系反应的发生率较高。

（2）镇吐作用：具有较强的镇吐作用。小剂量时即可通过阻断延脑第四脑室底部催吐化学感受区的 D_2 受体，对抗多巴胺受体激动药阿扑吗啡（apomorphine）引起的呕吐反应。大剂量可直接抑制位于延脑与催吐化学感受区旁呃逆的中枢调节部位，抑制顽固性呃逆。但不能对抗前庭刺激引起的呕吐。

（3）体温调节作用：干扰下丘脑体温调节中枢，使体温随环境温度的升降而升降。当与物理降温同时应用时，具有协同降温作用。与解热镇痛药不同，该药不但降低发热机体的体温，也能降低正常体温。

2. 对自主神经系统的作用 阻断 α 受体和 M 受体。阻断 α 受体可致血管扩张、血压下降，连续用药可产生耐受性，且有较多副作用，不适于高血压治疗。阻断 M 受体作用较弱，引起口干、便秘、视物模糊。

3. 对内分泌系统的影响 生理情况下，激动结节-漏斗通路 D_2 样受体可促使下丘脑分泌多种激素，如催乳素释放抑制因子、卵泡刺激素释放因子、黄体生成素释放激素和促肾上腺皮质激素释放激素等。氯丙嗪能阻断结节-漏斗通路 D_2 样受体，促进催乳素分泌，抑制促性腺激素、糖皮质激素、生长激素的分泌。

【临床应用】

1. 精神分裂症 显著缓解阳性症状，如攻击、妄想、幻觉等，但对快感缺乏、情感淡漠等阴性症状效果不显著。急性期时药物起效较快，主要用于精神运动性兴奋和幻觉妄想为主的精神分裂症的治疗，尤其对急性患者效果显著，但不能根治，需长期用药，甚至终身治疗；对慢性精神分裂症患者疗效较差。对其他精神病伴有的兴奋、躁动、紧张、幻觉和妄想等症状也有显著疗效；对各种器质性精神病（如脑动脉硬化性精神病、感染中毒性精神病等）和症状性精神病的兴奋、幻觉和妄想症状也有效，但剂量要小，症状控制后须立即停药。

2. 呕吐和顽固性呃逆 对多种药物（如洋地黄、吗啡、四环素等）和疾病（如尿毒症和恶性肿瘤）引起的呕吐具有显著的镇吐作用。对顽固性呃逆具有显著疗效。对晕动病无效。

3. 低温麻醉与人工冬眠 物理降温（冰袋、冰浴）配合氯丙嗪应用可降低患者体温，可用于低温麻醉。氯丙嗪与其他中枢抑制药（哌替啶、异丙嗪）合用，可使患者深睡，体温、基础代谢及组织耗氧量均降低，增强患者对缺氧的耐受力，减轻机体对伤害性刺激的反应，并可使自主神经传导阻滞及中枢神经系统反应性降低，机体处于该状态称为“人工冬眠”，有利于机体度过危险的缺氧和能量供应不足阶段，为进行其他有效的对因治疗争取时间。多用于严重创伤、感染性休克、高热惊厥、中枢性高热及甲状腺危象等病症的辅助治疗。

【不良反应】 由于氯丙嗪的药理作用广泛，所以不良反应也较多。

1. 常见不良反应 中枢抑制症状（嗜睡、淡漠、无力等）、M 受体阻断症状（视物模糊、口干、无汗、便秘、眼压升高等）和 α 受体阻断症状（鼻塞、血压下降、体位性低血压及反射性心悸等）。也会增加体重，可能与增加食欲和食物摄取量有关。由于局部刺激性较强，常用深部肌内注射。静脉注射可致血栓性静脉炎，应以生理盐水或葡萄糖注射液稀释后缓慢注射。为防止体位性低血压，注射给药后立即卧床休息 2 h 左右，然后缓慢起立。

2. 锥体外系反应 长期大量使用可出现如下反应。①帕金森综合征：表现为肌张力增高、面容呆板、动作迟缓、肌肉震颤、流涎等。②静坐不能（akathisia）：表现为坐立不安、反复徘徊。③急性肌张力障碍（acute dystonia）：多出现于用药后第1～5天。由于舌、面、颈及背部肌肉痉挛，患者可出现强迫性张口、伸舌、斜颈、呼吸运动障碍及吞咽困难。上述反应是由于阻断黑质-纹状体通路 D_2 样受体，使纹状体多巴胺功能减弱、ACh 功能增强而引起，减少剂量或使用抗胆碱药可缓解或消除。

部分患者长期服用还可出现迟发性运动障碍（tardive dyskinesia），表现为口-面部不自主的刻板运动，广泛性舞蹈样手足徐动症，停药后长期不消失。约 20% 患者会出现迟发性运动障碍，病程长的患者可高达 40%。可能因多巴胺受体长期被阻断、受体敏感性增加或反馈性促进突触前膜多巴胺释放增加所致。抗胆碱药会使症状加重，抗多巴胺药可缓解症状。尽管迟发性运动障碍症状通常较轻，但一旦发展为严重病例，会进一步恶化患者的生活质量。老年患者应尽量避免使用此类药物。

3. 精神异常　如意识障碍、萎靡、淡漠、兴奋、躁动、消极、抑郁、幻觉、妄想等，应与原有疾病加以鉴别，一旦发生应立即减量或换药。

4. 惊厥与癫痫　少数患者用药过程中出现局部或全身抽搐，脑电图有癫痫样放电，有惊厥或癫痫史患者更易发生，应慎用，必要时加用抗癫痫药物。

5. 过敏反应　常见皮疹、接触性皮炎。少数患者出现肝损害、黄疸，也可出现粒细胞减少、溶血性贫血和再生障碍性贫血等。

6. 心血管和内分泌系统反应　体位性低血压、持续性低血压休克多见于老年伴动脉硬化、高血压患者可引起心电图异常、心律失常。长期用药还会引起内分泌系统紊乱，阻断多巴胺介导的下丘脑催乳素释放抑制途径，引起高催乳素血症，导致乳溢、闭经、妊娠试验假阳性和继发性性腺功能减退。性功能障碍（阳痿、闭经）的出现可能会导致患者不配合治疗。还可影响生长激素分泌，导致儿童生长发育迟缓。

7. 急性中毒　大剂量可致急性中毒，出现昏睡、血压下降至休克水平，并出现心肌损害，如心动过速、心电图异常（P-R 间期或 Q-T 间期延长，T 波低平或倒置），此时应立即对症治疗。

8. 神经阻滞剂恶性综合征（neuroleptic malignant syndrome）　是抗精神病药的致命反应，常发生在使用高效价药物或多药联合应用时。表现为体温升高、血压上升、肌肉僵硬、意识混乱和自主神经系统功能失调，严重时可致死。必须立刻停止所有抗精神病药物，除基础支持治疗外，还可用多巴胺受体激动药如溴隐亭、促多巴胺释放药金刚烷胺，以及肌松药丹曲林缓解症状。

【药物相互作用及禁忌证】　氯丙嗪能增强其他药物的中枢抑制作用，如乙醇、镇静催眠药、抗组胺药、镇痛药等，联合使用时注意调整剂量。与吗啡、哌替啶等合用时可引起呼吸抑制和血压降低。可抑制多巴胺受体激动药、左旋多巴的作用。去甲基代谢物可阻止胍乙啶摄入神经末梢，拮抗其降压作用。某些肝药酶诱导剂如苯妥英钠、卡马西平等可加速氯丙嗪代谢，应适当调整剂量。降低惊厥阈，诱发癫痫，癫痫及惊厥病史患者禁用；升高眼压，青光眼患者禁用；乳腺增生症和乳腺癌患者禁用。冠心病患者易致猝死，应慎用。

其他吩噻嗪类药物

奋乃静（perphenazine）作用较氯丙嗪缓和，对心血管系统、肝脏及造血系统的副作用较氯丙嗪轻。除镇静作用、控制精神运动兴奋作用次于氯丙嗪外，其他同氯丙嗪。对慢性精神分裂症的疗效则高于氯丙嗪。

氟奋乃静（fluphenazine）及三氟拉嗪（trifluoperazine）的中枢镇静作用较弱，具有振奋情绪的作用。除有明显的抗幻觉妄想作用外，对行为退缩、情感淡漠等症状有一定的疗效。其中，氟奋乃静是第一种可长效注射的抗精神病药物，但存在较多不良反应，目前在临床上的应用较少。

硫利达嗪（thioridazine）又名甲硫达嗪，抗精神病作用与氯丙嗪类似，其镇静和嗜睡作用相对较弱，锥体外系副作用小，无明显催吐和降压作用。但可致 Q-T 间期延长，甚至引发尖端扭转型室性心动过速，极少数患者可发展成为心室颤动或猝死，老年患者使用时需密切监测心电图。

（二）硫杂蒽类

硫杂蒽类的基本结构与吩噻嗪类相似，吩噻嗪环上第 10 位的氮原子被碳原子取代，所以此类药物的药理作用与吩噻嗪类极为相似。

氯普噻吨

氯普噻吨（chlorprothixene）又称氯丙硫蒽，是硫杂蒽类的代表药物，结构与三环类抗抑郁药相似，有较弱的抗抑郁作用。调整情绪、控制焦虑抑郁的作用较氯丙嗪强，但抗幻觉妄想作用不及氯丙嗪。适用于伴强迫状态或焦虑抑郁情绪的精神分裂症、焦虑性神经症及更年期抑郁症患者。肾上腺素受体与胆碱受体阻断作用较弱，不良反应较轻，锥体外系症状也较少。

氟哌噻吨

氟哌噻吨（flupentixol）又称三氟噻吨，抗精神病作用与氯丙嗪相似，低剂量有一定的抗抑郁焦虑效果。镇静作用弱，但锥体外系反应常见。偶有猝死报道。

（三）丁酰苯类

丁酰苯类化学结构与吩噻嗪类完全不同，但药理作用和临床应用与吩噻嗪类相似。

氟哌啶醇

氟哌啶醇（haloperidol）是第一个合成的丁酰苯类药物，是该类药物的典型代表。口服后 2～6 h 血药浓度达峰值，作用可持续 3 天。选择性阻断 D_2 样受体，有很强的抗精神病作用，不仅可显著控制各种精神运动兴奋，同时对慢性症状有较好疗效。锥体外系反应发生率高、程度严重；静脉给药可增加尖端扭转型室性心动过速风险。因起效快速、价格低廉，目前在治疗激越及精神病性症状时仍有应用。

氟哌利多

氟哌利多（droperidol）又称氟哌啶，作用与氟哌啶醇相似。主要用于增强镇痛药的作用，如与芬太尼配合使用，使患者处于一种特殊的麻醉状态：痛觉消失、精神恍惚、对环境淡漠，即神经安定镇痛术（neuroleptanalgesia），用于小手术如烧伤清创、内镜检查、造影等，其特点是集镇痛、安定、镇吐、抗休克作用于一体。也用于麻醉前给药、镇吐、控制精神患者的攻击行为。

匹莫齐特

匹莫齐特（pimozide）为氟哌利多的双氟苯衍生物，有较好的抗幻觉、妄想作用，并使慢性社交退缩的患者活跃起来，用于治疗精神分裂症、躁狂症和抽动秽语综合征。与氯丙嗪相比，其镇静、降压、抗胆碱等副作用较弱，而锥体外系反应较强，还易引起心电图异常（如Q-T间期延长、T波改变）和室性心律失常，伴有心脏病患者禁用。

（四）其他

舒必利

舒必利（sulpiride）属于苯甲酰胺类药物，选择性地阻断中脑-边缘通路D_2样受体的作用。治疗紧张型精神分裂症方面表现出高效且快速的作用，因此被称为“药物电休克”。能改善患者与周围环境的互动，提升情绪活跃度，减轻幻觉和妄想，并对情绪低落、忧郁等症状也有一定疗效。对中脑-边缘通路的D_2样受体具有较高的亲和力，锥体外系反应相对较少。主要不良反应包括高催乳素血症等内分泌变化，如体重增加、乳溢、闭经和性功能减退等。引起血中儿茶酚胺浓度升高，高血压和嗜铬细胞瘤患者禁用。还可诱发躁狂症，躁狂症患者应避免使用。

五氟利多

五氟利多（penfluridol）属于二苯基丁酰哌啶类药物，是口服长效抗精神病药。易溶于水，无色无味，一次用药疗效可维持一周。其长效作用可能与其储存在脂肪组织中缓慢释放入血有关。阻断D_2样受体，表现出较强的抗精神病作用，同时有镇吐作用，镇静作用较弱。治疗精神分裂症疗效与氟哌啶醇类似，适用于急性和慢性精神分裂症，特别适用于慢性病患者，有效缓解幻觉、妄想和退缩等症状。锥体外系反应常见。

二、非典型抗精神病药物

非典型抗精神病药物又称为第二代抗精神病药物。与典型抗精神病药物相比有明确的优点：①耐受性和依从性好，较少发生锥体外系反应和高催乳素血症等不良反应；②多数药物改善阴性症状效果较典型抗精神病药物强。

氯氮平

氯氮平（clozapine）属于苯二氮䓬类抗精神病药，是第一个应用于临床的非典型抗精神病药。特异性阻断中脑-边缘通路和中脑-皮质通路的D_4受体，对黑质-纹状体通路D_2和D_3受体的亲和力较低。对非多巴胺受体也有广泛影响，可阻断5-HT_{2A}受体、协调5-HT与多巴胺系统的相互作用和平衡。因此，也被称为5-HT-DA受体阻断药。此外，有抗胆碱、抗组胺和阻断α受体作用。对精神分裂症的疗效与氯丙嗪相当，但起效迅速，多在一周内见效；其抗精神分裂症作用强，对其他抗精神病药无效的阴性和阳性症状均有效。几乎无锥体外系反应和内分泌紊乱等不良反应，但可引起粒细胞减少，严重者可出现致命的氯氮平相关粒细胞缺乏症。目前仅用于难治性精神分裂症和其他抗精神病药无效的患者，使用时必须检测中性粒细胞绝对计数。

奥氮平

奥氮平（olanzapine）对5-HT_{2A}受体具有较强的阻断作用，对H_1、M、D_2和α_1受体也具有阻断作用。对中脑-边缘通路具有选择性作用，能有效抑制多巴胺和5-HT激动药所诱发的行为改变，主要用于精神分裂症的急性期和维持治疗。不会发生粒细胞缺乏症，但易引起代谢综合征，出现体重增加、脂质紊乱和葡萄糖调节障碍等。

喹硫平

喹硫平（quetiapine）与奥氮平相比，与5-HT_{2A}和D_2受体的亲和力较弱，可用于治疗各型精神分裂症，对精神分裂症阳性症状和阴性症状均有效，也可减轻与精神分裂症有关的情感症状如抑郁、焦虑及认知缺陷等。早期会出现自限性的体位性低血压，常见不良反应还包括头晕、嗜睡、失眠、口干、消化不良和便秘等。

利培酮和帕利哌酮

利培酮（risperidone）由氟哌啶醇与5-HT_{2A}受体拮抗药利坦色林两药的化学结构组合而成；帕利哌酮（paliperidone）是利培酮的活性代谢物9-羟利培酮，药理活性较利培酮低，但$t_{1/2}$更短和C_{ss}更高。对5-HT受体和D_2受体均有阻断作用，但对前者作用显著强于后者。对精神分裂症阳性症状和阴性症状均有效，适用于首发急性和慢性病患者；对精神分裂症患者的认知功能障碍和继发性抑郁也有治疗作用。锥体外系反应、代谢综合征和内分泌紊乱等不良反应的风险较其他抗精神病药物低。

阿立哌唑

阿立哌唑（aripiprazole）是D_2受体的部分激动药，对5-HT_{2A}受体也有较高的亲和力，对α_1和H_1受体具有中等亲和力。用于治疗各型精神分裂症，对精神分裂症的阳性和阴性症状均有明显疗效。几乎不影响体重，较少发生锥体外系反应和高催乳素血症。

齐拉西酮

齐拉西酮（ziprasidone）对 5-HT_{2A}、D_2 和 α_1 受体有较高的亲和力，对组胺 H_1 受体有中等亲和力，对 M 受体无亲和力，对 NA、5-HT 再摄取也有抑制作用。对精神分裂症阳性症状和阴性症状均有效，适用于急性或慢性、初发或复发精神分裂症。安全性和耐受性良好，极少引起体重增加及糖脂代谢异常，锥体外系反应也较轻。常见不良反应有头痛、嗜睡、异常活动、恶心、便秘、消化不良和心血管反应，可致心电图的 Q-T 间期延长，需进行心电监测。

鲁拉西酮

鲁拉西酮（lurasidone）对 5-HT_{2A} 和 D_2 受体有较高亲和力，对 α_1 受体有中等亲和力，对 H_1 和 M 受体无亲和力。对精神分裂症阳性、阴性症状和认知缺陷均有效，长期应用对体重、血脂和血糖代谢影响较小。

氨磺必利

氨磺必利（amisulpride）又称阿米舒必利，是舒必利的衍生物，选择性阻断 D_2 受体。对阳性症状和（或）阴性症状的急、慢性精神分裂症，尤其是以阴性症状为特征的精神分裂症有很好疗效。不良反应与舒必利相似。

第二节　抗抑郁症药

抑郁症的发病机制复杂多样，涉及神经递质失衡、遗传倾向、环境因素及神经可塑性改变等多个方面。脑内单胺类神经递质（如 5-HT、NE 和 DA）失衡被认为是抑郁症的重要病理学基础。近年来，谷氨酸受体（NMDA 受体、AMPA 受体）在突触后膜的稳定性失衡被证明在抑郁症的发病机制中发挥关键作用。氯胺酮作为一种非竞争性 NMDA 受体拮抗药，因其在数小时内即可产生显著抗抑郁效应而备受关注。其右旋异构体艾司氯胺酮鼻喷雾剂作为近 50 年来首个具有全新作用机制的抗抑郁药，已获批用于治疗难治性抑郁症。

抗抑郁症药（antidepressant）是主要用于治疗情绪低落、抑郁消极的一类药物，多数通过提高中枢单胺递质功能达到治疗目的。目前临床常用的抗抑郁症药包括选择性 5-HT 再摄取抑制药（selective serotonin reuptake inhibitor，SSRI）、5-HT 及 NA 再摄取抑制药（serotonin and norepinephrine reuptake inhibitor，SNRI）、NA 和特异性 5-HT 能抗抑郁药（noradrenergic and specific serotonergic antidepressant，NaSSA）、NA 和多巴胺再摄取抑制药（norepinephrine and dopamine reuptake inhibitor，NDRI）、褪黑素受体激动药与 5-HT_{2C} 受体拮抗药。其他抗抑郁症药还包括三环类抗抑郁药（tricyclic antidepressant，TCA）、四环类抗抑郁药（tetracyclic antidepressant，TeCA）、5-HT 调节抗抑郁药（serotonin modulating antidepressant，SMA）、选择性 NA 再摄取抑制药（selective norepinephrin reuptake inhibitor，SNRI）、单胺氧化酶抑制药（monoamine oxidase inhibitor，MAOI）和 NMDA 受体阻断药艾司氯胺酮。通过合理使用抗抑郁症药和积极的心理治疗，可使多数抑郁症患者病情显著改善，减少抑郁反复发作。但 25 岁以下患者，抗抑郁症药的使用会增加自杀想法与行为的出现，尤其是在治疗的前 1～2 个月中，因此在药物治疗初期应注意评估患者的自杀风险。

一、选择性 5-HT 再摄取抑制药

SSRI 能选择性抑制 5-HT 再摄取，对其他递质和受体作用甚微。适用于各类抑郁症的治疗，很少引起镇静作用，也不损伤精神运动功能，对心血管和自主神经系统功能影响很小，是当前抑郁症治疗的一线用药。还具有抗抑郁和抗焦虑双重作用，其抗抑郁效果需要 2～3 周才显现出来。

氟西汀

氟西汀（fluoxetine）是第一个上市的 SSRI 类药物。口服吸收良好，6～8 h 血药浓度达峰值，血浆蛋白结合率为 80%～95%；$t_{1/2}$ 为 48～72 h，在肝脏经 CYP2D6 代谢生成去甲基活性代谢物去甲氟西汀，活性与母体相同，但 $t_{1/2}$ 较长。

本品是强效 SSRI，比抑制 NA 摄取作用强 200 倍。对肾上腺素受体、组胺受体、GABA_B 受体、M 受体、5-HT 受体几乎无亲和力。用于治疗中度至重度抑郁发作、强迫症和神经性贪食症。

偶有恶心呕吐、头痛头晕、乏力失眠、厌食、体重下降、震颤、惊厥、性欲降低等。肝病患者服用后 $t_{1/2}$ 延长，须慎用。肾功能不全患者，长期用药须减量，延长服药间隔时间。与 MAOI 合用时须警惕显著升高脑内 5-HT 水平而致“5-HT 综合征”的发生，表现为不安、激越、恶心、呕吐或腹泻，随后高热、强直、肌阵挛或震颤、自主神经功能紊乱、心动过速、高血压、意识障碍，可引起痉挛和昏迷，严重者可致死。心血管疾病、糖尿病患者慎用。

帕罗西汀

帕罗西汀（paroxetine）为强效 5-HT 再摄取抑制药，口服吸收良好，$t_{1/2}$ 为 21 h。通过增加突触间隙 5-HT 浓度而发挥治疗抑郁症的作用。常见不良反应为口干、便秘、视物模糊、震颤、头痛、恶心等。禁与 MAOI 合用。

西酞普兰和艾司西酞普兰

西酞普兰（citalopram）是外消旋体，由两种立体

异构体组成，S-对映体即艾司西酞普兰（escitalopram）。两药均能选择性抑制 5-HT 的再摄取。两药药动学特征相似，对伴有焦虑症状的抑郁症有较好的疗效。不良反应短暂轻微，常见出汗、嗜睡、口干、恶心、头痛等。禁与 MAOI 合用，与华法林合用时需注意出血风险。

氟 伏 沙 明

氟伏沙明（fluvoxamine）镇静作用相对较强，主要用于治疗抑郁症和强迫症，适用于抑郁症伴有失眠患者。不良反应相对较少，常见胃肠道症状，如恶心、呕吐、消化不良、腹泻及稀便。也可出现紧张、头痛、焦躁不安及嗜睡等。

舍 曲 林

舍曲林（sertraline）可用于各类抑郁症和强迫症的治疗。主要不良反应为口干、恶心、腹泻、男性射精延迟、震颤、出汗等。

二、5-HT 及 NA 再摄取抑制药

SNRI 可同时抑制 5-HT 和 NA 的再摄取，但对肾上腺素受体、胆碱受体及组胺受体无亲和力，具有较好的安全性和耐受性。主要用于治疗抑郁症和广泛性焦虑症，也可用于治疗强迫症和惊恐障碍。对 SSRI 无效的严重抑郁症患者也有一定的疗效。

文 拉 法 辛

文拉法辛（venlafaxine）是苯乙胺衍生物，缓释剂口服后吸收良好，$t_{1/2}$ 约为 15 h。通过抑制突触前膜对 5-HT 及 NA 的再摄取来增强中枢 5-HT 及 NA 的功能，发挥抗抑郁和抗焦虑（包括惊恐障碍的治疗）作用。对组胺、胆碱及肾上腺素受体几乎无亲和力。起效迅速，治疗量不良反应较轻，如恶心、嗜睡、失眠和头痛等，无成瘾性。

度 洛 西 汀

度洛西汀（duloxetine）与文拉法辛药理作用相似，但对 5-HT 和 NA 的再摄取抑制作用更强。可用于治疗抑郁症和广泛性焦虑症，还可用于缓解慢性肌肉骨骼疼痛。

米 那 普 仑

米那普仑（milnacipran）是新型 SNRI，对 5-HT 和 NA 再摄取的抑制比其他 SNRI 更为平衡（5-HT∶NA，米那普仑为 1.6∶1，文拉法辛为 30∶1，度洛西汀为 10∶1）。主要用于治疗抑郁症和纤维肌痛，对其他疾病的抑郁状态也有效。常见的不良反应有恶心、头痛、便秘、失眠、头晕等，对心血管系统和性功能影响小。

三、环类抗抑郁症药

环类抗抑郁症药包括三环类抗抑郁药和 TeCA，取决于其化学结构中的环数。其中三环类抗抑郁药是第一代环类抗抑郁症药，化学结构中通常含有两个苯环和一个杂环，是非选择性单胺摄取抑制药，主要通过抑制 NA 和 5-HT 的再摄取来增加这两种神经递质在突触间隙的浓度，发挥抗抑郁作用。大多数三环类抗抑郁药具有抗胆碱作用，常有口干、便秘、排尿困难等副作用。此外，三环类抗抑郁药可阻断 α_1 受体和 H_1 受体，导致过度镇静。TeCA 的药理学作用与三环类抗抑郁药相似。由于不良反应较多，环类抗抑郁症药在临床上的使用频率逐渐降低。

丙 米 嗪

丙米嗪（imipramine）又称米帕明，是最早发现的具有抗抑郁作用的化合物之一，也是第一个三环类抗抑郁药。通过抑制 NA 和 5-HT 在神经末梢的再摄取发挥抗抑郁作用。正常人服用后可出现安静、嗜睡、轻微的血压降低、头晕、眩晕等，连续使用数天后症状会加重，甚至出现注意力不集中和认知能力下降。抑郁症患者连续服用丙米嗪后，可能会出现精神振奋现象。疗效通常需要连续 2～3 周才能显著见效。也可用于强迫症、焦虑和恐惧症及遗尿症（非一线药物）。常见的不良反应有口干、扩瞳、视物模糊、便秘、排尿困难和心动过速等抗胆碱作用，还出现多汗、无力、头晕、失眠、皮疹、体位性低血压、反射亢进、共济失调、肝功能异常、粒细胞缺乏症等。BPH 和青光眼患者禁用。

阿 米 替 林

阿米替林（amitriptyline）的药理特性和临床应用与丙米嗪相似。对 5-HT 再摄取的抑制作用更强，对 NA 再摄取的抑制作用较弱。此外，镇静和抗胆碱作用也较为明显。除了治疗抑郁症，也可用于治疗慢性疼痛综合征和预防偏头痛。不良反应与丙米嗪相似，可能更明显，偶尔会加重糖尿病症状。禁忌证同丙米嗪。

氯 米 帕 明

氯米帕明（clomipramine）又名氯丙米嗪，药理作用和临床应用与丙米嗪相似，对 5-HT 再摄取的抑制作用更强，体内活性代谢物去甲氯丙米嗪则对 NA 的再摄取抑制作用相对更强。常用于治疗抑郁症、强迫症、恐惧症及因发作性睡眠引起的肌肉松弛。不良反应和注意事项与丙米嗪相似。

多 塞 平

多塞平（doxepin）药理作用与丙米嗪相似，抗抑郁作用稍弱，抗焦虑作用更强。此外，镇静效果和对血压的影响也更明显，但对心脏的影响较小。对伴有焦虑症状的抑郁症患者疗效最佳。服用数日后，患者的焦虑、紧张、情绪低落和行动迟缓等症状有所缓解，但通常需连续使用 2～3 周的时间才能取得显著效果。还可用于治疗消化性溃疡。不良反应和注意事项与丙米嗪类似。老年患者适当减少剂

量。12岁以下儿童和孕妇慎用。

马普替林和米安色林

马普替林（maprotiline）和米安色林（mianserin）均为TeCA，其药理作用与三环类抗抑郁药相似，选择性抑制NA再摄取，而对5-HT再摄取影响较小。与大多数三环类抗抑郁药相比，两药几乎无抗胆碱作用。可用于治疗抑郁症。常见的不良反应有头晕、嗜睡等症状。

四、其他抗抑郁症药

米　氮　平

米氮平（mirtazapine）是首个NaSSA，抗抑郁作用机制与其他抗抑郁药不同，阻断突触前膜α_2受体，使NA和5-HT的释放增加。此外，NA释放增加可激动5-HT能神经元α_1受体，减弱5-HT_1受体的抑制作用，进一步促进5-HT释放。还可特异性地阻断突触后膜5-HT_{2A}、5-HT_{2C}和5-HT_3受体，对组胺H_1受体也有一定的阻断作用。具有抗焦虑和镇静作用，较少引起SSRI类药物相关的不良反应，如焦虑、恶心和性功能障碍等。起效比SSRI快，安全性和耐受性也较好，适用于各种类型的抑郁症，特别是伴有焦虑和失眠的抑郁症，也可用于其他药物无效的抑郁症。最常见的不良反应是体重增加，偶尔会出现体位性低血压。

安　非　他　酮

安非他酮（bupropion）是一种非典型氨基酮类抗抑郁症药，主要通过抑制NA和多巴胺的再摄取发挥抗抑郁作用，属于NDRI。可用于忧郁/快感缺乏型抑郁症、迟滞型抑郁症，以及对其他抗抑郁症药疗效不明显或无法耐受的抑郁症患者，也可用于戒烟。此外，可改善其他抗抑郁症药引起的性功能障碍，不会增加体重。常见的不良反应有激越、口干、失眠、头痛/偏头痛、恶心/呕吐、便秘和震颤等。

阿戈美拉汀

阿戈美拉汀（agomelatine）是长效的褪黑素受体MT_1和MT_2激动药和5-HT_{2C}受体拮抗药，通过激动松果体内的褪黑素受体，产生促进睡眠和抗抑郁的双重作用。相较于其他抗抑郁症药，耐受性较好，不影响性功能、体重、心率或血压。常见的不良反应有恶心、头晕、头痛和肝功能异常等，肝功能异常患者慎用。

曲　唑　酮

曲唑酮（trazodone）阻断5-HT转运体对5-HT的再摄取，增加突触间隙5-HT含量，还可拮抗5-HT_{2A}和5-HT_{2C}受体，被认为是5-HT调节抗抑郁药的典型代表。还具有镇静和轻度肌肉松弛作用。适用于伴有焦虑和抑郁的失眠患者。也可以与其他一线抗抑郁症药（如SSRI、SNRI）联用，治疗伴有睡眠障碍的抑郁症患者。

瑞　波　西　汀

瑞波西汀（reboxetine）是选择性NRI的代表药物之一，主要通过选择性抑制NA再摄取发挥作用，对5-HT和多巴胺的影响较小，对MAO无抑制作用，对α受体、M受体的亲和力极低。对其他抗抑郁症药治疗无效的重症抑郁症疗效较好。主要不良反应有失眠、头晕、口干、便秘、恶心和多汗等。

噻　奈　普　汀

噻奈普汀（tianeptine）是非典型三环类抗抑郁药，与传统的三环类抗抑郁药不同，可增强5-HT再摄取，因此被称为选择性5-HT再摄取激活药。还有激动μ阿片受体，调节谷氨酸受体作用。可用于治疗其他抗抑郁症药无效的重度抑郁症，心血管、抗胆碱、镇静和食欲刺激等方面的副作用较少。常见不良反应有口干、头痛、便秘和失眠等。

吗　氯　贝　胺

吗氯贝胺（moclobemide）属于MAOI，可逆性抑制脑内MAO-A活性，减少突触前膜囊泡或突触间隙儿茶酚胺的降解，提高脑内NA、多巴胺和5-HT水平，发挥抗抑郁作用。作用迅速、停药后MAO活性恢复较快。常见不良反应有头痛、头晕、多汗、心悸、失眠、体位性低血压和体重增加等。MAOI与其他抗抑郁症药合用增加“5-HT综合征”的风险，禁止同时使用。

艾司氯胺酮

艾司氯胺酮（esketamine）是静脉麻醉药氯胺酮的右旋异构体，药理作用机制与氯胺酮相似，主要通过非竞争性拮抗NMDA受体来发挥作用，也可影响阿片受体、胆碱受体和GABA受体等。已作为快速抗抑郁症药用于治疗难治性抑郁症，尤其是其他药物无效的抑郁症。常见的不良反应有分离症状、头晕、眩晕、嗜睡、感觉异常和焦虑等。有致幻作用和潜在的成瘾性，因此常与口服抗抑郁症药合用，且必须由经过专业培训的医务人员在医疗机构内进行静脉注射或鼻喷给药，并注意观察患者反应。

第三节　抗躁狂症药

躁狂症表现为情绪亢奋、易怒、过度活跃及思维和语言失序。抗躁狂症药主要用于治疗躁狂症，也能预防双相情感障碍（既有躁狂症发作，又有抑郁症发作）的再次发作，即控制躁狂和抑郁的循环发作，也称为心境稳定剂（mood stabilizer），包括锂盐、抗癫痫药（如卡马西平、丙戊酸钠、拉莫三嗪、加巴喷丁）。抗精神病药（如喹硫平、氯氮平、利培酮）可用于急性期治疗，但不作为心境稳定剂。

碳 酸 锂

碳酸锂（lithium carbonate）自1949年起在临床上用于治疗躁狂症。口服吸收迅速，服药后2～4 h血药浓度达峰值。锂离子先分布于细胞外液，然后逐渐蓄积于细胞内。不与血浆蛋白结合，$t_{1/2}$为18～36 h。吸收快，透过血脑屏障进入脑组织和神经细胞需要一定时间，显效较慢。主要经肾排泄，约80%通过肾小球滤过后在近曲小管与Na^+竞争重吸收，增加Na^+的摄入可促进其排泄，而缺Na^+或肾小球滤出减少时，可导致锂离子潴留，引起中毒。治疗量对正常人的精神行为无明显影响。主要通过锂离子发挥药理作用，其稳定情绪的确切机制仍不清楚。目前认为可能的机制：①抑制去极化和Ca^{2+}依赖的NA和多巴胺从神经末梢释放，而不影响5-HT释放；②摄取突触间隙的儿茶酚胺，并增加其灭活；③抑制腺苷酸环化酶和PLC介导的反应；④影响Na^+、Ca^{2+}、Mg^{2+}的分布，影响葡萄糖代谢。

对急性躁狂和轻度躁狂疗效显著，有效率为80%。对抑郁症也有一定效果，还可用于治疗躁狂抑郁症，长期使用不仅可减少躁狂复发，还可预防抑郁复发，但抗抑郁作用不如抗躁狂作用显著。也可作为治疗精神分裂症伴有情绪障碍和兴奋躁动患者的增效药物。安全范围窄，最适浓度为0.8～1.5 mmol/L，超过1.5 mmol/L即出现中毒症状。不良反应较多，轻度的毒性反应有恶心、呕吐、腹痛、腹泻和细微震颤；较严重的毒性反应涉及神经系统，有精神紊乱、反射亢进、明显震颤、发音困难、惊厥，直至昏迷与死亡。无特异性解毒药，主要是对症处理，包括洗胃、导泻，生理盐水可增加肾清除率，中毒严重时须进行血液透析。用药期间应保持钠的摄入量，以减少锂盐的蓄积，需注意维持液体和电解质平衡，否则易出现高钠血症。定期检查甲状腺功能以防发生功能低下。不与利尿药合用，心血管疾病、肾功能不全患者、孕妇和哺乳期妇女禁用。

（南京医科大学　范　益）

第十七章 阿片类镇痛药、药物依赖性与药物滥用

- Analgesics, also called painkillcrs, are medications that relieve different types of pain. Opioid analgesics are widely used as therapeutic agents against moderate to severe acute and chronic pain.
- Opioid analgesics encompass opioid receptor agonists (e.g. morphine, pethidine, methadone and fentanyl), opioid receptor partial agonists (e.g. pentazocine, butorphanol, nalbuphine).
- Opioids act both presynaptically and postsynaptically to produce an analgesic effect. Opioids are also involved in the control of respiration, euphoria, dysphoria, sedation and physical dependence in the central nervous system as well as regulation of gastrointestinal motility in the periphery.
- Opioid receptor antagonists block one or more of the opioid receptors in the central or peripheral nervous system. The two most commonly used centrally acting opioid receptor antagonists are naloxone and naltrexone. Naloxone is approved for use in opioid overdose and the reversal of respiratory depression associated with opioid use.

镇痛药（analgesic）是作用于中枢或外周神经系统，选择性缓解疼痛及疼痛引起的精神紧张和烦躁不安等不愉快情绪，但不影响意识和其他感觉的药物。临床使用的镇痛药可分为麻醉性镇痛药和非麻醉性镇痛药（如 NSAID）。麻醉性镇痛药主要通过激动中枢神经系统阿片受体，阻滞痛觉信号传递而产生镇痛作用。因该类药物长期使用会致成瘾，因此又称成瘾性镇痛药。

第一节 阿片受体及内源性阿片样肽

阿片（opioid）为罂粟科植物罂粟未成熟蒴果浆汁的干燥物，其药理功效早在公元前 3 世纪即有文献记载，公元 16 世纪广泛用于镇痛、止咳、止泻和镇静催眠。1806 年，德国化学家弗里德里希・塞尔特纳（Friedrich Sertürner）从罂粟粗提物中纯化出阿片活性成分并命名为 morphine，即吗啡。随着对吗啡作用机制的深入研究，相继发现了阿片受体及内源性阿片样肽。

一、阿片受体的分布、分型及作用

1962 年我国学者邹冈、张昌绍等率先证明吗啡镇痛的作用部位在第三脑室周围灰质，1973 年所罗门・辛德（Solomon Snyder）等证实阿片受体的存在及其与镇痛作用的关系，1992～1995 年不同亚型阿片受体相继被克隆成功。

现已确定三种阿片受体：μ 受体、δ 受体和 κ 受体。阿片类药物对这三种受体的作用见表 2-17-1。这三种受体均属于 G 蛋白偶联受体家族，氨基酸序列同源性很高。这三种受体可能存在多种亚型，如 μ_1 和 μ_2 受体、δ_1 和 δ_2 受体以及 κ_1、κ_2、κ_3 受体等，

表 2-17-1 常见阿片类药物和内源性阿片样肽与受体作用的选择性

	阿片受体亚型		
	μ	δ	κ
阿片受体激动药			
吗啡	+++	+	++
可待因	+	+	+
哌替啶	++	+	+
美沙酮	+++		
芬太尼	+++	+	
阿片受体部分激动药			
纳布啡	–		++
喷他佐辛	部分激动		++
布托啡诺	部分激动	+	+++
丁丙诺啡	部分激动	–	–
阿片受体阻断药			
纳洛酮	–	–	–
纳曲酮	–	–	–
内源性阿片样肽			
β-内啡肽	+++	+++	+++
亮氨酸脑啡肽	+	+++	
甲硫氨酸脑啡肽	++	+++	
强啡肽	++	+	+++
内吗啡肽	+++		

注：+ 代表激动，– 代表拮抗

但有待分子克隆实验的证实。某种阿片类物质对不同亚型受体可能是完全激动药或部分激动药，甚至可能是拮抗药，且对不同受体的亲和力也有所不同。因此，各种阿片类物质表现出各不相同的药理学特性。除上述三种阿片受体外，痛敏素/孤啡肽阿片肽受体（nociceptin/orphanin FQ opioid peptide receptor，NOP 受体）被确认为第四种阿片受体，也属于 G 蛋白偶联受体。通过对该受体的深入研究，有可能研发出新型镇痛药物。

阿片受体广泛分布于外周和中枢神经系统。在脑内，阿片受体在丘脑内侧、脑室及导水管周围灰质的分布密度较高，这些区域与痛觉信号的整合及感受有关。边缘系统及蓝斑核阿片受体的密度最高，与情绪及精神活动有关。与缩瞳相关的中脑盖前核，与抑制呼吸、镇咳和交感神经中枢活动有关的延髓孤束核，与胃肠活动（恶心、呕吐反射）有关的脑干极后区、迷走神经背核等结构均有阿片受体分布。脊髓胶质区、三叉神经脊束核尾部的胶质区也有阿片受体分布，这些结构是痛觉冲动传入中枢的重要转换站，调控痛觉冲动的传入。此外，肠神经系统也有阿片受体存在。其中，μ 受体与镇痛、镇静、恶心、呕吐、呼吸抑制、瘙痒、厌食、胃肠道蠕动减慢、尿潴留、心率减慢、欣快、成瘾或依赖性等有关，其中 μ_1 受体主要介导镇痛作用，μ_2 受体可能与副作用有关。δ 受体介导的镇痛效应不明显，与镇静、缩瞳、心血管系统兴奋作用有关，可调控 μ 受体活性，还可引起烦躁不安、瞳孔散大、焦虑等。κ 受体介导脊髓镇痛、镇静、轻度呼吸抑制等作用。

二、内源性阿片样肽

内源性阿片样肽是中枢神经系统和某些腺体产生的阿片样肽，具有吗啡样药理作用。目前，已知的内源性阿片样肽可分为五类：内啡肽、脑啡肽、强啡肽、内吗啡肽和孤啡肽。内啡肽是在中枢和外周神经系统中发现的神经肽，参与疼痛、奖赏和情绪等的调控，如 β-内啡肽有助于缓解压力和减轻疼痛。脑啡肽包括甲硫氨酸脑啡肽和亮氨酸脑啡肽，主要存在于大脑和脊髓，与 δ-阿片受体结合，产生镇痛和镇静作用。强啡肽与 κ-阿片受体有高亲和力，主要参与疼痛、焦虑和抑郁等情绪的调节。内吗啡肽与 μ-阿片受体有高亲和力，有镇痛、镇静和呼吸抑制等效应。孤啡肽是一种与上述阿片样肽不同的肽类，与 NOP 受体结合，调节疼痛、奖赏、焦虑和学习记忆等。

内源性阿片样肽体内分布广泛，除中枢神经系统外，也分布于自主神经节、肾上腺、消化道等。在脑内，内源性阿片样肽的分布与阿片受体分布近似，广泛分布于纹状体、杏仁核、下丘脑、中脑导水管周围灰质、低位脑干、脊髓胶质区等，主要发挥神经调质作用，往往与其他神经递质共存，对痛觉、神经内分泌、心血管活动和免疫反应起重要调节作用。

第二节 阿片受体激动药

阿片受体激动药主要包括阿片生物碱类镇痛药（吗啡、可待因）及人工合成镇痛药（哌替啶、芬太尼、美沙酮等）。

一、阿片生物碱类镇痛药

吗 啡

【来源及构效关系】 吗啡（morphine）最初从罂粟植物罂粟（*Papaver somniferum* L.）中提取的生物碱中获得，其含量约为 10%。其化学结构于 1902 年被确定，基本骨架是由 A、B、C、D 四个环构成的氢化菲核（图 2-17-1）。当吗啡分子环 A 上酚羟基的氢原子被甲基取代，成为可待因（codeine），其镇痛作用明显减弱。当环 A 和环 C 上的羟基均被甲氧基取代，生成蒂巴因（thebaine），则失去镇痛作用，但通过结构修饰，可以产生具有强大镇痛作用的药物，如埃托啡（etorphine）；叔胺氮上的甲基被烯丙基取代，则成为吗啡的拮抗药如纳洛酮（naloxone）；如破坏氧桥，同时去掉 17 位的侧链，就成为阿扑吗啡（apomorphine），为多巴胺受体激动药，无镇痛作用，但产生强烈的催吐作用。3 位和 6 位羟基被取代可改变药动学特性，例如可待因的生物利用度高于吗啡，二乙酰吗啡（diamorphine，海洛因）易透过血脑屏障。

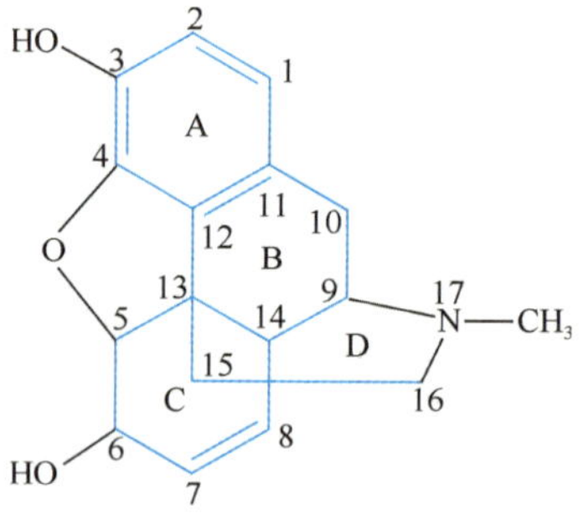

图 2-17-1 菲核化学结构

【体内过程】 口服易从胃肠道吸收，但首过消除较强，生物利用度约为 25%。常采用注射给药，皮下注射 30 min 后吸收率达 60%，硬膜外或椎管内注射能迅速渗入脊髓发挥药效。约有 1/3 与血浆蛋白结合，游离吗啡迅速分布到全身各组织，肺、肝、肾和脾等血流较丰富的组织中浓度最高。在组织中停留时间较短，单次用药 24 h 后，组织中几乎不能检测到药物。

脂溶性较低，只有少量能透过血脑屏障，但足以在脑内发挥药理作用。在肝脏与葡萄糖醛酸结合，其代谢产物吗啡-6-葡萄糖醛酸有药理活性，且活性较吗啡强。静脉注射同等剂量吗啡-6-葡萄糖醛酸，镇痛强度是吗啡的 2 倍，椎管内注射的作用强度是吗啡的 100 倍。主要以吗啡-6-葡萄糖醛酸的形式经肾排泄，肾功能减退和老年患者排泄速度较慢，易导致药物蓄积效应。此外，少量代谢产物可随乳汁排泄，也可透过胎盘屏障进入胎儿体内。$t_{1/2}$ 为 2～3 h，吗啡-6-葡萄糖醛酸的 $t_{1/2}$ 略长于吗啡。

【药理作用】

1. 中枢神经系统

（1）镇痛：具有强大的镇痛效果，对于大多数急性和慢性疼痛均有显著疗效。对持续性慢性钝痛的效果较为显著，对间断性锐痛的缓解效果也较好，但对神经性疼痛的疗效相对较弱。成人皮下注射 5～10 mg 已能明显减轻或消除疼痛感。椎管内注射能够产生节段性的镇痛效果，而不影响患者的意识和其他感觉。单次注射给药后，镇痛作用可持续 4～6 h。主要与其激动脊髓胶质区、丘脑内侧、脑室及导水管周围灰质的阿片受体有关。

（2）镇静：改善由疼痛引起的焦虑、紧张和恐惧等不愉快情绪，产生显著的镇静作用，提高患者对疼痛的耐受力。患者通常出现嗜睡、精神朦胧等表现，在安静环境中易诱导入睡，但易被唤醒。

（3）致欣快：可引起欣快症（euphoria），表现为满足感和飘然欲仙等，对正处于疼痛折磨的患者尤为明显。而对已适应慢性疼痛的患者则不显著，甚至可能引起烦躁不安。这也是吗啡在镇痛效果显著的同时导致患者出现强迫性觅药的重要原因，可能与激活边缘系统和蓝斑核阿片受体有关，还可能通过与中脑边缘叶的中脑腹侧背盖区-伏隔核多巴胺能神经通路及阿片受体/肽系统的相互作用而影响情绪状态。

（4）抑制呼吸：治疗量可导致呼吸频率减慢、潮气量降低和每分通气量减少，其中呼吸频率减慢尤为显著，且随着剂量增加呈增强趋势。急性中毒时，呼吸频率甚至可减慢至 3～4 次/分，呼吸抑制是吗啡急性中毒致死的主要原因之一。呼吸抑制的发生速度和程度与给药途径密切相关，静脉注射后 5～10 min 或肌内注射后 30～90 min 呼吸抑制最为显著。与麻醉药、镇静催眠药及乙醇等合用可加重呼吸抑制程度。但并不抑制延髓心血管中枢，可能与其降低脑干呼吸中枢对血液 CO_2 张力敏感性，以及直接抑制脑桥呼吸调整中枢有关。

（5）镇咳：通过直接抑制延髓咳嗽中枢来减轻或消除咳嗽反射，与其镇痛和呼吸抑制作用无关，可能与其激动延髓孤束核阿片受体有关。因其成瘾性较强，不作为常用镇咳药物。

（6）缩瞳：可兴奋支配瞳孔的副交感神经，导致瞳孔括约肌收缩，从而使瞳孔缩小。中毒时瞳孔极度缩小，呈现针尖样瞳孔，是吗啡中毒的特征之一。此外，治疗量可降低正常人和青光眼患者眼内压。

（7）其他：①体温调节，作用于下丘脑的体温调节中枢，改变体温调定点，导致体温略有降低，但长期大剂量使用可能导致体温升高。②恶心和呕吐：兴奋延髓催吐化学感受区引起恶心和呕吐。③影响内分泌系统：抑制下丘脑的促性腺激素释放激素（GnRH）和促肾上腺皮质激素释放激素（CRH）的释放，导致血浆促肾上腺皮质激素（ACTH）、黄体生成素（LH）、卵泡刺激素（FSH）浓度下降。

2. 外周作用

（1）扩张血管：扩张阻力血管和容量血管，降低血压，当患者由仰卧位转为直立时可发生体位性低血压，其降压作用与降低中枢交感神经张力，以及促进组胺释放有关。治疗量仅轻度降低心肌氧耗量和左室舒张末压。因抑制呼吸使体内 CO_2 蓄积，引起脑血管扩张和阻力降低，导致脑血流量增加和颅内压增高。治疗量还可引起皮肤血管扩张，使面颈部和胸部上方的皮肤发红，注射部位常出现荨麻疹，可能因其促组胺释放引起，并非由阿片受体介导，纳洛酮不能对抗。

（2）兴奋平滑肌：治疗量可兴奋胃肠道平滑肌，增加胃窦部及十二指肠上部平滑肌张力，使胃蠕动减慢，胃排空延迟，易导致食物反流，同时可减少其他药物的吸收；提高小肠和大肠平滑肌的张力，减弱推进性蠕动，延缓肠内容物通过，促进水分吸收，并抑制消化腺分泌；还可增加回盲瓣和肛门括约肌张力，加之对中枢产生抑制作用，使便意和排便反射减弱，因而易引起便秘。此外，可导致胆道奥狄括约肌痉挛性收缩，提高胆囊内压，引起上腹不适甚至胆绞痛，阿托品可部分缓解。还可延长产妇分娩时程，抑制催产素所致的子宫平滑肌过度兴奋作用；提高尿道外括约肌张力和膀胱容积，导致尿潴留；对于支气管平滑肌，兴奋作用不明显，但大剂量可引起支气管收缩，诱发或加重哮喘，可能与其促进柱状细胞释放组胺有关。

3. 免疫系统 吗啡对免疫系统表现出抑制作用，包括抑制淋巴细胞增殖、减少细胞因子分泌，以及减弱 NK 细胞的细胞毒作用。主要与激动 μ 受体有关。还能抑制人类免疫缺陷病毒（HIV）蛋白诱导的免疫反应，这可能是吗啡吸食者易感染 HIV 病毒的主要原因。

【作用机制】 内源性阿片样肽和阿片受体协同构成机体的镇痛系统，调控痛觉，维持正常的痛阈，发挥镇痛作用。阿片类药物的镇痛效应主要通过直接抑制源自脊髓背角的痛觉上行传递通路和激活源自中脑的痛觉下行控制通路来实现。一方面，吗啡激动脊髓感觉神经突触前、后膜上的阿片受体，通过百日咳毒素敏感的G蛋白偶联机制抑制腺苷酸环化酶，抑制突触前 Ca^{2+} 内流、减少痛觉传入神经末梢突触前膜释放谷氨酸、SP等递质；促进突触后膜 K^+ 外流，使突触后膜超极化，减弱或阻滞外周痛觉信号传递，产生镇痛作用（图2-17-2）。另一方面，内源性阿片样肽通过增强中枢下行抑制系统对脊髓后角感觉神经元的抑制作用来产生镇痛效应。吗啡通过激动脊髓胶质区、丘脑内侧、脑室及导水管周围灰质等部位的阿片受体，主要是μ受体，模拟内源性阿片样肽对痛觉的调控作用，增强中枢痛觉下行抑制系统对脊髓背角感觉神经元的抑制作用从而产生镇痛作用。此外，吗啡可通过激活中脑边缘系统和蓝斑核阿片受体，特别是μ受体，缓解疼痛引起的不适、焦虑等情绪，并引起致欣快作用，这还与其增强多巴胺能神经功能有关。

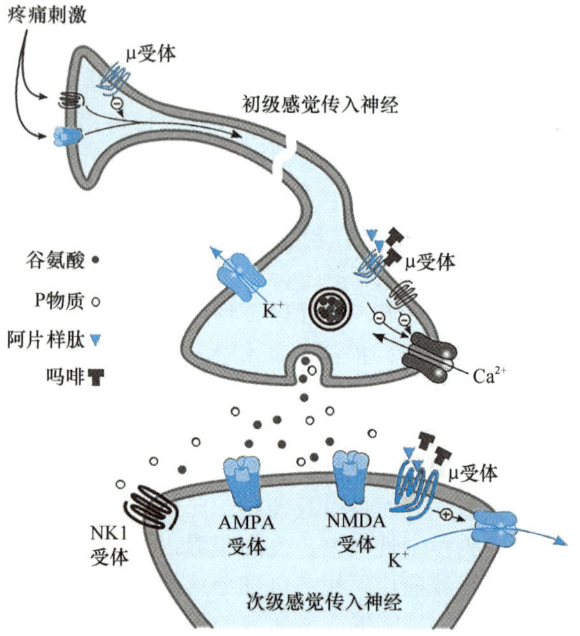

图2-17-2　吗啡镇痛作用机制示意图

【临床应用】

1. 疼痛　广泛用于缓解多种原因引起的剧痛，包括严重创伤、烧伤、手术及癌症晚期疼痛。与M受体阻断药如阿托品联用对内脏平滑肌痉挛引起的绞痛，如胆绞痛和肾绞痛有缓解作用。对于心肌梗死引起的剧痛，除缓解疼痛和减轻焦虑外，其扩血管作用还能减轻患者心脏负荷。但对神经性疼痛的治疗效果相对较差。由于镇痛效果与个体对药物的敏感性及疼痛程度有关，应根据患者对药物的反应性调整用量。因长期使用可致成瘾，因此除癌症晚期剧痛外，一般仅在其他镇痛药无效时短期应用。未明确诊断前谨慎使用，以免掩盖病情并延误诊断。

2. 心源性哮喘　对于左心衰竭引起急性肺水肿导致的呼吸困难（心源性哮喘），除应用强心苷、氨茶碱及吸氧外，静脉注射吗啡可快速缓解患者气促和窒息感，促进肺水肿的清除。吗啡通过扩张外周血管、降低外周阻力，减轻心脏前后负荷，降低肺毛细血管静水压和中心静脉压，减轻肺水肿，还可促进淋巴回流，从而有利于肺水肿的消退。其镇静作用也有助于缓解患者的焦虑和恐惧情绪。此外，能降低呼吸中枢对 CO_2 的敏感性，减弱反射性呼吸过度兴奋，从而缓解急促浅表的呼吸，有利于心源性哮喘的治疗，但伴有休克、昏迷、严重肺部疾病或痰液过多时禁用。也可用于缓解其他原因引起的肺水肿，如尿毒症引起的肺水肿。

3. 腹泻　用于减轻非细菌性急、慢性腹泻症状时，可选用阿片酊或复方樟脑酊。通过减缓肠道蠕动和增加水分吸收，减轻腹泻症状。应避免长期大量使用。如腹泻伴有细菌感染，应同时使用抗生素治疗细菌感染。

4. 复合麻醉　吗啡具有镇静和镇痛等作用，常作为手术前用药。有时也会在手术中与其他麻醉药物配合，增强麻醉效果。特别是在高危手术，如冠状动脉旁路移植术等，为降低手术引起心血管功能抑制的风险，有时会采用大剂量吗啡和芬太尼等阿片类药物为主进行麻醉，但必须使用呼吸机辅助，以预防呼吸抑制带来的不良后果。近年来，吗啡在硬膜外麻醉中的应用逐渐增多，在一些特定情况下实现局部麻醉效果，减少全身麻醉对患者的影响。发生呼吸抑制时可使用纳洛酮拮抗。

【不良反应】

1. 一般不良反应　治疗量可引起一系列不良反应，包括眩晕、恶心、呕吐、便秘、呼吸抑制、尿量减少或排尿困难（老年患者）、胆道压力升高甚至胆绞痛、颅内压升高、体位性低血压（低血容量者易发生）及免疫抑制等。有时患者会出现情绪改变，如烦躁不安等。

2. 耐受性和依赖性　连续反复应用会产生耐受性，除缩瞳和便秘外，其他大部分效应逐渐减弱，患者需逐渐增加使用剂量或缩短用药间隔以维持治疗效果。此外，不同阿片类药物间存在交叉耐受性。患者可出现生理依赖性和精神依赖性，停药后6～10 h出现戒断症状，主要表现为烦躁不安、失眠、疼痛、流涕、流泪、出汗、震颤、呕吐、腹泻，甚至可能威胁生命。戒断症状在停药后36～48 h内最为严重，5天后症状逐渐减轻。患者可能表现出对药物的病态嗜好，采取一切手段获取药品，这不仅对患者的健康造成重大危害，还可能引发社会问题。因此，为了防止滥用和依赖性的发生，阿片类镇痛药的使用受到国家相关管理条例的严格监管和限制。

3. 急性中毒　过量可导致急性中毒，主要表现为昏迷、深度呼吸抑制（2～4 次/分）及瞳孔极度缩小（针尖样瞳孔）三联征。常伴有血压下降、严重缺氧及尿潴留。呼吸肌麻痹是致命的主要原因。抢救措施包括人工呼吸、吸氧，静脉注射阿片受体阻断药纳洛酮等，缓解呼吸抑制。

【禁忌证】　因可抑制催产素兴奋子宫平滑肌的作用而延长产程，还可透过胎盘屏障或随乳汁分泌，抑制新生儿和婴儿呼吸，禁用于分娩止痛和哺乳期妇女止痛。可抑制呼吸、咳嗽反射，以及促使组胺释放导致支气管收缩，禁用于支气管哮喘及肺心病患者。低血容量的患者应慎用吗啡，因其可导致或加重低血容量性休克。此外，颅脑损伤导致颅内压增高的患者、肝功能严重减退患者及新生儿和婴儿禁用。

可　待　因

可待因（codeine）又称甲基吗啡。口服较注射易吸收，生物利用度约为 60%，$t_{1/2}$ 为 2～4 h，体内药物过量时 $t_{1/2}$ 可延长至 6 h。大部分在肝脏代谢，转化为吗啡及其他具有活性的阿片类代谢产物。代谢产物及少量原型（约 10%）经肾排泄。药理作用与吗啡相似，但与阿片受体亲和力低，镇痛作用较吗啡弱，治疗剂量对呼吸中枢的抑制作用也较轻，无明显的镇静作用。可抑制延髓咳嗽中枢，临床用于治疗中等程度疼痛和剧烈干咳，但因其抑制咳嗽反射，痰液不易排出，仅适用于无痰干咳。无明显便秘、尿潴留及体位性低血压等副作用，欣快症及成瘾性也低于吗啡，但仍属限制性应用的麻醉药品。

二、人工合成类镇痛药

哌　替　啶

哌替啶（pethidine）为人工合成的阿片受体激动药，属于苯基哌啶衍生物。其药理作用和机制与吗啡相似，但镇静、麻醉作用较小，仅相当于吗啡的 1/10～1/7。长期使用易产生依赖性，被列为严格管制的麻醉药品。

【体内过程】　口服易吸收，生物利用度为 40%～60%，皮下或肌内注射较口服吸收更迅速，故临床常用注射给药。血浆蛋白结合率为 60%，哌替啶在肝脏代谢为哌替啶酸及去甲哌替啶，再以结合型形式经肾排泄，少量以原型排出。$t_{1/2}$ 为 3 h，肝硬化患者 $t_{1/2}$ 显著延长。去甲哌替啶 $t_{1/2}$ 为 15～20 h，肝功能、肾功能不良或反复大剂量应用可能引起其在体内蓄积。可透过胎盘屏障。此外，去甲哌替啶有中枢兴奋作用，反复大量使用哌替啶可引起肌肉震颤、抽搐甚至惊厥。

【药理作用】

1. 中枢神经系统作用　与吗啡相似。皮下或肌内注射 10 min 后可产生镇静镇痛作用，但作用持续时间比吗啡短，仅 2～4 h。镇痛效价强度约为吗啡的 1/10。部分患者用药后出现欣快感，成瘾性发生较慢，戒断症状持续时间较短。降低呼吸中枢对 CO_2 敏感性而抑制呼吸，但较吗啡弱。可兴奋延髓化学受体诱发区及增加前庭的敏感性，故易产生眩晕、恶心和呕吐。

2. 兴奋平滑肌　可中度提高胃肠道平滑肌及括约肌张力，减少推进性蠕动，但作用短暂，所以不引起便秘，亦无止泻作用。可引起奥狄括约肌痉挛，提高胆道内压力，但比吗啡弱。治疗量对支气管平滑肌无影响，大剂量可引起支气管平滑肌收缩。对妊娠末期子宫无影响，也不对抗催产素的作用，故不延长产程。

3. 扩张血管　治疗量扩张血管引起体位性低血压。由于抑制呼吸使体内 CO_2 蓄积，扩张脑血管升高颅内压。

【临床应用】

1. 疼痛　镇痛作用虽较吗啡弱，成瘾性却较吗啡轻，但连续大量应用亦会成瘾。用于创伤、烧伤、烫伤和术后等各种原因引起的剧痛。常与阿托品合用治疗手术后及癌症晚期等原因引起的剧烈内脏绞痛。

2. 心源性哮喘　可替代吗啡用于心源性哮喘的辅助治疗，效果良好。作用机制与吗啡相似。

3. 麻醉前给药及人工冬眠　麻醉前给药能使患者安静，消除术前紧张、焦虑不安和恐惧情绪，减少麻醉药用量并缩短诱导期。可与氯丙嗪、异丙嗪组成冬眠合剂，降低需人工冬眠患者的基础代谢率。

【不良反应】　可致眩晕、口干、恶心、呕吐，长期大剂量使用会导致瞳孔散大、惊厥、幻觉、心动过速、血压下降、呼吸抑制、昏迷等，严重时可导致死亡。因对局部组织有刺激性，可致硬结与疼痛，故不宜皮下注射。中毒时可配合抗惊厥药，如地西泮进行解救。久用产生耐受性和依赖性。儿童慎用，其他注意事项及禁忌证同吗啡。

【药物相互作用】　与单胺氨化酶抑制药（MAOI）合用可因干扰去甲哌替啶的代谢而使之蓄积，引起“5-HT 综合征”，导致谵妄、高热、多汗、惊厥、严重呼吸抑制、昏迷甚至死亡。这可能是由于哌替啶抑制神经元 5-HT 再摄取所致。纳洛酮、尼可刹米、烯丙吗啡可减弱哌替啶的镇痛作用。巴比妥类、吩噻嗪类、三环类抗抑郁药和硝酸酯类抗心绞痛药可增强其呼吸抑制和镇静作用。哌替啶可加强双香豆素等抗凝血药的作用，合用时应酌情减量。与氨茶碱、肝素钠、磺胺嘧啶、呋塞米、头孢哌酮等药物配伍，易产生混浊或沉淀。

芬太尼及其同系物

芬太尼（fentanyl）为μ受体激动药，属短效镇痛药，药理作用与机制和吗啡相似，镇痛效价强度为吗啡的80～100倍。不释放组胺、对心血管功能影响小。能抑制气管插管时的应激反应。静脉注射过快易抑制呼吸，有成瘾性。

【体内过程】 口服经胃肠道吸收，临床常采用注射给药。起效快，静脉注射后1 min起效，5 min血药浓度达峰值，维持时间约10 min；肌内注射15 min产生镇痛作用，维持时间为1～2 h。血浆蛋白结合率为84%，经肝脏代谢而失活，代谢产物与原型药（约10%）经肾排出，$t_{1/2}$为3～4 h。

【临床应用】 适用于各种疼痛及外科、妇科等手术后和手术过程中的镇痛，也用于防止或减轻手术后出现的谵妄。还可与麻醉药合用，作为麻醉辅助用药，减少麻醉药剂量及不良反应。与氟哌利多合用产生神经阻滞镇痛，适用于外科小手术。亦可通过硬膜外或蛛网膜下腔给药用于急性手术后痛和慢性痛。芬太尼透皮贴剂可使血药浓度维持72 h，镇痛效果稳定，使用方便，适用于中至重度癌性疼痛的患者。

【不良反应】 主要有眩晕、恶心、呕吐及奥狄括约肌痉挛。偶可出现心率减慢、血压下降、瞳孔极度缩小等，大剂量快速静脉注射可引起颈、胸、腹壁肌强直，胸廓顺应性降低影响通气功能。严重可致呼吸停止、循环抑制或心脏停搏。反复用药产生依赖性。支气管哮喘、重症肌无力、颅脑肿瘤或昏迷患者及2岁以下儿童禁用。

阿芬太尼（alfentanil）和舒芬太尼（sufentanil）为芬太尼的类似物，起效快，作用时间短，$t_{1/2}$分别为1～2 h和2～3 h。主要作用于μ受体，对δ和κ受体作用较弱。阿芬太尼的镇痛作用弱于芬太尼，是吗啡的40～50倍，舒芬太尼的镇痛作用强于芬太尼，是吗啡的1000倍。对心血管系统影响小，常用于心血管手术麻醉，为全身麻醉的辅助镇痛药。阿芬太尼体内无蓄积，苏醒快，长时间手术可采用持续静脉滴注。

瑞芬太尼（remifentanil）为新型芬太尼衍生物，是μ受体激动药，静脉注射起效快，作用时间短，为短效镇痛药。镇痛作用与芬太尼相似，主要用于全身麻醉的诱导和全身麻醉中维持镇痛。

美 沙 酮

美沙酮（methadone）为μ受体激动药，药效与吗啡类似，具有镇痛作用，并可产生呼吸抑制、缩瞳、镇静等作用。与吗啡比较，具有作用时间较长、不易产生耐受性、药物依赖性低的特点。

【体内过程】 口服后30 min起效，4 h血药浓度达峰值，皮下或肌内注射达峰更快，体内持续时间为24～36 h，$t_{1/2}$为15～18 h，血浆蛋白结合率为85%～90%；主要在肝脏代谢，经肾及胆汁排泄，酸化尿液可增加其排泄。与各种组织包括脑组织中的蛋白质结合，反复给药可在组织中蓄积，停药后组织中药物缓慢释放入血。

【药理作用】 镇痛作用强度与吗啡相当，但作用持续时间较吗啡长，镇静、抑制呼吸、缩瞳、引起便秘及升高胆道内压等不良反应较吗啡弱。由于先与各种组织中的蛋白质结合，再缓慢释放入血，因此与吗啡等短效药物相比，耐受性与成瘾性发生较慢，戒断症状略轻。口服美沙酮后再注射吗啡不能引起原有的欣快感及出现戒断症状，使吗啡等药物的成瘾性减弱，因此也广泛用于阿片类药物成瘾或海洛因成瘾的脱毒治疗。

【临床应用】 用于创伤、手术、癌症等引起的剧痛，以及吗啡、海洛因等成瘾的脱毒治疗。用美沙酮进行脱毒治疗时，减量速度不宜过快，否则会出现戒断反应。

【不良反应】 主要有恶心、呕吐、便秘、头晕、口干和抑郁等。过量中毒可引起肺水肿导致死亡。禁用于分娩止痛，以免影响产程和抑制胎儿呼吸。

羟甲左吗喃

羟甲左吗喃（levorphanol）口服、肌内注射和静脉注射均有效。口服后10～30 min起效，肝中代谢速度较慢，$t_{1/2}$为12～16 h，短时间重复给药可导致药物蓄积而引起中毒。对μ受体、δ受体和κ受体具有亲和力。药理作用与吗啡相似，其镇痛作用比吗啡强约7倍，抑制呼吸、兴奋平滑肌作用及成瘾性也相应加强。恶心、呕吐等副反应较少。

曲 马 多

曲马多（tramadol）口服生物利用度为68%，经肾排泄。$t_{1/2}$为6 h，推荐最大剂量为400 mg。约80%曲马多由肝脏CYP2D6代谢，因此肝功能不全者使用推荐剂量曲马多可能产生毒性。本药是对映异构体的外消旋体，镇痛作用强于任何一种异构体。还可抑制NA和5-HT再摄取，其中(+)-对映体与μ受体的亲和力更高，并抑制5-HT再摄取，(−)-对映体对NA再摄取的抑制作用更强。

对μ受体有较弱的激动作用，与μ受体的亲和力为吗啡的1/6000，其药物作用强度为吗啡的1/10～1/8。镇痛作用与喷他佐辛相当，镇咳作用为可待因的1/2，呼吸抑制作用弱，对胃肠道无影响，也无明显的心血管作用，一般不引起药物的耐受性和依赖性。镇痛作用机制较为复杂，代谢物*O*-去甲基曲马多对μ受体的亲和力比原型药高2～4倍，但其镇痛效应并不被纳洛酮完全拮抗，提示尚有其他机制参与其镇痛作用。

本品适用于中、重度急、慢性疼痛，如手术、创伤、分娩及癌症晚期疼痛等。治疗量无呼吸抑制作用，对心血管功能无明显影响，亦不引起便秘。抗癫痫药卡马西平可降低曲马多血药浓度，减弱其镇痛作用。地西泮可增强其镇痛作用。不良反应有多汗、头晕、恶心、呕吐、口干、疲劳等，也可引起癫痫。静脉注射过快可有颜面潮红、一过性心动过速。长期应用也可成瘾。

布桂嗪

布桂嗪（bucinnazine）口服 10～30 min 或皮下注射 10 min 后起效，作用持续 3～6 h。为 μ 受体激动药，其镇痛效价强度约为吗啡的 1/3，但强于 NSAID，对皮肤、黏膜及运动系统的疼痛有明显的抑制作用，而对内脏痛的镇痛效果较差。临床多用于偏头痛、三叉神经痛、关节痛、痛经及癌性疼痛。偶有恶心、头晕、困倦等神经系统反应，停药后症状即消失，有一定的成瘾性与耐受性，我国已将其纳入麻醉药品管理目录。

第三节　阿片受体部分激动药

阿片受体部分激动药在小剂量或单独使用时，可激动某型阿片受体，呈现镇痛等作用；当剂量加大或与激动药合用时，则拮抗该受体。此外，某些阿片类药物对某一亚型的阿片受体起激动作用，而对另一亚型的阿片受体起拮抗作用，因此也被称为阿片受体混合型激动-拮抗药（mixed agonists-antagonist）。本类药物以镇痛作用为主，呼吸抑制作用较弱，成瘾性较小，但有拟精神失常等副作用。

喷他佐辛

喷他佐辛（pentazocine）又称镇痛新，为阿片受体部分激动药。主要激动 κ 受体，对 μ 受体具有弱阻断作用或部分激动作用。

【体内过程】 口服、皮下和肌内注射均吸收良好，口服首过消除明显，仅 20% 药物进入体循环，血药浓度与其镇痛作用强度、持续时间相一致。肌内注射 15 min～1 h、口服 1～3 h 镇痛作用最明显。血浆蛋白结合率为 60%，$t_{1/2}$ 为 4～5 h，可透过胎盘屏障，但较哌替啶少。主要在肝脏代谢，代谢速率个体差异较大，是其镇痛效果个体差异大的主要原因。60%～70% 以代谢物形式和少量以原型经肾排泄。

【药理作用】 镇痛作用为吗啡的 1/3，呼吸抑制作用约为吗啡的 1/2，但剂量超过 30 mg 时，呼吸抑制程度并不随剂量增加而加重，故相对较安全。大剂量（60～90 mg）可产生烦躁不安、梦魇、幻觉等精神症状，可用大剂量纳洛酮拮抗。镇静作用弱。对胃肠道和子宫平滑肌的兴奋作用与哌替啶相似，但对括约肌的兴奋作用弱，胆道内压力升高不明显。对心血管系统的作用与吗啡不同，大剂量可加快心率和升高血压，与其升高血中儿茶酚胺浓度有关。冠心病患者静脉注射本药能提高平均主动脉压、左室舒张末压，增加心脏做功。

【临床应用】 主要用于各种慢性疼痛及术后疼痛，对剧痛的止痛效果不及吗啡。口服用药可减少不良反应的发生。有轻度 μ 受体拮抗作用，成瘾性小，与吗啡同用可部分对抗吗啡的药理作用，并能引起成瘾者的戒断症状，在药政管理上已列入非麻醉药品。由于仍有产生依赖性的倾向，不能作为理想的吗啡替代品。

【不良反应】 主要有困倦、眩晕、出汗、轻微头痛，少见恶心、呕吐。剂量增大能引起呼吸抑制、血压升高、心率加快，烦躁、幻觉、噩梦、焦虑等，局部反复注射可使局部组织产生无菌性脓肿、溃疡和瘢痕形成，应常更换注射部位。经常或反复使用，可产生生理依赖性，但戒断症状比吗啡轻，此时应逐渐减量至停药，与吗啡合用可加重其戒断症状。因能增加心脏负荷，故不适用于心肌梗死患者。

纳布啡

纳布啡（nalbuphine）是 κ 受体激动药和 μ 受体部分拮抗药。口服生物利用度仅 20%～25%，主要采用静脉注射，2～3 min 后起效，30 min 达最大效应，镇痛作用可维持 3～6 h。镇痛作用稍弱于吗啡，是喷他佐辛的 3 倍。可用于治疗各种疾病引起的中度至重度疼痛。成瘾性较低，精神症状较轻，呼吸抑制作用较弱。不增加心脏负荷，可用于心肌梗死和心绞痛患者。纳洛酮可拮抗本品的呼吸抑制作用，但作用并不显著。

布托啡诺

布托啡诺（butorphanol）常用其酒石酸盐，为阿片受体部分激动药，主要激动 κ 受体，对 μ 受体有弱的竞争性拮抗作用。口服可吸收，首过消除明显，生物利用度低（<17%），肌内注射吸收迅速而完全，10 min 起效，30～60 min 血药浓度达峰值，持续时间为 4～6 h，$t_{1/2}$ 为 4～5 h，老年人或肾功能减退患者 $t_{1/2}$ 延长。血浆蛋白结合率为 80%，主要在肝脏代谢，大部分代谢产物和少量原型（5%）随尿液排出。可在未引起显著致幻效应剂量下，产生高效镇痛效果，镇痛作用为吗啡的 3.5～7 倍，持续时间与吗啡相似，成瘾性发生率较低，呼吸抑制程度不随剂量增加而加重。兴奋胃肠道平滑肌作用较吗啡弱。可增加外周血管阻力和肺血管阻力，因而增加心脏做功。

本品用于缓解中度及重度疼痛，如术后、外伤和癌性疼痛及肾或胆绞痛等，也可作麻醉前用药。心肌梗死患者慎用。不良反应常见恶心、呕吐、乏力、出汗，个别出现嗜睡、头痛、眩晕、飘浮感、精神错乱等。呼吸抑制作用较吗啡轻，长期使用会产生依赖性。

丁丙诺啡

丁丙诺啡（buprenorphine）是μ受体部分激动药，激动μ受体，拮抗κ受体和δ受体。镇痛作用为吗啡的25倍，作用时间长。与喷他佐辛相比，较少引起烦躁等精神症状，但更易引起呼吸抑制。成瘾性较吗啡小，海洛因成瘾者服用后，能较好地控制毒瘾。临床应用同布托啡诺，也可用于吗啡或海洛因成瘾的脱毒治疗。不良反应常见头晕、嗜睡、恶心、呕吐等。

地佐辛

地佐辛（dezocine）是κ受体激动药，也是μ受体阻断药。起效快，肌内注射30 min内起效，静脉注射15 min内起效。镇痛作用强于喷他佐辛，5～10 mg地佐辛的镇痛作用与50～100 mg哌替啶的作用相当。主要用于缓解术后疼痛、内脏痛及癌性疼痛及其他剧痛，冠心病患者慎用。不良反应常见恶心、呕吐、嗜睡、头晕、厌食、定向障碍、幻觉、出汗、心动过速等。静脉注射可引起急性呼吸抑制，纳洛酮可逆转。

第四节　其他镇痛药

罗通定

罗通定（rotundine）是四氢帕马丁（又称延胡索乙素，tetrahydropalmatine）的左旋体，为我国学者从中药延胡索中提取的生物碱。现已实现人工合成。口服后10～30 min起效，作用维持2～5 h，主要经肾排泄。有镇静、安定、镇痛和中枢性肌肉松弛作用。镇痛作用较哌替啶弱，但较NSAID作用强。镇痛作用与脑内阿片受体及前列腺素系统无关，能阻断脑内多巴胺受体，亦增加与痛觉有关的特定脑区脑啡肽原和内啡肽的mRNA表达，促进脑啡肽和内啡肽释放，过量可引起帕金森综合征。对慢性持续性钝痛效果较好，对创伤或手术后疼痛或晚期癌症的止痛效果较差。主要用于胃肠及肝胆系统疾病等引起的钝痛、一般性头痛及脑震荡后头痛，也可用于痛经及分娩止痛，对产程和胎儿无不良影响。治疗量无成瘾性，但具有一定的耐受性。偶见眩晕、乏力、恶心和锥体外系反应。大剂量对呼吸中枢有抑制作用。

第五节　阿片受体阻断药

纳洛酮（naloxone）和纳曲酮（naltrexone）均为阿片受体阻断药，其化学结构与吗啡相似。

纳洛酮

【体内过程】 纳洛酮（naloxone）口服易吸收，首过消除明显，常采用静脉给药。静脉注射2 min后起效，作用持续30～60 min。$t_{1/2}$为40～55 min，在肝脏与葡萄糖醛酸结合而失活。巴比妥类药物或长期饮酒诱导肝微粒体酶，可缩短其$t_{1/2}$。

【药理作用】 对各型阿片受体均有竞争性拮抗作用，作用强度：μ受体＞κ受体＞δ受体。能拮抗β-内啡肽对机体产生的不利影响。

【临床应用】

1. **阿片类药物急性中毒**　首选用于已知或疑为阿片类药物过量引起的呼吸抑制和昏迷等，可迅速改善呼吸，使意识清醒；对阿片类药物的其他效应均能对抗。吗啡中毒者仅需注射小剂量（0.4～0.8 mg）即能迅速逆转吗啡的作用，1～2 min解除呼吸抑制，增加呼吸频率。亦能解除喷他佐辛引起的焦虑、幻觉等精神症状。对阿片类药物依赖者，可同时促进戒断症状产生，应注意区别。

2. **阿片类药物麻醉的术后呼吸抑制及其他中枢抑制症状**　芬太尼、哌替啶等作为静脉复合麻醉或麻醉辅助用药时，术后呼吸抑制仍明显者，纳洛酮可逆转。用量过大或给药过快可取消或显著减弱阿片类药物的镇痛作用，故应注意掌握用量和给药速度。

3. **阿片类药物成瘾者的鉴别诊断**　对阿片类药物依赖者，肌内注射可诱发严重戒断症状，结合用药史和尿检结果，可确认为阿片类药物成瘾。但纳洛酮鉴别试验阴性者，不能排除阿片类药物成瘾。

4. **其他**　研究疼痛与镇痛的重要工具药。适用于急性酒精中毒和镇静催眠药中毒的催醒治疗。亦可用于休克、脊髓损伤、脑卒中及脑外伤的救治。

【不良反应】 纳洛酮无内在活性，本身不产生药理效应，不良反应少，偶见嗜睡、恶心、呕吐、心动过速、高血压和烦躁不安。心功能不全和高血压患者需慎用。

纳曲酮

纳曲酮（naltrexone）与纳洛酮相似，但对κ受体的拮抗作用强于纳洛酮，具有更高的口服生物利用度（30%）和更长的作用时间。临床应用同纳洛酮。治疗剂量无明显耐受性和成瘾性。具有肝脏毒性，可引起转氨酶升高，肝功能不良者需慎用。

纳美芬

纳美芬（nalmefene）是纳洛酮的衍生物，也是纳曲酮的6-亚甲基类似物。本身无内在活性，但能竞争性拮抗μ、κ、δ阿片受体，与μ受体的亲和力最强。与纳洛酮比较，具有起效快、作用强度大和作用时间长等优点。仅可静脉注射。临床应用同纳曲酮，其$t_{1/2}$更长，$t_{1/2}$为8～10 h。用于阿片类药物过量的解救。纳美芬可引起阿片类药物依赖者的急性戒断症状。

第六节　阿片类药物依赖性与药物滥用

一、药物依赖性与药物滥用

药物依赖性（drug dependence）是某些中枢神经系统药物所具有的一种特性，是由药物与机体相互作用造成的一种精神状态，表现出一种强迫性的连续或定期使用该药的行为和其他反应，目的是要感受其精神效应，或为避免停药引起的不适。药物依赖性可分为生理依赖性（physical dependence）和精神依赖性（psychological dependence）（详见第二章）。阿片类药物可引起欣快感，是其产生精神依赖性的基础；生理依赖性是指药物滥用所造成的一种特殊身体状态，用药者一旦停药，可引起戒断综合征（abstinence syndrome）。戒断综合征的临床表现随用药者滥用药品的种类不同而异。

药物依赖性表现的心理渴求和强迫性觅药行为，可能是由于药物长期反复暴露，使中枢神经系统特别是中脑边缘多巴胺系统发生细胞和分子水平上的适应性变化，导致脑区特定部位与区域的功能和结构发生复杂生物学改变，引起渴求、敏化、耐受、戒断反应等个体强化机制和动机状态的改变。阿片类药物可直接或间接升高多巴胺水平而触发奖赏效应，产生正性强化作用，促使生理和精神依赖性及耐受性形成。该过程涉及多巴胺、5-HT、谷氨酸、GABA、NA、内源性阿片样肽等多种神经递质的参与。此外，与阿片受体脱敏、下调和上调，以及相关脑区信号通路激活、基因转录及蛋白质合成等有关。

药物依赖和药物滥用通常相提并论，但两者是不同的概念。药物滥用是指违背公认的医疗用途和社会规范而使用药物的现象。除阿片类麻醉药品外，其他如苯二氮䓬类、苯巴比妥类亦存在药物滥用现象。此外，苯丙胺类新型合成毒品如冰毒、摇头丸和氯胺酮（ketamine）等的滥用现象近年亦有上升趋势。药物滥用可导致药物成瘾及其他行为障碍，引发严重的公共卫生和社会问题。

二、阿片类药物依赖性的治疗

目前对阿片类药物依赖性的治疗推荐采用医学、心理、社会等综合措施，包括停止滥用药物、针对戒断症状给予脱毒治疗、针对精神依赖性及其他躯体、心理、社会功能损害进行康复和防复吸治疗，最终实现吸毒人员的康复和回归社会。

（一）脱毒治疗

脱毒治疗（detoxification treatment）是指通过治疗减轻由于突然停药导致的躯体戒断症状。可分为替代治疗与非替代治疗，两者可以结合使用。替代治疗是利用与阿片类药物有相似药理作用的其他药物替代原使用药物，在一定的时间内逐渐减少并停止使用替代药物，以减轻戒断症状的严重程度。常用的替代药物有美沙酮和丁丙诺啡，适用于阿片类药物的脱毒治疗。非替代治疗是指应用中枢 α_2 受体激动药可乐定或洛非西定来减轻阿片类药物的戒断症状，作用比美沙酮和丁丙诺啡弱，主要用于轻、中度阿片类药物依赖性患者，也可在替代治疗结束后使用，以利于控制稽延性戒断症状。

（二）康复和防复吸治疗

脱毒治疗完毕绝非戒毒治疗的终结，在常规的脱毒治疗中，由于药物的作用只是消除与生理依赖性有关的戒断症状，而戒毒者的心理、神经功能、身体状况尚未恢复，行为未得到矫正，因此需要一个过程来处理脱毒后的稽延性戒断症状、心理和行为问题，这个过程就是康复阶段。在此阶段，一般建议使用美沙酮、长效制剂 *α*-乙酰美沙酮等长期维持给药。此外，脱毒治疗后口服纳曲酮可消除患者的欣快感，进一步减弱复吸者对阿片类药物的精神依赖性和生理依赖性，逐步消除对药物的渴求行为，使其不再有欣快感，并结合心理疏导、正面教育、社会帮助、体育锻炼、改善营养等措施以消除稽延性症状和精神依赖性，纠正个体的不良心理、行为态度，完成心理上的康复，该阶段往往需要1～3年。

（三）心理行为治疗

心理行为治疗主要针对患者的精神依赖性及其他心理行为问题，目的是预防复吸，是治疗阿片类药物依赖性的重要内容，包括动机强化治疗、认知治疗、行为治疗、集体治疗、家庭治疗等。

（四）回归社会

药物依赖性患者回归社会是戒毒康复工作的最终目的，也是戒毒能否成功的最后和最关键的阶段。回归社会包括两方面内容：一是药物依赖性患者回归社会后，建立监督、扶持、帮教系统给予后续照管，以便为患者提供心理、专业或职业辅导及其他方面的支持和帮助，使其作为对社会有用的人再次融入正常的社会生活，开始新生活；二是使患者远离吸毒环境，消除促使其复吸的诱因，能坚持寻求社会支持，成为一个正常人。

（东南大学　姚红红）

第三篇　影响自身活性物质和免疫功能的药物

第十八章　解热镇痛抗炎药

- Most currently available traditional nonsteroidal anti-inflammatory drugs (NSAIDs) inhibit both cyclooxygenase-1 (COX-1) and cyclooxygenase-2 (COX-2) activities, and thereby inhibit synthesis of prostanoids including prostaglandin, prostacyclin and thromboxane. The inhibition of COX-2 is thought to mediate, in large part, the antipyretic, analgesic, and anti-inflammatory action of NSAIDs, but the simultaneous inhibition of COX-1 results in unwanted side effects occurring in gastrointestinal tract.
- Aspirin, a noncompetitive, irreversible inhibitor of the COX enzymes, is widely used to relieve inflammation, fever and pain. It has also been frequently prescribed at low doses for cardioprotection due to its anti-thrombotic qualities. Acetaminophen is an effective alternative to aspirin as an antipyretic and analgesic agent. It has weak anti-inflammatory activity and has a low incidence of gastrointesinal side effects.
- Selective COX-2 inhibitors known as coxibs have efficacy similar to traditional NSAIDs with better gastrointestinal tolerability. However, most coxibs have been severely restricted in their use in view of cardiovascular adverse events.

第一节　概　　述

解热镇痛抗炎药（antipyretic，analgesic and anti-inflammatory drugs）是一类具有解热镇痛，大多数还有抗炎抗风湿作用的药物。由于其化学结构不同于糖皮质激素（glucocorticoid，GC）的甾体结构，因此又被称为非甾体抗炎药（nonsteroidal anti-inflammatory drugs，NSAIDs）。NSAIDs 主要通过抑制体内环氧合酶（cyclooxygenase，COX）的活性，减少前列腺素（prostaglandin，PG）的生成而发挥作用。NSAIDs 的化学结构各异，多为有机酸衍生物，根据对 COX 作用的选择性，可分为非选择性 COX 抑制药和选择性 COX-2 抑制药。选择性 COX-2 抑制药以外的解热镇痛抗炎药又称传统的非甾体抗炎药（traditional NSAIDs，tNSAIDs），实际上 tNSAIDs 中的双氯芬酸和美洛昔康在治疗剂量也可选择性抑制 COX-2。

【作用机制】 细胞膜磷脂在磷脂酶 A_2（phospholipase A_2，PLA_2）的作用下释放出花生四烯酸（arachidonic acid，AA）。游离 AA 有数个代谢途径（图 3-18-1）。①经前列腺素 G/H 合成酶，即 COX 催化生成前列腺素类如前列腺素 E_2（PGE_2）、前列腺素 F_2（PGF_2）、前列腺素 D_2（PGD_2）、前列环素（prostacyclin，PGI_2）及血栓素 A_2（thromboxane A_2，TxA_2），广泛参与多种生理和病理过程的调节，如炎症、发热、疼痛、凝血、胃酸分泌，以及血管、支气管和子宫平滑肌的舒缩。②经各种脂加氧酶（lipoxygenase，LOX）催化生成相应活性物质，如经 5-LOX 催化生成白三烯类（leukotrienes，LTs），参与过敏反应、诱发炎症、增强白细胞和巨噬细胞的趋化及支气管、胃肠平滑肌收缩等，或经 15-LOX 催化最终生成脂氧素（lipoxin）等。

COX 是机体合成前列腺素类的关键酶，主要有两种同工酶，即 COX-1 与 COX-2，这两种酶的氨基酸序列有 61% 的同源性，晶体结构非常相似。COX-1 为结构型 COX，在多数细胞固有表达，尤其是在血小板、内皮、胃肠道及肾脏表达较丰富，参与调节血小板聚集、调节血管张力、保护胃肠黏膜和调节肾血流量等。COX-2 为诱导型 COX，具备高度可调节基因的特征。炎症或癌症等病理状态时，COX-2 受细胞因子、应激和生长因子等诱导，表达急剧增加，对前列腺素的合成起着更为重要的作用，且 COX-2 比 COX-1 有更宽的底物谱，能氧化 AA 和其他脂肪酸的中性衍生物如 2-花生酰基甘油。另外一种同工酶 COX-3 被认为是 COX-1 的变异体，可能介导疼痛，其生理和病理作用尚未明确。

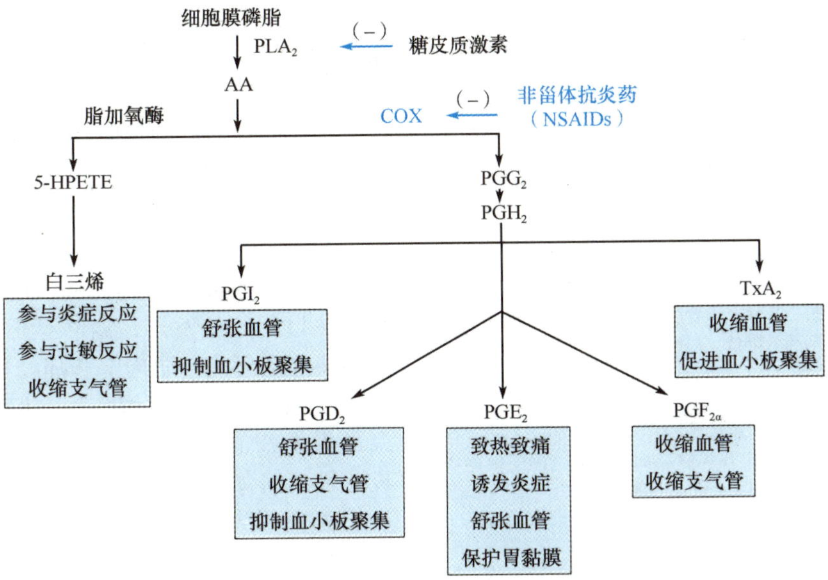

图 3-18-1　AA 代谢途径、主要产物的生物活性和 NSAIDs 的作用部位

NSAIDs 抑制 COX 活性，减少前列腺素类的生成，影响其参与调节的所有生理、病理生理过程。大多 NSAIDs 竞争性可逆性地抑制 COX 活性，而阿司匹林对 COX 的催化亚单位进行乙酰化修饰，产生不可逆的抑制作用。这也可解释其大部分不良反应，例如，COX-1 在胃上皮细胞参与合成前列腺素保护胃黏膜，在血小板参与合成 TxA_2 促进血小板聚集，抑制 COX-1 可引起胃肠道不良反应和出血倾向；经 COX-2 衍生的产物不仅参与血压调节，也对抗血小板聚集，抑制 COX-2 则可导致或加重高血压、增加血栓栓塞事件风险。

【药理作用及临床应用】

1. 解热　NSAIDs 降低发热患者的体温，对正常体温几乎无影响。位于下丘脑的体温调节中枢通过调节产热和散热过程，使体温保持在相对恒定水平（正常人为 37℃左右）。当机体出现感染，或有炎症、组织损伤、癌症和抗原抗体反应等情况发生时，IL-1β、IL-6、TNF-α[①] 和干扰素等细胞因子释放增加，并作为内源性致热原促使下丘脑前部的视前区诱导 COX-2 合成 PGE_2，进而触发体温调节中枢使体温调定点上调，继而产热增加、散热减少，体温升高。NSAIDs 通过抑制 COX-2，减少 PGE_2 合成，使异常升高的体温调定点恢复至正常水平，通过体表血管扩张、出汗增多等形式增加散热，因而退热。

2. 镇痛　NSAID 对轻到中等程度的炎性疼痛有较好的镇痛效果。机体发生炎症或组织损伤时，局部产生的炎症介质如缓激肽、前列腺素和白三烯等作用于痛觉感受器引起疼痛。前列腺素本身有一定的致痛作用，并能提高痛觉感受器对缓激肽等炎症介质的敏感性。NSAIDs 抑制炎症局部前列腺素合成，因而对炎症介质所致慢性钝痛有效，常用于炎性疼痛如牙痛、头痛、肌肉痛、关节痛、痛经及术后疼痛的镇痛，但对空腔脏器痛（痛经除外）和神经病理性疼痛效果差。脊髓表达有 COX-1 与 COX-2，在外周疼痛刺激下会释放前列腺素，因此 NSAIDs 也可能在脊髓和脑发挥镇痛作用。NSAIDs 的最大镇痛效应与阿片类药物相比通常较弱，但镇痛时对呼吸无抑制作用，长期应用也不产生依赖性；与阿片类药物联合用于镇痛时，还可降低阿片类药物的用量而减少其不良反应。

3. 抗炎　抗炎是 NSAIDs（对乙酰氨基酚除外）的主要临床应用。炎性组织前列腺素合成显著增多，其中 PGE_2 和 PGI_2 是主要的炎症介质。前列腺素不仅增加局部血流、血管通透性和白细胞浸润，引起局部充血、水肿和疼痛，还能增强其他炎症介质如缓激肽等的致炎作用。NSAID 抑制前列腺素合成，缓解炎症的红、肿、热、痛等反应，可明显缓解肌肉骨骼疾病如风湿性及类风湿关节炎、骨关节炎和强直性脊柱炎的症状，但不能根除病因，也不能阻止病程的发展或并发症的出现。NSAIDs 也可用于缓解痛风性关节炎的症状。

4. 其他　小剂量阿司匹林可降低高风险人群（如有心肌梗死病史）发生严重心血管事件的风险，该作用与其持久、不可逆地抑制血小板 TxA_2 形成有关。NSAIDs 还可用于新生儿动脉导管未闭、系统性肥大细胞增多症、巴特综合征（Bartter syndrome）的治疗及肿瘤（特别是胃肠道肿瘤）的化学预防。

【不良反应】　表 3-18-1 列举了 NSAIDs 一些共同的不良反应。限制 tNSAIDs 临床应用的主要原因

① 白细胞介素-1β（interleukin-1β，IL-1β）、白细胞介素 6（interleukin-6，IL-6）、肿瘤坏死因子-α（tumor necrosis factor-α，TNF-α）

是胃肠道不良反应，尤其是用于抗炎时（剂量较大、疗程较长）发生率高、程度重。除阿司匹林以外的NSAIDs会提高心脏病发作与脑梗死的风险。

表 3-18-1 NSAIDs 共同的不良反应

系统	表现
胃肠道	恶心、食欲减退、腹痛、腹泻、溃疡*、出血*、穿孔*
心血管	心肌梗死△、脑梗死△、血栓形成△、血压升高
肾脏	水钠潴留、在心肝肾病患者可致肾功能减退、抗高血压药和利尿药药效降低、尿酸排泄减少（尤其是阿司匹林）、高血钾
皮肤	瘙痒、紫癜、皮疹、中毒性表皮坏死松解症
血液	血小板活化受抑、出血风险增加、贫血、粒细胞缺乏症、再生障碍性贫血、溶血性贫血
生殖	延长妊娠期、抑制分娩
高敏	血管运动性鼻炎、血管神经性水肿、哮喘、荨麻疹、颜面发红、低血压、休克
其他	听力损害、视物模糊、视觉障碍、鼻出血、脱发等

*. 选择性 COX-2 抑制药的此不良反应较轻；△. 小剂量阿司匹林除外

第二节 非选择性环氧合酶抑制药

一、水杨酸类

水杨酸类（salicylate）药物包括阿司匹林和水杨酸等。水杨酸胃肠道刺激性很强，仅外用作为抗真菌药和角质溶解药，阿司匹林则应用广泛。

阿司匹林

阿司匹林（aspirin）又称乙酰水杨酸（acetylsalicylic acid），对 COX-1 和 COX-2 的抑制作用基本相当。尽管不断出现新的 NSAIDs，阿司匹林仍被广泛应用，且是评价本类其他药物的标准参照。

【体内过程】 口服吸收迅速，小部分在胃、大部分在小肠上段吸收，约 1 h 后血药浓度达峰值。血浆浓度低，$t_{1/2}$ 短（约为 20 min），迅速经水解或被肠壁、肝及红细胞中的酯酶脱乙酰化形成水杨酸；后者以水杨酸盐形式分布于全身组织，能进入关节腔、脑脊液和乳汁中，易透过胎盘屏障。水杨酸盐 80%～90% 与血浆蛋白结合，大部分在肝内代谢，主要代谢产物之一是与甘氨酸结合而成的水杨尿酸。阿司匹林及其代谢产物随尿排出，排泄速度取决于给药剂量和尿液 pH。当小剂量用于抗血小板聚集时，水解生成的水杨酸量较少，按一级动力学消除，$t_{1/2}$ 为 2～3 h；大剂量用于抗炎时，体内水杨酸生成量大，则按零级动力学消除，$t_{1/2}$ 可延长至 12 h，甚至长达 15～30 h。治疗风湿性疾病时，水杨酸血药浓度需达到较高水平（150～300 μg/mL）才有较好的抗炎作用，故阿司匹林用药量大且时间长，但剂量稍有增加就可能引起水杨酸浓度不成比例的升高，而血药浓度高于 300 μg/mL 即可出现明显不良反应。尿液 pH 也可影响水杨酸的排泄速度，当尿液 pH 升高时，解离型水杨酸盐增多，肾小管对其重吸收减少。水杨酸盐急性中毒时，可用碳酸氢钠碱化尿液，加速水杨酸排出。

【药理作用与临床应用】

1. 解热镇痛抗炎抗风湿 解热镇痛作用较强，常用剂量即有显著解热镇痛作用。对感冒发热可增强散热过程，使发热体温降至正常，对轻、中度疼痛如头痛、牙痛、肌肉痛和痛经等有明显镇痛作用。也有较强的抗炎抗风湿作用，但所需剂量较大（成人最大推荐剂量一般为 4 g/d），现已较少用于治疗炎症性疾病如关节炎、强直性脊柱炎等。急性风湿热患者使用大剂量阿司匹林后 24～48 h 即可退热，关节红肿和疼痛症状亦明显缓解，疗效迅速、确切，故有助于风湿热的鉴别诊断。

2. 抑制血小板聚集，抗血栓形成 小剂量（≤100 mg/d）可降低心血管事件的发生风险，临床推荐在心脑血管疾病高风险人群用于防治血栓性疾病，如心肌梗死和脑梗死，也可用于预防术后血栓形成，如人工心脏瓣膜或动静脉瘘手术。COX 在血小板和血管内皮都存在，都能催化 AA 形成 PGH_2，进而在血小板主要经 TxA_2 合成酶生成 TxA_2，在血管内皮则主要经 PGI_2 合成酶生成 PGI_2。TxA_2 诱导血小板聚集作用强大，促进凝血及血栓形成，PGI_2 则是 TxA_2 的生理对抗物。阿司匹林共价结合于 COX-1，通过乙酰化其活性中心的丝氨酸而使 COX-1 不可逆地失活，血小板对阿司匹林的这种作用尤为敏感，阿司匹林进入门脉循环几分钟内、在肝脏脱乙酰化前就开始乙酰化血小板 COX-1；且血小板无核，新合成 COX-1 能力十分有限，阿司匹林对血小板 COX-1 的抑制作用可持续血小板整个存活周期，直至新的血小板产生，而小剂量阿司匹林对血管内皮 PGI_2 的合成无明显影响。因此，小剂量阿司匹林每日一次重复给药即可显著抑制血小板依赖于 COX-1 的 TxA_2 合成，从而抑制血小板聚集，对抗血栓形成。

3. 其他 用于黏膜皮肤淋巴结综合征（川崎病）的治疗，还能降低高风险孕妇子痫前期早产的发生风险。结肠癌高风险人群每天服用小剂量阿司匹林可降低结肠癌发病率和死亡率。

【不良反应】

1. 胃肠道反应 最为常见。口服对胃黏膜有直接刺激作用，引起恶心、呕吐、上腹部不适等，较大剂量兴奋延髓催吐化学感受区引起呕吐。长期大量服用可致不同程度的胃黏膜损伤，如糜烂性胃炎、胃溃疡和胃出血。胃出血有时是无痛性的，若未及时发现可能会引起缺铁性贫血。除直接刺激胃肠黏膜外，抑制胃肠上皮细胞COX-1、有胃肠黏膜保护作用的前列腺素如PGE_2合成减少也是关键原因。胃黏膜损伤时，阿司匹林对血小板功能的抑制作用增加出血的可能性。质子泵抑制药是目前防治阿司匹林等NSAIDs相关溃疡的首选药物。

2. 凝血功能障碍 抑制TxA_2合成，干扰血小板聚集，引起凝血功能障碍，延长出血时间，加重出血倾向。手术患者一般应提前一周停用阿司匹林，但某些情况如经皮冠状动脉介入治疗（percutaneous coronary intervention，PCI）术前常需阿司匹林抗凝；产妇临产前不宜应用，以免延长产程和增加产后出血。严重肝损伤、低凝血酶原血症、维生素K缺乏和血友病患者禁用。

3. 过敏反应 偶见皮疹、荨麻疹、血管神经性水肿和过敏性休克。哮喘或慢性鼻窦炎（常伴鼻息肉）患者服用阿司匹林后短时间内即可能发生阿司匹林加重性呼吸系统疾病（aspirin-exacerbated respiratory disease，AERD），也称NSAID加重性呼吸系统疾病（NSAID-exacerbated respiratory disease，NERD），表现从血管运动性鼻炎、支气管痉挛到血管性水肿、荨麻疹不等，由此可能诱发的哮喘称为“阿司匹林哮喘”。AERD发病与阿司匹林抑制COX，使PGE_2合成减少有关，同时AA经LOX途径生成白三烯等代谢产物增多，致使发生过敏反应和支气管痉挛。可给予GC、白三烯受体阻断药等缓解AERD症状，肾上腺素治疗“阿司匹林哮喘”无效。NSAIDs间出现交叉过敏的可能性高，因此应用阿司匹林会诱发AERD的患者禁用其他NSAIDs。哮喘、鼻息肉及慢性荨麻疹患者一般禁用阿司匹林。

4. 瑞氏综合征（Reye syndrome） 患有流感或水痘等病毒感染性疾病的儿童和20岁以下青年，服用阿司匹林退热时有发生瑞氏综合征的危险，主要表现为急性脑病合并以肝脏为主的内脏脂肪变性。瑞氏综合征少见但严重，死亡率较高。阿司匹林现一般不用于儿童，多以对乙酰氨基酚或布洛芬替代。

5. 水杨酸中毒 剂量过大或敏感者用药后可致毒性反应，表现为头痛、眩晕、恶心、呕吐、耳鸣、听力减退及视物模糊，也称水杨酸反应，严重者出现过度换气、酸碱平衡失调、电解质紊乱、高热、精神错乱、昏迷。尚无特效解救药，一旦发生应立即停药，予以支持疗法，包括静脉滴注碳酸氢钠或进行血液透析。

6. 肝肾损伤 大剂量持续用药数月后可引起肝损伤，通常无症状，仅出现转氨酶升高，也有部分患者出现右上腹不适和压痛。对正常肾功能无明显影响，较大剂量可致水盐潴留引起水肿，这与前列腺素抑制Cl^-重吸收和拮抗抗利尿激素作用，而阿司匹林减少前列腺素合成有关；在伴有心力衰竭、肾脏疾病或低血容量患者可能引起急性肾功能不全。长期单用阿司匹林很少引发肾毒性，但与其他NSAIDs长期、过量联用则可导致间质性肾炎和肾乳头坏死。

7. 其他 对尿酸代谢的影响与其剂量有关，小剂量（如1 g/d）抑制尿酸排泄而升高血浆尿酸水平，对易感者可引起痛风发作；中等剂量（如3 g/d）一般不影响尿酸排泄，大剂量（> 5 g/d，患者常不耐受）则促进尿酸排泄而降低血浆尿酸水平。长期大量服用可致听力下降、耳鸣等，有些患者服用小剂量也可能发生。

【药物相互作用】 与华法林、磺酰脲类降糖药、苯妥英钠及GC等合用，因竞争结合血浆蛋白而增强上述药物的作用，与吲哚美辛、萘普生等合用则降低这些NSAIDs的血药浓度；与呋塞米合用，因竞争肾小管分泌系统而使水杨酸排泄减少可能造成蓄积中毒；抗酸药如镁铝氢氧化物可碱化尿液促进水杨酸排泄，降低血药浓度。

美沙拉嗪

美沙拉嗪（mesalamine）又称5-氨基水杨酸（5-aminosalicylic acid）可在炎性肠道发挥局部抗炎作用。通过口服缓释制剂或直肠给药，可用于治疗溃疡性结肠炎和克罗恩病。

二氟尼柳

二氟尼柳（diflunisal）是水杨酸的二氟苯基衍生物，抗血小板和解热作用较弱，抗炎镇痛作用强于阿司匹林，主要用于骨关节炎和肌肉骨骼劳损或扭伤的镇痛，胃肠道反应较轻。

二、对氨基酚类

对乙酰氨基酚

对乙酰氨基酚（acetaminophen）又名扑热息痛（paracetamol），是非那西丁（phenacetin）的活性代谢产物。非那西丁因引起溶血性贫血、肾病、膀胱癌等严重不良反应而被淘汰。

【体内过程】 口服生物利用度高，30～60 min血药浓度达峰值，$t_{1/2}$约为2 h。主要在肝脏代谢，绝大部分与葡萄糖醛酸或硫酸结合后随尿液排出，少量转化生成活性中间产物*N*-乙酰对位苯醌亚胺（*N*-acetyl-p-benzoquinoneimine，NAPQI），继而与谷胱甘肽结合而解毒。

【药理作用与临床应用】 为非处方药，解热镇痛作用与阿司匹林相当，抗炎作用很弱，主要用于退热和镇痛，常作为主要成分之一制成复方制剂治疗普通感冒和流行性感冒引起的发热，以及头痛、牙痛等，尤其适于不能耐受或不宜使用阿司匹林的患者（包括儿童）。对乙酰氨基酚主要作用于COX的过氧化位点，炎症部位高浓度过氧化物降低其对

COX 的抑制活性可能与其抗炎作用弱有关。

【不良反应】 治疗量不良反应轻，胃肠道不良反应少见，偶见皮疹、黏膜损伤、药物热及粒细胞减少等过敏反应。过量服用可能发生肾小管坏死和低血糖性昏迷，最严重的急性不良反应为可致命的肝坏死，其机制可能是对乙酰氨基酚过量时在体内的毒性代谢产物 NAPQI 生成增多，与 NAPQI 结合解毒的谷胱甘肽被耗竭，NAPQI 进而与细胞大分子共价结合，导致肝细胞结构和功能受损。对于有急性肝损伤风险的患者可给予 *N*-乙酰半胱氨酸解毒。

三、乙 酸 类

吲哚美辛

吲哚美辛（indomethacin）为人工合成的吲哚衍生物。

【体内过程】 口服吸收快而完全，1～2 h 血药浓度达峰值，血浆蛋白结合率为 90%。$t_{1/2}$ 为 2～3 h。主要经肝脏代谢，代谢物随尿、胆汁及粪便排出。

【药理作用及应用】 吲哚美辛抑制 COX 的作用比阿司匹林强，还可抑制粒细胞运动，有显著的抗炎抗风湿和解热镇痛作用。明显缓解类风湿关节炎患者的关节疼痛、肿胀，缩短晨僵时程，对强直性脊柱炎、骨关节炎和急性痛风性关节炎也有效，还可用于恶性肿瘤引起的发热或其他难以控制的发热。由于不良反应多且严重，不常规用于解热镇痛，仅用于其他 NSAIDs 疗效不显著或不能耐受的病例。

可用于早产儿动脉导管未闭的治疗，静脉注射 0.1～0.25 mg/(kg · 12 h)，用 3 次，成功关闭率超 70%。肾毒性是此应用受限的主要因素，尿量少于 0.6 mL/(kg · h) 为停药指征。

【不良反应】 治疗量下有 35%～50% 患者发生不良反应，约 20% 患者因不能耐受而被迫停药。主要不良反应如下。

（1）胃肠道反应：较常见，包括恶心、呕吐、腹痛、腹泻、食欲缺乏、溃疡，偶见胃出血、穿孔，还可引起急性胰腺炎。

（2）中枢神经系统症状：头痛、眩晕等发生率较高，偶见精神失常。

（3）肝损伤：可致黄疸、转氨酶升高。

（4）造血系统反应：可见粒细胞减少、血小板减少，偶发再生障碍性贫血。

（5）过敏反应：皮疹常见，也可诱发“阿司匹林哮喘”。与阿司匹林有交叉过敏性，对阿司匹林过敏者不宜使用本品。

孕妇和儿童，哮喘、溃疡病、精神失常、癫痫、PD 和肾病患者禁用。

舒 林 酸

舒林酸（sulindac）是一前体药物，在体外几无活性，在体内转化为硫化代谢物后活性增加 500 倍以上。口服约 90% 被吸收，1～2 h 血药浓度达峰值，$t_{1/2}$ 约 7 h，硫化活性代谢物 $t_{1/2}$ 约 18 h。解热、镇痛和抗炎活性与阿司匹林基本相当，临床应用与吲哚美辛相似，但效应强度较弱，主要用于治疗类风湿关节炎、骨关节炎、强直性脊柱炎和急性痛风性关节炎。不良反应发生率低于吲哚美辛，常见为胃肠症状和神经系统症状。

酮 咯 酸

酮咯酸（ketorolac）是一种芳香基乙酸衍生物，镇痛作用较强，而抗炎作用较弱。起效迅速，作用时间短。用于治疗急性疼痛时，用药时间不超过 5 天，可口服、肌内或静脉注射、鼻内用药。不良反应包括嗜睡、眩晕、头痛、胃肠道不适、出血、肾损伤及注射部位疼痛等。阿司匹林过敏患者禁用。

双氯芬酸

双氯芬酸（diclofenac）属于 tNSAIDs，其解热、镇痛、抗炎活性强于吲哚美辛、萘普生和其他 NSAIDs，对 COX-2 的选择性与塞来昔布相似。用于类风湿关节炎、骨关节炎和强直性脊柱炎的长期对症治疗，也可用于治疗肌肉骨骼痛、术后痛、原发性痛经和急性偏头痛。如与米索前列醇合用，疗效得以维持，胃肠道不良反应可明显减轻。双氯芬酸滴眼液用于治疗葡萄膜炎、角膜炎、巩膜炎等，以及眼科术后抗炎。主要不良反应为胃肠道反应，部分患者出现可逆性血清转氨酶升高，如持续升高则应停药。

依托度酸

依托度酸（etodolac）具有一定的 COX-2 选择性。可用于术后镇痛，单次口服剂量（200～400 mg）可持续 6～8 h，还可用于治疗骨关节炎、类风湿关节炎和轻中度疼痛。耐受性相对较好，不良反应可见胃肠道症状、皮疹等。

托 美 丁

托美丁（tolmetin）可用于治疗骨关节炎、类风湿关节炎和风湿性关节炎。通常与膳食、牛奶或抗酸药同服，以减轻腹部不适，但与食物同服时，峰值血药浓度和生物利用度会降低。胃肠道不良反应最为常见。

萘丁美酮

萘丁美酮（nabumetone）是一种前体药物，口服吸收后被迅速代谢为主要活性物质 6-甲氧基-2-萘乙酸（6-methoxy-2-naphthylacetic acid，6-MNA）。6-MNA 为强效 COX 抑制药，血浆蛋白结合率大于 99%，在肝脏代谢为非活性产物，80% 经肾排泄，$t_{1/2}$ 为 19～26 h。主要用于治疗类风湿关节炎和骨关节炎，不良反应较轻。

四、丙　酸　类

丙酸类衍生物（propionic acid derivatives）包括布洛芬、萘普生、非诺洛芬、酮洛芬、氟比洛芬、奥沙普秦等，用于类风湿关节炎、骨关节炎、强直性脊柱炎和急性痛风性关节炎的对症治疗，也作为镇痛药用于肌腱炎、腱鞘炎、滑囊炎和原发性痛经。

布　洛　芬

布洛芬（ibuprofen）是第一个被广泛使用的丙酸类 tNSAIDs，也是最常用的 tNSAIDs 之一，属非处方药。

【体内过程】 口服吸收快且完全，1～2 h 血药浓度达峰值，血浆蛋白结合率 99%，主要经肝脏代谢，代谢物经肾排出，$t_{1/2}$ 约为 2 h。可缓慢进入滑膜腔，血药浓度降低后关节腔内仍能保持较高浓度，也可进入乳汁。

【药理作用与临床应用】 有较强的抗炎抗风湿及解热镇痛作用，其效力与阿司匹林相近。主要用于风湿性及类风湿关节炎和骨关节炎，也可用于发热和疼痛的治疗。其静脉制剂可用于治疗早产儿动脉导管未闭。

【不良反应】 患者耐受性高于阿司匹林和吲哚美辛，可用于对其他 NSAIDs 不耐受者，胃肠道反应较轻，但仍可发生。其他不良反应包括皮疹、头晕、头痛、视物模糊和血小板减少等，有引起无菌性脑膜炎的风险。

萘　普　生

萘普生（naproxen）口服吸收完全，2～4 h 血药浓度达峰值。$t_{1/2}$ 为 9～25 h（受年龄影响较大）。血浆蛋白结合率约 99%，能透过胎盘屏障和进入乳汁。在肝脏代谢，部分转化为去甲基化产物后，连同原型主要以葡萄糖醛酸结合形式随尿排出。有较强的抗炎抗风湿和解热镇痛作用，适用于类风湿关节炎、骨关节炎、强直性脊柱炎及急性痛风等，对肌腱炎、滑膜炎和痛经也有较好疗效。缓解关节晨僵作用略强于其他 NSAIDs，可能与 $t_{1/2}$ 较长有关。胃肠道反应的发生率与吲哚美辛相似，但程度较轻，患者较易耐受。其他不良反应尚有头痛、困倦、眩晕和瘙痒等，偶见黄疸、肾功能损害、血管神经性水肿、血小板减少和粒细胞缺乏等。

其他丙酸类

包括非诺洛芬（fenoprofen）、酮洛芬（ketoprofen）、氟比洛芬（flurbiprofen）和奥沙普秦（oxaprozin）等，药理学特点与丙酸类其他药物相似，其中酮洛芬除抑制 COX 外，尚有稳定溶酶体膜、拮抗缓激肽的作用；氟比洛芬还可制成滴眼液用于眼科术后抗炎等；奥沙普秦 $t_{1/2}$ 长达 41～55 h，可每日用药一次，但起效较慢，一般不用于发热和急性疼痛的治疗。

五、烯醇酸类

烯醇酸类（enolic acids）药物通常被视为非选择性 COX 抑制药，尽管此类中美洛昔康对 COX-2 选择性与塞来昔布相似。本类药物治疗类风湿关节炎和骨关节炎的长期疗效与阿司匹林、吲哚美辛和萘普生相当，主要优点是 $t_{1/2}$ 长，每日只需用药 1 次。

吡　罗　昔　康

吡罗昔康（piroxicam）口服吸收完全，2～4 h 血药浓度达峰值，血浆蛋白结合率为 99%。存在肠肝循环，$t_{1/2}$ 变异较大，平均约 50 h。每天 20 mg，经 7～12 天后达 C_{ss}，此时关节腔药物浓度与血浆浓度相近。大部分经肝脏 CYP2C 代谢，与葡萄糖醛酸结合后经肾排出，以原型排出的药物不足 5%。是有效的抗炎药，除抑制 COX 活性外，尚有区别于其他 NSAIDs 的抗炎作用，包括抑制中性粒细胞活化和聚集，抑制软骨组织蛋白聚糖酶和胶原酶活性，降低前炎症细胞因子水平等。主要用于治疗类风湿关节炎和骨关节炎。由于起效慢、达 C_{ss} 时间长，不适于急性镇痛，但可用于治疗急性痛风性关节炎。与其他非选择性 NSAIDs 相比，引起严重胃肠道和皮肤不良反应的风险高，不建议作为一线药物使用。

美　洛　昔　康

美洛昔康（meloxicam）对 COX-2 有一定的选择性抑制作用，可用于治疗骨关节炎、类风湿关节炎和幼年型类风湿关节炎。每天服用 7.5 mg 美洛昔康，相比每天服用 20 mg 吡罗昔康的患者胃损伤明显减轻。对有心肌梗死和脑梗死患病风险的患者，不能用作选择性 COX-2 抑制药的替代品。

氯　诺　昔　康

氯诺昔康（lornoxicam）与同类其他药物不同，$t_{1/2}$ 相对较短，仅 3～5 h，且个体差异较大。抗炎镇痛作用强，解热作用弱，其镇痛作用与抑制 COX 及促进体内强啡肽释放有关。可用于手术后急性疼痛、外伤引起的中重度疼痛、急性坐骨神经痛或腰痛等，也可用于骨关节炎、类风湿关节炎、强直性脊柱炎所致慢性疼痛的治疗。

六、灭酸酯类

这类药物包括甲芬那酸（mefenamic acid）、甲氯芬那酸（meclofenamate）和氟芬那酸（flufenamic acid），表现为典型的 NSAIDs 药理学特性，治疗效果与其他解热镇痛抗炎药物相比无明显优势。甲芬那酸和甲氯芬那酸用于软组织损伤、痛经、类风湿关节炎和骨关节炎的短期治疗。不良反应包括可逆性转氨酶升高、严重腹泻等，还可出现罕见但严重的自身免疫性溶血性贫血。禁用于儿童和孕妇。

七、吡唑酮类

这类药物以保泰松（phenylbutazone）为代表，由于不良反应较多，临床已少用。保泰松口服吸收迅速完全，2 h 血药浓度达峰值，血浆蛋白结合率为 98%，$t_{1/2}$ 为 50～65 h。主要经肝药酶代谢为活性代谢产物（羟布宗），长期应用可在体内蓄积产生毒性。抗炎抗风湿作用强而解热镇痛作用较弱，大剂量还可减少肾小管对尿酸盐的再吸收，促进尿酸排泄。主要用于治疗风湿性关节炎、类风湿关节炎和强直性脊柱炎。

第三节　选择性环氧合酶-2 抑制药

tNSAIDs 的临床应用受制于其胃肠道不良反应。COX-2 的表达受细胞因子的诱导调节，可能是炎症时前列腺素生成的主要途径，而 COX-1 在胃肠黏膜参与生成保护性前列腺素，如能选择性地抑制 COX-2 而不影响 COX-1 将保留与 tNSAIDs 相似的抗炎作用、减轻胃肠道不良反应。自 20 世纪 90 年代末多种昔布类选择性 COX-2 抑制药，包括塞来昔布（celecoxib）、罗非昔布（rofecoxib）、伐地昔布（valdecoxib）、帕瑞昔布（parecoxib）、依托考昔（etoricoxib）和鲁米昔布（lumiracoxib）等陆续应用于临床。尽管减少了严重胃肠道并发症的发生，但上市后的大样本临床试验结果显示，与安慰剂相比，昔布类药物增加心脑血管并发症的发生率，罗非昔布和伐地昔布已因此被撤出全球市场。选择性 COX-2 抑制药增加心脑血管事件（心肌梗死和脑梗死）是共性问题，不宜用于心脑血管疾病患者。鲁米昔布则因其严重的肝毒性被撤出市场。

塞 来 昔 布

塞来昔布（celecoxib）口服吸收良好，2～4 h 血药浓度达峰值，血浆蛋白结合率高。主要在肝脏经 CYP2C9 代谢，肝功能受损者需减少药物用量；大部分以羟基酸和葡糖苷酸代谢物随尿和粪便排出，$t_{1/2}$ 约 11 h。

本品主要用于治疗骨关节炎、类风湿关节炎、强直性脊柱炎和原发性痛经等急性镇痛。与非选择性 COX 抑制药相比，胃肠道不良反应发生率较低，但高血压、水肿等仍可能发生。因可增加心脑血管血栓性不良事件（如心肌梗死和脑梗死）的风险，建议用量尽量小、疗程尽量短。长期使用还可降低骨密度，可能延迟骨折愈合。抑制 CYP2D6 作用明显，故合用经此酶代谢的药物（如美托洛尔）时需调整剂量。

其他昔布类

依托考昔（etoricoxib）对 COX-2 的选择性仅次于鲁米昔布，$t_{1/2}$ 长达 20～26 h，可每日给药一次用于缓解骨关节炎、类风湿关节炎、急性痛风性关节炎患者的症状，也可用于肌肉骨骼痛、术后疼痛和原发性痛经的短期治疗。

帕瑞昔布（parecoxib）是唯一可作注射用的选择性 COX-2 抑制药，主要用于急性疼痛的短期治疗，包括中度至重度的手术后疼痛。在体内水解为活性代谢物伐地昔布，因此也要警惕与伐地昔布相关的心血管事件和严重皮肤反应（如中毒性表皮坏死松解症）。

艾瑞昔布（imrecoxib）为我国自主研发的选择性 COX-2 抑制药，口服易吸收，$t_{1/2}$ 约为 20 h。用于缓解骨关节炎的疼痛症状，适用于男性及非育龄期且无生育要求的女性。常见不良反应为上腹不适、大便带血、转氨酶升高等。与其他 NSAIDs 一样，可能引起严重的心血管不良反应，如心肌梗死或脑梗死。

尼 美 舒 利

尼美舒利（nimesulide）口服吸收迅速完全，血浆蛋白结合率达 99%，$t_{1/2}$ 为 2～3 h。抑制 COX-2 的选择性较高，除抑制 COX 外，还抑制白细胞激活、减少细胞因子的生成，也可能激活糖皮质激素受体（glucocorticoid receptor，GR）。抗炎作用强大，但基于肝损伤等不良反应的发生风险，临床上作为抗炎镇痛的二线用药，只能在至少一种其他 NSAIDs 治疗失败的情况下使用，适应证限于慢性关节炎（如骨关节炎等）的疼痛、手术和急性创伤后疼痛、原发性痛经的症状治疗等。口服制剂禁用于 12 岁以下儿童。

第四节　治疗类风湿关节炎的药物

类风湿关节炎（rheumatoid arthritis，RA）是一种以侵蚀性关节炎为主要临床表现、致残率高的自身免疫病，全球发病率约为 1%。发病机制尚不明确，其基本病理改变是滑膜炎，随病程进展患者逐渐出现关节软骨和骨破坏，最终导致关节畸形和功能丧失，可并发肺部疾病、心血管疾病、恶性肿瘤、骨折及抑郁症等。目前无法根治，其治疗的总体目标是缓解症状、控制病情进展、降低致残率、提高患者生活质量。

治疗类风湿关节炎的常用药物主要包括NSAIDs、改善病情的抗风湿药物（disease-modifying antirheumatic drugs，DMARDs）和 GC。NSAIDs 用于类风湿关节炎的治疗只能缓解症状，不能阻止疾病发展。类风湿关节炎确诊后应尽早开始 DMARDs 治疗，以延缓病情进展。DMARDs 起效较慢，中、高疾病活动度类风湿关节炎患者可联合应用 GC 以快速控制症状。

DMARDs 包括合成类和生物制剂类，其中合成类又分为传统合成DMARDs和靶向合成DMARDs，生物制剂类分为生物原研DMARDs和生物仿制DMARDs。常用合成类和生物制剂类DMARDs见表3-18-2。生物仿制DMARDs在结构、安全性和有效性方面与生物原研DMARDs相似，目前已有阿达木单抗、依那西普、英夫利西单抗和利妥昔单抗等原研药的生物仿制药。传统合成DMARDs中金制剂、青霉胺等现已很少使用。

表3-18-2 改善病情的DMARDs

药物	分类或作用
传统合成DMARDs	
甲氨蝶呤（methotrexate）	叶酸拮抗药
来氟米特（leflunomide）	嘧啶合成酶抑制药
柳氮磺吡啶（sulfasalazine）	水杨酸类，磺胺类抗生素
羟氯喹（hydroxychloroquine）	抗疟药
米诺环素（minocycline）	5-LOX抑制药，四环素类抗生素
硫唑嘌呤（azathioprine）	嘌呤合成酶抑制药
环孢素（cyclosporine）	钙调磷酸酶抑制药
环磷酰胺（cyclophosphamide）	烷化剂
艾拉莫德（iguratimod）	免疫调节药
雷公藤多苷（tripterygium glycoside）	免疫调节药
白芍总苷（total glycoside of paeony）	免疫调节药
靶向合成DMARDs	
巴瑞替尼（baricitinib）	JAK抑制药
托法替尼（tofacitinib）	JAK抑制药
乌帕替尼（upadacitinib）	JAK抑制药
非戈替尼（filgotinib）	JAK抑制药
生物制剂DMARDs	
依那西普（etanercept）	IgG-TNF-α受体融合蛋白
阿达木单抗（adalimumab）	TNF-α单克隆抗体
戈利木单抗（golimumab）	TNF-α单克隆抗体
英夫利西单抗（infliximab）	人鼠嵌合型TNF-α单克隆抗体
赛妥珠单抗（certolizumab）	TNF-α单克隆抗体Fab片段
阿巴西普（abatacept）	T细胞共刺激调节药
沙利鲁单抗（sarilumab）	IL-6受体单克隆抗体
托珠单抗（tocilizumab）	IL-6受体单克隆抗体
阿那白滞素（anakinra）	IL-1受体阻断药
利妥昔单抗（rituximab）	CD20单克隆抗体

传统合成DMARDs目前是类风湿关节炎治疗的一线用药，甲氨蝶呤通常被推荐为首选，也是联合治疗的基础药物；若存在甲氨蝶呤禁忌或不耐受，可考虑选用来氟米特或柳氮磺吡啶。根据患者的疾病活动度、严重程度和进展情况，可单用也可联用两种及以上DMARDs。单用或联用传统合成DMARDs治疗未达标时，应尽早联用一种靶向合成DMARDs或生物制剂DMARDs。抗类风湿关节炎药物都可能引起严重的不良反应，如甲氨蝶呤可引起骨髓抑制，阿达木单抗可诱发严重感染，阿巴西普有潜在的促肿瘤风险等，故选药时需权衡利弊，治疗方案个体化。

第五节 抗痛风药

痛风为嘌呤代谢紊乱和（或）尿酸排泄障碍所致的一组代谢性疾病，其病因和病理生理机制尚未完全阐明，临床特征是血清尿酸升高、反复发作性急性关节炎，也可导致关节损伤、痛风石、肾结石和肾损伤。痛风的防治目标为控制高尿酸血症、预防尿酸盐沉积，迅速控制急性关节炎的发作，防止尿酸结石形成和肾功能损害。因此，抗痛风药包括控制炎症、缓解疼痛的药物，如NSAIDs、秋水仙碱和GC，以及抑制尿酸生成或促进尿酸排泄以降低血中尿酸水平的药物，如别嘌醇、非布司他和丙磺舒。

秋水仙碱

秋水仙碱（colchicine）为痛风的常用治疗药物，口服吸收迅速，但个体差异较大；主要经肝脏代谢，可随胆汁分泌形成肠肝循环，也可经肾排出，$t_{1/2}$约31 h。通过抑制微管蛋白聚合影响纺锤体的形成，从而抑制细胞有丝分裂，使细胞分裂停滞在G_1期（DNA合成前期）。对微管蛋白的解聚作用可减少中性粒细胞黏附和向炎性组织趋化，抑制痛风急性发作时粒细胞浸润。此外，可抑制粒细胞和单核细胞释放白三烯，还可减少IL-1β和IL-18的生成，但不影响尿酸盐的生成和排泄。秋水仙碱是治疗急性痛风性关节炎的一线药物，应尽早使用，能迅速缓解关节红、肿、痛等症状，也用于预防复发性痛风性关节炎的急性发作，还是家族性地中海热的主要治疗药物。

本品不良反应较多，与剂量大小有明显相关性。常见恶心、呕吐、腹痛、腹泻等消化道反应，严重者可出现脱水和休克，急性中毒时可致出血性胃病。其他严重不良反应包括肾功能不全、骨髓抑制和横纹肌溶解等。秋水仙碱是CYP3A4代谢酶和P-糖蛋白的底物，与P-糖蛋白抑制药或CYP3A4抑制药联用毒性增强。

别嘌醇

别嘌醇（allopurinol）为次黄嘌呤异构体。口服吸收较快，随粪便和尿液排出，$t_{1/2}$为1～2 h；奥昔嘌醇为其主要代谢产物，活性高，且在组织中停留时间较长，$t_{1/2}$ 为 18～30 h。次黄嘌呤及黄嘌呤可被黄嘌呤氧化酶（xanthine oxidase，XO）催化生成尿酸，别嘌醇及其代谢产物奥昔嘌醇可抑制还原型 XO，减少尿酸生成。低浓度别嘌醇竞争性抑制 XO，而在高浓度时则与奥昔嘌醇一样，是 XO 的非竞争性抑制药。别嘌醇促进痛风石的溶解，可将尿酸浓度降至其溶解度以下水平，从而延缓慢性痛风性关节炎的进展，但用药初期可能因组织中沉积的尿酸被动员而导致痛风发作。主要用于急性痛风性关节炎反复发作、有慢性痛风性关节炎或痛风石的患者，用量宜从小剂量开始，也用于原发性和继发性高尿酸血症。

本品不良反应较少，包括皮疹、胃肠道反应、白细胞减少、转氨酶增高等。还可能引发较为罕见的严重迟发型超敏反应，如史-约综合征。人类白细胞抗原 B*5801 等位基因阳性可能是此类不良反应的危险因素，用药前可进行此基因检测。

非 布 司 他

非布司他（febuxostat）口服吸收迅速，抗酸剂如氢氧化镁略微延迟其吸收（约 1 h）；经肝、肾清除，$t_{1/2}$ 为 5～8 h，轻中度肝、肾功能不全者无须调整剂量。为非嘌呤类的 XO 抑制药，对氧化型和还原型 XO 的催化功能均有抑制作用，适用于有症状痛风患者高尿酸血症的长期治疗，不推荐用于治疗无症状高尿酸血症。服用初期，经常出现痛风发作频率增加，可同时给予 NSAIDs 或秋水仙碱以预防痛风发作。常见不良反应包括肝功能异常、腹泻、关节痛、皮疹等，尚需警惕心脑血管疾病如心肌梗死和脑梗死发生的风险。正在服用硫唑嘌呤和巯嘌呤（经 XO 代谢）的患者禁用。

尿酸氧化酶类

尿酸氧化酶（曾称尿酸酶）可催化尿酸氧化为可溶性更高、无活性的代谢产物尿囊素，从而降低尿酸水平。

拉布立酶（rasburicase）是一种重组尿酸氧化酶，比别嘌醇更能有效地降低尿酸水平。常用剂型为注射剂，用于治疗和预防血液系统恶性肿瘤患者的急性高尿酸血症，这是由于肿瘤细胞溶解，血浆尿酸水平随之升高。常见不良反应包括恶心、呕吐、腹泻、腹痛、发热和头痛等，高铁血红蛋白血症、急性肾衰竭和过敏反应也有报道，葡萄糖-6-磷酸脱氢酶缺乏者可发生溶血。

普瑞凯希（pegloticase）为聚乙二醇化重组尿酸氧化酶，降尿酸作用比拉布立酶更为持久，注射用于常规治疗无效或不耐受其他降尿酸治疗的成年痛风患者。用药者体内会产生抗药抗体，与其疗效随时间推移减弱、输液反应发生率增加相关。其他不良反应常见恶心、便秘、胸痛、痛风发作、过敏反应等，还应警惕严重心血管事件的发生。

丙 磺 舒

丙磺舒（probenecid）为苯甲酸衍生物，口服吸收完全，血浆蛋白结合率较高，大部分通过肾近曲小管主动分泌排出。因其脂溶性高，易被肾小管重吸收，排泄较慢。为尿酸盐转运蛋白 1（urate transporter 1，URAT-1）抑制药，通过抑制尿酸经肾小管 URAT-1 的重吸收，增加尿酸排泄而降低血中尿酸浓度。无抗炎、镇痛作用，不适用于痛风急性发作，主要用于治疗高尿酸血症伴慢性痛风性关节炎及痛风石。尿液中尿酸水平升高，用药期间应大量饮水，必要时加服碳酸氢钠，以防止尿酸沉积、预防肾结石形成。一般耐受性较好，少数患者可有胃肠道反应、皮疹、发热等。与青霉素或头孢菌素类合用会减少两者的排泄，提高其血药浓度。

苯 溴 马 隆

苯溴马隆（benzbromarone）为苯并呋喃衍生物，口服易吸收，在肝内脱溴生成活性代谢产物后随胆汁排出。对肾脏近曲小管 URAT-1 具有可逆性的抑制作用，从而抑制肾小管对尿酸的重吸收，促进尿酸排泄。痛风急性发作期不宜使用，其他抗痛风药物引发过敏反应或疗效欠佳时可选用此药，肾功能不全患者也可使用。不良反应较少，有肝毒性。

多 替 诺 雷

多替诺雷（dotinurad）口服吸收好，血浆蛋白结合率高，血浆 $t_{1/2}$ 约为 10 h。是一种由苯溴马隆的结构衍生而来的 URAT-1 抑制药，通过抑制肾小管对尿酸的重吸收促进尿酸排泄。主要用于高尿酸血症和痛风患者，耐受性良好。

（华中科技大学　刘慧）

第十九章 影响其他自身活性物质的药物

- The action of histamine, an endogenous substance widely distributed, is mediated through H_1, H_2, H_3, and H_4 receptors. Acting at H_1 receptor, histamine plays an important role in allergic reaction. Binding with H_2 receptor, histamine is also a powerful gastric secretagogue. Mediated by the H_3 receptor, histamine acts as a modulator of neurotransmitter release in the central and peripheral nervous systems. The H_4 receptor plays an important role in both the peripheral and central immune response. H_1 receptor and H_2 receptor antagonists are often used to treat allergic disease and acid peptic disorders, respectively.
- 5-hydroxytryptamine (5-HT) is initially as a powerful vasoconstrictor occurring in blood and other tissues, and now as a neurotransmitter that affects numerous functions, including learning, sleep and mood. Serotonin receptors are classified into at least seven types and trigger various responses. 5-HT_3 receptors are ligand gated ion channel, and the others are G-protein coupled receptors.
- Prostanoids and leukotrienes (LTs) are derived from arachidonic acid by cyclooxygenase and lipoxygenase pathways, respectively. Prostanoids have effects on smooth muscles in blood vessels, respiratory tract and digestive tract, and participate in platelet aggregation and central nervous system regulation. LTs are inflammatory mediators produced from leukocytes, involved in asthma and other allergic diseases. Several LT receptor antagonists such as montelukast and zafirlukast are used to treat asthma.

第一节 组胺和抗组胺药

一、组胺及组胺受体激动药

组胺（histamine）自然存在于动物、植物和细菌中。在哺乳动物体内主要分布于皮肤、胃肠道、心肌、肺的肥大细胞和嗜碱性粒细胞，脑脊液中也含有大量组胺，是体内重要的自身活性物质（autacoid），具有很强的生物活性，由组氨酸经组氨酸脱羧酶脱羧产生，与蛋白质、肝素结合以复合物的形式储存。化学或物理等多种因素能诱使组胺从结合部位释放，活性（游离）组胺是速发型变态反应、局部炎症反应的重要介质。组胺本身无治疗价值，其阻断药有广泛的临床应用。

【生理、病理作用】 组胺受体为G蛋白偶联受体，有H_1、H_2、H_3和H_4四种亚型（表3-19-1）。激活组胺H_1受体引起支气管及胃肠道平滑肌兴奋、毛细血管通透性增加和部分血管扩张。外周神经末梢的H_1受体还介导瘙痒和疼痛。激活H_2受体产生胃酸分泌、部分血管扩张和心脏的正性频率、正性肌力作用。外周组胺H_3受体也参与调节心血管系统功能及胃酸分泌等。H_4受体主要分布于造血祖细胞、免疫细胞，调控未成熟血细胞的分化及参与免疫炎症反应的肥大细胞、嗜碱性粒细胞、嗜酸性粒细胞的趋化。在大脑，H_1、H_2受体分布于突触后膜，H_3受体主要分布于组胺能神经末梢的突触前膜，负反馈调节组胺的合成与释放，也存在于其他神经元，参与调节5-HT、NA和ACh等多种神经递质的释放，调控学习记忆、自发运动、觉醒与睡眠、摄食行为等诸多神经功能。

组胺的主要生理、病理作用见表3-19-1。

表3-19-1 组胺受体分类与效应

组胺受体亚型	H_1	H_2	H_3	H_4
第二信使及其主要分布	↑PLC，Ca^{2+} 平滑肌，内皮细胞，外周神经末梢，中枢神经系统	↑cAMP 胃壁细胞，心肌细胞，血管平滑肌细胞，肥大细胞，中枢神经系统	↓cAMP 中枢及外周神经末梢的突触前膜	↓cAMP，↑Ca^{2+} 造血干细胞，免疫细胞
效应	兴奋平滑肌，扩张血管，增加毛细血管通透性，调节睡眠与觉醒	刺激胃酸分泌，心脏的正性肌力和正性频率作用，扩张血管	对组胺的合成和释放起负反馈调节作用，参与多种神经功能调节	免疫炎症反应
激动药	histaprodifen	amthamine	immepip	4-甲基组胺
拮抗药	苯海拉明	雷尼替丁	替洛利生	JNJ-7777120

1. 促腺体分泌 激动胃壁细胞 H_2 受体，激活AC，使细胞内cAMP水平升高，激活壁细胞顶端囊泡膜上 H^+-K^+-ATP 酶，泵出 H^+，刺激胃酸分泌。可促进人胃蛋白酶分泌增加。另外，可促进唾液腺、胰腺和支气管腺体分泌，但作用较弱。

2. 兴奋平滑肌 激动支气管平滑肌细胞 H_1 受体，使支气管平滑肌收缩，引起呼吸困难，支气管哮喘患者尤为敏感，健康人敏感性较低。对多种动物胃肠道平滑肌都有兴奋作用，豚鼠回肠最为敏感，可作为组胺生物检测的标本。对子宫平滑肌的作用有种属差异，收缩豚鼠子宫，松弛大鼠子宫，而人子宫不敏感。

3. 扩张血管 激动血管平滑肌细胞 H_1、H_2 受体，使小动脉、小静脉扩张，外周阻力降低，回心血量减少，血压下降。激动 H_1 受体可使毛细血管扩张，通透性增加，引起局部水肿。注射大剂量组胺可发生强而持久的血压下降，甚至休克。组胺引起心率加快是血压下降的反射作用和对心脏的直接作用所致，后者主要是通过 H_2 受体介导。

4. 调节神经功能 脑内组胺能神经广泛分布，H_1、H_2、H_3 受体不同程度地参与学习记忆、自发运动、摄食行为、觉醒与睡眠等功能调控。

5. 三重反应 小剂量组胺皮内注射，可出现"三重反应"。注射部位首先因毛细血管扩张出现红斑；随后毛细血管通透性增加，在红斑上形成丘疹；最后通过轴索反射致小动脉扩张，丘疹周围形成红晕。麻风患者由于皮肤神经受损，"三重反应"常不完全，可作为麻风病的辅助诊断。

【临床应用】 主要用于鉴别真假胃酸缺乏症。晨起空腹皮下注射磷酸组胺0.25～0.5 mg，若仍无胃酸分泌，即为真性胃酸缺乏症，见于胃癌和恶性贫血患者。目前临床多用五肽胃泌素代替。

【不良反应】 常见颜面潮红、头痛、体位性低血压等。溃疡病、胃肠出血及支气管哮喘患者禁用。

倍他司汀

倍他司汀（betahistine）又称抗眩啶，是组胺 H_1 受体激动药，可扩张血管，但不增加毛细血管通透性。可促进脑干和迷路的血液循环，纠正内耳血管痉挛，减轻膜迷路积水。还有抗血小板聚集及血栓形成作用。用于：①内耳眩晕病，消除眩晕、耳鸣、恶心及头痛等症状，近期治愈率较高；②慢性缺血性脑血管病；③多种原因引起的头痛。本品不良反应较小，偶有恶心、头晕、心悸、胃部不适等，溃疡病患者慎用。支气管哮喘、嗜铬细胞瘤患者禁用。

二、抗组胺药

抗组胺药（antihistamines）又称组胺受体阻断药（histamine receptor antagonists），根据药物对组胺受体的选择性不同，可将抗组胺药分为 H_1、H_2、H_3 和 H_4 受体阻断药四类。H_1 和 H_2 受体阻断药已广泛用于临床，H_3 受体阻断药近年来也陆续上市，H_4 受体阻断药（JNJ-7777120）具有抗炎和抗过敏作用，目前尚在研究中。另外，拮抗组胺作用可通过其他多种途径实现。例如，肾上腺素可对抗组胺的多种作用，用于治疗组胺及其他内源性活性物质释放引起的过敏性休克和支气管哮喘；色甘酸钠可抑制肥大细胞脱颗粒，减少组胺释放；β_2 受体激动药也可减少组胺释放。

（一）H_1 受体阻断药

常用的第一代 H_1 受体阻断药如下。

1. 乙醇胺类 苯海拉明（diphenhydramine）、茶苯海明（dimenhydrinate）等。

2. 吩噻嗪类 异丙嗪（promethazine）、阿利马嗪（alimemazine，异丁嗪）等。

3. 乙二胺类 曲吡那敏（tripelennamine，吡乍明，扑敏宁）、美吡拉敏（mepyramine，吡拉明）等。

4. 烷基胺类 氯苯那敏（chlorphenamine）、溴苯那敏（brompheniramine）、二甲茚定（dimetindene）等。

5. 哌嗪类 布可利嗪（buclizine，氯苯丁嗪）、美可洛嗪（meclozine，氯苯甲嗪）等。

6. 哌啶类 赛庚啶（cyproheptadine）。

第二代 H_1 受体阻断药如下。

1. 烷基胺类 阿伐斯汀（acrivastine）。

2. 哌嗪类 西替利嗪（cetirizine）、左旋西替利嗪（levocetirizine）。

3. 哌啶类 阿司咪唑（astemizole）、氯雷他定（loratadine）、地氯雷他定（desloratadine）、特非那定（terfenadine）、非索非那定（fexofenadine）、左卡巴斯汀（levocabastine）。

4. 三环二苯氮䓬类 氮䓬斯汀（azelastine）。

第一代 H_1 受体阻断药称为镇静性抗组胺药，对 H_1 受体选择性差，有明显中枢抑制作用，表现为疲倦、乏力、注意力不集中等。第二代 H_1 受体阻断药不易透过血脑屏障，中枢作用弱，对 H_1 受体选择性高，称为非镇静性抗组胺药。其中，地氯雷他定、非索非那定分别是氯雷他定和特非那定的活性代谢产物；左旋西替利嗪是西替利嗪的对映体；非索非那定与特非那定相比，中枢镇静作用和心脏不良反应较少。

常用 H_1 受体阻断药的作用和应用特点见表3-19-2。

【体内过程】 口服或注射均吸收完全、迅速，多数在15～30 min起效，1～2 h作用达高峰，一般持续4～6 h。大部分在肝内代谢，代谢物经肾排出，极少以原型排泄。第二代 H_1 受体阻断药阿司咪唑、

表 3-19-2　H_1 受体阻断药的药理作用特点的比较

药物	持续（h）	镇静催眠	防晕止吐	主要用途	单次剂量（mg）
乙醇胺类					
苯海拉明	4～6	+++	++	皮肤黏膜过敏、晕动病	25～50
茶苯海明	4～6	+++	+++	晕动病	25～50
吩噻嗪类					
异丙嗪	6～12	+++	++	皮肤黏膜过敏、晕动病	12.5～50
乙二胺类					
曲吡那敏	4～6	++		皮肤黏膜过敏	25～50
烷基胺类					
氯苯那敏	4～6	+		皮肤黏膜过敏	4
哌嗪类					
西替利嗪	12～24	+		皮肤黏膜过敏	10
布可利嗪	16～18	+	+++	防晕止吐	25～50
美可洛嗪	12～24	+	+++	防晕止吐	25
哌啶类					
氯雷他定	8～20	—	—	皮肤黏膜过敏	10
赛庚啶	3	++		过敏/偏头痛（抗 5-HT）	4
苯茚胺	6～8	（兴奋）	—	皮肤黏膜过敏	25～50
酮替芬	40	+	—	皮肤黏膜过敏	1
其他类					
氮䓬斯汀	50	—	—	支气管哮喘预防，皮肤黏膜过敏	4

特非那定等不易透过血脑屏障，在体内形成活性代谢产物，作用时间延长，如阿司咪唑口服 2～4 h 血药浓度达峰值，$t_{1/2}$ 约为 20 h，代谢产物去甲基阿司咪唑具有药理活性，存在肝肠循环，$t_{1/2}$ 可长达 10 天以上；特非那定口服 1～2 h 血药物浓度达峰值，$t_{1/2}$ 为 4～5 h，但其作用可维持 12 h 以上，可能与其在体内形成活性代谢产物有关。美可洛嗪 $t_{1/2}$ 长达 12～24 h。

【药理作用与作用机制】

1. 外周抗 H_1 受体作用　完全阻断组胺引起的支气管、胃肠道平滑肌的收缩作用。在人类过敏性休克的发生机制中，除组胺外，还有其他介质参与，因此 H_1 受体阻断药对人过敏性休克几乎无对抗作用，但对组胺引起的毛细血管扩张和通透性增加（局部水肿）有很强的抑制作用。对组胺引起的血管扩张和血压降低，仅有部分对抗作用，需同时应用 H_1 和 H_2 受体阻断药才能完全对抗。

2. 中枢抑制作用　多数第一代 H_1 受体阻断药可透过血脑屏障，有不同程度的中枢抑制作用，表现为镇静、嗜睡。苯海拉明和异丙嗪抑制作用最强，氯苯那敏作用最弱。中枢抑制作用可能由于中枢 H_1 受体被阻断，拮抗脑内源性组胺介导的觉醒反应。苯海拉明、异丙嗪、美可洛嗪和布可利嗪止吐及防晕作用较强，也与中枢抗胆碱作用有关。第二代 H_1 受体阻断药无明显的中枢抑制作用和抗胆碱作用，如阿司咪唑不易透过血脑屏障，中枢抑制作用弱，苯茚胺则有中枢兴奋作用。

3. 其他作用　多数组胺受体阻断药具有抗胆碱作用，能减少唾液腺和支气管腺体分泌，产生较弱的阿托品样作用。较大剂量苯海拉明、异丙嗪等有较弱的局部麻醉作用和对心脏的奎尼丁样作用。此外，赛庚啶能阻断 5-HT 受体，具有较强的抗 5-HT 作用。

【临床应用】

1. 变态反应性疾病　对荨麻疹、花粉症、过敏性鼻炎等疗效较好，可作为首选药物，通常选用镇静作用弱的第二代 H_1 受体阻断药。对昆虫咬伤所致的皮肤瘙痒和水肿亦有效，对血清病、药疹和接触性皮炎也有一定疗效。对支气管哮喘效果很差，对过敏性休克无效。氮䓬斯汀和酮替芬可抑制肥大细胞及嗜碱性粒细胞释放组胺与白三烯等炎症介质，用于支气管哮喘的预防性治疗。

2. 晕动病及呕吐　用于晕动病、放射病等引起的呕吐，最有效的药物是茶苯海明、苯海拉明和异丙嗪，其中茶苯海明为苯海拉明与氨茶碱的复合物，氨茶碱可以减轻苯海拉明的催眠作用。

3. 镇静催眠 具有明显镇静作用的 H_1 受体阻断药如异丙嗪、苯海拉明，可短期用于治疗失眠，尤其是因变态反应性疾病引起的失眠。

【不良反应】

1. 中枢神经系统反应 多见镇静、嗜睡、乏力等中枢抑制症状，以苯海拉明和异丙嗪最为明显，驾驶员或高空作业者工作时不宜用，以免发生事故。第二代 H_1 受体阻断药（苯茚胺、阿司咪唑）无中枢抑制作用。少数人也可出现失眠和烦躁不安。

2. 消化道反应 可出现口干、厌食、恶心、呕吐、便秘或腹泻等，宜餐后服用。

3. 其他反应 偶见粒细胞减少及溶血性贫血。美可洛嗪及布可利嗪可致动物畸胎，孕妇不宜用。特非那定和阿司咪唑可引起 Q-T 间期延长和心律失常等心脏毒性。

（二）H_2受体阻断药

目前应用于临床的 H_2 受体阻断药主要有西咪替丁（cimetidine，甲氰咪胍）、雷尼替丁（ranitidine，呋喃硝胺）、法莫替丁（famotidine）和尼扎替丁（nizatidine）等，均可选择性地阻断 H_2 受体，不影响 H_1 受体。雷尼替丁对 H_2 受体的亲和力较西咪替丁更高，抑制胃酸分泌作用强，对肝脏 CYP 酶系的影响较西咪替丁小。尼扎替丁有较强的抑制胃酸分泌作用，生物利用度高，对 CYP 酶系无明显影响。法莫替丁作用更强，$t_{1/2}$ 较长，对 CYP 酶系无明显影响。

雷尼替丁、法莫替丁和尼扎替丁的药理作用及其在治疗消化性溃疡方面的临床应用详见第二十九章。

西 咪 替 丁

【体内过程】 口服易吸收，生物利用度约 75%，口服后 1～3 h 血药浓度达峰值，$t_{1/2}$ 为 2 h。单次剂量作用维持约 4 h。主要经肾排泄，其中约 50% 为原型药，15% 经肝代谢，对 CYP 酶系有抑制作用。可透过胎盘屏障和血脑屏障。

【药理作用与作用机制】

1. 抑制胃酸分泌 见第二十九章。

2. 心血管系统 拮抗组胺对离体心脏的正性肌力作用和正性频率作用，可部分对抗组胺的扩张血管和降压作用。但抑制胃酸分泌的剂量对心血管系统影响很小。

3. 免疫调节作用 组胺作用于免疫活性细胞（特别是 T 细胞）的 H_2 受体，产生组胺诱生的抑制因子（histamine-induced suppressive factor，HSF），产生免疫抑制作用。阻断 T 细胞 H_2 受体，减少 HSF 产生，活化 T 细胞，增强 NK 细胞活性，促进 IL-2、TNF-α、干扰素（IFN）-γ 的产生，逆转组胺的免疫抑制作用。

【临床应用】 用于治疗胃和十二指肠溃疡，减轻疼痛，促进愈合。对胃肠道出血，特别是胃肠黏膜糜烂引起的出血有效，多采用静脉滴注给药。也可治疗佐林格-埃利森综合征（Zollinger-Ellison syndrome）和食管炎。还可用于各种原因引起的免疫功能低下和肿瘤的辅助治疗。

【不良反应】

1. 中枢神经系统 头痛、眩晕、语言不清、幻觉、惊厥等反应，多见于老人、幼儿及肝肾功能不全患者。

2. 消化系统 可有恶心、呕吐、腹泻和便秘等胃肠道反应。

3. 造血系统 少数患者有粒细胞减少、血小板减少和再生障碍性贫血等，用药期间应注意检查血常规。

4. 泌尿系统 可致急性间质性肾炎。用药期间应定期检查肾功能。

5. 心血管系统 静脉注射偶致心动过缓、房室传导阻滞及血压骤降等。

6. 其他 有抗雄性激素作用，男性患者可出现乳腺增生，女性患者可发生乳溢。

【药物相互作用】 可抑制肝药酶活性，并使肝脏血流量减少，药物代谢减慢，药理作用和毒性增强。影响华法林、苯妥英钠、普萘洛尔、拉贝洛尔、奎尼丁、咖啡因、利多卡因、钙通道阻滞药、苯二氮䓬类、磺酰脲类、三环类抗抑郁症药和乙醇等药物的代谢。

（三）H_3受体阻断药

H_3 受体主要表达在中枢神经系统，外周神经系统也有少量表达。H_3 受体分布于组胺能和其他类型神经元突触前膜，调节神经递质（组胺、谷氨酸、ACh、GABA 等）的释放。H_3 受体在突触后膜亦有分布，调控神经元活性。组胺对 H_3 受体的亲和力比 H_1、H_2 受体要强。第一代 H_3 受体阻断药保留了组胺的咪唑环，而乙胺侧链被取代为哌啶环，有较强的肝毒性，且血脑屏障通透性弱。第二代非咪唑环类 H_3 受体阻断药减少了与 CYP 酶系的相互作用，提高了血脑屏障透过率。替洛利生（pitolisant）是非咪唑环类 H_3 受体阻断药，可促进脑内组胺释放，提高患者的清醒度和警觉性，用于治疗发作性睡病日间过度嗜睡或猝倒。主要不良反应有失眠、头痛、恶心、焦虑等。

（四）其他抗组胺药物

曲尼司特和瑞吡斯特

曲尼司特（tranilast）是色氨酸代谢物的类似物，稳定肥大细胞和嗜碱性粒细胞的细胞膜，抑制这些细胞在遇到过敏原或其他刺激时的脱颗粒反应，减少组胺等炎症介质释放。还可抑制多种炎症介质、细胞因子和趋化因子的产生或释放，增加抗炎因子的表达。用于治疗过敏性疾病如支气管哮喘、荨麻疹、过敏性鼻炎等；还作为新型抗增殖药物，治疗瘢痕疙瘩和增生性瘢痕。曲尼司特起效较慢，对于症状发作不能迅速缓解，急性发作时应及时应用其他药物。瑞吡司特（repirinast）属前体药物，口服后体内转化为活性代谢产物发挥药效，主要用于治疗支气管哮喘，同样不适用于哮喘急性发作的治疗。

第二节　5-羟色胺和抗 5-羟色胺药

5-HT 是一种自身活性物质，广泛分布于胃肠道、脾脏、血液和中枢神经系统等组织。胃肠道 5-HT 分布在肠嗜铬细胞和嗜铬样细胞中，约占全身总量的 90%；脾脏和血液 5-HT 主要存在于血小板，约占全身 5-HT 总量的 8%；中枢神经系统 5-HT 约占 2%，5-HT 神经元胞体位于脑干中缝核，投射至全脑，参与睡眠、体温、痛觉和血压等多种生理功能的调节。5-HT 通过激动不同亚型 5-HT 受体产生不同的作用。

一、5-羟色胺和 5-羟色胺受体激动药

5-羟色胺

【生理、病理作用】

1. 心血管系统　5-HT 激动 5-HT_2 受体，引起肾、肺血管平滑肌收缩；激动内皮细胞 5-HT_1 受体，释放内皮源性舒血管因子和前列腺素，使心脏血管和骨骼肌血管扩张。静脉注射数微克 5-HT 可引起血压的三相反应：①血压短暂的降低，与激动 5-HT_3 受体，引起心脏负性频率作用有关；②持续数分钟的血压升高，是血管收缩反应所致；③长时间的血压降低，是骨骼肌血管舒张所致。

2. 兴奋平滑肌　激动 5-HT_2 受体引起胃肠道平滑肌收缩；激动 5-HT_4 受体，兴奋肠壁内神经节细胞引起胃肠道平滑肌收缩，胃肠道张力增加，肠蠕动加快。可兴奋支气管平滑肌，对正常人作用小，但哮喘患者特别敏感。

3. 促进血小板聚集　激动血小板 5-HT_2 受体，引起血小板聚集。

4. 神经系统　刺激感觉神经末梢，引起瘙痒。虫咬和某些植物的刺可刺激 5-HT 释放，引起痒、痛。5-HT 是中枢重要神经递质，参与调节痛觉、睡眠、体温、食欲、性行为和昼夜节律等生理活动。胃肠道和延髓呕吐中枢的 5-HT_3 受体参与呕吐反射调节。5-HT 功能紊乱也与焦虑症、抑郁症、强迫症等精神疾病相关。

5-HT 本身无临床应用价值，但一些选择性 5-HT 受体亚型激动药有一定临床应用价值。

常见 5-HT 受体激动药如下。

舒马曲普坦（sumatriptan）、利扎曲普坦（rizatriptan）和佐米曲普坦（zolmitriptan）是 $5\text{-HT}_{1D/1B}$ 受体激动药，能抑制降钙素基因相关肽（calcitonin gene-related peptide，CGRP）释放，引起颅内血管收缩，减轻或消除偏头痛发作时的血管扩张和炎症反应，缓解头痛症状，常用于急性偏头痛。最常见的不良反应是感觉异常，有潜在引起冠状血管痉挛的可能，心肌缺血性疾病患者禁用。几种 5-HT_1 受体激动药不可同时使用，不宜与麦角胺合用，有增加血管痉挛的风险。

伦扎必利（renzapride）选择性激动肠壁神经节从神经细胞 5-HT_4 受体，促进神经末梢释放 ACh，增强胃肠动力，用于治疗胃食管反流症等胃肠动力失调疾病。

丁螺环酮（buspirone）、吉哌隆（gepirone）、伊沙哌隆（ipsapirone）可选择性激动 5-HT_{1A} 受体，是非苯二氮䓬类抗焦虑药。

氟西汀（fluoxetine）抑制 5-HT 再摄取，发挥拟 5-HT 作用，用于治疗抑郁症。

二、5-羟色胺受体阻断药

赛庚啶和苯噻啶

赛庚啶（cyproheptadine）和苯噻啶（pizotifen，新度美安）选择性阻断 5-HT_2 受体，拮抗 5-HT 的作用，并有阻断 H_1 受体和较弱的抗胆碱作用。可用于荨麻疹、湿疹、接触性皮炎、皮肤瘙痒和过敏性鼻炎的治疗，也可用于预防偏头痛发作，机制尚不清。两药不良反应相似，均可致口干、恶心、乏力、嗜睡。可兴奋下丘脑摄食中枢，使食欲增加，体重增加。青光眼、BPH 及尿潴留患者禁用。驾驶员及高空作业者慎用。

酮　色　林

酮色林（ketanserin）又称凯坦色林，选择性阻断 5-HT_2 受体，对 5-HT_{2A} 受体（阻断）作用强；有较弱的阻断 α 受体和 H_1 受体作用。可对抗 5-HT 引起的血管收缩、支气管收缩和血小板聚集。阻断 α 受体，可扩张阻力血管和毛细血管，降低血压。静脉或肌内注射用于治疗高血压危象。不良反应有镇静、头昏、眩晕、口干、胃肠功能紊乱和体重增加等。

昂　丹　司　琼

昂丹司琼（ondansetron）选择性阻断 5-HT_3 受体，有强大的镇吐作用，主要用于癌症患者手术和化疗伴发的严重恶心、呕吐。

第三节 前列腺素类及其相关药物

前列腺素类（prostaglandins，PGs）是一类由AA衍生出的脂质化合物，不同物质的戊烷环的取代基和侧链上双键的数量有所差异，包括前列腺素、血栓素（thromboxane）和前列环素（PGI_2）。AA通过环氧合酶（COX）途径生成不稳定的前列腺素PGG_2和PGH_2，随后生成不同类型的前列腺素类分子。PGH_2可通过下游异构酶和合成酶的作用产生不同的前列腺素，主要为PGD_2、PGE_2和$PGF_{2\alpha}$，通过血栓素合成酶和前列环素合成酶分别合成TxA_2和PGI_2。

主要以自分泌和旁分泌的方式在其合成部位起作用。与细胞表面不同类型的G蛋白偶联受体结合，通过影响胞内cAMP、PLC或Ca^{2+}浓度调控细胞功能。Ca^{2+}浓度增加介导平滑肌收缩，cAMP水平升高介导平滑肌舒张，对血管、气管、胃肠道和生殖道的平滑肌有重要作用。还与血小板聚集、神经系统功能等有关。

前列地尔

前列地尔（alprostadil，PGE_1）可扩张血管，改善微循环，可用于改善慢性动脉闭塞引起的四肢溃疡或微血管障碍引起的疼痛。还可扩张冠状动脉，增加心脏血流量，抑制血小板聚集，用于改善心肌缺血。可通过海绵体内注射或尿道栓剂给药松弛海绵体平滑肌，治疗勃起功能障碍。

米索前列醇

米索前列醇（misoprostol）是一种PGE_1衍生物，$t_{1/2}$很短，通常只有30 min左右，口服吸收后迅速代谢为具有生物活性的米索前列醇酸，需每天服用2～4次。低剂量可刺激黏液和碳酸氢盐分泌，增强黏膜血流量，保护消化道黏膜；高剂量可抑制胃酸分泌。用于治疗十二指肠溃疡和胃溃疡，预防NSAIDs引起的消化性溃疡。可增加子宫平滑肌收缩频率和张力，与米非司酮联合用于终止早孕。妊娠或可能妊娠的患者禁用，不良反应主要有稀便或腹泻等胃肠道反应。

依前列醇

依前列醇（epoprostenol，PGI_2）可降低外周、肺和冠状动脉阻力，用于治疗由原发性肺部疾病和全身性疾病引起的肺动脉高压。具有强大的抗凝作用，肺循环时不被代谢，可防止体外循环时血栓形成，较高剂量可使血小板聚集形成的血栓解聚，可用于治疗不稳定型心绞痛，预防肾透析时血栓形成等。$t_{1/2}$极短，需要持续静脉泵入以维持治疗效果。伊洛前列素（iloprost）为PGI_2衍生物，$t_{1/2}$更长，可吸入给药。

其他前列腺素类相关药物

司来帕格（selexipag）为PGI_2受体激动药，口服给药，用于延缓肺动脉高压的疾病进展。地诺前列酮（dinoprostone，PGE_2）、地诺前列素（dinoprost，$PGF_{2\alpha}$）可通过收缩子宫平滑肌诱导分娩，用于终止中后期妊娠和产后出血。COX抑制药主要为NSAIDs（如阿司匹林），其药理作用和临床应用详见第十八章。

第四节 白三烯和抗白三烯药物

白三烯（leukotrienes，LTs）为AA经5-LOX途径产生。与组胺不同的是，白三烯是在肥大细胞激活后新合成，而组胺是预先合成后储存于肥大细胞颗粒中。白三烯包括LTC_4、LTD_4、LTE_4等，为体内重要的炎症介质，可使支气管收缩、黏液分泌增加，引发哮喘；还能促进中性粒细胞游走，向炎症部位募集，并增加毛细血管通透性，参与和加重炎症反应。此外，许多过敏反应的症状与白三烯有关，如过敏性哮喘、过敏性鼻炎、阿司匹林哮喘等。抗白三烯药物主要包括白三烯受体阻断药（扎鲁司特、孟鲁司特等）和5-LOX抑制药（如齐留通），详见第二十八章。

扎鲁司特

扎鲁司特（zafirlukast）口服吸收良好，血浆蛋白结合率为99%。主要在肝脏代谢，$t_{1/2}$为10 h。选择性阻断LTD_4和LTE_4受体，可有效拮抗白三烯所致的支气管平滑肌收缩、血管通透性增加、气管水肿，并抑制嗜酸性粒细胞、淋巴细胞的浸润，减少肺泡巨噬细胞产生的过氧化物，但不影响组胺和前列腺素受体。对多种刺激如二氧化硫、阿司匹林和冷空气等所致的支气管痉挛均有良好疗效。适用于慢性轻、中度哮喘的预防和治疗，对阿司匹林哮喘者尤为适宜，但不适于急性哮喘的治疗。耐受性良好，常见的不良反应有轻微头痛、胃肠道反应、咽炎，偶见转氨酶升高。

孟鲁司特钠

孟鲁司特钠（montelukast sodium）是一种强效选择性半胱氨酰白三烯拮抗药，能有效阻断LTC_4、LTD_4和LTE_4与白三烯受体结合产生的生物效应，阻断白三烯的致炎作用，抑制炎症反应，减轻气道炎性细胞浸润，抑制变应原激发的气道高反应性。也能抑制过敏性鼻炎患者的炎症反应，有效改善鼻痒、喷嚏、流涕和鼻塞等过敏性鼻炎症状。主要用于儿童和成人慢性哮喘的预防和治疗，以及过敏性鼻炎尤其是鼻塞严重患者。耐受性良好，偶见过敏反应、血管性水肿、皮疹、瘙痒、胃肠道反应、嗜睡、激惹、烦躁不安等。可诱发严重神经精神不良事件，不作为过敏性鼻炎一线用药。

第五节　多肽类及其药物

肽（peptide）是由氨基酸以肽链连接在一起而形成的化合物，也是蛋白质水解的中间产物。许多肽作为经典的激素，合成后在血液中转运，作用于心脏、血管和其他靶点；部分则作为旁分泌或自分泌调节因子，在其合成部位附近发挥作用；一些肽也在中枢神经系统作为神经递质或神经调质发挥作用。本节主要介绍激肽类、利尿钠肽、内皮素（endothelin，ET）和其他类型的多肽及其相关药物。

一、激　肽　类

内源性激肽释放酶-激肽系统　激肽（kinin）是一种强效的血管舒张肽，包括缓激肽（bradykinin）和胰激肽（kallidin）。激肽的合成和代谢受激肽释放酶-激肽系统（kallikrein-kinin system，KKS）调控。激肽由激肽释放酶（kallikrein）催化水解激肽原（kininogen）产生，激肽原可分为高分子量激肽原（high molecular weight kininogen，HK）和低分子量激肽原（low molecular weight kininogen，LK）两种，均在肝脏中合成。HK被血浆或组织激肽释放酶切割，分别产生缓激肽和胰激肽；而LK仅被组织激肽释放酶切割，产生胰激肽，进而可转化为缓激肽。

激肽主要通过B_1和B_2两种受体发挥作用。其中，B_1受体在正常组织中不表达或低表达，可被激肽代谢产物激活；B_2受体在大多数正常组织中表达，能结合完整的缓激肽和胰激肽。

激肽在体内迅速被激肽酶水解而失去活性。激肽酶可分为激肽酶Ⅰ和激肽酶Ⅱ，其中，激肽酶Ⅰ主要存在于血浆，激肽酶Ⅱ又称血管紧张素转换酶（ACE），分布在血液和其他组织，可使激肽水解失活，还可催化AngⅠ转化为AngⅡ。

（一）激肽释放酶抑制药

抑　肽　酶

抑肽酶（aprotinin）是一种天然蛋白酶抑制药，多从牛肺中提取，通过抑制激肽释放酶活性，阻断激肽原形成激肽，对胰蛋白酶、糜蛋白酶、纤溶酶等也有抑制作用。用于治疗与预防各型胰腺炎及纤维蛋白溶解引起的出血。

艾卡拉肽

艾卡拉肽（ecallantide）是一种人工合成的血浆激肽释放酶抑制药，比内源性激肽释放酶抑制药选择性更高且更高效。可通过皮下注射给药，主要用于遗传性血管性水肿急性发作的治疗。不良反应有头痛、恶心、腹泻等。

（二）激肽受体拮抗药

艾替班特

艾替班特（icatibant）是第二代选择性B_2受体拮抗药，亲和力较高。皮下给药后迅速吸收，主要用于治疗遗传性血管性水肿，也可用于药物引起的血管性水肿和呼吸道病变。常见不良反应为注射部位的局部反应，如肿胀、瘙痒等。

（三）激肽酶Ⅱ抑制药（ACE抑制药）

ACE抑制药可抑制激肽酶Ⅱ，抑制缓激肽的水解，具有降压、改善心功能等作用，如卡托普利、依那普利等，详见第二十五章。

二、利尿钠肽

哺乳动物的心房和血管组织中存在一些具有排钠利尿、舒张血管作用的肽，称为利尿钠肽（natriuretic peptide），被视为血容量的生理调节剂，心房容量负荷增加可促进其释放。该家族成员主要有心房利尿钠肽（atrial natriuretic peptide，ANP）、脑钠肽（brain natriuretic peptide，BNP）、C型利尿钠肽（C-type natriuretic peptide，CNP）。

ANP主要在心房细胞中合成，在心室肌、中枢和周围神经系统的神经元及肺中也有合成。可增加肾小球滤过率并减少近端小管钠重吸收，抑制肾素、醛固酮等释放而产生排钠利尿作用；还可引起血管舒张，降低血压，调节脂肪代谢和胰岛素敏感性等。BNP主要在心室合成，具有与ANP相似的排钠利尿和降压作用。CNP主要在血管内皮中表达，也存在于大脑、心脏、软骨细胞、肾脏和肠道中，有较强的血管扩张作用，调节外周阻力；可促进软骨内成骨，用于治疗儿童软骨发育不全。

利尿钠肽与特异性高亲和力的膜受体结合发挥作用。已发现三种受体亚型，分别为ANP_A、ANP_B和ANP_C。ANP_A受体的主要配体是ANP和BNP，通过提高cGMP水平，产生利钠利尿、扩张血管的作用。ANP_B主要配体是CNP，通过提高cGMP水平产生效应。ANP_C受体可与ANP、BNP、CNP三种肽结合，进而内吞降解循环中的利尿钠肽。

注射用重组人脑利钠肽适用于休息或轻微活动时呼吸困难的急性失代偿心力衰竭患者治疗，可降低肺毛细血管楔压，改善呼吸困难。

三、内　皮　素

内皮素（endothelin，ET）由21个氨基酸组成，是首个从主动脉内皮细胞中分离出来的强效血管收缩肽。有三种异构体，由不同的基因编码，分别为ET_1、ET_2和ET_3。ET_1主要由血管内皮分泌，具有强烈的血管收缩作用，中枢神经系统及子宫内膜、肾小球系膜、乳腺上皮细胞等也能产生。ET_2 主要在肾脏和肠道产生，在心脏、卵巢等也存在。ET_3 在大脑中含量最高，也存在于胃肠道、肺和肾脏中。ET 系统在正常情况下以低浓度存在于血液中，通过旁分泌或自分泌的方式发挥作用；当其过度表达时会导致高血压、心脏病等。

ET 通过激活 ET_A 和 ET_B 两种受体发挥作用。ET_A 主要在心脏和肺的血管平滑肌上表达，ET_B 在心肌细胞、肺内皮细胞和中枢神经系统分布较多。ET_A 受体对 ET_1 高度敏感，激活后导致血管收缩，并参与炎症反应，调控多种细胞增殖、导致纤维化。ET_B 对三种 ET 敏感性相近，通过启动负反馈机制、释放 NO 或 PGI_2 等导致血管舒张；还可使配体-受体复合物内化，清除 ET_1 等。

ET 系统相关药物主要为 ET 受体拮抗药。安立生坦（ambrisentan）是选择性 ET_A 受体拮抗药，具有较好的生物利用度，可用于治疗肺动脉高压，肝毒性小。波生坦（bosentan）和马西腾坦（macitentan）为非选择性 ET 受体拮抗药，波生坦用于治疗 WHO 功能分级Ⅱ～Ⅳ级的肺动脉高压，有较强的肝毒性，使肝转氨酶升高，需密切监测；马西腾坦为波生坦衍生物，其安全性和有效性更高。

四、其　他

其他多肽类物质包括 SP、CGRP 与血管紧张素等，其中血管紧张素系统的相关作用详见第二十五章。

（一）P物质

P 物质（substance P，SP）属于速激肽家族，由 11 个氨基酸构成。速激肽家族还包括神经肽 A、神经肽 B、神经肽 K 等。SP 广泛分布于中枢和周围神经系统、心血管系统，也在胃肠道等外周组织中作为肠神经系统的神经递质和局部激素起作用。

SP 在杏仁核、下丘脑等情绪调节相关脑区高表达，参与调控应激、焦虑、抑郁等；在初级感觉神经元的胞体及神经纤维上有较高表达，与恶心、呕吐等行为相关。在外周神经系统中，SP 存在于传入感觉纤维、背根神经节和脊髓背角中，参与痛觉信息传递。SP 调控心血管系统，增加 NO 释放舒张血管，但可促进 TxA_2 释放引起静脉收缩。SP 还可引起肠和支气管平滑肌收缩、刺激唾液腺分泌、利尿等。SP 主要通过激活神经激肽-1（neurokinin-1，NK_1）受体发挥作用，NK_1 受体广泛存在于全身，在神经系统中尤为丰富。阿瑞匹坦（aprepitant）为 NK_1 受体拮抗药，用于预防和治疗化疗诱导的恶心或呕吐。该药为剂量依赖性的 CYP3A4 抑制药，联合用药时须谨慎。

（二）降钙素基因相关肽

CGRP 是降钙素家族的一员。以 α-CGRP 和 β-CGRP 两种亚型存在，前者为主要存在形式。CGRP 大量存在于甲状腺 C 细胞、中枢和周围神经系统、心血管和呼吸系统及胃肠道。CGRP 是强效血管舒张物质，可增加内皮细胞 NO 的产生，使血管平滑肌松弛，增加皮肤、肾脏和冠状动脉血流量，尤其改善冠状动脉循环。外周 CGRP 的扩血管效应可能导致血压下降、心率加快等。中枢 CGRP 可引起高血压和摄食抑制反应；另外，三叉神经释放的 CGRP 参与偏头痛的发生。

艾普奈珠单抗（eptinezumab）、瑞玛奈珠单抗（fremanezumab）、加卡奈珠单抗（galcanezumab）是人源化 CGRP 单克隆抗体，可选择性高亲和力结合 CGRP，抑制其与 CGRP 受体结合，用于偏头痛预防性治疗。

第六节　腺　苷　类

腺苷是一种内源性核苷，$t_{1/2}$ 短暂，约为 10 s。以多种形式调控生理功能。腺苷受体有四种，分别为 A_1、A_{2A}、A_{2B} 和 A_3，均为 G 蛋白偶联受体。其中 A_1 和 A_3 与 G_i 蛋白偶联；A_2 受体与 G_s 蛋白偶联。A_1 受体的激活导致 AC 抑制、增强钾通道开放，产生抗心律失常、缺血保护作用；A_2 受体的激活导致 AC 活化，产生血管舒张作用。在中枢神经系统中，A_1 和 A_{2A} 受体参与调控谷氨酸、多巴胺等神经递质的释放。

腺苷作为药物，可短暂且快速扩张冠状动脉阻力血管，可用于测量最大冠状动脉血流。腺苷还可显著减缓或阻断房室传导，用于治疗阵发性室上性心动过速，但由于其 $t_{1/2}$ 很短，需快速静脉注射给药以免代谢失效。而甲基黄嘌呤（如茶碱、咖啡因等）可阻断腺苷受体，因此对摄入相应药物或饮食的患者需加大剂量。

双嘧达莫（dipyridamole）是腺苷转运蛋白抑制药，抑制腺苷转运，提高内源性腺苷浓度，显著扩张冠状动脉，发挥缺血预适应保护作用；还可抑制血小板聚集，抑制血栓形成。

腺苷 A_1 受体在肾近端小管中表达并引起 Na^+ 重吸收，其拮抗药（如甲基黄嘌呤等）可引起利尿。

第七节　一氧化氮及相关药物

NO 是一种高活性的气体信号分子，易于扩散穿过细胞膜，广泛参与多种生理和病理生理过程，包括心血管功能、炎症反应和神经功能等。例如，NO 舒张血管平滑肌，降低血压，扩张肺部血管，降低肺动脉压，还可改善氧合功能，并具有抗血栓作用；引起炎症部位出现红斑、水肿等；促进海绵体平滑肌松弛，导致阴茎勃起。

内源性NO在体内极不稳定，易被氧气、活性氧等迅速灭活。NO通过激活可溶性鸟苷酸环化酶（soluble guanylate cyclase，sGC），增加cGMP合成来发挥作用，当内源性NO信号不足时，可通过增加NO含量、增强sGC对NO的敏感性或减缓PDE对cGMP的降解等途径改善。硝酸甘油、硝酸异山梨酯等在体内经过代谢缓慢释放NO，扩张静脉和冠状动脉。详见第二十三章。

维立西呱（vericiguat）是首个用于心力衰竭患者的口服sGC刺激药，不依赖内源性NO水平，而是直接激活sGC，并增加sGC对NO的敏感性，修复心力衰竭患者受损的NO-sGC-cGMP信号，适用于症状性慢性心力衰竭成人患者，特别是射血分数降低（射血分数＜45%）的近期心力衰竭失代偿经静脉治疗后病情稳定的患者。

西地那非（sildenafil）为磷酸二酯酶5型（phosphodiesterase 5，PDE5）抑制药。PDE5存在于血管平滑肌、肺等组织，在阴茎海绵体中高表达。通过减少cGMP降解，促进海绵体平滑肌松弛，导致阴茎勃起，用于治疗勃起功能障碍。PDE5在心肌细胞中表达低，对心脏功能影响小。

（浙江大学　胡薇薇）

第二十章　免疫调节药

- The immune system is composed of organs, tissues, cells and molecules that all work together to generate an immune response that protects us from microorganisms, removes toxins, and destroys tumor cells.
- Drugs that act on the immune system and affect its function are collectively referred to as immunomodulators, including immunosuppressive agents and immunostimulant agents.

第一节　概　　述

一、免疫应答

免疫应答（immune response）包括先天免疫（innate immunity）和适应性免疫（adaptive immunity）。先天免疫系统的效应细胞由粒细胞、单核细胞、巨噬细胞、NK细胞、肥大细胞组成。适应性免疫系统的效应细胞由B细胞和T细胞组成。机体免疫系统在抗原刺激下发生的一系列应答反应，分为细胞免疫和体液免疫。正常的免疫功能对机体的防御反应、自我稳定及免疫监视是不可缺少的。参与免疫应答的各种细胞、组织和器官的任何一方的缺陷或功能亢进都将导致免疫功能异常，引起免疫性疾病，如自身免疫病、免疫缺陷病和免疫增殖病等。影响免疫功能的药物正是通过影响免疫应答的一个或多个环节而发挥免疫调节作用的。

二、免疫调节药的分类

作用于免疫系统并影响其功能的药物统称为免疫调节药（immunomodulators）。按主要药理作用、作用部位及作用机制，免疫调节药分为以下三大类。

1. 免疫抑制药（immunosuppressive drugs） 可抑制不利的或过度的免疫应答。①糖皮质激素（glucocorticoid，GC）。②具有免疫抑制作用的抗生素，又称钙调磷酸酶抑制药（calcineurin inhibitor），包括环孢素、他克莫司和西罗莫司等。③抗增殖及抗代谢药，包括霉酚酸酯、硫唑嘌呤和巯嘌呤等。④烷化剂。⑤生物制剂：靶向细胞表面分子的生物制剂、靶向细胞因子及其受体的生物制剂、靶向整合素的生物制剂。⑥小分子抑制药：细胞因子受体信号转导的小分子抑制药、鞘氨醇1-磷酸受体调节药（sphingosine 1-phosphate receptor modulator）。

2. 免疫兴奋药（immunostimulant） 又称免疫增强药（immunopotentiating agent），可上调处于低下状态的免疫功能，大多数对免疫功能起双向调节作用，使过低的免疫功能趋向增高，又使过高的免疫功能有所降低。该类药物主要包括左旋咪唑、白细胞介素、干扰素、转移因子、胸腺素等。

3. 免疫耐受原（药）（tolerogen） 诱导和保持抗原特异性非应答活化状态，包括共刺激阻滞（costimulatory blockade）、供体细胞嵌合、人类白细胞抗原（human leukocyte antigen）等。

第二节　免疫抑制药

免疫抑制药是一类非特异地抑制免疫功能的药物，主要用于防治器官移植的排斥反应和治疗自身免疫病，只能缓解症状，无根治作用。

一、糖皮质激素

【药理作用】 常用药物包括泼尼松、泼尼松龙、地塞米松等。对先天免疫和适应性免疫应答的许多环节均有影响，主要是抑制巨噬细胞对抗原的吞噬和处理；也阻碍淋巴细胞DNA合成和有丝分裂，破坏淋巴细胞，使外周淋巴细胞明显减少，并损伤浆细胞，从而抑制细胞免疫应答和体液免疫应答，缓解变态反应对人体的损伤。

【临床应用】 可与其他免疫抑制药联合用于防治器官移植时的排斥反应，常用高剂量逆转急性移植排斥，对骨髓移植时的移植物抗宿主病亦有效，也常用于类风湿关节炎、系统性红斑狼疮、皮肌炎、哮喘、炎性肠病、炎症性眼病、多发性硬化症病情急性加重等。此外，GC可降低其他免疫抑制药引起的超敏反应，也可减弱首剂应用某些细胞因子如莫罗单抗（muromonab-CD3）产生的不良反应。

二、具有免疫抑制作用的抗生素

具有免疫抑制作用的抗生素主要包括环孢素、他克莫司等，对免疫功能的抑制作用相对较强。环孢素是从真菌 *Tolypocladium inflatum* 培养液中分离出的一种脂溶性环状11肽，现已能人工合成。他克莫司是从放线菌 *Streptomyces tsukubaensis* 培养液中获得的23元大环内酯类抗生素。

环　孢　素

环孢素（cyclosporin）又称环孢霉素A（cyclosporin A）。

【体内过程】 口服可吸收，但不完全，生物利用度仅为20%～50%，3～4 h血药浓度达峰值。血浆蛋白结合率为90%。大部分在肝脏代谢，随胆汁排泄，极少量经肾排泄，$t_{1/2}$为6～30 h。

【药理作用及作用机制】 环孢素选择性作用于T细胞活化初期，抑制辅助性T细胞（helper T cell，Th细胞），使Th细胞数量明显降低，对细胞毒性T细胞亦有极强的抑制作用，但对调节性T细胞（regulatory T cell，Treg）的影响微弱。抑制巨噬细胞产生IL-1，并使Th细胞IL-1受体表达减少，IL-2分泌及IL-2受体表达减少。抑制T细胞产生IFN-γ。小剂量环孢素对巨噬细胞的吞噬功能无明显影响，也不直接抑制NK细胞，但可间接通过干扰IFN-γ的产生而影响其功能。总之，环孢素的作用不同于细胞毒类药物，它仅抑制细胞免疫和胸腺依赖性抗原的体液免疫，而不显著影响机体的一般防御能力。

环孢素与亲环蛋白结合形成复合物，可与钙调磷酸酶（calcineurin）结合并抑制其功能，使细胞质内活化T细胞核因子的脱磷酸化进入细胞核的过程受阻，阻止IL-2等细胞因子基因转录，发挥强大的免疫抑制作用。

【临床应用】 主要用于防治器官移植或骨髓移植时的排斥反应，与GC合用，疗效更佳。也适用于其他药物无效的难治性自身免疫病如类风湿关节炎、系统性红斑狼疮、皮肌炎、银屑病等。

【不良反应】 剂量过大可造成肾和肝脏损伤，应监测肝肾功能，并监测血压。长期应用，牙龈增生的发生率约为12%，牙龈炎发生率约为31%，还易导致多毛症。

他克莫司

他克莫司（tacrolimus，FK506）作用强度是环孢素的10～100倍。

【体内过程】 口服吸收迅速，但不完全，与其存在首过消除有关。主要在肠道上段吸收，胆汁对其吸收无明显影响。服药后0.5～3 h血药浓度达峰值，$t_{1/2}$长且个体差异大，肝、肾移植的成人患者$t_{1/2}$平均分别为12.4 h和11.7 h，99%药物在肝脏代谢后排出体外。

【药理作用】 抑制淋巴细胞增殖，主要抑制Th细胞产生IL-2，抑制细胞毒性T细胞产生IFN-γ，但不影响Treg细胞功能；抑制T细胞和B细胞的活化，也抑制T细胞依赖性B细胞活化。

他克莫司首先与胞质内FK506结合蛋白（FK506 bingding protein，FKBP）形成复合物，与钙调磷酸酶结合并抑制其功能，进而阻止IL-2等细胞因子基因转录，发挥免疫抑制作用。

【临床应用】 他克莫司可促进肝细胞再生和修复，故主要用于肝脏移植，显著降低急性排斥反应的发生率及再次肝移植率，减少GC的用量。也用于其他器官移植，包括肾脏移植及骨髓移植等，减少急性排斥反应发生率、增加移植存活率和延长患者生存时间，疗效优于环孢素。此外，对类风湿关节炎、肾病综合征、1型糖尿病等有一定疗效。

【不良反应】 静脉给药最常见神经毒性，轻者可出现头痛、震颤、失眠、畏光、感觉迟钝等，重者可出现运动不能、癫痫发作、脑病等，大多在减量或停药后自行消失。直接或间接地影响肾小球滤过率及肾小管对电解质的转运，可发生急性和慢性肾毒性。对胰岛细胞具有毒性作用，可导致高血糖。大剂量时可产生生殖系统毒性。长期应用引起牙龈炎及牙龈增生，但发生率较环孢素低。

西罗莫司

西罗莫司（sirolimus）又称雷帕霉素（rapamycin），是从链霉菌*Streptomyces hygroscopicus*培养液中提取得到的疏水物质，化学结构与他克莫司相似，属于31元大环内酯类。原为抗真菌药物，1988年发现其有免疫抑制作用。

【体内过程】 口服吸收迅速，约1 h血药浓度达峰值，主要由CYP3A4代谢，代谢产物仍有免疫抑制作用，主要由P-糖蛋白转运，经肾排泄，$t_{1/2}$为62 h。停药后其疗效可维持数月之久。

【药理作用】 抑制T细胞的增殖与活化，减少IL-2及T细胞受体的表达。与胞质内FKBP结合形成复合物，该复合物不影响钙调磷酸酶，但可抑制哺乳动物雷帕霉素靶蛋白（mammalian target of rapamycin，mTOR），阻止细胞由G_1期进入S期，抑制IL-2、IL-4及生长因子诱导的成纤维细胞、内皮细胞、肝细胞和平滑肌细胞增殖。

【临床应用】 单独或与环孢素联合应用，延长移植物的存活时间，用于治疗多种器官和皮肤移植物的急性排斥反应，尤对慢性排斥反应疗效更为明显。与环孢素有协同抑制作用，减轻环孢素的肾毒性，扩大两药的治疗指数。西罗莫司与他克莫司均与胞质内FKBP结合，因此，低剂量两药联合使用也能达到有效的免疫抑制作用。

【不良反应】 主要有厌食、呕吐和腹泻，严重者可出现消化性溃疡、间质性肺炎等。联合用药和监测血药浓度是减少不良反应，并发挥最大免疫抑制作用的有效措施。

三、抗增殖及抗代谢药

吗替麦考酚酯

吗替麦考酚酯（mycophenolate mofetil，MMF）又称霉酚酸酯，是从青霉菌*Penicillium stoloniferum*中获得的霉酚酸（mycophenolic acid，MPA）酯类衍

生物，具有独特的免疫抑制作用，无明显的肝脏及肾脏毒性，安全性较高。

【体内过程】 口服易吸收，迅速水解为活性代谢产物霉酚酸，6～12 h 血药浓度达峰值，生物利用度为 94.1%，血浆蛋白结合率高达 98%。霉酚酸在肝脏经葡萄糖醛酸转移酶转化为无活性的霉酚酸葡萄糖醛酸苷（MPAG），在小肠细菌作用下 MPAG 重新转化为 MPA，经门脉入血形成肝肠循环，10～12 h 出现第二次血药浓度高峰，90% 以 MPAG 经肾排出，极少量 MMF 随粪便排出。肾功能不全患者可出现血浆 MPA 及 MPAG 浓度的改变，严重肾功能不全患者 MPA 时量曲线下面积（AUC）增加 2 倍，而 MPAG 则增加近 3～6 倍。$t_{1/2}$ 为 16～17 h。

【药理作用】 MMF 是前药，在体内迅速水解转化成活性产物霉酚酸发挥免疫抑制作用。

1. 对淋巴细胞的作用 明显抑制淋巴细胞 DNA 合成，该效应能被鸟苷或脱氧鸟苷逆转；剂量依赖性地抑制 B 细胞增殖和抗体分泌；与环孢素不同，可降低淋巴瘤的发生。

2. 对其他细胞的作用 快速抑制单核巨噬细胞的增殖，减轻炎症反应。还可抑制有丝分裂原活化的血管平滑肌细胞增殖，代替传统三联治疗（环孢素＋硫唑嘌呤＋甲泼尼龙）中的硫唑嘌呤，改善移植心脏的存活状况，降低移植冠状动脉病变的发生率。对中性粒细胞功能几乎无影响，可能与中性粒细胞嘌呤合成不依赖经典途径及主要表达Ⅰ型肌苷一磷酸脱氢酶（inosine-5′-monophosphate dehydrogenase，IMPDH）有关。

【作用机制】 抑制免疫的作用机制涉及如下三个方面。①抑制淋巴细胞Ⅱ型 IMPDH，减少鸟嘌呤核苷酸，产生免疫抑制作用。机体嘌呤核苷酸主要来自从头合成途径（de novo pathway）及补救途径（salvage pathway）。IMPDH 是从头合成途径的关键限速酶，它有Ⅰ型和Ⅱ型两种同工酶，MPA 对Ⅱ型 IMPDH 的抑制作用较Ⅰ型强 4～5 倍。人类 T 细胞、B 细胞高度依赖于从头合成途径合成的鸟嘌呤核苷酸，且活化的淋巴细胞大量表达Ⅱ型 IMPDH。MPA 选择性、可逆性地抑制Ⅱ型 IMPDH，从而抑制从头合成途径中嘌呤的生物合成，导致鸟嘌呤核苷酸减少，选择性阻断 T 细胞和 B 细胞的增殖，诱导、加速活化 T 细胞的凋亡。②抑制淋巴细胞表面岩藻糖、甘露糖及整合素的形成，从而阻碍黏附分子的糖基化过程，削弱单核细胞及淋巴细胞向炎症部位募集。③抑制细胞因子的产生。MPA 迅速抑制粒细胞-巨噬细胞集落刺激因子（granulocyte-macrophage colony stimulating factor，GM-CSF）的产生，但对其他细胞因子的抑制作用 48 h 后才出现。

【临床应用】 广泛用于肾脏和心脏、肝脏和小肠等器官移植，显著减少急性排斥反应的发生，还可用于治疗银屑病和类风湿性关节。对系统性红斑狼疮、重症 IgA 肾病患者也有一定效果；此外，可抑制卡氏肺孢菌生长需要的 IMPDH 活性，用于预防卡氏肺孢菌感染。

【不良反应及注意事项】 常见恶心、呕吐、腹泻等胃肠道反应，调整剂量可减轻。可见贫血和白细胞减少，常出现在用药后 30～120 天，停药一周后，多数可缓解或恢复；还可能诱发感染或肿瘤。动物实验发现有致畸作用，孕妇慎用。严重肾功能不全患者减量。

【药物相互作用】 氢氧化镁和氢氧化铝等可减少本药的吸收，不宜同服。大剂量呋塞米、阿司匹林及血清白蛋白水平降低可增加游离 MPA 水平。丙磺舒及阿昔洛韦等影响肾小管分泌功能的药物可改变 MPAG 的血药浓度。考来烯胺与本药合用可使其 AUC 减少，应避免合用。肾移植患者联合使用本药与磺唑酮，可增加 MPA 毒性，干扰肾小管分泌 MPA。不宜与硫唑嘌呤合用。

四、烷 化 剂

烷化剂包括环磷酰胺、白消安及噻替哌等，其中最常用的是环磷酰胺。

环 磷 酰 胺

环磷酰胺（cyclophosphamide）为强效免疫抑制药之一，对增殖期及某些静止期淋巴细胞均有抑制作用。非特异性杀伤抗原敏感性淋巴细胞，限制其转化为免疫母细胞。B 细胞较 T 细胞对其更加敏感，因而能选择性地抑制 B 细胞；还可显著降低 NK 细胞活性，抑制初次和再次体液与细胞免疫应答。但在免疫抑制剂量下，不影响已活化的巨噬细胞功能。不良反应相对较少且可口服，是烷化剂中最常用的免疫抑制药。用于自身免疫病的治疗，对系统性红斑狼疮、类风湿关节炎、肾病综合征等疗效较好；也可改善韦格纳肉芽肿病、皮肌炎、结节性多动脉炎等症状；与糖皮质激素合用治疗天疱疮。还可用于器官移植中预防和治疗排斥反应，效果与硫唑嘌呤相当，常与泼尼松和抗淋巴细胞球蛋白合用。不良反应有骨髓抑制、胃肠道反应、出血性膀胱炎及脱发等。偶见肝功能障碍。

五、抗体类药物

抗淋巴细胞球蛋白

抗淋巴细胞球蛋白（antilymphocyte globulin）为直接抗淋巴细胞的多克隆抗体。采用人的淋巴细胞免疫动物，从获得的抗淋巴细胞血清中提纯得到。主要与 T 细胞结合，在补体的共同作用下，使淋巴细胞裂解，对细胞免疫的抑制作用较强。常与硫唑嘌呤、GC 合用，预防器官移植的排斥反应。但由于制剂来源未标准化，疗效不稳定，加之可引起血清反应，多在其他免疫抑制药无效时使用。常见不良反应有寒战、高热、血小板减少、关节疾病和血栓性静脉炎等。静脉注射可引起过敏性休克和血清病，还可引起血尿、蛋白尿，停药后消失。注射前需做皮肤过敏试验，发生变态反应或过敏体质者禁用，有急性感染者慎用。

CD3 单克隆抗体

CD3 单克隆抗体（anti-CD3 monoclonal antibodies）是靶向 T 细胞表面 CD3 抗原的抗体。可用于防治器官移植后的急性排斥反。替利珠单抗（teplizumab）能够减弱 T 细胞对胰岛 β 细胞的攻击，稳定 B 细胞功能，延缓 1 型糖尿病发病近 3 年。常出现以高热、寒战、头痛、恶心、呕吐、腹痛及腹泻为特征的“细胞因子释放综合征”，多发生于首次用药后 30 min。注射前，给予 GC 可预防相关反应。

利妥昔单抗

利妥昔单抗（rituximab）是直接针对人类 B 细胞表面 CD20 抗原的抗体，启动介导 B 细胞溶解的免疫应答。对于自身抗体引起的自身免疫疾病，如红斑狼疮和风湿性关节炎等疗效好，也可用于 CD20 阳性的 B 细胞增多症，B 细胞淋巴瘤及韦格纳肉芽肿病等。不良反应有头痛、恶心、呕吐、腹痛及由免疫功能低下引起的感染性疾病等。

英夫利昔单抗

英夫利昔单抗（infliximab）是人/鼠嵌合的抗 TNF-α 单克隆抗体，与 TNF-α 有高度亲和力，抑制 TNF-α 与其受体结合，失去生物活性。主要用于类风湿关节炎、克罗恩病等。给药后 1～2 h 可出现发热、荨麻疹、低血压、呼吸困难。

六、其　　他

硫唑嘌呤（azathioprine）和巯嘌呤（mercaptopurine）主要通过干扰嘌呤代谢，抑制嘌呤核苷酸生物合成，抑制 DNA、RNA 和蛋白质合成而发挥免疫抑制效应。阻止抗原敏感淋巴细胞转化为免疫母细胞，兼有抑制细胞免疫和体液免疫的作用，对 T 细胞的抑制作用更明显，且不同亚群的 T 细胞对其敏感性各异。也可抑制 NK 细胞，但不抑制巨噬细胞的吞噬功能。用于肾移植的排斥反应和自身免疫病，如类风湿关节炎和系统性红斑狼疮等。

鞘氨醇-1-磷酸受体调节药有芬戈莫德（fingolimod）、西尼莫德（siponimod）和奥扎莫德（ozanimod）等，其中芬戈莫德为前药。通过作用于鞘氨醇 1-磷酸受体（sphingosine-1-phosphate receptor，S1PR），影响淋巴细胞归巢，减少外周血中淋巴细胞的数量，并抑制淋巴细胞活性，发挥免疫抑制作用。用于治疗复发缓解型多发性硬化症。

第三节　免疫增强药

免疫增强药是一类非特异地增强免疫功能的药物，主要用于治疗免疫缺陷病，或作为慢性感染和肿瘤的辅助治疗。

卡　介　苗

卡介苗（Bacille Calmette-Guérin vaccine，BCG）又称结核活菌苗，是牛型结核分枝杆菌的减毒活菌苗。可刺激多种免疫细胞如巨噬细胞、T 细胞、B 细胞和 NK 细胞活性；增强与其合用的各种抗原物质的免疫原性，加速诱导免疫应答，提高细胞免疫和体液免疫功能，从而增强机体的非特异性免疫水平。除用于预防结核病外，还可作为非特异性免疫增强药。最常用于肿瘤的辅助治疗，如恶性黑色素瘤、白血病、肺癌、乳腺癌和消化道肿瘤等，可延长患者生命。也用于膀胱癌术后灌洗，预防肿瘤复发。其疗效与肿瘤的抗原性强弱、宿主免疫状态及其给药途径有关。可在给药部位引起肉芽肿反应，注射局部可见红斑、硬结和溃疡，也可出现寒战、高热、全身不适等。反复瘤内注射可发生过敏性休克。剂量过大可导致免疫功能降低，甚至促进肿瘤生长。

左　旋　咪　唑

左旋咪唑（levamisole）为四咪唑的左旋体，原为抗肠蠕虫药，有免疫增强作用，可恢复 B 细胞、T 细胞、单核细胞和巨噬细胞的免疫功能。可能的作用机制为激活磷酸二酯酶（phospho diesterases，PDEs），促进 cAMP 分解，降低淋巴细胞和巨噬细胞内 cAMP 含量。主要用于免疫功能低下者，恢复免疫功能。常用于肺癌术后的恢复，尤其对鳞癌疗效较好，可减少转移。也可改善多种自身免疫病，如类风湿关节炎、红斑狼疮。不良反应可见胃肠道症状、头痛、出汗、全身不适等，偶见肝功能异常。少数患者有白细胞及血小板减少，停药后可恢复。

干　扰　素

干扰素（interferon，IFN）是可诱导的分泌糖蛋白，分为 α、β 和 γ 三类，具有高度的种属特异性，动物的干扰素对人无效，人白细胞产生的干扰素为 IFN-α。现采用 DNA 重组技术生产。是广谱抗病毒药，其作用机制可能是作用于蛋白质合成阶段，可用于治疗各种病毒感染性疾病，如疱疹性角膜炎、病毒性眼病、皮肤带状疱疹和慢性乙型肝炎等。小剂量增强细胞免疫和体液免疫，大剂量则抑制细胞免疫和体液免疫，还可直接抑制肿瘤细胞生长，用于各种肿瘤的治疗，如毛细胞性白血病、恶性黑色素瘤、滤泡性淋巴瘤、卡波西肉瘤等。但对肺癌、胃肠道癌及某些淋巴瘤无效。抑制细胞增殖作用，可与利巴韦林合用于慢性丙型肝炎等。流感样症状（发热、寒战、肌痛）和注射部位反应是常见的不良反应。还有胃肠道反应，发热和白细胞减少。偶有嗜睡、精神紊乱、抑郁等神经系统症状，少数患者快速静脉注射可出现血压下降、心律失常和罕见心肌病和心肌梗死。约 5% 患者用后可产生干扰素抗体。

白介素-2

IL-2 又称 T 细胞生长因子，由 Th 细胞产生，为 Treg 和细胞毒性 T 细胞分化增殖所需的调控因子，既可使 Treg 细胞增加来产生免疫抑制，又可扩增细胞毒性 T 细胞以提高免疫应答。同时可促进 B 细胞、NK 细胞、抗体激活的杀伤细胞和淋巴因子激活的杀伤细胞等的分化增殖。用于恶性肿瘤如黑色素瘤、肾细胞癌、霍奇金淋巴瘤等的辅助治疗，以及免疫缺陷病和自身免疫病的治疗。不良反应有发热、寒战、厌食、肌痛及关节痛、神经系统症状。

集落刺激因子

集落刺激因子（colony stimulating factor，CSF）由单核细胞、成纤维细胞及淋巴细胞等产生，主要包括 4 种类型：巨噬细胞集落刺激因子（macrophage colony stimulating factor，M-CSF）、粒细胞集落刺激因子（granulocyte colony-stimulating factor，G-CSF）、GM-CSF 和多能集落刺激因子（multi-colony stimulating factor，multi-CSF）。目前均可用 DNA 重组技术生产，其中重组人 GM-CSF 和重组人 G-CSF 已于临床应用。集落刺激因子作用于多能干细胞和多能祖细胞等较原始细胞，刺激粒细胞、单核细胞、巨噬细胞和巨核细胞集落形成和增生，促进粒细胞和单核细胞成熟；刺激骨髓向外周血液释放成熟中性粒细胞，增加成熟粒细胞的吞噬和细胞毒作用；间接促进红细胞增生。G-CSF 和 GM-CSF 的临床应用和不良反应详见第二十七章。

转 移 因 子

转移因子（transfer factor，TF）是从健康人的白细胞中提取的多核苷酸和多肽混合物，不被 RNA 酶、DNA 酶及胰酶所破坏，无抗原性。转移因子可将供体的细胞免疫信息转移给受体，使受体的淋巴细胞转化并增殖分化为致敏淋巴细胞，获得供体的特异性和非特异性的细胞免疫功能。提高免疫缺陷患者的皮肤迟发性过敏反应，防止感染；对细胞免疫有增强和抑制的双向调节作用；还可诱导产生干扰素。

本品主要用于先天免疫缺陷或适应性免疫缺陷的替代治疗，但对先天性淋巴细胞障碍、胸腺发育不全或 T 细胞功能完全缺失的患者，单用无效。还可用于治疗自身免疫病，如系统性红斑狼疮、类风湿关节炎及难以控制的病毒性和霉菌性感染和肿瘤的辅助治疗。不良反应少，注射局部有酸、胀、痛感，个别病例出现风疹、皮肤瘙痒，少数患者有短暂发热。慢性活动性肝炎用药后可见肝功能损害加重，然后逐渐恢复。

胸 腺 肽

胸腺肽（thymosin，又名胸腺素）是从胸腺中分离提取的一组活性多肽，按纯化过程分为 F_1～F_5 组分，其中 F_5 活性最强，按等电点又分成 α、β 和 γ 三种类型，现已成功采用基因工程生物合成。可诱导 T 细胞分化成熟，调节 T 细胞的多种功能，从而调节和增强人体细胞免疫功能，用于治疗胸腺依赖性免疫缺陷病（包括艾滋病）、某些自身免疫病和肿瘤等。一般无严重不良反应，少数患者出现发热、皮疹、头昏等过敏反应，注射前常规做过敏试验。

第四节　免疫检查点抑制药

免疫检查点是一类免疫抑制性分子，能调节免疫应答，从而避免正常组织损伤。但在肿瘤发生过程中，肿瘤及其微环境能够诱导免疫检查点在肿瘤浸润淋巴细胞中高表达，影响 T 细胞的抗肿瘤功能，从而实现免疫逃逸。免疫检查点抑制药（immune checkpoint inhibitor，ICI）的研发成功是肿瘤免疫治疗的里程碑事件。常见的 ICI 包括程序性死亡受体 1（programmed death-1，PD-1）抑制药、程序性死亡受体配体 1（programmed death-ligand 1，PD-L1）抑制药和细胞毒性 T 细胞相关抗原 4（CTLA-4）抑制药。个体化靶向免疫治疗使治疗毒性减少而疗效增强，逐渐从晚期三线治疗向一线治疗、辅助治疗推进，开启肿瘤治疗的新篇章。

PD-1 是固有免疫应答的负性调节分子，PD-L1 是第一个发现的 PD-1 配体，免疫细胞在对炎症做出免疫应答时细胞膜表面会表达共刺激分子 PD-L1，与 PD-1 结合后可以抑制 T 细胞受体介导的淋巴细胞增殖及细胞因子分泌，调节肿瘤调节性 T 细胞的增殖，进而抑制免疫效应细胞的免疫应答。

PD-1 有多个配体，如 PD-L2，也能抑制 T 细胞激活、增殖和细胞因子释放。在 B 细胞淋巴瘤和霍奇金淋巴瘤中 PD-L2 表达均明显升高。因此阻断 PD-L2/PD-1 信号可在一定程度上增强免疫细胞的抗肿瘤作用。

免疫检查点抑制药通过重新激活机体的自身免疫系统而达到抗肿瘤目的，因此在治疗肿瘤的同时，可能对机体的正常组织和器官产生损害，出现免疫相关不良事件（immune-related adverse events，irAE），一般发生在胃肠道、内分泌腺、皮肤和肝脏，中枢神经系统、心血管、肺、肌肉骨骼系统和血液系统也可被累及，确切机制尚不清楚。潜在的机制包括免疫检查点抗体增加 T 细胞对肿瘤和正常组织中相关抗原的杀伤活力；抗体除调节 T 细胞免疫外，也调节体液免疫，提高自身抗体的水平；增加炎性细胞因子分泌；增强补体介导的炎症反应等。

免疫相关不良反应可发生在任何时候，甚至是停药后，但通常发生在用药后最初几周或者几个月，包括肺炎、白癜风、结肠炎、肝炎、垂体炎、甲状腺炎等。抗 PD-1/PD-L1 药物相关肺炎的发生率小于或等于 5%，但严重肺炎会导致死亡事件。

帕博利珠单抗

帕博利珠单抗（pembrolizumab）是一种直接阻断 PD-1 与其配体相互作用的单克隆抗体，已被批准用于一线治疗失败的不可切除或转移性恶性黑色素瘤的治疗，非小细胞肺癌患者的二线治疗，以及癌细胞 PD-L1 表达率＞50% 的转移性非小细胞肺癌患者的一线治疗，含铂类方案治疗后复发或转移性头颈部鳞癌的二线治疗，复发的经典型霍奇金淋巴瘤、局部晚期或转移性尿路上皮癌、不可切除或转移性高微卫星不稳定性或错配修复基因缺失的实体瘤及局部晚期或转移性胃癌、胃食管交界处腺癌，化疗期间或化疗后疾病进展的 PD-L1 高表达（肿瘤免疫综合阳性评分≥1）的晚期宫颈癌等恶性肿瘤治疗。

阿维鲁单抗

阿维鲁单抗（avelumab）是一种靶向 PD-L1 的人源性免疫球蛋白 G1 型单克隆抗体。目前已被批准用于治疗梅克尔细胞癌，含铂类药物化疗期间或之后病情进展、含铂类药物辅助化疗或新辅助化疗一年内出现疾病进展的局部晚期或转移性尿路上皮癌。

德瓦鲁单抗

德瓦鲁单抗（durvalumab）目前已被美国 FDA 批准用于含铂类药物化疗期间或之后病情进展或在含铂类药物辅助化疗、新辅助化疗一年内出现疾病进展的局部晚期或转移性尿路上皮癌，同时进行含铂类化疗和放疗后病情未见进展的局部晚期不能切除的非小细胞肺癌患者的维持治疗。

同类药物还有纳武利尤单抗（nivolumab）、阿替利珠单抗（atezolizumab）和卡度尼利单抗（cadonilimab）等，药理作用及临床应用详见第四十六章。

（北京大学　铁　璐）

第四篇 作用于肾脏和心血管系统的药物

第二十一章 利尿药与脱水药

- Diuretics increase the rate of urine flow and sodium excretion, and are used to adjust the volume and/or composition of body fluids in a variety of clinical situations.
- Loop diuretics are high efficacy diuretics that block the Na^+-K^+-$2Cl^-$ cotransporter in the thick ascending limb of the loop of Henle. A major use of these drugs is in the treatment of acute pulmonary edema.
- Thiazides and thiazide-like diuretics inhibit the Na^+-Cl^- cotransporter in the distal convoluted tubule, which are mainly used for edema and hypertension, and also for diabetes insipidus.
- Potassium-sparing diuretics consist of spironolactone, amiloride and triamterene. They are often co-administered with thiazides or loop diuretics in the treatment of edema.
- Carbonic anhydrase inhibitors have limited usefulness as diuretics, but can be used for non-diuretic indications, such as management of glaucoma, and with anti-epileptic drugs as adjuvants.
- Tolvaptan is a selective oral V_2 receptor antagonist and is mainly used for significant hypervolemic and euvolemic hyponatremia.
- Osmotic diuretics are freely filtered at the glomerulus, undergo limited reabsorption by the renal tubule, and are relatively inert pharmacologically. They are primarily used to reduce edema.

利尿药（diuretics）是直接作用于肾脏，增加 Na^+、Cl^- 等离子和水的排出，使尿量增多的药物，主要用于治疗各种原因引起的水肿，也用于高血压、尿崩症、肾结石等非水肿性疾病的治疗。

临床应用最早的利尿药是有机汞利尿药，毒性较大。20 世纪 50 年代，安全、有效的噻嗪类利尿药问世，淘汰了沿用几十年之久的有机汞利尿药。随后，袢利尿药和保钾利尿药相继用于临床，并在利尿药作用机制研究方面取得较大进展。

尿液的生成是通过肾小球滤过、肾小管和集合管的重吸收和分泌而实现的。利尿药的作用主要是通过作用于肾单位的不同部位，影响尿液生成过程，特别是抑制肾小管的重吸收和分泌功能，从而发挥利尿作用。其分类尚未统一，可根据利尿药的作用部位、化学结构、作用机制等进行分类。按作用部位和机制分为以下 6 类。

1. 袢利尿药（loop diuretics） 又称高效能利尿药或 Na^+-K^+-$2Cl^-$ 共转运体（Na^+-K^+-$2Cl^-$ cotransporter）抑制药，主要作用于髓袢升支粗段，抑制 Na^+-K^+-$2Cl^-$ 共转运体，利尿作用强，如呋塞米、布美他尼等。

2. 噻嗪类利尿药（thiazide diuretics） 又称为中效能利尿药或 Na^+-Cl^- 共转运体（Na^+-Cl^- cotransporter）抑制药，主要作用于远曲小管近端，抑制 Na^+-Cl^- 共转运体，利尿作用强度中等，如氢氯噻嗪等。

3. 保钾利尿药（potassium-sparing diuretics） 又称为低效能利尿药，主要作用于远曲小管和集合管，利尿作用弱，能减少 K^+ 排出，如螺内酯、氨苯蝶啶等。

4. 碳酸酐酶抑制药（carbonic anhydrase inhibitors） 主要作用于近曲小管，抑制碳酸酐酶活性，利尿作用弱，如乙酰唑胺等。

5. 血管升压素 V_2 受体阻断药（vasopressin V_2 receptor antagonists） 主要作用于集合管，如托伐普坦等。

6. 脱水药（dehydrant agents） 又称为渗透性利尿药（osmotic diuretics），主要作用于髓袢及肾小管其他部位，如甘露醇等。

第一节 袢利尿药

本类药物主要作用于髓袢升支粗段，选择性抑

制 Na^+-K^+-$2Cl^-$ 共转运体，利尿作用迅速强大，是目前最有效的利尿药。

呋 塞 米

呋塞米（furosemide）属于磺酰类化合物，是邻氨基苯甲酸衍生物。

【体内过程】 口服吸收不完全，生物利用度约为60%。口服后约 30 min 起效，60～120 min 血药浓度达峰值，作用持续 4～6 h。静脉注射作用更快，5 min 起效，30 min 效应达高峰，持续 2～3 h。血浆蛋白结合率为 95%～99%。主要经肾小管有机酸分泌机制分泌，以原型随尿排出。因排泄较快，反复给药不易在体内蓄积。$t_{1/2}$ 为 1 h，心力衰竭和肾衰竭时可明显延长。可通过胎盘，并可经乳汁分泌。

【药理作用及作用机制】

1. 利尿作用 利尿作用迅速、强大、短暂。可使肾小管对 Na^+ 的重吸收由原来的 99.4% 下降为 70%～80%。正常状态下，持续给予大剂量呋塞米可使成人排尿量明显增加，每分钟排尿量可达 30～40 mL。

原尿中约 25% Na^+ 在髓袢升支粗段被重吸收。升支粗段的顶端膜上有 Na^+-K^+-$2Cl^-$ 共转运体，该转运体可使小管液中 1 个 Na^+、1 个 K^+ 和 2 个 Cl^- 同向转运进入上皮细胞内。进入细胞的 Na^+ 由 Na^+-K^+-ATP 酶转运至组织间液，Cl^- 由于浓度梯度经管周膜上的氯通道进入组织间液，而 K^+ 则顺浓度梯度经管腔膜返回管腔内。由于管腔内 Cl^- 流出和 K^+ 流回管腔，造成管腔内呈正电位，促进管腔液中 Ca^{2+}、Mg^{2+} 等二价阳离子的被动重吸收。

呋塞米可与髓袢升支粗段顶端膜上的 Na^+-K^+-$2Cl^-$ 共转运体的 Cl^- 结合部位结合，抑制其转运能力，使 NaCl 重吸收减少，而降低肾的稀释功能。同时因使肾髓质间液渗透压降低，也抑制了肾的浓缩功能，排出大量近于等渗的尿液。由于 K^+ 重吸收减少，降低 K^+ 的再循环，减弱 Ca^{2+}、Mg^{2+} 重吸收的驱动力，使 Ca^{2+}、Mg^{2+} 排泄增加。大剂量还可抑制近曲小管的碳酸酐酶活性，使 HCO_3^- 排出增加。输送到远曲小管和集合管的尿液中 Na^+ 增加可使 Na^+-K^+ 交换增加。终尿中 Na^+、K^+、Cl^-、Mg^{2+}、Ca^{2+}、HCO_3^- 排出均增多。长期应用袢利尿药可引起低钾血症、低镁血症和低氯性碱中毒，但由于 Ca^{2+} 在远曲小管可被主动重吸收，较少发生低血钙。

2. 扩张血管 扩张小动脉，增加肾血流量；扩张小静脉，减轻心脏负荷，降低左室充盈压，减轻肺水肿。扩血管作用发生在尿量增加之前，与利尿作用无明显关系。作用机制与 PGE_2 含量增加有关，吲哚美辛可抑制肾脏前列腺素合成，减弱其扩张血管作用。

【临床应用】

1. 急性肺水肿和脑水肿 静脉注射呋塞米能迅速扩张容量血管，使回心血量减少，在利尿作用发生前即可缓解急性肺水肿。利尿作用使血容量减少、血液浓缩、血浆渗透压升高，可用于治疗脑水肿。

2. 其他严重水肿 对心、肝、肾性水肿等均有效。因易引起电解质紊乱，主要用于其他利尿药无效的严重水肿。

3. 急性肾衰竭 早期应用对急性肾衰竭有较好的防治作用。主要通过利尿作用和增加肾血流量，以维持一定的尿量，并减轻肾小管萎缩、坏死。

4. 高钙血症 抑制 Ca^{2+} 重吸收，降低血钙水平。联合应用袢利尿药和静脉输注生理盐水增加 Ca^{2+} 排泄，迅速控制高钙血症。

5. 加速某些毒物排出 可用于巴比妥类、水杨酸类等药物中毒的抢救处理，配合输液可促进药物随尿排出。该作用仅对以原型或活性代谢产物经肾排泄的药物或毒物有效。

【不良反应】

1. 水与电解质紊乱 为最常见的不良反应。常因过度利尿引起，表现为低血容量、低钾血症、低钠血症、低氯性碱中毒等，长期应用还可引起低镁血症。其中以低钾血症最常见，一般用药后 1～4 周出现，表现为恶心、腹胀、乏力及心律失常等，且低钾血症可增加强心苷对心脏的毒性，肝性脑病也与低钾血症有关。应注意严密监测血钾浓度，当低于 30 mmol/L 时，应及时补充钾盐或合用保钾利尿药。因 Na^+-K^+-ATP 酶激活需要 Mg^{2+}，当低钾血症与低镁血症同时存在时，应注意纠正低镁血症，否则难以纠正低钾血症。

2. 耳毒性 表现为耳鸣、眩晕、听力减退，甚至发生暂时或永久性耳聋，呈剂量依赖性，肾功能减退者或合用氨基糖苷类抗生素尤易发生，可能与内耳淋巴液电解质成分改变和耳蜗管基底膜毛细胞损伤有关。

3. 高尿酸血症 由于利尿作用使血容量降低，细胞外液浓缩，导致近曲小管对尿酸盐重吸收增加；还可竞争性抑制尿酸经肾小管分泌排泄。长期用药多数患者可出现高尿酸血症，但较少引发痛风。痛风患者慎用。

4. 代谢障碍 长期应用可引起高血糖、高脂血症、高尿酸血症，肾功能减退患者可引起血氨升高。这些不良反应与剂量有关，宜从小剂量开始用药。

5. 其他 口服或静脉注射可致恶心、呕吐、腹泻，剂量过大时可致胃肠出血。少数患者可发生白细胞、血小板减少。也可发生过敏反应，表现为皮疹、嗜酸性粒细胞增多、间质性肾炎等。

其他袢利尿药

布美他尼（bumetanide）又称丁苯氧酸，为间氨苯磺氨基衍生物，口服吸收快且完全，生物利用度为 80%。利尿作用及作用机制与呋塞米相似。利尿效价强度为呋塞米的 40 倍，但最大利尿效应与呋塞米相似。不良反应较呋塞米轻，耳毒性亦低。大剂量可出现肌肉疼痛和痉挛。与磺胺类药物有交叉过敏反应。

托拉塞米（torsemide）的化学结构、作用机制与呋塞米相似，利尿作用较强而持久，尿中钾、钙的排出量较少。

依他尼酸（ethacrynic acid）又称利尿酸，利尿作用和机制与呋塞米相似。但不良反应较多，可致永久性耳聋，现已少用。

阿佐塞米（azosemide）和吡咯他尼（piretanide）利尿作用的部位和机制、临床应用及不良反应等均与呋塞米相似。

第二节　噻嗪类利尿药

噻嗪类利尿药又称为中效能利尿药，包括噻嗪类（thiazide）和类噻嗪类，利尿作用相似。主要作用于远曲小管近端，通过抑制 Na^+-Cl^- 共转运体而发挥利尿作用。

噻嗪类是临床广泛应用的口服中效利尿药。该类药物共同的基本结构由一个杂环苯并噻二嗪和一个磺酰胺基组成，2、3、6 位代入不同基团得到一系列衍生物，包括氯噻嗪（chlorothiazide）、氢氯噻嗪（hydrochlorothiazide）、苄噻嗪（benzthiazide）、氢氟噻嗪（hydroflumethiazide）、苄氟噻嗪（bendroflumethiazide）、环戊噻嗪（cyclopenthiazide）、泊利噻嗪（polythiazide）、三氯噻嗪（trichlormethiazide）和甲氯噻嗪（methyclothiazide）等，其中最常用的是氢氯噻嗪。本类药物作用相似，仅效价强度和作用时间长短不同。

类噻嗪类药物虽无噻嗪环，但利尿作用与噻嗪类相似，包括氯噻酮（chlorthalidone）、吲达帕胺（indapamide）、美托拉宗（metolazone）、喹乙宗（quinethazone）和希帕胺（xipamide）等。

【体内过程】 口服吸收良好，除氯噻嗪外，其他噻嗪类生物利用度均较高，一般在 1～2 h 内起效，4～6 h 血药浓度达高峰。主要以原型经肾小管分泌排出。氯噻嗪吸收较慢，作用时间较长。

【药理作用及作用机制】

1. 利尿作用　具有中等强度的利尿作用，作用温和而持久。原尿中约 10%Na^+ 在远曲小管和集合管被重吸收，主要通过 Na^+-Cl^- 共转运体。噻嗪类作用机制是抑制远曲小管近端 Na^+-Cl^- 共转运体，使 NaCl 重吸收减少，降低肾的稀释功能，而对浓缩功能无影响。尿中除 Na^+、Cl^- 排出增多外，K^+ 排泄也增多，主要是由于转运至远曲小管的 Na^+ 增加，促进 Na^+-K^+ 交换。还可促进远曲小管对 Ca^{2+} 的重吸收而减少尿 Ca^{2+} 含量，减少钙在肾小管内沉积，防止因高尿钙所致的肾结石形成。Ca^{2+} 重吸收增加的原因是由于 Na^+ 重吸收减少，细胞内 Na^+ 降低，促进基侧膜 Na^+-Ca^{2+} 交换。此外，对碳酸酐酶有轻度抑制作用，略增加 HCO_3^- 的排泄。应用本类药后，尿中 Na^+、Cl^-、K^+、Mg^{2+}、HCO_3^- 排出均增加。

2. 抗利尿作用　对尿崩症患者有抗利尿作用，能明显减少尿量及口渴等症状。其作用机制不明。

3. 降压作用　单用对轻度高血压患者有降压作用，与其他抗高血压药联合应用能对抗血管扩张引起的水钠潴留（详见第二十五章）。

【临床应用】

1. 水肿　可用于各种原因引起的水肿。对轻、中度心源性及肾性水肿疗效较好，但肾小球滤过率低于 30 mL/min 时，利尿作用明显降低，对严重肾功能不全者疗效较差。与螺内酯合用对肝性水肿有较好疗效，但易致血氨升高，可能加重肝性脑病，应慎用。

2. 高血压　是治疗高血压的基础药物之一，多与其他抗高血压药合用。

3. 尿崩症　对轻型尿崩症有一定疗效，可用于肾性尿崩症及升压素无效的垂体性尿崩症。

【不良反应】

1. 电解质紊乱　长期用药可致低钾血症、低镁血症、低氯血症等，尤以低钾血症为常见，合用保钾利尿药可防治。

2. 代谢障碍　大剂量长期应用可引起高血糖、高脂血症、高尿酸血症，肾功能不全患者可致血尿素氮升高等。可使糖尿病及糖耐量减低患者血糖升高，还可升高胆固醇和 LDL 等。糖尿病、高脂血症和痛风患者慎用。

3. 过敏反应　本类药物为磺胺类药物，可引发过敏反应如皮疹、皮炎等，偶见溶血性贫血、血小板减少等。

第三节　保钾利尿药

保钾利尿药包括醛固酮受体拮抗药和钠通道阻滞药，如螺内酯、氨苯蝶啶和阿米洛利，均作用于远曲小管远端和集合管，利尿作用弱，较少单用，主要与其他利尿药合用。

螺　内　酯

螺内酯（spironolactone）是人工合成的甾体化合物，化学结构与醛固酮相似。

【体内过程】 口服生物利用度约为 65%，血浆蛋白结合率为 90%，经肝代谢，坎利酮为其活性代谢物。消除较快，$t_{1/2}$ 约为 1.6 h，坎利酮的 $t_{1/2}$ 达 16.5 h，大大延长了螺内酯的利尿作用。

【药理作用及作用机制】 醛固酮在集合管的重吸收中起重要作用，通过激活集合管主细胞内的受体，促进基因转录，增加钠通道、钾通道和 Na^+-K^+-ATP 酶活性，促进 Na^+ 重吸收和 K^+ 分泌。

螺内酯是醛固酮受体的竞争性拮抗药，本药及其代谢产物坎利酮（canrenone）的化学结构与醛固酮相似，通过竞争性与醛固酮受体结合，对抗醛固酮诱导蛋白的合成，从而拮抗醛固酮的作用，抑制 Na^+ 重吸收和 K^+ 分泌，表现出排钠保钾的作用。利尿作用弱，且与体内醛固酮水平有关，当体内醛固酮水平高时作用明显，对切除肾上腺的动物则无利尿作用。

【临床应用】 用于治疗与醛固酮增加有关的顽固性水肿，如肝硬化、心力衰竭、肾病综合征等引起的水肿。因利尿作用弱，较少单用，常与噻嗪类利尿药或袢利尿药合用，以增强利尿效果并减少 K^+ 丢失。

【不良反应】 长期或大剂量应用可引起高钾血症，肾功能不全者易发生。少数患者可引起头痛、困倦和精神紊乱等。有性激素样作用，偶可引起内分泌系统紊乱，如月经不调，更年期阴道出血，女性多毛、性欲减退、男性乳房女性化等。

氨苯蝶啶和阿米洛利

氨苯蝶啶（triamterene，三氨蝶啶）和阿米洛利（amiloride，氨氯吡咪）虽化学结构不同，但药理作用相同。

【药理作用及作用机制】 作用于远曲小管远端和集合管，阻滞钠通道，抑制 Na^+ 重吸收，进而降低管腔内驱动 K^+ 分泌的负电位，减少 K^+ 分泌，抑制 Na^+-K^+ 交换，产生排钠、保钾的利尿作用。作用机制不受体内醛固酮水平影响，对切除肾上腺的动物仍有利尿作用。大剂量可抑制 Ca^{2+}、Mg^{2+} 重吸收和 H^+ 分泌。

【临床应用】 常与排钾利尿药合用，用于治疗心力衰竭、肝硬化和肾炎等引起的水肿。

【不良反应】 较少。常见有恶心、呕吐、乏力、头痛、眩晕等。大剂量或长期应用可引起高钾血症，肾功能不全、糖尿病及老年患者易发生，应慎用。可抑制二氢叶酸还原酶，引起叶酸缺乏。

第四节　碳酸酐酶抑制药

乙酰唑胺（acetazolamide）又称醋唑磺胺，为碳酸酐酶抑制药，化学结构中的磺胺基是其活性必需基团。

【药理作用及作用机制】 原尿中约 70% Na^+ 在近曲小管被重吸收，除以弥散方式通过钠通道外，还受碳酸酐酶的调节。碳酸酐酶在近曲小管上皮细胞催化 CO_2 和 H_2O 生成 H_2CO_3，并解离成 H^+ 和 HCO_3^-，H^+ 和原尿中的 Na^+ 通过 H^+-Na^+ 交换方式重吸收 Na^+。

乙酰唑胺通过抑制碳酸酐酶活性而抑制 HCO_3^- 重吸收，治疗量即可抑制近曲小管约 85% 的 HCO_3^- 重吸收。由于 Na^+ 在近曲小管可与 HCO_3^- 结合排出，近曲小管 Na^+ 重吸收减少，水的重吸收减少。但集合管 Na^+ 重吸收会大量增加，使 K^+ 分泌相应增多（Na^+-K^+ 交换增加）。因此，主要使尿中 HCO_3^-、K^+ 和水的排出增多。还可抑制肾脏以外部位碳酸酐酶依赖的 HCO_3^- 转运，如眼睫状体向房水中分泌 HCO_3^-，脉络丛向脑脊液分泌 HCO_3^-，从而减少房水和脑脊液生成。

【临床应用】 目前很少作为利尿药使用，但仍有以下几种特殊的用途。

1. 青光眼 减少房水生成，降低眼内压，对多种类型的青光眼有效，是乙酰唑胺应用最广的适应证。

2. 急性高山病 减少脑脊液的生成和降低脑脊液及脑组织 pH，减轻症状，改善机体功能。在攀登开始前 24 h 口服乙酰唑胺可起到预防作用。

3. 碱化尿液 增加尿中 HCO_3^- 排出而碱化尿液，可促进尿酸、胱氨酸和弱酸性物质（如阿司匹林）排泄，但只在用药初期有效，长时间服用需补充碳酸氢盐。

4. 代谢性碱中毒 用于心力衰竭患者过量使用利尿药造成的代谢性碱中毒，或呼吸性酸中毒合并代谢性碱中毒。

【不良反应】 常见嗜睡、面部和四肢麻木感。长期应用可发生低钾血症、代谢性酸中毒、偶有粒细胞缺乏及过敏反应。肝、肾功能不全患者慎用。

第五节　血管升压素 V_2 受体阻断药

血管升压素（vasopressin）也称抗利尿激素（antidiuretic hormone），由垂体释放，具有抗利尿和促周围血管收缩作用。血管升压素主要通过三种受体（V_{1a}、V_{1b} 和 V_2）发挥作用。V_1 受体分布于血管平滑肌，激活后可使血管收缩，血流阻力增大，血压增高。V_2 受体主要分布于肾集合管主细胞基底侧膜，属于 G 蛋白偶联受体。当血管升压素与 V_2 受体结合，促使细胞内含有水通道蛋白 2（AQP2）的囊泡转移并镶嵌至细胞顶端膜，增加集合管对水的通透性且不伴有电解质的改变。选择性血管升压素 V_2 受体阻断药托伐普坦已广泛用于临床。

托伐普坦

托伐普坦（tolvaptan）口服吸收较快，$t_{1/2}$ 为 2.8～12 h，主要经肝脏 CYP3A4 代谢，少于 1% 随尿排出。其是选择性 V_2 受体阻断药，抑制血管升压素与集合管的 V_2 受体结合，阻断对水的重吸收，增加尿液中水的排泄，不增加 Na^{+} 排泄。与传统利尿药相比，不会导致机体电解质紊乱。用于治疗明显高容量性和正常容量性低钠血症，包括伴心力衰竭、肝硬化及抗利尿激素分泌失调综合征的患者，也可用于治疗疾病进展较快的常染色体显性遗传性多囊肾病的成年患者。不良反应轻，可见口渴、口干、乏力、便秘、尿频或多尿及高血糖。纠正低钠血症速度过快可能导致渗透性脱髓鞘综合征。长期大剂量使用可引起肝损伤。

第六节 脱 水 药

脱水药（dehydrant agents）又称渗透性利尿药（osmotic diuretics），是一类能提高血浆渗透压，使组织脱水的药物。常用药物有甘露醇、山梨醇、高渗葡萄糖等。该类药物具备以下特点：①静脉注射后不易通过毛细血管进入组织；②易经肾小球滤过；③不易被肾小管重吸收。

甘 露 醇

甘露醇（mannitol）是一种六元醇，临床常用其20% 高渗溶液。

【药理作用】

1. 脱水作用 口服极少吸收，只发挥泻下作用。静脉注射高渗甘露醇后，因不易从毛细血管渗入组织，迅速提高血浆渗透压，使组织间液水分向血管内转移而产生脱水作用。对脑、眼前房等有屏障的组织脱水作用更为明显。静脉注射 20 min 左右起效，颅内压明显下降，2～3 h 达最低水平，作用维持 6 h 以上。

2. 利尿作用 静脉注射高渗甘露醇后，脱水作用使血液稀释，血容量和肾小球滤过率增加。在肾小管中几乎不被重吸收，使小管液渗透压增高，减少髓袢升支及集合管等对 NaCl 和水的重吸收，使尿量增加。尿中 Na^{+}、K^{+}、Ca^{2+}、Mg^{2+}、Cl^{-}、HCO_3^{-} 等排出均增加。一般静脉注射后 10 min 起效，2～3 h 作用达高峰，作用持续 6～8 h。

【临床应用】

1. 脑水肿及青光眼 不易进入脑组织、眼前房等有屏障的特殊组织，是目前降低颅内压安全有效的首选药。用于脑外伤、脑瘤、脑膜炎及脑组织缺氧等引起的脑水肿，也适用于青光眼和大面积烫伤引起的水肿。

2. 预防急性肾衰竭 急性肾衰竭伴有少尿时，通过脱水作用减轻肾间质水肿。通过利尿作用，稀释肾小管内有害物质，防止肾小管坏死。还能改善急性肾衰竭早期的血流动力学变化，对肾衰竭伴有低血压者效果较好。

【不良反应】 少见，注射过快可引起头痛、眩晕、恶心、视物模糊等。心功能不全、活动性颅内出血患者禁用。

山 梨 醇

山梨醇（sorbitol）是甘露醇的同分异构体，药理作用、临床应用及不良反应与甘露醇相似。常用25% 的高渗溶液。部分在肝内转化为果糖，故作用较弱。

葡 萄 糖

50% 葡萄糖（glucose）高渗液也能产生脱水及利尿作用，但因其易从血管弥散进入组织，且迅速被代谢，作用弱而不持久，主要用于脑水肿和急性肺水肿，一般与甘露醇合用。

（郑州大学 郜 娜）

第二十二章　抗心律失常药

- Cardiac arrhythmias may cause the heart to beat too slowly (bradyarrhythmia) or too rapidly (tachyarrhythmia). Tachyarrhythmias are common clinical problems and the drugs used are called antiarrhythmic drugs. For tachyarrhythmia, three major underlying mechanisms have been identified: enhanced automaticity, afterdepolarizations and triggered activity, reentry.
- Antiarrhythmic drugs generally affect the action potential of cardiomyocytes by facilitating or blocking certain ion flow through ion channels. Antiarrhythmic drugs have traditionally been divided into four main classes according to the mechanisms of action: ①Class Ⅰ (Na^+ channel blockers): bind to and block sodium channels and are subdivided into Ⅰa, Ⅰb and Ⅰc groups, according to their cellular electrophysiologic effects. ②Class Ⅱ (β-adrenergic blockers): antagonize multiple direct and indirect arrhythmogenic effects of increased sympathetic activity. ③Class Ⅲ (K^+ channel blockers): share a common electrophysiological mechanism in that they prolong the action potential duration, and most of the drugs do so primarily by inhibiting repolarizing potassium currents. ④Class Ⅳ (Ca^{2+} channel blockers): inhibit the calcium channels and reduce the movement of calcium ions in the cells during action potentials.

心律失常（arrhythmia）是心肌细胞电活动异常，导致心脏节律、频率、起源部位或者传导速度发生异常改变。心律正常时心脏协调而有规律地收缩、舒张，顺利地完成泵血功能；心律失常则可导致心脏泵血功能发生障碍，影响全身器官的供血。某些类型的心律失常，如心室颤动，可危及生命，导致猝死，因此，及时纠正和预防心律失常极为重要。按心律失常发生的部位可分为室上性和室性心律失常。按心动频率，临床上将心律失常分为缓慢型和快速型心律失常；缓慢型心律失常包括窦性心动过缓、传导阻滞等，常用阿托品及异丙肾上腺素治疗。快速型心律失常的发病机制和药物治疗较复杂，也是本章主要讲述的内容。

心律失常的治疗方式有药物治疗和非药物治疗（起搏器、心脏电复律、射频导管消融术和手术等）。药物治疗发挥重要作用，但抗心律失常药同时又存在致心律失常的副作用。要做到正确合理应用抗心律失常药，必须掌握心脏电生理知识、心律失常发生机制和药物作用机制。

第一节　抗心律失常药的作用机制和分类

一、抗心律失常药的作用机制

心肌细胞电生理特性的本质是离子通道活动，抗心律失常药通过影响心肌细胞离子通道活动发挥作用。主要作用机制如下。

（一）降低自律性

窦房结的自律性最高，是心脏的正常起搏点，窦房结的兴奋沿着正常传导通路依次传导下行，直至整个心脏兴奋，完成一次正常的心脏节律。其中任一环节发生异常都会产生心律失常。抗心律失常药通过降低动作电位 4 期自动去极化速率，增加最大舒张电位，提高阈电位，延长动作电位时程等方式降低自律性（图 4-22-1）。

（二）减少后除极和触发活动

后除极是指在一个动作电位中继 0 期去极化后出现的去极化，其频率较快，振幅较小，膜电位不稳定。如果异常去极化达到阈电位，可引起继发性冲动，这种冲动能够传播并产生异常节律，又称触发活动。根据发生时间的不同，后除极可分为如下两种类型。

1. 早后除极（early after-depolarization，EAD） 是一种发生在完全复极前的后除极，常见于 2、3 期复极中，主要由 Ca^{2+} 内流增多所引起，动作电位时程过度延长时易于发生（图 4-22-2A）。早后除极触发的心律失常以尖端扭转型室性心动过速（torsade de pointes）常见。

2. 迟后除极（delayed after-depolarization，DAD） 发生在动作电位完全或接近完全复极时，由细胞内 Ca^{2+} 超载诱发 Na^+ 短暂内流所引起（图 4-22-2B）。细胞内 Ca^{2+} 超载时，激活 Na^+-Ca^{2+} 交换电流，泵出 1 个 Ca^{2+}，泵入 3 个 Na^+，形成内向电流，产生迟后除极。

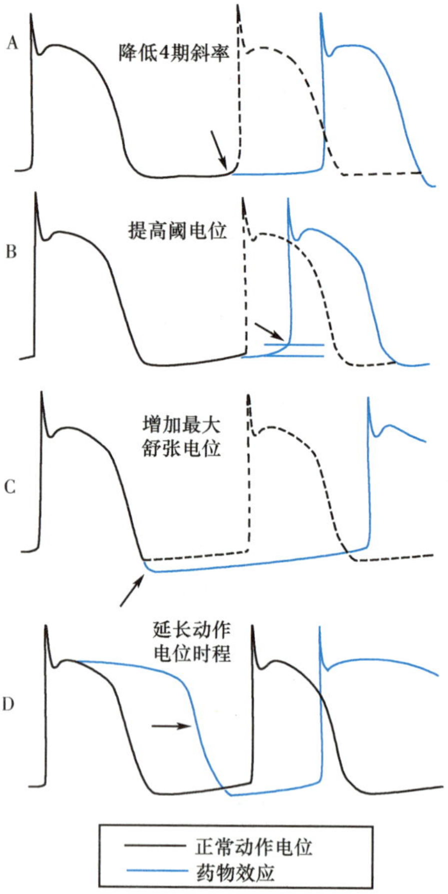

图 4-22-1　降低自律组织自律性的方式

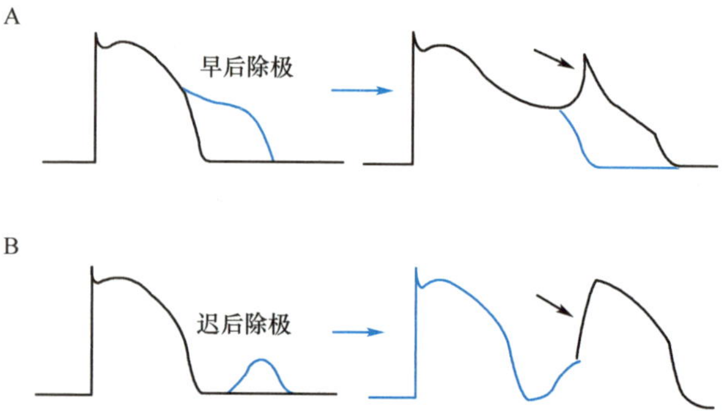

图 4-22-2　心肌细胞的早后除极和迟后除极

抗心律失常药通过促进或加速复极，减少早后除极的发生；也可通过减少细胞内 Ca^{2+} 浓度或抑制一过性 Na^+ 内流而减少迟后除极的发生。

（三）消除折返

折返激动（reentrant excitation）是指一次冲动下传后，又可顺着另一环形通路折回再次兴奋原已兴奋过的心肌，是引起快速型心律失常的重要机制之一。正常心肌组织中，兴奋冲动沿主支、两侧分支分别传导至心室肌，并分别消失在对方不应期中。在病理状态下，如一侧分支有病变，发生单向传导阻滞，当冲动下达到此区时，因被阻滞而不能通过；但在另一侧分支，冲动能顺利通过，并经心室肌逆传至病变侧，而且能逆向通过阻滞区，如果此时正常一侧的不应期已过，则可因受到逆传冲动的影响而再次兴奋，然后冲动沿上述通道继续运行，形成折返（reentry）（图 4-22-3）。单次折返可引起期前收缩，连续折返则引起阵发性室上性或室性心动过速、心房或心室扑动或颤动等。

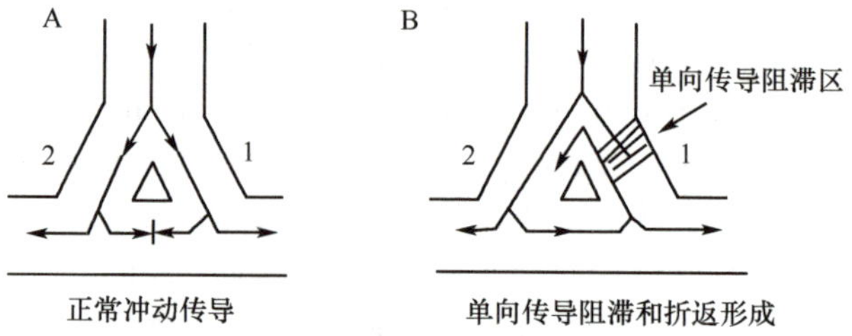

图 4-22-3　浦肯野纤维末梢正常冲动传导、单向传导阻滞和折返形成

以下几种情况可产生折返激动：①心肌组织存在解剖性环形通路，如窦房结附近的心房肌，围绕腔静脉构成的环形通路；浦肯野纤维末梢深入心内膜下心肌约 1/3 室壁厚度分成两支，并与心肌相连形成环形通路。②心肌组织存在功能性环形通路，如心肌缺血导致单向传导阻滞时，虽然没有明显解剖性环形通路存在也可发生功能性折返（图 4-22-3）。③相邻心肌细胞有效不应期长短不一致，折回的冲动落在原已兴奋心肌的不应期之外。

抗心律失常药机制如下。①改变传导性：加快传导取消单向传导阻滞，或减慢传导使单向传导阻滞变为双向传导阻滞而终止折返激动。②改变不应期：通过绝对和相对延长有效不应期，或使相邻细胞不均一的有效不应期趋向均一化消除折返。

二、抗心律失常药的分类

沃恩・威廉斯（Vaughan Williams）分类法根据药物的主要作用通道和电生理特点，将抗心律失常药物分为四大类。

（一）Ⅰ类：钠通道阻滞药

本类药物又分为三个亚类：即Ⅰa、Ⅰb、Ⅰc 类。

1. Ⅰa 类　适度阻滞钠通道，降低动作电位 0 期上升速率，不同程度抑制心肌细胞膜 K^+、Ca^{2+} 通透性，延长复极过程，以延长有效不应期更为显著。代表药物有奎尼丁、普鲁卡因胺等。

2. Ⅰb 类　轻度阻滞钠通道，轻度降低动作电位 0 期上升速率，抑制 4 期 Na^+ 内流，降低自律性；促进 K^+ 外流，缩短动作电位复极过程，以缩短动作电位时程更显著，相对延长有效不应期。代表药物有利多卡因、苯妥英钠等。

3. Ⅰc 类　明显阻滞钠通道，显著降低动作电位 0 期上升速率和幅度，减慢传导的作用最为明显。代表药物有普罗帕酮、氟卡尼等。

（二）Ⅱ类：β受体阻断药

阻断心脏β受体，同时有阻滞钠通道和缩短复极过程的作用。减慢4期舒张期去极化速率而降低自律性，降低动作电位0期上升速率而减慢传导性。代表药物有普萘洛尔等。

（三）Ⅲ类：延长动作电位时程药

延长动作电位时程药又称钾通道阻滞药，抑制多种钾电流，延长动作电位时程和有效不应期，但对动作电位幅度和去极化速率影响较小。代表药物有胺碘酮等。

（四）Ⅳ类：钙通道阻滞药

阻滞L型钙通道，抑制 Ca^{2+} 内流，降低窦房结、房室结细胞的自律性，减慢房室结传导。代表药物有维拉帕米和地尔硫䓬等。

第二节　常用抗心律失常药物

一、Ⅰ类　钠通道阻滞药

（一）Ⅰa类药

奎　尼　丁

奎尼丁（quinidine）是从金鸡纳树皮中分离出的一种生物碱，为奎宁的右旋体。

【体内过程】 口服后几乎全部经胃肠道吸收，1～2 h血药浓度达峰值，生物利用度可达70%～80%，血浆蛋白结合率约为80%，组织中药物浓度较血药浓度高10～20倍，心肌中浓度尤高。$t_{1/2}$ 为5～7 h。主要经肝脏CYP氧化代谢，代谢产物仍有药理活性。20%原型药及代谢物经肾排泄。为弱碱性药，酸化尿液可促进排泄。

【药理作用】 与心肌细胞膜钠通道结合而阻滞钠通道，适度抑制 Na^+ 内流，低浓度时即可阻滞钠电流（I_{Na}）、快速激活延迟整流钾电流（I_{Kr}），较高浓度尚可阻滞缓慢激活延迟整流钾电流（I_{Ks}）、内向整流钾电流（I_{K1}）、瞬时外向钾电流（I_{to}）及L型钙电流（$I_{Ca\text{-}L}$），还有明显的抗胆碱作用和阻断外周血管α受体作用。

1. 降低自律性　因抑制 Na^+ 内流和 Ca^{2+} 内流，降低浦肯野纤维的自律性及心房肌、心室肌细胞的异常自律性。因有明显的抗胆碱作用，对正常窦房结的自律性影响较小，但对病态窦房结综合征患者则明显降低其自律性。

2. 减慢传导　降低心房肌、心室肌、浦肯野纤维等的0期上升最大速率和幅度，使传导速度减慢，病理情况下的单向传导阻滞变为双向传导阻滞，从而消除折返激动引起的心律失常。

3. 延长动作电位时程和有效不应期　阻滞钾通道，抑制 K^+ 外流，延长心房肌、心室肌、浦肯野纤维的复极过程，使动作电位时程和有效不应期延长，心电图显示为Q-T间期延长。心肌局部缺血时，由于浦肯野纤维的不应期缩短或不一致，造成邻近细胞复极不均一而形成折返，奎尼丁延长有效不应期并使其均一化，从而消除折返激动引起的心律失常。

4. 其他　减少 Ca^{2+} 内流，具有负性肌力作用。

【临床应用】 奎尼丁是广谱抗心律失常药，用于治疗多种快速型心律失常。适用于心房颤动、心房扑动、室上性和室性心动过速的心脏复律和预防，以及频发室上性和室性期前收缩的治疗。目前对心房颤动、心房扑动虽多采用心脏电复律疗法，但奎尼丁仍有应用价值。还可用于防止心脏电复律后的复发。抗胆碱作用可增加窦性频率，加快房室传导，治疗心房颤动或心房扑动时能加快心室率，应先给予钙通道阻滞药、β受体阻断药或强心苷类抑制房室传导以免心室率过快。

【不良反应】

1. 胃肠道反应　多见于用药初期，出现恶心、呕吐、腹痛、腹泻等。

2. 金鸡纳反应　长期用药可出现“金鸡纳反应”，表现为头痛、头晕、耳鸣、腹泻、恶心、视物模糊等症状。

3. 心脏毒性　中毒浓度可致房室及室内传导阻滞。2%～8%患者可出现Q-T间期延长和尖端扭转型室性心动过速。

4. 奎尼丁晕厥或猝死　是偶见而严重的不良反应。发作时患者意识丧失、四肢抽搐、呼吸停止，出现阵发性室性心动过速，甚至心室颤动而死亡。

5. 其他　α受体阻断作用使血管扩张、心肌收缩力减弱、血压下降。若出现明显心率减慢（<60次/分）、收缩压下降（<90 mmHg）、Q-T间期延长（>30%），应停药。

【药物相互作用】 与地高辛合用，使后者肾清除率降低而增加其血药浓度；与双香豆素、华法林合用，可竞争与血浆蛋白的结合，使后者抗凝血作用增强；肝药酶诱导药苯巴比妥能加速奎尼丁在肝脏代谢，西咪替丁、钙通道阻滞药减慢奎尼丁在肝脏代谢；奎尼丁可减慢三环类抗抑郁药、可待因在肝脏代谢。

普鲁卡因胺

普鲁卡因胺（procainamide）是局部麻醉药普鲁卡因的酰胺型化合物，有与奎尼丁相似的广谱抗心律失常作用，对房性心律失常的作用比奎尼丁弱，而对室性心律失常的作用优于奎尼丁。

【体内过程】 口服吸收迅速而完全，1 h血药浓度达峰值。肌内注射后0.5～1 h、静脉注射后4 h血药浓度即达峰值，有效血药浓度为4～10 μg/mL。生物利用度约为80%。$t_{1/2}$为3～6 h。约20%与血浆蛋白结合，体内分布广，但不易透过血脑屏障。代谢物*N*-乙酰普鲁卡因胺有抗心律失常作用，但其药理学特性与母药不同，几乎没有Ⅰ类药物的效应，而具有明显Ⅲ类药物的作用。

【药理作用】 对心肌的直接作用与奎尼丁相似而较弱，但无明显阻断胆碱或α受体作用。抑制浦肯野纤维的自律性，治疗浓度能降低快反应细胞动作电位0期上升最大速率与振幅，减慢传导速度，使单向传导阻滞变为双向传导阻滞而消除折返激动。延长心房、心室及浦肯野纤维的动作电位时程及有效不应期。抑制心脏传导作用以房室结以下为主，对房性心律失常作用较差。

【临床应用】 对心房扑动和心房颤动的心脏复律作用不如奎尼丁。对室性心动过速的作用快于奎尼丁，静脉注射或静脉滴注用于抢救危急病例，但对于急性心肌梗死所致的持续性室性心律失常，普鲁卡因胺不作首选（首选利多卡因）。

【不良反应】 口服有胃肠道反应，静脉给药可引起低血压。大剂量有心脏抑制作用。过敏反应较常见，出现皮疹、药热、白细胞减少、肌痛等。中枢不良反应为幻觉、精神失常等。少数患者长期应用可出现系统性红斑狼疮。

丙 吡 胺

丙吡胺（disopyramide）又称吡二丙胺，口服后80%～90%被吸收，0.5～3 h血药浓度达峰值。对心肌电生理的作用与奎尼丁相似，抑制浦肯野纤维4期去极化速率而降低自律性，抑制快反应细胞0期上升速率而减慢传导，延长心房、心室肌细胞的动作电位时程及有效不应期。有明显的抗胆碱作用。用于治疗室性期前收缩，室上性、室性心动过速。对急性心肌梗死引起的室性心律失常也有效。主要不良反应为低血压及心脏抑制，还可引起Q-T间期延长，易发生尖端扭转型室性心动过速。

（二）Ⅰb类药

利 多 卡 因

利多卡因（lidocaine）是目前治疗室性心律失常的常用药物，还具有局部麻醉作用。

【体内过程】 口服吸收良好，但肝脏首过消除明显，生物利用度低，难以达到临床有效血药浓度，需静脉注射给药，作用迅速，仅维持20 min左右。血浆蛋白结合率约为70%，体内分布广泛。有效血药浓度为1～5 μg/mL。几乎全部在肝脏代谢，$t_{1/2}$为2 h，经肾排泄，原型占总量10%。

【药理作用】 抑制浦肯野纤维和心室肌细胞Na^+内流，促进K^+外流，对心房肌细胞几乎无作用。

1. **降低自律性** 减小动作电位4期去极化斜率，降低浦肯野纤维自律性，对缺血或强心苷中毒所致去极化心肌组织的自律性有较强抑制作用。

2. **影响传导性** 对传导速度的影响比较复杂，治疗浓度对希氏-浦肯野系统的传导速度无影响，但细胞外K^+浓度较高时则能减慢传导。对心肌梗死区的浦肯野纤维，可抑制Na^+内流，减慢传导，防止折返激动。当细胞外低K^+或心肌组织损伤使心肌部分去极化时，则可促进3期K^+外流，引起超极化而加速传导，改善单向传导阻滞而中止折返激动。高浓度明显抑制0期上升速率而减慢传导。

3. **动作电位时程和有效不应期** 抑制参与动作电位复极2期的少量Na^+内流，缩短浦肯野纤维及心室肌的动作电位时程和有效不应期，以缩短动作电位时程为显著，相对延长有效不应期。

【临床应用】 主要用于室性心律失常，如心脏手术、心导管术、急性心肌梗死或强心苷中毒所致的室性心动过速或心室颤动等。对室上性心律失常效果较差。

【不良反应】 主要表现为中枢神经系统症状，肝功能不全患者静脉注射过快，可出现头昏、嗜睡或激动不安、感觉异常等。剂量过大可引起心率减慢，房室传导阻滞和低血压。Ⅱ、Ⅲ度房室传导阻滞患者禁用。心力衰竭、肝功能不全患者长期滴注后可产生药物蓄积，儿童或老年人应适当减量。西咪替丁和普萘洛尔可增加利多卡因的血药浓度。

苯 妥 英 钠

苯妥英钠（phenytoin sodium）为乙内酰脲类抗癫痫药，现为治疗强心苷中毒所致快速型心律失常的首选药物。

【体内过程】 口服吸收慢而不完全，8～12 h血药浓度达峰值。有效血药浓度为5～20 μg/mL。生物利用度为60%～80%，血浆蛋白结合率约为80%，主要在肝中水解灭活。

【药理作用】 作用与利多卡因相似，降低正常及部分去极化的浦肯野纤维4期自发去极化速率，降低其自律性。促进K^+外流，缩短动作电位时程和有效不应期，相对延长有效不应期。对窦房结传导性无明显影响，但增加房室结0期去极化速率，加快其传导，可对抗强心苷中毒所致的房室传导阻滞。还可改善强心苷中毒引起的浦肯野纤维0期去极化减慢，加快其传导。与强心苷竞争Na^+-K^+-ATP酶，抑制强心苷中毒所致的迟后除极。

【临床应用】 主要用于治疗室性心律失常，特别是对强心苷中毒引起的室性心律失常有效。亦可用于心肌梗死、心脏手术、心导管术等引发的室性心律失常，但疗效不如利多卡因。对心房扑动、心房颤动和室上性心律失常也有效，但用于治疗心房扑动、心房颤动时，因改善房室结传导可加快心室率。

【不良反应】 快速静脉注射易引起低血压，高浓度可引起心动过缓。常见中枢不良反应有头昏、眩晕、震颤、共济失调等，严重者出现呼吸抑制。低血压或心肌抑制时慎用，窦性心动过缓及Ⅱ、Ⅲ度房室传导阻滞患者禁用。

美 西 律

美西律（mexiletine）电生理作用与利多卡因相似。口服吸收迅速而完全，口服后 3 h 血药浓度达峰值，作用维持 8 h，生物利用度为 90%，有效血药浓度为 0.5～2 μg/mL，血浆蛋白结合率为 60%。主要在肝内代谢灭活，约 10% 以原型经肾排泄，$t_{1/2}$ 约 12 h。降低浦肯野纤维自律性，提高阈电位，减慢传导。缩短浦肯野纤维和心室肌动作电位时程及有效不应期，相对延长有效不应期。用于室性心律失常，特别是对心肌梗死后急性室性心律失常。不良反应与剂量相关，可出现胃肠道不适，长期口服有神经症状如震颤、共济失调、复视、精神失常等。房室传导阻滞、窦房结功能不全、心室内传导阻滞、癫痫、低血压或肝病患者慎用。

（三）Ⅰc类药

普 罗 帕 酮

【体内过程】 普罗帕酮（propafenone）口服吸收良好，2～3 h 血药浓度达峰值，持续 8 h 以上。初期给药肝脏首过消除作用强，生物利用度低；长期给药后，首过消除作用减弱，生物利用度几乎达 100%。血浆蛋白结合率高达 95%～97%。主要在肝代谢，99% 以代谢物形式随尿排出。

【药理作用】 明显阻滞钠通道，减慢心房、心室和浦肯野纤维传导，降低浦肯野纤维自律性，延长动作电位时程和有效不应期，但对复极过程影响弱于奎尼丁。化学结构与普萘洛尔相似，有轻度的 β 受体阻断和钙通道阻滞作用。

【临床应用】 适用于室上性和室性期前收缩，室上性和室性心动过速，伴发心动过速和心房颤动的预激综合征。

【不良反应】 胃肠道不良反应常见恶心、呕吐、味觉改变等。心血管系统不良反应常见房室传导阻滞、窦房结功能障碍、心力衰竭加重、体位性低血压等；由于其减慢传导程度超过延长有效不应期程度易致折返，引发心律失常。

肝肾功能不全时应减量。心电图 QRS 波延长超过 20% 或 Q-T 间期明显延长者，宜减量或停药。不宜与其他抗心律失常药合用，以免产生相互作用而致心脏抑制。

氟 卡 尼

氟卡尼（flecainide）口服吸收良好，生物利用度达 90%，3 h 血药浓度达峰值，有效血药浓度为 0.2～1 μg/mL。血浆蛋白结合率约 40%。主要在肝脏代谢，约 25% 以原型经肾排泄。健康成年人 $t_{1/2}$ 为 14 h，肾功不全者 $t_{1/2}$ 超过 20 h。对钠通道的抑制作用强于Ⅰa、Ⅰb 类药物，明显减慢心肌细胞 0 期最大上升速率并降低幅度，减慢心脏传导。对钾通道有明显抑制作用，使心房、心室肌动作电位时程明显延长。为广谱抗快速型心律失常药，可用于室上性和室性心律失常，因致心律失常发生率较高，主要用于顽固性心律失常或其他抗心律失常药无效时使用。该药易导致心律失常，包括室性心动过速或心室颤动、房室传导阻滞、诱发折返性心律失常和 Q-T 间期延长综合征。此外有头晕、乏力、恶心、震颤等。

二、Ⅱ类 β 受体阻断药

普 萘 洛 尔

【体内过程】 普萘洛尔（propranolol）口服吸收完全，肝脏首过消除作用强，生物利用度为 30%，口服后 2 h 血药浓度达峰值。血浆蛋白结合率为 93%。主要在肝脏代谢，大部分经肾排泄。$t_{1/2}$ 为 3～4 h。个体差异和血药浓度变化较大，临床用药时需注意个体化。

【药理作用】 抗心律失常作用主要通过以下两个机制：①竞争性阻断心肌 β 受体，抑制 β 受体激活所介导的心脏反应，如心率加快、心肌收缩力增强、房室传导速度加快等；②抑制 Na^+ 内流，有膜稳定作用。

1. 降低自律性 降低窦房结、心房及浦肯野纤维的自律性，在运动及情绪激动时作用明显。能减少儿茶酚胺所致的迟后除极而防止触发活动。

2. 影响传导速度 阻断 β 受体的浓度不影响传导速度，高浓度则有膜稳定作用，能明显减慢房室结及浦肯野纤维的传导速度。

3. 影响动作电位时程和有效不应期 治疗浓度缩短浦肯野纤维动作电位时程和有效不应期，高浓度则延长。延长房室结有效不应期和减慢房室结传导作用是其治疗室上性心律失常的作用基础。

【临床应用】 主要用于室上性心律失常。对于交感神经过度兴奋、甲亢及嗜铬细胞瘤等引起的窦性心动过速效果良好。与强心苷或地尔硫䓬合用，控制心房扑动、心房颤动及阵发性室上性心动过速时的室性频率过快效果较好。可减少心肌梗死患者心律失常的发生，缩小心肌梗死范围，降低死亡率。还可用于治疗运动或情绪激动所引发的室性心律失常，减少肥厚型心肌病所致的心律失常。

【不良反应】主要表现为窦性心动过缓、房室传导阻滞、诱发心力衰竭和哮喘、低血压、情绪低落、记忆力减退等。长期应用对脂质代谢和糖代谢有不良影响。长期服用突然停药可产生反跳现象，使冠心病患者心绞痛加重或心肌梗死。停药时应逐渐减量，一般减量过程以 2 周为宜。心率低于 50 次/分，收缩压低于 80 mmHg，心力衰竭、窦房传导阻滞及房室传导阻滞、哮喘及慢性喘息性支气管炎患者禁用。高脂血症、糖尿病患者慎用。

阿替洛尔

阿替洛尔（atenolol）口服后 2～3 h 血药浓度达峰值，$t_{1/2}$ 为 6～9 h。是长效 β_1 受体阻断药，对心脏选择性作用强，可抑制窦房结及房室结自律性，减慢房室结传导，对希氏-浦肯野系统也有抑制作用。主要用于室上性心律失常，减慢心房颤动和心房扑动时的心室率。对室性心律失常亦有效。不良反应与普萘洛尔相似。

艾司洛尔

艾司洛尔（esmolol）静脉注射后数秒钟起效，$t_{1/2}$ 为 9 min，是短效 β_1 受体阻断药，对心脏具有选择性，可抑制窦房结及房室结的自律性、传导性。主要用于治疗室上性心律失常，减慢心房扑动、心房颤动时的心室率。不良反应有低血压、轻度心肌抑制。

三、Ⅲ类　延长动作电位时程药

胺碘酮

【体内过程】胺碘酮（amiodarone）又称乙胺碘呋酮，脂溶性高，口服、静脉注射给药均可。口服吸收缓慢，生物利用度为 40%～50%；静脉注射 10 min 起效，吸收后药物迅速分布到各组织器官中，其中心脏药物浓度可达血浆药物浓度的 30 倍。血浆蛋白结合率为 95%。主要在肝脏代谢，$t_{1/2}$ 长达数周，停药后作用可持续 4～6 周。主要经胆汁由肠道排泄。

【药理作用】对多种心肌细胞钾通道均有抑制作用，抑制复极过程，明显延长动作电位时程和有效不应期。对钠通道及钙通道亦有抑制作用，降低窦房结和浦肯野纤维的自律性、传导性。此外，尚有非竞争性阻断 α、β 受体作用和扩张血管平滑肌作用，使冠状动脉扩张，增加冠状动脉流量，减少心肌耗氧量。

【临床应用】治疗心房扑动、心房颤动和室上性心动过速效果好，对预激综合征引起者效果更佳。适用于对传统药物治疗无效的室上性心律失常。对室性心动过速、室性期前收缩亦有效。

【不良反应】常见心血管不良反应如窦性心动过缓、房室传导阻滞及 Q-T 间期延长，偶见尖端扭转型室性心动过速。长期应用可见角膜褐色微粒沉着，不影响视力，停药后微粒可逐渐消失。少数患者发生甲状腺功能紊乱（亢进或减退）及肝坏死；个别患者可出现间质性肺炎或肺纤维化。长期应用必须定期监测肺功能、肺部 X 射线检查，定期监测血清 T_3、T_4 水平。

决奈达隆

决奈达隆（dronedarone）结构与胺碘酮类似，但不含碘。对心肌细胞多种钾通道有抑制作用，可明显延长动作电位时程和有效不应期。对钠通道和钙通道亦有抑制作用，可降低窦房结和浦肯野纤维的自律性、传导性。临床主要用于治疗阵发性或持续性心房颤动或心房扑动。但急性心力衰竭和重度心力衰竭（Ⅳ级）患者慎用，因其可能增加患者的死亡风险。不含碘，故对甲状腺和肺等器官的不良反应较胺碘酮轻。

索他洛尔

索他洛尔（sotalol）口服吸收快，无首过消除，生物利用度达 90%～100%。与血浆蛋白结合少，在心、肝、肾浓度高。在体内不被代谢，几乎全部以原型经肾排出，$t_{1/2}$ 为 12～15 h。是非选择性 β 受体阻断药，能阻断心脏 β 受体，降低窦房结和浦肯野纤维的自律性，减慢房室传导；能抑制动作电位 3 期 K^+ 外流，延长心房肌、心室肌及浦肯野纤维的动作电位时程和有效不应期，但以延长有效不应期为主。主要用于治疗各种严重室性心律失常，也可治疗阵发性室上性心动过速及心房颤动。不良反应较少，少数 Q-T 间期延长患者偶可出现尖端扭转型室性心动过速。

溴苄铵

溴苄铵（bretylium）口服不吸收，故需肌内注射或静脉给药。能延长浦肯野纤维和心室肌的动作电位时程及有效不应期，提高心室颤动阈值，对于心室颤动有一定疗效。不同于其他抗心律失常药，还能增强心肌收缩力，用于利多卡因或电除颤无效的心室颤动患者。

多非利特

多非利特（dofetilide）口服吸收良好，生物利用度约达 100%，主要以原型经肾排泄，肾功能不良者宜减量。是特异性快速激活延迟整流钾通道阻滞药，可使心肌动作电位时程和有效不应期延长。长期口服可有效维持或恢复心房颤动患者的窦性心律。主要不良反应是引起室性心律失常，可诱发尖端扭转型室性心动过速，不宜与可延长 Q-T 间期的药物合用。

尼非卡兰

尼非卡兰（nifekalant）主要抑制快速激活延迟整流钾电流，延长心房和心室肌细胞动作电位时程和有效不应期，取消折返，发挥抗心律失常作用。静脉注射给药用于其他药物无效或不能使用情况下的危及生命的室性心动过速、心室颤动。主要不良反应是致心律失常作用，可发生室性心动过速（包括尖端扭转型室性心动过速）、心室颤动、室性期前收缩、心房颤动、心房扑动等。禁用于有Q-T间期延长综合征病史的患者，原则上禁用于妊娠期或备孕期妇女。

四、Ⅳ类 钙通道阻滞药

钙通道阻滞药是一类能选择性阻滞细胞膜上电压依赖性钙通道，抑制细胞外 Ca^{2+} 内流，降低细胞内 Ca^{2+} 浓度的药物。维拉帕米（verapamil）是最早发现的钙通道阻滞药，具有舒张冠状动脉及负性肌力和负性频率作用。随着分子生物学及电生理技术的发展和应用，新的钙通道阻滞药不断问世，并广泛地用于高血压、心绞痛和心律失常等多种心血管疾病的治疗。

（一）钙通道阻滞药分类和作用机制

根据激活方式不同，钙通道分为两类：即电压门控钙通道（voltage-gated calcium channel，VGCC）和受体门控钙通道（receptor-operated calcium channel，ROCC）。其中电压门控钙通道是兴奋性细胞 Ca^{2+} 内流的主要通道。根据电生理和药理学特性的不同，可将电压门控钙通道分为L、T、N、P、Q和R六种亚型。不同亚型的电压门控钙通道在电压和时间依赖性、电导及药理学等方面的特性各不相同（表4-22-1）。

根据作用的电压门控钙通道亚型不同，将钙通道阻滞药分为3类。

Ⅰ类 选择性作用于L型钙通道，根据化学结构特点，又可分为如下4亚类。

$Ⅰ_a$ 类：二氢吡啶类（dihydropyridines，DHPs），如硝苯地平、尼卡地平、尼群地平、非洛地平、氨氯地平、尼莫地平、拉西地平、尹拉地平等。

$Ⅰ_b$ 类：苯并噻氮䓬类（benzothiazepines，BTZs），如地尔硫䓬、克仑硫䓬、二氯呋利等。

$Ⅰ_c$ 类：苯烷胺类（phenylalkylamines，PAAs），如维拉帕米、加洛帕米、噻帕米等。

其他类：如SR33557、HOE166等。

Ⅱ类 选择性作用于其他电压门控钙通道的药物。

（1）作用于T型钙通道：咪贝地尔、苯妥英、汉防己碱等。

（2）作用于N型钙通道：conotoxin。

（3）作用于P型钙通道：某些蜘蛛毒素。

Ⅲ类 非选择性钙通道阻滞药，主要有普尼拉明、苄普地尔、卡罗维林和氟桂利嗪等。

目前临床常用的钙通道阻滞药主要是L型钙通道阻滞药。L型钙通道由 α_1、α_2、β、γ和δ共5个亚单位构成（图4-22-4A），其中 α_1 亚单位是主要功能单位和钙通道阻滞药的作用部位，α_1 亚单位上有4个重复的跨膜结构域，即Ⅰ、Ⅱ、Ⅲ和Ⅳ亚区，每个跨膜结构域由5个疏水性片段（S_1、S_2、S_3、S_5、S_6）和一个亲水性片段（S_4）组成（图4-22-4B）。

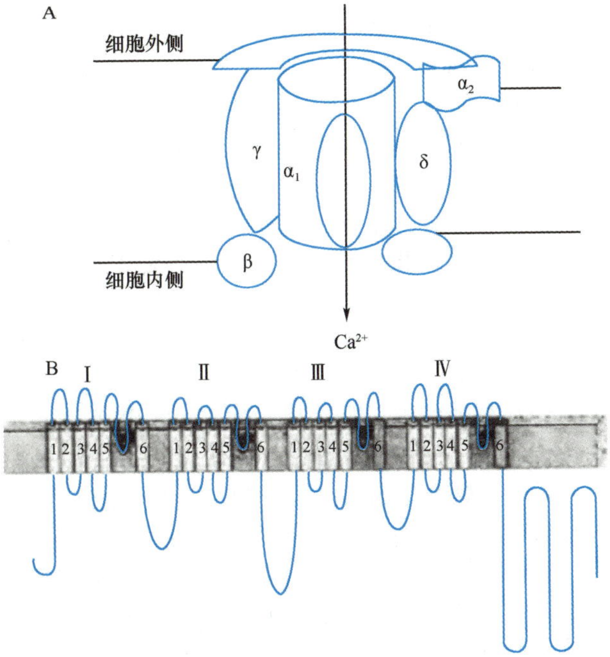

图4-22-4 L型钙通道的各亚单位（A）及 α_1 亚单位（B）结构示意图

表4-22-1 电压门控钙通道的类型、电生理特性、组织分布及药理特性

亚型	激活电导	失活速度	组织分布	功能	敏感药物
L	高，25 pS	慢	心肌、骨骼肌、神经元、内分泌细胞	参与兴奋-收缩和兴奋-分泌耦联	钙通道阻滞药
T	低，5～8 pS	快	心肌、神经元及血管平滑肌	调节心脏自律性、血管张力以及细胞的生长、增殖	咪贝地尔
N	高，10～20 pS	中等	中枢神经系统神经元和突触	神经递质释放	ω-conotoxin
P	中，10～12 pS		大脑浦肯野纤维	中枢神经递质释放	蜘蛛毒素
Q	高	中等	小脑颗粒细胞神经元	神经递质释放	ω-conotoxin-MVIIC
R	中	快	副交感心内神经元	神经递质释放	$NiCl_2$

三种常用L型钙通道阻滞药都是通过与α_1亚单位结合，引起钙通道蛋白质构象变化，从而抑制Ca^{2+}内流。不同化学结构的钙通道阻滞药在α_1亚单位上的结合部位和作用方式不尽相同。二氢吡啶类药物结合位点位于α_1亚单位的Ⅲ S6和Ⅳ S6肽链片段的细胞膜外侧端与P区连接处，主要与失活态通道蛋白结合，抑制Ca^{2+}内流。苯烷胺类与第Ⅳ跨膜区的S6（Ⅳ S6）片段结合，结合位点靠近细胞膜内侧，在细胞内侧阻滞钙通道，降低通道开放的概率。在发挥作用前必须先经钙通道进入膜内侧，因此，其通道阻滞作用与通道的激活态密切相关。单位时间内钙通道开放次数越多，药物进入其结合位点的量就越多，对通道的阻滞作用也就越强，也即具有频率依赖性（frequency dependence）或使用依赖性（use dependence）。苯并噻氮䓬类与第Ⅲ（ⅢS）和第Ⅳ（ⅣS）跨膜区连接环中的近外侧部位结合，其对通道的阻滞作用也具有频率依赖性。

（二）钙通道阻滞药的药理作用

1. 对心脏的作用

（1）负性肌力作用：通过阻滞钙通道，抑制Ca^{2+}内流，使胞质Ca^{2+}浓度降低，导致心肌兴奋-收缩脱偶联，产生负性肌力作用。地尔硫䓬还可抑制线粒体Na^+-Ca^{2+}交换。

在离体条件下都具有负性肌力作用，在体条件下，二氢吡啶类药物扩张外周血管的作用较强，引起血压下降，导致反射性交感神经兴奋，从而抵消其负性肌力作用，过度代偿时甚至可表现出轻微的正性肌力作用。

（2）负性频率及负性传导作用：窦房结和房室结等慢反应心肌细胞的细胞膜去极化主要取决于慢Ca^{2+}内流。钙通道阻滞药通过抑制Ca^{2+}内流，降低慢反应细胞0期上升速率、动作电位振幅和4期缓慢去极化斜率，可降低窦房结自律性，减慢房室结传导速度，表现为心率减慢，P-R间期延长，即负性频率及负性传导作用。

对窦房结和房室结的抑制作用取决于其是否延迟慢钙通道的恢复。维拉帕米不但抑制慢Ca^{2+}内流，同时也降低钙通道的恢复速率，且对钙通道的阻滞作用具有频率依赖性。维拉帕米对房室结的作用较强，地尔硫䓬的作用相对较弱，但两药都能显著延长房室结有效不应期，消除折返激动。尽管二氢吡啶类药物也可剂量依赖性地抑制慢钙内流，但这类药物不影响钙通道的恢复速率，因此治疗量对窦房结和房室结无明显影响，无负性频率及负性传导作用；在整体情况下，由于舒张血管引起反射性交感神经兴奋，部分药物甚至可加快心率，加速房室传导，但尹拉地平对窦房结细胞有直接抑制作用。苄普地尔可同时抑制慢Ca^{2+}内流和快Na^+内流，使心率减慢，房室结有效不应期延长，并可延长Q-T间期。

（3）对缺血心肌的保护作用：心肌缺血时能量代谢发生障碍，钠泵与钙泵功能降低，同时大量细胞外Ca^{2+}沿浓度梯度流入细胞内，造成细胞内钙超载（calcium overloading），特别是Ca^{2+}聚集在线粒体，线粒体为排出过多的Ca^{2+}而消耗大量ATP，造成心肌细胞能量代谢障碍，形成恶性循环。胞质中Ca^{2+}浓度增加，使胞质中蛋白激酶等活性增加，细胞膜磷脂分解，膜结构受损，同时脂质过氧化产物增多，加重心肌细胞损伤，导致心肌细胞坏死，降低心肌的收缩和舒张功能。钙通道阻滞药能阻滞Ca^{2+}内流，从而防止细胞内钙超载，对缺血心肌发挥保护作用。

（4）抗心肌肥厚作用：细胞内Ca^{2+}浓度增加在心肌肥厚中起重要作用。钙通道阻滞药能抑制内源性物质的促生长作用，防止或逆转左心室肥厚，其负性肌力作用可舒张心室肌，改善心室充盈，增加冠状动脉储备，减少室性心律失常的发生率，维持左室泵血功能。

2. 对血管的作用 血管平滑肌细胞兴奋去极化过程主要依赖Ca^{2+}内流，且Ca^{2+}参与血管平滑肌收缩的调节。钙通道阻滞药主要通过阻滞电压门控钙通道引起血管平滑肌松弛。所有的钙通道阻滞药都能舒张动脉血管平滑肌，特别是冠状动脉，可舒张冠状动脉大的输送血管和小的阻力血管，解除冠状动脉痉挛，增加冠状动脉流量和改善侧支循环，并可使缺血区血流再分布。

二氢吡啶类药物体内、体外舒张冠状动脉的作用均显著强于维拉帕米，地尔硫䓬舒张冠状动脉的作用最弱。尼卡地平对冠状动脉的选择性高于硝苯地平。非洛地平对血管的选择性强于硝苯地平和氨氯地平。钙通道阻滞药也能舒张肾、脑、肠系膜及肢体血管，增加组织血流量。氟桂利嗪和尼莫地平可选择性舒张脑血管。本类药物对多数静脉血管床作用很弱，故对心脏前负荷影响不明显。几种钙通道阻滞药对心脏和血管作用的比较见表4-22-2。

表4-22-2 五种钙通道阻滞药对心血管作用的比较

	地尔硫䓬	尼卡地平	硝苯地平	尼莫地平	维拉帕米
扩张外周血管和冠脉	3	5	5	5	4
抑制心肌收缩性	2	0	1*	1	4
抑制窦房结自律性	5	1	1	1	5
抑制房室结传导	4	0	0	0	5

注：从0到5作用逐渐增强，0无作用，5作用最强；*可反射性增强心肌收缩力

3. 对其他平滑肌的作用 明显松弛支气管平滑肌，抑制肥大细胞释放组胺和其他慢反应物质，减少支气管黏液分泌，有利于控制支气管哮喘的发展。较大剂量也能松弛胃肠道、胆道、泌尿道及子宫等内脏平滑肌。

4. 其他

（1）抑制血小板聚集：血小板变形、聚集和释放均与血小板内 Ca^{2+} 密切相关。钙通道阻滞药通过阻滞血小板 Ca^{2+} 内流，抑制血小板内源性活性产物的合成和释放；抑制膜磷脂合成，稳定血小板膜；抑制 TxA_2 生成，并促进 PGI_2 生成，发挥抑制血小板聚集的作用。

（2）抑制内分泌功能：可通过抑制内分泌腺细胞的兴奋-分泌偶联过程，抑制垂体分泌催产素、血管升压素、肾上腺皮质激素、促性腺激素和促甲状腺素等，还可减少胰岛 β 细胞释放胰岛素。

（3）影响肾功能：当肾血管阻力增加时，维拉帕米和地尔硫䓬均可扩张入球小动脉和出球小动脉，增加肾血流量及肾小球滤过率，有效降低肾血管阻力，并抑制肾小管对水和电解质的重吸收，有不同程度的排钠利尿作用。还可抑制肾小球系膜增生，改善肾微循环。

（三）钙通道阻滞药的临床应用

1. 心血管系统疾病

（1）缺血性心脏病：可用于治疗各型心绞痛，对缺血心肌有保护作用，特别是在缩小梗死范围、减轻心肌再灌注损伤及预防心律失常上有一定的作用。地尔硫䓬和维拉帕米可显著降低再发心肌梗死率及梗死后难治性心绞痛的发生率（详见第二十三章）。

（2）高血压：硝苯地平降压作用较强，可用于治疗各型高血压。维拉帕米和地尔硫䓬降压作用弱，适用于治疗轻、中度高血压（详见第二十五章）。

（3）心律失常：维拉帕米和地尔硫䓬减慢心率作用明显，对快速性室上性心律失常和后除极所致的心律失常有良好的疗效。硝苯地平作用较差，甚至反射性加快心率，因而不用于治疗心律失常。

（4）心力衰竭：短效钙通道阻滞药具有负性肌力作用及反射性激活神经内分泌系统，对心力衰竭不利。长效钙通道阻滞药如氨氯地平、非洛地平可用于舒张性心力衰竭、左室功能障碍的非缺血性心力衰竭，以及伴心绞痛、高血压的心力衰竭患者（详见第二十六章）。

（5）肥厚型心肌病：维拉帕米可改善肥厚型心肌病患者左室流出道梗阻，改善症状。

2. 脑血管疾病

（1）脑血管痉挛及脑缺血：氟桂利嗪、尼莫地平和尼卡地平等对脑血管的解痉作用明显。尼莫地平可用于治疗短暂性脑缺血发作，防治脑血栓形成、脑供血不足、脑血管痉挛及脑动脉硬化等疾病。

（2）蛛网膜下腔出血：尼莫地平和氟桂利嗪等可预防蛛网膜下腔出血引起的脑血管痉挛及血管性头痛。

（3）偏头痛：氟桂利嗪对脑血管具有较高选择性，可使 60% 偏头痛患者的头痛减轻。维拉帕米也可用于预防偏头痛发作。

3. 周围血管性疾病 硝苯地平、地尔硫䓬、氨氯地平和非洛地平可改善大多数雷诺病（Raynaud disease）患者的肢端动脉痉挛。肉桂嗪、氟桂利嗪及利多氟嗪可用于治疗肢端缺血性疾病，增加缺血区的血流量和运动耐量，治疗间歇性跛行。

4. 其他 可用于支气管哮喘、早产、消化性溃疡及糖尿病肾病的防治。

【不良反应】 钙通道阻滞药相对比较安全，但由于作用广泛，选择性相对较低。不良反应与其阻滞钙通道、扩张血管及抑制心肌等作用有关。常见颜面潮红、头痛、眩晕、恶心、便秘等。维拉帕米及地尔硫䓬严重不良反应有低血压及心功能抑制等。

（四）常用钙通道阻滞药

维拉帕米

【体内过程】 维拉帕米（verapamil）口服吸收迅速而完全，2～3 h 血药浓度达峰值。首过消除明显，生物利用度仅为 10%～30%。在肝脏代谢，代谢产物去甲维拉帕米仍有活性，$t_{1/2}$ 为 3～7 h。约 75% 经肾排泄。

【药理作用】 阻滞心肌钙通道，抑制 Ca^{2+} 内流，对钙通道作用呈现频率依赖性。对快速激活延迟整流钾通道亦有阻滞作用。

1. 降低自律性 降低窦房结舒张期自动去极化斜率，增加最大舒张电位，降低其自律性。虽然正常心房肌、心室肌、浦肯野纤维不敏感，但当心肌缺血时，上述心肌组织膜电位水平可减少至 –60～–40 mV，出现异常自律性，维拉帕米能使其降低。此外，能减少或取消后除极所引发的触发活动。

2. 抑制传导性 窦房结、房室结 0 期去极化由 Ca^{2+} 内流介导，维拉帕米抑制 0 期 Ca^{2+} 内流，减慢 0 期上升最大速度而减慢窦房结、房室结传导速度，终止房室结的折返激动。尚能防止心房扑动、心房颤动引起的心室率加快。

3. 影响有效不应期 延长窦房结和房室结有效不应期，大剂量也能延长浦肯野纤维的动作电位时程和有效不应期，对心房和心室肌有效不应期略缩短。

【临床应用】 治疗室上性心律失常和房室结折

返引起的心律失常效果好，为治疗阵发性室上性心动过速的首选药。对急性心肌梗死、心肌缺血及强心苷中毒引起的室性期前收缩也有一定的疗效。

【不良反应】 口服较安全，可出现便秘、腹胀、腹泻、头痛、瘙痒等不良反应。静脉给药可引起血压降低、短暂窦性停搏。Ⅱ、Ⅲ度房室传导阻滞，心功能不全，心源性休克患者禁用。老年人、肾功能低下患者慎用。

地 尔 硫 䓬

地尔硫䓬（diltiazem）对心肌电生理的影响和抗心律失常作用机制与维拉帕米相似。可降低自律性，减慢房室结传导，延长其有效不应期。此外，有扩张血管和负性肌力作用。临床主要用于治疗室上性心动过速。对心房扑动和心房颤动虽难以恢复窦性心律，但可以减慢心室率。

苄 普 地 尔

苄普地尔（bepridil）又称双苯吡乙胺，为新型长效钙通道阻滞药，兼有阻滞钙通道及钠通道的双重作用，同时抑制慢 Ca^{2+} 内流和快 Na^{+} 内流。具有直接的负性肌力作用和负性频率作用，可减慢心率，延长房室结有效不应期。也舒张冠状动脉和外周血管。主要用于心律失常和稳定型心绞痛的治疗，其预防和治疗室上性心动过速、心房扑动及心房颤动等效果明显，心绞痛合并心律失常时，其应用价值更高。可导致心电图 Q-T 间期延长，可能引发尖端扭转型室性心动过速等严重心律失常，可危及生命。

五、其 他 类

腺 苷

腺苷（adenosine）静脉注射后迅速起效，$t_{1/2}$ 约 10 s，被体内大多数组织细胞所摄取，并被腺苷脱氨酶灭活，使用时需静脉快速注射给药，否则在药物到达心脏前即被灭活。是内源性嘌呤核苷酸，通过作用于腺苷受体，激活 ACh 敏感钾通道，促进 K^{+} 外流，缩短动作电位时程，同时使心肌细胞超极化，降低自律性。还能抑制 L 型钙通道，抑制房室传导，延长房室结有效不应期，抑制交感神经兴奋所致的延迟后除极。主要用于迅速终止折返性室上性心律失常。静脉注射速度过快可致短暂心脏停搏。治疗剂量时，多数患者会出现胸闷、呼吸困难。

第三节　快速型心律失常的药物选用

一、用 药 原 则

快速型心律失常紧急处理的总体原则是纠正心律失常、控制基础疾病、纠正诱发因素。选用抗心律失常药物应考虑多种因素，包括心律失常的性质、病情的紧迫性、患者的心功能状态、患者的基础疾病等。

抗心律失常药物治疗的一般用药原则：①规范用药、剂量充足，不主张短期换用或合并另一种抗心律失常药物；②以最小剂量取得满意的临床效果；③先考虑降低危险性，再考虑缓解症状；④充分注意药物的副作用及致心律失常作用。

二、合 理 用 药

1. 窦性心动过速 应针对病因治疗，需要治疗时可采用 β 受体阻断药。

2. 房性期前收缩 一般不需要药物治疗，若频繁发生并引起阵发性房性心动过速，可用 β 受体阻断药、维拉帕米、地尔硫䓬或Ⅰ类抗心律失常药。

3. 心房扑动、心房颤动 不伴有心力衰竭、低血压或预激综合征患者，可选用 β 受体阻断药、胺碘酮或普罗帕酮。合并有心功能不全、低血压应给予胺碘酮或强心苷类。无器质性心脏病可用普罗帕酮，有器质性心脏病应选用胺碘酮。

4. 阵发性室上性心动过速 多由房室结折返引起，常用具有延长房室结不应期的药物。急性发作时宜首选维拉帕米或普罗帕酮，亦可选用腺苷、地尔硫䓬、β 受体阻断药等。存在心力衰竭时可应用胺碘酮、强心苷类。

5. 室性期前收缩 选用普鲁卡因胺、丙吡胺、美西律或其他Ⅰ类抗心律失常药及胺碘酮。心肌梗死时首选 β 受体阻断药、胺碘酮、利多卡因。强心苷中毒者可用苯妥英钠。

6. 阵发性室性心动过速 可应用 β 受体阻断药、利多卡因、丙吡胺、普鲁卡因胺、美西律、胺碘酮、奎尼丁，维持用药与治疗室性期前收缩相同。

7. 心室颤动 首选电除颤，药物可选用利多卡因、普鲁卡因胺和胺碘酮。

（中山大学　周家国）

第二十三章　抗心肌缺血药

- Angina pectoris, the primary symptom of ischemic heart disease, is caused by transient episodes of myocardial ischemia that are due to an oxygen supply-demand imbalance.
- The major pharmacological agents used in the treatment of myocardial ischemia are organic nitrates, calcium channel blockers and β adrenergic receptor antagonists. All these agents improve the balance of myocardial oxygen supply and demand.
- Organic nitrates such as nitroglycerine act by promoting the relaxation of vascular smooth muscle. Nitric oxide liberated from organic nitrates activates the soluble guanylyl cyclase, thereby increasing the intracellular levels of cyclic GMP. In turn, this promotes the dephosphorylation of the myosin light chain and the reduction of cytosolic Ca^{2+}, leading to the relaxation of smooth muscle in a broad range of tissues. Nitric oxide-mediated activation of guanylyl cyclase also inhibits platelet aggregation.
- Calcium channel blockers act by inhibiting the L-type voltage-gated calcium channels and decreasing Ca^{2+} influx. In vascular smooth muscles, these drugs lead to the relaxation, especially in arterial beds. These drugs also may produce negative inotropic and chronotropic effects in the heart. Verapamil mainly affects the heart, while dihydropyridines such as nifedipine are more potent vasodilators and increase coronary blood flow.
- β adrenergic receptor antagonists such as propranolol act primarily by reducing cardiac oxygen consumption and are effective in prophylaxis of myocardial ischemia.

缺血性心脏病（ischemic heart disease）亦称冠状动脉性心脏病（coronary artery heart disease），是指冠状动脉功能性或器质性病变引起冠状动脉梗阻或狭窄，心肌缺血缺氧而引起的心脏病。主要病因为冠状动脉粥样硬化，导致血管腔狭窄。此外，冠状动脉炎症、冠状动脉内血栓形成及痉挛等病因也可导致冠状动脉管腔狭窄。心绞痛（angina pectoris）是缺血性心脏病最常见的临床症状，典型表现为阵发性、突发性胸骨后压榨性疼痛，并向心前区或左上肢放射。心绞痛持续发作如不及时治疗则可能发展为心肌梗死（myocardial infarction）。心绞痛的主要病理生理机制是冠状动脉病变，尤其是动脉粥样硬化，导致冠状动脉舒张功能减弱，冠状动脉循环的储备能力下降，不能满足心肌耗氧量增加的需要，引起心肌氧的供需失衡，导致心肌组织相对或绝对缺血、缺氧，代谢产物堆积于心肌组织，刺激神经末梢引起疼痛。

心肌氧的供给取决于动、静脉氧分压差和冠状动脉的血流量。由于心肌在休息状态时摄氧量已达极限，增加心肌氧的供给主要通过增加冠状动脉的血流量而实现。冠状动脉血流量主要取决于灌注压、冠状动脉阻力及灌注时间。升高血压、降低冠状动脉阻力及减慢心率均可增加冠状动脉血流量。此外，由于冠状动脉分支间普遍存在侧支循环，冠状动脉粥样硬化引起血管阻塞时，侧支循环可起一定的代偿作用。某些抗心肌缺血药可通过扩张冠状动脉与侧支血管来增加缺血区的血液供应。

决定心肌耗氧量的主要因素包括心室壁张力、心率和心肌收缩力。心室壁张力与心室内压力（相当于动脉收缩压）和心室容积成正比。心室壁张力越大，维持张力所需的能量越多，耗氧量也越大。每分钟射血时间等于心室每搏射血时间与心率的乘积，射血时心室壁张力增加，每搏射血时间延长，心肌耗氧量增加（图 4-23-1）。临床上常以“三项乘积”（收缩压 × 心率 × 射血时间）粗略估算心肌的耗氧量。

近年来，经皮冠状动脉介入治疗术（percutaneous coronary intervention，PCI）和冠状动脉旁路移植术（coronary artery bypass grafting），这种手术方法取得了较大进步，但药物治疗仍是缺血性心脏病的主要治疗方式。药物治疗原则是降低心肌耗氧，增加缺血区心肌的血液供应，恢复心肌氧的供需平衡，纠正心肌代谢紊乱，保护受损心肌细胞。抗心肌缺血药物可通过下列环节发挥作用。①增加心肌氧供应：舒张冠状动脉，解除冠状动脉痉挛或促进缺血区血管生长、开放侧支循环，增加冠状动脉血流量和缺血区域血液供应。②减少心肌耗氧量：舒张外周血管，降低心脏的前后负荷，降低室壁张力，或减慢心率，减弱心肌收缩力。③改善心肌代谢：降低细胞内 Ca^{2+} 浓度，保护线粒体功能，纠正心肌

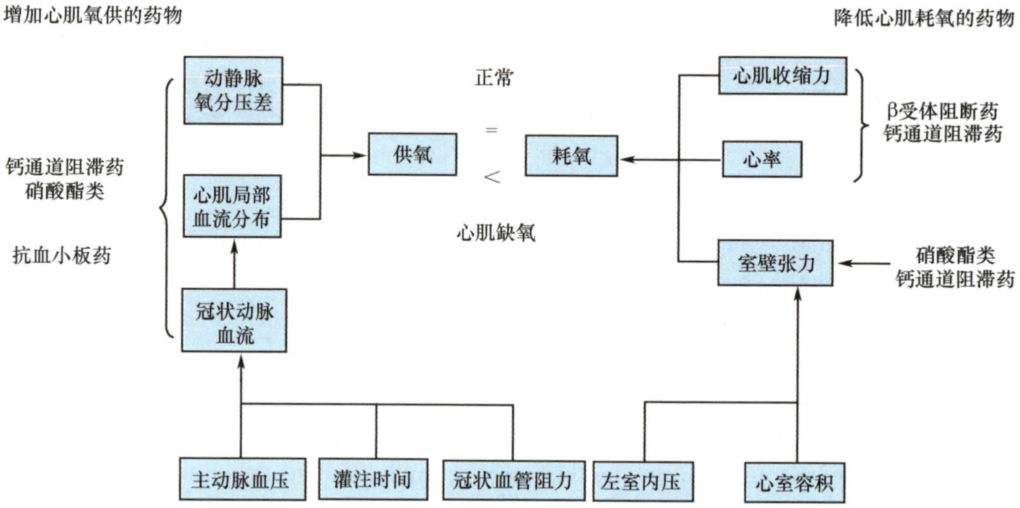

图 4-23-1 影响心肌氧供需的因素及抗心肌缺血药物的作用环节

代谢紊乱。④抑制血小板聚集和抗血栓形成。

治疗心肌缺血的药物主要如下：①硝酸酯类，如硝酸甘油；②钙通道阻滞药，如硝苯地平；③β受体阻断药，如普萘洛尔；④抗血小板和抗血栓形成药，如阿司匹林；⑤其他抗心肌缺血药，如改善心肌能量代谢的雷诺嗪等。

第一节 硝 酸 酯 类

硝酸酯类药物于 1867 年开始用于缓解心绞痛发作，因起效迅速、疗效可靠，目前仍是临床上首选的一线抗心绞痛药物。常用的硝酸酯类药物包括三类：速效类的硝酸甘油，中效类的硝酸异山梨酯和长效类的单硝酸异山梨酯及戊四硝酯，其中硝酸甘油是最常用的缓解心绞痛发作的药物。硝酸酯类药物均有硝酸多元酯结构，$—O—NO_2$ 基团是发挥疗效的关键结构（图 4-23-2）。

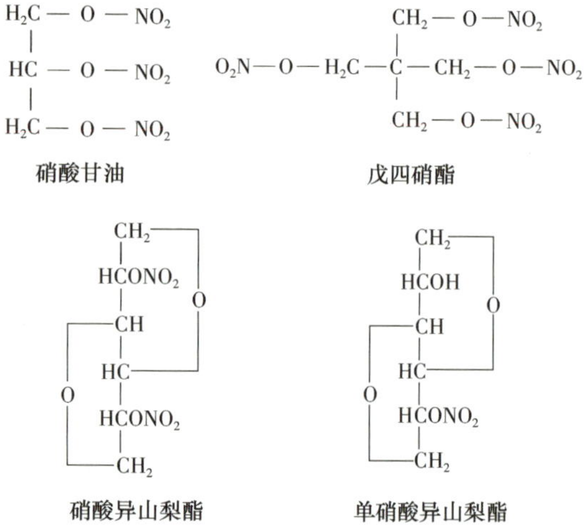

图 4-23-2 硝酸酯类化学结构

硝 酸 甘 油

【体内过程】 硝酸甘油（nitroglycerin）口服易被胃肠道吸收，首过消除显著，生物利用度仅为 8%。舌下含服后经口腔黏膜迅速吸收，可避免首过消除，生物利用度达 80%。舌下含服后 1～2 min 起效，4 min 血药浓度达峰值，$t_{1/2}$ 约 4 min，作用持续 20～30 min。在肝脏中代谢成易溶于水的脱硝酸代谢物和无机亚硝酸盐。代谢产物二硝酸甘油的舒血管效应是硝酸甘油的 1/10，$t_{1/2}$ 约为 40 min。代谢产物经肾排泄。

【药理作用】 基本作用是舒张血管平滑肌，可同时舒张静脉与动脉，对静脉的舒张作用更强，可能与静脉血管平滑肌细胞中富含将硝酸甘油转化为一氧化氮（nitric oxide，NO）的酶有关。舒张大、中动脉的作用较小动脉更明显。低剂量主要舒张静脉，引起左右心室容积和左室舒张末压下降，心脏前负荷降低，肺血管阻力和心排血量稍有降低，还可舒张头、颈部小动脉，但对外周血管阻力影响较小；中等剂量舒张冠状动脉的大、中输送血管，使其阻力下降，冠状动脉流量增加；大剂量可同时舒张动、静脉，降低心脏的前后负荷，降低心肌耗氧，并有一定的降压作用。由于降低血压和心排血量，可导致交感神经系统反射性激活，心率可略加快。也可舒张其他组织平滑肌，如胃肠道、胆道、呼吸道、泌尿道和子宫。

硝酸甘油释放 NO 对心脏的直接作用表现为较弱的负性肌力作用，但对心脏的作用主要是继发于其扩张血管的作用。正常人及无心力衰竭的冠心病患者服用后每搏量和心排血量减少，心率不变或轻微反射性增加；较大剂量时，血压下降反射性引起心率加快。硝酸甘油能改善心力衰竭患者的心功能，增加心排血量。

1. 降低心肌耗氧量 舒张容量血管，减少回心血量，降低左、右心室的充盈压和容积，降低前负荷，降低心室壁张力，从而降低心肌耗氧量；舒张小动脉可使外周阻力下降，后负荷降低，减少心脏做功，以及缩短射血时间而降低心肌耗氧量。虽然血管舒张和血压下降可引起反射性交感神经兴奋，使心率加快和心肌收缩力加强，导致心肌耗氧量增加，但净效应仍是使心肌总耗氧量降低。心绞痛患者冠状动脉内直接注射硝酸甘油可使冠状动脉流量显著增加，但并不能缓解心绞痛发作，而舌下含服硝酸甘油可缓解心绞痛。硝酸甘油使心绞痛患者的运动时间延长，然而，三项乘积只要达到一定值，无论是否应用硝酸甘油，都会出现心绞痛发作，提示其抗心绞痛作用主要通过降低心肌耗氧量实现。

2. 增加冠状动脉血流量，改善心内膜下缺血区的血流供应　舒张心外膜下大的冠状动脉及分支血管，增加冠状动脉血流量，缓解心肌缺血，冠状动脉痉挛时更为明显。自身调节机制在心肌局部血流的调节中起重要的作用，当冠状动脉因粥样硬化狭窄或痉挛时，缺血区阻力血管因缺氧代谢物（如腺苷、乳酸等）堆积而处于舒张状态，由于硝酸甘油对小的冠状动脉阻力血管舒张作用较弱，且其降低心肌耗氧的作用可使非缺血区血管阻力继发性升高，加上冠状动脉血流量增加，这样可促进血液从非缺血区经侧支血管流向缺血区，使冠状动脉血流发生重新分布，改善缺血区的血液供应（图 4-23-3）。此外，可降低室壁张力和左心室舒张末压，舒张心外膜下血管及其分支，增加跨心室壁血管内的压力梯度，有利于血液流向缺血的心内膜下区域。

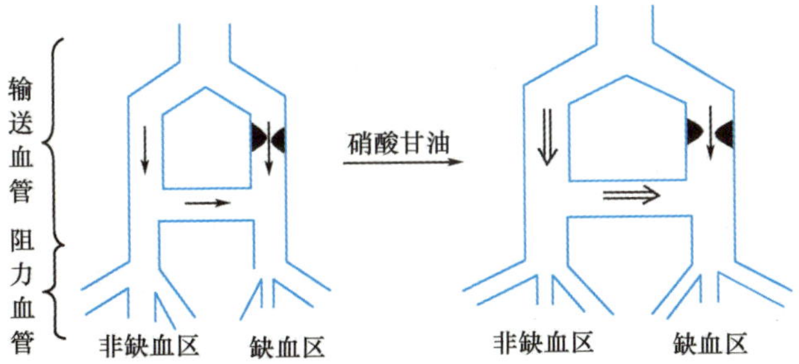

图 4-23-3　硝酸甘油对冠状动脉的作用部位示意图

3. 对缺血心肌的保护作用　释放 NO 及促进 CGRP 和 PGI_2 生成与释放，对心肌细胞发挥直接保护作用。

4. 抑制血小板聚集　增加血小板内 cGMP 水平，降低血小板中 Ca^{2+} 浓度，抑制血小板聚集，发挥抗心绞痛作用。

【作用机制】　20 世纪 80 年代才发现硝酸甘油舒张血管效应通过代谢释放 NO 实现，乙醛脱氢酶 2（$ALDH_2$）和谷胱甘肽硫转移酶（GST）等催化硝酸甘油转化为亚硝酸盐，生成具有生物活性的 NO，通过激活 sGC，增加细胞内第二信使 cGMP 的水平，进而激活 PKG，使平滑肌细胞中参与细胞内 Ca^{2+} 水平调节的蛋白质发生磷酸化，抑制肌质网释放 Ca^{2+} 及细胞外 Ca^{2+} 内流，降低胞质中游离 Ca^{2+} 浓度，使肌球蛋白轻链激酶去磷酸化，松弛血管平滑肌。活化的 PKG 也可直接与肌球蛋白轻链磷酸酶结合，导致肌球蛋白轻链去磷酸化，引起血管舒张。硝酸甘油发挥舒张血管平滑肌的作用为非内皮依赖性的，在动脉粥样硬化和高血压等内皮功能障碍的情况下仍可独立地发挥舒血管效应。此外，内源性活性物质前列腺素和 CGRP 也参与介导硝酸甘油的舒血管作用和心肌保护作用（图 4-23-4）。

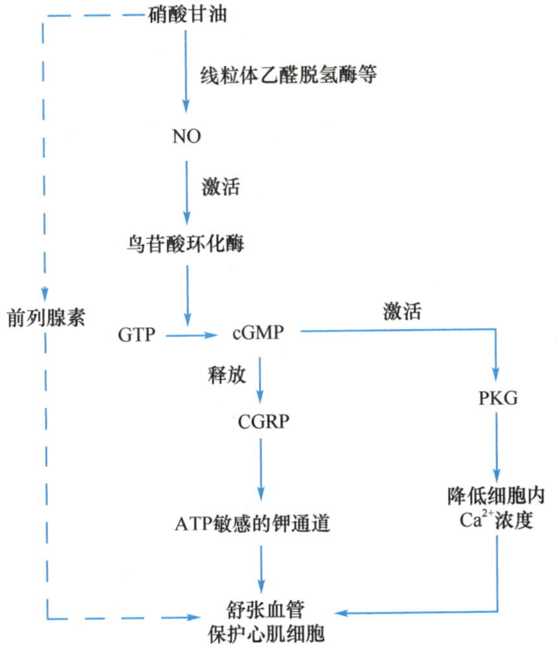

图 4-23-4　NO、前列腺素和 CGRP 介导硝酸甘油的心血管作用

【临床应用】

1. 心绞痛　对各型心绞痛（稳定型、不稳定型和变异型心绞痛）均有效，用于治疗心绞痛的发作，用药后能迅速缓解疼痛症状，改善心电图的缺血性改变，提高患者的运动耐量。由于作用持续时间短，一般不作为预防用药。在特殊情况下，如精神遭受意外强烈刺激时、过于疲劳时、体育锻炼时，也可用于预防心绞痛发作。

2. 急性心肌梗死　减少心肌耗氧量，增加缺血区的供血，保护或挽救存活的心肌组织或细胞，缩小心肌梗死范围；降低左室充盈压，减轻肺充血；预防心室重塑。

3. 心力衰竭　舒张静脉，降低心脏前负荷，降低心室充盈压；大剂量可降低肺血管和外周血管阻力，减轻射血阻抗，降低肺楔压，缓解肺淤血，增加每搏量和心排血量；并选择性舒张心外膜下冠状动脉大的分支血管，增加冠状动脉流量，改善心室的收缩和舒张功能。

【不良反应】　主要由舒张血管的作用所致。扩张脑膜动脉引起搏动性头痛是最常见的不良反应，停药后数天可自行消失，减小剂量可减轻。因可使脑部血容量增加，颅内压升高和颅内出血患者禁用。头、面、颈、皮肤血管扩张引起暂时性面颊部皮肤潮红。眼内血管扩张可升高眼内压，青光眼患者禁用。大剂量或敏感者可出现体位性低血压，表现为头昏、乏力、脸色苍白，偶可出现意识丧失，饮酒可加重。自主神经功能紊乱患者小剂量应用时即可发生体位性低血压，改变体位如采用卧位或半卧位或采取其他促进静脉回流的措施能缓解硝酸甘油引起的晕厥。大剂量可由于血压过度降低，引起交感神经过度兴奋，导致心率加快和心肌收缩力增强，加重心绞痛。自主神经功能紊乱患者，由于血压降低后不能引起代偿性交感神经兴奋，大剂量导致血压过度下降，心排血量急剧减少，冠状动脉灌注压过低，可引起威胁生命的低血压，加重心绞痛。大剂量硝酸甘油还可引起高铁血红蛋白血症。偶可致皮疹。

【耐受性】 经常反复或连续大剂量用药可出现快速耐受性，不同硝酸酯类药物间存在交叉耐受现象，一般2～3周达高峰，停用1～2周后耐受性可消失。出现耐受性后增加剂量虽能产生抗心绞痛作用，但不良反应也加重。采用小剂量开始间歇用药可减少耐受性发生，停药间歇期为8～12 h。给药间歇期间若出现心绞痛发作频率增加，可服用其他抗心绞痛药。耐受性的发生可能与血管平滑肌细胞中生成NO的能力下降（真血管性耐受）有关，也可能与血管外机制的激活（假耐受）有关。耐受性发生的可能机制：①与体内巯基（—SH）耗竭有关，巯基供体药物能部分逆转耐受；②NO释放过程中活性氮如过氧亚硝酸的生成增加，诱导氧化应激，抑制$ALDH_2$活性；③血管平滑肌对缩血管物质如AngⅡ、5-HT和NA的反应性增强，拮抗硝酸甘油的抗心绞痛作用。

【药物相互作用】 与PDE_5抑制药如西地那非合用时可导致严重的低血压，由于PDE_5抑制药抑制cGMP水解，与硝酸甘油发挥协同效应，导致血压大幅度下降，禁止联合应用。如两者必须合用，应分开给药，且给药间隔时间应在24 h以上。低血压患者禁用。

硝酸异山梨酯和单硝酸异山梨酯

硝酸异山梨酯（isosorbide dinitrate，消心痛）和单硝酸异山梨酯（isosorbide mononitrate）的药理作用及作用机制与硝酸甘油相似，但作用较弱。硝酸异山梨酯舌下含服易被口腔黏膜吸收，口服也易吸收，首过消除明显。舌下含服血药浓度达峰时间为6 min，$t_{1/2}$为45 min，作用可持续2～3 h；口服作用可持续3～6 h，在肝内代谢成2-单硝酸异山梨酯和5-单硝酸异山梨酯，其中5-单硝酸异山梨酯为主要活性代谢产物，$t_{1/2}$为3～6 h。2-单硝酸异山梨酯的抗心绞痛作用比5-单硝酸异山梨酯弱。单硝酸异山梨酯口服后无明显的首过消除现象，生物利用度高，口服和静脉滴注效果相当。两药起效缓慢，作用持久，均可用于治疗和预防心绞痛发作。偏心给药法或应用缓释制剂可在一定程度避免耐受性发生。

戊四硝酯

戊四硝酯（pentaerythritol tetranitrate）又称长效硝酸甘油，口服40 min起效，作用持续4～6 h，可用于预防心绞痛发作。

第二节 钙通道阻滞药

钙通道阻滞药是临床上常用的抗心肌缺血药，通过阻滞心肌细胞和平滑肌细胞膜上L型钙通道，抑制细胞外Ca^{2+}内流，降低胞质内Ca^{2+}浓度，可单独或与硝酸酯类或β受体阻断药合用预防和治疗心绞痛。常用的药物有硝苯地平、地尔硫草、维拉帕米等。

【药理作用及作用机制】

1. 降低心肌耗氧量

（1）舒张动脉，减轻心脏后负荷：作用于血管，尤其是小动脉，阻滞电压门控钙通道，使血管平滑肌松弛，外周阻力降低，心脏后负荷减轻，降低心肌耗氧量。硝苯地平舒张血管作用较强，可出现反射性心率加快，使心肌耗氧量增加。维拉帕米、地尔硫草等的舒张血管作用较弱。

（2）抑制心肌收缩力，减慢心率：作用于心肌细胞，阻滞电压门控钙通道，使心肌收缩力减弱，心肌细胞自律性降低，心率减慢，从而降低心肌耗氧量。对心脏的抑制作用以维拉帕米最强，地尔硫草次之，硝苯地平较弱。

（3）拮抗交感神经活性：去甲肾上腺素能神经末梢释放递质的过程中需要Ca^{2+}参与，钙通道阻滞药阻滞Ca^{2+}进入神经末梢，抑制递质释放，对抗交感神经活性增高引起的心肌耗氧量增加，其中维拉帕米的作用较强。

2. 增加心肌的血液供应

（1）舒张冠状动脉：冠状动脉对钙通道阻滞药敏感，钙通道阻滞药是目前作用最强的冠状动脉舒张药。除直接松弛血管平滑肌外，还可刺激血管内皮细胞合成和释放NO，舒张冠状动脉，解除冠状动脉痉挛，降低冠状动脉阻力，增加心肌血液供应。

（2）促进侧支循环开放：开放侧支循环，增加对缺血区的血液灌注。

（3）抑制血小板聚集：阻滞血小板膜表面的钙通道，抑制心肌缺血时儿茶酚胺诱导的血小板聚集和活性产物的合成、释放，改善冠状动脉血流，增加缺血心肌的供血。

3. 保护缺血的心肌细胞 阻滞 Ca^{2+} 内流而减轻钙超载，特别是在心肌缺血或再灌注早期；减少组织 ATP 的分解，抑制黄嘌呤氧化酶（XO）的激活和继发性氧自由基的产生，对缺血心肌发挥保护作用；还可抑制心肌缺血时 cAMP 的堆积，对抗 cAMP 过量所诱发的正性肌力作用和心律失常，减少心肌梗死患者猝死的发生。

【临床应用】 用于治疗各型心绞痛，由于不同的钙通道阻滞药对心脏及血管作用的强度不同，因此临床应用略有区别。

1. 变异型心绞痛 硝苯地平是治疗变异型心绞痛的最佳药物，维拉帕米治疗此型心绞痛的效果与硝苯地平相当。此外，尼卡地平、氨氯地平、非洛地平和地尔硫䓬也可用于变异型心绞痛的治疗。

2. 劳力性心绞痛 钙通道阻滞药可减少劳力性心绞痛患者心绞痛的发作次数，减轻运动所致心电图 ST 段下降。但二氢吡啶类如硝苯地平因降压导致反射性心率加快，可能诱发或加重心绞痛。β 受体阻断药可抵消二氢吡啶类所致的反射性心率加快，而二氢吡啶类不影响传导，不加重 β 受体阻断药的负性传导作用，因此临床上将这两种药物合用治疗劳力性心绞痛。维拉帕米能明显抑制心肌收缩力和减慢心率，地尔硫䓬降低血压和减慢心率的作用也较强，两药也可用于此型心绞痛。

3. 不稳定型心绞痛 维拉帕米和地尔硫䓬对此型心绞痛疗效较好。硝苯地平因可反射性加快心率，增加心肌耗氧量，有加重心肌缺血的风险，必要时可与 β 受体阻断药合用，以抵消其心率加快的副作用。

硝苯地平

硝苯地平（nifedipine）扩张血管的作用较抑制心脏的作用强 10 倍，松弛血管平滑肌的作用强于维拉帕米和地尔硫䓬。对离体心脏有轻度负性肌力作用，对房室结抑制作用较弱，对传导系统无明显的影响。在整体条件下，由于血管舒张作用引起反射性交感神经兴奋，使心率加快，心肌收缩力增强，心排血量增加，抵消其对心脏的直接抑制作用。硝苯地平是目前临床应用较为广泛的钙通道阻滞药，是治疗变异型心绞痛的首选药。不抑制房室传导，适于伴有房室传导阻滞的心绞痛患者。不良反应主要是由于其舒张血管的作用所引起，可出现头痛、低血压、肢端感觉异常、面部潮红、下肢水肿、眩晕及恶心呕吐等。低血压、梗阻性肥厚型心肌病及严重动脉缩窄患者禁用。心力衰竭及可能发展为心肌梗死的不稳定型心绞痛患者应慎用。

维拉帕米

维拉帕米（verapamil）抑制窦房结自律性，减慢房室结传导，心电图 P-R 间期延长，作用呈剂量依赖性。过高浓度甚至可使窦房结及房室结的电活动消失。对心脏的负性肌力作用特别强，较地尔硫䓬和硝苯地平明显。负性肌力作用可部分被其舒张血管所致后负荷下降和反射性交感神经兴奋所抵消。心功能正常患者应用维拉帕米后心室收缩功能无明显下降，由于可改善心肌缺血，心室功能甚至得到改善。慢性心力衰竭患者，维拉帕米可引起心肌收缩力和心室收缩功能下降。可舒张冠状动脉，增加缺血心脏的冠状动脉流量，舒张心肌缺血区的侧支小动脉。对周围血管也有舒张作用，但弱于硝苯地平，交感反射兴奋作用也较弱。可用于劳力性心绞痛及变异型心绞痛，也适用于伴有心律失常的心绞痛患者。

地尔硫䓬

地尔硫䓬（diltiazem）的电生理效应与维拉帕米相似，抑制房室结传导及延长其不应期，直接减慢心率的作用较强，对病态窦房结综合征患者有更明显的抑制作用；负性肌力作用弱于维拉帕米。对劳力性心绞痛、变异型心绞痛和不稳定型心绞痛均有效，能减少发作次数和硝酸甘油的用量，对有 ST-T 段改变的患者能产生保护作用，减少无 Q 波心肌梗死患者心绞痛发作次数。

第三节 β 受体阻断药

劳累、运动锻炼、精神紧张和情绪激动等因素可兴奋交感神经，使心肌局部及血中儿茶酚胺浓度升高，激动心脏 β 受体，使心率加快，心肌收缩力增强，心肌耗氧量显著增加。β 受体阻断药如普萘洛尔、吲哚洛尔、噻吗洛尔及选择性 β_1 受体阻断药如阿替洛尔、美托洛尔、醋丁洛尔等均可用于治疗心绞痛，能减少或减轻心绞痛发作次数和程度，增加运动耐量，改善缺血性心电图的变化，减少硝酸甘油用量。

普萘洛尔

普萘洛尔（propranolol）是经典的 β 受体阻断药，具有多种心血管作用，临床用于治疗心绞痛、高血压和心律失常等多种疾病，本章仅介绍其抗心绞痛作用。

【药理作用及作用机制】

1. 降低心肌耗氧量 β 受体阻断药的抗心绞痛作用主要通过降低心肌耗氧量实现。安静和运动状态下均可通过阻断 β_1 受体使心率减慢，心肌收缩力减弱，并能降低外周阻力，降低动脉血压和后负荷，减轻射血阻抗，减少心肌耗氧量，对运动状态下心肌耗氧量的降低作用尤为明显，从而缓解心绞痛。

2. 增加缺血区供血 抑制心脏功能降低心肌耗氧量，代谢性自身调节机制使非缺血区的阻力血管收缩，血管阻力增高，而缺血区的阻力血管因缺氧代谢物堆积而处于扩张状态，促使血液流向缺血区。减慢心率，使舒张期延长，冠状动脉的灌流时间相应延长，有利于血液从非缺血区流向缺血区。

3. 改善心肌代谢，保护心肌细胞 减少游离脂肪酸生成，增加缺血组织对葡萄糖的利用。由于利用每单位氧气，葡萄糖代谢产能较脂肪酸代谢产能多，故使心脏利用氧做更多功，维持缺血心肌能量的供应。

【临床应用】 有效降低稳定型心绞痛的心肌缺血发作频率和程度，提高运动耐量，提高生活质量，对心绞痛伴有高血压或心律失常患者尤为适用。对不稳定型心绞痛，可减少心绞痛的发作次数和持续时间，减少心肌梗死发生率。对心肌梗死患者也有治疗作用，可缩小梗死范围，提高急性心肌梗死患者的生存率，预防再梗死的发生，降低其死亡率。不宜用于变异型心绞痛，因其阻断冠状动脉 β_2 受体，使 α 受体占优势，易导致冠状动脉收缩而加重心肌缺血症状。

【不良反应及禁忌证】 有效剂量的个体差异较大，一般宜从小剂量开始，以后每隔数日增加 10～20 mg，多数患者用量可达 80～240 mg/d。久用停药时，应逐渐减量，否则会加剧心绞痛发作，引起心肌梗死或猝死。可能由于长期用药后 β 受体上调，突然停药后 β 受体对内源性儿茶酚胺的反应增强所致。哮喘或 COPD、雷诺病、抑郁症、窦性心动过缓和房室传导阻滞患者禁用。此外，普萘洛尔抑制心肌收缩力和减慢心率，使射血时间延长，左室舒张末期容积增大，增加心肌耗氧。和硝酸甘油联合用药可互相消除增加心肌耗氧量的不利因素，产生协同抗心绞痛作用（表 4-23-1）。

表 4-23-1 硝酸酯类、β 受体阻断药及钙通道阻滞药对心肌氧供需因素的影响

	硝酸酯类	β 受体阻断药	钙通道阻滞药
心率	↑	↓	±
动脉压	↓	↓	↓
心室容积	↓	↑	±
心室压力	↓	↓	↓
收缩力	↑	↓	±
射血时间	↓	↑	±
舒张期灌注时间	↓	↑	↑

卡维地洛

卡维地洛（carvedilol）是非选择性的肾上腺素受体阻断药，阻断 β_1、β_2 和 α 受体。抗心绞痛主要通过以下几个方面发挥作用：①阻断 β_1 受体，抑制心脏功能，降低心肌耗氧量；②阻断 α_1 受体，舒张动脉降低外周阻力，降低心脏后负荷，减轻射血阻抗，降低心肌耗氧量；③抗氧化作用改善内皮功能。可用于稳定型和不稳定型心绞痛的治疗。

第四节 抗血小板药

血小板在血栓形成，特别是在动脉血栓形成过程中起着重要的作用。抗血小板药物是治疗血栓性疾病的有效手段，广泛应用于临床。

阿司匹林

阿司匹林（aspirin）通过与血小板内的 COX-1 共价结合，不可逆地抑制 COX-1 活性，阻断 TxA_2 生成，抑制血小板聚集，并能抑制组织型纤溶酶原激活物（t-PA）释放。由于较大剂量的阿司匹林也可抑制血管内皮细胞 COX-1 的活性，导致 PGI_2 合成减少，而 PGI_2 是 TxA_2 的生理对抗物质，合成减少可能促进凝血和血栓形成。小剂量阿司匹林（50～100 mg/d）即可显著抑制血小板 TxA_2 合成，而对血管内皮细胞 PGI_2 合成无明显影响。因此，每天给予小剂量阿司匹林用于防治血栓性疾病，如冠状动脉粥样硬化性心脏病和心肌梗死，减少缺血性心脏病发作和复发的危险，降低心肌梗死发生率和死亡率。

双嘧达莫

双嘧达莫（dipyridamole）通过抑制 PDE 与激活腺苷来增加细胞内 cAMP 含量，促进 PGI_2 生成，抑制血小板聚集，发挥抗血栓形成作用。用于防治心肌梗死等血栓性疾病。

$P2Y_{12}$ 受体阻断药

氯吡格雷（clopidogrel）是新型抑制血小板聚集的噻吩吡啶类衍生物，口服后迅速吸收，在肝脏代谢为活性代谢产物，选择性、不可逆地与血小板表面的 ADP 受体 $P2Y_{12}$ 结合，从而抑制 ADP 与 $P2Y_{12}$ 受体结合；还可抑制纤维蛋白原与血小板糖蛋白Ⅱb/Ⅲa（glycoprotein Ⅱb/Ⅲa，GP Ⅱb/Ⅲa）受体结合及继发 ADP 介导的 GP Ⅱb/Ⅲa 复合物的活化，抑制血小板聚集。对血小板的抑制作用具有剂量依赖性，抗血小板聚集作用较噻氯匹定显著，体外无抗血小板聚集活性。连续服药 3～7 天作用达稳态，停药 5 天后血小板聚集和出血时间恢复。主要用于急性冠状动脉综合征（包括不稳定型心绞痛和 ST 段抬高的急性心肌梗死）和 PCI 术后的抗血栓治疗，可显著降低急性心肌梗死的死亡率和再梗死的发生率。

替格瑞洛（ticagrelor）可与 $P2Y_{12}$ 受体可逆性结合，阻断 ADP 诱导的血小板聚集。较氯吡格雷更快速、强效地抑制血小板聚集，且血小板功能恢复较快，与阿司匹林双联抗血小板治疗能进一步降低支架内血栓形成和血栓性心脑血管事件的发生率。

血小板糖蛋白Ⅱb/Ⅲa 受体阻断药

血小板 GP Ⅱb/Ⅲa 作为黏附纤维蛋白原的受体，

是 ADP、凝血酶、血小板活化因子（PAF）和 TXA_2 等诱导血小板聚集的最终共同通路，在血小板聚集和血栓形成中起重要作用。血小板 GP Ⅱb/Ⅲa 受体阻断药，如替罗非班（tirofiban）、依替巴肽（eptifibatide）和阿昔单抗（abciximab）通过阻止 GP Ⅱb/Ⅲa 受体与纤维蛋白原结合，抑制血小板聚集。阿昔单抗对血栓形成与预防血管再狭窄有明显作用，被试用于急性心肌梗死和不稳定型心绞痛。替罗非班和依替巴肽主要用于不稳定型心绞痛。

第五节 其他抗心肌缺血药

曲美他嗪

曲美他嗪（trimetazidine）通过调节心肌能量代谢底物，抑制脂肪酸氧化，优化心肌能量代谢；通过减少细胞内钙超载，提高乳酸利用率，抑制缺氧所致的细胞酸中毒；降低血管阻力，增加冠状动脉血流量，减轻心脏负荷，降低心肌耗氧量及心肌能量的消耗，从而改善心肌氧的供需平衡。改善心肌缺血及左心功能，缓解心绞痛。可与β受体阻断药等抗心肌缺血药联用。

雷诺嗪

雷诺嗪（ranolazine）是新型抗心绞痛药物。口服起效快，作用持续时间短，临床常用其缓释制剂。主要经肝脏代谢清除，代谢产物 73% 经肾排泄，肝、肾功能异常者和老年人其 $t_{1/2}$ 明显延长。可缓解心绞痛症状，改善心电图心肌缺血症状，改善运动耐量，减少硝酸甘油用量。其作用机制如下。①改善能量代谢。抑制脂肪酸β氧化，间接促进葡萄糖代谢，并增加丙酮酸脱氢酶活性。由于葡萄糖代谢比脂肪酸代谢更有效，因此可使心肌细胞更有效地利用氧气，防止乳酸酸中毒。②抑制心肌细胞动作电位中的晚钠电流，改善心肌缺血，增强心肌收缩功能，对心肌的舒张功能改善更明显。还具有抗心律失常作用，可抑制早后除极促发的心律失常。对静息或运动时的心率和血压几乎无影响。可单独应用或与其他抗心绞痛药合用治疗稳定型心绞痛。也可用于治疗心律失常，包括室性心律失常、心房颤动和因冠状动脉疾病导致的心动过缓。最常见的不良反应为头晕、头痛、便秘和恶心。部分抗真菌类药物如酮康唑及地尔硫䓬可升高雷诺嗪的血药浓度。

尼可地尔

尼可地尔（nicorandil）是一种新型舒血管药，兼有钾通道激活与硝酸酯类药物的特性。通过释放 NO 和促进血管平滑肌细胞 ATP 敏感钾通道开放，促 K^+ 外流使细胞膜超极化，减少 Ca^{2+} 内流从而舒张血管。能增加冠状动脉血流量，保护缺血心肌，改善心功能。适用于各型心绞痛的治疗，改善患者预后，且不易产生耐受性。

吗多明

吗多明（molsidomine）又称吗导敏，作用机制与硝酸酯类相似，能舒张血管，降低心脏前、后负荷，降低室壁张力，降低心肌耗氧量；扩张冠状动脉及侧支血管，改善缺血区的血供。适用于稳定型心绞痛。

Na^+/H^+ 交换抑制药

心肌缺血时，细胞内 H^+ 堆积，激活 Na^+/H^+ 交换体，导致细胞内 Na^+ 浓度增高，进而引起 Na^+/Ca^{2+} 交换增加而增加细胞内 Ca^{2+}，加剧心肌缺血损伤。阿米洛利（amiloride）和卡立泊来德（cariporide，HOE-642）等 Na^+/H^+ 交换抑制药能阻断上述病理生理过程，产生抗心律失常、减少心肌梗死面积、减轻心肌顿抑和心室重塑等多种保护作用，主要用于急性心肌梗死和心肌梗死后心律失常的预防和治疗。

血管紧张素转换酶抑制药

ACE 抑制药具有抗心肌缺血与心肌梗死的作用。急性心肌梗死早期血浆肾素活性与 Ang Ⅱ 水平显著升高，Ang Ⅱ 直接收缩冠状动脉血管，以及促进交感神经释放 NA 并增强其缩血管效应，导致冠状动脉供血不足，加重心肌缺血损伤；Ang Ⅱ 能诱导纤溶酶原激活物抑制物（PAI）-1 的生成，促血小板聚集，促进血栓形成；Ang Ⅱ 诱导心肌细胞的肥大与成纤维细胞的增殖，引起心室重构。ACE 抑制药通过降低循环与组织中 Ang Ⅱ 水平，抑制缓激肽降解，促进血管内皮生成与分泌 NO 和 PGI_2，舒张血管，保护缺血心肌与血管内皮细胞，防止与逆转心室重构。

依那普利（enalapril）早期用药能提高心肌梗死患者的存活率，降低死亡率。

（西安交通大学 陈莉娜）

第二十四章 调血脂药和抗动脉粥样硬化药

- Hyperlipidemia is a major and primary cause of atherosclerosis and atherosclerosis-associated conditions, such as coronary heart disease, stroke and peripheral vascular disease. Atherosclerosis is characterized by the accumulation of lipid-laden, immune cell-rich plaques known as atheromata in large and medium-sized arteries and proliferation of intimal smooth muscle cells.
- The lipidemic regulators generally decrease the levels of cholesterol and triglyceride (TC). They lower either the plasma levels of low density lipoprotein (LDL) or very low density lipoprotein (VLDL). Some drugs also elevate the level of high density lipoprotein (HDL).
- The drugs used to lower plasma levels of TC and LDL are 3-hydroxy-3-methylglutaryl coenzyme A (HMG-CoA) reductase inhibitors, also called statins (e.g. lovastatin), bile acid resins (e.g. cholestyramine), inhibitors of intestinal cholesterol absorption (e.g. ezetimibe) and inhibitors of proprotein convertase subtilisin/kexin type 9 (PCSK9) (e.g. evolocumab). Fibric acid derivatives (e.g. gemfibrozil) and niacin are mainly used for reduction of plasma TC and VLDL. Other drugs used in the prevention and treatment of atherosclerosis are antioxidants (e.g. probucol), n-3 polyunsaturated fatty acids and mucopolysaccharides and polysaccharides.

动脉粥样硬化（atherosclerosis）是心脑血管病的主要病理学基础，多发生在大、中动脉，特别是冠状动脉、脑动脉和主动脉。动脉粥样硬化是一种慢性炎症反应，脂代谢紊乱、高血压、糖尿病、吸烟、肥胖等多种危险因素引起的血管内皮细胞损伤，单核细胞黏附于血管内皮细胞，并移行至血管内皮细胞下间隙，转化为巨噬细胞摄取氧化型低密度脂蛋白（ox-LDL），成为泡沫细胞；受损内皮细胞释放多种活性因子，促进炎性细胞浸润与活化、血管平滑肌细胞增殖和迁移，引发一系列慢性炎症反应，并形成更多的泡沫细胞；泡沫细胞的脂质逐渐累积形成脂质条纹。这种反应长期缓慢地持续发生，最终在动脉壁上形成动脉粥样硬化斑块，进而引起血管壁硬化、管腔狭窄和血栓形成。动脉粥样硬化斑块破裂会导致心肌梗死、缺血性脑卒中等急性心脑血管事件的发生。长期应用抗动脉粥样硬化药可减轻炎症、稳定斑块，显著降低严重心脑血管事件的发生率。目前，防治动脉粥样硬化的药物主要为调血脂药（blood-lipid modulators）和其他类抗动脉粥样硬化药（antiatherosclerotics）。

第一节 调血脂药

血脂是血浆或血清中的脂类，包括胆固醇（cholesterol，Ch）、TG、磷脂（phospholipid）和游离脂肪酸（free fatty acid，FFA）等。胆固醇又分为胆固醇酯（cholesterol ester，CE）和游离胆固醇，两者合称为总胆固醇（total cholesterol，TC）。血脂与载脂蛋白（apolipoprotein，Apo）结合成脂蛋白（lipoprotein）后始能溶于血浆，并进行转运和代谢。脂蛋白呈微小颗粒状，根据所含脂类和蛋白的不同，可分为乳糜微粒（chylomicron，CM）、极低密度脂蛋白（very low density lipoprotein，VLDL）、LDL和HDL。此外，中密度脂蛋白（intermediate density lipoprotein，IDL）是VLDL的代谢物。

各种脂蛋白在血浆中有基本恒定的浓度以维持相互间的平衡，如比例失调则为脂代谢异常。某些血脂或脂蛋白高出正常范围则称为高脂血症。一般将高脂血症分为6型，其特点见表4-24-1。

表4-24-1 高脂血症的分型及特点

分型	脂蛋白变化	脂质变化
Ⅰ	CM↑	TC↑ TG↑↑↑
Ⅱa	LDL↑	TC↑↑
Ⅱb	VLDL、LDL↑	TC↑↑ TG↑↑
Ⅲ	IDL↑	TC↑↑ TG↑↑
Ⅳ	VLDL↑	TG↑↑
Ⅴ	CM、VLDL↑	TC↑ TG↑↑↑

目前临床上一般先根据病因将高脂血症分为原发性高脂血症和继发性高脂血症，再根据血脂升高的种类分为高胆固醇血症、高甘油三酯血症、混合型高脂血症（包括胆固醇及TG均升高、以胆固醇升高为主或以TG升高为主的类型）和低高密度脂蛋白-胆固醇血症。另外，血浆低HDL水平和高脂蛋白（a）水平也是动脉粥样硬化的危险因素，因此，将以上各种情况统称为血脂异常（dyslipidemia）。

对血脂异常者通过改善饮食等纠正生活方式措施无效的情况下，应尽早应用调血脂药。根据药物作用机制不同，调血脂药可以分为主要降低 TC 和 LDL 的药物、主要降低 TG 和 VLDL 的药物、降低脂蛋白（a）的药物等。

一、主要降低总胆固醇和低密度脂蛋白的药物

（一）羟甲基戊二酸单酰辅酶A还原酶抑制药

羟甲基戊二酸单酰辅酶 A（3-hydroxy-3-methylglutaryl coenzyme A，HMG-CoA）还原酶抑制药也称他汀类（statins）药，常用的药物有洛伐他汀（lovastatin）、辛伐他汀（simvastatin）、普伐他汀（pravaststin）、氟伐他汀（fluvastatin）及阿托伐他汀（atorvastatin）和瑞舒伐他汀（rosuvastatin）等。洛伐他汀是从土曲霉菌中分离得到的，是 1987 年批准上市的第一个他汀类药物。普伐他汀和辛伐他汀是洛伐他汀的两种衍生物，氟伐他汀、阿伐他汀和瑞舒伐他汀则是化学合成品，更多的他汀类药物正在研发中。他汀类具有二羟基庚酸结构，或为内酯环或为开环羟基酸，是抑制 HMG-CoA 还原酶所必需的基团，但是内酯环必须转换成相应的开环羟基酸形式才能呈现药理活性。

【体内过程】 羟酸型他汀类药物口服吸收较内酯型好，内酯型药物吸收后在肝脏内水解成活性的羟酸型。大部分在肝脏代谢，经胆汁由肠道排出，少部分经肾排出。各药的药动学参数见表 4-24-2。

表 4-24-2 常用他汀类药物的药动学特点

特点	洛伐他汀	辛伐他汀	普伐他汀	氟伐他汀	阿托伐他汀
生物利用度（%）	30	60～85	35	＞98	
达峰时间（h）	2～4	1.2～2.4	1～1.5	0.6	1～2
血浆蛋白结合率（%）	≥95	＞95	50	≥98	≥98
肝摄取率（%）	≥70	≥80	45	≥70	
排泄途径：尿（%）	＜10	13	20	5	＜2
粪（%）	85	60	70	＞90	＞95
$t_{1/2}$（h）	3	1.9	1.5～2	1.2	14
剂量范围（mg/d）	10～80	5～40	10～40	20～40	10～80
食物对生物利用度的影响（%）	+50	0	−30	0	−13

【药理作用及机制】

1. 调血脂作用 治疗量他汀类药物降低 LDL 的作用最强，TC 次之，降低 TG 作用很小，而 HDL 略有升高。调血脂作用呈剂量依赖性，约 2 周出现明显疗效，4～6 周达高峰，长期应用可维持疗效。

人体内的胆固醇大约 1/3 来自饮食，其他大部分由肝脏合成。HMG-CoA 还原酶是肝细胞合成胆固醇过程中的限速酶，催化 HMG-CoA 生成甲羟戊酸（mevalonic acid，MVA），为内源性胆固醇合成的关键步骤。他汀类药物具有与 HMG-CoA 相似的结构，且和 HMG-CoA 还原酶的亲和力高出 HMG-CoA 数千倍，对该酶发生竞争性抑制，使胆固醇合成受阻。此外，肝脏胆固醇浓度降低通过负反馈调节导致肝细胞表面 LDL 受体代偿性增加及活性增强，致使血浆 LDL 降低，继而导致 VLDL 代谢加快，再加上肝脏合成及释放 VLDL 减少，导致 VLDL 及 TG 相应下降。HDL 升高可能是由于 VLDL 减少的间接结果。

2. 非调脂作用 多种非调脂作用也参与其抗动脉粥样硬化效应：①改善血管内皮细胞功能，提高血管内皮细胞对扩血管物质的反应性；②抑制血管平滑肌细胞的增殖和迁移，促进其凋亡；③减少动脉壁巨噬细胞及泡沫细胞的形成，抑制单核细胞-巨噬细胞的黏附和分泌功能，使动脉粥样硬化斑块稳定和缩小；④降低血浆 C 反应蛋白和炎症因子水平，减少炎症细胞浸润，减轻动脉粥样硬化过程的炎症反应；⑤清除氧自由基，降低脂蛋白对氧化的敏感性；⑥抑制血小板聚集和提高纤溶酶活性等。

【临床应用】

1. 高脂血症 适用于高胆固醇血症或以血清胆固醇升高为主的混合型高脂血症，包括杂合子家族性和非家族性Ⅱa、Ⅱb 和Ⅲ型高脂蛋白血症；也可用于 2 型糖尿病和肾病综合征引起的高胆固醇血症，是目前临床最常用的一线调血脂药。

2. 肾病综合征 对肾功能有一定的保护和改善作用。除调血脂作用外，可能与其抑制肾小球系膜细胞的增殖，延缓肾动脉硬化有关。

3. 血管成形术后再狭窄 血管成形术后再狭窄的发生与动脉粥样硬化病变有相似性，他汀类药物对再狭窄有一定的预防效应。

4. 预防心脑血管急性事件 增加动脉粥样硬化斑块的稳定性或使斑块缩小，减少缺血性脑卒中或心肌梗死的发生。

【不良反应】 耐受性和安全性较好，严重不良反应发生率低于 0.1%。大剂量应用时，有 2%～9% 患者出现胃肠反应、皮肤潮红、失眠、头痛等，1%～2% 患者有无症状性转氨酶升高，呈剂量依赖性，停药 2～3 月可恢复。极少数患者（＜0.1%）有肌痛、肌酸激酶升高，停药后即恢复正常；偶有横纹肌溶解综合征。应定期检测肝功能，有肌痛者应检测肌酸激酶，必要时停药。孕妇及有活动性肝病（或转氨酶持续升高）患者禁用。有肝病史患者慎用。

【药物相互作用】 他汀类药物与胆汁酸结合树脂类药物联合应用，可增强降低血清 TC 及 LDL 的效应。与贝特类药物或烟酸联合应用可增强降低血清 TG 的效应，但也能提高肌病的发生率（2%～5%）。与环孢素或红霉素等配伍用，也能增加肌病的危险性。与香豆素类抗凝药同时应用，可能使凝血酶原时间延长，应注意检测凝血酶原时间，及时调整抗凝血药剂量。

洛伐他汀

洛伐他汀（lovastatin）为无活性的内酯环型，口服后 30% 吸收，水解成开环羟酸型呈现药理活性。对肝脏有高度选择性。经肝脏的首过消除为 80%～85%，2～4 h 血药浓度达峰值，2～3 天达稳态浓度。$t_{1/2}$ 为 3 h，约 83% 经胆汁和粪便排泄，10% 经肾排出。调血脂作用稳定可靠，一般用药 2 周呈现明显效应，4～6 周可达最佳治疗效果，作用呈剂量依赖性。可明显降低高胆固醇血症患者 TC、LDL，升高 HDL，Apo B 相应降低，Apo AⅠ有所提高。

辛伐他汀

辛伐他汀（simvastatin）是洛伐他汀的甲基衍化物，为无活性的内酯环前药。口服吸收 60%～85%，首过消除高于 80%，5% 以活性形式进入循环，1.2～2.4 h 血药浓度达峰值，60% 经胆汁和粪便排出，13% 由尿排出。$t_{1/2}$ 为 1.9 h。调血脂作用约较洛伐他汀强一倍。升高 HDL 和 Apo AⅠ的作用强于阿伐他汀。长期应用可在有效调血脂的同时，显著延缓动脉粥样硬化病变进展和病情恶化，减少心脏事件和不稳定型心绞痛的发生。

普伐他汀

普伐他汀（pravastatin）为开环羟酸结构，口服后吸收迅速，吸收率为 35%，1～1.5 h 血药浓度达峰值，血浆蛋白结合率为 50%，亲水性较强，不能透过血脑屏障，对中枢神经系统无影响，对肝脏有高度选择性。20% 经尿排出，$t_{1/2}$ 为 1.5～2 h。70% 由粪便排出。尿及粪便中排出的原型药物分别占 30% 和 48%。若与胆汁酸结合树脂合用，两者不能同时服用，一般应在用胆汁酸结合树脂前 1 h 或后 4 h 使用。除降脂作用外，还可抑制单核巨噬细胞向血管内皮细胞的黏附和聚集，具有抗炎作用，可能通过抗炎作用减少心血管疾病的发生。

氟伐他汀

氟伐他汀（fluvastatin）是第一个全人工合成的他汀类药，是具有一个氟苯吲哚环的甲羟内酯衍生物，口服吸收迅速而完全，不受饮食的影响，肝脏首过消除明显，98% 以上与血浆蛋白结合，吸收量的 90% 以上经胆道从粪便排出，仅 5% 由尿排出。$t_{1/2}$ 为 0.5 h。结构中的吲哚环模拟 HMG-CoA 还原酶的底物，甲羟戊酸内酯模拟产物甲羟戊酸，所以氟伐他汀能同时阻断 HMG-CoA 还原酶的底物和产物，进而抑制甲羟戊酸生成胆固醇，发挥调血脂作用，并可抑制血小板活性和改善胰岛素抵抗。

阿托伐他汀

阿托伐他汀（atorvastatin）口服吸收迅速，不受饮食影响，1～2 h 血药浓度达峰值，绝对生物利用度为 12%，抑制 HMG-CoA 还原酶系统利用度为 30%。经肝脏代谢，活性代谢产物的作用占总抑制作用的 70%。原药在血浆 $t_{1/2}$ 约 14 h，而活性代谢产物对 HMG-CoA 还原酶的抑制 $t_{1/2}$ 长达 20～30 h。老年人 $t_{1/2}$ 较长，女性较男性为短。与氟伐他汀有相似的作用特性和适应证。但是降低 TG 作用较强，大剂量对纯合子家族性高胆固醇血症也有效。

（二）胆汁酸螯合剂

胆汁酸螯合剂（bile acid sequestrants）是碱性阴离子交换树脂，难溶于水，进入肠道后不被吸收，与胆汁酸牢固结合阻滞胆汁酸的肝肠循环和反复利用，从而大量消耗胆固醇，使血浆 TC 和 LDL 水平降低。

考来烯胺和考来替泊

考来烯胺（cholestyramine）为苯乙烯型强碱性阴离子交换树脂，其氯化物呈白色或淡黄色球状颗粒或粉末，无臭或有氨臭。氯能与其他阴离子交换，1.6 g 考来烯胺能结合胆盐 100 mg。

【药理作用与机制】 明显降低 TC 和 LDL。口服不吸收，在小肠通过离子交换与胆汁酸结合后发生下列作用：①被结合的胆汁酸失去活性，减少食物中脂类（包括胆固醇）的吸收；②阻滞胆汁酸的肝肠循环和重复利用；③由于大量胆汁酸丢失，肝内胆固醇经 7α-羟化酶的作用转化为胆汁酸；④由于肝细胞中胆固醇减少，代偿性地使肝细胞表面 LDL 受体增加和活性增强；⑤大量含胆固醇的 LDL 经受体进入肝细胞，使血浆 TC 和 LDL 水平降低；⑥此过程中 HMG-CoA 还原酶可继发活性增加，但不能补偿胆固醇的减少，若与 HMG-CoA 还原酶抑制药联合应用，有协同作用。

【临床应用】 适用于Ⅱa 及Ⅱb 型高脂蛋白血症、家族性杂合子高脂蛋白血症，对纯合子家族性高胆固醇血症无效。对Ⅱb 型高脂蛋白血症者，应与降低 TG 和 VLDL 的药物合用。

【不良反应】 应用剂量较大，又有特殊的臭味和一定的刺激性，少数人用后可出现便秘、腹胀、嗳气和食欲减退等，一般在两周后可逐渐消失；若便秘过久，应停药。偶可出现短时转氨酶升高、高氯酸血症或脂肪痢等。

【药物相互作用】 考来烯胺在肠腔内可与 HMG-

CoA 还原酶抑制药、氯噻嗪、保泰松、苯巴比妥、洋地黄毒苷、甲状腺素、口服抗凝药、脂溶性维生素（维生素 A、维生素 D、维生素 E、维生素 K）、叶酸、铁剂及某些抗生素等结合，影响这些药物的吸收，应尽量避免配伍使用，必要时可在服此药 1 h 前或 4 h 后服用上述药物。

考来替泊

考来替泊（colestipol）是弱碱性阴离子交换树脂，呈淡黄色，无臭无味，有亲水性，含水分约 50%，但不溶于水。药理作用、临床应用和不良反应与考来烯胺基本相同。适用于Ⅱa 型高脂蛋白血症。

（三）酰基辅酶A胆固醇酰基转移酶抑制药

酰基辅酶 A 胆固醇酰基转移酶（acyl-coenzyme A: cholesterol acyltransferase，ACAT）促进细胞内胆固醇转化为胆固醇酯，促进肝细胞 VLDL 形成和释放，使血管壁胆固醇蓄积，提高胆固醇在小肠吸收，促进泡沫细胞形成，因而促进动脉粥样硬化病变。因此，抑制 ACAT 的药物可发挥调血脂和抗动脉粥样硬化作用。

甲亚油酰胺

甲亚油酰胺（melinamide）口服后约 50% 经门静脉吸收，体内分布广泛且均匀，最后大部分被分解，约 7% 自胆汁排出。通过阻滞细胞内胆固醇向胆固醇酯的转化，减少胆固醇在肝脏形成 VLDL；减少外源性胆固醇的吸收，阻滞外周组织胆固醇酯的蓄积和泡沫细胞的形成；并有利于胆固醇的逆向转运，使血浆及组织胆固醇降低。适用于Ⅱ型高脂蛋白血症。不良反应轻微，可有食欲减退或腹泻等。

（四）新型胆固醇吸收抑制药

依折麦布

依折麦布（ezetimibe）是一种新型的胆固醇吸收抑制药。口服吸收迅速，主要在小肠和肝脏代谢，约 80% 成为有药理活性的依折麦布-葡糖苷酸结合产物，两者均有肝肠循环，$t_{1/2}$ 接近 22 h。几乎不经 CYP 代谢，从而减少与其他药物的相互作用。

依折麦布作用于小肠细胞刷状缘，抑制饮食和胆汁中胆固醇和植物固醇的吸收，降低小肠中的胆固醇向肝脏转运。可使小肠吸收胆固醇量降低 54%，不影响 TG、脂肪酸、胆汁酸、孕酮、炔雌醇及维生素 A、维生素 D 的吸收。因减少胆固醇的吸收，肝脏胆固醇储存减少，反馈性促进胆固醇自血液中清除增加，从而使循环胆固醇浓度降低。

作为胆汁酸结合树脂的替代品使用，适用于高胆固醇血症或以血清胆固醇升高为主的混合型高脂血症，降低 TC 和 LDL 水平，同时升高 HDL，一般在 2 周内取得最大疗效，长期治疗能维持效应。与他汀类合用显示协同调血脂作用，可克服他汀类剂量增加而效果增强不显著的缺陷，但需密切监测丙氨酸转氨酶（ALT）变化，当丙氨酸转氨酶升至正常上限 3 倍时应停用依折麦布。

本品耐受性和安全性较好，可出现腹泻、腹痛或头痛、皮疹和血管性水肿等不良反应。

（五）前蛋白转化酶枯草溶菌素9抑制药

前蛋白转化酶枯草溶菌素 9（proprotein convertase subtilisin/kexin type 9，PCSK9）是由肝脏合成的分泌性丝氨酸蛋白酶，释放入血后与 LDL 受体结合，促进其进入肝细胞后至溶酶体降解，从而减少肝细胞表面 LDL 受体数量，使血浆 LDL 清除下降。PCSK9 抑制药通过阻断循环中 PCSK9 与 LDL 受体结合，从而抑制 PCSK9 介导的 LDL 受体降解，促进血浆 LDL 清除。目前临床应用的 PCSK9 抑制药主要有单克隆抗体和小干扰 RNA（siRNA）。

1. PCSK9 单克隆抗体 PCSK9 单克隆抗体阻断 PCSK9 降解 LDL 受体的作用，使 LDL 受体能更好地清除血液中的胆固醇。目前已有三种 PCSK9 单克隆抗体依洛尤单抗（evolocumab）、阿利西尤单抗（alirocumab）和我国自主研发的托莱西单抗（tafolecimab）已应用于临床。三者均为人类单克隆抗体，需皮下注射给药。主要用于遗传性高胆固醇血症的患者或高危动脉粥样硬化性心血管疾病患者，尤其是对他汀类药物不耐受或对他汀类药物反应不佳患者。常见的不良反应是注射部位不适、过敏反应和流感样症状等。

2. siRNA 类 PCSK9 抑制药 英克司兰（inclisiran）是靶向 PCSK9 的 siRNA，通过结合肝细胞内 PCSK9 的 mRNA，抑制 PCSK9 蛋白合成，从而降低血浆 LDL 水平。为强效、持久的调血脂药，每年仅需注射 2 次即可有效降低 LDL 和 TC，用于治疗成人原发性高胆固醇血症（杂合子家族性和非家族性）或混合型血脂异常。

二、主要降低 TG 及 VLDL 的药物

（一）贝特类

目前应用的新型贝特类有吉非罗齐（gemfibrozil）、非诺贝特（fenofibrate）、苯扎贝特（bezafibrate）等，调血脂作用强且不良反应较少。

【体内过程】 口服吸收快而完全，在血液中与血浆蛋白结合，不易分布到外周组织，大部分在肝脏与葡萄糖醛酸结合，少量以原型经肾排出。因化学结构各异，代谢亦不同。吉非罗齐和苯扎贝特具活性酸形式，吸收后发挥作用快，持续时间短，$t_{1/2}$ 仅为 1～2 h；非诺贝特需先水解成活性酸形式始发

挥作用，4 h 血药浓度达峰值，$t_{1/2}$ 为 22 h。

【药理作用及机制】 既有调血脂作用也有非调血脂作用，能明显降低血浆 VLDL 和 TG，对血浆 LDL 和 TC 水平也有一定降低作用，同时升高血浆 HDL。但各药的作用强度不同。非调血脂作用有抗凝血、抗血栓和抗炎等作用，共同发挥抗动脉粥样硬化效应。

调血脂作用机制可能与激活过氧化物酶体增殖物激活受体 α（peroxisome proliferator-activated receptor α，PPARα）调节相关基因的转录有关。通过激活 PPARα 增加脂蛋白脂肪酶合成，减少 Apo CⅢ表达，从而降低 TG 及 VLDL 水平；刺激 Apo AⅠ、Apo AⅡ等基因表达，增加 HDL 水平。非调血脂作用可能与降低某些凝血因子活性，减少 PAI 的产生有关。

【临床应用】 主要用于原发性高 TG 血症，对Ⅲ型高脂蛋白血症和混合型高脂蛋白血症也有较好的疗效，也可用于 2 型糖尿病的高脂血症。

【不良反应】 主要有消化道反应，如食欲缺乏、恶心、腹胀等。其次为乏力、头痛、失眠、皮疹、阳痿等。偶有肌痛、尿素氮增加、转氨酶升高，停药后可恢复。肌炎不常见，但一旦发生可能导致横纹肌溶解，出现肌红蛋白尿和肾衰竭，尤其是已有肾损伤的患者及易患高 TG 血症的酒精中毒患者。孕妇、儿童、肝胆疾病和肾功能不全患者禁用。

【药物相互作用】 与口服抗凝药合用，可使抗凝活性增强，常需减少抗凝药的剂量。与他汀类药物合用，可增加肌病发生。

吉非罗齐

吉非罗齐（gemfibrozil）口服吸收迅速且完全，1～2 h 血药浓度达峰值，2～3 天即达 C_{ss}，$t_{1/2}$ 为 1.5～2 h，66% 经尿排出，6% 由粪便排出。降低血浆 TG 和 VLDL，起效快且稳定，对血浆 TG 明显增高和伴有 HDL 降低或 LDL 升高类型的高脂血症疗效最好。长期应用可明显降低冠心病的死亡率。

非诺贝特

非诺贝特（fenofibrate）口服吸收快，4 h 血药浓度达峰值，生物利用度为 50%～75%，血浆蛋白结合率为 99%，在肠道或肝脏转化为活性物质，$t_{1/2}$ 为 22 h，约 66% 随尿排泄，肾功能不全患者慎用。除有调血脂作用外，还可明显地降低血浆纤维蛋白原和尿酸水平，降低血浆黏稠度改善血流动力学。

苯扎贝特

苯扎贝特（bezafibrate）口服易吸收，2 h 血药浓度达峰值，94.6% 经尿排出，3% 由粪便排出，无蓄积性，肾功不全患者慎用。药理作用及临床应用同吉非罗齐，也用于伴有血脂升高的 2 型糖尿病，除调血脂外还降低空腹血糖，并降低血浆纤维蛋白原和糖化血红蛋白水平，抑制血小板聚集。长期应用可使血浆脂蛋白（a）水平降低。

（二）烟酸类

烟 酸

烟酸（niacin）为 B 族维生素之一，大剂量能降低血清 TG，烟酸在体内可转化为烟酰胺，但抗动脉粥样硬化与烟酰胺的作用无关。

【体内过程】 口服吸收迅速且完全，30～60 min 血药浓度达峰值，生物利用度 95%，若服用 1 g，1 h 内血浆浓度可达 15～30 μg/mL，很少与血浆蛋白结合，迅速被肝、肾和脂肪组织摄取，代谢物及原型经肾排出，$t_{1/2}$ 为 20～45 min。

【药理作用及机制】 大剂量降低血浆 TG 和 VLDL，口服后 1～4 天生效；降低 LDL 作用慢而弱，5～7 天生效，3～5 周达最大效应。与他汀类或胆汁酸结合树脂合用，降低 LDL 作用增强。能升高血浆 HDL，还可降低脂蛋白（a）水平。

烟酸可降低脂肪细胞内 cAMP 水平，使脂肪酶活性降低，脂肪组织中的 TG 不易分解释放游离脂肪酸，肝脏合成 TG 的原料不足，难以进一步合成和释放 VLDL，继而 LDL 来源减少。升高 HDL 是由于 TG 浓度降低导致 HDL 分解代谢减少所致。HDL 增加有利于胆固醇的逆行转运，阻止动脉粥样硬化病变的发展。此外，还能抑制 TxA_2 生成，增加 PGI_2 生成，发挥抑制血小板聚集和扩张血管作用。

【临床应用】 为广谱调血脂药，对多种高脂血症均有一定效应，对Ⅱb 和Ⅳ型最好。适用于混合型高脂血症、高总胆固醇血症、低高密度脂蛋白血症及高脂蛋白（a）血症。

【不良反应】 由于用量较大，不良反应较多。开始数周常有皮肤潮红及瘙痒等，故应从小剂量开始，逐渐增加剂量。若与阿司匹林合用，可使反应减轻，不仅能缓解烟酸所致的皮肤血管扩张，还能延长其 $t_{1/2}$，并防止烟酸所致的尿酸浓度升高。另外，刺激胃黏膜发生消化道症状，加重或引起消化性溃疡，餐时或餐后服用可减轻。长期应用可致皮肤干燥、色素沉着或棘皮症。个别患者可出现肝功能异常、血尿酸增多、糖耐量降低等，停药后可恢复。溃疡病、糖尿病及肝功能异常患者禁用。

阿昔莫司

阿昔莫司（acipimox）化学结构类似烟酸。口服吸收快而全，2 h 血药浓度达峰值，不与血浆蛋白结合，以原型由尿排出，$t_{1/2}$ 为 2 h。药理作用类似烟酸，可使血浆 TG 明显降低，HDL 升高，与胆汁酸结合树脂配伍用可加强其降低 LDL 的作用，作用较强而持久，不良反应较少较轻。除用于Ⅱb、Ⅲ和Ⅳ型高脂血症外，也适用于高脂蛋白（a）血症及 2

型糖尿病伴有高脂血症患者。此外，还能降低血浆纤维蛋白和全血黏度。

三、降低脂蛋白（a）的药物

脂蛋白（a）是血浆中一种特殊的脂蛋白，其理化性质和组成与LDL有很大的共同性，是动脉粥样硬化的独立危险因素，也是经皮腔内冠状动脉成形术（PTCA）后再狭窄的危险因素。可能因脂蛋白（a）与纤溶酶原有高度相似性，竞争性地抑制纤溶酶原活化，促进血栓形成；还可促进单核细胞与血管内皮细胞黏附，参与泡沫细胞形成。降低血浆脂蛋白（a）水平已成为防治动脉粥样硬化研究的热点。现已证实烟酸、烟酸戊四醇酯、烟酸生育酚酯、阿昔莫司、新霉素、多沙唑嗪等有一定降低血浆脂蛋白（a）的作用。

第二节　抗氧化剂

氧自由基在动脉粥样硬化发生和发展过程中起重要作用。血管内皮细胞及白细胞等受刺激或损伤时可产生大量氧自由基，进一步损伤生物膜，导致细胞功能障碍。同时氧化修饰脂蛋白，促进动脉粥样硬化病变的发展。防止氧自由基的产生和脂蛋白的氧化修饰，已成为阻止动脉粥样硬化发生和发展的重要措施。

普罗布考

【体内过程】 普罗布考（probucol）又称丙丁酚，口服吸收率低于10%，且不规则，饭后服用可增加吸收。吸收后主要蓄积于脂肪组织和肾上腺。血清中浓度较低，24 h血药浓度达峰值，3～4个月达 C_{ss}，停药后1.5个月和6个月后血药浓度分别降低60%和80%。在血清中95%分布于脂蛋白的疏水核，在LDL、VLDL和HDL中分别占44.4%、38.2%和13%。服药后4天内粪便排出90%，仅2%随尿排出。

【药理作用及机制】

1. 抗氧化作用　抑制ox-LDL的生成及其引起的一系列病变过程，如内皮细胞损伤、单核细胞向内皮下游走、清道夫受体摄取ox-LDL成泡沫细胞、血管平滑肌细胞增殖及迁移等。

2. 调血脂作用　可使血浆TC下降10%～20%，LDL-C下降5%～15%；而HDL及Apo AⅠ同时明显下降，对血浆TG和VLDL一般无影响。若与他汀类或胆汁酸结合树脂合用，可增强调血脂作用。

3. 对动脉粥样硬化病变的影响　长期应用可使冠心病发病率降低，已形成的动脉粥样硬化病变停止发展或消退，黄色瘤明显缩小或消除。

普罗布考进入体内后分布于各脂蛋白，被氧化为普罗布考自由基，阻断脂质过氧化，减少脂质过氧化物的产生，减缓动脉粥样硬化病变的一系列过程。同时，抑制HMG-CoA还原酶，使胆固醇合成减少，并能通过受体及非受体途径增加LDL清除，使血浆LDL水平降低。此外，提高胆固醇酯转移蛋白和Apo E的血浆浓度，使HDL颗粒中胆固醇减少，HDL颗粒变小，提高HDL数量和活性提高，增加HDL的转运效率，使胆固醇逆转运清除加快。普罗布考的抗动脉粥样硬化作用可能是抗氧化和调血脂作用的综合结果。

【临床应用】 用于各型高胆固醇血症，包括纯合子和杂合子家族性胆固醇血症，长期服用可使肌腱黄色瘤消退，阻止动脉粥样硬化病变发展或促进消退。对继发于肾病综合征或糖尿病的Ⅱ型脂蛋白血症也有效。

【不良反应】 不良反应少而轻，以胃肠道反应为主，有腹泻、腹胀、腹痛、恶心等，偶有嗜酸性细胞增多、肝功能异常、高尿酸血症、高血糖、血小板减少、肌病、感觉异常等。用药期间需注意心电图变化，Q-T间期延长者慎用，不宜与能延长Q-T间期的药物同用。近期有心肌损伤的患者禁用，孕妇及小儿禁用。

第三节　多不饱和脂肪酸

多不饱和脂肪酸（polyunsaturated fatty acid，PUFA）用于防治心脑血管病已有50多年的历史。根据不饱和键在脂肪酸链中开始出现位置的不同，分为 *n*-3（或 *ω*-3）型及 *n*-6（或 *ω*-6）型。

一、*n*-3型多不饱和脂肪酸

n-3多不饱和脂肪酸主要有二十碳五烯酸（eicosapentaenoic acid，EPA）、二十二碳六烯酸（docosahexaenoic acid，DHA）和α-亚麻酸（α-linolenic acid，α-LNA），主要来自海洋生物的油脂，个别陆地生物油脂中含有微量α-亚麻酸。

二十碳五烯酸（EPA）和二十二碳六烯酸（DHA）

【药理作用及机制】

1. 调血脂作用　可降低血浆TG及VLDL，升高HDL，而降低TC和LDL的作用不明显或略有升高。机制可能与抑制肝脏TG和Apo B合成，并提高脂蛋白脂肪酶活性促进VLDL分解有关。

2. 非调血脂作用　EPA和DHA较广泛地分布于细胞膜磷脂，可取代AA，作为三烯前列腺素和五烯白三烯的前体，产生多方面作用。①在血小板取代AA形成 TxA_3，使 TxA_2 形成减少，减弱促血小板聚集和收缩血管的作用；在血管壁取代AA形成 PGI_3，PGI_3 仍有 PGI_2 的扩张血管和抗血小板聚集作用。所以呈现较强的抗血小板聚集、抗血栓形成和扩张血管的作用。②由于抗血小板聚集，抑制血小板衍生生长因子（PDGF）的释放，从而抑制血管平滑肌细胞的增殖和迁移。③增加红细胞可塑变形性，改善微循环。④ EPA 在白细胞转化为白三烯 B5（LTB_5）等，减弱 LTB_4 的促白细胞向血管内皮黏附和趋化性，并降低血中 IL-1β 和 TNF-α 浓度，抑制黏附分子的活性。还可明显抑制参与动脉粥样硬化早期白细胞-内皮细胞炎症反应的多种细胞因子的表达。

【临床应用】 用于防治心脑血管病，适用于高甘油三酯血症，明显改善心肌梗死患者预后。

【不良反应】 *n*-3 型多不饱和脂肪酸为人体所必需的脂肪酸，长期或大剂量应用，有可能使出血时间延长、免疫反应降低。多不饱和脂肪酸制剂易被氧化，产生过氧化物及氧自由基，使毒性增加。

二、*n*-6 型多不饱和脂肪酸

来源于植物油的 *n*-6 多不饱和脂肪酸，主要有亚油酸（linoleic acid）和 γ-亚麻酸（γ-linolenic acid）。常用月见草油（evening primrose oil）和亚油酸（linoleic acid）。

月见草油是从月见草籽所提取的油脂，其中含亚油酸约 70%，γ-亚麻酸为 6%～9%。制剂中的亚油酸和 γ-亚麻酸有较弱的调血脂作用，且后者在体内可转化为二高-γ-亚麻酸（dihomo-γ-linolenic acid），经代谢产生 PGE_1，呈现调血脂、抗血小板聚集等抗动脉粥样硬化作用，用于防治冠心病、心肌梗死等，但作用较弱。

亚油酸来源于植物油，在体内转化为系列 *n*-6 多不饱和脂肪酸，发挥调血脂和抗动脉粥样硬化作用，常将其做成胶丸，或与其他调血脂药和抗氧化剂配合制成多种复方制剂应用。

第四节 黏多糖和多糖类

黏多糖是杂多糖的一类，多由氨基己糖或其衍生物与糖醛酸构成的二糖单位多次重复组成长链，其典型代表为肝素。肝素具有如下作用：①降低 TC、LDL、TG、VLDL，升高 HDL 的调血脂作用；②对动脉内皮细胞有高度亲和性，中和多种血管活性物质；③抑制白细胞向血管内皮黏附及其向内皮下转移；④阻滞血管平滑肌细胞的增殖迁移；⑤加强酸性成纤维细胞生长因子的促微血管生成效应；⑥抗血栓形成等作用，从多方面发挥抗动脉粥样硬化效应，但易导致出血，且口服无效，现已被低分子量肝素和类肝素（heparinoid）取代。

低分子量肝素

低分子量肝素（low molecular weight heparin）是由肝素解聚而成，平均分子质量为 4～6 kDa。由于分子量低，生物利用度较高，与血浆、血小板、血管壁蛋白结合的亲和力较低，抗凝血因子Ⅹa 活力大于抗凝血因子Ⅱa 活力，抗凝作用较弱，抗血栓形成作用强。主要用于不稳定型心绞痛、急性心肌梗死、PTCA 术后再狭窄等。

天然类肝素

天然类肝素是生物体中具有类似肝素结构的一类物质，如硫酸乙酰肝素（heparan sulfate，HS）、硫酸皮肤素（dermatan sulfate，DS）、硫酸软骨素（chondroitin sulfate，CS）等。冠心舒是从猪肠黏膜提取的含 HS、DS 和 CS 的复合物，口服有效，具有抗凝血因子Ⅱa 作用弱、抗凝血因子Ⅹa 作用强和 $t_{1/2}$ 长的特点。有调血脂、降低心肌耗氧量、抗血小板聚集、抑制血管平滑肌细胞增殖、保护血管内皮细胞和阻滞动脉粥样硬化斑块形成等作用，用于缺血性心脑血管疾病。

酸性糖酯类如右旋糖酐硫酸酯钠（dextran sulfate sodium salt）、藻酸双酯钠（alginic sodium diester）等也具有肝素样的药理特性，可调血脂、抗血栓形成、保护动脉内皮细胞，从而抑制动脉粥样硬化病变的发展。用于缺血性心脑血管病等。

（山东大学 刘慧青）

第二十五章　抗高血压药

- Hypertension is the most common cardiovascular disease. Hypertension is defined conventionally as a sustained increase in blood pressure≥140/90 mmHg. Hypertension is the principal cause of stroke, a major risk factor for coronary artery disease and its attendant complications myocardial infarction and sudden cardiac death, and a major contributor to cardiac failure, renal insufficiency, and dissecting aneurysm of the aorta.
- Drugs lower blood pressure by actions on peripheral resistance, cardiac output, or both. Antihypertensive drugs are classified according to their sites or mechanisms of action. Diuretics, calcium antagonists, β-adrenoreceptor antagonists, angiotensin-converting enzyme (ACE) inhibitors and angiotensin Ⅱ receptor blockers are the most widely used and considered as the first-line antihypertensive drugs. Choice of an antihypertensive drug should be driven by likely benefit in an individual patient, taking into account concomitant diseases such as diabetes mellitus, problematic adverse effects of specific drugs, and cost.
- Antihypertensive treatment is a lifelong therapy. Reversing or preventing hypertensive end-organ damage should be taken into account. Lowering blood pressure, decreasing blood pressure variability and blocking the renin-angiotensin system may be the most important in organ protection in hypertension. Concurrent use of drugs from different classes is a common strategy for achieving effective control of blood pressure while minimizing dose-related adverse effects.

抗高血压药（antihypertensive drug）又称降压药，是指用来降低血压从而治疗高血压的药物。世界卫生组织规定成人收缩压≥140 mmHg或舒张压≥90 mmHg即可诊断为高血压。绝大部分高血压病因不明，称为原发性高血压或高血压病，只有少部分高血压有因可查，称为继发性高血压或症状性高血压。2018年，我国高血压在成人的发病率大约为27.5%。1949年神经节阻断药作为第一种抗高血压药用于临床，之后半个世纪其他抗高血压药物大量涌现，20世纪50年代的肼屈嗪、利血平，60年代的胍乙啶、甲基多巴、可乐定、β受体阻断药、钙通道阻滞药，80年代的ACE抑制药，90年代的血管紧张素Ⅱ受体阻断药（angiotensin Ⅱ receptor blockers，ARB）。这些药物部分减轻高血压并发症，降低高血压的死亡率。

抗高血压药主要用于治疗原发性高血压，而对继发性高血压，寻找原发疾病进行治疗更为重要，抗高血压药可辅助治疗。抗高血压药物主要通过调控体内的血压调控机制起作用，其中最主要的有交感神经系统及肾素-血管紧张素系统（RAS）。此外，血管舒缓素-激肽-前列腺素系统、内皮衍生松弛因子-收缩因子系统等均参与血压调节。抗高血压药可分别作用于上述不同的环节来降低血压。

根据各种药物的主要作用部位和作用机制，可将抗高血压药分为下列几类。

1. 用于RAAS的药物

（1）ACE抑制药：如卡托普利、依那普利等。

（2）ARB：如氯沙坦、缬沙坦、厄贝沙坦等。

（3）肾素抑制药：如阿利吉仑等。

（4）醛固酮受体阻断药：如螺内酯、依普利酮等。

2. 利尿药　如氢氯噻嗪、吲达帕胺等。

3. 钙通道阻滞药　如硝苯地平、尼群地平、维拉帕米等。

4. 交感神经抑制药

（1）肾上腺素受体阻断药

1）β受体阻断药：如普萘洛尔、阿替洛尔、美托洛尔等。

2）α受体阻断药：如哌唑嗪、特拉唑嗪、乌拉地尔等。

3）β和α受体阻断药：如卡维地洛、拉贝洛尔等。

（2）中枢性降压药：如可乐定、莫索尼定、甲基多巴等。

（3）去甲肾上腺素能神经末梢阻滞药：如利血平、胍乙啶等。

（4）神经节阻断药：如美加明、樟磺咪芬等。

5. 血管扩张药

（1）直接扩张血管药：如肼屈嗪、双肼屈嗪、硝普钠等。

（2）钾通道开放药：如米诺地尔、吡那地尔、二氮嗪等。

目前，国内外广泛应用于临床的抗高血压药物是 ACE 抑制药和 ARB（A）、β 受体阻断药（B）、钙通道阻滞药（C）和利尿药（D），即一线降压药（ABCD）。临床上可单独应用，也能联合用药，其他抗高血压药如中枢性降压药和血管扩张药等较少单独应用。

第一节　作用于肾素-血管紧张素-醛固酮系统的药物

RAAS 是由肾素（renin）、血管紧张素原（angiotensinogen）、ACE、血管紧张素及其受体、醛固酮及其受体构成的人体内重要的体液调节系统。肾素-血管紧张素系统既存在于循环系统中，也存在于肾脏、血管、心脏等组织中，对维持心血管功能稳定，体液和电解质平衡，以及血压调节均有重要作用。

当血压降低时，肾素催化血管紧张素原水解产生无活性的 Ang Ⅰ。Ang I 经 ACE 剪切 C 端两个氨基酸残基而形成 Ang Ⅱ，Ang Ⅱ通过激活血管紧张素受体（angiotensin receptor，AT receptor），产生强效收缩血管作用，从而使血压升高；Ang Ⅱ也能刺激肾上腺皮质分泌醛固酮。醛固酮能促进肾脏对水和 Na^+ 的重吸收，继而增加体液容量，升高血压。

Ang Ⅱ绝大多数作用由 AT_1 受体介导，当 AT_1 受体被激活时，可引起血管收缩、肾上腺皮质球状带分泌醛固酮、肾上腺髓质释放儿茶酚胺、交感神经末梢释放 NA，导致血压升高。AT_2 受体介导的生理功能及其信号转导通路尚不清楚，一般认为 AT_2 受体在许多方面与 AT_1 功能相反，如抑制细胞增殖、诱导细胞凋亡、扩张血管、降低血压等（图 4-25-1）。

目前，临床应用的肾素-血管紧张素系统抑制药主要为 ACE 抑制药和 ARB。

一、血管紧张素转换酶抑制药

1965 年从南美洲毒蛇（蝰蛇，*Bothrops jararaca*）的毒液中发现一种能增强缓激肽作用的肽类物质，此肽类也能抑制 ACE 转化 Ang Ⅰ为 Ang Ⅱ，并证明 ACE 与激肽酶Ⅱ是同一物质，既能转化 Ang Ⅰ为 Ang Ⅱ，也能使缓激肽失活。20 世纪 70 年代初人工合成了第一个 ACE 抑制药 teprotide，可降低原发性高血压患者的血压，但仅静脉注射有效。卡托普利是第一个口服有效并用于临床的 ACE 抑制药。ACE 抑制药现已成为临床上治疗高血压、慢性心功能不全等心血管疾病的重要药物。

【药理作用】

1. 扩管降压　对动脉及静脉均有舒张作用，使外周阻力降低、血压下降。舒张冠状动脉和脑部大血管，降低心、脑血管阻力，增加心、脑血流量。通过减少 Ang Ⅱ生成、减轻水钠潴留、抑制缓激肽降解等发挥明显的降压作用。在降压时不引起反射性心率加快。体位性低血压也少见，无水钠潴留现象，不易产生耐受性。

2. 抑制和逆转心血管重构　长期应用可减轻左室重量，改善心肌硬度及心脏的收缩和舒张功能，增加冠状动脉血流量，降低动脉壁中层的厚度与中层/管腔直径比率，从而增加动脉的顺应性和改善组织的血流动力学。ACE 抑制药通过多种作用途径抑制和逆转心血管重构：降低高血压、慢性心功能不全患者心脏的前、后负荷；减少 Ang Ⅱ的生成，抑制 Ang Ⅱ对心肌及血管平滑肌细胞的促增生作用；减轻心肌间质纤维化。

3. 保护血管内皮细胞　通过减少氧自由基产生和抑制缓激肽降解，促进 NO 及 PGI_2 生成，恢复内

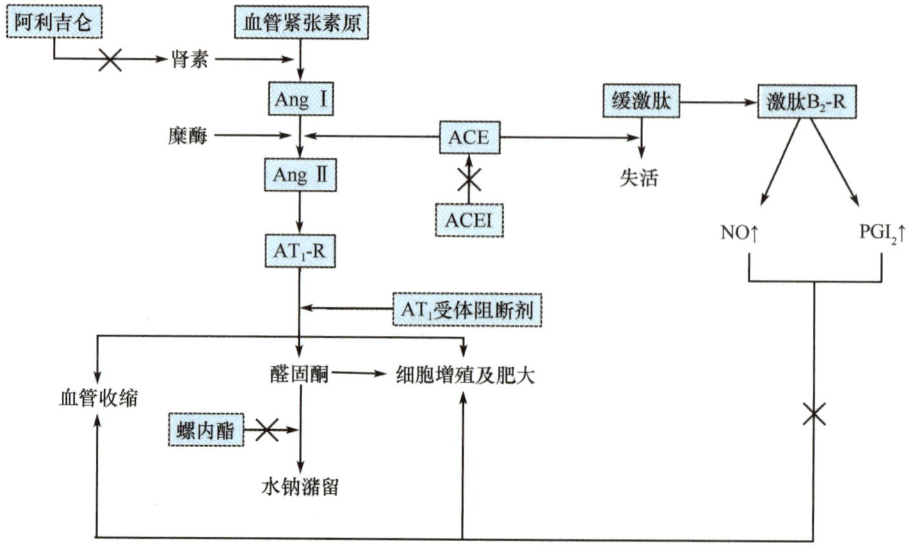

图 4-25-1　肾素-血管紧张素系统及其抑制药的作用位点

皮依赖的血管舒张功能。

4. 抗心肌缺血与心肌保护作用 有抗心肌缺血和抗心肌梗死作用，可减轻心肌缺血再灌注损伤，与保存缓激肽活性、清除氧自由基等有关。

5. 肾脏保护作用 降低动脉血压并舒张肾脏出球小动脉，使肾小球毛细血管压力降低。肾小球血管间质细胞过度增生及细胞外基质蛋白积聚是糖尿病肾病等肾脏疾病的共同特征。ACE 抑制药减少 Ang Ⅱ产生，抑制肾小球系膜细胞增生及基质蛋白积聚，防止或减轻肾小球损伤及硬化病变。长期应用可降低肾小球对蛋白质的通透性，减少尿蛋白，对肾脏有保护作用。还能延缓肾衰竭，降低高血压合并肾衰竭患者血清肌酐浓度。

6. 抗动脉粥样硬化作用 Ang Ⅱ促进 LDL 的氧化及巨噬细胞的吞噬作用，使血管壁泡沫细胞形成增加及胆固醇积聚，加速动脉粥样硬化病变进程。ACE 抑制药可保护血管内皮细胞，改善脂质代谢，抑制血管平滑肌细胞的增生和迁移，从而抗动脉粥样硬化。

【作用机制】

1. 抑制循环及局部组织 ACE，减少 Ang Ⅱ生成 ACE 抑制药抑制循环中 ACE，降低血浆 Ang Ⅱ和醛固酮水平，使血管舒张和血容量降低，这是用药初期外周阻力降低、血压下降的主要原因。对局部组织（血管、脑、肾等）中的 ACE 也有抑制作用，且与 ACE 结合较持久，这与 ACE 抑制药的长期降压作用有关。

2. 减少缓激肽的降解 ACE 与激肽酶Ⅱ是同一物质，ACE 抑制药抑制激肽酶Ⅱ，使缓激肽降解减少，缓激肽激动血管内皮细胞的缓激肽 B_2 受体，促进 NO 及 PGI_2 释放，NO 与 PGI_2 均有扩张血管作用，该作用协同 ACE 抑制药减少 Ang Ⅱ的生成，产生降压作用。

3. 抑制交感神经递质的释放 Ang Ⅱ作用于交感神经末梢突触前膜 AT_1 受体，增加外周去甲肾上腺素能神经递质的释放。ACE 抑制药减少 Ang Ⅱ的生成，减弱 Ang Ⅱ对交感神经冲动传递的易化作用使血管扩张。

4. 自由基清除作用 Ang Ⅱ激活 NADH/NADPH 氧化酶，$O_2^{-\cdot}$ 生成增加。NO 的 $t_{1/2}$ 可被超氧化物歧化酶延长而被 $O_2^{-\cdot}$ 缩短，ACE 抑制药减少 Ang Ⅱ的生成，减少 $O_2^{-\cdot}$ 产生，使 NO 降解减慢。心肌缺血再灌注时，释放 $O_2^{-\cdot}$ 导致脂质过氧化。ACE 抑制药通过清除自由基和增加 NO 水平，对缺血再灌注损伤心肌发挥保护作用。

【临床应用】

1. 高血压 降压效果明显，单用 ACE 抑制药可使约 50% 轻中度高血压患者的血压降至正常水平，与利尿药、β 受体阻断药和钙通道阻滞药任一类药物联用可使 90% 患者的血压得以控制。对合并有糖尿病的高血压患者，ACE 抑制药可改善内皮细胞功能，减少心血管事件，优于其他抗高血压药物。

2. 心力衰竭 如无禁忌证，无论有否明显的心力衰竭症状，所有左室收缩功能受损的患者均可使用 ACE 抑制药，逆转心室重构，阻止或延缓心力衰竭进程，减少猝死和心肌梗死事件，提高生活质量。

3. 急性心肌梗死 在心肌梗死的急性期应立即开始使用 ACE 抑制药，伴有高血压和糖尿病的患者受益尤多。

4. 糖尿病性肾病和其他肾病 糖尿病患者常并发肾脏病变，在 1 型糖尿病和糖尿病肾病患者，ACE 抑制药能阻止或延缓肾病的进展。也可延缓其他类型肾病（如肾小球病变、间质性肾炎）患者肾功能不全的进程。

5. 其他 可改善硬皮病肾危象患者的生存率。

【不良反应】耐受性良好。

1. 低血压 在血浆肾素活性升高的患者，ACE 抑制药可能引起首剂现象，导致血压陡降。

2. 干咳 可引起 5%～20% 患者干咳，停药后消失。可能与缓激肽、SP、前列腺素等在肺内的蓄积有关。可考虑减量或换用 AT_1 受体阻断药。

3. 高血钾 肾功能正常患者很少出现高血钾，但肾功能不全、糖尿病、正在补钾或同时服用留钾利尿药的患者则可能引起高血钾。

4. 急性肾衰竭 肾动脉狭窄患者依靠 Ang Ⅱ收缩肾出球小动脉而维持肾小球滤过率，因 ACE 抑制药减少 Ang Ⅱ的生成，使肾小球滤过率显著降低而致肾衰竭，故 ACE 抑制药禁用于双侧肾动脉狭窄或仅有单肾的肾动脉狭窄患者。因腹泻或使用利尿药而致低血容量者也要警惕。

5. 其他 皮疹、血管性水肿、味觉障碍、中性粒细胞减少等。ACE 抑制药可致胎儿/新生儿致病或死亡，孕妇禁用。

【分类及常用药物】 ACE 抑制药的必需结合位点是含 Zn^{2+} 的结合位点，与其结合后 ACE 的活性消失。根据 ACE 抑制药与 Zn^{2+} 结合的活性基团可分为三类。

1. 含巯基（—SH） 如卡托普利。

2. 含羧基（COO^-） 大部分 ACE 抑制药，如依那普利、赖诺普利、培哚普利等。

3. 含次磷酸基（POO^-） 如福辛普利。

卡托普利的三个基团可与酶的三个活性部位相结合，一是脯氨酸羧基与 ACE 的正电荷部位（精氨酸）呈离子键结合；二是肽链的羰基与 ACE 的供氢部位呈氢键结合；三是巯基与 ACE 的 Zn^{2+} 结合，而使酶失去活性（图 4-25-2）。

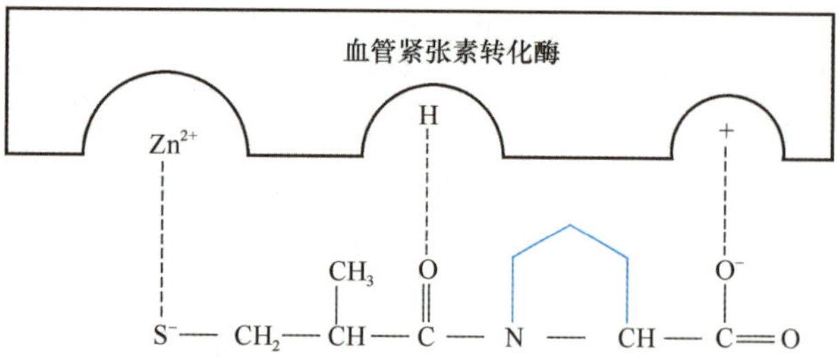

图 4-25-2 卡托普利与 ACE 的活性部位结合示意图

卡托普利为具有活性的 ACE 抑制药，口服吸收后可直接发挥其对 ACE 的抑制作用，但多数 ACE 抑制药为前体药（prodrug），如依那普利需在体内转化成为其活性代谢物依那普利拉后才能发挥作用。多数 ACE 抑制药是经肾排泄，肾功能受损时应适当调整剂量。

卡 托 普 利

卡托普利（captopril）又称巯甲丙脯酸，是第一个用于临床，口服有效的含巯基 ACE 抑制药。

【体内过程】 口服吸收快，生物利用度约 75%，食物能影响其吸收，宜在餐前 1 h 服用。$t_{1/2}$ 约 2 h，在体内消除较快，其巯基在体内易被氧化成为二硫化合物。以原型或其代谢物形式经肾排泄。

【药理作用】 在体内及体外均能抑制 ACE。高血压患者口服卡托普利能降低收缩压和舒张压，且在降低收缩压方面优于 β 受体阻断药，降压时无反射性心率增快。长期服用能逆转左室肥厚及改善心功能，增加每搏量及心排血量。心力衰竭患者口服卡托普利能降低外周血管阻力及肺血管阻力，使血压轻度下降，心率减慢或不变，降低肺毛细血管楔压，增加心脏指数和心排血量。对高血压合并糖尿病肾病患者，能通过扩张肾出球小动脉，降低肾小球囊内压，改善胰岛素依赖性糖尿病的肾病变，减少尿蛋白排泄，增加血清肌酐清除率，改善肾功能。对其他一些重要器官（如脑及冠状血管）的血流量保持良好，对脂质代谢及血中尿酸均无明显影响。血钾浓度在用药后轻度升高，因醛固酮分泌减少所致。

【临床应用】

1. 高血压 单用或与其他抗高血压药合用治疗高血压。

2. 心力衰竭 是心力衰竭有效和安全的治疗药物，可降低心力衰竭患者的死亡率。

3. 心肌梗死 对缺血心肌有保护作用，能减轻缺血再灌注损伤和心律失常。在心肌梗死后早期应用卡托普利，能改善心功能并降低死亡率。

4. 糖尿病肾病 控制血压、减少蛋白尿，并延缓肾功能不全进展。

【不良反应】 较少，主要为长期用药后出现的频繁干咳。其他不良反应有皮疹、瘙痒、嗜酸性粒细胞增多、味觉缺失等，但都较短暂，可自行消失。少数患者用药后出现中性粒细胞减少，蛋白尿在肾脏有实质性病变时较易发生。少数患者出现血管神经性水肿，表现为咽喉、唇、口腔等部位急性水肿，停药后可减轻或消失。心力衰竭或重度高血压患者在应用利尿药基础上，首次应用卡托普利时可引起血压陡降，应减小剂量。肾功能不全患者应适当调整剂量，并经常检查血常规和尿常规。双侧肾动脉狭窄患者和孕妇禁用。

依 那 普 利

依那普利（enalapril）是前药，口服后在肝内水解成具有活性的二羧酸代谢物依那普利拉（enalaprilat），对 ACE 的抑制作用比卡托普利强约 10 倍。口服易吸收，生物利用度约为 60%，食物不影响其吸收。血浆 $t_{1/2}$ 约为 11 h，主要经肾排泄。作用维持时间较长，可达 24 h 以上，每日给药 1 次。可用于治疗高血压及慢性心功能不全。不良反应较少，一般均为轻度、短暂的，常见不良反应为干咳。

赖 诺 普 利

赖诺普利（lisinopril）是依那普利拉的赖氨酸衍生物，口服吸收较慢且不完全，吸收不受食物影响，$t_{1/2}$ 为 12 h，主要经肾排泄。抑制 ACE 的作用比依那普利拉稍强。作用持续时间较长，每日给药 1 次。可用于高血压、心力衰竭治疗，对糖尿病肾病患者也有保护作用。

培 哚 普 利

培哚普利（perindopril）是长效 ACE 抑制药。口服易吸收，食物不影响其吸收，消除呈双相性，主要经肾排泄。在肝内转化成活性代谢物培哚普利拉（perindoprilat），对 ACE 的抑制作用稍强于依那普利拉。

贝 那 普 利

贝那普利（benazepril）是强效、长效 ACE 抑制药。食物轻度影响其吸收，在肝内酯解生成其活性代谢物贝那普利拉（benazeprilat），贝那普利拉 $t_{1/2}$ 为 10～11 h，随尿液及胆汁排出。

福 辛 普 利

福辛普利（fosinopril）口服吸收缓慢而不完全，食物可减慢其吸收速率，但不影响其吸收量。在体内代谢成其活性代谢物福辛普利拉（fosinoprilat），对 ACE 的抑制作用比卡托普利强，但比依那普利拉弱。福辛普利拉的血浆 $t_{1/2}$ 为 11.5 h，随尿液及胆汁排泄。用于高血压治疗时，肝功能或肾功能降低患者一般不需调整用药剂量。

咪 达 普 利

咪达普利（imidapril）口服后在肝内转化成其活性代谢物咪达普利拉，$t_{1/2}$ 为 8 h，主要经肾排泄。降压作用与依那普利的作用强度相似。长期用药能减轻心力衰竭症状与抑制心肌重构，对糖尿病肾病也有保护作用。连续用药未见在体内有蓄积现象，但肾功能不全患者应适当减量。

二、血管紧张素Ⅱ受体阻滞药

非肽类 ARB 氯沙坦于 1995 年被批准用于临床，随后“沙坦”类（sartan）药物相继上市，如缬沙坦、厄贝沙坦、坎地沙坦、替米沙坦、依普沙坦等，均属于 AT_1 受体阻断药。

【药理作用】 对 AT_1 受体有高度选择性阻断作用，对 AT_1 受体的亲和力比 AT_2 受体高 10 000～20 000 倍。ARB 与 AT_1 受体的亲和力强度：坎地沙坦＞厄贝沙坦＝依普沙坦＞替米沙坦＝缬沙坦＝氯沙坦的活性代谢物 EXP3174 ＞氯沙坦。

选择性地抑制 Ang Ⅱ经 AT_1 受体介导的大多数效应，包括 Ang Ⅱ引起的血管收缩和升压、促进血管升压素的释放和醛固酮的分泌、促进肾上腺髓质释放儿茶酚胺、易化交感神经冲动传递作用、增加外周交感神经张力及对肾功能的影响等。ARB 降低血压，对外周阻力血管的舒张作用强于其对静脉的作用，对血流动力学的影响与 ACE 抑制药相似，一般不引起体位性低血压和反射性心率加快。

与 ACE 抑制药相比，AT_1 受体阻断药的药理作用差异主要如下。① Ang Ⅱ生成途径包括 ACE 途径和非 ACE 途径。ACE 抑制药对非 ACE 途径（如经糜酶途径）生成的 Ang Ⅱ无作用。而 ARB 能在 AT_1 受体水平阻断 Ang Ⅱ的作用，对肾素-血管紧张素系统的阻断作用更为完全。② ACE 抑制药可引起缓激肽的积聚，导致扩血管效应和干咳等不良反应，而 ARB 不影响缓激肽的代谢，无干咳等反应。③ ACE 参与血管紧张素-(1-7) 的清除，血管紧张素-(1-7) 通过 Mas 受体发挥扩张血管效应。ACE 抑制药这一作用强于 AT_1 受体阻断药。④ ACE 抑制药可促进肾素释放，但阻断 Ang Ⅰ向 Ang Ⅱ的转化；ARB 也可刺激肾素释放，使循环中 Ang Ⅱ的水平升高数倍，增高的 Ang Ⅱ对未被阻断的 AT_2 受体起激动作用，产生对心血管系统有利的影响，包括扩张血管、抗组织增生等作用。

【临床应用】 所有 AT_1 受体阻断药均可用于治疗高血压。厄贝沙坦和氯沙坦还用于治疗糖尿病肾病，氯沙坦用于预防卒中，缬沙坦用于心力衰竭和心肌梗死的治疗。

【不良反应】 AT_1 受体阻断药一般耐受性良好，血管性水肿和咳嗽的发生率较 ACE 抑制药低。孕妇禁用，有致畸风险。对于动脉血压或肾功能高度依赖于 RAAS 的患者，如肾动脉狭窄患者，ARB 可导致低血压、少尿、进行性氮血症或急性肾衰竭。此外，肾病、正在补钾或服用留钾利尿药的患者，ARB 可引起高钾血症。

氯沙坦

氯沙坦（losartan）是第一个用于临床的非肽类 ARB。

【体内过程】 口服易吸收，生物利用度为 33%。口服后约 14% 在肝内代谢为 5-羧酸代谢物（EXP3174），后者在给药后约 3 h 血药浓度达峰值。氯沙坦和 EXP3174 的 $t_{1/2}$ 分别为 2.5 h 和 6～9 h。两药均不易透过血脑屏障，大部分药物被肝 CYP 代谢，仅少量以原型随尿排泄。

【药理作用】 对 AT_1 受体有选择性阻断作用，对 AT_1 受体的亲和力比其对 AT_2 受体高 20 000～30 000 倍。EXP3174 是氯沙坦的活性代谢物，阻断 AT_1 受体作用比氯沙坦强 10～40 倍。氯沙坦（口服，每次 50 mg，1 次/日）用于高血压患者，其抗高血压疗效与依那普利（口服，每次 20 mg，1 次/日）相似，给药后 3～6 h 达最大降压作用，可维持 24 h。长期用药还能抑制左室心肌肥厚和血管壁增厚。对高血压和糖尿病合并肾功能不全患者也有保护作用。还可促进尿酸排泄，这对应用利尿药有可能引起高尿酸血症的高血压患者有利。

【临床应用】 可用于高血压、糖尿病肾病的治疗，还可预防卒中。

【不良反应】 较少，干咳不良反应比 ACE 抑制药明显减少。对血中脂质及葡萄糖含量均无影响，也不引起体位性低血压。低血压、严重肾功能不全及肝病患者慎用。避免合用补钾或留钾利尿药。孕妇、哺乳妇女及肾动脉狭窄患者禁用。

厄贝沙坦

厄贝沙坦（irbesartan）是强效、长效 AT_1 受体阻断药，与 AT_1 受体的亲和力比氯沙坦强约 10 倍。口服易吸收，其吸收不受食物的影响，$t_{1/2}$ 为 11～15 h。在体内主要经肝脏 CYP 代谢，通过胆道和肾排泄。还能逆转左室肥厚和降低糖尿病肾病进展的危险性，用于高血压、糖尿病肾病的治疗。

坎地沙坦酯

坎地沙坦酯（candesartan cilexetil）为无活性的酯类前体药，口服生物利用度为 42%，食物不影响其吸收。口服后在体内迅速水解为活性代谢物坎地沙坦（candesartan），其 $t_{1/2}$ 约为 9 h，经肾及胆汁排泄，对 AT_1 受体具有强效、长效、选择性高等特点，对 AT_1 受体的亲和力比氯沙坦强 50～80 倍。

缬沙坦

缬沙坦（valsartan）对 AT_1 受体的亲和力比其对 AT_2 受体的亲和力强 24 000 倍。药理作用类似氯沙坦，但不是前药，不依赖于肝代谢。口服后降压作用可持续 24 h，长期用药能逆转左室肥厚和血管壁增厚。不良反应少，主要有头痛、眩晕等。孕妇和哺乳期妇女禁用，避免合用留钾利尿药。

沙库巴曲缬沙坦

沙库巴曲缬沙坦（sacubitril/valsartan）是缬沙坦和脑啡肽酶抑制药沙库巴曲组成的复方制剂，为首个血管紧张素受体-脑啡肽酶双重抑制药。口服后分解为沙库巴曲（随后进一步代谢为 LBQ657）和缬沙坦，食物不影响其吸收，血浆蛋白结合率为 94%～97%。不经 CYP 代谢，主要经肾排泄。增强心脏保护性神经内分泌系统（ANP）的同时抑制 RAAS，用于治疗射血分数降低的心力衰竭，2021 年获批用于治疗高血压。不良反应有低血压、高血钾、肾功能损害和血管性水肿等。

替 米 沙 坦

替米沙坦（telmisartan）口服易吸收，生物利用度约为 50%，$t_{1/2}$ 为 24 h，主要以原型经胆汁排泄。对 AT_1 受体亲和力与缬沙坦相似，与 AT_1 受体的结合作用持久。用于治疗高血压，患者可每日给药一次，轻度或中度肾功能不全患者用药不需调整剂量。肝功能受损者应适当减少剂量。

依 普 沙 坦

依普沙坦（eprosartan）又称依普罗沙坦，口服生物利用度为 13%。血浆 $t_{1/2}$ 为 5～9 h，不经 CYP 代谢，药物相互作用发生少，主要经胆道和肾脏排泄，肝肾功能不全可影响其在体内消除。对 AT_1 受体有高选择性和竞争性拮抗作用，还能阻断交感神经末梢突触前膜 AT_1 受体，减少交感神经递质释放。单用或与氢氯噻嗪合用治疗原发性高血压。

三、肾素抑制药

肾素是肾素-血管紧张素系统起始的特异性限速酶，催化血管紧张素原向 Ang Ⅰ 转化。肾素抑制药可抑制肾素活性，减少 Ang Ⅱ 和醛固酮生成。早期开发的雷米吉仑（remikiren）为肽类肾素抑制药，但口服生物利用度差，$t_{1/2}$ 短，降压效果差。

阿 利 吉 仑

阿利吉仑（aliskiren）是目前唯一上市的肾素抑制药，对肾素活性具有强大的选择性抑制作用。可用于治疗原发性高血压。不良反应轻，耐受性好。由于我国人群血浆肾素活性相对偏低，目前在临床使用较少。应避免与 ACE 抑制药和 ARB 合用，可能导致肾功能损害、低血压和高血钾等不良反应加重。孕妇禁用。

四、醛固酮受体阻断药

心力衰竭时 RAAS 过度激活，血浆中醛固酮浓度可高于正常人 20 倍。已明确醛固酮在心力衰竭发病过程中的重要作用，醛固酮受体阻断药也因此用于心力衰竭的治疗中。

螺 内 酯

螺内酯（spironolactone）化学结构与醛固酮相似，为留钾利尿药（详见第二十一章），竞争性地与醛固酮受体结合，拮抗醛固酮的作用。可抑制胶原积聚，防止心肌间质纤维化，从而阻止心肌重构，改善心室功能。心力衰竭患者在接受 ACE 抑制药治疗同时，联合应用小剂量螺内酯（25 mg/d）可降低病死率，减少心律失常及猝死发生率。主要不良反应与其抗雄性激素作用有关，表现为乳房肿胀（约为 10%）、不孕、性功能障碍等。还可出现高血钾，治疗期间应监测肾功能。

依 普 利 酮

依普利酮（eplerenone）是 2002 年获批用于临床的第一个选择性醛固酮受体阻断药。口服吸收好，食物不影响其吸收。口服后 1.5 h 血药浓度达峰值，血浆蛋白结合率为 50%，$t_{1/2}$ 为 4～6 h，主要由肝 CYP3A4 代谢。对联用多种抗高血压药未能控制的重度高血压，加用依普利酮可使血压明显降低，尤以收缩压降低更为显著。对严重心力衰竭和心肌梗死患者，与 ACE 抑制药和 ARB 联用可提高生活质量和降低死亡率。不良反应较螺内酯小，偶见血钾升高。

第二节 利 尿 药

限制钠盐的摄入是治疗高血压的早期手段之一。20 世纪 50 年代噻嗪类利尿药（thiazide）的发现促使利尿药用于高血压的治疗，主要通过改变体内 Na^+ 平衡来降低血压。利尿药单用即有降压作用，也可合用增强其他抗高血压药的作用。

【药理作用】 降低血压的确切机制尚不十分明确，可能机制如下。

（1）用药初期，利尿药减少细胞外液容量及心排血量。大量排尿使体液总量迅速降低，总体液量可直接影响血压，使血压下降。

（2）大量尿液排出使血 Na^+ 浓度降低：①因排钠使血管壁细胞内的 Na^+ 含量降低，导致细胞内 Ca^{2+} 浓度降低，使血管平滑肌舒张；②诱导动脉壁产生扩血管物质，如缓激肽、前列腺素等。

【临床应用】 利尿药价格较其他抗高血压药低廉，噻嗪类利尿药是利尿降压药中最常用的一类，以氢氯噻嗪（hydrochlorothiazide）最为常用，可降低高血压并发症如脑卒中和心力衰竭的发病率与死亡率。单独用于治疗高血压时，剂量应尽量小。通常 12.5 mg 氢氯噻嗪或氯酞酮（chlorthalidone，又称氯噻酮）即有降压作用，超过 25 mg 降压作用并不一定增强，反而可使不良反应发生率增加。因此，单用利尿药降压时剂量不宜超过 25 mg，若 25 mg 仍不能有效地控制血压，则应合用或换用其他抗高血压药。对合并有氮质血症或尿毒症的患者可选用高效利尿药呋塞米。

【不良反应】 单用噻嗪类利尿药尤其是长期使用时，易引起低钾血症，可合用留钾利尿药或ACE抑制药以减少K^+排出。还可能对脂质代谢、糖代谢产生不良影响。类噻嗪类利尿药吲哒帕胺不良反应少，不引起血脂改变，故伴有高脂血症患者可用吲哒帕胺。

第三节　钙通道阻滞药

血管平滑肌细胞的收缩有赖于细胞内游离Ca^{2+}，若抑制Ca^{2+}的跨膜转运，可使细胞内游离Ca^{2+}浓度下降。钙通道阻滞药选择性阻滞细胞膜上L型钙通道，抑制Ca^{2+}跨膜转运，减少心肌或血管平滑肌细胞中Ca^{2+}浓度，使心肌收缩力降低、血管扩张，进而降低血压。钙通道阻滞药从化学结构上可分为二氢吡啶类和非二氢吡啶类。二氢吡啶类钙通道阻滞药如硝苯地平、尼群地平和尼卡地平等，主要作用于血管平滑肌，对心脏影响较小，为常见的抗高血压药。非二氢吡啶类钙通道阻滞药包括维拉帕米等，对心脏和血管均有作用。

根据钙通道阻滞药的药动学和药效学特点，分为第一、二、三代。①第一代钙通道阻滞药如硝苯地平、维拉帕米和地尔硫䓬，生物利用度低，血药浓度波动大，用药后快速导致血管扩张和交感神经系统激活，引起反射性心动过速、心悸和头痛；此类药物$t_{1/2}$短、清除率高、作用持续时间短，对血压控制时间短，很难实现24 h的有效控制血压。②第二代钙通道阻滞药为缓释剂或控释剂，如尼群地平、非洛地平，其药动学特性有明显改善，部分具有新的化学结构。③第三代钙通道阻滞药克服了第一代和第二代的多数缺点，包括氨氯地平和拉西地平，为长效制剂，起效缓慢，作用平稳，持续时间久，血压波动小，适用于长期治疗高血压。

硝苯地平

【体内过程】 硝苯地平（nifedipine）又称硝苯吡啶（procardia），口服易吸收且完全，生物利用度为65%，$t_{1/2}$为2.5 h。主要在肝脏代谢，少量以原型药经肾排出。普通片剂口服后20～30 min起效，1～2 h达降压高峰，作用持续约3 h；舌下含服2～3 min起效，喷雾吸入5 min内起效，持续6～8 h。缓释片剂口服吸收较慢，1.2～4 h血药浓度达峰值，作用可持续24 h。

【药理作用】 作用于细胞膜L型钙通道，抑制心脏和平滑肌细胞内的Ca^{2+}进入，使细胞内Ca^{2+}浓度降低，导致小动脉扩张，总外周血管阻力下降而降低血压。由于周围血管扩张，可引起交感神经活性反射性增强而引起心率加快。

【临床应用】 对轻、中、重度高血压均有降压作用，亦适用于合并有心绞痛或肾脏疾病、糖尿病、哮喘、高脂血症及恶性高血压患者。目前多推荐使用缓释片剂，以减轻迅速降压造成的反射性交感活性增加。

【不良反应】 一般较轻，主要为血管过度扩张造成的症状，如心率加快、脸部潮红、眩晕、头痛、踝部水肿（系毛细血管扩张而非水钠潴留所致）。长期使用可引起牙龈增生。用药期间，应避免大量饮酒，可能增加不良反应的风险。

其他钙通道阻滞药

尼群地平（nitrendipine）又称硝苯甲乙吡啶，属于中效钙通道阻滞药，口服吸收良好，但有明显的首过消除，主要在肝脏代谢。作用与硝苯地平相似，但扩张血管作用较硝苯地平强，降压作用温和而持久，适用于各型高血压，反射性心率加快等不良反应较少。不良反应与硝苯地平相似，肝功能不良者宜慎用或减量。可增加地高辛血药浓度。

拉西地平（lacidipine）血管选择性强，不易引起反射性心动过速和心排血量增加，具有抗动脉粥样硬化作用，用于轻、中度高血压。降压作用起效慢，持续时间长，每日口服1次。不良反应有心悸、头痛、面红、水肿等。

氨氯地平（amlodipine）又称苯磺酸氨氯地平（amlodipine besylate），药理作用与硝苯地平相似，但降压作用较硝苯地平缓慢且持续时间更长。每日口服1次。不良反应同拉西地平。

以上各种钙通道阻滞药均有良好的降压作用。短效药硝苯地平等价格低廉，降压效果确切，最为常用。从保护高血压靶器官免受损伤的角度以长效类药为佳，但价格较高。因此，中效类如尼群地平等效果确切、价格低廉，是安全有效的选择。

第四节　β受体阻断药

β受体阻断药是目前临床常用的一类重要的抗高血压药，种类较多，不同的β受体阻断药在脂溶性、对β_1受体的选择性、内在拟交感活性及膜稳定性等方面存在差异。长期应用一般不引起水钠潴留，无明显的耐受性。无内在拟交感活性的β受体阻断药可增加血浆TG浓度，降低高密度脂蛋白-胆固醇（HDL-C）水平，而有内在拟交感活性者对血脂影响很小或无影响。

普萘洛尔

【体内过程】 普萘洛尔（propranolol）为高度亲脂性化合物，口服吸收完全，但肝脏首过消除显著。生物利用度约为25%，且个体差异较大。1～1.5 h血药浓度达峰值，$t_{1/2}$约为4 h，主要经肾排泄，降压作用持续时间较长。

【药理作用】 为非选择性β受体阻断药，对$β_1$和$β_2$受体具有相同的亲和力，无内在拟交感活性。通过减少心排血量、抑制肾素释放，通过抑制中枢、压力感受性反射和外周交感神经系统活性，以及增加PGI_2合成等机制产生降压作用。

【临床应用】 用于各种程度的原发性高血压，可作为抗高血压的首选药单独应用，也可与其他抗高血压药合用。对心排血量及肾素活性偏高者疗效较好，高血压伴有心绞痛、偏头痛、焦虑症等选用β受体阻断药较为合适。

【不良反应】 可升高血浆TG水平，使HDL-C降低，具体机制不清。高血压合并糖尿病患者若发生低血糖反应，普萘洛尔可能会延缓血糖恢复的速度，应避免使用。高血压患者长期服用β受体阻断药，骤然停药，可使血压反跳性升高，心绞痛加剧，甚至诱发急性心肌梗死。因此，长期应用β受体阻断药停药时必须逐渐减量（减药过程10～14天）。还可降低血流量及肾小球滤过率，高血压伴有肾病及老年患者应适当减量，并注意监测血肌酐及尿素氮水平。哮喘、病态窦房结综合征及房室传导阻滞患者禁用。

其他β受体阻断药

阿替洛尔（atenolol）降压机制与普萘洛尔相同，对心脏$β_1$受体选择性高，而对血管及支气管$β_2$受体影响较小，但较大剂量对$β_2$受体也有作用。无膜稳定作用，无内在拟交感活性。口服用于治疗各型高血压。降压作用持续时间较长。每日服用一次。

拉贝洛尔（labetalol）在阻断β受体的同时也阻断$α_1$受体，对$β_1$和$β_2$受体的作用强度相似，对$α_1$受体作用较弱，对$α_2$受体无作用。降压作用温和，适用于治疗各型高血压。静脉注射和静脉滴注用于高血压急症，如妊娠高血压综合征、嗜铬细胞瘤危象等。合用利尿药可增强其降压效果。大剂量可致体位性低血压，少数患者可引起疲乏、眩晕、上腹不适等。

卡维地洛（carvedilol）口服首过消除明显，生物利用度为22%，$t_{1/2}$为6～10 h，药效维持可达24 h。为α、β受体阻断药，阻断β受体的同时具有舒张血管作用。用于治疗轻度及中度高血压，或伴有肾功能不全、糖尿病的高血压。不良反应与普萘洛尔相似，但不影响血脂代谢。

第五节 其他经典抗高血压药物

一、$α_1$受体阻断药

用于高血压治疗的α受体阻断药主要作用于$α_1$受体，选择性阻断突触后膜$α_1$受体，降低动脉血管阻力，增加静脉容量，增加血浆肾素活性，不易引起反射性心率增加。但长期使用可引起水钠潴留，非一线降压药。$α_1$受体阻断药最大的优点是对代谢无明显影响，可降低血脂水平。用于治疗各型高血压，对轻、中度高血压疗效更为明显，与利尿药及β受体阻断药合用可增强其降压作用。主要不良反应为首剂现象（直立性低血压），一般服用数次后即可消失。本类药物有哌唑嗪（prazosin）、特拉唑嗪（terazosin）、多沙唑嗪（doxazosin）。

二、中枢性降压药

交感神经系统在高血压发病中具有重要作用。在高血压中枢调节过程中，压力感受器释放的冲动投射至延髓腹外侧核和孤束核来调节交感神经传出冲动，从而调节血压。$α_2$受体主要存在于延髓背侧孤束核（nucleus of solitary tract，NTS）与蓝斑核，延髓头端腹外侧区（rostral ventrolateral medulla，RVLM）主要是咪唑啉1型受体（I_1受体）。中枢性降压药包括可乐定、甲基多巴、胍法辛、胍那苄、莫索尼定和利美尼定等，主要作用于这两类受体。可乐定作用于以上两种受体，而甲基多巴作用于孤束核$α_2$受体，莫索尼定等主要作用于咪唑啉受体（图4-25-3）。

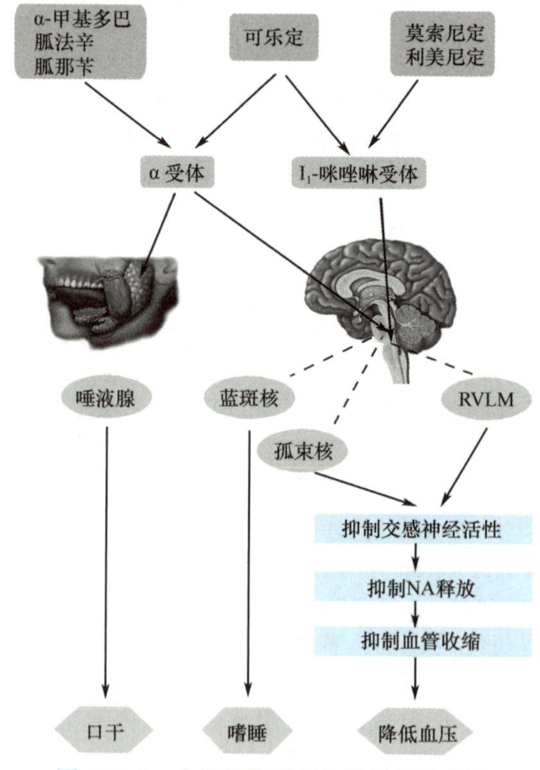

图4-25-3 中枢性降压药作用机制示意图

可 乐 定

【体内过程】 可乐定（clonidine）又称可乐宁，口服易吸收，1.5～3 h血药浓度达峰值，$t_{1/2}$为5.2～13 h，生物利用度为71%～82%。血浆蛋白结合率为

20%，能透过血脑屏障，约 50% 以原型从尿中排出。

【药理作用】 降压作用中等偏强，可抑制胃肠分泌及运动，对中枢神经系统有明显的抑制作用。主要降压机制：①兴奋延髓背侧孤束核突触后膜 α_2 受体，抑制交感神经中枢的传出冲动，使外周血管扩张，血压下降；②作用于延髓嘴端腹外侧区咪唑啉 I_1 受体，使交感神经张力下降，外周血管阻力降低，产生降压作用；③激动外周交感神经突触前膜 α_2 受体，引起负反馈效应，减少 NA 释放。还能促进部分内源性阿片肽的释放，有镇痛、镇静作用。

【临床应用】 适用于治疗中度高血压，常用于其他药无效时。降压作用中等偏强，不影响肾血流量和肾小球滤过率，可用于高血压的长期治疗，与利尿药合用于重度高血压。也可用于阿片类镇痛药成瘾者戒毒，滴眼剂还可用于治疗开角型青光眼。

【不良反应】 常见的不良反应是口干和便秘。其他有嗜睡、抑郁、眩晕、血管性水肿、腮腺肿痛、恶心、心动过缓等，有停药反跳现象。不宜用于高空作业者或驾驶员，以免因精力不集中、嗜睡而导致事故发生。

莫索尼定

莫索尼定（moxonidine）为第二代中枢性降压药，作用与可乐定相似，对咪唑啉 I_1 受体的选择性比可乐定高。口服吸收好，作用持久，可每日给药 1 次，长期用药能逆转高血压患者的心肌肥厚。不良反应少，对 α_2 受体亲和力低，无明显的镇静作用，亦无停药反跳现象。

三、去甲肾上腺素能神经末梢阻滞药

去甲肾上腺素能神经末梢阻滞药主要通过影响儿茶酚胺的储存和释放产生降压作用，如利血平（reserpine，利舍平）及胍乙啶（guanethidine）。利血平作用较弱，不良反应多，可引起副交感神经功能紊乱、胃溃疡、抑郁症及性功能障碍等，现已不单独应用，可小剂量与其他药物组成复方降压片用于治疗高血压。胍乙啶较易引起肾、脑血流量减少及水钠潴留，主要用于重症高血压，亦已少用。

尚有一些人工合成的胍乙啶类似物，如倍他尼定（bethanidine）、胍那决尔（guanadrel）等，作用与胍乙啶相似，可作为胍乙啶的替代品，但较少用。

四、神经节阻断药

神经节阻断药可同时阻断交感神经节和副交感神经节，具体效应视两类神经对特定器官的支配情况。由于交感神经对血管的支配占优势，神经节阻断药使血管扩张，总外周阻力下降，心排血量减少，血压显著下降。由于副交感神经对肠道、眼、膀胱等平滑肌和腺体的支配占优势，用药后常出现便秘、扩瞳、口干、尿潴留等。

本类药物曾广泛用于高血压的治疗，但由于副作用较多，降压作用过强过快，现已少用，偶用于高血压危象、主动脉夹层动脉瘤、外科手术中的控制性低血压等。

本类药物有樟磺咪芬（trimethaphan camsylate）、美卡拉明（mecamylamine）、六甲溴铵（hexamethonium bromide，溴化六甲双铵）等（详见第八章）。

五、直接血管扩张药

血管扩张药通过直接扩张血管平滑肌而产生降压作用。肼屈嗪（hydralazine，肼苯哒嗪）等主要扩张小动脉，引起外周阻力下降而降低血压。同时会引起压力感受性反射，导致交感神经兴奋，出现心率加快、心肌收缩力加强，心排血量增加，部分抵消其降压效果。还可能发生心悸、诱发心绞痛等不良反应，反射性增加肾脏醛固酮分泌，导致水钠潴留，增加高血压患者的心肌肥厚程度。硝普钠等对小动脉和静脉均有扩张作用，由于扩张静脉，使心回血量减少，心排血量不增加，但也可反射性兴奋交感神经。血管扩张药不会引起体位性低血压及阳痿等。

由于直接扩张血管平滑肌的药物不良反应较多，一般不单独用于治疗高血压，仅在利尿药、β 受体阻断药或其他降压药无效时才加用该类药物。米诺地尔、二氮嗪曾被归类为直接扩张血管药，后发现它们的作用机制与钾通道开放有关，现归入钾通道开放药。

硝普钠

【体内过程】 硝普钠（sodium nitroprusside）又称亚硝基铁氰化钠，口服不吸收，在体内产生的 CN^- 可被肝脏转化成 SCN^-，经肾排泄。静脉滴注给药有效，需新鲜配制并避光使用。以每分钟 1～100 μg/kg 给药能降低收缩压和舒张压，停药后 5 min 内血压回升，可通过调整滴注速度维持血压于所需水平。

【药理作用】 直接扩张小动脉和静脉平滑肌，降低外周阻力使血压下降。直接作用于平滑肌产生 NO，NO 具有舒张血管平滑肌的作用。NO 与内皮衍生舒张因子（EDRF）被认为是内源性血管舒张物质。NO 可激活鸟苷酸环化酶，增加 cGMP 水平，从而扩张血管（图 4-25-4）。属于非选择性血管扩张药，一般不降低冠状动脉血流、肾血流及肾小球滤过率。

【临床应用】 适用于高血压急症的治疗和手术麻醉时控制性低血压，也可用于高血压合并心力衰竭、嗜铬细胞瘤发作引起血压升高时的治疗。

【不良反应】 静脉滴注时可出现恶心、呕吐、

精神不安、肌肉痉挛、头痛、皮疹、出汗、发热等。大剂量或连续使用（特别是肝肾功能损害的患者），可引起血浆氰化物或硫氰化物浓度升高而中毒，可导致甲状腺功能低下。用药时需严密监测血浆氰化物浓度。

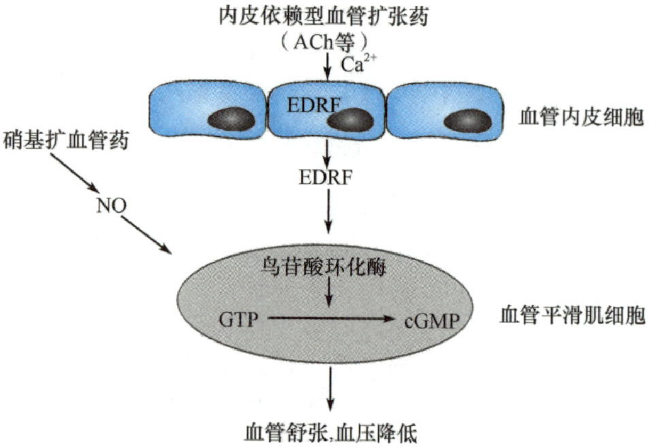

图 4-25-4 硝普钠的抗高血压机制

六、钾通道开放药

本类药物能特异性促进钾通道开放，K^+ 外流增多，细胞膜超极化，膜兴奋性降低，Ca^{2+} 内流减少，从而舒张血管平滑肌使血压下降。在降压时常伴有反射性心动过速和心排血量增加。血管扩张作用有一定的选择性，主要扩张冠状动脉、胃肠道血管和脑血管，对肾和皮肤血管无影响。常与利尿药或β受体阻断药合用避免水钠潴留和反射性心动过速。钾通道开放药有吡那地尔（pinacidil）、尼可地尔（nicorandil）和米诺地尔（minoxidil，长压定）等。

七、其他降压药

作用机制与上述药物不同的新型抗高血压药物有 PGI_2 合成促进药西氯他宁（cicletanine，沙克太宁）、5-HT_{2A} 受体阻断药酮色林（ketanserin）、ET 受体阻断药波生坦（bosentan）等。这些药物目前尚较少应用，但将来有可能在高血压治疗中起重要作用。

第六节 高血压药物治疗理念

一、有效治疗与终身治疗

高血压治疗的目标是将血压控制在正常范围内，有效治疗一般是指将血压控制在 140/90 mmHg 以下，可大幅度地减少并发症的发生率。一般认为，经不同日的数次测压，血压仍≥150/95 mmHg 即需治疗。如有以下危险因素中的1～2条，血压≥140/90 mmHg 即须治疗。危险因素包括老年、吸烟、肥胖、血脂异常、缺少体力活动、糖尿病等。但全国仅有 10% 左右的高血压患者血压得到良好的控制。因此，必须加强宣传工作，纠正"尽量不用药"的错误倾向，非药物治疗只能作为药物治疗的辅助。高血压病因不明，无法根治，需终身治疗。即使在血压得到有效控制后，停药可能会导致血压再次升高，并增加心血管事件的风险。因此，高血压治疗要强调终身治疗。

二、保护靶器官

高血压所致靶器官损伤包括心肌肥厚、肾小球硬化和小动脉重构等。高血压治疗必须考虑逆转或阻止靶器官损伤。一般而言，降低血压即能减少靶器官损伤，但并非所有的药物都可以，如肼屈嗪不能保护靶器官损伤。目前认为对靶器官保护作用较好的药物是 ACE 抑制药、长效钙通道阻滞药和 AT_1 受体阻断药。

三、平稳降压

血压不稳定可导致靶器官损伤。血压波动性（blood pressure variability，BPV）是指血压在 24 h 内的自发性波动，反映血压的稳定程度。高血压患者在血压水平相同的情况下，BPV 高者靶器官损伤更严重。因此，必须遵循平稳降压的原则。降压药通常分为长效和短效两种，使用短效的降压药常使血压波动增大，应优先选用 24 h 有效的长效降压药。24 h 平稳降压的标志是给药 24 h 后仍保持 50% 以上的最大降压效果。长效降压药有助于维持血压的稳定性，降低血压波动性，减少靶器官损伤的发生。

四、联合用药

当单药控制血压效果不理想时，可以使用两种或多种抗高血压药联合治疗，更好地控制血压并减少不良反应。抗高血压药联合用药的基本原则：①选择药动学和药效学互补的药物；②避免联合使用降压作用机制相近的药物；③加强靶器官保护；④减少或抵消不良反应；⑤简化治疗方法，尽可能降低费用。目前临床上常用抗高血压药（利尿药、β受体阻断药、二氢吡啶类钙通道阻滞药和肾素-血管紧张素系统抑制药）中，任何两类药物联用均可行，其中又以 ACE 抑制药/ARB 联用二氢吡啶类钙通道阻滞药、β受体阻断药联用二氢吡啶类钙通道阻滞药效果较好。还可选用复方制剂，通常由不同作用机制的两种小剂量抗高血压药组成，服药方便，但组分固定，不宜个体化用药。

（海军军医大学 王 培）

第二十六章　抗慢性心功能不全药

- Heart failure is a chronic, progressive condition in which the heart muscle is unable to pump enough blood to meet the body's needs for blood and oxygen. It is characterized by a gradual reduction in cardiac performance, punctuated in many patients by episodes of acute decompensation.
- Pharmacologic therapies for heart failure include the removal of retained salt and water with diuretics; direct treatment of the depressed heart with positive inotropic agents such as digitalis glycosides; modulation of the neurohormonal activation with β-blockers; reduction of preload or afterload with vasodilators; and reduction of afterload and retained salt and water through renin-angiotensin-aldosterone system (RAAS) inhibitors.

心力衰竭（heart failure，HF，简称心衰）又称心功能不全（cardiac insufficiency），是由于任何心脏结构或功能异常导致心室充盈或射血能力受损的一组复杂临床综合征，其主要临床表现为呼吸困难和乏力（活动耐量受限），以及液体潴留（肺淤血和外周水肿），故又称为充血性心力衰竭（congestive heart failure，CHF）。心力衰竭呈进行性发展，即使没有新的心肌损害，心脏功能仍不断逐渐恶化，是各种心脏疾病的严重和终末阶段。根据心力衰竭发生的时间、速度、严重程度可分为慢性心力衰竭和急性心力衰竭。在原有慢性心脏疾病基础上逐渐出现心力衰竭症状、体征并持续存在，称为慢性心力衰竭。目前，药物治疗仍是治疗心力衰竭的主要手段。

第一节　治疗心力衰竭药物的分类

心力衰竭是各种心脏疾病导致的心肌损伤，表现为左心、右心或全心功能障碍。依据左室射血分数（left ventricular ejection fraction，LVEF），心力衰竭可分为LVEF降低的心力衰竭（heart failure with reduced left ventricular ejection fraction，HFrEF）和LVEF保留的心力衰竭（heart failure with preserved left ventricular ejection fraction，HFpEF）。

21世纪以来，心力衰竭药物治疗理念取得新的进展，ACE抑制药和β受体阻断药组成“黄金搭档”，之后血管紧张素受体-脑啡肽酶抑制药（angiotensin receptor-neprilysin inhibitor，ARNI）或ACE抑制药/ARB和β受体阻断药、醛固酮受体阻断药合用，被称为“金三角”方案，成为HFrEF的基本治疗方案。近年来发展为“新四联标准治疗方案”，即在以往“金三角”方案治疗的基础上加用钠-葡萄糖偶联转运体2（sodium-glucose linked transporter 2，SGLT2）抑制药，如恩格列净、达格列净。同时一些新的有益于心力衰竭患者的药物也应用于临床，如sGC激动药维立西呱，I_f通道阻滞药伊伐布雷定等。

根据药物的作用及作用机制，心力衰竭治疗药物分为以下几类。

1. RAAS抑制药

（1）ACE抑制药：卡托普利、依那普利等。

（2）ARB：氯沙坦等。

（3）血管紧张素受体-脑啡肽酶抑制药：沙库巴曲缬沙坦等。

（4）醛固酮受体阻断药（aldosterone receptor blockers）：螺内酯、依普利酮、非奈利酮。

2. 利尿药（diuretics）　氢氯噻嗪、呋塞米等。

3. β受体阻断药　美托洛尔、比索洛尔、卡维地洛等。

4. 正性肌力药（positive inotropic drugs）

（1）强心苷类（cardiac glycosides）：地高辛等。

（2）非苷类正性肌力药

1）拟交感神经药（sympathomimetics）：多巴酚丁胺等。

2）PDE抑制药（phosphodiesterase inhibitors）：米力农、维司力农等。

5. 血管扩张药（vasodilators）　硝酸异山梨酯、肼屈嗪、硝普钠、哌唑嗪等。

6. 钙增敏药及钙通道阻滞药（calcium channel blockers）　左西孟旦、氨氯地平等。

7. 其他新型治疗药物

（1）钠-葡萄糖偶联转运体2抑制药：达格列净、恩格列净等。

（2）sGC激动药：维立西呱等。

（3）I_f通道阻滞药：伊伐布雷定等。

（4）心肌肌球蛋白激活剂：omecamtiv mecarbil。

第二节 肾素-血管紧张素-醛固酮系统抑制药

ACE 抑制药和 ARB 是治疗心功能不全最重要的药物之一。ACE 抑制药能防止和逆转心室重构，提高心脏及血管顺应性，不仅能缓解心力衰竭的症状、提高生活质量，而且显著降低心力衰竭患者的病死率、改善预后。故这类药物作为心力衰竭治疗的一线用药广泛应用于临床。

一、血管紧张素转换酶抑制药

1981 年第一个口服有效的 ACE 抑制药卡托普利问世，用于治疗高血压。ACE 抑制药用于治疗心力衰竭是心力衰竭药物治疗最重要的进展之一，不仅能缓解心力衰竭症状，提高生活质量，且能降低心力衰竭患者的病死率和改善预后。ACE 抑制药能逆转左室肥厚，在相当程度上逆转心力衰竭的病理过程和防止心室重塑。常用治疗心力衰竭的 ACE 抑制药有卡托普利（captopril）、依那普利（enalapril）、雷米普利（ramipril）、群多普利（trandolapril）、赖诺普利（lisinopril）、福辛普利（fosinopril）、贝那普利（benazepril）、培哚普利（perindopril）、咪达普利（imidapril）等。

【治疗心力衰竭的作用机制】

1. 降低心脏前后负荷，改善血流动力学 可抑制循环及局部组织中 Ang Ⅰ 向 Ang Ⅱ 转化，使血及组织中 Ang Ⅱ 含量降低，拮抗 Ang Ⅱ 的血管收缩作用；还能抑制缓激肽降解，后者通过激肽 B_2 受体使 NO 和 PGI_2 生成增加，发挥扩血管与抑制血小板聚集等作用，降低全身血管阻力，降低心脏后负荷。降低肾血管阻力，增加肾血流量，提高肾小球滤过率，增加尿量；还可减少醛固酮生成，减轻水钠潴留，使血容量降低，从而减少回心血量，降低左室充盈压，降低心脏前负荷，改善心功能，增加心排血量。较其他血管扩张药的优势在于其久用仍有效。

2. 抑制心肌肥厚和血管重构 Ang Ⅱ 作用于 AT_1 受体，通过信号转导系统诱导相关基因的转录表达，促进细胞生长增殖。ACE 抑制药通过抑制 Ang Ⅱ 对心肌及血管平滑肌细胞的促增生作用，有效地阻止或逆转心室重塑，减轻左室重量，改善心肌硬度及心脏的收缩、舒张功能。其增加缓激肽含量也有助于逆转心肌肥厚和血管重构。

3. 抑制交感神经活性 Ang Ⅱ 通过作用于交感神经末梢突触前膜 AT_1 受体，促进 NA 释放，并可促进交感神经节的神经传递功能。Ang Ⅱ 尚可作用于中枢神经系统 AT_1 受体，促进中枢交感神经的冲动传递，进一步加重心肌负荷及心肌损伤。ACE 抑制药通过抑制 Ang Ⅱ 发挥抗交感作用，并能恢复下调的 β 受体数量，增加 Gs 蛋白含量而增强腺苷酸环化酶活性，直接或间接降低血中儿茶酚胺和精氨酸加压素、内皮素（ET）含量，提高副交感神经张力，进一步改善心功能。

4. 保护心肌和血管内皮细胞 可扩张冠状血管，增加冠状动脉血流量；对抗氧自由基对心肌的损伤，减轻心肌缺血再灌注损伤。促进 NO 生成，恢复 ACh 诱导的内皮依赖性血管扩张功能，对血管内皮细胞有保护作用，有利于缓解心力衰竭及急性心肌梗死症状。

【临床应用】ACE 抑制药对各阶段心力衰竭均有作用，既能消除或缓解慢性心力衰竭症状、提高运动耐力、改进生活质量，防止和逆转心肌肥厚、降低病死率，还可延缓尚未出现症状的早期心功能不全者的进展，延缓心力衰竭的发生。常与利尿药、β 受体阻断药、地高辛合用。ACE 抑制药的用量不应依据症状的改善来确定，因为在心力衰竭中应用 ACE 抑制药和 β 受体阻断药是为了减少心室重塑的发生，同时降低死亡率、改善预后，而不是对症治疗。所用剂量应当上调至大规模临床试验中所显示的有效剂量（表 4-26-1）。

表 4-26-1 常用 ACE 抑制药治疗心力衰竭的剂量

药名	开始量及给药频率	治疗量及给药频率	最高量及给药频率	达峰时间（h）
卡托普利	6.25～12.5 mg，3 次/日	50 mg，3 次/日	100 mg，3 次/日	1～2
依那普利	2.5～5 mg，2 次/日	10 mg，2 次/日	20 mg，2 次/日	4～6
雷米普利	1.25～2.5 mg，1 次/日	5 mg，2 次/日	10 mg，2 次/日	4～6
福辛普利	5～10 mg，1 次/日	20 mg，1 次/日	40 mg，1 次/日	2～6
赖诺普利	5 mg，1 次/日	10～20 mg，1 次/日	40 mg，1 次/日	4～6

二、血管紧张素受体阻滞药

本类药物常用的有氯沙坦（losartan）、缬沙坦（valsartan）、厄贝沙坦（irbesartan）、替米沙坦（telmisartan）、坎地沙坦（candesartan）等。ARB 对 AT_1 受体有高度选择性阻断作用，对 ACE 途径及非 ACE 途径（如糜酶途径）产生的 Ang Ⅱ 均有拮抗作用，能扩张血管、预防和逆转心血管重构。

ACE 抑制药的诸多有益作用是通过肾素-血管紧张素系统和激肽释放酶-激肽系统介导，降低血压并保护靶器官。ARB 作用于肾素-血管紧张素系统通路的末端，通过抑制 Ang Ⅱ 与 AT_1 受体结合而发挥其有利作用；同时反馈性使循环和局部组织中的 Ang Ⅱ 浓度增加，能更多地与 AT_2 受体结合，产生与

激动 AT_1 受体相反的效应，理论上有利于心力衰竭的治疗，真正是否有益于临床预后，尚需更多的证据。

ARB 治疗心力衰竭有效，但未能证实其疗效相当于或优于 ACE 抑制药，因此尚不足以支持 ARB 作为治疗慢性心力衰竭的首选治疗药物。对不能耐受 ACE 抑制药（大多数由于顽固性咳嗽）的心力衰竭患者，可用 ARB 替代。

三、血管紧张素受体-脑啡肽酶抑制药

心力衰竭的神经内分泌变化主要有 RAAS 和利尿钠肽系统激活，前者加重心力衰竭的病情，后者具有舒张血管、减少水钠潴留和拮抗 RAAS 的作用，对缓解心力衰竭有利。利尿钠肽主要被中性内肽酶（neutral endopeptidase，NEP）/脑啡肽酶降解，因此抑制脑啡肽酶可作为治疗心力衰竭的策略。但脑啡肽酶也水解 Ang Ⅱ，单独使用脑啡肽酶抑制药会导致 Ang Ⅱ积聚，因此必须与 ARB 联合使用，以阻断过量 Ang Ⅱ的影响，共同发挥抗心力衰竭作用。

沙库巴曲缬沙坦（sacubitril/valsartan）是首个血管紧张素受体-脑啡肽酶抑制药，是由脑啡肽酶抑制药沙库巴曲和 ARB 缬沙坦按摩尔比 1∶1 组成的新型单一共晶体，是心血管领域首个双活性物质的共晶体。共晶结构可使沙库巴曲与缬沙坦的吸收与消除速率相近，使两者药效发挥同步和一致。口服后迅速吸收，分解为沙库巴曲和缬沙坦。沙库巴曲是一种前体药物，在体内代谢为活性产物 LBQ657 后具有抑制脑啡肽酶作用；缬沙坦则阻断 AT_1 受体，抑制 RAAS 系统。

沙库巴曲缬沙坦可替代 ACE 抑制药或 ARB，与 β 受体阻断药、醛固酮受体阻断药联合使用，适用人群为美国纽约心脏病协会（New York Heart Association，NYHA）心功能分级Ⅱ、Ⅲ或Ⅳ级，射血分数降低者。

不良反应主要有低血压、高钾血症、肾功能不全、血管神经性水肿、干咳等，使用时应进行严密的观察，对于易发生低血压、血管性水肿的患者必要时应及时停药，并进行监测与治疗。此外，脑啡肽酶抑制药会引起缓激肽的积聚，因此血管紧张素受体-脑啡肽酶抑制药不能与 ACE 抑制药合用，若同时使用或短时间内给药会增加血管性水肿的风险。停止使用 ACE 抑制药 36 h 后方可使用本药。与留钾利尿药（如螺内酯、氨苯蝶啶、阿米洛利）、补钾药物、钾盐合用时可能升高血钾，应监测血钾。

四、醛固酮受体阻断药

醛固酮（aldosterone）是 RAAS 的重要组成部分，在心力衰竭发病中有重要意义。醛固酮不仅作用于肾盐皮质激素受体，发挥保钠、排钾、排镁作用，也大量存在于心肌细胞、成纤维细胞、血管平滑肌细胞，促进细胞生长增殖，诱导蛋白质合成，引起心肌纤维化，参与心肌重构过程；增强交感神经活性，还可影响钠通道，增加心肌细胞的兴奋性和收缩性，诱发心律失常和猝死。

ACE 抑制药治疗 4～6 周可使醛固酮降低，但治疗 3～12 个月后，虽然 Ang Ⅱ水平仍然较低，而醛固酮水平开始回升，出现所谓“醛固酮逃逸”现象。对严重心力衰竭患者，在常规抗心力衰竭治疗的基础上加用低剂量的醛固酮受体阻断药如螺内酯，能显著改善患者症状、减少住院时间、延长患者生存期。

【临床应用】 与 ACE 抑制药合用，同时抑制 Ang Ⅱ和醛固酮，收效更大。醛固酮受体阻断药的主要危险是引起高钾血症，因此，用量宜小，须与袢利尿药合用，并停用钾盐；联合应用大剂量 ACE 抑制药，增加高钾血症的危险，应减少 ACE 抑制药用量。肾功能受损、高龄或肌肉重量轻的患者慎用，应注意监测血钾。

螺内酯（spironolactone）：是非选择性醛固酮受体阻断药，能与其他类固醇受体（如雌激素及雄激素受体）结合，引起与性激素相关的副作用，如男子乳房女性化、阳痿、女子月经不调、多毛症等而使其应用受限。

依普利酮（eplerenone）：是选择性醛固酮受体阻断药，对醛固酮受体的拮抗作用较弱，仅为螺内酯的 1/40。对其他类固醇受体几乎无亲和力，较少引起与性激素相关的副作用，是治疗心力衰竭安全有效的药物。

非奈利酮（finerenone）：是第三代醛固酮受体阻断药的代表药，经肝 CYP3A4 和 2C8 代谢，$t_{1/2}$ 约为 2 h，明显低于螺内酯和依普利酮，是高选择性非甾体类醛固酮受体阻断药，对醛固酮受体的拮抗强度是对 GC、雄性激素、孕激素拮抗强度的 500 倍；拮抗醛固酮受体的活性作用强于螺内酯，更远高于依普利酮。还可抑制盐皮质激素受体（MR）过度活化，发挥抗炎、抗纤维化和靶器官的保护作用。较甾体类醛固酮受体阻断药（螺内酯、依普利酮）具有与 MR 结合的效力更强、选择性更高，无性激素相关不良反应、高钾血症发生风险低等独特的药理学优势。可显著降低心血管死亡、非致死性心梗、非致死性卒中，以及心力衰竭住院等事件的发生。常见不良反应有高钾血症、低血压和低钠血症、瘙痒、肾小球滤过率降低等。应定期监测患者肾功能、血钾水平和血压的变化。严重肝功能损害患者及对药物或其任何成分有过敏史的患者禁用。

第三节 利 尿 药

利尿药是治疗心力衰竭及容量超负荷的一线治疗药物。

【治疗心力衰竭的作用机制】 利尿药促进 Na^+、水排泄，减少体液量，减轻容量超负荷，降低心脏前负荷，缓解心力衰竭症状。另外，排 Na^+ 可导致血管平滑肌细胞内 Na^+ 含量降低，通过 Na^+-Ca^{2+} 交换，减少血管壁 Ca^{2+} 含量，使容量血管和阻力血管舒张，降低心脏前、后负荷。但利尿药并不影响心力衰竭的自然进程，单用不能延长患者生存期，是心力衰竭基础治疗的标准辅助用药。

【临床应用】 适用于心力衰竭有容量超负荷征象，如水肿或有明显充血和淤血患者。如无症状或静脉淤血征象时，应用利尿药并无意义，反因激活神经内分泌功能产生不利影响。轻度心力衰竭可单独应用噻嗪类利尿药，如肾小球滤过率（GFR）小于 30 mL/min 则无效；中度心力衰竭，可口服袢利尿药或与噻嗪类和留钾利尿药合用，并根据体重等调节剂量；重度心力衰竭、急性肺水肿或全身水肿者，噻嗪类利尿药常无效，可静脉注射袢利尿药如呋塞米，使循环血量迅速下降，并通过迅速扩张容量血管，减少回心血量，降低右房压、肺楔压及左室舒张末压而消除左心力衰竭所致的急性肺水肿，改善心功能。临床应用还需注意以下几点。

1. 利尿药需与 ACE 抑制药合用。因 ACE 抑制药可减轻利尿药引起的神经内分泌激活，而利尿药可加强 ACE 抑制药缓解心力衰竭症状的作用。

2. 利尿药一般采用小剂量给药，以能解除心力衰竭的充血症状（水肿、颈静脉压升高、呼吸困难等）、体征和维持稳定的循环状态为适宜。不应过度、快速地降低血容量，以免引起症状性低血压、电解质异常或肾功能恶化等。

3. 利尿药引起的电解质紊乱，尤其是排钾利尿药引起的低钾血症，是心力衰竭时诱发心律失常的常见原因之一。应注意补充钾盐或合用留钾利尿药。

4. 对心力衰竭伴肾衰竭的患者，应避免与 NSAID 如吲哚美辛等合用，以免其通过抑制环氧合酶、减少肾前列腺素合成而干扰利尿药的排钠利尿作用。

托伐普坦

托伐普坦（tolvaptan）是特异性、选择性、非肽类的口服精氨酸血管升压素（AVP）V_2 受体拮抗药，竞争性地阻断血管升压素与 V_2 受体结合，抑制肾脏对水的重吸收，产生利尿作用。可增加心力衰竭患者尿量，改善体液潴留，快速有效地改善心力衰竭患者呼吸困难、水肿症状，升高血钠水平且保护肾脏功能。与传统利尿药相比优势显著：①仅作用于水通道蛋白，其利水不利钠的作用不受血清白蛋白的影响，不激活 RAAS 和交感神经系统，避免传统利尿药引起的电解质紊乱、肾功能损害等不良反应，不仅可减轻容量负荷，缓解心力衰竭症状，还可防止低钠血症的发生；②急性心力衰竭早期加用托伐普坦可降低肾功能恶化发生率，对肌酐、尿素氮、血压等影响较小；③不影响肾小球滤过率和血肌酐水平，并可降低 N 端脑钠肽前体（NT-proBNP）水平，提高左室射血分数。

本品适用于心力衰竭、常规利尿药治疗效果不佳的顽固性水肿、有低钠血症或有肾功能损害倾向的患者，可显著改善充血相关症状。主要不良反应有尿频、排尿量增加、口渴、口干、恶心、疲劳、食欲下降、消化不良、高血糖、肝功能异常、高钠血症等。有致畸性，可分泌至乳汁中，妊娠和哺乳期避免使用。

第四节 β 受体阻断药

β 受体阻断药治疗心力衰竭由禁忌使用到提倡使用是近年来心力衰竭治疗的重要进展之一。传统观念认为 β 受体阻断药具有负性肌力作用，应禁用于心力衰竭。然而交感神经系统长期激活，对心脏的有害效应远超过其短期激活的有利效应。长期应用可缓解心力衰竭症状，提高射血分数，改善患者生活质量，降低死亡率，已成为心力衰竭的标准治疗药物之一。

【治疗心力衰竭的作用机制】

1. 拮抗交感神经活性和上调 β_1 受体　交感神经系统与 RAAS 激活是心力衰竭最重要的神经-体液变化。β 受体阻断药可抑制高浓度儿茶酚胺对心肌的损害和致心律失常作用；减慢心率，延长心室充盈时间，增加心肌血流灌注，减少心肌耗氧量，改善心功能；降低能量消耗，抑制心室重塑。通过上调衰竭心肌 β_1 受体的数量和恢复其信号转导能力，改善其对儿茶酚胺的敏感性。

2. 抑制 RAAS 的激活　抑制肾素释放，减少 Ang Ⅱ和醛固酮对心肌的损害。

【临床应用】 β 受体阻断药对所有稳定性心力衰竭患者均有益。在标准治疗（利尿药和 ACE 抑制药）的基础上，不论缺血性或非缺血性的轻、中、重度心力衰竭患者均应接受 β 受体阻断药治疗。但 β 受体阻断药品种繁多，药理作用不完全相同，并非所有的 β 受体阻断药都使心力衰竭患者获益，扎莫特罗（xamoterol）甚至会增加心力衰竭患者病死率。仅有美托洛尔（metoprolol）、比索洛尔（bisoprolol）与卡维地洛（carvedilol）适用于心力衰竭的治疗。

1. 适应证和禁忌证　基础病因为扩张型心肌病患者尤为适宜。β 受体阻断药应在心力衰竭患者血流动力学稳定的基础上开始使用，不能用于“抢救”急性心力衰竭患者，不宜首选或单独应用。严重心动过缓、重度房室传导阻滞、低血压及支气管哮喘患者慎用或禁用。

2. β受体阻断药的剂量必须个体化，应根据患者的耐受性及心率情况来确定。开始宜用极小剂量，以后逐渐增量（通常每2周1次），达到靶剂量长期维持，心功能改善的平均奏效时间为3个月（心功能改善与治疗时间呈正相关）。突然停用β受体阻断药，可导致临床病情恶化，应予避免。

卡维地洛

卡维地洛（carvedilol）为非选择性兼有血管扩张作用的β受体阻断药，药理作用广泛，治疗心力衰竭时较选择性β_1受体阻断药具有更多优点，其主要作用如下。

1. 肾上腺素受体阻断作用　阻断β_1、β_2和α_1受体。拮抗β受体，抑制心肌收缩力，减慢心率，降低心肌耗氧量，抗心肌缺血、抗心律失常，防止和逆转心肌重构，改善心力衰竭患者的心功能，减少猝死发生。拮抗α_1受体，扩张血管，增加冠状动脉供血，降低心肌耗氧量，抑制α_1受体兴奋所致的后除极和触发活动，阻断多种受体能更有效地防止儿茶酚胺的毒性作用。

2. 抗氧化作用　有极强的亲脂性，可蓄积在血清的脂质部分发挥强大的抗氧化作用，抑制缺血心肌线粒体脂质过氧化，保护线粒体功能免受氧化应激损害。此外，能直接抑制巨噬细胞、内皮细胞产生氧自由基，抑制激活的中性粒细胞释放氧自由基；拮抗氧自由基诱导的心律失常、细胞凋亡、促进原癌基因表达及心肌重构等细胞毒性作用，抑制心肌梗死区胶原含量的增加和心室重塑，保护心肌，延缓心力衰竭进程。

卡维地洛与美托洛尔、比索洛尔的区别如下。

（1）进展性心力衰竭患者一般能较好地耐受卡维地洛，在用药早期及用药开始8周剂量逐渐递增阶段，未见严重不良反应的发生及心力衰竭症状的恶化，亦未见因心力衰竭症状加重而停药的情况。

（2）反向激动药活性较弱。美托洛尔与受体结合后，使受体处于失活态，可抑制受体磷酸化，使β受体密度上调，恢复心力衰竭患者β受体的敏感性。卡维地洛无此特性。

（3）美托洛尔可剂量依赖性地减慢静息或运动时的心率，抑制夜间褪黑素的释放。而卡维地洛对静息时的心率影响较小（可能与其阻断α受体后反射性兴奋交感神经有关）。而在交感神经张力较高时如运动及心力衰竭患者，能剂量依赖性地减慢心率，且不影响夜间褪黑素的释放，故不良反应相对较小。

（4）卡维地洛可防止长期单用ACE抑制药后所产生的ACE“逃逸”现象（表现为血中ACE水平升高）。

第五节　正性肌力药

一、强心苷类

强心苷是一类具有强心作用的苷类化合物，自1785年William Withering用洋地黄治疗水肿以来，强心苷一直是治疗心力衰竭的主要药物之一。

强心苷来源于植物，已从30余种植物中提取出可供临床应用的强心苷类。玄参科植物洋地黄中提取出地高辛（digoxin）、洋地黄毒苷（digitoxin）、毛花苷C（lanatoside C，又称西地兰，cedilanid），夹竹桃科植物绿毒毛旋花中提取出毒毛花苷K（strophanthin K）等。

【体内过程】　不同的强心苷其体内过程和药动学参数不同，主要与其化学结构中羟基等极性基团的多寡有关。洋地黄毒苷脂溶性高、吸收好，大多经肝脏代谢后经肾排泄，也有一部分经胆道排出而形成肝肠循环，$t_{1/2}$长达5～7天，属长效强心苷。中效类的地高辛口服生物利用度为60%～80%，约25%与血浆蛋白结合，随血流分布至全身各组织中，组织分布浓度以肾最高，其次为心、胰、肝、骨骼肌、脑。地高辛代谢转化不多，主要被氢化成二氢地高辛后再被水解成不同产物。二氢地高辛的生成有赖于肠道细菌迟缓真杆菌的存在，当应用抗菌药物抑制肠道细菌生长，可引起血药浓度升高，增加毒性反应。地高辛主要经肾小球滤过和肾小管分泌，60%～90%以原型随尿排出，小部分经胆道排泄，肾功能不全、老年患者易发生地高辛蓄积中毒。$t_{1/2}$为36 h。肝功能减退患者可安全使用。毛花苷C和毒毛花苷K口服吸收甚少，需静脉给药，绝大部分以原型经肾排出，显效快，作用维持时间短，属短效类。

【药理作用和作用机制】

1. 对心脏的作用

（1）正性肌力效应（positive inotropic effect）：对心脏具有高度选择性，能显著增强心肌收缩力，表现为心肌收缩时最高张力和最大缩短速率的提高，使心室收缩期缩短（心电图表现为Q-T间期缩短），舒张期相对延长，从而增加心肌供血和回心血量。在同等前后负荷条件下，强心苷能增强心脏的每搏作功及搏出量。可增加心力衰竭患者心排血量，但不增加正常人心排血量，因强心苷可直接收缩血管，对正常人增加外周血管阻力，限制心排血量的增加；而心力衰竭时，强心苷可通过间接反射抑制兴奋的交感神经活性，抵消强心苷的缩血管作用，从而使外周阻力并不增加，得以保持心排血量增加。

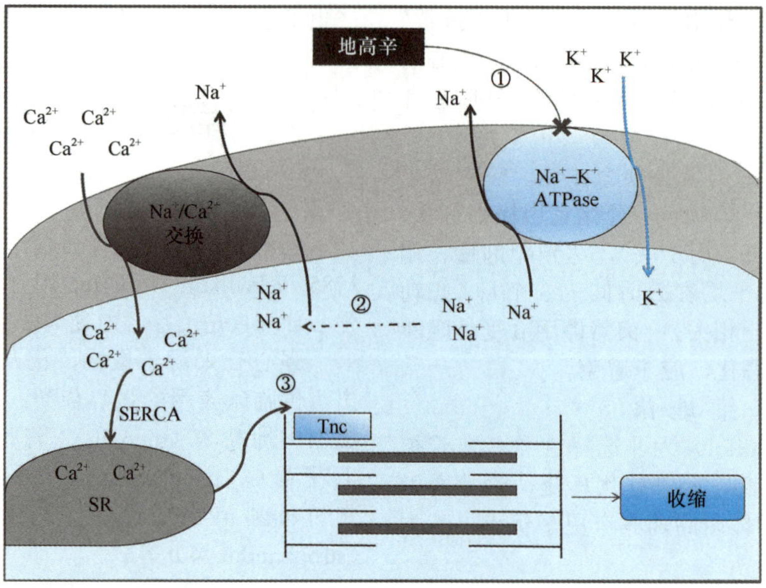

图 4-26-1　强心苷作用机制

SERCA. 肌浆网钙泵；SR. 肌浆网；Tnc. 肌钙蛋白 C

正性肌力作用机制：强心苷与心肌细胞膜 Na^+-K^+-ATP 酶的 α 亚基结合，并抑制其活性，导致细胞内 Na^+ 增多；继而通过 Na^+-Ca^{2+} 交换使胞内 Ca^{2+} 增加，被肌浆网的 Ca^{2+}-ATP 酶（SERCA）摄取，使较多的 Ca^{2+} 储存在肌质网内；当去极化时，Ca^{2+} 释放增加而使心肌收缩力增加（图 4-26-1）。

（2）负性变时作用（negative chronotropic action）：治疗剂量对正常心率影响小，但对心率加快及伴有心房颤动的心力衰竭患者则可显著减慢心率。强心苷增加心力衰竭患者心排血量，使其代偿性心率加快的反射消失。另外，能增敏压力感受器反射，增强迷走神经传出冲动，降低窦房结自律性，减慢房室传导而减慢心率。故强心苷过量引起的心动过缓和传导阻滞可用阿托品对抗。

心力衰竭时，压力感受器细胞膜 Na^+-K^+-ATP 酶活性增高，使胞内 K^+ 增多，胞膜超极化，细胞敏感性降低，压力感受器反射失灵，导致交感神经及 RAAS 功能提高。强心苷抑制 Na^+-K^+-ATP 酶，翻转上述作用，恢复压力感受器反射的敏感性，得以增强迷走神经活性，并降低交感神经活性。

（3）对心肌耗氧量的影响：决定心肌耗氧量的主要因素是室壁张力、心率和心室收缩力。虽然强心苷增加心肌收缩力，使正常人心肌耗氧量增加，但其正性肌力效应能增强衰竭心脏的每搏量，使心室残余血量减少，降低室壁张力，加上负性变时的综合作用，并不增加心力衰竭患者的心肌耗氧量，甚至有所降低。这是强心苷有别于儿茶酚胺类药物的显著特点。

（4）对传导组织和心肌电生理特性的影响：对心肌电生理特性的影响比较复杂（表 4-26-2），有直接对心肌细胞作用和间接通过迷走神经作用，还随剂量高低、不同心脏组织及病变情况而有所不同。

治疗量增强迷走神经活性而降低窦房结自律性，迷走神经兴奋时，神经末梢释放 ACh，使 ACh 激活的钾通道开放频率增加，加速 K^+ 外流，增加最大舒张电位（负值更大），并降低起步电流通道和 L 型钙通道电导，使窦房结自律性下降而减慢心率。

表 4-26-2　强心苷对心肌电生理的作用

电生理特性	窦房结	心房	房室结	浦肯野纤维
自律性	↓			↑
传导性		↑	↓	↓
有效不应期		↓	↑（治疗量）/ ↓（中毒量）	↓

缩短心房有效不应期，也是通过迷走神经促 K^+ 外流所介导，这是强心苷使心房扑动转为心房颤动的原因。

对房室结，因加强迷走神经活性而减慢 Ca^{2+} 内流，使传导减慢（负性传导作用）。因慢反应细胞的不应期取决于 L 型钙通道的复活，治疗量强心苷加强迷走神经活性使有效不应期延长；但中毒量兴奋交感神经，增加交感神经冲动发放，反而使有效不应期缩短，易引起快速型心律失常。

相反，强心苷能提高浦肯野纤维的自律性，缩短其有效不应期，这与其直接抑制 Na^+-K^+-ATP 酶有关，使细胞失 K^+，最大舒张电位减小（负值减少），接近阈电位，从而提高自律性；同时由于最大舒张电位减小，去极化发生在较小膜电位，故有效不应期缩短，这是强心苷中毒时出现室性心动过速或心室颤动的机制。中毒量重度抑制 Na^+-K^+-ATP 酶，使

胞内 Na^+、Ca^{2+} 大量增加，K^+ 明显减少而引起各种心律失常，出现室性心动过速或心室颤动。

（5）对心电图的影响：治疗量时最早可使 T 波压低，甚至倒置，S-T 段呈鱼钩状；随即引起 P-R 间期延长，反映房室传导减慢；也见 Q-T 间期缩短，提示浦肯野纤维有效不应期及动作电位时程缩短；P-P 间隔延长，反映窦性频率减慢。中毒量引起各种心律失常，心电图也出现相应变化。

2. 对神经内分泌系统的作用 治疗量可直接抑制交感神经活性，增强迷走神经活性，降低心力衰竭患者血浆肾素活性，进而降低 Ang Ⅱ 和醛固酮水平，对心力衰竭时过度激活的 RAAS 产生拮抗作用。

中毒量可兴奋延髓催吐化学感受区（chemoreceptor trigger zone，CTZ），引起呕吐；还可兴奋交感神经中枢，增加交感神经冲动发放，引起快速型心律失常。严重中毒时还可引起中枢神经兴奋症状，如行为失常、精神失常、谵妄甚至惊厥。

3. 对肾脏的作用 对心力衰竭者有明显的利尿作用，是正性变力作用后肾血流量增加所致，并与其直接抑制肾小管 Na^+-K^+-ATP 酶，减少肾小管对 Na^+ 重吸收，促进 Na^+ 和水排泄有关。

4. 对血管的作用 直接收缩血管平滑肌，增加外周阻力，升高血压，减少局部血流，该作用与交感神经系统及心排血量的变化无关。但心力衰竭患者用药后，因交感神经活性降低的作用超过直接收缩血管的效应，因此血管阻力下降，心排血量及组织灌流增加，动脉血压不变或略升。

【临床应用】 主要用于治疗心力衰竭与心房颤动、心房扑动。

1. 心力衰竭 强心苷治疗心力衰竭历史悠久，其优点是作用较持久，无耐受现象，有神经内分泌样作用；缺点是缺乏正性松弛作用，长期疗效差，不能延长患者生存时间，毒性大，安全范围小。地高辛能改善症状，提高左室射血分数，降低住院率及再入院率，减少心力衰竭恶化所致的病死率，但并不降低总病死率。随着对心力衰竭病理生理认识的不断深入，强心苷的适应证减少，不再作为心力衰竭的首选药。目前主要用于收缩功能障碍为主的心力衰竭患者。

强心苷对不同类型或不同病因的心力衰竭疗效不同：有心房颤动伴心室率快的心力衰竭是强心苷的最佳适应证；对瓣膜病、风湿性心脏病（高度二尖瓣狭窄除外）、高血压、冠状动脉粥样硬化所致的低排血量心力衰竭疗效较好；对贫血、甲亢及维生素 B_1 缺乏所致能量产生障碍的心力衰竭疗效差；对肺源性心脏病、活动性心肌炎因心肌缺氧和能量代谢障碍而产生的心力衰竭疗效差，且易中毒；扩张型心肌病、心肌肥厚、舒张性心力衰竭不宜选用强心苷；对伴有机械阻塞性病变使心脏舒张或血液充盈受限，如重度二尖瓣狭窄及缩窄性心包炎患者无效或有害。

2. 某些心律失常

（1）心房颤动：心房颤动主要危害在于心房过多的冲动下传至心室，引起心室率过快，心室充盈不足，心排血量减少。强心苷通过抑制房室传导，使过多冲动隐匿在房室结中不能下传至心室，减慢心室率，增加心排血量。其治疗目的不在于停止心房颤动而在于防止心室率过快，避免循环障碍。

（2）心房扑动：心房扑动的异位节律相对较规则，冲动相比心房颤动虽少但较强，易传入心室引起室率过快及循环障碍。强心苷通过不均一缩短心房有效不应期，使心房扑动转为心房颤动，然后通过负性变传导作用，减慢心室率。部分患者停用强心苷后可恢复窦性节律，这是因为停用强心苷相当于取消其缩短心房有效不应期的作用，也就是相对延长心房有效不应期，使折返冲动较多地落于不应期而终止折返激动，恢复窦性节律。强心苷是治疗心房扑动最常用的药物。

（3）阵发性室上性心动过速：强心苷可通过负性变传导作用，中断折返，终止心动过速。但预激综合征并发逆向型房室折返性心动过速患者应禁用强心苷。强心苷中毒也会出现阵发性室上性心动过速，用药前应先鉴别发病原因。临床较少使用。

【不良反应】 安全范围小，一般治疗量已接近中毒剂量的 60%，毒性反应发生率高，且个体差异较大，特别是当低血钾、高血钙、低血镁、心肌缺氧、酸碱平衡失调、肾功能不全等因素存在时，毒性反应更易发生。

1. 胃肠道反应 是最常见的早期中毒症状，主要表现为厌食、恶心、呕吐、腹痛和腹泻等。恶心、呕吐是由于强心苷兴奋延髓的化学受体触发带。剧烈呕吐可导致失钾而加重强心苷中毒，应注意补钾或考虑减量、停药。还需注意区别因强心苷用量不足，心力衰竭疾病本身所致的胃肠道症状。

2. 中枢神经系统反应 可见头痛、头晕、疲倦、失眠、谵妄等。此外，可见视觉异常如黄视、绿视、视物模糊等，可能与强心苷分布于视网膜或电解质紊乱有关。视觉异常亦为中毒先兆，是停药的指征之一。

3. 心脏反应 常见室上性或室性心律失常及房室传导障碍，是强心苷最严重的不良反应。因中毒量强心苷重度抑制 Na^+-K^+-ATP 酶，造成细胞内严重失钾而使最大舒张电位负值变小，自律性增高所致，尚可引起延迟后除极而致快速型心律失常。其中以室性期前收缩为多见早见，约占心脏反应的 33%，依次为房室传导阻滞、房室折返性心动过速、房性心动过速兼房室传导阻滞、室性心动过速、窦性停搏等。

【中毒防治】 首先应注意诱发因素，还应警惕中毒先兆症状，及时停药。测定强心苷血药浓度有助于及早发现。地高辛血药浓度为 3 ng/mL，洋地黄毒苷为 45 ng/mL 需高度怀疑中毒，但必须结合临床症状、心电图及电解质综合判断。

对快速型心律失常者可静脉滴注钾盐，轻者口服。因细胞外 K^+ 可阻止强心苷与细胞膜 Na^+-K^+-ATP 酶结合，阻止毒性的发展。但中毒后补钾只能阻止强心苷继续与心肌细胞的结合，不能将与心肌细胞已结合的强心苷置换出来，故防止低血钾比救治补钾更重要。补钾不可过量，同时注意患者的肾功能，防止高血钾的发生。对并发传导阻滞的强心苷中毒不能补钾，否则可致心脏停搏。

严重者需用苯妥英钠，可与强心苷竞争 Na^+-K^+-ATP 酶，使与强心苷结合的 Na^+-K^+-ATP 酶解离下来，恢复酶的活性。也可用利多卡因解救室性心动过速及心室颤动。对危及生命的极严重中毒者，宜用地高辛抗体 Fab 片段作静脉注射，迅速结合并中和地高辛，使后者脱离 Na^+-K^+-ATP 酶而解除毒性，静脉注射 Fab 在 20 min 内见效，80 min 效应最高，Fab 每 80 mg 能拮抗 1 mg 地高辛。

对强心苷中毒引起的心动过缓和房室传导阻滞等缓慢型心律失常，不宜补钾，宜用阿托品等 M 受体阻断药解救，无效时采用心脏起搏。

【禁忌证】 房室传导阻滞、室性心律失常、病态窦房结综合征、预激综合征和主动脉瘤等患者禁用强心苷。

【药物相互作用】 奎尼丁能从组织结合部位将地高辛置换出来，使 90% 患者的地高辛血药浓度提高 1 倍，提高程度与奎尼丁用量相关。其他抗心律失常药胺碘酮、钙通道阻滞药、普罗帕酮使地高辛血药浓度提高 70%，引起缓慢型心律失常。与上述药物合用宜减少地高辛用量。肾上腺素受体激动药可提高心肌自律性，使心肌对强心苷的敏感性增高，导致强心苷中毒。苯妥英钠可增加地高辛的清除而降低血药浓度。

二、非苷类正性肌力药

非苷类正性肌力药包括 β 受体激动药和 PDE 抑制药等。短期内可获得一定的疗效，长期应用不良反应多，可增加心力衰竭患者的病死率，故不宜作常规治疗用药。

（一）儿茶酚胺类

心力衰竭时，交感神经处于激活状态，心脏 β_1 受体下调，对儿茶酚胺类药物及 β_1 受体激动药的敏感性下降，在后期更是心力衰竭恶化的主要因素之一，因此长期应用不利于心力衰竭治疗。主要用于强心苷疗效不佳或有禁忌证者，更适用于伴有心率减慢或传导阻滞患者的短期应用。

1. 多巴酚丁胺（dobutamine） 对心肌 β_1 受体有相对选择性，能明显增强心肌收缩性，降低血管阻力，增加心排血量；降低肺动脉压作用不强，久用易脱敏。不适宜心力衰竭常规治疗。

2. 多巴胺（dopamine） 选择性作用于 D_1、D_2 受体，扩张肾及冠状动脉血管，剂量小于每分钟 2 μg/kg 时能增加肾血流量和肾小球滤过率，促进排钠。较大剂量激动 β 受体，并促使 NA 释放，抑制其摄取。剂量为每分钟 2～10 μg/kg 时能增加外周血管阻力，加强心肌收缩力。大剂量激动 α 受体，收缩血管，增加心脏后负荷，多用于急性心力衰竭，常采用静脉滴注给药。

（二）磷酸二酯酶抑制药

PDE 抑制药通过抑制磷酸二酯酶 3（phosphodiesterase 3，PDE3）而明显增加心肌细胞内 cAMP 含量，后者通过激活 PKA 使钙通道磷酸化，促进 Ca^{2+} 内流而增加胞内 Ca^{2+} 浓度，发挥正性肌力作用。此外，cAMP 扩张动、静脉，特别对静脉与肺血管床扩张较明显，使心脏负荷降低，心肌耗氧量下降。PDE 抑制药是正性肌力扩血管药物（inodilator），代表药有米力农（milrinone，甲氰吡酮）、依诺昔酮（enoximone）和维司力农（vesnarinone）等。主要用于心力衰竭患者短期支持治疗，尤其是对强心苷、利尿药及血管扩张药反应不佳患者。

1. 米力农 是双吡啶类衍生物，选择性抑制 PDE3 活性提高细胞内 cAMP 含量，增加心肌收缩力和扩张血管。仅作短期静脉给药治疗急性心力衰竭。不良反应较同类药物氨力农（amrinone，氨吡酮）少，但仍可引起室上性及室性心律失常、低血压、心绞痛样疼痛及头痛等。而消化道症状、发热及血小板减少均低于氨力农。

2. 维司力农 是口服有效的 PDE3 抑制药，对 PDE3 的抑制作用比米力农和氨力农弱。还能激活钠通道，促进 Na^+ 内流；抑制钾通道，延长动作电位时程，从而增加胞内 Ca^{2+} 含量；还可增加心肌收缩成分对 Ca^{2+} 的敏感性；抑制 TNF-α 和 IFN-γ 等细胞因子的产生和释放。有强效的正性肌力作用和适度的血管扩张作用，可降低心力衰竭患者的病死率。

第六节　其他治疗心力衰竭的药物

一、血管扩张药

【治疗心力衰竭的作用机制】 扩张静脉（容量

血管），减少静脉回心血量，降低前负荷，进而降低肺楔压、左室舒张末压等，缓解肺部充血症状；扩张小动脉（阻力血管），降低外周阻力，降低后负荷，进而改善心功能，增加心排血量和动脉供血，缓解组织缺血症状，并可弥补或抵消因小动脉扩张而可能发生的血压下降和冠状动脉供血不足等不利影响。

【临床应用】 应根据患者血流动力学效应选用血管扩张药，如以前负荷升高为主，肺淤血症状明显者，宜用扩张静脉为主的硝酸酯类；若以后负荷升高为主，心排血量明显减少者，宜用扩张动脉为主的肼屈嗪等；对前后负荷均升高者，则应兼顾用药，选用硝普钠，或联合应用硝酸酯类和肼屈嗪。

所用剂量应参考血压及肺楔压而定，一般以维持血压于 90～100 mmHg/50～60 mmHg、维持肺楔压在 15～18 mmHg 为宜。否则因动脉压过低或左室充盈不足，影响体循环和冠状动脉供血。

血管扩张药可改善短期的血流动力学指标和中期的运动耐力，但不能阻止心力衰竭的进展，且迅速产生耐受性和反射性激活神经内分泌机制等，不能降低病死率；易导致体液潴留，需联合应用利尿药，是心力衰竭的辅助用药。

1. 硝酸酯类（nitrate） 如硝酸甘油（nitroglycerin）、硝酸异山梨酯（isosorbide dinitrate），通过在体内转化成 NO 而生效，对心力衰竭的血流动力学可产生良好效应。主要扩张静脉，降低前负荷，略降后负荷。能使静脉容量增加而降低右房压，明显减轻肺充血及呼吸困难等症状，还选择性扩张心外膜冠状血管，增加冠状动脉流量，促进心室收缩及舒张功能。尤适用于冠心病、肺楔压增高的心力衰竭患者及肺淤血症状明显的患者。

2. 肼屈嗪（hydralazine） 扩张小动脉，降低心脏后负荷，增加每搏量，也较明显增加肾血流量。因能反射性激活交感神经和 RAAS，故长期单独应用疗效难以维持。主要用于肾功能不良或不耐受 ACE 抑制药的心力衰竭患者。

3. 硝普钠（sodium nitroprusside） 扩张小动、静脉，降低心脏前、后负荷，作用快，可快速控制失代偿性心力衰竭。也适用于需迅速降低血压、肺楔压、肺水肿及高血压危象等危急病例。口服无效，仅用静脉滴注给药。

4. 哌唑嗪（prazosin） 选择性 α_1 受体阻断药，能扩张动、静脉，降低前、后负荷，增加心排血量。适用于心排血量低而肺静脉压高，有肺淤血的患者。久用效果差，一般较少用。

5. 奈西立肽（nesiritide） 为重组人 B 型利尿钠肽（human B-type natriuretic peptide，hBNP），除利尿作用外，还能激活血管平滑肌细胞、血管内皮细胞鸟苷酸环化酶，增加细胞内 cGMP 含量，松弛血管平滑肌，降低动、静脉张力；抑制 NA、肾素释放，拮抗醛固酮等作用。用于治疗急性失代偿性心力衰竭，因其 $t_{1/2}$ 只有 18 min，临床上先静脉注射后静脉滴注维持疗效。可剂量依赖性地增高血清肌酐水平，对肾功能有一定的影响。

二、钙增敏药及钙通道阻滞药

（一）钙增敏药

钙增敏药（calcium sensitizer）可作用于收缩蛋白水平，增加肌钙蛋白 C（troponin C，TnC）对 Ca^{2+} 的亲和力；在不增加胞内 Ca^{2+} 的条件下，加强心肌收缩性，可避免细胞内过高 Ca^{2+} 浓度引起的不良后果，也可节约部分供 Ca^{2+} 转运所耗的能量，但有舒张延缓和提高舒张期张力的副作用。大多数钙增敏药还兼有 PDE3 抑制作用，可部分抵消钙增敏药的副作用。代表药物有匹莫苯（pimobendan）、左西孟旦（levosimendan）和噻唑嗪酮（thiadiazinone）。

（二）钙通道阻滞药

钙通道阻滞药（calcium channel blocker，CCB）可缓解钙超载，改善心脏舒张期功能障碍；扩张血管，降低外周阻力，增加冠状动脉流量，但短效钙通道阻滞药如硝苯地平、地尔硫䓬和维拉帕米等因负性变力作用及反射性激活神经内分泌系统，反而可使心力衰竭症状恶化，特别是收缩性心力衰竭、缺血性心脏病患者，可增加病死率，故不适于心力衰竭的治疗。

长效钙通道阻滞药如氨氯地平（amlodipine）、非洛地平（felodipine）对血管的选择性较高，负性变力作用较弱，治疗心力衰竭时很少伴有神经内分泌方面的不良反应，还可降低细胞因子如 IL-6 和 TNF-α 的水平，可用于舒张性心力衰竭、左室功能障碍的非缺血性心力衰竭及伴心绞痛、高血压的心力衰竭患者。

第七节　新型治疗心力衰竭药物

一、钠-葡萄糖偶联转运体 2 抑制药

钠-葡萄糖偶联转运体 2 是分布于肾近端小管 S1 段的膜转运蛋白，负责 90% 的葡萄糖重吸收。钠-葡萄糖偶联转运体 2 抑制药具有降低心血管疾病风险、降低心力衰竭死亡率和再住院率的疗效。代表药有达格列净（dapagliflozin）、恩格列净（empagliflozin）、卡格列净（canagliflozin）等，其中达格列净是首个上市的钠-葡萄糖偶联转运体 2 抑制药，已用于 HFrEF 治疗，目前是治疗慢性心力衰

竭“新四联”药物之一。

【治疗心力衰竭的作用机制】①降低心脏负荷，改善心功能。促进钠和葡萄糖排泄，通过渗透性利尿作用降低心脏前负荷；同时使血压下降，降低心脏后负荷。与利尿药不同的是，钠-葡萄糖偶联转运体2抑制药不激活神经内分泌系统，不会导致反射性兴奋交感神经。②改善心肌细胞代谢。促进ATP产生，减少线粒体损伤，为心肌细胞提供能量；抑制 Na^{+}-H^{+} 交换体（sodium-hydrogen exchanger，NHE）活性，减少心肌细胞损伤，保护心脏。③减少与心力衰竭相关的危险因素，包括改善血管内皮功能、调节交感神经活性、减少心外膜脂肪组织、减少炎症因子产生等。

【临床应用】主要用于心功能分类Ⅱ～Ⅳ级的成人HFrEF、伴或不伴有2型糖尿病患者，可减少心血管事件的死亡率和住院率。

【不良反应】可引起生殖道感染、尿路感染、骨折、低血糖、膀胱癌等，但发生率较低。

二、可溶性鸟苷酸环化酶激动药

NO-sGC-cGMP信号通路具有扩张血管、增加冠状血流、排钠、抗炎、抗心肌肥厚和抗纤维化作用。sGC激动药一方面稳定NO-sGC结合位点，增加sGC对内源性NO的敏感性；另一方面通过NO非依赖性的结合位点直接刺激sGC，使cGMP上调，共同发挥心脏保护作用。

利奥西呱（riociguat）是首个获批上市用于治疗肺动脉高压的sGC激动药，$t_{1/2}$ 短，限制了其在心力衰竭中的应用。维立西呱（vericiguat）是新型的口服sGC激动药，$t_{1/2}$ 显著延长，还具有清除率低、生物利用度高的特点。用于射血分数降低、发生心血管事件风险高的心力衰竭患者，也适用于近期出现恶化或失代偿改变的心力衰竭患者，特别是需静脉给予利尿药或紧急治疗的心力衰竭患者。可有效降低再住院率，且耐受性良好，但不延长患者的生存时间。不良反应有症状性低血压、晕厥和贫血等，可能与其扩血管作用有关，此外，恶心、腹部不适和腹泻等与其松弛平滑肌的作用有关。

三、I_f 通道阻滞药

伊伐布雷定（ivabradine）特异性阻断 I_f 通道，抑制心脏窦房结起步电流，降低窦房结自律性，减慢窦性心律同时延长舒张期，改善冠状动脉血供，且增加每搏量，不影响心排血量和血压。临床推荐用于射血分数≤35%，心率≥70次/分且为窦性节律的稳定型心力衰竭患者，可延缓病情进展、改善预后，降低再住院率和死亡率。与β受体阻断药相比，伊伐布雷定可在减慢心率的同时不影响心肌收缩、舒张或心室复极。

常见的不良反应有心动过缓、心房颤动和光幻视。心动过缓可引起Q-T间期延长、尖端扭转型室性心动过速和其他心律失常；光幻视的产生可能与该药抑制视网膜 I_h 电流有关。其他不良反应有晕厥、低血压、血管性水肿、红斑、皮疹、眩晕、瘙痒和复视等。

四、心肌肌球蛋白激活剂

Omecamtiv mecarbil是第一个选择性小分子心肌肌球蛋白激活剂，可直接靶向作用于心脏的收缩机制，在收缩过程中结合与肌动蛋白相互作用的心肌肌球蛋白头部区域并增加其数量，增加每个心动周期中的肌动蛋白-肌球蛋白活性横桥的数量，从而在不影响心肌细胞胞内钙浓度或心肌耗氧量的情况下，增强HFrEF患者受损的心肌收缩力，增加心肌收缩持续时间、改善心脏功能。

（哈尔滨医科大学　班　涛）

第五篇　作用于血液和内脏系统的药物

第二十七章　作用于血液及造血器官的药物

- Anticoagulants, antiplatelet, thrombolytic, and anti-anemia drugs play crucial roles in various blood disorders and conditions. By targeting different aspects of the blood clotting process, these medications prevent and treat conditions such as thrombosis, stroke, heart attack, and anemia. Each type of drug has a specific mechanism of action that contributes to its effectiveness in improving circulation and overall cardiovascular health.
- Thrombolytic drugs like streptokinase and tissue-type plasminogen activator (t-PA) are essential in breaking up and dissolving blood clots, thereby restoring blood flow in the affected blood vessels. On the other hand, vitamin K and other medications like tranexamic acid and aminomethylbenzoic acid are used in blood coagulation, which is the process by which the body forms clots to stop bleeding.
- Supplements like iron, folic acid, vitamin B_{12}, and medications like erythropoietin are vital in treating anemia by addressing deficiencies that can lead to low red blood cell production or reduced oxygen-carrying capacity in the blood. Each of these drugs plays a specific role in addressing different aspects of blood disorders to improve patient health and outcomes.

第一节　抗 凝 血 药

血液凝固是由血浆和组织中多种凝血因子参与的复杂过程。生理情况下，血液凝固系统与抗凝血系统和纤维蛋白溶解系统保持动态平衡，从而制止出血、防止血管内血栓形成，并保持血管内血流畅通。一旦这种平衡遭到破坏，就会出现血栓栓塞性或出血性疾病。

抗凝血药（anticoagulants）是一类通过影响凝血因子而阻止血液凝固过程的药物，用于预防和治疗血栓栓塞性疾病。

一、凝血酶间接抑制药

肝　　素

肝素（heparin）是一种硫酸化的糖胺聚糖（glycosaminoglycan，GAG）混合物，分子质量为3～15 kDa（平均为 12 kDa）。因与大量硫酸基和羧基共价结合，带有大量负电荷，呈强酸性。药用肝素是从猪小肠和牛肺中提取的生物制剂。

【体内过程】 口服不吸收，肌内注射的吸收速率低，易引起局部出血和刺激症状。通常采用静脉给药，约 80% 能与血浆蛋白结合，分布容积很小（0.05～0.07 L/kg）。不能透过胸膜、腹膜和胎盘，不进入乳汁。主要在肝脏中经肝素酶分解代谢，低剂量肝素被单核吞噬细胞清除和降解，其降解产物或肝素原型（高剂量时）经肾脏排泄。$t_{1/2}$ 因剂量而异，个体差异较大，如静脉注射 100 U/kg、400 U/kg、800 U/kg，其 $t_{1/2}$ 分别为 1 h、2 h、5 h 左右；肺气肿、肺栓塞患者 $t_{1/2}$ 缩短，肝、肾功能严重障碍时 $t_{1/2}$ 明显延长，对肝素的敏感性也提高。

【药理作用及作用机制】 体内和体外均有强大的抗凝作用。静脉注射后抗凝作用立即发生，可使血液中活化部分凝血活酶时间（activated partial thromboplastin time，APTT）轻度延长，对凝血酶原时间（prothrombin time，PT）影响弱，增强抗凝血酶Ⅲ（antithrombin Ⅲ，AT Ⅲ）对抗凝血因子Xa的作用。APTT 与出血倾向有关，抗凝血因子Xa活性则反映其抗血栓能力。

肝素的抗凝机制有以下几方面。

1. 增强 AT Ⅲ活性　AT Ⅲ由肝细胞和血管内皮细胞分泌，和凝血酶Ⅱa 通过精氨酸-丝氨酸肽键结合，形成凝血酶-AT Ⅲ复合物而抑制凝血活性；肝素与 AT Ⅲ赖氨酸残基结合形成可逆性复合物，使 AT Ⅲ构象改变，暴露出精氨酸活性位点，后者与凝血因子丝氨酸活性部位结合，形成肝素-AT Ⅲ-凝血酶Ⅱa复合物，灭活丝氨酸蛋白酶（图5-27-1）。肝素与血浆AT Ⅲ结合，增强AT Ⅲ与凝血因子的亲和力达一千倍以上，加速形成凝血酶-AT Ⅲ复合物，促进凝血酶等因子灭活，产生抗凝作用。生理情况下，血管内皮表面存在肝素和肝素样物质，内皮不断分泌AT Ⅲ，因此，肝素和AT Ⅲ可预防内皮表面血栓形成。

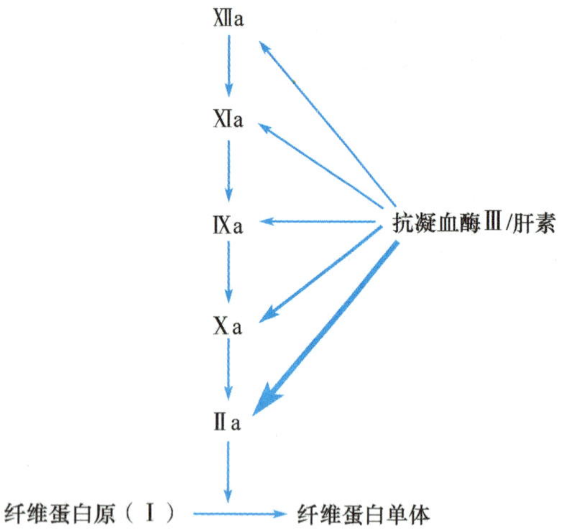

图5-27-1 肝素的抗凝作用机制

2. 其他抗凝作用 高浓度肝素（>5 U/mL）与肝素辅因子Ⅱ（heparin cofactor Ⅱ，HCⅡ）结合，使HCⅡ与凝血酶结合速率提高100倍以上，增强抗凝作用。但肝素与HCⅡ的亲和力比与AT Ⅲ的亲和力小，故仅高浓度肝素才有此作用。肝素还促进血管内皮细胞释放t-PA和组织因子途径抑制物（tissue factor pathway inhibitor，TFPI）。t-PA可激活纤维蛋白溶解系统；TFPI对组织因子途径（即外源性凝血途径）具有特异性抑制作用。肝素促进内皮细胞释放t-PA和TFPI，有抗血栓作用。此外，可使内皮细胞释放脂蛋白脂肪酶，后者水解血中CM和VLDL中的TG，发挥降血脂作用。还能抑制炎症、血管平滑肌细胞增生及血小板聚集。这些作用目前尚无重要临床意义。

【临床应用】 抗凝作用快且强，主要用于治疗以下疾病。

1. 血栓栓塞性疾病 如深部静脉血栓、肺栓塞、脑梗死、心肌梗死等。尤其适用于急性动、静脉血栓形成，肝素是最强的快速抗凝血药，防止血栓形成和扩大。

2. 弥散性血管内凝血（disseminated intravascular coagulation，DIC） 是肝素的主要适应证，应早期应用，防止纤维蛋白原及其他凝血因子耗竭而发生继发性出血。

3. 体外抗凝 如心血管手术、心导管检查、血液透析及体外循环等。

【不良反应】

1. 出血 是最主要的不良反应，表现为各种黏膜出血、关节腔积血和伤口出血等；严重者可引起致命性出血。轻度出血患者停药即可，严重者可静脉缓慢注射硫酸鱼精蛋白（protamine sulfate），每1 mg鱼精蛋白可中和100 U肝素。用药期间应监测APTT值。

2. 血小板减少症 发生率高达5%～6%，多数发生在给药后7～10天，与免疫反应有关。可能因肝素促进血小板因子4（platelet factor 4，PF_4）释放并与之结合，形成肝素-PF_4复合物，后者再与特异抗体形成PF_4-肝素-IgG复合物，引起病理性免疫反应。

3. 其他 妊娠妇女长期使用肝素可引起骨质疏松、自发性骨折，分娩1年后可恢复正常。也可引起皮疹、发热等过敏反应。肝、肾功能不全，出血体质、消化性溃疡、严重高血压患者、孕妇禁用。不能与碱性药物合用。

低分子量肝素

低分子量肝素（low-molecular-weight heparin，LMWH）是指分子质量小于7 kDa的肝素，从普通肝素分离或由普通肝素降解后再分离而得。可选择性抗凝血因子Ⅹa活性，而对凝血酶（Ⅱa）及其他凝血因子作用较弱。肝素抑制凝血酶时须与凝血酶和AT Ⅲ三者结合，形成复合物；而LMWH分子链较短，不能与AT Ⅲ和凝血酶同时结合形成复合物，抑制Ⅹa时只需与AT Ⅲ结合，因此主要对Ⅹa发挥作用（图5-27-2）。

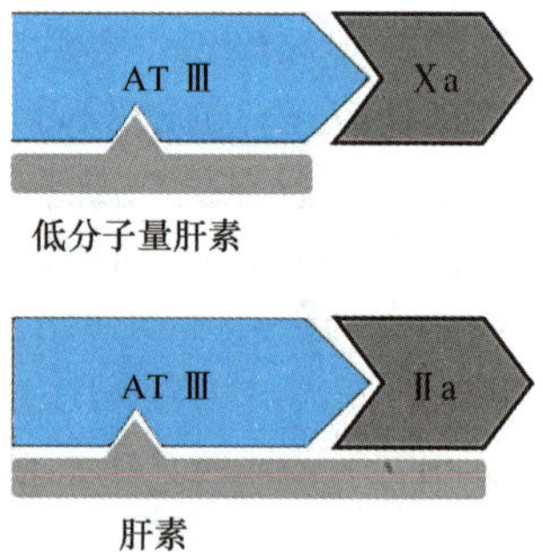

图5-27-2 肝素与低分子量肝素作用方式比较

与普通肝素比较，LMWH具有以下特点。①抗血栓作用较强。按照肝素对AT Ⅲ的亲和力，可将其分为高、低亲和力两类。高亲和力的肝素具有较强的抗凝活性；低亲和力的LMWH抗凝血活性较弱，对抗凝血因子Ⅹa与Ⅱa的活性比值（Ⅹa/Ⅱa）明显增加（为1.5～4.0，而普通肝素为1左右），仅轻度延长APTT，故其抗血栓作用增强，出血危险减少。②生物利用度高，$t_{1/2}$较长，体内不易被清除。③LMWH不易引起血小板释放PF_4，较少引起血小板减少。LMWH逐渐取代普通肝素用于临床。但各制剂选用时，仍应注意出血不良反应。

常用的 LMWH 有依诺肝素（enoxaparin）、替地肝素（tedelparin）、那屈肝素（nadroparin）、瑞维肝素（reviparin）等。

依诺肝素（enoxaparin）是第一个上市的 LMWH，分子质量为 3.5～5 kDa，对抗凝血因子Ⅹa 与Ⅱa 的活性比值在 4 以上，具有强而持久的抗血栓形成作用。皮下注射后吸收完全且迅速；注射后 3 h 出现最高活性，血浆中抗凝血因子Ⅹa 的活性可持续 24 h；不易透过胎盘屏障，部分经肾排泄；$t_{1/2}$ 约 4.4 h。主要用于防治深部静脉血栓、骨科手术（如膝、髋关节置换术）后静脉血栓形成，防止血液透析时体外循环中的凝血发生。常规给药途径为皮下注射。与普通肝素比较，本药抗凝剂量较易掌握，毒性小，作用持续时间较长。较少出现出血，如误入静脉或大剂量皮下注射则会发生严重出血，用鱼精蛋白 1 mg 可中和本药 1 mg 的抗凝血因子Ⅱa 的活性以及部分（最多 60%）抗凝血因子Ⅹa 的活性。偶见血小板减少。严重出血、对本药过敏患者及严重肝、肾功能障碍患者禁用。

其他 LMWH 的药理作用、临床应用及不良反应与依诺肝素相似。但由于其来源和制作方法不同，分子量和硫酸化程度也不同，其药动学有一定差异，临床应用剂量也有一定区别。

二、凝血酶直接抑制药

本类药物为水蛭有效成分水蛭素（hirudin）及其类似物，直接作用于凝血酶而抑制其活性，水蛭素可结合于凝血酶的催化位点和底物识别位点，为双位点结合药物；也有仅与催化位点结合，进而抑制凝血酶活性，如阿加曲班。

来匹芦定

来匹芦定（lepirudin）是经基因重组技术制成的水蛭素，分子质量 7 kDa。

【体内过程】 口服不吸收，静脉注射可吸收。皮下注射 8 h 后血药浓度较高。不易透过血脑屏障。90%～95% 以原型经肾排出，$t_{1/2}$ 约 1 h。

【药理作用】 对凝血酶具有高度亲和力，与凝血酶的催化位点和底物识别位点相结合，抑制其裂解纤维蛋白原、激活血小板等作用。与肝素比较，有以下特点：①抗凝作用不需要 AT Ⅲ存在，但作用远比肝素弱，较少引起出血；②仅抑制凝血酶介导的血小板聚集，不影响血小板数量和功能；③对与纤维蛋白（或凝块）结合的凝血酶也有抑制作用，抗血栓作用强而持久，对溶栓治疗后血管再栓塞有预防作用。

【临床应用】 用于防治经皮腔内冠状动脉成形术后再狭窄、不稳定型心绞痛、急性心肌梗死后溶栓的辅助治疗、DIC 及血液透析中血栓形成，也可用于 AT Ⅲ缺乏症和肝素引发的血小板减少症患者的抗凝治疗。

【不良反应】 耐受性较好，大剂量可引起出血，建议用药时每天监测 APTT。

比伐芦定（bivalirudin）是人工合成的 20 肽水蛭素类似物，经静脉给药，$t_{1/2}$ 约 25 min，能与凝血酶催化位点结合而抑制其活性，作为肝素的替代品用于经皮腔内冠状动脉成形术。

阿加曲班（argatroban）是小分子凝血酶抑制药，为精氨酸衍生物，$t_{1/2}$ 为 40～50 min，可与凝血酶催化位点结合而抑制其活性。与阿司匹林合用使 APTT 延长，但不延长出血时间。不良反应少，安全范围窄，过量无特异性拮抗药，使用时需监测 APTT，使其保持在 55～85 s。

三、凝血因子Ⅹa 抑制药

本类药物通过抑制凝血因子Ⅹa 中断凝血瀑布的内源性和外源性途径，抑制凝血酶的产生和血栓的形成，包括利伐沙班（rivaroxaban）、阿哌沙班（apixaban）、艾多沙班（edoxaban）等。

利伐沙班是一种高选择性、剂量依赖性直接抑制凝血因子Ⅹa 的口服药物，不影响已生成的凝血酶活性。临床上用于预防血栓性疾病，用于预防择期关节置换手术患者的静脉血栓形成，可降低深静脉血栓形成和肺栓塞的风险，可降低非瓣膜性心房颤动患者卒中和全身性栓塞的风险。常见的不良反应包括出血、胃肠道反应、过敏和恶心等。有临床明显活动性出血的患者、伴有凝血异常和临床相关出血风险的肝病患者、妊娠期、哺乳期、胃肠道溃疡患者及患有血管畸形等疾病者禁用。

四、香豆素类抗凝血药

香豆素（coumarin）类药物是维生素 K 拮抗药，常用华法林（warfarin）、双香豆素（dicoumarol）、醋硝香豆素（acenocoumarol）等，均含有 4-羟基香豆素的基本结构，药理作用及临床应用相似（图 5-27-3）。

华 法 林

【体内过程】 口服吸收完全，生物利用度约为 100%。0.5～4 h 血药浓度达峰值，97% 与血浆蛋白结合，能通过胎盘屏障。华法林（消旋混合物）的 *R*-和 *S*-同分异构体均主要经肝脏代谢，可经胆汁排入肠道再吸收，最终从尿中排出。消除较慢，$t_{1/2}$ 为 42～54 h。

【药理作用及作用机制】 无体外抗凝作用，体内抗凝作用缓慢而持久。抗凝作用机制主要是竞争性抑制维生素 K 依赖的凝血因子Ⅱ、Ⅶ、Ⅸ、Ⅹ的功能活性。这些凝血因子前体由无活性型向活性型转变过程中，需要前体中第 10 个谷氨酸残基经羧基化变为γ-羧基谷氨酸。γ-羧基谷氨酸具有很强的螯合 Ca^{2+} 能力，使这些凝血因子转为活性型。γ-羧化酶催化该反应，维生素K是该酶的辅酶。在羧化反应中，在 Ca^{2+}、CO_2、O_2 参与下，氢醌型维生素K氧化为环氧化型维生素K；在维生素K环氧化物还原酶作用下，环氧化型维生素K被还原为氢醌型，继续参与羧化反应。华法林抑制肝脏维生素K环氧化物还原酶，阻断维生素K环氧化型向氢醌型转化，从而阻碍维生素K的再循环利用，抑制凝血因子Ⅱ、Ⅶ、Ⅸ、Ⅹ的功能活性，产生抗凝作用，作用缓慢而持久。

【临床应用】 主要用于防止血栓形成和扩大，临床用于防治血栓栓塞性疾病。①心房颤动和心脏瓣膜病所致血栓栓塞，华法林为常规用药；心脏瓣膜修复术患者需长期服用华法林。②髋关节手术患者，可降低静脉血栓形成的发病率。③预防复发性血栓栓塞性疾病，如肺栓塞、深静脉血栓形成等，用肝素或溶血栓药后，常规用华法林维持3～6个月。

【不良反应】 主要是出血，如血肿、关节出血、胃肠道出血等。服药期间应密切监测凝血酶原时间。如出血严重，应立即停药，给予维生素K 10 mg静脉注射，一般在给药24 h后，凝血酶原时间可恢复正常。罕见华法林诱导的皮肤坏死，通常发生在用药2～7天内。也可引起胆汁淤积性肝损伤，停药后可消失。有致畸作用，孕妇禁用。

【药物相互作用】 许多药物可增强或减弱香豆素类药物的作用：①食物中维生素K缺乏或应用广谱抗生素抑制肠道细菌，致使体内维生素K含量减少，可增强本类药物的作用；②阿司匹林等抗血小板药，可与本类药物产生协同作用；③水合氯醛、羟基保泰松、甲苯磺丁脲、奎尼丁等可因血浆蛋白置换，使游离的香豆素类浓度增高，作用增强；④水杨酸盐、丙米嗪、甲硝唑、西咪替丁等因抑制肝药酶，可降低本类药物代谢，使其作用增强；⑤苯妥英、苯巴比妥等可诱导肝药酶，减弱本类药物的作用；⑥口服避孕药、肾上腺皮质激素因增加凝血作用，可使本类药物作用减弱。

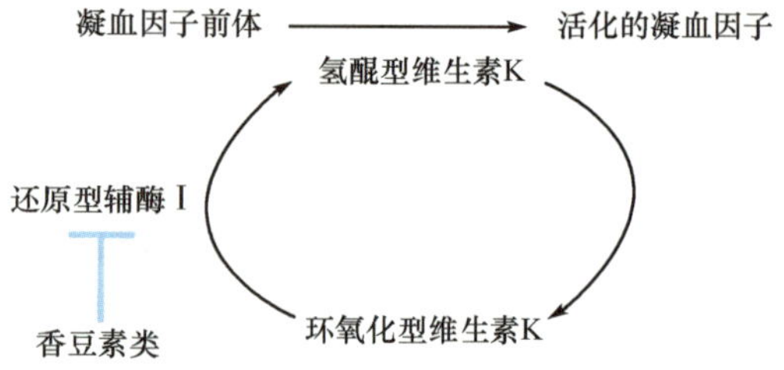

图5-27-3 香豆素类药物作用机制

第二节 抗血小板药

血小板在血管壁损伤时激活，通过黏附、聚集、释放活性物质等功能变化，在生理性止血过程中发挥重要作用（图5-27-4），在血栓栓塞性疾病，特别是在进行期动脉血栓栓塞中也具有重要作用。抗血小板药（antiplatelet drug）是指对血小板功能有抑制作用的各种药物，抑制血小板激活，用于预防和治疗多种血栓栓塞性疾病。

一、抑制血小板代谢酶的药物

（一）环氧合酶抑制药

阿 司 匹 林

【药理作用】 阿司匹林（aspirin）是AA代谢

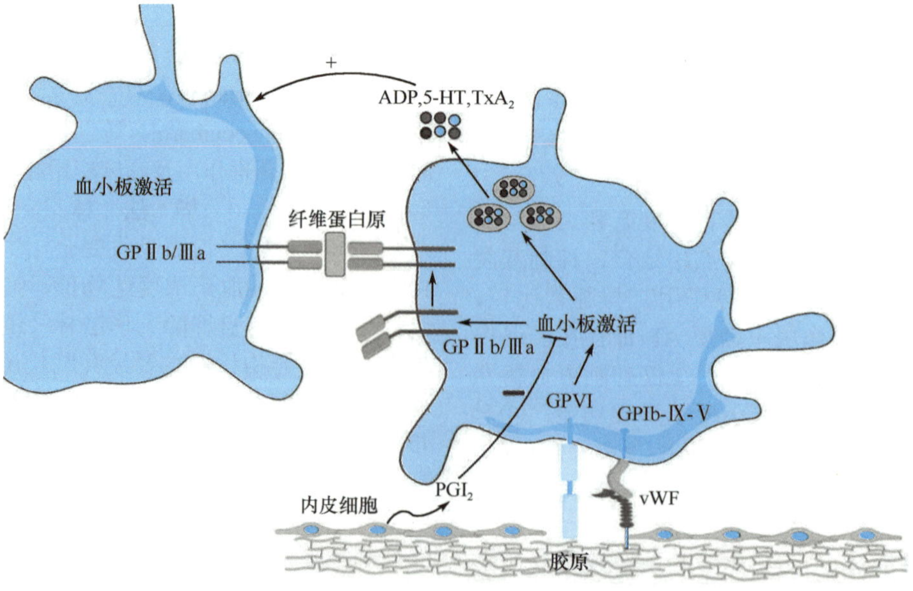

图5-27-4 血管损伤与血小板聚集

vWF：血管性血友病因子；GPⅡb/Ⅲa、GPVI和GPIb-Ⅸ-Ⅴ：血小板糖蛋白中 COX 的抑制药。小剂量阿司匹林可使血小板中 COX-1 活性中心丝氨酸残基乙酰化而灭活，不可逆地抑制 TxA_2 生成（图 5-27-5），而对 PGI_2 合成的影响较小。单次服用可抑制血小板中 TxA_2 合成约 90%。由于血小板为无核细胞，不能再生成环氧合酶，需待 7 天后新生的血小板进入外周血，才能恢复该酶活性。

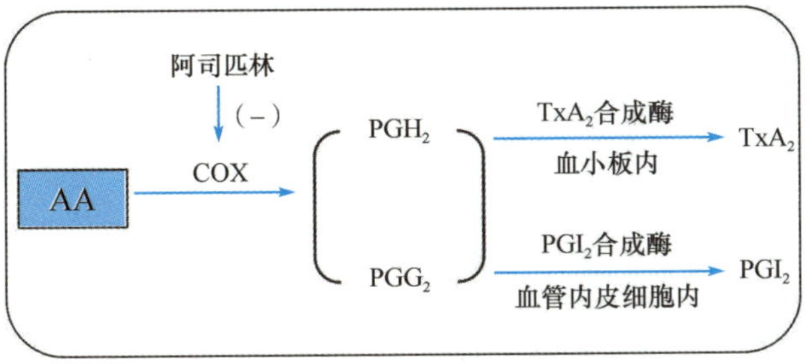

图 5-27-5 阿司匹林抗血小板机制

【临床应用】

1. 预防血栓栓塞性疾病，如心肌梗死、脑梗死、深静脉血栓形成和肺梗死等，可减少这些疾病的发生率。应用阿司匹林的预防剂量国内推荐每天 75～100 mg。

2. 辅助抗血栓治疗：血栓中含有大量与纤维蛋白结合的凝血酶，可引起血小板活化和新的血栓形成，血液呈现高凝状态，而各种溶血栓药物的 $t_{1/2}$ 短暂。因此，在血管栓塞性疾病（心肌梗死和脑梗死等）的早期，需以阿司匹林等抗血小板药作为抗血栓辅助治疗。需要强调的是，小剂量阿司匹林可选择性抑制血小板 TxA_2 合成，但大剂量则可抑制 PGI_2，反而对血栓治疗不利。

【不良反应】 小剂量长期应用的主要不良反应是胃肠道出血。

（二）血栓素A_2合成酶抑制药

利多格雷（ridogrel）为强大的 TxA_2 合成酶抑制药，兼有中度 TxA_2 受体阻断作用。因其抑制 TxA_2 合成酶，使血管内前列腺素环氧化产物增多，进而提高 PGI_2 水平，抑制血小板聚集，这可能比清除 TxA_2 更为重要。用于防治急性心肌梗死、心绞痛及缺血性脑卒中，对预防新的缺血性病变更为有效。不良反应较轻，有轻度胃肠道反应。未发现出血性脑卒中并发症。

（三）磷酸二酯酶抑制药

双嘧达莫（dipyridamole）口服吸收缓慢，1～3 h 血药浓度达峰值，生物利用度为 27%～59%，$t_{1/2}$ 为 10～12 h。主要抑制血小板聚集，发挥抗血栓作用，可能机制：①抑制 PDE 活性，增加血小板内 cAMP 浓度，进而抑制血小板聚集；②增强内源性 PGI_2 活性；③抑制腺苷再摄取，激活腺苷酸环化酶，增加血小板中 cAMP 浓度。本品单用作用很弱，可与阿司匹林合用预防缺血性脑卒中，与华法林合用预防人工心脏瓣膜置换术后血栓栓塞。不良反应有胃肠道刺激，血管扩张引起血压下降、头痛、眩晕、潮红、晕厥等。

西洛他唑（cilostazol）是 PDE3 抑制药，增加细胞内 cAMP 浓度，抑制血小板聚集，促进血管扩张，可用于治疗外周血管阻塞性疾病，主要用于治疗间歇性跛行，明显增加患者无痛性行走距离，提高生活质量。不良反应有头痛、心动过速、心悸、软便、腹泻等。

二、特异性抑制 ADP 受体 $P2Y_{12}$ 的药物

噻氯匹定（ticlopidine）口服吸收迅速，$t_{1/2}$ 为 8～12 h，需在肝脏转化为活性代谢物而起效，连续服药 3～5 天见效，停药后药效可持续 10 天。是不可逆的 ADP 受体 $P2Y_{12}$ 阻断药，选择性、特异性干扰 ADP 介导的血小板活化，不可逆地抑制血小板聚集和黏附。作用机制：①抑制 ADP 诱导血小板 GPⅡb/Ⅲa 受体上纤维蛋白原结合位点的暴露，阻止 GPⅡb/Ⅲa 与纤维蛋白原结合，抑制血小板聚集；②抑制 ADP 诱导的 α 颗粒分泌黏附蛋白（纤维蛋白原、P-选择素等），抑制血管壁损伤的黏附反应；③拮抗 ADP 对血小板中腺苷酸环化酶的抑制作用，提高 cAMP 水平。

本品主要用于预防脑卒中、心肌梗死、外周动脉血栓性疾病的复发。不良反应常见有恶心、腹泻、轻度出血、皮疹等，严重不良反应是中性粒细胞减少，甚至全血细胞减少。因此，用药 3 个月内需定期检查血常规。

氯吡格雷（clopidogrel）与噻氯匹定是同一类药物，作用、用途均相似。其主要优点在于不良反应较轻，对骨髓无明显毒性，不引起白细胞减少。

新型 $P2Y_{12}$ 受体抑制药普拉格雷（prasugrel）、替格瑞洛（ticagrelor）和坎格瑞洛（cangrelor），与 $P2Y_{12}$ 受体可逆性结合，抗血小板作用强于氯吡格雷，但仍有出血风险。

三、血小板糖蛋白Ⅱb/Ⅲa 受体阻断药

阿昔单抗

血小板膜表面的糖蛋白Ⅱb/Ⅲa 受体（GPⅡb/Ⅲa receptor）是一种黏附分子，即整合素 $\alpha_{Ⅱb}\beta_3$，其配体包括纤维蛋白原、血管性血友病因子（von Willebrand factor，vWF）等大分子。血小板间通过 GPⅡb/Ⅲa 受体与大分子配体结合，从而相互聚集。因此，抑制 GPⅡb/Ⅲa 结合活性可阻止血小板激活和聚集（图 5-27-6）。

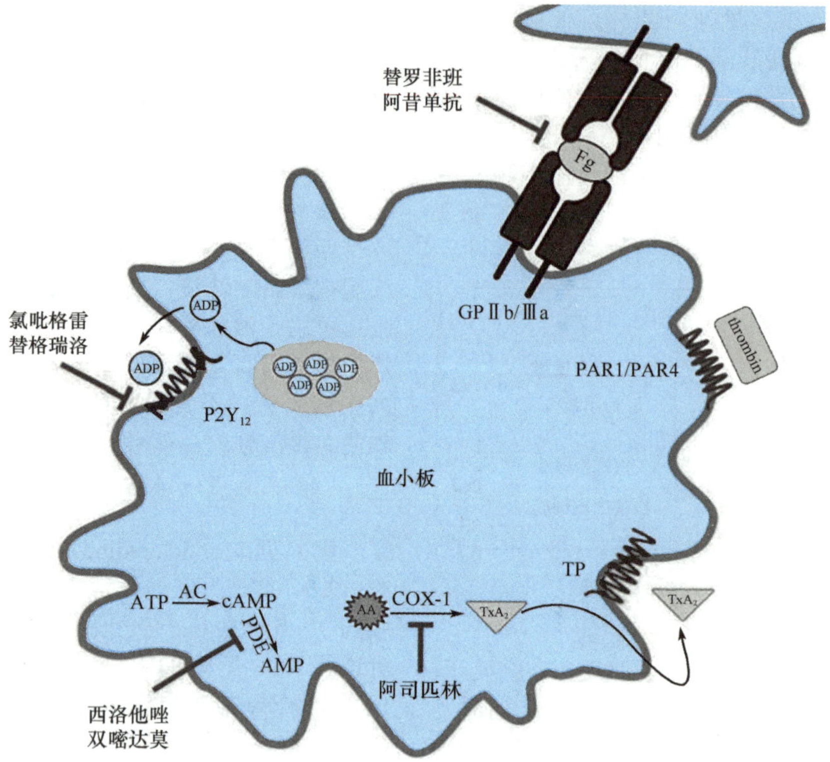

图 5-27-6 常用抗血小板药的作用机制

阿昔单抗（abciximab）是血小板 GPⅡb/Ⅲa 受体的人/鼠嵌合单克隆抗体，可特异性阻断纤维蛋白原与 GPⅡb/Ⅲa 受体结合，产生抗血小板聚集作用。临床试用于不稳定型心绞痛，降低心肌梗死发生率。有出血危险，应严格掌握剂量。后续又开发出一些小分子类新型血小板 GPⅡb/Ⅲa 受体阻断药，包括环七肽的依替巴肽（eptifibatide），以及非肽类的替罗非班（tirofiban）。

第三节 溶纤维蛋白溶解药

当生理性止血或病理因素引起血管内形成血凝块时，需要血液循环中纤维蛋白溶解系统使之溶解，以防止血栓形成，保证血流畅通。该系统的核心成分包括纤溶酶原（plasminogen）、纤溶酶（plasmin）、t-PA 和 PAI。当某些病理因素导致体内血栓形成时，需给予外源性溶纤维蛋白药（fibrinolytic），在内源性或外源性纤溶酶原激活物参与下，使纤溶酶原转为纤溶酶，以溶解血栓。这类药物又称为溶血栓药。

链 激 酶

链激酶（streptokinase，SK）为第一代天然溶血栓药，是从乙型溶血性链球菌培养液中提取的一种非酶性单链蛋白，分子质量为 47 kDa，现使用重组的链激酶（recombinant SK，rSK），可被蛋白水解酶降解，血浆 $t_{1/2}$ 为 23 min。链激酶进入血液后，迅速与纤溶酶原形成链激酶-纤溶酶原复合物，使其中的纤溶酶原构象发生变化，转为链激酶-纤溶酶复合物，后者使结合于或游离于纤维蛋白表面的纤溶酶原转变为纤溶酶，使血栓溶解。因此，链激酶的活性不需要纤维蛋白存在，链激酶-纤溶酶原复合物也不受血液中 α_2-抗纤溶酶（α_2-antiplasmin，α_2-AP）的影响。

本品主要用于血栓栓塞性疾病，如急性心肌梗死、静脉血栓形成、肺栓塞、动脉血栓栓塞、透析通道栓塞、人工瓣膜栓塞等。血栓形成 6 h 内用药，疗效最佳。易引起出血，严重者可注射氨甲环酸或氨甲苯酸，更严重者可补充纤维蛋白原或全血。有抗原性，可引起过敏反应。

尿 激 酶

尿激酶（urokinase，UK）由人尿或肾细胞组织培养液提取的第一代天然溶血栓药，$t_{1/2}$ 约 16 min。尿激酶为体内纤维蛋白溶解系统的成员，可直接激活纤溶酶原转化为纤溶酶，进而裂解凝血块表面的纤维蛋白，也可裂解血液中游离的纤维蛋白原，对纤维蛋白无选择性。进入血液中的 UK 可被循环中 PAI 中和，但连续用药后，PAI 耗竭，产生的纤溶酶可被血液中 α_2-AP 灭活，故小剂量效果不佳，需使用大剂量 UK 使 PAI 和 α_2-AP 耗竭，才能发挥溶栓作用。主要用于心肌梗死和其他血栓栓塞性疾病。出血是其主要不良反应，但较链激酶轻；过敏反应少见。

阿 尼 普 酶

阿尼普酶（anistreplase）又称茴香酰化纤溶酶

原/链激酶激活剂复合物（anisoylated plasminogen streptokinase activator complex，APSAC），分子质量131 kDa，是第二代溶血栓药。$t_{1/2}$ 为 90～105 min。是链激酶和赖氨酸纤溶酶原以 1∶1 分子比例形成的复合物，赖氨酸纤溶酶原的活性中心被茴香酰基所封闭。APSAC 进入血液后，弥散到血栓中纤维蛋白的表面，通过复合物的赖氨酸纤溶酶原活性中心与纤维蛋白结合，去茴香酰化，活性部位重新开放，激活血栓上纤维蛋白表面的纤溶酶原转化为纤溶酶，溶解血栓。在血液中不被 α_2-AP 灭活，单次静脉注射给药。由于赖氨酸纤溶酶原复合物较易进入血液凝块与纤维蛋白结合，很少引起全身性纤维蛋白溶解活性增强，故出血少。临床应用同尿激酶，可致过敏反应，出血性脑卒中的发生率不比链激酶低。

组织型纤溶酶原激活物

t-PA 又称阿替普酶（alteplase），为第二代溶血栓药。t-PA 是内皮细胞分泌的纤维蛋白溶解物质，现为基因工程重组产品，分子质量 70 kDa。t-PA 与纤维蛋白具有特异亲和力，是选择性纤维蛋白溶解药。t-PA 与纤维蛋白结合后，激活血凝块中纤维蛋白表面的纤溶酶原转化为纤溶酶，溶解血栓。对血液中纤溶酶原的降解作用较弱，因此，低纤维蛋白原状态和出血的危险性相对较低。此外，t-PA 是人体正常成分，不引起过敏反应。溶栓速度较快，主要用于发病 6 h 内的急性心肌梗死，可使 70% 以上闭塞的冠状动脉重新开放；或发作后 3 h 的缺血性脑卒中，越早用药效果越好。

其 他 药 物

瑞替普酶（reteplase）为第三代溶血栓药，通过基因重组技术改良天然溶血栓药的结构，具有以下优点：①溶栓疗效好，血栓溶解快，防止血栓再形成，提高血流量。②起效快，耐受性较好，给药方法简便，不需要按体重调整。用于急性心肌梗死患者。常见不良反应为出血、血小板减少症，有出血倾向患者慎用。

第三代溶血栓药还有西替普酶（silteplase）和那替普酶（nateplase），其药理作用、临床应用和不良反应均同 t-PA。

葡激酶（staphylokinase）现为基因工程制品，作用与链激酶相似。先与纤溶酶原形成复合物，后者裂解纤溶酶原为纤溶酶，对纤维蛋白的溶解作用和对富含血小板血栓的溶栓作用均较链激酶强。用于治疗急性心肌梗死等血栓性疾病，不良反应与链激酶相似。

第四节 促 凝 血 药

维生素 K

维生素 K（vitamin K）的基本结构为甲萘醌。维生素 K_1 存在于绿色植物中，现为人工合成；维生素 K_2 是人体肠道细菌的代谢产物，K_1、K_2 均为脂溶性，其吸收需要胆汁参与。K_3、K_4 均为人工合成，水溶性，可以直接吸收。

【药理作用】 维生素 K 是 γ-羧化酶的辅酶，参与凝血因子Ⅱ、Ⅶ、Ⅸ、Ⅹ的活化。肝脏合成的上述凝血因子，由无活性型向活性型转变，需要这些因子前体的第 10 个谷氨酸残基，在 γ-羧化酶参与下羧化成 γ-羧基谷氨酸，与 Ca^{2+} 螯合，转为活性型，产生凝血作用。γ-羧化酶的活化需要还原的氢醌型维生素 K 氧化为环氧化型维生素 K，以及环氧化型维生素 K 再还原成氢醌型维生素 K，才能完成上述羧化反应（详见华法林）。当维生素 K 缺乏时，肝脏仅合成无活性的凝血因子前体蛋白，导致凝血功能障碍，引起出血。

【临床应用】 用于维生素 K 缺乏引起的出血。①继发于吸收或利用障碍所致的低凝血酶原血症，如阻塞性黄疸、胆瘘、慢性腹泻、胃肠广泛手术后的患者。②长期口服广谱抗生素（肠道细菌合成维生素 K 减少）、新生儿出血（肠道缺乏合成维生素 K 的细菌）。③口服过量华法林等香豆素类抗凝药、水杨酸等所致出血。维生素 K_1 为注射制剂，维生素 K_4 为口服制剂，作用缓慢，数日后发挥疗效。

【不良反应】 毒性较低，但维生素 K_1 静脉注射过快可出现面部潮红、出汗、胸闷、支气管痉挛、血压剧降。一般以肌内注射为宜，或控制静脉注射速度。维生素 K_1 和 K_4 可引起胃肠道反应，发生恶心、呕吐等，较大剂量对新生儿、早产儿或缺乏葡萄糖-6-磷酸脱氢酶的患者，可致溶血和高铁血红蛋白血症。

凝血因子制剂

人凝血酶原复合物（prothrombin complex concentrate）是由健康人新鲜血浆分离而得，含有凝血因子Ⅱ、Ⅶ、Ⅸ、Ⅹ及少量其他血浆蛋白的混合制剂。主要用于血友病 B（先天性凝血因子Ⅸ缺乏）、严重肝脏疾病、香豆素类抗凝血药过量以及维生素 K 依赖性凝血因子Ⅱ、Ⅶ、Ⅸ、Ⅹ缺乏所致的出血。不良反应有发热、畏寒等过敏反应，可产生血栓，还有传播乙型肝炎及其他血源性疾病的可能。

重组人凝血因子Ⅷ（recombinant coagulation factor Ⅷ）含凝血因子Ⅷ及少量纤维蛋白原。是血友病 A（先天性凝血因子Ⅷ缺乏）患者出血的首要治疗措施，可用于血友病 A、抗凝血因子Ⅷ抗体所致严重出血。可引起头痛、发热、荨麻疹等症状。

氨甲环酸及氨甲苯酸

氨甲环酸（tranexamic acid）及氨甲苯酸（aminomethylbenzoic acid）为抗纤维蛋白溶解药。两药化学结构类似赖氨酸，小剂量竞争性阻断纤溶酶原与纤维蛋白结合，抑制纤溶酶原激活，从而抑制纤维蛋白溶解；大剂量还能直接抑制纤溶酶活性，从而抑制纤维蛋白溶解，促进凝血。

本药用于纤维蛋白溶解系统亢进引起的各种出血，如前列腺、尿道、肺、肝、胰、脑、子宫、肾上腺、甲状腺等富含纤溶酶原激活物的器官在外伤或手术后的出血。对一般慢性渗血效果较好。氨甲环酸疗效佳，其抗纤维蛋白溶解活性为氨甲苯酸的7～10倍。常见不良反应为胃肠道反应；过量可引起血栓或诱发心肌梗死；合用避孕药或雌激素的妇女更易出现血栓形成倾向。肾功能不全患者慎用。

第五节 抗贫血药及造血生长因子

一、抗贫血药

铁 制 剂

常用铁剂有硫酸亚铁（ferrous sulfate）、枸橼酸铁铵（ferric ammonium citrate）、富马酸亚铁（ferrous fumarate）、右旋糖酐铁（iron dextran）和山梨醇铁（iron sorbitex）。硫酸亚铁为Fe^{2+}，吸收良好，价格低，最为常用。枸橼酸铁铵为Fe^{3+}，吸收差，但可制成糖浆，供儿童应用。富马酸亚铁为Fe^{2+}，含铁量较高，起效快，不良反应少见。山梨醇铁为注射用铁剂，比右旋糖酐铁吸收快，但不良反应较多见。

【体内过程】

（1）吸收：无机铁以Fe^{2+}形式在十二指肠和空肠上段吸收。胃酸缺乏、抗酸药、高钙、高磷酸盐食品、植物成分如茶叶中鞣质，以及四环素类均可妨碍铁的吸收。

（2）转运、分布、储存：进入肠黏膜细胞中的Fe^{2+}，部分转为Fe^{3+}，与脱铁铁蛋白结合为铁蛋白，滞留在细胞内。另一部分Fe^{2+}进入血浆，立刻被氧化为Fe^{3+}，并与转铁蛋白结合，再运送到肝、脾、骨髓。进入骨髓的Fe^{3+}与幼红细胞膜表面的转铁蛋白受体结合，然后Fe^{3+}从该复合物释放到细胞内，还原为Fe^{2+}，再与线粒体上的原卟啉、球蛋白结合形成血红蛋白，促进红细胞发育成熟。

（3）排泄：肠道、皮肤等含铁细胞脱落是铁的主要排泄途径，少量经尿液、胆汁、汗液、毛发和指甲中排出。

【药理作用】 铁是人体必需的元素，是构成血红蛋白、肌红蛋白、组织酶系（如过氧化酶、细胞色素c等）所必需。人体铁的来源包括食物中的外源性铁，每天摄取10～15 mg即可；红细胞破坏后释放的内源性铁，每天约25 mg，可重新用于血红蛋白的合成。因此，每天从普通饮食中补充铁，完全能满足需要。但如果铁的摄入量不足，或胃肠道吸收障碍，或慢性失血造成机体铁缺乏时，可出现小细胞低色素性贫血。

【临床应用】 治疗缺铁性贫血，如慢性失血性贫血（月经过多、痔出血、钩虫病失血等）、营养不良、妊娠、儿童生长发育期的缺铁性贫血。铁剂治疗4～5天后，症状逐渐改善，7～12天网织红细胞数达高峰，4～10周血红蛋白恢复正常。

【不良反应】 口服铁剂可致胃肠道刺激症状，如恶心、呕吐、上腹痛、腹泻等，饭后服或小剂量开始递增服用可减轻反应。铁与肠腔中硫化氢结合，减少后者对肠壁刺激，可引起便秘、黑便，但无腹痛、腹胀、恶心、乏力等与上消化道出血相关的症状。长期大剂量服用可致慢性铁中毒（血色病）。儿童误服1 g以上铁剂，可引起急性中毒，表现为头痛、头晕、恶心、呕吐、腹泻、惊厥，甚至死亡。中毒早期可用1%～2%碳酸氢钠洗胃，特殊解毒剂去铁胺（deferoxamine）灌胃，以结合残留铁剂。

叶 酸 类

叶酸（folic acid）由蝶啶核、对氨苯甲酸、谷氨酸三部分组成。动物细胞内不能合成对氨苯甲酸，也不能将谷氨酸和蝶酸相连，人体所需的叶酸直接从食物中摄取。叶酸性质不稳定，易被光和热破坏。正常人每日需要叶酸量50～100 μg，一般食物中的含量已能充分补足机体需要。

【体内过程】 口服后在空肠通过主动转运吸收，少部分经还原及甲基化转变为甲基四氢叶酸，大部分以原型进入血液，分布到各组织。通过细胞膜叶酸受体，进入细胞内，并以N^5-甲基四氢叶酸形式存于肝内。叶酸及其代谢产物主要经肾排泄，少部分由胆汁经粪便排泄，部分经重吸收形成肝肠循环。

【药理作用】 叶酸在血浆中的形式是*N*-甲基四氢叶酸，须在维生素B_{12}的作用下，去甲基形成四氢叶酸（tetrahydrofolate，THF）才能发挥作用。四氢叶酸在丝氨酸转羟甲基酶的作用下，形成*N*-甲烯四氢叶酸，进而促进脱氧尿苷酸（dUMP）形成脱氧胸苷酸（dTMP）。dTMP是参与DNA合成的重要成分。一旦叶酸缺乏，DNA合成受阻，骨髓幼红细胞内DNA合成减少，细胞分裂速度减慢，由于对RNA和蛋白质合成影响小，故可出现骨髓幼红细胞体积变大、胞质丰富、细胞核中染色质松散为特征的高色素、巨幼红细胞贫血。

【临床应用】 用于各种巨幼红细胞贫血，特别是妊娠期、婴儿营养性巨幼红细胞贫血，叶酸应和维生素B_{12}合用。由二氢叶酸还原酶抑制药，如甲氨蝶呤、乙胺嘧啶、甲氧苄啶等所致的巨幼红细胞贫血，必须用四氢叶酸制剂如亚叶酸钙治疗。对维生素B_{12}缺乏所致恶性贫血，大剂量叶酸可纠正血象，但不能改善神经症状，且由于叶酸治疗增加维生素B_{12}的需要量，可加剧维生素B_{12}缺乏，禁止单用叶酸治疗恶性贫血。

维生素 B_{12}

维生素 B_{12}（vitamin B_{12}）又称钴胺素，在体内因结合基团不同，有多种存在形式，如氰钴胺素、羟钴胺素、甲钴胺素和5′-脱氧腺苷钴胺素，后两者是维生素 B_{12} 的活化型，也是血液中存在的主要形式。成人每日需维生素 B_{12} 1～2 μg。

【药理作用】 维生素 B_{12} 是细胞分裂和维持神经组织髓鞘完整所必需，主要参与以下两种代谢过程。①维生素 B_{12} 的甲钴胺素是催化同型半胱氨酸甲基化生成蛋氨酸这一反应的蛋氨酸合成酶（或称甲基转移酶）的辅基，参与甲基转移。维生素 B_{12} 缺乏时，N^5-甲基四氢叶酸上的甲基不能转移，导致蛋氨酸生成受阻，同时也影响四氢叶酸的再循环，影响嘌呤、嘧啶的合成，最终导致核酸合成障碍，产生巨幼红细胞贫血，并伴有神经系统症状，即恶性贫血。② 5′-脱氧腺苷钴胺素是 *L*-甲基丙二酰 CoA 变位酶的辅酶，催化 *L*-甲基丙二酰 CoA 转化为琥珀酰 4-磷酸泛酰基二酰 CoA。当维生素 B_{12} 缺乏时，*L*-甲基丙二酰 CoA 大量堆积，后者结构与脂肪酸合成的中间产物丙二酰 CoA 相似，因此，影响脂肪酸正常合成及髓鞘更新转换，髓鞘退化，发生进行性脱髓鞘。

【体内过程】 口服维生素 B_{12} 必须与胃黏膜分泌的糖蛋白（内因子）结合，进入回肠吸收，在通过小肠黏膜时，维生素 B_{12} 与糖蛋白解离，再与钴胺传递蛋白Ⅱ（transcobalamin Ⅱ，TC Ⅱ）结合，存在于血液中，维生素 B_{12}-TC Ⅱ复合物与细胞表面受体结合进入细胞内，或进入线粒体内。进入肝脏的维生素 B_{12} 与 TC Ⅰ结合，储存于肝内。维生素 B_{12} 大部分经胆汁随粪便排出，少量从泪液、唾液、乳汁排泄。注射的维生素 B_{12} 大部分随尿液排出。

【临床应用】 主要用于恶性贫血，如偶见的严重吸收障碍包括全胃切除、肠道吸收障碍、回肠黏膜损伤等，以及长期素食患者。也用于巨幼红细胞贫血。

二、造血细胞生长因子

促红细胞生成素（erythropoietin，EPO）主要由肾脏产生，负责调节红细胞的生成。临床中使用的是人红细胞生成素的基因重组产品。EPO 与红系干细胞表面的 EPO 受体结合，发挥以下作用：①促骨髓内红系祖细胞分化为原红细胞；②加速红细胞分裂增殖和血红蛋白合成；③促骨髓内网织红细胞和成熟红细胞释放入血。EPO 主要用于血液透析时的肾性贫血，疗效确切，使用安全。也用于慢性肾功能不全、恶性肿瘤化疗及艾滋病药物治疗引起的贫血。不良反应有高血压、头痛、癫痫发作，因红细胞压积增加过快所致。有血栓栓塞倾向的患者慎用。

重组人血小板生成素（recombinant human thrombopoietin，rhTPO）是利用基因重组技术制成的全长糖基化 TPO，与内源性 TPO 具有相似的升高血小板的药理作用。rhTPO 对巨核细胞生成的各阶段均有刺激作用，包括前体细胞的增殖和多倍体巨核细胞的发育及成熟，从而升高血小板数目。用于治疗免疫性血小板减少症、再生障碍性贫血及恶性肿瘤患者化疗后和骨髓异常增生综合征患者经治疗后出现的外周血血小板数量严重减少。不良反应较少，偶有发热、肌肉酸痛、头晕等，多可自行恢复。

艾曲泊帕（eltrombopag）是促血小板生成素受体激动药（thrombopoietin receptor agonist，TPO-RA）。通过特异性结合 TPO-R，调节巨核细胞增殖、分化与成熟，促进血小板生成。用于治疗免疫性血小板减少症、难治性重型再生障碍性贫血和慢性肝病相关血小板减少症。不良反应包括上呼吸道感染、鼻咽炎、咳嗽、腹痛、发热等。该类药物还有海曲泊帕（hetrombopag）、阿伐曲泊帕（avatrombopag）及罗普司亭（romiplostim）等。

非格司亭（filgrastim）是重组粒细胞集落刺激因子（G-CSF），人体内 G-CSF 是由血管内皮细胞、单核细胞、成纤维细胞合成的糖蛋白。与靶细胞表面膜受体结合，促进粒细胞集落形成，促使造血干细胞向中性粒细胞增殖、分化，促进骨髓释放成熟粒细胞，增强中性粒细胞趋化及吞噬功能。临床用于肿瘤放疗、化疗引起的粒细胞缺乏症；自体骨髓移植时可增加中性粒细胞数目；伴有骨髓增生异常综合征、再生障碍性贫血引起的粒细胞缺乏症。静脉滴注或皮下注射给药，耐受性好。不良反应有胃肠道反应、肝功能损害和骨痛等。长期静脉滴注可致静脉炎。应定期查血常规和骨髓细胞学检查，若中性粒细胞数显著增加，应立即停药。对本药过敏患者应禁用。

沙格司亭（sargramostim）是粒细胞-巨噬细胞集落刺激因子（GM-CSF）的基因工程产品。人体内 GM-CSF 由 T 细胞、单核细胞、成纤维细胞和内皮细胞合成。能刺激造血干细胞增殖、分化；刺激中性粒细胞、单核细胞和 T 细胞增殖，诱导形成粒细胞、巨噬细胞集落，以及粒细胞-巨噬细胞集落；促进巨噬细胞和单核细胞对肿瘤细胞的裂解作用。临床用于防治肿瘤放疗、化疗引起的白细胞减少症；也用于骨髓衰竭患者白细胞低下；预防白细胞减少引发感染并发症。不良反应常见发热、皮疹、骨痛等；首次静脉滴注时可出现皮肤潮红、低血压等。有过敏史、自身免疫性血小板减少性紫癜患者、18岁以下患者、妊娠期及哺乳期妇女禁用。

第六节 血容量扩张药

右旋糖酐

右旋糖酐（dextran）因聚合的葡萄糖分子数目不同而有不同分子量的产品，临床常用的制剂有右旋糖酐 70（中分子，平均分子质量为 70 kDa）、右旋糖酐 40（低分子，平均分子质量为 40 kDa）、右旋糖酐 10（小分子，平均分子质量为 10 kDa）等。

【药理作用】

1. 扩充血容量 静脉注射后可提高血浆胶体渗透压，扩充血容量，作用强度与持续时间以中分子右旋糖酐最强，低分子次之，小分子较弱。

2. 抗血栓和改善微循环 通过稀释血液，以及覆盖红细胞、血小板和胶原纤维周围，减少红细胞、血小板的黏附和聚集，降低血液黏稠度；抑制凝血因子Ⅱ激活，使凝血因子Ⅰ和Ⅷ的活性降低，有一定的抗血栓和改善微循环作用。小分子右旋糖酐较低、中分子右旋糖酐疗效更好。

3. 渗透性利尿 小分子右旋糖酐经肾脏排出，产生渗透性利尿作用；低分子右旋糖酐的作用次之；中分子右旋糖酐则无利尿作用。

【临床应用】 主要用于低血容量性休克，也用于休克后期 DIC 及预防术后血栓栓塞性疾病。中分子右旋糖酐的扩充血容量、升高血压的作用强，维持时间长；小分子右旋糖酐预防血栓、渗透性利尿的作用强。

【不良反应】 少数患者用药后可出现过敏反应，极少数发生过敏性休克。输注量过大，可因稀释凝血因子和干扰血小板功能，引起凝血障碍，造成出血倾向。心功能不全、少尿的肾脏疾患、血小板减少患者禁用。

（华中科技大学　明章银）

第二十八章　作用于呼吸系统的药物

- Asthma is characterized by airway inflammation, bronchial hyperresponsiveness, and recurrent reversible airway obstruction.
- Pathogenesis of asthma involves exposure of genetically disposed individuals to allergens; activation of Th2 lymphocytes and cytokine generation; differentiation and activation of eosinophils, IgE production and release, and expression of IgE receptors on mast cells and eosinophils.
- Antiasthmatic drugs include bronchodilators and anti-inflammatory agents. Short-acting β_2-adrenoceptor agonists are the first choice for the relief of asthma attack, while glucocorticoids are the most powerful anti-inflammaory agents for the prevention of asthma.
- The mechanism of action of inhaled corticosteroids involves decreased formation of cytokines, particularly those generated by Th2 lymphocytes, decreased activation of eosinophils and other inflammatory cells.
- Other important mediators in asthma include leukotriene B_4 and cysteinyl leukotrienes (C_4 and D_4); interleukins IL-4, IL-5, IL-13; and tissue-damaging eosinophil proteins. Drugs targeting those mediators may provide additive anti-inflammatory effects.

咳嗽、咳痰、喘息、呼吸困难等是呼吸系统疾病的常见症状，安全有效的药物治疗不仅可缓解症状、提高生活质量，还可延缓疾病的进展。本章重点关注常见的呼吸系统疾病：支气管哮喘（bronchial asthma）和慢性阻塞性肺疾病（chronic obstructive pulmonary disease，COPD）的药物治疗。

第一节　平　喘　药

支气管哮喘是以气道慢性炎症、可逆支气管狭窄或阻塞、支气管高反应性为特征的呼吸系统疾病。药物治疗不仅必须针对与变应原暴露相关的急性支气管痉挛，而且必须针对急性和慢性炎症反应。因此，平喘药包括支气管扩张药（bronchodilators）和抗炎平喘药。支气管扩张药解除支气管平滑肌痉挛，缓解哮喘发作，抗炎平喘药抑制或预防哮喘的炎症反应。部分支气管扩张药也有一定的抗炎作用。

支气管哮喘是一种复杂的慢性炎症性疾病。急性发作时主要使用短效 β_2 受体激动药，松弛支气管平滑肌控制发作，可根据病情合用吸入糖皮质激素（inhaled corticosteroids，ICS）。长期治疗主要使用ICS、长效支气管扩张药等，以改善气道阻塞状态，抑制慢性呼吸道炎症、预防发作。白三烯受体拮抗药、抗 IgE 抗体药、Th2 细胞因子抑制药、PDE 抑制药、前列腺素受体阻断药，以及其他直接干扰嗜酸性粒细胞迁移到气管的药物（如肝素/糖胺聚糖类似物）的发现为难治性哮喘患者的维持治疗提供了新的选择。

一、支气管扩张药

支气管扩张药主要包括 β_2 受体激动药、甲基黄嘌呤类（methylxanthines）、M 受体阻断药，作用于支气管平滑肌细胞上相应的靶点，解除支气管平滑肌痉挛，缓解哮喘发作（图 5-28-1）。

（一）β_2受体激动药

β_2 受体激动药是支气管哮喘防治的一线药物。直接激动支气管平滑肌细胞的 β_2 受体来扩张支气管，缓解哮喘发作。主要通过吸入气雾剂、粉末的方式给药。根据作用时间的不同，β_2 受体激动药分为如下两大类。①短效 β_2 受体激动药（short-acting β_2 agonist，SABA）：主要有沙丁胺醇（salbutamol）、特布他林（terbutaline），左沙丁胺醇（levalbuterol）、吡布特罗（pirbuterol）、奥西那林（metaproterenol）等，作用持续 4～6 h。②长效 β_2 受体激动药：主要有克仑特罗（clenbuterol）、福莫特罗（formoterol）、阿福莫特罗（arformoterol）、沙美特罗（salmeterol）、比托特罗（bitolterol）、班布特罗（bambuterol）等，作用持续 12 h，以及具有更长的支气管保护作用的茚达特罗（indacaterol）和维兰特罗（vilanterol），作用持续 24 h。

【药理作用和作用机制】 选择性地兴奋支气管平滑肌细胞 β_2 受体，与 Gs 蛋白偶联，激活 AC，增加平滑肌细胞内 cAMP 浓度，激活 PKA，进而使钙ATP 酶磷酸化而激活，降低细胞内 Ca^{2+} 浓度；PKA还可使肌球蛋白轻链激酶磷酸化而失活，减少肌球蛋白轻链去磷酸化，松弛支气管平滑肌。还可抑制

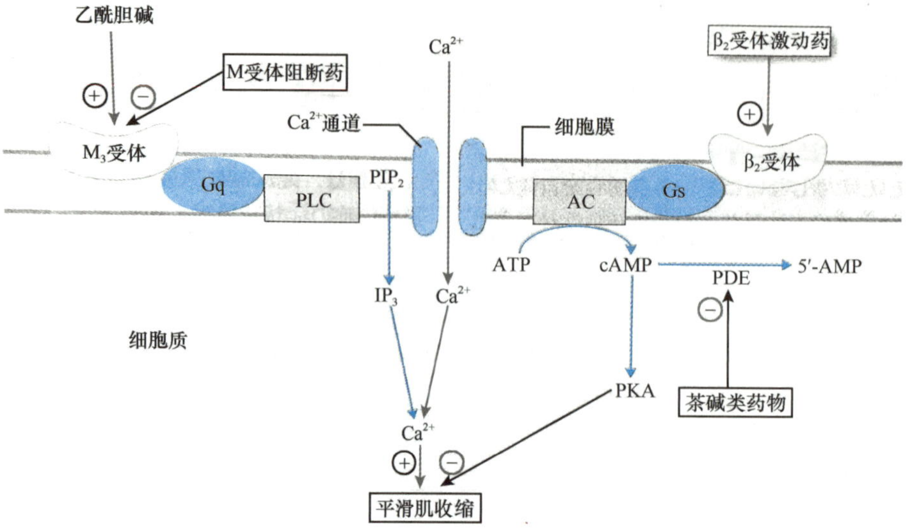

图 5-28-1 支气管扩张药的作用机制

AC. 腺苷酸环化酶；PKA. 蛋白激酶 A；PDE. 磷酸二酯酶；PLC. 磷脂酶 C；PIP_2. 磷脂酰肌醇；IP_3. 三磷酸肌醇；ATP. 三磷酸腺苷；cAMP. 环腺苷酸

肥大细胞释放炎症介质和单核细胞释放 TNF-α，并促进纤毛运动，增加黏液清除。

【临床应用】 短效 $β_2$ 受体激动药主要用于缓解支气管哮喘发作，以吸入的方式给药。吸入后起效快，30 min 内达到最大效果，作用持续时间较短。通常以“按需给药”方式使用以控制症状，也可在哮喘持续状态下静脉输注给药。吸入给药的疗效优于口服，对心血管系统的兴奋作用、骨骼肌震颤、低血钾等不良反应均较少。频繁吸入会使疗效降低，与 $β_2$ 受体的数目下调和脱敏（功能下降）有关。

长效 $β_2$ 受体激动药通过吸入给药，起效慢，作用持续时间长，采用“定期给药”方式，根据药物作用持续时间的不同，每天给药一到两次，用于预防支气管哮喘发作（如夜间或运动时）。有口服、注射、吸入三种剂型，吸入给药最为常用。单独使用福莫特罗、沙美特罗增加哮喘患者死亡风险，用于支气管哮喘的长期管理时必须与 ICS 合用，作为 GC 不能充分控制的哮喘患者的辅助治疗。因为 ICS 除了有强大的抗炎作用外，还可促进 $β_2$ 受体的表达，增强长效 $β_2$ 受体激动药的支气管扩张作用，二者具有协同作用，联合用药时可以减少药物的用量。对于 COPD 患者，常用剂量下对心血管系统的影响（诱发心律失常等）较轻，可提高运动耐力、减少残气量、改善呼吸困难，提高患者的生命质量。

【不良反应】 由全身吸收引起，最常见的不良反应是骨骼肌震颤。其他不良反应有心动过速、心律失常、低血钾等。

（二）黄嘌呤类

黄嘌呤类（methylxanthine）又称茶碱类，主要包括茶碱（theophylline）和氨茶碱（aminophylline），后者为茶碱与乙二胺的结合物，以增加其在水中的溶解度，其他黄嘌呤类药物有胆茶碱（choline theophyllinate）、新型口服黄嘌呤类药物多索茶碱（doxofylline）。具有较强的平滑肌松弛作用，还有抗炎作用。由于心血管和中枢神经系统不良反应，在哮喘长期治疗中的应用逐渐减少。

【体内过程】 茶碱常作为缓释制剂口服给药，胃肠道吸收良好，也可通过缓慢静脉注射负荷剂量后静脉滴注给药。在肝脏中由肝药酶代谢，平均 $t_{1/2}$ 约为 8 h，但个体差异大。肝功能障碍、心力衰竭和病毒感染会增加血药浓度和 $t_{1/2}$，大量吸烟者由于酶诱导作用使 $t_{1/2}$ 缩短。

【药理作用和作用机制】

1. 扩张支气管 主要通过竞争性抑制 PDE3 和磷酸二酯酶 4（phosphodiesterase4，PDE4），以及抑制腺苷 A_1 受体来松弛支气管平滑肌。PDE3 是支气管平滑肌细胞中表达最丰富的 PDE，茶碱类药物抑制 PDE3，使细胞内 cAMP 和 cGMP 增加，分别激活 PKA 与 PKG，从而松弛支气管平滑肌。腺苷受体在肥大细胞和气道平滑肌细胞均有表达，茶碱类药物阻断腺苷受体 A_1 受体，抑制呼吸道肥大细胞释放组胺、白三烯等引起的支气管平滑肌收缩。

2. 抑制炎症反应 T 细胞、嗜酸性粒细胞中 PDE4 表达丰富，哮喘和 COPD 患者 PDE4 表达水平显著升高，茶碱类药物抑制 PDE4 具有一定的抗炎作用和免疫调节作用。还可激活组蛋白脱乙酰酶，逆转机体对 GC 抗炎作用的耐受性。

3. 呼吸兴奋作用 可兴奋中枢神经系统，增加膈肌收缩力，减轻呼吸减弱导致的 CO_2 潴留现象，对 COPD 患者有益。

4. 其他 增加心率、扩管外周血管、利尿、增加胃酸分泌等作用。

【临床应用】 口服茶碱缓释制剂可作为ICS和长效 β_2 受体激动药的辅助药物，用于 β_2 受体激动药疗效欠佳的哮喘患者。缓慢静脉注射用于治疗急性严重哮喘或哮喘持续状态。可与GC合用治疗COPD。

茶碱类药物的有效安全范围较窄，治疗浓度与中毒浓度接近，容易因药物相互作用引起血药浓度的波动，为减少不良反应的发生，应进行治疗血药浓度监测，将血药浓度控制在5～10 mg/L。

【不良反应】 安全范围窄，当血药浓度大于15 mg/L时，可见胃肠道症状（恶心、呕吐等）、紧张、失眠、头痛、心动过速、多尿等。当血药浓度超过20 mg/L时，发生严重的心血管和中枢神经系统不良反应，出现心律失常和惊厥等。最严重的心血管不良反应是心律失常，尤其是静脉注射氨茶碱，甚至危及生命。血药浓度监测有助于优化剂量。

【药物相互作用】 抗癫痫药（苯妥英和卡马西平）和利福平可诱导肝药酶CYP1A2和3A4，降低茶碱类药物血药浓度，缩短 $t_{1/2}$。而某些抗菌药物（如红霉素、克拉霉素、环丙沙星）及地尔硫䓬和氟康唑抑制肝药酶，增加血药浓度，延长 $t_{1/2}$。

（三）M受体阻断药

分布于支气管平滑肌细胞膜和腺体细胞膜的M受体主要为 M_3 亚型，与Gq蛋白偶联。M_2 受体主要分布于胆碱能神经末梢的突触前膜，是调节ACh释放的自身受体，与 G_i 蛋白偶联。用作支气管扩张药的M受体阻断药分为两类：短效M受体阻断药，如异丙托溴铵（ipratropium bromide）等；长效M受体阻断药，如噻托溴铵（tiotropium bromide）、阿地溴铵（aclidinium bromide）和乌美溴铵（umeclidinium bromide）等。

异丙托溴铵

异丙托溴铵（ipratropium bromide）是阿托品的季铵衍生物，气雾吸入给药，吸入后约30 min产生最大效果，作用持续3～5 h。可阻断各亚型M受体，通过阻断 M_3 受体，拮抗迷走神经末梢释放的ACh和非神经源性ACh引起的支气管平滑肌收缩；但阻断胆碱能神经末梢突触前膜 M_2 自身受体会增加ACh释放，降低其治疗效果。还可抑制哮喘患者气道黏液分泌，并可促进纤毛清除支气管分泌物。作为 β_2 受体激动药和GC的辅助药物，用于治疗支气管哮喘。也可用于具有可逆性气道阻塞成分的COPD患者的治疗，缓解患者的急性症状。极性较高，不易被吸收到全身循环中，全身不良反应较少。

噻托溴铵

噻托溴铵（tiotropium bromide）是长效M受体阻断药，对 M_1、M_2 和 M_3 受体具有同等的亲和力。与 M_3 受体的解离较慢，单次吸入作用持续24 h，因此每日吸入一次即可显著改善呼吸功能。与 M_2 受体的解离较快，因此不影响 M_2 受体介导的ACh释放的负反馈。主要作为 β_2 受体激动药和GC的辅助药物，用于支气管哮喘的长期管理；还可用于COPD的治疗，不仅可以改善患者的肺功能，还可降低病情恶化的频率。

二、抗炎平喘药

目前治疗哮喘的抗炎药物主要包括GC、抑制过敏介质释放药、抗白三烯药、抗Th2细胞因子药、抗IgE抗体药等。其中，GC是主要的抗炎治疗药物，是唯一能有效抑制哮喘气道中T细胞活化，从而抑制炎症反应的平喘药。色甘酸盐的作用很弱，现很少作为平喘药使用。抗白三烯药、Th2细胞因子抑制药、抗IgE抗体药等主要用于常规治疗药无效的难治性哮喘患者的辅助治疗。

（一）糖皮质激素

GC是目前治疗支气管哮喘最有效的抗炎药物，也是哮喘持续状态或危重度哮喘急性发作的重要抢救药，特别是副作用较少的ICS，主要有倍氯米松（beclomethasone）、氟尼缩松（flunisolide）、布地奈德（budesonide）、环索奈德（ciclesonide）、氟替卡松（fluticasone）、莫米松（mometasone）和曲安奈德（triamcinolone acetonide）。全身性应用的GC主要有氢化可的松（hydrocortisone）、地塞米松（dexamethasone）和泼尼松龙（prednisolone）等。

【药理作用和作用机制】 糖皮质激素与GR结合后，调控GR靶基因的转录；或通过作用于DNA结合的转录因子（如NF-κB）抑制其激活，间接抑制炎症介质的转录。还可减少Th2细胞特异性细胞因子（如IL-4、IL-5和IL-13）的合成和分泌，减少趋化因子如IL-8、MIP-1α和嗜酸性粒细胞趋化因子（eotaxin）等释放，抑制Th2细胞介导的气道炎症，从而减少炎症细胞如嗜酸性粒细胞、Th2细胞、树突状细胞和肥大细胞等的募集、激活和维持。同时，嗜酸性粒细胞蛋白，如主要碱性蛋白、嗜酸性粒细胞过氧化物酶和嗜酸性粒细胞阳离子蛋白释放减少，降低炎症介导的气道损伤，抑制哮喘的病理进展。

【临床应用】 ICS是哮喘抗炎治疗的一线药物，用于预防、减轻支气管哮喘的发作，延缓慢性哮喘的进展。需定期使用支气管扩张药的患者应同时接受ICS治疗，二者具有协同作用。ICS可促进 β_2 受体表达，防止支气管哮喘患者过度使用 β_2 受体激动药所致的受体密度下调，减少机体对长效 β_2 受体激动药的耐受性；而 β_2 受体激动药可增强ICS的调节作用。

ICS 通过加压喷雾式定量吸入器或干粉吸入器吸入，10%～20% 的给药剂量被送到肺的深部，气道药物浓度远高于类似剂量的全身给药。为减轻全身性不良反应，多选用局部停留性较好的倍氯米松吸入，病情严重者使用高效吸入药物如布地奈德治疗。可减轻哮喘的慢性炎症反应，起效需数日至数周的时间，只有治疗数周或数月后才能全面抑制支气管的高反应性，不会阻止机体对变应原或其他刺激的速发相哮喘反应，故对哮喘急性发作无效。

全身性 GC 由于严重的不良反应，一般较少使用。哮喘持续状态或危重发作的患者需要短期静脉注射氢化可的松或地塞米松，以挽救患者生命。一些严重哮喘患者在使用吸入支气管扩张药和 ICS 仍不能控制发作时，需长期口服泼尼松龙治疗。

【不良反应】 ICS 较少引起严重的不良反应。可能会由于药物在口腔和咽喉部黏膜上沉积，发生口咽部念珠菌病，或出现喉咙痛和声音嘶哑症状。定期大剂量 ICS 会产生一定程度的肾上腺抑制作用，尤其是对儿童，导致生长发育迟缓。使用吸入剂后立即漱口，或在吸入时使用间隔器，以降低药物残留，减少不良反应的发生。氟替卡松、莫米松和环索奈德从胃肠道吸收很差，且首过消除显著，因此对肾上腺的抑制作用极弱。全身性 GC 的不良反应见第三十一章。

（二）抑制过敏介质释放药

抑制过敏介质释放的药物主要有色甘酸钠（sodium cromoglicate）和奈多罗米（nedocromil），它们具有相似的化学结构和作用性质，又称为膜稳定药（membrane stabilizer）。主要通过阻滞细胞膜上的钙通道，稳定肥大细胞膜，抑制肥大细胞脱颗粒释放组胺、白三烯等炎症介质。

色甘酸钠和奈多罗米以气雾剂或干粉形式吸入给药，用于预防支气管哮喘发作，可降低支气管高反应性，减轻速发相和迟发相哮喘反应。不良反应较少，偶见喉咙刺激症状、咳嗽和鼻塞。但因抗炎作用较弱且作用持续时间短，目前已很少用于治疗哮喘。可局部用药治疗其他变应性疾病，如变应性结膜炎或变应性鼻炎等。

（三）抗白三烯药

半胱氨酰白三烯（CysLTs）是 AA 经 5- 脂氧合酶（5-LOX）氧化的代谢产物，包括 LTC4、LTD4 和 LTE4 等，作用于半胱氨酰白三烯受体 CysLTR1 和 CysLTR2 在气道炎症中发挥重要作用。目前已有的抗白三烯药包括白三烯受体拮抗药和白三烯合成酶抑制药。白三烯受体拮抗药如孟鲁司特（montelukast）、普仑司特（pranlukast）、扎鲁司特（zafirlukast），与半胱氨酰白三烯竞争 $CysLTR_1$，拮抗白三烯介导的炎症反应；白三烯合成酶抑制药如齐留通（zileuton），抑制 5-脂氧合酶，减少半胱氨酰白三烯的合成，发挥治疗作用。

【体内过程】 口服吸收良好，血浆蛋白结合率高。孟鲁司特、扎鲁司特主要经肝脏代谢，代谢产物经胆汁排泄。齐留通代谢产物主要经肾排泄。

【临床应用】 主要作为 ICS 和长效 β_2 受体激动药的辅助药物，用于预防哮喘发作。可抑制运动诱发的哮喘，并减轻速发相和迟发相哮喘反应。还可减少哮喘患者血液和气道中嗜酸性粒细胞数目。齐留通由于有偶发的肝毒性，临床应用相对较少。

【不良反应】 主要有头痛、血细胞减少、过敏反应、腹泻等。齐留通有肝毒性，发生率为 4%，用药期间应定期检查肝功能。

（四）Th2细胞因子抑制药

Th2 细胞介导的炎症反应是哮喘的主要病理机制，由变应原诱导的 IgE 产生和 Th2 细胞特异性细胞因子，如 IL-4、IL-5 和 IL-13 释放所驱动。

目前，三种不同的靶向 IL-5 的药物已被批准用于治疗哮喘。美泊利珠单抗（mepolizumab）和瑞替珠单抗（reslizumab）均是抗 IL-5 单克隆抗体，通过识别和结合 IL-5 来发挥作用，阻止 IL-5 与 IL-5 受体 α 亚基（IL-5Rα）结合。贝那利珠单抗（benralizumab）是一种针对 IL-5Rα 的单克隆抗体，可阻断 IL-5 与其受体结合。三种药物均显著且持久地降低哮喘患者血液和痰液中的嗜酸性粒细胞数目，并且可降低 ICS 治疗无效的重度嗜酸性粒细胞哮喘的恶化频率。但抗 IL-5 生物制剂并未显示出对日常哮喘症状的持续改善，也未显示出可改善轻度或中度嗜酸性粒细胞哮喘。因此，美泊利珠单抗、瑞利珠单抗和贝那利珠单抗仅用于对 ICS 治疗无反应且频繁发作的中度至重度哮喘患者。

度匹鲁单抗（dupilumab）是唯一获批的 IL-4 和 IL-13 双重阻断药物，是中度至重度嗜酸性粒细胞哮喘患者维持治疗的辅助用药，可减少哮喘的急性发作频率、降低血清 IgE 水平和减少气道嗜酸性粒细胞数目。

甲磺司特（suplatast tosilate）作用于炎症反应的上游，通过抑制 Th2 细胞因子 IL-4、IL-5 的产生，从而抑制 B 细胞 IgE 抗体的产生，抑制嗜酸性粒细胞的增殖和浸润，也可抑制肥大细胞和嗜酸性粒细胞产生对组织有损伤作用的介质。口服给药可降低哮喘患者血液和痰液中的嗜酸性粒细胞数目，减轻气道嗜酸性粒细胞性炎症和气道的高反应性。对于激素依赖性哮喘，可改善患者的症状和肺功能，减少 ICS 用量。不良反应发生率为 5%，主要有消化系统不良反应如嗳气、恶心、口渴、胃部不适、腹泻等，神经精神系统症状如头痛、困倦等，以及皮肤症状如皮疹、瘙痒等。

（五）抗IgE抗体药

奥马珠单抗（omalizumab）是重组人抗 IgE 单克隆抗体，是全球首个批准用于治疗哮喘的抗 IgE 抗体药。与血浆中游离的 IgE 结合，阻止其与气管肥大细胞上的 IgE 的高亲和力受体 FcεRI 结合，减少肥大细胞脱颗粒和后续的肺嗜酸性粒细胞的促炎介质释放，从而抑制变应原诱导的速发相和迟发相哮喘反应。皮下注射用于中至重度持续性哮喘（年龄 12 岁及以上），经 ICS 和吸入长效 β_2 受体激动药治疗不能有效控制症状的患者。常见不良反应有头痛和注射部位局部疼痛、肿胀、红斑和瘙痒。

第二节 镇 咳 药

咳嗽是机体的一种防御反射，其目的是清除支气管和细支气管中的异物和分泌物，不应一概加以抑制。当持续咳嗽影响到睡眠，或由于引起恶心呕吐影响食物摄取，或引起呼吸循环障碍时，可使用镇咳药缓解症状。但在慢性肺部感染的情况下应避免单独使用镇咳药，因可导致痰液黏稠和滞留，使病情加重甚至引起其他并发症，需要在针对病因治疗的同时加用镇咳药。

咳嗽的反射弧由五部分构成：呼吸道黏膜神经末梢感受器、传入神经、延髓咳嗽中枢、传出神经及效应器。镇咳药（antitussives）通过作用于上述反射弧的某个环节发挥镇咳作用。根据作用部位的不同，可分为中枢性镇咳药和外周性镇咳药（peripheral antitussives）。

一、中枢性镇咳药

中枢性镇咳药直接作用于延髓咳嗽中枢，降低咳嗽中枢对传入神经冲动的敏感性，可分为成瘾性中枢性镇咳药和非成瘾性中枢性镇咳药。阿片类药物是最有效的中枢性镇咳药物，低于缓解疼痛所需的剂量即可抑制咳嗽，具有较弱的镇痛作用和成瘾性。所有中枢性止咳药均存在呼吸抑制的风险。

（一）成瘾性中枢性镇咳药

可待因（codeine）是阿片中含有的生物碱，在阿片中的含量较低。

【体内过程】 口服吸收快而完全，生物利用度为 40%～70%。一次口服后，约 1 h 血药浓度达峰值，$t_{1/2}$ 为 3～4 h。易透过血脑屏障及胎盘屏障，约 15% 经肝 CYP2D6 脱甲基变为吗啡。主要在肝脏与葡萄糖醛酸结合，其代谢产物经肾排泄。

【药理作用】 直接作用于延髓咳嗽中枢，抑制咳嗽反射，镇咳作用强大而迅速，为吗啡的 1/9～1/8，镇痛作用为吗啡的 1/12～1/7，还有镇静作用。呼吸抑制、便秘、耐受性及成瘾性等作用均较吗啡弱。

【临床应用】 可用于各种原因所致的剧烈干咳，尤其是伴有胸痛的干咳。由于可待因抑制呼吸道腺体分泌，使痰液变稠，并抑制纤毛运动，对有少量痰液的剧烈咳嗽，应与祛痰药联合使用。因增加支气管哮喘、COPD 患者气道分泌物黏度，易导致肺功能不全，应避免使用。

【不良反应】 主要不良反应为便秘，其他可见呼吸抑制、恶心、呕吐、头晕、嗜睡等。在有效镇咳剂量下不易产生欣快感。长期应用亦可产生耐受性、成瘾性，虽较吗啡轻，但仍应避免长期使用。

（二）非成瘾性中枢性镇咳药

右美沙芬（dextromethorphan）为阿片类镇痛药左吗喃甲基醚的右旋异构体。口服吸收完全，首过消除显著，生物利用度较低，代谢速度个体差异大。15～30 min 起效，作用可维持 3～6 h。镇咳效果与可待因相似，治疗剂量下无镇痛、便秘、呼吸抑制、成瘾等作用。是 NMDA 受体的非竞争性拮抗药，通过与 NMDA 受体的苯环己哌啶（PCP）位点结合，阻滞离子通道，从而抑制延髓咳嗽中枢而产生镇咳作用。广泛用于感冒、急性或慢性支气管炎等各种原因引起的剧烈干咳。不良反应较少，主要有恶心、胃肠道不适、头晕、嗜睡等。过量可引起中枢兴奋，幻觉等症状。长期大量使用可产生依赖性，我国已将右美沙芬列入二类精神药品进行管理。

喷托维林（pentoxyverine）对咳嗽中枢有选择性抑制作用，尚有轻度的阿托品样作用和局部麻醉作用，大剂量对支气管平滑肌有解痉作用，兼有中枢性和外周性镇咳作用。镇咳作用约为可待因的 1/3，无成瘾性。主要用于上呼吸道感染等原因引起的干咳。偶见口干、恶心、腹泻、头痛、头晕等不良反应。

二、外周性镇咳药

外周性镇咳药通过抑制咳嗽反射弧中的感受器、传入神经、传出神经及效应器中的任意环节，特别是抑制气道黏膜处传入神经冲动的形成而起到镇咳作用。

苯佐那酯（benzonatate）的化学结构与丁卡因相似，口服后 10～20 min 起效，作用持续 2～8 h。有较强的局部麻醉作用，选择性抑制肺牵张感受器及感觉神经末梢，阻断肺-迷走神经反射，抑制咳嗽反射的传入冲动，产生镇咳作用。对咳嗽中枢也有一定的抑制作用。镇咳强度略低于可待因，但不抑制呼吸中枢，反使呼吸加深加快，每分通气量增加。常用于急慢性支气管炎、肺炎、肺癌等引起的刺激性干咳，也可用于支气管镜、喉镜检查或支气管造影前预防咳嗽。不良反应偶见恶心、嗜睡、眩晕、胸部紧迫感和口喉舌麻木感、皮疹等。

那可丁（noscapine）为阿片所含的异喹啉类生物碱，通过抑制肺牵张反射、解除支气管平滑肌痉挛，产生外周性镇咳作用。对各种过敏性咳嗽、痉挛性咳嗽等各种原因引起的刺激性干咳有较好的治疗作用。镇咳作用强度与可待因相当。无耐受性和依赖性，无镇痛及中枢抑制作用，有一定的呼吸中枢兴奋作用。不良反应有轻度恶心、头痛、嗜睡等。大剂量可兴奋呼吸，引起支气管痉挛。

苯丙哌林（benproperine）口服易吸收，起效快，口服后15～20 min内产生镇咳作用，疗效持续4～7 h。镇咳作用是可待因的2～4倍，主要通过阻断来自肺、胸膜牵张感受器传入的感觉神经冲动发挥镇咳作用。兼有支气管平滑肌解痉作用，对咳嗽中枢有一定抑制作用，但不抑制呼吸，是兼具中枢和外周作用的非成瘾性强镇咳药，用于治疗急、慢性支气管炎及各种刺激引起的咳嗽。服药后可出现一过性口、咽部麻木感，偶见口干、口渴、嗜睡、乏力、头晕、胃部烧灼感、食欲缺乏、上腹部不适、药疹等不良反应。

第三节 祛痰药

呼吸道炎症时痰液产生增加，可刺激呼吸道黏膜引起咳嗽，并可诱发或加重感染。祛痰药通过促进气道的分泌作用使痰液变稀，或通过分解及调整痰液的黏性成分降低其黏稠度，使痰液容易咳出。根据作用机制的不同，祛痰药（expectorants）分为两大类：痰液稀释药，包括恶心性祛痰药和刺激性祛痰药；以及具有液化痰液作用的黏痰调节药，包括黏痰溶解药和黏液调节药。

一、痰液稀释药

（一）恶心性祛痰药

氯化铵（ammonium chloride）口服后可刺激胃黏膜，引起轻度恶心，通过刺激胃黏膜迷走神经，反射性引起支气管腺体分泌增加，降低痰液的黏稠度，从而使黏痰易于咳出。小剂量祛痰作用较弱，剂量大时易引起恶心、呕吐等消化道不良反应，一般不单独使用，主要用作止咳祛痰合剂的组成成分。

（二）刺激性祛痰药

愈创甘油醚（guaifenesin）可刺激呼吸道黏膜，增加支气管腺体分泌，使痰液稀释便于咳出。主要用作止咳祛痰合剂的组成成分。

二、黏痰调节药

（一）黏痰溶解药

非感染性的痰液富含糖胺聚糖类纤维，而感染性的痰液中糖胺聚糖纤维断裂，主要含有组织细胞破坏后产生的DNA纤维，提高了痰液的黏稠度。

乙酰半胱氨酸（acetylcysteine）可分解痰液中的黏性成分，口服吸收后分泌到支气管腔内，其分子中所含的巯基能使痰液糖蛋白多肽链中的二硫键断裂，从而降低痰液黏稠度，易于咳出；还能使脓性痰液中的DNA纤维断裂，因此不仅能溶解白色黏痰，也能溶解脓性痰，具有较强的黏痰溶解作用。此外，因含有的巯基具有较强的抗氧化作用，有助于减轻COPD患者的气道炎症，改善气道功能。适用于以黏稠痰液过多为特征的呼吸系统疾病，如COPD、支气管扩张症等。对呼吸道有刺激性，支气管哮喘患者慎用。不良反应有呛咳、支气管痉挛、恶心、呕吐等。

（二）黏液调节药

黏液调节药主要有溴己新（bromhexine）和羧甲司坦（carbocisteine），作用于气管、支气管中产生黏液的细胞，通过调节黏液成分的合成，使分泌物黏稠度降低而易于咳出。

溴 己 新

溴己新（bromhexine）口服、肌内注射或雾化吸入给药。口服吸收迅速，首过消除显著，生物利用度较低，约为20%。口服后1 h见效，4～5 h作用达高峰，疗效维持6～8 h。绝大部分降解转化成羟化代谢物随尿排出，仅极少数由粪便排出。其中氨溴索为主要活性代谢产物。

本品主要作用于气管、支气管黏膜中产生黏液的细胞，抑制黏性较高的糖胺聚糖合成，使其分泌黏性低的小分子黏蛋白，从而使痰液的黏性降低，易于咳出。祛痰作用还与其切断糖胺聚糖类纤维、促进呼吸道黏膜的纤毛运动及具有恶心性祛痰作用有关。用于COPD、哮喘、支气管扩张、硅沉着病等有白色黏痰又不易咳出的患者，尤其是当黏痰阻塞小支气管而引起气急、气喘者。脓性痰患者需合用抗菌药控制感染。不良反应偶见恶心、呕吐、食欲缺乏和头痛。可使血清转氨酶暂时升高。

羧 甲 司 坦

羧甲司坦（carbocisteine）口服吸收迅速，1～1.7 h血药浓度达峰值。代谢途径包括乙酰化、脱羧和磺化氧化，生成无活性的代谢产物经肾排泄。其中磺化氧化是主要代谢途径，由于磺化氧化能力的遗传多态性，代谢速度存在显著个体差异。

支气管黏液中的糖蛋白包括岩藻黏蛋白、唾液酸黏附蛋白和硫黏蛋白，其构成比与黏稠度相关。COPD 患者气道黏液中岩藻黏蛋白含量增加。羧甲司坦通过刺激细胞内唾液酰基转移酶，调节支气管腺体的分泌；通过增加低黏稠度的唾液酸黏附蛋白的分泌，减少高黏稠度的岩藻黏蛋白的产生，使痰液的唾液酸黏附蛋白和岩藻黏蛋白的构成比正常化，降低痰液的黏稠而易于咳出。还可促进上皮纤毛细胞的修复。

本品主要用于治疗 COPD 和其他具有痰液黏稠、咳痰困难症状的呼吸系统疾病。通过降低黏液黏稠度使其易于排出来缓解 COPD 的咳嗽、呼吸困难等呼吸道症状；还可通过减少呼吸道中黏液的积聚来预防肺部感染，防止 COPD 恶化。不良反应可见胃肠道不适、恶心、呕吐、腹泻、轻度头痛及皮疹等。

第四节　治疗慢性阻塞性肺疾病的药物

COPD 是肺气肿、慢性支气管炎及末梢气道病等以慢性气道阻塞为特征的阻塞性呼吸系统疾病的统称，是由感染或非感染因素（吸烟、大气污染、粉尘和有害气体暴露、遗传因素等）引起的气管黏膜及其周围组织慢性非特异性炎症。吸烟为主要致病因素。COPD 的治疗措施包括戒烟、吸氧、配合适当的药物治疗，尽可能地防止病情的恶化。虽然抗炎治疗是 COPD 的首选治疗，但单独使用 GC 的疗效不佳。常用 PDE4 特异性抑制药进行抗炎治疗，并联合使用支气管扩张药缓解症状。

罗氟司特（roflumilast）是选择性 PDE4 抑制药。口服给药，生物利用度约为 80%。在体内经 CYP3A4 和 CYP1A2 代谢为活性代谢产物罗氟司特 *N*-氧化物。罗氟司特及其 *N*-氧化物的 $t_{1/2}$ 分别约为 17 h 和 30 h，血浆蛋白结合率分别约为 99% 和 97%。70% 以罗氟司特 *N*-氧化物经肾脏排泄。PDE4 是 cAMP 的主要代谢酶，主要表达于炎症细胞、平滑肌或气道上皮细胞内。罗氟司特通过抑制 PDE4 活性，增加细胞内 cAMP 水平，发挥抗炎、扩张支气管药理作用；还能减少上皮细胞基底的胶原沉着、气道平滑肌细胞增厚等，缓解气道重塑。用于治疗反复发作的成人重症 COPD，常与长效支气管扩张药联合应用，进一步缓解症状，减少急性发作。主要不良反应有头痛、头晕、失眠、食欲下降、恶心、腹泻、体重减轻等。

长效 β_2 受体激动药和长效 M 受体阻断药是 COPD 的常规治疗药物。二者具有协同作用，合用可增加疗效并减少不良反应。重度及反复出现急性加重的 COPD 患者应同时合并 ICS，利于改善肺功能，减少急性发作的频率，防止病情加重。

（同济大学　成建华）

第二十九章　作用于消化系统的药物

- Drugs acting on the digestive system mainly include antipeptic ulcer drugs, digestants, antiemetics, laxatives, antidiarrheal, hepatic protectives and choleretics.
- According to their different modes of action, anti-ulcer drugs can be divided into four categories: ① antacids; ② gastric antisecretory drugs; ③ gastric mucosal protective drugs; ④ anti-*Helicobacter pylori* drugs.
- Digestive enzyme supplementation is currently used in clinical practice for the management of several digestive diseases, especially those involving organs designated for the production of digestive enzymes, including the exocrine pancreas (which produces pancreatic enzymes) and the small intestinal brush border (which produces lactase).
- Antiemetics are medications aimed at preventing or treating nausea and vomiting, which are common symptoms that may be tied to numerous different causes. The classes of antiemetics include antagonists of dopamine, serotonin, neurokinin-1, histamine and acetylcholine receptor.
- Laxatives are a category of medications frequently used to address constipation and various other gastrointestinal medical conditions. Their primary mechanism involves enhancing digestion and promoting bowel movements, thereby facilitating the process of bodily excretion.

第一节　抗消化性溃疡药

消化性溃疡（peptic ulcer）是指发生在胃和十二指肠的慢性溃疡，其典型症状是上腹痛、反酸、嗳气等，呈长期性、周期性、节律性的特点。目前认为消化性溃疡和攻击因子（胃酸、胃蛋白酶、幽门螺杆菌等）与防御因子（胃黏液屏障、碳酸氢盐分泌、前列腺素等）的失衡有关。抗消化性溃疡药根据其作用方式不同可分为四类：①抗酸药；②抑制胃酸分泌药；③胃黏膜保护药；④抗幽门螺杆菌药。各类药物作用方式、部位和药物治疗见图 5-29-1。

一、抗　酸　药

抗酸药（antacid）多属于弱碱性盐类化合物。口服后直接中和过多的胃酸，降低胃酸浓度，同时减轻胃酸、胃蛋白酶对胃肠黏膜的损伤和刺激，但不能减少胃酸分泌。某些抗酸药如氢氧化铝、三硅酸镁等还能形成胶状物，覆盖在胃黏膜和溃疡表面，达到保护黏膜、缓解疼痛、促进溃疡愈合的疗效。

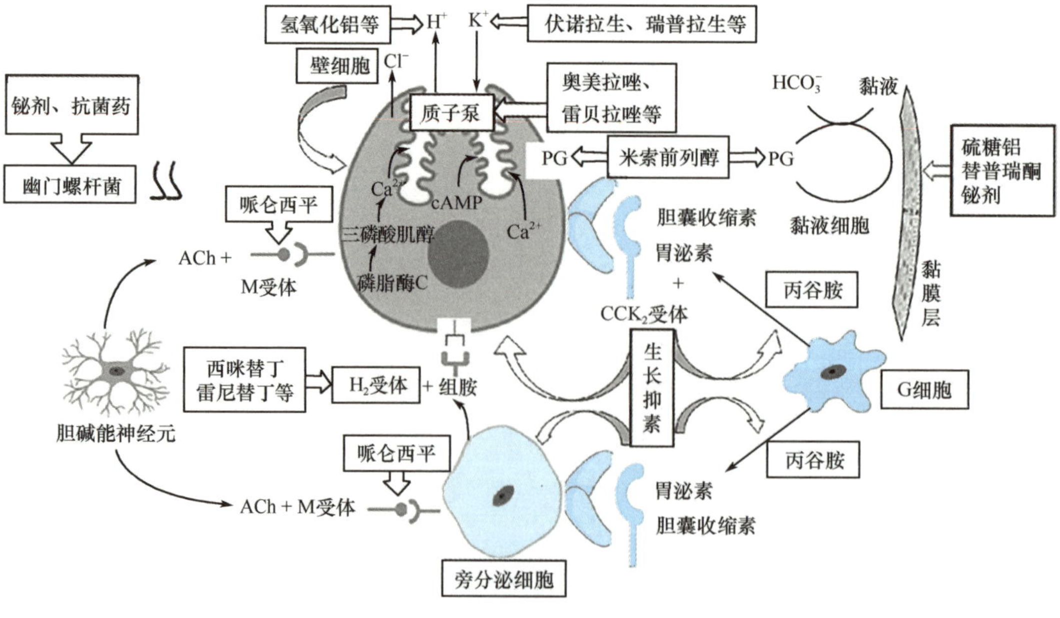

图 5-29-1　抗消化性溃疡药的作用方式、部位和药物

抗酸药的作用与胃充盈度有关，当胃内容物接近排空或完全排空后，抗酸药才能充分发挥疗效。故餐后 1 h 及晚上睡前各服一次抗酸药，抗酸疗效更高。主要治疗胃、十二指肠溃疡和胃酸增多症。

目前抗酸药较少单独使用，大多组成复方制剂应用，如复方氢氧化铝片，是由氢氧化铝、三硅酸镁、颠茄浸膏等组成，兼具抗酸和保护溃疡面、解痉、止痛等功效。常用抗酸药的作用特点见表 5-29-1。

表 5-29-1　常用抗酸药的作用特点

药物	抗酸作用	保护作用	收敛作用	对排便的影响	碱血症	产生 CO_2
氢氧化铝	较强，慢，久	+	+	便秘	–	–
氢氧化镁	较强，快，久	–	–	轻度致泻	–	–
三硅酸镁	较弱，慢，久	+	–	轻度致泻	–	–
碳酸钙	较强，快，久	–	–	便秘	–	+
碳酸氢钠	强，快，短暂	–	–	无影响	+	+

注："+" 表示有作用，"–" 表示无作用

二、抑制胃酸分泌药

胃壁细胞上存在 H_2 受体、M 受体、胃泌素（促胃液素）受体，当这些受体激活时，通过不同信号转导途径，最终激活壁细胞上的质子泵（H^+-K^+-ATP 酶），将壁细胞内的 H^+ 泵入胃腔内形成胃酸，同时进行 H^+-K^+ 交换，将胃内的 K^+ 转入胃壁细胞内。因此，H_2 受体、M 受体和胃泌素受体阻断药及质子泵抑制药、钾离子竞争性酸阻滞药均可抑制胃酸分泌，提高胃液 pH，有利于溃疡愈合。

（一）H_2受体阻断药

H_2 受体阻断药化学结构与组胺相似，能竞争性阻断内源性或外源性组胺与壁细胞上 H_2 受体结合，有效抑制胃酸分泌。还可抑制胃泌素及由迷走神经兴奋释放 ACh 引起的胃酸分泌。其抑制胃酸分泌强度为法莫替丁＞雷尼替丁＞罗沙替丁＞西咪替丁。

西咪替丁

西咪替丁（cimetidine）是第一个用于临床的 H_2 受体阻断药。

【体内过程】 口服易吸收且迅速，1～2 h 血药浓度达峰值，生物利用度为 60%～70%。血浆蛋白结合率低，仅为 15%～30%。体内分布广，可透过血脑屏障和胎盘屏障，可分泌到乳汁，且乳汁中的药物浓度高于血药浓度。主要以原型经肾排出，$t_{1/2}$ 约 2 h，肾功能受损时 $t_{1/2}$ 延长，可根据肌酐清除率进行剂量调整。

【药理作用】 竞争性结合胃壁细胞上的 H_2 受体，阻断组胺的作用，对基础胃酸分泌的抑制作用最强，也能明显抑制夜间胃酸分泌，亦能抑制促胃泌素、组胺、M 受体激动药及食物、咖啡因、胰岛素和刺激迷走神经等引起的胃酸分泌；还有免疫调节作用，以及抗雄激素、促催乳素分泌等作用。

【临床应用】 ①十二指肠溃疡与胃溃疡。可减少胃酸分泌，缓解疼痛，促进溃疡愈合。4 周左右十二指肠溃疡可愈合，对胃溃疡疗效不及十二指肠溃疡，疗程一般需 6～8 周。②佐林格-埃利森综合征，是由位于胰腺或胰腺外的腺瘤分泌大量胃泌素所致，表现为胃酸分泌过多，血清胃泌素水平显著升高。③反流性食管炎。抑制胃酸分泌，缓解胃酸反流引发的食管炎症状。④急性上消化道出血。对严重肝、肾功能减退，外伤及广泛烧伤后的消化道出血有预防作用。⑤应激性溃疡和急性胃黏膜出血。

【不良反应】 常见消化道反应有口苦、腹胀、腹泻、便秘、转氨酶轻度升高及恶心、呕吐等。常见中枢神经系统反应有头晕、头痛、嗜睡等症状。长期用药有抗雄激素、促催乳素分泌作用，表现为精子数减少、性功能减退、男性乳腺发育、女性溢乳等。偶见心动过缓、面部潮红等。

【药物相互作用】 西咪替丁是肝药酶抑制药，可使苯二氮䓬类、华法林、普萘洛尔、苯妥英钠、茶碱、奎尼丁、维拉帕米等药物在体内代谢减慢，使上述药物血药浓度升高，作用增强。

常用 H_2 受体阻断药还有雷尼替丁（ranitidine）、法莫替丁（famotidine）和罗沙替丁（roxatidine），作用特点见表 5-29-2。

（二）M_1受体阻断药

传统 M 受体阻断药（如阿托品、溴丙胺太林等）治疗量抗胃酸作用弱，不良反应多，现已很少单独用于治疗消化性溃疡。目前主要使用选择性阻断胃壁细胞上 M_1 受体药，如哌仑西平等。

哌仑西平

哌仑西平（pirenzepine）对胃壁细胞上的 M_1 受体具有高亲和力和选择性阻断作用，对胃肠道平滑肌、心肌、唾液腺 M_2 受体的亲和力低，主要用于治疗胃和十二指肠溃疡、应激性溃疡、急性胃黏膜出血和胃泌素瘤，但疗效不及 H_2 受体阻断药和质子泵抑制药，故目前临床较少应用。

表 5-29-2 常用 H_2 受体阻断药作用特点

药物	抑酸作用	不良反应	药物相互作用
西咪替丁	第一代 H_2 受体阻断药，抑制胃酸分泌作用比抗胆碱药强而持久	有抗雄激素作用和促催乳素分泌等作用，易引起男性乳腺发育、女性乳溢	有肝药酶抑制作用
雷尼替丁	第二代 H_2 受体阻断药，抗酸作用较强，为西咪替丁的 4～10 倍，具有速效、长效的特点	抗雄激素作用和促催乳素分泌等作用较弱，不易引起男性乳腺发育、女性乳溢	肝药酶抑制作用较西咪替丁弱
法莫替丁	第三代 H_2 受体阻断药，抑制胃酸分泌作用为西咪替丁的 40～50 倍、雷尼替丁的 7～10 倍	无抗雄激素、促催乳素分泌的作用	无肝药酶抑制作用
罗沙替丁	第四代 H_2 受体阻断药，对 H_2 受体选择性更高，抑酸作用约为西咪替丁的 6 倍	无抗雄激素、促催乳素分泌的作用	无肝药酶抑制作用

同类药物还有抑制胃酸作用较强的替仑西平（telenzepine）和唑仑西平（zolenzepine）等。

（三）胃泌素受体阻断药

胃泌素由 G 细胞分泌，通过间接诱导肠嗜铬细胞释放组胺，或直接作用于壁细胞，进而强烈刺激壁细胞分泌胃酸。迷走神经兴奋、食物摄入、低 pH 环境、长期使用质子泵抑制药等均可刺激胃泌素释放。

丙 谷 胺

丙谷胺（proglumide）结构与胃泌素相似，能竞争性阻断胃泌素受体，抑制胃酸分泌，并促进胃黏液合成，增强胃黏液-碳酸氢盐屏障，进而保护胃黏膜，促进溃疡愈合。还可缓解胃肠道平滑肌痉挛。常用于治疗胃及十二指肠溃疡、胃炎、十二指肠炎等，尤以慢性胃酸过多的溃疡病患者疗效好。不良反应较少，可见食欲减退、腹胀、便秘或腹泻等症状。

（四）质子泵抑制药

质子泵抑制药（PPI）又称 H^+-K^+-ATP 酶抑制药，为前体药物，需在酸性环境中被活化后才能发挥作用。因阻断壁细胞分泌胃酸的最终环节，可在不影响其他刺激因子的作用下产生快速、强大、持续的抑制胃酸分泌作用。对消化性溃疡具有疗效好、疗程短、治愈率高、复发率低等特点，是目前临床常用的治疗胃和十二指肠溃疡、反流性食管炎及佐林格-埃利森综合征的首选药物。

奥 美 拉 唑

奥美拉唑（omeprazole）为第一代质子泵抑制药。

【体内过程】 口服吸收快，1～3 h 血药浓度达峰值，食物可延缓其吸收。单次口服生物利用度约 35%，反复用药后可增至 60%，血浆蛋白结合率为 95%。在体内分布广泛，主要分布在细胞外液、肾、十二指肠组织及胃黏膜壁细胞中，作用可持续 20～24 h。主要在肝脏代谢，80% 以代谢物的形式经肾排泄，其余从粪便排泄。

【药理作用】 抑酸作用强大而持久，用药后可使胃内 pH 升高至 7。能抑制基础胃酸分泌，以及由胃泌素、组胺、ACh、食物等引起的胃酸分泌。大剂量可导致无酸状态。停药后 4～5 天胃酸才逐渐恢复至治疗前水平。还有抑制胃蛋白酶分泌和抗幽门螺杆菌作用。艾司奥美拉唑是奥美拉唑的 *S*-异构体，起效更快，生物利用度更高，$t_{1/2}$ 更长，抑酸作用更强。

【临床应用】

（1）胃、十二指肠溃疡及反流性食管炎：疗效显著，治愈率高（连续用药 4 周，溃疡治愈率可达 90%）、复发率低。疗效优于 H_2 受体阻断药，尤对十二指肠溃疡疗效为佳，常作为首选药物。

（2）佐林格-埃利森综合征：迅速抑制胃酸分泌，改善症状。

（3）幽门螺杆菌感染：与两种抗生素、铋剂联用，疗程为 14 天。

【不良反应】 耐受性良好，常见有恶心、呕吐、腹痛、腹泻、头晕、头痛、嗜睡、乏力等。偶有皮疹、转氨酶（丙氨酸转氨酶、天冬氨酸转氨酶）增高等。

【药物相互作用】 可抑制肝 CYP，与华法林、地西泮、苯妥英等合用，可使这些药物在体内代谢减慢。通过抑制 CYP2C19 来抑制氯吡格雷转化为活性形式，减弱其抗血小板作用而增加血栓形成的风险。因胃内酸度下降，与伊曲康唑、酮康唑等合用可影响其吸收。

兰 索 拉 唑

兰索拉唑（lansoprazole）为第二代质子泵抑制药。化学结构中引入氟元素，增加化学稳定性、脂溶性和生物利用度，生物利用度可达 85%。胃黏膜保护作用与奥美拉唑相似，抑制胃酸分泌及抗幽门螺杆菌作用较奥美拉唑强，同时有促胃泌素分泌作用。临床应用及不良反应与奥美拉唑相似。

泮托拉唑和雷贝拉唑

泮托拉唑（pantoprazole）与雷贝拉唑（rabeprazole）为第三代质子泵抑制药，疗效类似于奥美拉唑。泮托拉唑在 pH 3.5～7 时作用较稳定。雷贝拉唑在抑制胃酸分泌和缓解消化性溃疡症状、促进损伤黏膜愈合、抗幽门螺杆菌作用方面疗效均优于其他抗酸药物。临床应用及不良反应与奥美拉唑相似。

（五）钾离子竞争性酸阻滞药

H^+-K^+-ATP 酶 K^+ 结合位点钾离子竞争性酸阻滞药（potassium-competitive acid blocker，P-CAB）是一类新型抑酸药，在酸性环境下迅速离子化，通过离子形式与壁细胞上的质子泵结合，竞争性、可逆性地抑制 K^+ 与质子泵的结合，从而抑制胞质中 H^+ 与分泌小管中 K^+ 的相互交换，抑制胃酸分泌。具有起效快、抑酸作用强且持久等特点，代表药物有伏诺拉生（vonoprazan，TAK-438）、替戈拉生（tegoprazan）、瑞普拉生（revaprazan）等。

伏诺拉生

口服吸收迅速，1.5～2 h 血药浓度达峰值，$t_{1/2}$ 约为 7.6 h。血浆蛋白结合率为 85%～88%，主要在肝脏代谢，67% 经肾排泄，31% 随粪便排泄。可逆性抑制 H^+-K^+-ATP 酶活性，能长时间停留于胃壁细胞而抑制胃酸生成。用于治疗反流性食管炎或幽门螺杆菌感染引起的消化性溃疡。不良反应发生率低，主要为腹泻、便秘、恶心呕吐、皮疹、头痛、过敏反应等。因导致胃内 pH 升高，不宜与依赖于胃内 pH 吸收的药物如奈非那韦、伊曲康唑、酪氨酸激酶抑制药（如吉非替尼等）同服，可能减弱这些药物的作用。

三、胃黏膜保护药

胃黏膜保护药能促进黏液和碳酸氢盐分泌，并促进胃黏膜细胞合成前列腺素，增加胃黏膜血流量，加强胃黏膜防御功能，预防和治疗胃黏膜损伤，促进组织修复和溃疡愈合。某些药物还兼有抗酸和抗幽门螺杆菌作用。

（一）前列腺素类

PGE_2 和 PGI_2 是胃黏膜合成的主要前列腺素，可通过刺激黏蛋白和碳酸氢盐分泌，增加黏膜血流量、轻度抑制胃酸分泌等作用防止胃黏膜受损。但天然 PGE_2 代谢快，在体内易被迅速灭活，口服无效，注射给药作用短暂，且不良反应多。为克服上述缺点，近年来合成了一系列前列腺素衍生物，具有选择性高、作用强而持久、不良反应少等优点。

米索前列醇

米索前列醇（misoprostol）是最早应用于临床的合成前列腺素 E_1 的衍生物。抗酸和抗消化性溃疡作用比 PGE_1 强。具有强大的抑制胃酸分泌作用，主要作用于胃壁细胞，降低胃酸分泌。还能促进胃黏液和碳酸氢盐分泌，增加胃黏膜血流，发挥细胞保护和促进溃疡愈合的作用。主要用于治疗胃、十二指肠溃疡及急性胃炎引起的消化道出血，尤其对 NSAID 引起的胃肠黏膜损伤、溃疡、慢性胃出血疗效好。不良反应轻微，主要有恶心、腹痛、腹泻或稀便，偶见头痛、头晕。因可收缩子宫，引起流产，孕妇禁用。

PGE_1 衍生物利奥前列素（rioprostil）、PGE_2 衍生物恩前列素（enprostil）的药理作用、临床应用及不良反应类似于米索前列醇。

（二）其他胃黏膜保护药

硫糖铝（sucralfate）是硫酸蔗糖和氢氧化铝的复合物，具有局部抗溃疡作用，在酸性环境下可聚合成黏性凝胶，与溃疡面的蛋白质渗出物结合，形成保护膜覆盖于溃疡面，从而隔离胃酸和胃蛋白酶对溃疡面的侵蚀，促进溃疡愈合，故不宜与抗酸药合用。本药还可吸附胃蛋白酶和胆汁酸，刺激内源性前列腺素分泌和抑制幽门螺杆菌繁殖。主要用于治疗胃、十二指肠溃疡、慢性胃炎，也可用于放射性直肠炎和单纯性直肠溃疡。不良反应较轻，常见便秘。

枸橼酸铋钾（bismuth potassium citrate）为铋的螯合物，在酸性环境下能形成胶状的蛋白质-铋复合物屏障，覆盖于溃疡表面，抵御胃酸、胃蛋白酶对溃疡面的消化，保护黏膜和促进溃疡愈合。还可促进胃黏膜合成前列腺素，增加黏液和碳酸氢盐分泌。还可杀灭幽门螺杆菌。对消化性溃疡的效果与 H_2 受体阻断药相似，但复发率明显低于后者。主要用于胃及十二指肠溃疡、复合性溃疡、慢性浅表性胃炎、慢性萎缩性胃炎、反流性食管炎，以及药物（如阿司匹林等）引起的消化性溃疡。与抗菌药合用可提高幽门螺杆菌的根除率，降低复发率。服药期间口腔、舌、粪便可被染黑，偶有便秘或恶心等反应。严重肾病患者及孕妇禁用，以防引起血铋过高，出现脑病和骨关节病。避免与牛奶或抗酸药同服，以免影响疗效。

枸橼酸铋雷尼替丁（ranitidine bismuth citrate）具有铋剂和雷尼替丁的双重功效，能抑制胃蛋白酶的多种同工酶，阻断 H_2 受体、抑制胃酸分泌，保护胃黏膜及抗幽门螺杆菌。抗溃疡作用明显优于各药单用的效果。临床主要适用于消化性溃疡和与幽门螺杆菌相关的溃疡性疾病。与克拉霉素或甲硝唑合用，对耐药幽门螺杆菌感染的疗效较单用药更佳。不良反应为乏力、恶心、呕吐、便秘、粪便呈黑色及舌苔变色等。

胶体果胶铋（colloidal bismuth pectin）的胶体性比枸橼酸铋钾强，在胃酸环境中可形成稳定的凝胶体，覆盖在胃黏膜表面，使糜烂面和溃疡灶与胃酸及胃蛋白酶隔离；还可刺激前列腺素和表皮生长因子的合成，加速溃疡面的愈合和炎症的消失，且对消化道出血有止血作用，其余作用和注意事项均同枸橼酸铋钾。主要用于胃及十二指肠溃疡、慢性胃炎，与抗生素合用根除胃幽门螺杆菌。

替普瑞酮（teprenone）为一种萜烯类衍生物，可促进胃黏膜修复因子，即高分子糖蛋白的合成与分泌，增加黏液中磷脂含量，提高黏膜防御能力，保护和修复受损黏膜组织。主要用于治疗急、慢性胃炎和胃溃疡，尤对活动性炎症的治疗、促进溃疡愈合及降低溃疡复发等方面疗效更为显著。不良反应轻，个别患者可见腹痛、便秘，皮疹、皮肤瘙痒、转氨酶轻度升高等症状，停药后可消失。

四、抗幽门螺杆菌药

1982 年罗宾·沃伦（Robin Warren）和巴里·马歇尔（Barry Marshall）发现并通过实验证实，超过 90% 的十二指肠溃疡和超过 80% 的胃溃疡都是由幽门螺杆菌 *Helicobacter pylori*，*H. pylori* 感染引起的。幽门螺杆菌为革兰氏阴性菌，贴附于胃黏膜上皮细胞表面及细胞间，含有多种可致黏膜损伤的酶和毒素，促使溃疡形成。根除幽门螺杆菌不仅能促进溃疡愈合，还可显著降低溃疡的复发率，使绝大多数消化性溃疡患者得以彻底治愈。

常用的抗幽门螺杆菌药有两类，一类为抗菌药，如阿莫西林、克拉霉素、甲硝唑、替硝唑等。第二类为抗消化性溃疡药，如含铋制剂、质子泵抑制药、硫糖铝等。单用某类药物对幽门螺杆菌的清除率甚低，常需 2 种或 3 种药合用，联合用药后明显提高幽门螺杆菌的清除率，增加溃疡的愈合率并降低复发率。目前临床上多采用四药联用治疗方案，即质子泵抑制药＋两种抗菌药＋铋剂，连续用药 14 天为一疗程，可减少幽门螺杆菌耐药性的产生和溃疡复发率，明显提高幽门螺杆菌的根除率和溃疡的治愈率。

第二节 助消化药

助消化药（digestants）多为消化液中的成分或促进消化液分泌的药物，能加速食物消化，在消化液分泌不足时发挥替代作用，或抑制肠道内容物过度发酵，对消化不良患者起到辅助治疗作用。

胃蛋白酶

胃蛋白酶（pepsin）来自牛、猪、羊等动物胃黏膜，是一种蛋白水解酶，能水解蛋白质为蛋白胨，也能水解多肽。主要在胃内发挥作用，最适宜 pH 为 2.0，当 pH＞5 时便失活，故多与稀盐酸合用。主要用于胃蛋白酶缺乏症、消化功能减退，如胃酸分泌不足、消化酶分泌不足及慢性萎缩性胃炎患者。常与稀盐酸配伍成合剂应用，可在餐前或进餐时服用。不宜与碱性药或硫糖铝同服。

胰　酶

胰酶（pancreatin）来自牛、猪、羊等动物的胰腺，主要含有胰蛋白酶、胰脂肪酶和胰淀粉酶，在中性及弱碱性环境中活性增强，在酸性环境中易被破坏，故多用肠溶片制剂。因接触胃酸可失效并能消化口腔黏膜，从而引起溃疡，必须吞服，不能嚼碎服用。能促进蛋白质、脂肪和淀粉的消化分解。主要用于消化不良、胆汁分泌不足、胰液分泌不足及慢性胰腺炎等引起的消化功能障碍。

乳 酶 生

乳酶生（lactasin）为干燥活乳酸杆菌制剂，可在肠内分解糖类产生乳酸，降低 pH，提高肠内酸度，抑制肠内腐败菌繁殖，减少由此造成的蛋白质发酵和 H_2S 气体产生。主要用于消化不良及腹胀、小儿消化不良性腹泻。不宜与抑制乳酸杆菌的抗菌药如四环素类、氯霉素等合用，不宜与能吸附乳酸杆菌的药物如活性炭、白陶土等合用，不宜与碱性药物如抗酸药等合用，以免中和乳酸，使肠内酸度降低而影响疗效。

稀 盐 酸

稀盐酸（dilute hydrochloric acid）为 10% 盐酸溶液，可使胃内酸度增加，以促进胃蛋白酶原转变为胃蛋白酶，且胃蛋白酶在酸性环境中活性较高。适用于各种原因引起的胃酸缺乏症，如慢性萎缩性胃炎、胃癌、发酵性消化不良，可消除餐后胃部不适、腹胀、嗳气等消化不良症状，与胃蛋白酶合用效果较好。

第三节 止吐药与促胃肠动力药

呕吐是一种复杂的保护性反射，可由人体的心理因素、环境因素、胃肠道疾病、晕动病、妊娠、放化疗等诸多原因引起。延髓催吐化学感受区（chemoreceptor trigger zone，CTZ）、前庭神经核、孤束核及中枢神经传来的冲动均参与呕吐反射活动的调节。

根据作用机制可分类如下：①M 受体阻断药；② H_1 受体阻断药；③多巴胺受体阻断药；④ 5-HT_3 受体阻断药；⑤ 5-HT_4 受体激动药；⑥神经激肽-1（neurokinin-1，NK-1）受体阻断药；⑦非典型抗精神病药；⑧大麻素受体 1（cannabinoid receptor 1，CB_1）激动药。5-HT_3 受体阻断药能同时阻断外周和 CTZ 的 5-HT_3 受体，对抗化疗或放疗引起的呕吐。妊娠呕吐和晕动病的防治药物则主要通过影响 H_1 受体和 M 受体产生作用（图 5-29-2）。一些多巴胺受体阻断药、5-HT_4 受体激动药能增加胃肠推进性蠕动，协调胃肠运动，这样的药物称为促胃肠动力药。

（一）M受体阻断药

东莨菪碱（scopolamine）为 M 受体阻断药，通

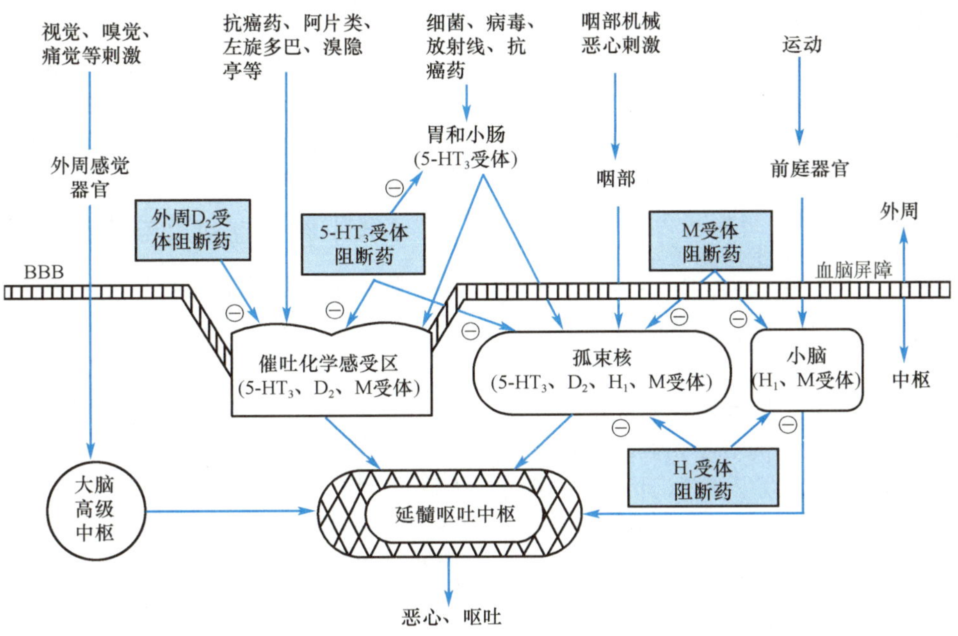

图 5-29-2 呕吐的生理调节和止吐药的作用机制

过降低内耳感受器的敏感性，抑制前庭小脑通路的传导，主要用于防治晕动病及预防手术后恶心、呕吐，可缓解晕动病的胃肠道不适等外周症状，对阿扑吗啡引起的呕吐无效。不良反应有口干、视物模糊，较严重的有尿潴留、便秘。青光眼患者禁用，BPH 患者慎用。

（二）H_1受体阻断药

苯海拉明（diphenhydramine）、茶苯海明（dimenhydrinate，又称晕海宁、乘晕宁）、异丙嗪（promethazine）等均通过抑制前庭功能，产生中枢镇静和止吐作用。用于防治晕动病、梅尼埃病等引起的呕吐。

（三）多巴胺受体阻断药

本品通过阻断 CTZ 的 D_2 受体抑制呕吐，主要有以下两类。①吩噻嗪类，如氯丙嗪（chlorpromazine）等阻断 CTZ 的 D_2 样受体，降低呕吐中枢的神经活动。主要用于尿毒症、放射病、癌症、早孕反应、病毒性胃肠炎等引起的呕吐。对于严重呕吐则难以控制，且对晕动病所致呕吐无效。②苯甲酰胺类，如甲氧氯普胺和多潘立酮均能促进胃肠蠕动，甲氧氯普胺可在中枢神经系统发挥作用，而多潘立酮不易透过血脑屏障，主要阻断外周多巴胺受体。

甲氧氯普胺

【体内过程】 甲氧氯普胺（metoclopramide）口服吸收迅速，15～20 min 起效，0.5～1 h 血药浓度达峰值。生物利用度为 32%～97%，体内分布广泛，易透过血脑屏障。30% 原型药经肾排出，其余与硫酸盐或葡萄糖醛酸结合后随尿和胆汁排泄。$t_{1/2}$ 约 4 h，肾功能损害患者可达 24 h。

【药理作用与机制】 甲氧氯普胺选择性阻断 D_2 及 5-HT_3 受体。

1. 中枢神经系统作用 ①阻断延髓 CTZ 的 D_2 受体，较大剂量亦可作用于 5-HT_3 受体，产生强大镇吐作用；②阻断下丘脑多巴胺 D_2 受体，减少催乳素释放抑制因子分泌，促进催乳素释放，引起乳溢；③引起明显的锥体外系反应、焦虑和抑郁等。

2. 对胃肠道作用 阻断胃肠道多巴胺 D_2 受体：①提高静止状态胃肠道括约肌张力；②增加贲门括约肌的张力和收缩幅度，防止胃内容物反流至食管；③增加胃蠕动，松弛幽门括约肌，加速胃的正向排空；④增强十二指肠、空肠和回肠蠕动，加速肠内容物由小肠向大肠的转运和推进，从而发挥促进胃肠蠕动的作用。

【临床应用】 广泛用于防治各种原因所致的恶心、呕吐，包括如下几类。①术后、放疗、化疗、急性颅脑损伤、脑外伤后遗症、脑部肿瘤手术等引起的呕吐；②胃肠动力性疾病，如糖尿病性胃轻瘫等；③晕动病、梅尼埃病等所致的呕吐；④上消化道钡剂造影辅助用药。

【不良反应】 头晕、嗜睡、倦怠、焦虑、抑郁、男性乳房发育等。大剂量静脉注射或长期用药可引起帕金森综合征。有潜在致畸作用，孕妇禁用。

【药物相互作用】 不宜与吩噻嗪类药物合用，以防加重锥体外系反应和中枢抑制作用。不宜与抗胆碱药（阿托品等）合用，以免减弱甲氧氯普胺促进胃肠运动效应。可降低西咪替丁的口服生物利用度，应避免同用，如必须合用，可间隔 1 h 再使用。

【禁忌证】 可刺激儿茶酚胺分泌，嗜铬细胞瘤患者禁用。正进行放疗或化疗的乳腺癌患者、机械性肠梗阻及胃肠出血患者禁用。

多 潘 立 酮

多潘立酮（domperidone）是在外周发挥强大促胃肠动力的 D_2 受体阻断药。直接作用于胃肠壁，加强胃肠道蠕动，促进胃排空，具有止吐作用。不易透过血脑屏障，因对脑内多巴胺受体无抑制作用，锥体外系反应罕见。主要用于胃肠道动力低下性疾病，如糖尿病性胃轻瘫、胃潴留；消化道炎症；偏头痛、饮酒、药物、毒物、脑肿瘤、脑外伤、放疗及化疗药物等引起的急、慢性呕吐；尤适用于多巴胺受体激动药引起的恶心、呕吐。疗效优于甲氧氯普胺，但对术后或麻醉引起的呕吐无效。不良反应有轻度头痛、腹部痉挛、皮疹及倦怠乏力等。可引起男子乳房发育、胀痛和乳溢等。孕妇慎用。

（四）5-HT_3受体阻断药

5-HT_3 受体阻断药通过与肠感觉神经末梢和中枢 5-HT_3 受体结合，阻断呕吐反射，发挥止吐作用。临床常用的有昂丹司琼（ondansetron）、格拉司琼（granisetron）、托烷司琼（tropisetron）和多拉司琼（dolasetron）等。

昂 丹 司 琼

口服吸收迅速，用药后 30～60 min 达有效血药浓度，约 1.5 h 达峰浓度，生物利用度为 60%。血浆蛋白结合率为 70%～76%。主要经肝羟化代谢，代谢产物大多经肾排泄。$t_{1/2}$ 为 3 h，老年人则可延长至 5 h。选择性阻断中枢及迷走神经传入纤维 5-HT_3 受体，产生强大止吐作用。对 5-HT_3 受体的亲和力较甲氧氯普胺强 100 倍，且不影响多巴胺受体，故没有锥体外系反应。由于化疗药引起的呕吐多与激动 5-HT_3 受体有关，故主要用于化疗和放疗引起的恶心、呕吐，对顺铂、环磷酰胺、多柔比星等化疗药物引起的呕吐疗效显著，是防止化疗药物致吐的首选药。但对晕动病及多巴胺受体激动药如阿扑吗啡引起的呕吐无效。不良反应较少，仅有暂时的轻度头痛、疲倦、便秘、腹泻、头晕等。偶见转氨酶升高。未见锥体外系反应。妊娠及哺乳期妇女禁用。

（五）5-HT_4受体激动药

莫 沙 比 利

选择性激动 5-HT_4 受体，促进 ACh 释放而发挥促进胃肠动力作用。增强胃、十二指肠的收缩及蠕动，加速胃排空，显著改善胃肠动力；增加食管下部括约肌的张力，减少胃食管反流的发生。主要用于治疗功能性消化不良，显著疗效且耐受性良好。也可用于治疗胃食管反流病，糖尿病性胃轻瘫及部分胃切除患者的胃功能障碍等。不良反应主要包括腹泻、腹痛、口干、皮疹、头晕等，另可见心电图的异常改变，或出现心悸反应。

同类药物还有西沙必利（cisapride）、普芦卡必利（prucalopride）等。普芦卡必利为选择性、高亲和力 5-HT_4 受体激动药，促进肠动力，用于治疗成年女性患者轻泻药治疗无效的慢性便秘症状。

（六）神经激肽-1受体阻断药

化疗所致的恶心呕吐是抗肿瘤药治疗最常见的不良反应，发生率高达 80%。神经激肽-1（NK-1）受体在大脑呕吐中枢含量最高，SP 通过与 NK-1 受体结合参与呕吐、焦虑、偏头痛等病理生理过程，因此，NK-1 受体阻断药通过高选择性与 NK-1 受体结合，阻断 SP 的作用，降低化疗所致的恶心呕吐的发生率。代表药物有阿瑞匹坦（aprepitant）、奈妥匹坦（netupitant）、福沙匹坦（fosaprepitant）等。

阿 瑞 匹 坦

阿瑞匹坦（aprepitant）是 NK-1 受体的选择性高亲和力阻断药，对 NK-1 受体的选择性相对其他治疗化疗所致恶心呕吐的药物要高出至少 3000 倍，且能维持较长时间的中枢活性。与 5-HT_3 受体阻断药昂丹司琼和 GC 合用来预防及控制化疗所致的急性与延迟性恶心、呕吐。常见不良反应有厌食、虚弱、疲劳、便秘、腹泻和恶心呕吐等。

（七）非典型抗精神病药

非典型抗精神病药通过阻断 5-HT_2 受体、多巴胺受体、组胺 H_1 受体等多种受体发挥止吐作用，代表药物有氯氮平（clozapine）、奥氮平（olanzapine）、米氮平（mirtazapine）等。

氯 氮 平

氯氮平（clozapine）通过阻滞脑内 5-HT_2 受体、多巴胺受体，以及抗胆碱和抗组胺作用，抑制延髓呕吐中枢和化学感受器触发区的神经元兴奋性，从而发挥止吐作用，可用于减少化疗所致恶心呕吐，一般不单独用。常见不良反应有头晕、无力、嗜睡、多汗、流涎、恶心、呕吐、口干、便秘、体位性低血压、心动过速等。

（八）大麻素受体1激动药

大麻素受体 1（CB_1）主要分布于中枢和外周神经系统，包括肠神经系统，可被内源性大麻素和合成大麻素等激活，使迷走神经末梢释放 ACh 减少，从而抑制消化道运动，减少化疗所致恶心呕吐。

屈 大 麻 酚

屈大麻酚（dronabinol）为非选择性大麻素受体激动药，是 δ-9-四氢大麻酚的立体异构体，是大麻中的主要精神活性成分。作用于肠神经系统 CB_1 受体，延迟胃内固体排空，且有显著的中枢效应。用于治疗成人与艾滋病患者体重减轻相关的厌食症、常规止吐治疗无反应的患者及与化疗相关的恶心和呕吐。主要不良反应有腹痛、恶心和呕吐、头晕、欣快、类偏狂反应、嗜睡、癫痫等。有癫痫病史者禁用。

第四节　泻药和止泻药

一、泻　药

泻药是促进排便反射或促使排便顺利的药物。主要用于功能性便秘。按作用机制不同分类如下：①容积性泻药；②刺激性泻药；③润滑性泻药和大便软化药。

（一）容积性泻药

口服吸收很少，增加肠容积而促进肠道推进性蠕动，产生泻下作用，如甲基纤维素（methyl cellulose），硫酸镁（magnesium sulfate）、乳果糖（lactulose）等，口服后很少或不被肠道消化吸收。它们均有较强的亲水性，在肠道内吸水膨胀形成胶状，使肠内容物体积增大、变软且富含水分，肠容积增大后刺激肠壁，反射性地促进肠蠕动，使粪便易于排出。

硫酸镁（magnesium sulfate）口服后由于 Mg^{2+} 和 SO_4^{2-} 难被吸收，在肠内形成高渗压，保留大量水分不被吸收，肠内容积增大，刺激肠道蠕动而加速排便。此外，可促进胆囊收缩素释放，刺激肠道腺体分泌和运动增加，增强硫酸镁的导泻作用。口服主要用于：①导泻，辅助排除肠内毒物和服用驱虫药后的导泻；②利胆，用于治疗阻塞性黄疸及慢性胆囊炎；③外科术前或结肠镜检查前排空肠内容物。口服过量可引起恶心、呕吐、腹痛、腹泻等，应注意纠正水、电解质平衡失调。因硫酸镁、硫酸钠导泻作用较剧烈，可反射性引起盆腔充血和失水，孕妇、月经期妇女禁用。

静脉注射可通过 Mg^{2+} 拮抗 Ca^{2+} 作用，引起骨骼肌松弛、血管扩张，产生抗惊厥和降压作用。主要用于治疗子痫、破伤风、高热等引起的惊厥及高血压脑病等，还可外用 50% 硫酸镁高渗溶液作局部热敷，改善炎症反应。

乳果糖（lactulose）又称半乳糖苷果糖、异构化乳糖，为半乳糖和果糖的双糖。在小肠内不被分解和吸收，通过提高肠腔内的渗透压使水分和电解质更多地保留在肠腔内。未被吸收的乳果糖进入结肠，被细菌分解成乳酸及其他有机酸，使肠内 pH 降至 6 以下呈酸性，同时释出的 H^+ 与 NH_3 结合成 NH_4^+，后者从肠道排出，使血氨降低。还可进一步提高肠腔内渗透压，使肠蠕动增加而促进排便，引起渗透性腹泻，有助于氨的排泄。主要用于治疗慢性便秘，包括老年人、儿童、婴儿和孕妇等。亦用于防治血氨升高的肝性脑病。用量过大可引起胃胀、恶心、呕吐、腹痛、腹泻及低钾血症等。糖尿病患者慎用，半乳糖血症患者禁用。

纤维素类，如植物纤维素、甲基纤维素等口服后不被肠道吸收，能增加肠腔内容积，保持粪便湿度，改善便秘症状，可用于治疗功能性便秘。

（二）刺激性泻药

刺激性泻药本身或其代谢物与肠黏膜接触，可刺激小肠和大肠，改变肠黏膜的通透性，使电解质和水分向肠腔扩散，肠腔水分增加，促进肠蠕动产生导泻作用，如蒽醌类化合物、比沙可啶、蓖麻油、番泻叶等，但易产生耐受性。依洛昔巴特（elobixibat）是一种新型回肠胆汁酸转运蛋白抑制药，可促进胆汁酸转运到结肠内发挥促进分泌和胃肠蠕动作用，用于治疗慢性便秘。长期使用不会产生耐受性。

蒽醌类化合物

该类药有大黄（rheum officinale）、番泻叶（senna）、决明子（cassia seed）和芦荟（aloe）等，均含有蒽醌苷类。口服后，蒽醌苷被大肠内细菌分解释出蒽醌，刺激结肠增加推进性蠕动，减少水和电解质的吸收。用于急、慢性便秘。但大黄含有鞣酸，具有收敛作用，可引起继发性便秘。

比 沙 可 啶

比沙可啶（bisacodyl）经肠道细菌分解迅速转化成有活性的去乙酰基代谢物，对肠壁有较强的刺激作用，通过反射活动增强肠蠕动，促进排便。效果好，作用快，口服 6 h 内或直肠给药 15～60 min 后即可排出软便。主要用于便秘、腹部 X 线检查、内镜检查前及手术前后排空肠内容物。不良反应较少，常见轻度腹痛，偶致腹绞痛。长期使用栓剂可引起直肠炎。

（三）润滑性泻药和大便软化药

该类药物具有润滑肠壁、软化大便，使粪便易于排出的作用，如液状石蜡、甘油等；另有一类具有软便作用的表面活性剂，可降低粪便表面张力，使水分易于浸入粪便，使之软化、膨胀，如多库酯钠等。

液状石蜡（liquid paraffin）为矿物油。口服在肠道内不被消化吸收，并妨碍肠内水分吸收，使肠壁润滑，稀释软便，使粪便易于排出。适用于老年人和儿童便秘。长期服用可妨碍脂溶性维生素（维生素 A、维生素 D、维生素 K）和钙、磷吸收，引起营养不良，不宜久用。

甘油（glycerol）又名开塞露（50% 甘油溶液），可制成栓剂塞入或灌入肛门。由于高渗透压刺激直肠引起排便反射，并有局部润滑作用，几分钟内即可引起排便。不影响营养物质吸收，适用于儿童及老年便秘患者。

多库酯钠（docusate sodium）为阴离子表面活性剂，亦是大便软化剂。降低肠道内粪便表面张力，使水和脂类物浸入粪便，软化大便而易于排出。主要用于排便无力，如术后或心肌梗死患者，亦用于肛门直肠病及疝气患者。长期服用可引起腹泻，不宜与液状石蜡合用，可促进后者吸收。

二、止　泻　药

腹泻是多种疾病的症状。对剧烈或持久的腹泻，首先应注重对因治疗，如由病原体引起的急性肠炎，最好先进行抗感染，待肠壁感染得到控制或毒物清除后再使用止泻药。止泻药通常分为 4 类：①抑制肠蠕动药，包括阿片类和哌替啶类；②胃肠黏膜保护药；③吸附剂；④收敛剂。

阿片制剂包括阿片酊（opium tincture，含吗啡约 1%）和复方樟脑酊（compound camphor tincture，含吗啡 0.4%），均是阿片类的复方制剂。口服后能增强胃肠平滑肌张力，降低胃肠推进性蠕动，使粪便干燥而止泻。主要用于严重非细菌感染性腹泻和腹痛。因有成瘾性，不可滥用。腹泻早期或腹胀患者不宜使用。

地芬诺酯（diphenoxylate）为人工合成的哌替啶衍生物。口服后在体内代谢成地芬诺辛（difenoxin）发挥作用，止泻作用比母体强 5 倍，直接作用于肠道 μ 阿片受体，提高肠平滑肌张力，抑制肠蠕动，减少肠液分泌。能有效控制各种原因引起的急、慢性腹泻。治疗量、短期服用时不良反应少而轻，较少产生成瘾性。若大量（每次 40～60 mg）或长期服用可产生成瘾性，过量可导致严重呼吸抑制和昏迷。肝病患者慎用，肝硬化患者可诱发肝性脑病。可增强中枢抑制药作用，不宜与巴比妥类、阿片类和其他中枢抑制药合用。

洛哌丁胺（loperamide）化学结构、药理作用和临床应用均与地芬诺酯相似。止泻作用比地芬诺酯快、强且持久。既能直接抑制肠蠕动，还可抑制肠神经系统末梢释放 ACh 和肠道分泌黏液。适用于急、慢性非细菌感染性腹泻、肠易激综合征和炎症性肠病所致腹泻。未发现有成瘾性，不良反应较少。

次水杨酸铋（bismuth subsalicylate）和次碳酸铋（bismuth subcarbonate）可结合肠道毒素，保护肠道免受刺激而达到收敛止泻之效。适用于非特异性腹泻、慢性胃炎，亦用于治疗合并幽门螺杆菌感染的胃、十二指肠溃疡。

药用炭（medicinal charcoal）、白陶土（kaolin）及硅炭银（agysical）均为吸附剂，吸附肠道内细菌、气体、毒物等，产生阻止毒物吸收并止泻的作用。可用于腹泻、胃肠胀气和食物中毒等。药用炭可影响儿童营养吸收，3 岁以下儿童或长期腹泻患者禁用。不宜与维生素、抗生素、磺胺类及消化酶（蛋白酶、胰酶）等妨碍活性炭吸附的药物合用。

双八面体蒙脱石（dioctahedral smectite）能与黏液蛋白结合，对肠黏膜具有很强的覆盖保护作用，因其是八面体蒙脱石微粉，具有特殊的层纹状分子结构、非均匀性电荷分布及较大的表面积，对病毒、细菌及其毒素均有极强吸附力，可减少这些攻击因子的致病作用，恢复和维护黏膜的屏障功能，发挥显著的止泻作用。可用于急、慢性腹泻。不良反应为便秘。

鞣酸蛋白（tannalbin）含鞣酸约 50%，为收敛剂。口服后在胃内不分解，至小肠内分解出鞣酸，使肠黏膜表面蛋白质凝固沉淀，附着在黏膜表面形成保护膜，减少炎性渗出物，减轻刺激，发挥收敛、止泻作用。主要用于急性胃肠炎及各种非细菌性腹泻的治疗。可影响胰酶、蛋白酶、乳酶生等活性及疗效，不宜同服。

第五节　护肝药及利胆药

一、护　肝　药

治疗肝病措施包括去除致病因子，改善和修复肝结构和功能，减轻肝脏损伤、坏死或促进肝细胞再生，以及纠正其病理状态，防止或减慢其疾病的恶化速度，缓解临床症状等。但迄今为止多数药物仅能起到辅助和对症治疗的作用，不能根治。常用的药物有以下几类。

（一）保肝药

联苯双酯（bifendate）是我国研制的治疗肝炎药物，具有降低丙氨酸转氨酶，增强肝脏解毒功能，保护肝细胞，促进肝细胞再生等作用，但停药后丙氨酸转氨酶易反跳，复发后再用本药仍可降低该酶。主要适用于急、慢性肝炎及丙氨酸转氨酶升高者。复方联苯双酯为联苯双酯与肌苷的复合制剂，可减少单方用药后的反跳现象。

马洛替酯（malotilate）口服吸收迅速完全，经肾排出，无蓄积作用。作用于肝细胞，促进 RNA 合成，激活核糖体而提高蛋白质合成能力，改善肝功能并抑制肝纤维化的进展。主要用于慢性肝炎、肝硬化、晚期血吸虫肝病和肺结核合并低蛋白血症。不良反应有食欲减退、恶心、呕吐、胃部不适、腹胀等，偶有皮疹或皮肤瘙痒。小儿、孕妇、哺乳期妇女禁用。

促肝细胞生长素（hepatocyte growth-promoting factor）是从乳猪新鲜肝中提取的小分子多肽类活性物质，能促进肝细胞再生、抑制肝纤维化、保护肝细胞、改善肝功能、加速肝损伤的修复。还可降低丙氨酸转氨酶和血红素。主要用于亚急性重症肝炎、早期和中期的肝衰竭的辅助治疗。过敏体质者慎用。

（二）治疗肝性脑病药

肝性脑病（亦称肝昏迷）发病机制复杂，目前主要的病因学说有血氨增高学说，伪递质学说，氨基酸失衡学说。

谷氨酸（glutamic acid）可与血氨结合成无毒的谷氨酰胺，再经肾小管细胞分泌于尿中随后排出体外，使血氨降低；并可促进血氨转化为尿素排出。还参与脑内蛋白质合成及糖代谢，改善中枢神经系统功能。用于防治各种原因引起的肝性脑病、肝性脑病恢复期及严重肝功能不全。静脉滴注过速可引起流涎、潮红、恶心、呕吐、腹泻。过量可发生低血钾、碱中毒。

左旋多巴（levodopa）口服后能透过血脑屏障进入脑内，经中枢多巴脱羧酶脱羧生成多巴胺，部分多巴胺转化为NA，竞争性拮抗伪递质作用，恢复神经元间的正常神经冲动传递，使部分昏迷患者苏醒，但对肝功能无改善作用。

支链氨基酸（branched-chain amino acid）可改善肝性脑病患者体内支链氨基酸明显降低的情况，纠正偏低的血浆支链氨基酸/芳香族氨基酸值，使肝性脑病患者苏醒。还可减少负氮平衡，促进蛋白质合成及能量代谢，早期应用可促进肝细胞功能恢复。用于肝性脑病、重症肝炎、肝硬化、慢性肝炎及因肝炎、肝功能不全所致的蛋白质缺乏型营养不良等的辅助治疗。

（三）抗肝纤维化药

甘草甜素（glycyrrhizin）是甘草素单胺盐，有促进肝细胞再生，抑制肝纤维增生等作用。主要用于治疗慢性乙型肝炎和抗肝纤维化。

二、利　胆　药

利胆药是具有促进胆汁分泌或胆囊排空的药物。胆汁的基本成分是胆汁酸。胆汁酸的主要成分是胆酸（cholic acid）、鹅脱氧胆酸（chenodeoxycholic acid）和脱氧胆酸（deoxycholic acid），约占95%。次要成分为石胆酸和熊脱氧胆酸。胆汁酸具有多种生理功能，如反馈性抑制胆酸合成，引起胆汁流动，调节胆固醇合成与消除，促进脂质和脂溶性维生素吸收等。

（一）促进胆汁分泌药

熊脱氧胆酸（ursodeoxycholic acid）通过抑制肝脏HMG-CoA还原酶，减少胆固醇合成。长期服用可改变胆汁酸的组成比例，降低胆汁的胆固醇饱和指数，并阻止肠道吸收胆固醇；降低胆汁中胆固醇及胆固醇酯的饱和指数，促进胆结石中的胆固醇表面溶解，防止结石形成。与异构体鹅脱氧胆酸相比，具有起效快，疗效好、耐受性和安全性较好、不良反应少，腹泻发生率低、肝损伤少等优点。用于溶胆囊结石，治疗胆囊炎、胆道感染及胆源性消化不良。常见不良反应有腹泻。胆道完全性阻塞患者禁用。

牛磺胆酸钠（sodium taurocholate）由牛或猪胆汁提取获得，含牛磺胆酸钠和甘氨胆酸钠。口服后可刺激肝细胞分泌胆汁，促进脂肪乳化和脂溶性维生素吸收。用于长期胆瘘所致胆汁丧失患者，可补充胆盐不足，也用于脂肪消化不良和慢性胆囊炎的辅助治疗。偶见胆内压升高，胆绞痛。胆道完全梗阻患者禁用。

脱氢胆酸（dehydrocholic acid）能增加胆汁中的水分含量，增加胆汁量，稀释胆汁，提高其流动性，发挥冲洗胆管和利胆作用，并促进脂肪的消化与吸收。用于胆石症、急慢性胆道感染、胆囊手术后促进T管清洗和促细小胆结石排出。禁用于胆道梗阻及严重肝肾功能减退患者。

苯丙醇（phenylpropanol）具有较强促进胆汁分泌作用，还可松弛胆道平滑肌，有解痉作用。促进胆汁排泄，能排出泥沙样结石，但不溶石。适用于胆囊炎、胆道感染、胆石症、胆道术后综合征及高胆固醇血症等。部分患者有胃肠道反应，减量或停药后可缓解。胆道完全阻塞患者禁用。

（二）促进胆汁排出药

硫酸镁（magnesium sulfate）高浓度（33%）口服可刺激十二指肠黏膜，反射性引起奥狄括约肌松弛、缩胆囊素分泌增加，促进胆囊收缩、利胆和促胆道小结石排出。可用于慢性胆囊炎、胆石症和十二指肠引流检查。

曲匹布通（trepibutone）为非胆碱能作用的胆道扩张药，可选择性松弛胆道平滑肌，具有解痉止痛作用。还可促进胆汁和胰液分泌，有助于促进食欲、改善消化和消除腹胀。主要用于胆道运动障碍、胆石症、胆囊炎、胆囊术后综合征及慢性胰腺炎。部分患者有食欲缺乏、恶心、呕吐、唾液分泌过多、腹泻、便秘、过敏、眩晕、倦怠等不良反应。完全性胆道梗阻及急性胰腺炎患者慎用。孕妇禁用。

桂美酸（cinametic acid）为苯丙酸型利胆药，

能松弛奥狄括约肌，具有解痉止痛及促进胆汁排泄作用。还可促进血中胆固醇分解成胆酸而排出，有降低胆固醇作用。适用于急、慢性胆囊炎、胆石症或作为胆道感染的辅助用药。

茴三硫（anethol trithione）促进胆汁排出，使胆酸、胆色素及胆固醇等固体成分的分泌增加。可提高肝脏还原型谷胱甘肽水平，增强肝脏解毒功能。还可促进尿素生成和排泄，有明显的利尿作用。用于胆囊炎、胆石症、急慢性肝炎、肝硬化等。不良反应有腹胀、腹泻、皮疹、发热等，长期服用可致甲亢。胆道阻塞患者禁用。

羟甲香豆素（hymecromone）有明显的利胆和抗菌作用，且能松弛奥狄括约肌、增强胆囊收缩、促进胆汁分泌，有利于结石的排出。主要用于胆道感染、胆囊炎、胆石症和胆囊术后综合征等。少数患者出现头晕、腹胀、胸闷、皮疹等，停药后可消失；过量可致胆汁分泌过度和腹泻。梗阻性或传染性黄疸患者慎用。

（成都医学院　马松涛）

第三十章　子宫平滑肌兴奋药和抑制药

- Oxytocics include oxytocin, pituitrin, ergot alkaloids (e.g. ergometrine) and prostaglandin analogues (e.g. dinoprostone and dinoprost).
- The action of oxytocin is mediated by oxytocin receptors that are G protein-coupled receptors. Oxytocin is used to induce or improve uterine contractions during delivery and to prevent uncontrolled bleeding (hemorrhage) after delivery. Oxytocin is also an essential lactation hormone released during breastfeeding that causes milk ejection.
- Tocolytic agents are medications used to inhibit preterm labor or stop contractions in women who are at risk of giving birth prematurely. The known agents include oxytocin receptor antagonists (e.g. atosiban), β_2-adrenergic receptor agonists (e.g. ritodrine), calcium channel blockers, prostaglandin synthetase inhibitors and magnesium sulfate.

作用于子宫平滑肌的药物分为子宫平滑肌兴奋药和子宫平滑肌抑制药两大类。子宫平滑肌兴奋药是一类选择性兴奋子宫平滑肌的药物，包括垂体激素类、麦角生物碱类和前列腺素类，用于流产、引产、催产、产后止血与产后子宫复原；子宫平滑肌抑制药可抑制子宫平滑肌收缩，包括缩宫素受体阻断药、β_2受体激动药、钙通道阻滞药、硫酸镁和前列腺素合成酶抑制药等，主要用于痛经和防治早产。

第一节　子宫平滑肌兴奋药

子宫平滑肌兴奋药对子宫的兴奋作用可因子宫的生理状态和药物剂量不同而有差异，可使子宫产生节律性收缩或强直性收缩。

一、垂体激素类

缩　宫　素

缩宫素（oxytocin）是垂体激素类的主要成分之一。目前临床上应用的缩宫素主要为人工合成品，与血管升压素的化学结构相似。缩宫素有较弱的抗利尿和升高血压的作用，而血管升压素也有轻微的兴奋子宫作用。

【体内过程】 在血液循环中以自由肽的形式存在，口服易被消化酶破坏而失效，宜采用胃肠外给药途径；喷雾剂鼻腔给药和锭剂口腔黏膜给药方便，均较易吸收。肌内注射 3～5 min 起效，作用维持 20～30 min；静脉注射起效更快，但维持时间也更短，必要时采用静脉滴注给药。妊娠期间血浆中出现的缩宫素酶，能使缩宫素的键断裂而失活，$t_{1/2}$ 较短，仅有 1～6 min。大部分经肝和肾代谢失活，少部分以原型经肾排泄。

【药理作用】

1. 兴奋子宫平滑肌　直接兴奋子宫平滑肌，增强子宫收缩力，增加收缩频率，稍提高肌张力。其收缩强度与下列三个因素有关。

（1）剂量：小剂量（2～5 U）加强子宫（特别是妊娠末期子宫）的节律性收缩，收缩性质和正常分娩相似，有利于胎儿娩出；大剂量（5～10 U）使子宫产生持续性强直收缩，不利于胎儿娩出。

（2）子宫部位：小剂量对子宫底产生节律性收缩，而对子宫颈产生松弛作用，促使胎儿顺利娩出。

（3）激素水平：子宫平滑肌对缩宫素的敏感性受性激素水平的影响，雌激素提高子宫对缩宫素的敏感性，孕激素降低敏感性。在妊娠早期，孕激素水平高，子宫收缩较弱，可保证胎儿安全发育；在妊娠后期，雌激素水平高，特别在临产时子宫平滑肌对缩宫素的反应更敏感，有利于胎儿娩出，此时只需小剂量缩宫素即可达到引产或催产的目的。

2. 其他作用

（1）扩张血管：大剂量缩宫素能短暂松弛血管平滑肌，从而引起血压下降，但易产生快速耐受性；催产剂量不引起血压下降。

（2）促进排乳：乳腺小叶分支被平滑肌和肌上皮细胞所包绕，其中肌上皮细胞对缩宫素高度敏感，能收缩乳腺小叶周围的肌上皮细胞，有助于乳汁排出，但不会增加乳汁分泌量。

【作用机制】 子宫平滑肌细胞膜存在特异性缩宫素受体（oxytocin receptor，OXTR），缩宫素与其结合后使子宫平滑肌收缩，不同妊娠期缩宫素受体的密度是不同的，故收缩强度也不同。受体数量在孕 20～30 周随孕周的增加而增多，在孕 34 周后渐渐趋平稳，临产时则达高峰。子宫上受体分布呈梯度状递减，依次为宫体、子宫下段、峡部、宫颈，其中宫颈分布量最少。这种分布及表达特点利于增强子宫底、体部平滑肌收缩力，同时维持子宫下段处于松弛状态，从而利于胎儿在分娩过程中的安全通过。

缩宫素与子宫平滑肌的受体结合后，活化偶联的 $G_{q/11}$ 蛋白，激活 PLC，使 IP_3 生成增加，促进细胞内游离 Ca^{2+} 浓度上升，增加子宫平滑肌的收缩。还可与蜕膜上的受体结合，促使 $PGF_{2\alpha}$ 及其代谢产物 13,14- 双氢-15- 酮 $PGF_{2\alpha}$（PGFM）合成。PGFM 作用于子宫颈，促使宫颈成熟，也能作用于子宫体而增强宫缩。

【临床应用】

1. 催产和引产 当胎位正常、头盆相称、无产道障碍的产妇诊断为子宫收缩乏力时，可用小剂量缩宫素催产，增强子宫的节律性收缩，促进分娩。对于死胎、过期妊娠或由于某些疾病需要提前终止妊娠等情况，可用小剂量缩宫素进行引产。

小剂量静脉滴注缩宫素是目前常用且安全的给药途径，可随时调整用药剂量，保持有效宫缩，一旦发生异常即可随时停药。输液泵脉冲式给药符合体内缩宫素的释放规律，可减少缩宫素和液体用量，与持续性静脉滴注给药相比更为安全有效，具有可调性和可监测性等特点。

2. 产后止血 子宫壁由浆膜层、肌层和内膜层构成。肌层为子宫壁最厚的一层，由平滑肌束及弹性纤维组成，含有血管。产后出血时，立即皮下或肌内注射较大剂量（5～10 U）缩宫素，使子宫平滑肌产生强直性收缩，压迫子宫肌层内血管，使子宫肌层创面的血窦迅速关闭，阻断血流，达到止血目的。因作用时间短，常需加用麦角生物碱制剂维持疗效。

3. 促排乳 易经鼻黏膜吸收，可在喂奶前几分钟通过鼻黏膜给药，促进乳汁排出，效果明显。也可肌内注射小剂量催乳。

【不良反应】 催产和引产时剂量过大可引起子宫持续强直性收缩，导致胎儿宫内窒息或子宫破裂。使用时要严格掌握剂量、适应证和禁忌证，凡产道异常、胎位不正、头盆不称、前置胎盘，以及三次妊娠以上的经产妇或有剖宫产史者禁用，以防引起子宫破裂或胎儿窒息。大量使用时，可导致抗利尿作用，如输液过多或过快，可出现水潴留和低钠血症。人工合成品不良反应较少，而生物制剂因含有杂质，偶见过敏反应。还可引起母体恶心、呕吐、心率加快或心律失常等。

【禁忌证】 产道异常、骨盆狭窄、胎位不正、头盆不称、前置胎盘及三次妊娠以上的经产妇或有剖宫产史者禁用；高敏感产妇、高张力型子宫功能障碍或有子宫破裂倾向者慎用或禁用。

【药物相互作用】 与麦角制剂、麦角新碱合用时，增加子宫收缩作用。环丙烷等碳氢化合物吸入全身麻醉时，使用缩宫素可导致产妇出现低血压、窦性心动过缓或（和）房室节律失常。恩氟烷或氟烷吸入全身麻醉时，可导致子宫对缩宫素的效应减弱。与其他缩宫药同时使用时，可使子宫张力过高，引起子宫破裂或（和）宫颈撕裂。

垂体后叶素

垂体后叶素（pituitrin）是从猪、牛、羊等动物的垂体后叶中提取的粗制品，内含缩宫素及抗利尿激素（即血管升压素）两种成分。抗利尿激素不仅有抗利尿作用，还具有收缩血管、升高血压的作用。

【药理作用】

1. 兴奋子宫 垂体激素中的缩宫素可兴奋子宫，但由于其成分复杂，对子宫平滑肌的选择性低，不良反应较多，作为子宫收缩药已被缩宫素取代。

2. 收缩血管 垂体激素中的抗利尿激素，较大剂量时可收缩血管，特别是收缩毛细血管及内脏小动脉，此外尚有短暂的升高血压作用，故又称血管升压素。

3. 抗利尿作用 垂体激素中的抗利尿激素可作用于肾集合管，使水的重吸收增加，尿量明显减少。

【临床应用】

1. 催产、引产、产后出血及子宫复原不全 现已逐渐被缩宫素取代。

2. 尿崩症 一般采用肌内注射，每次 5～10 U，极量为每次 20 U。

3. 肺出血 5～10 U 用 5% 葡萄糖 500 mL 稀释后缓慢静脉滴注。大量肺出血需静脉注射 10 U。

4. 心肺复苏 血管升压素可以有效增加冠状动脉的灌注压，而不具有肾上腺素增加心肌耗氧量、诱发室性心律失常的风险。

【不良反应】 可见面色苍白、出汗、心悸、胸闷、恶心、腹痛及过敏反应等，应立即停药。

【禁忌证】 高血压、冠状动脉粥样硬化、心力衰竭、肺源性心脏病患者禁用。产科现已不用。

卡贝缩宫素

卡贝缩宫素（carbetocin）为缩宫素的半合成品。作用与缩宫素相似，但作用时间更长，且产生的子宫收缩不能通过终止给药而停止，在婴儿娩出前，不能应用。主要用于选择性硬膜外或蛛网膜下腔麻醉下剖宫产术后，通过静脉推注的方式，预防子宫收缩乏力和产后出血。不良反应与缩宫素相似。

二、麦角生物碱类

麦　角

麦角（ergot）是寄生在黑麦及其他禾本科植物

上的一种麦角菌的干燥菌核，在麦穗上突出似角，故名麦角。含有多种麦角酸的衍生物，统称为麦角生物碱。按化学结构分为三类：①胺生物碱，以麦角新碱和甲基麦角新碱为代表，易溶于水，对子宫平滑肌兴奋作用快而强，作用持续时间较短；②肽类生物碱，以麦角胺和麦角毒为代表，难溶于水，对血管作用显著，起效慢，但作用时间久；③半合成的麦角碱衍生物，以溴隐亭和尼麦角林为代表。

【药理作用】

1. 兴奋子宫　兴奋子宫平滑肌的作用与垂体后叶制剂相似。直接作用于子宫平滑肌，作用强而持久，对妊娠子宫更敏感；临产和新产后应用小剂量即有明显作用，甚至产生强直性收缩。对产后和妊娠子宫比未孕子宫作用强。其中以麦角新碱对子宫作用最强，麦角胺和麦角毒次之。

2. 收缩血管　麦角胺可使周围血管平滑肌收缩，并因血管收缩而升压，代偿性减慢心率。此外，能使脑血管收缩，减少脑动脉搏动幅度，减轻偏头痛。麦角毒对心脏的作用不及对血管的作用强，但在心率减慢到某种程度时，有增强心肌收缩力的作用。大剂量麦角胺可损伤血管内皮细胞，机制尚不明，长期应用可导致肢端干性坏疽形成。麦角胺对血管作用最强，麦角毒次之，而麦角新碱几乎不影响血压和血管内皮细胞。

3. α 受体阻断作用　大剂量麦角胺或麦角毒能阻断 α 受体，使肾上腺素升压作用翻转。麦角新碱无此作用。

4. 其他作用　小剂量麦角可兴奋延脑，导致心率减慢、呼吸加快、惊厥等；大剂量使延脑麻痹可致死亡。某些麦角生物碱还可激动多巴胺受体，激动或阻断 5-HT 受体。

【临床应用】　常制成麦角流浸膏，主要用于产后出血，促使早期子宫复原，并预防产后并发症。

【不良反应】　过量可致中毒。急性中毒主要表现为急性胃肠炎症状，还有皮肤刺痒、头晕、感觉迟钝、语言不清、痉挛、昏迷等，严重者可死于心力衰竭。麦角流浸膏中含有麦角毒和麦角胺，长期应用损伤血管内皮细胞，肝功能不良和周围血管病患者尤为敏感，可出现剧痛、惊厥、幻觉或缺血性坏疽等慢性中毒的表现。

麦角新碱

麦角新碱（ergometrine）口服或肌内注射后吸收迅速而完全。口服 6～15 min，肌内注射 2～3 min 起效，作用持续 3 h，静脉注射立即见效，作用持续约 45 min，节律性收缩可持续 3 min。在肝内代谢，经肾排出。

麦角新碱是毒性最小、对子宫平滑肌选择性最强、兴奋作用也最为显著的一种麦角成分。与缩宫素相比，其兴奋子宫平滑肌的作用特点：①作用强度取决于子宫的生理状态，妊娠子宫较未孕子宫敏感，临产前后更敏感；②作用强而持久，剂量稍大即可引起子宫强直性收缩；③对子宫体和子宫颈的作用无显著差异，不利于胎儿娩出，不能用于催产和引产。用于产后或其他原因引起的子宫出血，利用其对子宫持久强直性收缩作用，机械地压迫肌纤维间血管而止血，还可促进子宫收缩，用于子宫复原。注射麦角新碱可引起恶心、呕吐、血压升高等；偶见过敏反应，严重者出现呼吸困难、血压下降。

【禁忌证】　禁用于催产及引产；血管硬化及冠心病患者禁用；伴有妊娠毒血症的产妇慎用。与血管收缩药同用，有出现严重高血压甚至脑血管破裂的危险。

麦角胺

麦角胺（ergotamine）口服吸收少而不规则，吸入剂则吸收快而好；与咖啡因合用可增加麦角胺的吸收，并增强其对血管的收缩作用。口服 1～2 h 起效，0.5～3 h 血药浓度达峰值，$t_{1/2}$ 约为 2 h。在肝内代谢，90% 代谢物经胆汁排出，少量原型药随尿及粪便排泄。

麦角胺对血管作用较强，可直接作用于血管，使末梢血管收缩。收缩脑血管，降低脑动脉搏动幅度，可缓解偏头痛。大剂量可阻断 α 受体，使肾上腺素升压作用翻转。对子宫的作用弱且缓慢而持久。不单独作为子宫兴奋药使用，主要用于治疗由于脑血管扩张、搏动幅度增大所引起的偏头痛，有效率达 90%，但不能预防其发作。咖啡因也有收缩脑血管的作用，且能促进麦角胺的吸收，两药合用疗效增强。久用可损坏血管内皮细胞，导致肢端坏死，故以 2～4 天为限。还可用于诊断偏头痛。

用量过大或皮下注射常有恶心、呕吐、上腹部不适、腹泻、肌无力，甚至胸痛；严重者可有血管痉挛，引起重要器官供血不足。孕妇、末梢血管疾患、冠状动脉供血不足、心绞痛及肝、肾疾病患者禁用。能增强巴比妥类、吗啡、美沙酮的镇静和催眠作用。

麦角毒碱

麦角毒碱（ergotoxine）是麦角隐亭碱（ergocryptine）、麦角柯宁碱（ergocornine）和麦角克碱（ergocristine）三种麦角生物碱的混合物，其作用与麦角胺相似。

不单独作为子宫兴奋药使用。其氢化物氢麦角毒（二氢麦角碱，dihydroergotoxine，又称双氢麦角胺）的中枢抑制作用和扩张血管作用较强，并可增加脑血流量、改善脑细胞代谢、促进突触传递功能，可与异丙嗪和哌替啶组成冬眠合剂、用于人工冬眠疗法，也可用于脑动脉硬化症、脑震荡后综合征、脑卒中后遗症及 AD 等的头晕、头痛、记忆力减退、忧郁等症状的治疗。不良反应同麦角胺。

三、前列腺素类

前列腺素是一类具有广泛生理活性的不饱和脂肪酸类化合物，存在于人体的多种组织和体液中，现已可人工合成。前列腺素对机体的作用极为广泛且较强，主要作用于心血管系统、呼吸系统、消化系统和生殖系统。作为子宫兴奋药，临床应用的前列腺素类药物有地诺前列酮（dinoprostone，PGE_2，前列腺素 E_2）、地诺前列素（dinoprost，$PGF_{2\alpha}$，前列腺素 $F_{2\alpha}$）、硫前列酮（sulprostone）和卡前列素（carboprost，15-甲基前列腺素 $F_{2\alpha}$）等。

【药理作用】 前列腺素对子宫有收缩作用，其中以 PGE_2 和 $PGF_{2\alpha}$ 作用明显。其特点如下。

（1）对妊娠各期子宫均有兴奋作用，分娩前子宫尤为敏感。对妊娠初期和中期子宫的收缩作用远比缩宫素强。

（2）引起子宫收缩的特性与分娩阵痛相似，增强子宫平滑肌节律性收缩，并使子宫颈松弛。

【临床应用】

1. 引产 用于足月引产、妊娠中期引产。PGE_2 可引起妊娠各期子宫收缩，其阴道栓剂可用于妊娠2～3 月的流产。$PGF_{2\alpha}$ 静脉注射不良反应发生率较高，故羊膜腔内注射仅用于过期妊娠、葡萄胎和死胎的引产；对妊娠早期引产需较大剂量，易导致严重不良反应。15-甲基 $PGF_{2\alpha}$ 活性较 $PGF_{2\alpha}$ 高 10 倍，作用时间长，不良反应小，安全且简便，终止妊娠后能很快恢复月经和生育功能，主要用于终止妊娠和宫缩无力导致的产后顽固性出血。

2. 抗早孕 前列腺素能促进黄体萎缩和溶解，黄体酮分泌急剧减少，子宫内膜脱落形成月经，终止妊娠；且子宫收缩、子宫内膜脱落不利于受精卵着床。15-甲基 $PGF_{2\alpha}$ 对下丘脑-垂体-卵巢轴几乎无影响。

【不良反应】 因兴奋胃肠道平滑肌，可引起恶心、呕吐、腹痛、腹泻等。$PGF_{2\alpha}$ 收缩支气管平滑肌，诱发哮喘，不宜用于支气管哮喘患者。PGE_2 能升高眼压，不宜用于青光眼患者。

【禁忌证】 用于引产时的禁忌证与缩宫素相同。

卡前列素氨丁三醇

卡前列素氨丁三醇（carboprost tromethamine）为前列腺素的半合成品。肌内注射可刺激妊娠子宫肌层收缩，产生类似足月妊娠末的分娩收缩。主要用于妊娠期为 13～20 周（中期）的流产，还可用于其他治疗无效的子宫收缩乏力所致产后出血。常见不良反应与前列腺素相似，可引起短暂的体温升高，可能是影响下丘脑体温调节中枢所致，治疗结束后体温均可恢复正常。用于治疗产后出血，4% 患者有血压升高。

卡 前 列 素

卡前列素（carboprost）是天然 $PGF_{2\alpha}$ 的衍生物。有增加子宫收缩频率和收缩幅度，增强子宫肌收缩力的作用；能抑制内源性黄体激素的分泌，降低血浆孕酮水平，终止妊娠，具有较强的抗生育作用。为抗早孕药，与米非司酮合用终止 7 周内的早期妊娠。为栓剂，少数人可有恶心、呕吐、腹泻和腹痛等不良反应。

米索前列醇

米索前列醇（misoprostol）是一种合成前列腺素 E_1 类似物，有软化宫颈，增强子宫张力及宫内压作用，与米非司酮序贯合用可显著增强或诱发早孕子宫自发收缩的频率和幅度。为抗早孕药，与米非司酮合用终止 16 周内的早期妊娠。部分早孕妇女服药后有轻度恶心、呕吐、眩晕、乏力和下腹痛，极个别妇女可出现潮红、发热及手掌瘙痒。

第二节　子宫平滑肌抑制药

子宫平滑肌抑制药可抑制子宫平滑肌收缩，使收缩力减弱，收缩节律减慢，主要用于防治早产，故又称为抗分娩药（tocolytic drugs）；也可用于痛经的治疗。有些药物具有较广泛的作用，在相关章节中已经介绍，本节只重点介绍抑制子宫与防治早产有关的作用。

一、缩宫素受体阻断药

阿 托 西 班

阿托西班（atosiban）是一种合成多肽，是新型缩宫素受体阻断药。保胎效果优于其他子宫平滑肌抑制药，且孕妇心血管不良事件的发生率明显减少，母胎安全性较高。

【药理作用】 具有高度子宫特异性，可在受体水平竞争性结合位于子宫肌层和蜕膜的缩宫素受体，阻止细胞内 Ca^{2+} 增加，松弛子宫平滑肌，有效抑制子宫收缩，显著延长妊娠时间。

【临床应用】 用于妊娠 24～33 周的自发性早产治疗。

【不良反应】 最常见的不良反应为恶心，发生率大于 10%。1%～10% 的患者有头痛、头晕、潮红、呕吐、心悸、低血压、注射部位反应和高血糖症等不良反应。0.1%～1% 的患者有发热、失眠、瘙痒和出疹。

【禁忌证】 禁用于下列孕妇：孕龄少于 24 周或超过 33 周者，孕龄超过 30 周胎膜早破者，胎儿宫内发育迟缓和胎儿心率异常者，产前子宫出血者，有子痫和重度先兆子痫者，宫内胎儿死亡者，宫内感染可疑者，前置胎盘、胎盘分离者，继续妊娠对母亲或胎儿有危险者，已知对本品的活性成分或辅料过敏者。

二、β_2 受体激动药

β_2 受体激动药具有松弛平滑肌作用，主要用于防治支气管哮喘，少数药物有较明显的抑制子宫平滑肌作用，用于防治早产。

利 托 君

【体内过程】 利托君（ritodrine）口服易吸收，但首过消除明显，生物利用度约为 30%；血浆蛋白结合率约为 32%，能透过胎盘屏障。在肝代谢后经肾排泄，也可以原型经肾排泄。

【药理作用】 利托君是选择性 β_2 受体激动药，特异性地松弛子宫平滑肌，对妊娠和非妊娠子宫均有抑制作用，减弱收缩强度，减慢频率，并缩短子宫收缩时间。

【临床应用】 用于防治早产，可延缓分娩，使妊娠时间接近正常。一般先采用静脉滴注方式，取得疗效后，再口服维持疗效。

【不良反应】 可引起心血管系统不良反应，表现为心悸、胸闷、胸痛和心律失常等，严重者应中断治疗。静脉注射可引起震颤、恶心、呕吐、头痛、红斑及心烦意乱、焦虑不适等不良反应，口服时也有发生。有些患者可见血红蛋白降低，血糖升高，血钾降低，游离脂肪酸升高。个别妇女可出现肺水肿，甚至有生命危险。能透过胎盘屏障使新生儿心率改变和出现低血糖，应密切注意。

【禁忌证】 妊娠 20 周以前及有严重心血管疾病患者禁用。糖尿病及有低血钾倾向患者禁用或慎用。

【药物相互作用】 与 GC 合用，可出现肺水肿，极严重者可导致死亡。与阿托品等合用，可使高血压加剧。与其他肾上腺素受体激动药物合用可使后者作用加强。与硫酸镁、二氮嗪、哌替啶或全身麻醉药合用，可能引起心血管反应。

此类药物还有特布他林（terbutaline）、沙丁胺醇（salbutamol）、海索那林（hexoprenaline）等。

三、其他子宫平滑肌抑制药

硫酸镁（magnesium sulfate）除具有抗惊厥、降压和导泻利胆作用外（详见第十四章和第二十九章），还可明显抑制子宫平滑肌收缩。妊娠期间应用硫酸镁可防治早产和妊娠高血压综合征及子痫发生，对于禁用 β_2 受体激动药的产妇，可用于治疗早产。

钙通道阻滞药可松弛离体子宫平滑肌，拮抗缩宫素所致的子宫兴奋作用。硝苯地平（nifedipine）可作为防治早产的钙通道阻滞药。

COX 抑制药吲哚美辛（indomethacin）已用于防治早产，但由于前列腺素能维持胎儿的动脉导管开放，应用时可能使胎儿动脉导管过早关闭，应慎用。仅用于妊娠 34 周之内的妇女。

（江汉大学　周国勇）

第六篇　作用于内分泌系统和影响代谢的药物

第三十一章　肾上腺皮质激素类药物

- The physiological effects of glucocorticoids include changes of carbohydrate, protein, and lipid metabolism and maintenance of fluid and electrolyte balance. Glucocorticoids are important in adaptation responses to stress situations, such as disease, trauma, or surgery.
- In unphysiologically high concentrations, glucocorticoids have numerous effects, which include the anti-inflammatory actions, immunosuppressive actions, antitoxic actions, and anti-shock actions. Glucocorticoids also act on skeletal muscle, the cardiovascular system, the digestive system, the hematological system, and the central nervous system.
- The indications include replacement therapy for primary and secondary adrenocortical insufficiency, relief of inflammatory symptoms in severe infective patients, allergic disorders, auto-immune disorders, organ transplantation, shock, hematologic diseases, ocular diseases, skin diseases and malignancies.
- The therapeutic use of glucocorticoids leads to two types of adverse effects: those caused by continued use at supraphysiological doses and those caused by withdrawal of steroid therapy. Both have a possibility of life threatening. Therefore, careful assessment of the risks and benefits in each patient is necessary.

肾上腺皮质激素（adrenocortical hormones）是肾上腺皮质分泌的所有激素的总称。按其主要的生理作用可分类如下。① GC，由肾上腺皮质束状带细胞合成与分泌，包括氢化可的松（hydrocortisone）、可的松（cortisone）等，合成与分泌受腺垂体 ACTH 的调节，主要影响糖、脂肪和蛋白质代谢，对水盐代谢影响较小。②盐皮质激素（mineralocorticoid），由肾上腺皮质球状带细胞合成与分泌，包括醛固酮（aldosterone）、脱氧皮质酮（deoxycorticosterone）等，受肾素-血管紧张素系统的调节，主要影响水盐代谢，对糖代谢影响较小。③性激素，由肾上腺皮质网状带细胞分泌。通常所指的肾上腺皮质激素不包括性激素。

肾上腺皮质激素的分泌受下丘脑-垂体-肾上腺轴（hypothalamic-pituitary-adrenal axis，HPA）调节，通过负反馈调节机制，促肾上腺皮质激素释放激素（corticotropin-releasing hormone，CRH）、ACTH 和肾上腺皮质激素的水平得以保持相对稳定。创伤、感染、高热等应激均可激活下丘脑-垂体-肾上腺轴的功能（图 6-31-1）。GC 的分泌有一定的昼夜节律特征。一般情况下氢化可的松每天分泌量约为 10 mg，每天上午 8:00 血浆浓度约为 0.4 μmol/L，下午 4:00 则只有约 0.1 μmol/L。了解 GC 分泌的昼夜节律特征对制定 GC 的给药方案具有指导意义。

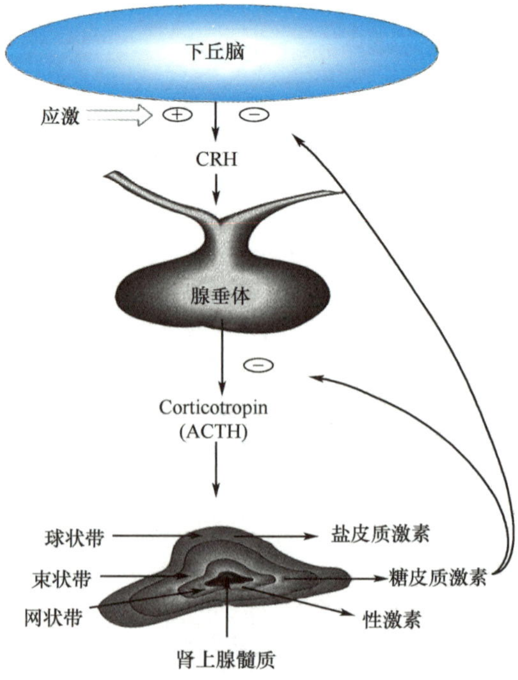

图 6-31-1　肾上腺皮质激素分泌的调节

第一节　糖皮质激素类药物

GC 的作用广泛而复杂，且随剂量不同而变化。生理剂量的 GC 主要影响物质代谢过程，一旦缺乏将引起代谢失调甚至死亡。超生理剂量的 GC 除影响物质代谢外，还可发挥抗炎、免疫抑制、抗毒、抗休克等药理作用。1950 年，三位科学家菲利普·肖瓦尔特·亨奇（Philip Showalter Hench）、爱德华·卡尔文·肯德尔（Edward Calvin Kendall）和塔德乌什·赖希施泰固（Tadeusz Reichstein）因在 GC 的结构和功能研究方面取得卓越成就而获得诺贝尔生理学或医学奖。

【构效关系】 肾上腺皮质激素的基本化学结构为甾体，具有环戊烷并氢化菲四环骨架（图 6-31-2）。其中，C_3 上的酮基、$C_{4\sim5}$ 的双键和 C_{20} 的羰基是保持生理活性的必需基团。与盐皮质激素比较，GC 在 C_{17} 上有羟基，C_{11} 上有氧或羟基。如将 $C_{1\sim2}$ 改为双键，GC 调节糖代谢的作用及抗炎作用可增加 4～5 倍，而对水盐代谢的影响减弱。如在 C_6 上加甲基，在 C_9 上引入氟，C_{16} 引入甲基或羟基，对糖代谢及抗炎作用更强，而对水盐代谢影响更弱。但有的含氟制剂在增强抗炎作用的同时，对水盐代谢的作用也明显增加，如氟氢可的松（fludrocortisone）、氟轻松（fluocinolone acetonide）等，主要外用于皮肤局部。

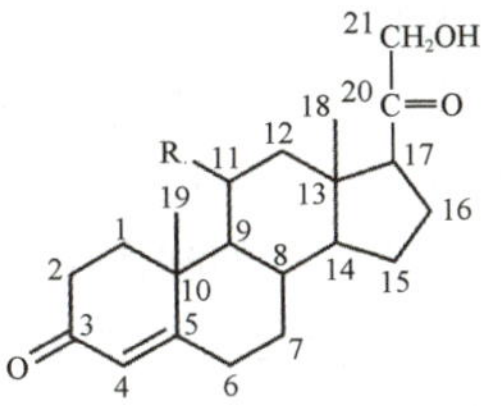

图 6-31-2　肾上腺皮质激素的基本化学结构

【体内过程】 口服或注射均可被吸收，也可从滑膜间隙、结膜囊、皮肤和呼吸道等局部给药。可的松与氢化可的松口服后吸收快而完全，1～2 h 血药浓度达峰值，作用维持 8～12 h。氢化可的松入血后 90% 与血浆蛋白结合，其中 80% 与皮质类固醇结合球蛋白（corticosteroid-binding globulin，CBG）结合，10% 与白蛋白结合，游离型激素约占 10%。结合型无生物活性。CBG 与氢化可的松的亲和力高，结合容量低，当血中 GC 浓度过高（如氢化可的松超过 0.5～0.8 μmol/L），CBG 易达到饱和结合而使游离型 GC 迅速增加。肝病时 CBG 合成受损，肾病时则因蛋白质随尿排出，都可使 CBG 含量减少，游离药物浓度增加，故肝、肾疾病时 GC 的作用可能增强，且较易发生不良反应。泼尼松和地塞米松与 CBG 结合较少（约 70%），这或许是人工合成品作用较强的原因之一。

GC 分布于全身。主要在肝代谢，肝外组织如肾、小肠、肌肉、皮肤等也可对其代谢。GC 在肝主要通过 $C_{4\sim5}$ 间的双键加氢还原成无活性的代谢物。另外，C_3 位的酮基可转化为羟基，继而与葡糖醛酸或硫酸结合成水溶性代谢物随尿排出。正常时氢化可的松的 $t_{1/2}$ 约 90 min。肝、肾功能不全患者还原作用减弱，可使 $t_{1/2}$ 延长，甲亢、妊娠或口服避孕药者肝中还原酶活性升高，灭活加速，$t_{1/2}$ 缩短。人工合成 GC 的 $C_{1\sim2}$ 是双键，使 $C_{4\sim5}$ 双键不易还原，灭活变慢，$t_{1/2}$ 可长达 5 h。

可的松无生物活性，必须在肝内经 11*β*-羟类固醇脱氢酶（11*β*-hydroxysteroid dehydrogenase）催化，将可的松 C_{11} 位的酮基还原为羟基，即转化为氢化可的松后才能发挥作用。同样，C_{11} 位为酮基的泼尼松也必须经过同样的步骤转化为 C_{11} 位为羟基的泼尼松龙才有活性。严重肝病不易发生这种转化，宜使用氢化可的松或泼尼松龙。

GC 的代谢物大部分随尿排出，约 90% 以上在 48 h 内可出现于尿中，测定尿中 GC 代谢物如 17-羟皮质类固醇、17-酮类固醇可间接反映肾上腺皮质功能。

根据 GC 作用时间的长短，可分为短效（<12 h）、中效（12～36 h）和长效（>36 h）三类（表 6-31-1）。

【生理效应】 生理情况下分泌的 GC 主要影响正常的物质代谢过程，维持心血管系统、免疫系统、

表 6-31-1　常用 GC 类药物的比较

类别	药物	糖代谢作用（比值）	抗炎作用（比值）	水盐代谢作用（比值）	与受体亲和力（比值）	$t_{1/2}$（h）	维持时间（h）	等效剂量（mg）
短效	氢化可的松	1.0	1.0	1.0	1.0	1.5	8～12	20
	可的松*	0.8	0.8	0.8	0.01	1.5	8～12	25
	氟氢可的松	10.0	10.0	250.00	3.0		8～12	
中效	泼尼松*	4.0	4.0	0.8	0.05	>3.3	12～36	5
	泼尼松龙	4.0	4.0	0.8	2.2	3.3	12～36	5
	甲泼尼龙	5.0	5.0	0.5	12	>3.3	12～36	4
	曲安西龙	5.0	5.0	0	2～3	>3.3	12～36	4
长效	地塞米松	25.0	25.0	0	10	1.7～5	36～72	0.75
	倍他米松	30.0	30.0	0	5.4	>5	36～72	0.60

* 体外无效，在体内可转化为活性代谢物

内分泌系统、神经系统、肾脏和骨骼肌的正常功能，并增强人体抵抗压力和有害刺激以及应对环境变化的能力。

1. 糖代谢 减慢葡萄糖的氧化分解过程，减少外周组织对葡萄糖的利用，促进蛋白质分解并激活脂解过程，增加氨基酸和TG的生成，促进糖异生，升高血糖水平，增加糖原储存。可使糖尿病患者血糖升高，并促进易感患者出现高血糖。

2. 蛋白质代谢 加速肌肉、皮肤、骨、淋巴腺、胸腺等肝外组织的蛋白质分解，抑制其合成，因而血中游离氨基酸的含量与尿氮排泄量增加，造成负氮平衡。长期大量应用可使儿童生长减慢、肌肉萎缩无力、皮肤变薄、骨质疏松、淋巴组织萎缩与伤口愈合不良等。

3. 脂肪代谢 增强生长激素、肾上腺素等的脂肪分解作用，使血中游离脂肪酸含量增加。长期应用可激活四肢皮下的脂酶，使四肢皮下脂肪减少，并使脂肪重新分布在面、颈、上胸部、背、腹及臀部，形成向心性肥胖。

4. 水盐代谢 对水盐代谢影响较小，尤其是人工合成品。但长期应用也能产生盐皮质激素样作用，使肾小管对 Na^+ 重吸收增加，K^+、H^+ 分泌增加，造成水钠潴留、碱中毒、细胞外液增多，进而导致高血压与水肿等。还可减少肠内 Ca^{2+} 吸收，促进肾脏对 Ca^{2+} 的排泄。长期用药可致骨质疏松。

5. 允许作用 与其他激素间具有协同作用。对有些组织细胞虽无直接作用，但可为其他激素发挥作用创造有利条件。例如，在缺乏脂解激素的情况下，GC对脂肪细胞的脂解速率几乎无影响。在缺乏GC的情况下，肾上腺素和NA对脂解的影响也很小。而小剂量GC会显著增强儿茶酚胺的脂肪分解作用。这可能与GC诱导蛋白质合成变化，改变组织对其他激素的反应性有关。

【药理作用】 超生理剂量GC除影响物质代谢外，还可产生抗炎、免疫抑制、抗毒、抗休克等药理作用，这也是其临床主要治疗作用的基础。

1. 抗炎作用 对各种原因所致的炎症及炎症的不同阶段均有强大的抗炎作用。表现为增加机体对炎症的耐受性及降低炎症的血管反应与细胞反应，减轻早期炎症的渗出、充血、水肿、毛细血管扩张、白细胞浸润，也能减轻慢性炎症的成纤维细胞增生和肉芽组织生成，防止粘连及瘢痕形成，减少炎症后遗症。

GC的抗炎机制十分复杂，可能通过以下几个方面抑制炎症过程。

（1）抑制炎症介质的产生及释放：可使脂联蛋白Ⅰ（lipocortin Ⅰ）合成增加，抑制 PLA_2 活性，使细胞膜上的AA释放减少，进而减少促炎物质前列腺素（PGE_2、PGI_2 等）和白三烯（LTA_4、LTB_4、LTC_4 和 LTD_4）的生成，减轻急性炎症反应。抑制黏附分子（adhesion molecule）及趋化因子的基因表达，减少其生成，抑制促炎性细胞向炎症部位的移行和浸润。

（2）调节细胞因子的生成：与炎症反应有关的细胞因子有促炎性细胞因子和抗炎细胞因子。促炎性细胞因子有IL-1、IL-2、IL-3、IL-4、IL-5、IL-6、IL-8、IL-11、IL-12、IL-13、肿瘤坏死因子（tumor necrosis factor，TNF）、IFN-γ 及 GM-CSF 等。GC能抑制上述促炎性细胞因子的基因转录，减少其生成。抗炎细胞因子有IL-10、IL-1受体拮抗药（IL-1 receptor antagonist，IL-1Ra）等。GC对这些抗炎细胞因子的基因转录有正性调节作用，增加IL-10及IL-1Ra的生成，且IL-10能进一步抑制某些促炎性细胞因子，如IL-1、TNF、IL-8等合成，而IL-1Ra能阻断促炎性细胞因子IL-1与其受体结合，从而减轻炎症反应。

（3）抑制诱导型一氧化氮合酶（iNOS）和COX-2的活性：GC可抑制iNOS基因的表达，减少NO生成，抑制NO的致炎作用。此外，GC通过抑制COX-2活性，可减少 PGE_2 的生成。

（4）收缩血管：GC能增加血管对儿茶酚胺的敏感性，收缩血管，降低血管的通透性。皮肤局部应用可抑制肥大细胞脱颗粒，使组胺释放减少，也可使用药局部的血管收缩，降低血管通透性。

2. 免疫抑制作用 抑制病理性的免疫反应，对免疫过程的多个环节均有抑制作用。

（1）抑制巨噬细胞对抗原的吞噬和处理，干扰淋巴细胞的识别并阻断淋巴母细胞的增殖。巨噬细胞对抗原的吞噬和处理是免疫反应的始动阶段，激活的巨噬细胞可分泌IL-1，使静息的T细胞激活并识别被处理的抗原及产生许多细胞因子（如IL-2、IL-3、IL-6、TNF、IFN-γ、GM-CSF等），使淋巴母细胞增殖。GC通过抑制细胞因子的基因表达，从而产生上述两方面的作用。

（2）加速淋巴细胞的破坏和解体，使血中淋巴细胞迅速减少。大剂量GC可使淋巴细胞移行至血液以外的组织，如骨髓、肝、淋巴结等，使血中淋巴细胞减少。

（3）干扰体液免疫，减少抗体生成。

（4）消除免疫反应所致的炎症反应。治疗量GC能抑制细胞免疫，从而抑制Ⅳ型超敏反应和器官移植的排斥反应，并能减轻一些自身免疫病的症状。大剂量GC还能抑制体液免疫，可能与其增强抑制性T细胞对B细胞分化的抑制作用有关。

3. 抗毒作用 细菌内毒素可致人体出现高热、乏力、食欲减退等中毒症状。GC虽不能中和细菌内毒素，但能提高机体对内毒素的耐受力，迅速退热并缓解中毒症状。与GC能稳定溶酶体膜从而减少内源性致热原的释放，以及降低下丘脑体温调节中枢对致热原的反应性有关。

4. 抗休克作用　超大剂量GC对多种原因引起的休克具有拮抗作用。其原因除抗炎、免疫抑制及抗毒作用外，可能还与下列因素有关：①增强心肌收缩力，使心排血量增多；②使痉挛血管扩张，并降低血管对某些缩血管物质的敏感性，改善微循环；③稳定溶酶体膜，减少心肌抑制因子（myocardial depressant factor，MDF）的形成，防止MDF所致的心肌收缩无力与内脏血管收缩。

5. 对血液成分的影响　GC能使血液循环中的中性粒细胞增多，可能由于：①从骨髓释放入血增多；②消除变慢；③对血管壁的黏附性降低。大剂量GC虽然使中性粒细胞增多，但却抑制其游走、吞噬及消化功能，因而减轻炎症浸润。GC使血中红细胞和血红蛋白含量增加，大剂量使血小板计数及纤维蛋白原浓度增加，凝血时间缩短。此外，GC能使淋巴细胞、单核细胞、嗜酸性粒细胞及嗜碱性粒细胞数目减少。该作用是这些细胞从血管床重新分布到淋巴组织的结果。

6. 中枢作用　GC能影响认知能力及精神行为，并能提高中枢神经系统的兴奋性，出现欣快、失眠、激动，少数人可出现焦虑、抑郁，甚至诱发精神失常。大剂量偶可致儿童惊厥或癫痫样发作。

7. 其他作用

（1）心血管系统：GC可增强血管对缩血管物质的敏感性，大多数库欣综合征患者和接受合成GC治疗的部分患者，可出现高血压。

（2）消化系统：GC能使胃酸和胃蛋白酶分泌增多，增强食欲，促进消化。同时，由于对蛋白质代谢的影响，胃黏液分泌减少，上皮细胞更新率减低，使胃黏膜自我保护与修复能力减弱。长期大剂量应用可诱发或加重溃疡病。

（3）骨骼肌：GC调控骨骼肌代谢，可降低肌肉蛋白质合成，加速蛋白质分解。长期过量的GC会导致骨骼肌萎缩。

【作用机制】　GC作用机制可分为基因组效应和非基因组效应。

1. 基因组效应　GC是亲脂性的，可通过细胞膜自由扩散，与细胞质中的GR结合发挥其功能。GR有α、β、γ三种异构体，其中$GR_α$活化介导激素效应。在无配体的情况下，GR与热休克蛋白、免疫亲和蛋白等形成无活性复合物，以阻止其降解并增强其对GC的亲和力。与GC结合后，GR发生构象变化，与受体复合物中其他部分分离并发生核转位。在细胞核中，GR与靶基因启动子序列中的糖皮质激素应答元件（glucocorticoid response element，GRE）相互作用，正向或负向调节靶基因的转录，从而使靶细胞和组织的功能发生变化。也可通过与细胞核中的其他转录因子（如AP1、NF-κB和STAT）相互作用间接调节靶基因mRNA水平。

在正向调节中，GR组成同源二聚体，直接与GRE的特定DNA序列结合，募集转录辅激活物（transcriptional coactivator），增强RNA聚合酶Ⅱ（Pol Ⅱ）mRNA转录，导致基因转录或反式激活（图6-31-3）。以这种方式调节代谢相关基因，如磷酸烯醇丙酮酸羧化激酶（PEPCK）和酪氨酸氨基转移酶，以及抗炎相关基因，如NF-κB的抑

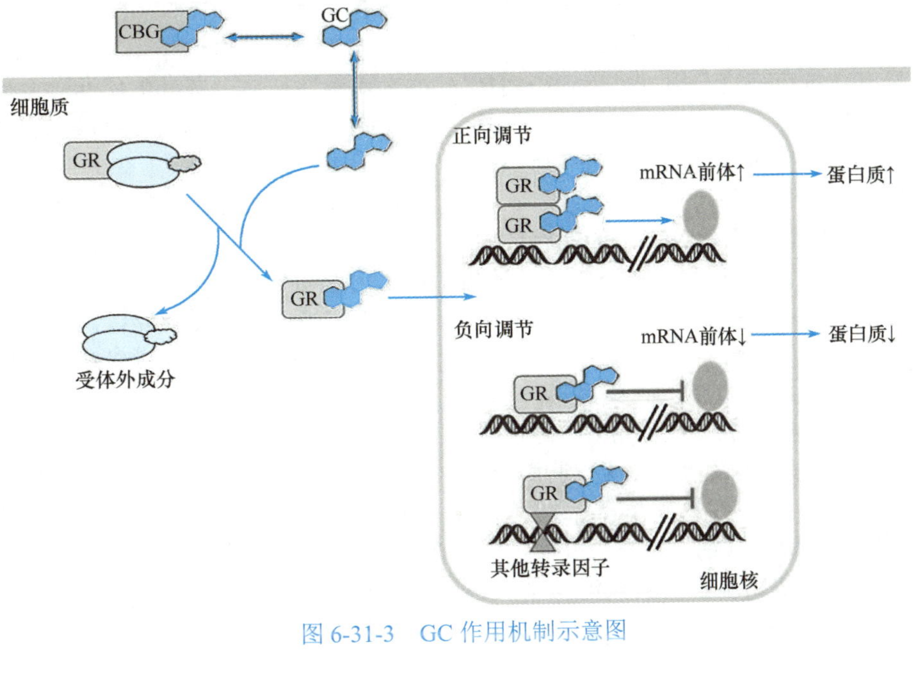

图6-31-3　GC作用机制示意图

制亚基等。在负向调节中，GR单体与其他转录因子（如AP-1或NF-κB）结合，或直接与负性GRE（negative GRE，nGRE）的DNA序列结合，募集抑制Pol Ⅱ的调节因子，辅阻遏物和组蛋白脱乙酰酶等，导致转录抑制（图6-31-3）。以这种方式调节的基因包括多种促炎细胞因子（如IL-6和IL-2）、胶原酶、基质金属蛋白酶、阿黑皮素原、COX-2和iNOS等。除蛋白质编码基因外，GR还调节非编码RNA的表达，其生理功能有待探索。

2. 非基因组效应 基因组效应介导的蛋白质水平变化在数小时后才会显现，因此，临床上GC显效需要一段时间。但GC也有不依赖于基因调节的快速作用，称为非基因组效应。表现为GC应用后数分钟即可显效；DNA转录抑制药或蛋白合成抑制药不能阻断其作用；GC与大分子偶联后，不能进入细胞内，但仍能发挥作用。确切机制尚不完全清楚。可能涉及细胞膜上的类固醇受体、GR的受体外成分介导的信号通路及非基因组的生化效应等。

【临床应用】

1. 激素替代疗法 适用于治疗急、慢性肾上腺皮质功能减退症（包括肾上腺危象和艾迪生病）、垂体功能减退症及肾上腺次全切除术后。治疗肾上腺危象用量较大，对艾迪生病，轻者用小剂量GC，重者需联合应用脱氧皮质酮。

2. 严重感染 主要用于严重感染并伴有明显中毒症状者，如中毒性菌痢、暴发型流行性脑脊髓膜炎、中毒性肺炎、重症伤寒、急性血行播散型肺结核、猩红热及败血症等。抢救危重患者实施冲击治疗，根据临床情况迅速停药或逐渐减量后撤药。应用GC的目的在于抑制对机体有害的炎症和过敏反应，迅速缓解症状，防止脑、心等重要器官的损害，有助于患者度过危险期。因GC无抗菌作用，且降低机体的防御功能，因此，在治疗严重感染性疾病时一定要与足量有效抗菌药物合用，以免感染病灶扩散而导致严重后果。

病毒性感染一般不用GC，因为GC没有抗病毒作用，且使用后可使感染扩散，如带状疱疹、水痘患者用GC后，病情反而加重。对于病毒性感染并发严重免疫抑制（如器官移植后CMV感染）或中枢神经系统并发症时，GC可作为辅助治疗，但需严格遵循专家共识。

对于重要器官或组织的炎症，感染虽不严重，但为避免组织粘连或瘢痕形成，也可用GC防止或减少后遗症发生，如结核性脑膜炎、脑炎、胸膜炎、心包炎、风湿性心脏病、创伤性关节炎、睾丸炎等。

3. 自身免疫病及过敏性疾病 自身免疫病，如风湿热、风湿性心肌炎、风湿性及类风湿关节炎、系统性红斑狼疮、溃疡性结肠炎、自身免疫性溶血性贫血、结节性多动脉炎、多发性肌炎、皮肌炎、硬皮病、重症肌无力及肾病综合征等，可适当选用GC治疗，但只可缓解症状，停药后易复发。对于过敏性疾病如血清病、变应性皮炎、变应性鼻炎、剥脱性皮炎、顽固性重症支气管哮喘、顽固性荨麻疹、湿疹、严重输血反应、血管神经性水肿等，通过GC的免疫抑制作用可迅速缓解症状，但停药后易复发。针对上述疾病应采取综合治疗，GC不是首选药，仅在其他药物无效或不能耐受时才考虑应用。支气管哮喘患者可首选GC的吸入制剂，因局部用药不仅减少吸收，使全身不良反应减少，而且能有效地控制哮喘症状。对于器官移植排斥反应也可使用GC，与其他免疫抑制药合用效果更好。

上述反复发作、累及多器官的慢性疾病，多采用一般剂量长程疗法，可每日早晨或隔日早晨给药，逐步减至最低有效维持剂量，停药前需逐步过渡到隔日疗法，即将两天的总药量在隔日早晨一次给予，从而减轻对肾上腺皮质功能的抑制。这是由于肾上腺皮质分泌氢化可的松具有昼夜节律特征，每天上午8:00分泌达高峰，而后逐渐降低，昼夜间血浆氢化可的松的水平可相差4倍，因此，循环中氢化可的松对HPA的生理性负反馈作用在上午8:00最强，若早晨一次给药，此刻正与生理性负反馈作用时间一致，对肾上腺皮质功能的抑制较小。同时，被抑制的肾上腺皮质功能可在2天内有所恢复。

4. 休克 适用于各种休克，有助于患者度过危险期。对感染性休克，适用冲击治疗，并配合抗菌药物及其他有效治疗措施。对过敏性休克，本类药物是次选药，有时可与首选药肾上腺素合用。对于心源性休克，须结合病因治疗。对低血容量性休克，应首先补足液体、电解质或血液，如果疗效不明显可合用超大剂量GC。

5. 血液病 可用于治疗急性淋巴细胞白血病、再生障碍性贫血、自身免疫性溶血性贫血、粒细胞减少症、血小板减少症等。停药后易复发。

6. 恶性肿瘤 GC常作为联合用药用于许多淋巴恶性肿瘤的化疗，也被广泛用于减轻癌症化疗或放疗的副作用。GC可增加食欲，减轻疲劳，用于治疗化疗引起的恶心和呕吐；减少与紫杉醇化疗相关的超敏反应和液体潴留，如外周水肿、胸腔积液、肺水肿等；缓解骨转移患者的疼痛和放疗之后的疼痛。

7. 局部应用 可用于治疗接触性皮炎、湿疹、肛门瘙痒、银屑病等，宜选用氢化可的松、泼尼松龙或氟轻松等。也可局部用于眼前部的炎症如结膜炎、角膜炎、虹膜炎，能迅速显效，对于眼后部炎症如脉络膜炎、视网膜炎则需全身或球后给药。对于非炎症性退行性关节疾病（如骨关节炎）或慢性肌腱炎、滑囊炎，可局部注射不需要生物活化的GC以减少发作，但应尽可能减少局部给药的频率，以降低股骨头坏死等严重并发症风险。

8. 其他 高剂量GC因抑制脱碘酶，减少T_4转化为T_3，用于严重的甲亢或甲状腺危象。泼尼松可减少肾脏1α-羟化酶，减少活性1,25-二羟基维生素D的生成，用于治疗与维生素D中毒相关的高钙血症。GC对保守治疗无效的炎症性肠病（如溃疡性结肠炎和克罗恩病）有益，也用于减少或预防与寄生虫和肿瘤相关的脑水肿，尤其是转移性脑水肿。

【不良反应】 无特定禁忌证情况下的短疗程应用单剂量GC一般不会发生不良反应。但如果治疗持续时间超过1周，不良反应的发生率会随时间和剂量的增加而增加。不良反应包括两大类：长期大剂量应用引起的不良反应及停药反应。二者均有可能危及生命，应用前要仔细评估患者的风险和获益。

1. 长期大剂量应用引起的不良反应

（1）医源性肾上腺皮质功能亢进症：指长期应用超生理剂量的GC所致的皮质醇增多症（库欣综合征），是过量应用GC导致物质代谢与水盐代谢紊乱的后果。表现为肌无力与肌萎缩（多发于骨盆与肩胛骨肌群）、皮肤变薄、满月脸、水牛背、痤疮、多毛、水肿、高血压、动脉粥样硬化、低血钾、糖尿病等。一般不需要特殊治疗，停药后症状自行消失，但肌无力恢复慢且不完全。低盐、低糖、高蛋白饮食及适量补钾可减轻这些症状。必要时可加用抗高血压药、降糖药治疗。

（2）诱发或加重感染：由于GC能降低机体防御能力，且无抗菌作用，长期应用可诱发感染或使体内潜在病灶扩散，如病毒、真菌、结核病灶等。且GC能掩盖这些疾病的症状，易漏诊，必须提高警惕，及早诊断，采取防治措施。对已有感染的患者，GC只在必要时使用，并联合使用有效的抗菌药或抗真菌药。建议在开始长期使用GC之前进行适当的疫苗接种。

（3）诱发或加重溃疡：GC增加胃酸与胃蛋白酶的分泌，减少胃黏液产生，阻碍组织修复及减弱前列腺素保护胃黏膜的功能，故可诱发或加重胃炎，胃、十二指肠溃疡，甚至出血或穿孔。长期大量应用时可考虑加用胃黏膜保护药或抑酸药，不宜与可引起胃出血的药物（如阿司匹林、吲哚美辛、保泰松）合用。

（4）眼部并发症：长期应用GC会增加白内障和青光眼的风险。白内障的产生可能与GC抑制晶状体上皮Na^+-K^+-ATP酶功能，导致晶体纤维积水和蛋白质凝集有关，儿童更易发生。停止治疗后白内障可能不会完全消退，甚至可能继续进展。因其发生与治疗剂量和持续时间有关，接受长期大剂量GC治疗的患者应定期接受裂隙灯检查。青光眼可能是由于GC使眼前房角小梁网结构的胶原纤维肿胀，阻碍房水回流所致，应对眼内压进行监测。此外，可能出现眼球突出和中心性浆液性脉络膜视网膜病变等罕见眼科并发症。

（5）骨质疏松：GC抑制骨基质中的蛋白质合成，增加钙、磷排泄，抑制肠内钙的吸收、抑制成骨细胞的形成、刺激破骨细胞的吸收，长期应用可造成骨质疏松。儿童和绝经期妇女更易发生，与治疗剂量和持续时间有关。长期接受GC治疗的患者易发展为脆性骨折，最常见肋骨和脊椎骨折。为防治骨质疏松，鼓励患者进行锻炼，补充维生素D与钙盐，必要时可给予双膦酸盐（如唑来膦酸）治疗，以减少骨密度下降和骨折的发生率。

（6）骨坏死：骨坏死的原因不清，可能与骨内血管形成脂肪栓子有关，也可能是骨质疏松造成骨质塌陷的结果。最常见于股骨头，也可发生在肱骨头和股骨远端。发生率一般随治疗时间和剂量的增加而升高，但短时间给予高剂量GC时也可能发生。

（7）其他：食欲增加、欣快、激动、焦虑、失眠、抑郁，偶致精神失常或诱发癫痫发作。由于抑制蛋白质合成，GC可延缓创伤患者的伤口愈合。因抑制生长激素分泌和造成负氮平衡，可抑制儿童生长发育。孕妇用药可能会导致胎儿发育异常。

2. 停药反应

（1）医源性肾上腺皮质功能不全：长期使用GC后，由于体内GC超过正常水平，通过负反馈作用，使HPA抑制，垂体ACTH分泌减少，内源性肾上腺皮质激素分泌不足，甚至肾上腺皮质萎缩。这时一旦突然停药，外源性GC减少，而内源性肾上腺皮质激素不能立即分泌补足，可出现肾上腺皮质功能不全。表现有恶心、呕吐、食欲缺乏、肌无力、低血糖、低血压等，尤其机体处于应激状态时（如感染、外伤、出血、手术等）更易出现。对于长期使用GC的患者，应注意：①缓慢减量，不可骤然停药；②尽量减少每天维持量或采用隔日给药法；③在停药数月或更长时间内如遇应激情况，应及时给予足量的GC。

（2）反跳现象及停药反应：长期用药因减量太快或突然停药导致原病复发或加重的现象，称为“反跳现象”。其原因可能是患者对GC产生依赖性或病情未充分控制所致。此外，长期用药因减量太快或突然停药，有些患者出现一些原来疾病没有的症状，如肌痛、肌强直、关节痛、疲乏无力、情绪低落、发热等，称为“停药反应”。罕见颅内压升高和视神经乳头水肿。

【禁忌证】 严重精神病及癫痫病史患者禁用或慎用。消化性溃疡、手术后、创伤和骨折、骨质疏松、严重高血压、糖尿病、孕妇、药物不易控制的感染、角膜溃疡、青光眼、白内障患者禁用。当适应证与禁忌证同时存在时，应权衡利弊，慎重决定。一般来说，病情危重的适应证，虽有禁忌证存在，仍需使用，以帮助患者度过危险期，待危险期过后应尽早停药。

第二节 促肾上腺皮质激素及皮质激素抑制药

一、促肾上腺皮质激素

ACTH由腺垂体合成和分泌，是由39个氨基酸组成的多肽激素，生理活性主要依赖于前24个氨基酸，氨基酸残基25～29则与其免疫原性有关。人工合成的ACTH仅有24个氨基酸，免疫原性明显降低，过敏反应显著减少。ACTH入血后作用于肾上腺，促进肾上腺皮质合成和分泌GC及盐皮质激素，但只有在肾上腺皮质功能完好时方能发挥作用。ACTH缺乏将引起肾上腺皮质萎缩和分泌功能减退。

ACTH口服后在胃内被蛋白酶破坏而失效，必须注射给药。静脉注射于数分钟内产生作用。静脉滴注ACTH 20～25 U，8 h可达到肾上腺皮质的最大兴奋效应。肌内注射后4 h达最大效应，8～12 h作用消失。$t_{1/2}$为15 min。血浆浓度具有类似于GC的规律性昼夜节律变化。主要用于诊断或检测长期使用GC停药前后的垂体-肾上腺轴功能水平。应用动物来源的ACTH可发生过敏反应，如发热、皮疹、血管神经性水肿，偶发过敏性休克。

可的瑞林

可的瑞林（corticorelin），可诱导ACTH从垂体前叶释放。临床上主要作为诊断试剂，用于鉴别垂体性ACTH依赖性库欣综合征和异位分泌性ACTH依赖性库欣综合征。

二、皮质激素抑制药

目前临床主要是抑制肾上腺皮质激素生物合成的药物和抑制ACTH分泌的药物。GR阻断药如米非司酮，见第三十四章。盐皮质激素受体阻断药如螺内酯见第二十一章。

肾上腺皮质激素的生物合成是以胆固醇为原料，经多种酶的催化而逐步完成的（图6-31-4）。抑制肾上腺皮质激素生物合成的药物通过直接抑制甾体生成酶来抑制皮质醇的产生，导致ACTH反馈性增加，部分抵消其抑制作用，同时导致前体类固醇的蓄积，引发不良反应。本类药物均有诱发肾上腺皮质功能不全的风险，必须以适当的剂量使用，并密切监测患者HPA的状态。

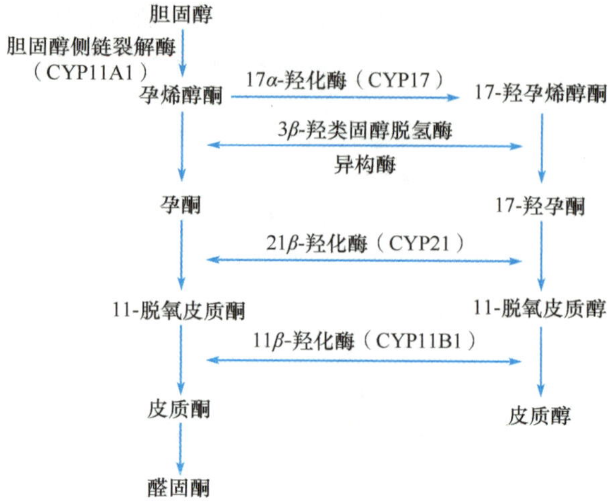

图6-31-4 肾上腺皮质激素的生物合成

米托坦

米托坦（mitotane）选择性作用于肾上腺皮质束状带和网状带细胞，通过细胞溶解作用使其萎缩坏死。还能抑制胆固醇侧链裂解酶，减少类固醇合成。主要用于治疗无法手术的肾上腺皮质癌。主要不良反应是胃肠道不适和共济失调。

美替拉酮

美替拉酮（metyrapone）又称甲吡酮。相对选择性抑制11β-羟化酶，干扰皮质醇和皮质酮的生物合成，使体内氢化可的松的水平降低，可反馈性地促进ACTH分泌，导致11-脱氧皮质醇和11-脱氧皮质酮代偿性增加，尿中17-羟皮质类固醇的排泄也相应增加。可用于治疗肾上腺皮质肿瘤所致的氢化可的松过多症，还可用于垂体释放ACTH功能试验。不良反应有眩晕、消化道反应等。

氨鲁米特

氨鲁米特（aminoglutethimide）抑制胆固醇侧链裂解酶、11β-羟化酶，使GC与盐皮质激素合成减少。可用于治疗肾上腺皮质癌及肾上腺皮质增生所致的GC增多，也可与GC合用治疗乳腺癌。不良反应有厌食、恶心、呕吐、嗜睡及皮疹等。

酮康唑

酮康唑（ketoconazole）是一种CYP抑制药和抗真菌药。在高于抗真菌治疗的剂量下，可有效抑制肾上腺和性腺类固醇的生成，用于库欣综合征和前列腺癌的治疗。治疗过程中需密切监测肝功能，少数患者可出现严重肝损伤。

奥西卓司他

奥西卓司他（osilodrostat）是一种非甾体、口服的11β-羟化酶和醛固酮合成酶的选择性抑制药，主要用于库欣综合征的治疗。肾上腺功能不全和肾上腺激素前体引起的不良反应较为常见。

卡麦角林

卡麦角林（cabergoline）是一种强效的长效多

巴胺受体（D_2）激动药，主要用于治疗高泌乳素血症。卡麦角林还抑制 D_2 受体阳性的 ACTH 肿瘤的 ACTH 分泌。

帕　瑞　肽

帕瑞肽（pasireotide）是一种生长抑素（somatostatin，SST）类似物，通过与生长抑素受体（SST Receptor，SSTR）结合发挥作用。帕瑞肽与 SSTR5、2、3 和 1 亚型结合，抑制 ACTH 分泌和细胞增殖，还能减少垂体激素和（或）生长因子的分泌，间接抑制肿瘤生长。主要用于无法进行手术或手术失败的成人库欣综合征患者的治疗。不良反应常见恶心、呕吐等消化道症状，最严重的不良反应为高血糖，可能与其减少胰岛素分泌有关。

第三节　盐皮质激素

盐皮质激素主要有醛固酮（aldosterone）和脱氧皮质酮（deoxycorticosterone），对维持机体正常的水盐代谢起着重要作用，能促进肾远曲小管 Na^+、Cl^- 的重吸收和 K^+、H^+ 的分泌，有明显的保钠排钾作用。可通过与肾远曲小管上皮细胞内的盐皮质激素受体结合，调节某些基因的转录和相应蛋白质的合成。主要用于慢性肾上腺皮质功能减退症，纠正失水、失钠和钾潴留等，以维持水与电解质的平衡。盐皮质激素过量可导致高钠血症、低钾血症、高血压、肌无力等。

（天津医科大学　吴艳娜）

第三十二章　抗糖尿病药

- Insulin and insulin analogues, have important roles in the treatment of diabetes mellitus.
- Biguanides, e.g. metformin primarily increase glucose uptake and utilization in peripheral tissues and increases insulin sensitivity.
- Sulfonylureas, e.g. tolbutamide, chlorpropamide and glyburide, stimulate insulin release by closing ATP-sensitive potassium channels in pancreatic beta cells.
- Repaglinide and nateglinide are a new class of short-acting non-sulfonylurea insulin secretagogues.
- Acarbose and miglitol are intestinal α-glucosidase inhibitors. Thiazolidinediones enhance insulin sensitivity by acting on adipose, muscle, and liver to increase glucose utilization and decrease glucose production.
- Semaglutide and liraglutide, GLP-1 analogues, and sitagliptin phosphate, an inhibitor of dipeptidyl peptidase Ⅳ, stimulate insulin release and control postprandial glycemia.

糖尿病是一组由于胰腺的胰岛素分泌不足或相对不足和（或）胰岛素作用障碍所致的以高血糖为特征的代谢性疾病。持续高血糖与长期代谢紊乱等可导致全身组织器官，特别是眼、肾、心血管及神经系统的损害。糖尿病主要分为1型和2型。1型糖尿病为胰岛素依赖型糖尿病（insulin-dependent diabetes mellitus，IDDM），自身免疫损伤胰岛β细胞，胰岛素分泌绝对不足，多发于儿童及青少年，病情重，必须用外源性胰岛素治疗。2型糖尿病为非胰岛素依赖型糖尿病（noninsulin-dependent diabetes mellitus，NIDDM），胰岛β细胞功能缺陷，胰岛素分泌相对缺乏和胰岛素抵抗，血浆胰岛素水平可正常或升高，多见于成年肥胖者，病情相对较轻，不需要胰岛素治疗，多经饮食控制或口服降血糖药后可控制，无效者仍需用胰岛素治疗。近年来研制成功上市的胰高血糖素样肽（glucagon-like peptide-1，GLP-1）受体激动药司美格鲁肽、艾塞那肽，二肽基肽酶-4（dipeptidyl peptidase-4，DPP-4）抑制药西格列汀，钠-葡萄糖共转运体2抑制药达格列净、卡格列净和胰岛淀粉素（amylin）类似物普兰林肽，为糖尿病的治疗提供了新的用药选择。

第一节　胰　岛　素

胰岛素（insulin）是胰岛β细胞分泌的小分子的酸性蛋白质，由含21个氨基酸的A链和含30个氨基酸的B链通过二硫键连接而成。肽链氨基酸组成有种属差异，人胰岛素分子质量为5808 Da。药用胰岛素多从猪和牛胰腺中提取，有抗原性，可引起过敏反应，目前已通过DNA重组技术和半合成技术制备人胰岛素。

【体内过程】 胰岛素易被消化酶破坏，口服无效，需注射给药。皮下注射后30 min起效，血浆蛋白结合率低于10%，主要经肝、肾灭活，由蛋白水解酶水解成短肽或氨基酸，$t_{1/2}$为9～10 min，作用可维持5～8 h。用DNA重组技术将胰岛素B链的个别氨基酸用其他氨基酸换位或替换后，制成的速效人胰岛素类似物（赖脯胰岛素和门冬胰岛素），皮下注射后15 min起效，可在餐前即刻甚至餐后立即注射，能很好地控制餐后血糖且不易发生低血糖。为延长胰岛素的作用时间，可加入碱性蛋白质使其溶解度降低，再加入微量锌使之稳定，制成中效及长效制剂，经皮下注射后，药物沉淀在注射部位并缓慢释放、吸收，使作用持续时间延长。所有中、长效制剂均为混悬剂，不可静脉注射。见表6-32-1。

【药理作用】 主要作用于肝、肌肉和脂肪等靶组织促进糖原和脂肪的储存，控制血糖平衡，发挥代谢调节作用，对其他组织也有一定作用。

1. 糖代谢 使血糖的利用增加而生成减少，降低血糖。

（1）促进葡萄糖转运：葡萄糖经细胞膜易化扩散进入细胞内需细胞膜上的葡萄糖转运体（glucose transporter，GLUT），胰岛素可使GLUT4从细胞内转位到细胞膜上，加速葡萄糖向细胞内的转运，促进组织对葡萄糖的摄取和利用。

（2）加速糖酵解和氧化，促进糖原合成并抑制糖原分解和糖异生，促进糖的利用而减少糖的生成。

2. 脂代谢 可抑制脂肪酶的活性，促进脂肪合成并抑制其分解，减少游离脂肪酸和酮体的生成，减轻脂肪酸对葡萄糖氧化代谢的抑制。

3. 蛋白质代谢 可促进氨基酸进入细胞并促进蛋白质合成，抑制蛋白质分解。

4. 促进K^+转运 可激活细胞膜上的Na^+-K^+-

表 6-32-1 常用胰岛素制剂的分类

制剂分类	给药途径	作用时间			给药时间和次数
		显效	高峰	持续	
赖脯胰岛素（insulin lispro）	皮下	10～15 min	1～1.5 h	4～5 h	餐前 0～15 min，3～4 次/天
门冬胰岛素（insulin aspart）	皮下	10～15 min	1～2 h	4～6 h	同上
谷赖胰岛素（insulin glulisine）	皮下	10～15 min	1～2 h	4～6 h	同上
短效人胰岛素（short-acting regular insulin）	皮下、静脉	15～60 min	2～4 h	5～8 h	餐前 30 min，3～4 次/天，急症用
中效人胰岛素［neutral protamine hagedorn（NPH）insulin］	皮下	2.5～3 h	5～7 h	13～16 h	早餐前 1 h，1 次/天，或早餐、晚餐前 1 h 各 1 次
长效胰岛素（long-acting insulin）	皮下	3～4 h	8～10 h	20～36 h	早餐或晚餐前 1 h，1 次/天
地特胰岛素（insulin detemir）	皮下	3～4 h	3～14 h	24 h	晚餐时、睡前或者早晨注射 12 h 后
甘精胰岛素 U100（insulin glargine U100）	皮下	2～3 h	无峰	30 h	同上
甘精胰岛素 U300（insulin glargine U300）	皮下	6 h	无峰	36 h	1 次/天
德谷胰岛素（insulin degludec）	皮下	1 h	无峰	42 h	同上

ATP 酶，促进 K^+ 转移到细胞内。

5. 其他 加快心率，加强心肌收缩力，减少肾血流量。

【作用机制】 胰岛素与其受体结合而发挥作用。胰岛素受体是由 2 个 α 亚基和 2 个 β 亚基组成的大分子糖蛋白复合物。α 亚基位于胞膜外，有胰岛素结合位点；β 亚基为跨膜蛋白，胞内部分含有酪氨酸蛋白激酶（tyrosine protein kinase，TPK）结构域。胰岛素与其受体 α 亚基结合后，迅速引起 β 亚基自身磷酸化，进而激活 β 亚基上的 TPK，活化的 TPK 使胰岛素受体底物（insulin receptor substrate，IRS）磷酸化，使细胞内其他特异性信号转导蛋白磷酸化，启动磷酸化级联反应（phosphorylation cascade），调节糖代谢关键酶的活性，促进葡萄糖、脂肪酸和氨基酸的转运，促进蛋白质转位，调节基因转录而改变活性蛋白合成，产生降血糖等生物效应。

【临床应用】

1. 糖尿病 用于各型糖尿病：①1 型糖尿病；②新诊断伴有明显高血糖症状的 2 型糖尿病，或难以区分为 1 型或 2 型的糖尿病；③经饮食控制和降血糖药治疗未获良好控制的 2 型糖尿病，推荐早期应用胰岛素，减轻胰岛 β 细胞的负荷；④糖尿病酮症酸中毒、糖尿病非酮症高渗性昏迷和乳酸酸中毒伴高血糖；⑤合并重症感染、消耗性疾病、高热、妊娠、创伤及手术前后的各型糖尿病；⑥全胰腺切除引起的继发性糖尿病。

胰岛素制剂需根据糖尿病病情选择：①急需者可用短效胰岛素，病情稳定后可改用中效胰岛素。②稳定型糖尿病可先选用短效胰岛素，剂量确定后改用中效或长效胰岛素；亦可直接选用中效或长效胰岛素。③胰岛素的用药量应个体化，随病情、饮食、运动量等变化，并根据每日尿糖量或血糖浓度来调整用量。④小型胰岛素连续释放装置可根据血糖浓度的反馈调节，或按时按量向体内自动输注胰岛素，控制血糖水平。

2. 细胞内缺钾 胰岛素和葡萄糖、氯化钾合用可促进 K^+ 内流，纠正细胞内缺钾，防治心肌梗死时的心律失常。

【不良反应】

1. 低血糖反应 最为常见也是最严重的不良反应，多为胰岛素用量过大或未及时进食引起。患者可出现饥饿感、出汗、心悸、头痛、焦虑、震颤等症状，严重者可出现低血糖休克，如不及时抢救可引起死亡。为预防低血糖的严重后果，应使患者熟知其早期症状或轻微症状，随身携带糖类食品，以备随时进食。发生低血糖后，轻者可口服糖水或进食，重者应立即静脉注射 50% 葡萄糖溶液救治。有些老年患者，发生低血糖时往往无典型症状，迅速出现昏迷，称为“无警觉性低血糖昏迷”。β 受体阻断药能阻断低血糖时的代偿性升血糖反应，且可掩盖心率加快等早期低血糖症状，导致严重的低血糖反应，应避免合用。

特殊类型的低血糖反应有“索莫吉反应”（Somogyi effect），为凌晨 3:00 低血糖、早餐前高血糖的现象，是胰岛素使用过量致夜间低血糖反应后，升糖激素如 GC 等反馈性地分泌增加，出现的血糖反跳性升高现象。需监测凌晨 3:00 血糖值以区别“索莫吉反应”和“黎明现象”（dawn phenomenon），后者为糖尿病患者凌晨 3:00～9:00 血糖明显升高的现象，是因胰岛素分泌不足或用量不足，午夜后升高血糖的激素分泌增加，使血糖升高的现象。对“索莫吉反应”需减少睡前胰岛素用量，防止夜间发生低血糖，而对“黎明现象”需增加胰岛素用量或睡前注射中长效胰岛素，以控制清晨出现的高血糖现象。

2. 过敏反应 较多见，一般反应轻微而短暂，如荨麻疹、血管神经性水肿，偶见过敏性休克。系胰岛素及其制剂的抗原性所致，必要时用组胺 H_1 受体阻断药和 GC 治疗，或换用高纯度胰岛素或人胰岛素。

3. 胰岛素抵抗 糖尿病患者对胰岛素敏感性降低，应用超过常用量的胰岛素后未出现明显的低血糖反应，即胰岛素抵抗（insulin resistance）。

（1）急性抵抗：由创伤、感染、手术、情绪激动等应激因素引起，可能与血中抗胰岛素的物质增多有关，处理方法是消除诱因，并加大胰岛素用量。

（2）慢性抵抗：无并发症的糖尿病，临床每日用量需 200 U 以上的，可认为其出现慢性胰岛素抵抗。产生原因复杂，包括体内产生胰岛素抗体、胰岛素受体数目减少及受体与胰岛素亲和力降低，靶细胞膜上葡萄糖转运系统失常等。处理方法是换用胰岛素并适当调整剂量，如牛胰岛素换为猪胰岛素或人胰岛素。

4. 脂肪萎缩 胰岛素注射部位皮下脂肪萎缩（lipoatrophy），改用高纯度胰岛素或经常更换胰岛素注射部位可减少该反应的发生。

5. 反应性高血糖 胰岛素用量略超过身体需要导致轻度低血糖时，无明显症状，但会引发机体调节机制代偿反应致使肾上腺素、胰高血糖素及 GC 等分泌增加升高血糖，甚至引发糖尿或酮尿。

6. 其他 胰岛素增加组织葡萄糖摄取，促进葡萄糖和脂肪合成，患者食欲增加。随着血糖控制，尿糖排泄减少致使热量消耗降低均可使患者体重增加。胰岛素引发的水钠潴留易引发腿部或全身性水肿，多见于首次使用胰岛素，尤其剂量偏大患者。胰岛素治疗后血糖迅速下降，影响晶状体及玻璃体渗透压，使晶状体内水分渗出而屈光度下降，发生远视。

第二节 口服及注射降血糖药

口服降血糖药（oral hypoglycemic）用于治疗轻、中度 2 型糖尿病。主要有胰岛素增敏药（双胍类和噻唑烷二酮类）、促胰岛素分泌药（磺酰脲类、非磺酰脲类、DPP-4 抑制药、葡糖激酶激活药）、α-葡萄糖苷酶抑制药和钠-葡萄糖偶联转运体 2 抑制药等。注射降血糖药主要包括 GLP-1 受体激动药。口服及注射降血糖药均可单用，也可和胰岛素或其他类降血糖药合用以增强疗效，减少用量。

一、胰岛素增敏药

双 胍 类

双胍类（biguanide）化学结构由双胍核与侧链构成。常用的双胍类药物主要为二甲双胍（metformin）、苯乙双胍（phenformin），后者易诱发乳酸酸中毒，许多国家已停用。

【体内过程】 二甲双胍口服吸收快，不与血浆蛋白结合，几乎全部以原型经肾排出，$t_{1/2}$ 约 1.5 h。苯乙双胍血浆蛋白结合率为 20%，大部分在体内代谢，约 1/3 以原型从尿排出，$t_{1/2}$ 约为 3 h，作用持续 4～6 h。

【药理作用及作用机制】

1. 抗高血糖作用 双胍类能明显降低糖尿病患者血糖水平，但几乎不影响正常人血糖水平。不刺激胰岛 β 细胞分泌胰岛素，主要是通过增加外周组织对葡萄糖的摄取和利用：①抑制肝内糖异生使肝葡萄糖生成减少；②增加肌肉对葡萄糖的摄取，促进脂肪酸氧化，增强肌肉和脂肪组织对胰岛素的敏感性，改善胰岛素抵抗。作用机制可能与双胍类活化 AMP 活化蛋白激酶（AMP-activated protein kinase，AMPK）有关。活化的 AMPK 可磷酸化下游靶蛋白，抑制消耗 ATP 的合成代谢途径，激活生成 ATP 的分解代谢途径，发挥“细胞能量调节器”的作用。其机制可能如下：①通过增加 GLUT4 转位于细胞膜，增强肌肉组织对胰岛素的反应性及对葡萄糖的摄取，同时减少肝糖原的输出而改善糖尿病糖代谢；②增加细胞内脂肪酸氧化、减少 TG 合成而改善脂代谢，并减轻脂毒性加重胰岛素抵抗和损害胰岛 β 细胞的作用，增加胰岛素敏感性。

2. 降脂减重作用 可降低高脂血症患者的 LDL、TG、游离脂肪酸和胆固醇水平，延缓 2 型糖尿病患者微血管并发症的发生。能减轻体重。

【临床应用】 二甲双胍主要用于轻、中度 2 型糖尿病患者，是 2 型糖尿病的首选药物，尤其适用于肥胖和单用饮食控制无效者。中、重度 2 型糖尿病患者可与胰岛素和磺酰脲类合用。

【不良反应】

1. 消化道反应 有食欲减退、恶心、呕吐、口干、口苦、腹胀、腹泻等，可采取进餐时服用，从小剂量开始逐渐增加药量等减轻消化道反应。

2. 乳酸酸中毒 是药物最严重的不良反应。心血管、肺、肝、肾功能不全的糖尿病患者，由于体内缺氧，乳酸生成增多，但其代谢和清除发生障碍，易引发乳酸酸中毒。因此，肝、肾功能不全，慢性心功能不全和尿酮体阳性患者禁用。

3. 巨幼红细胞贫血 因抑制维生素 B_{12} 在肠道的吸收，引起巨幼红细胞贫血。

4. 其他 单独用药极少引发低血糖，但与胰岛素或磺酰脲类合用会增加低血糖风险。术前 48 h 应暂停使用。可能出现口中有金属味等情况。

噻唑烷二酮类

噻唑烷二酮（thiazolidinedione，TZD）的衍生

物，包括罗格列酮（rosiglitazone）、吡格列酮（pioglitazone）等。

【药理作用及作用机制】

1. 降血糖作用 本类药物是过氧化物酶体增殖物激活受体-γ（peroxisome proliferator-activated receptor γ，PPARγ）的选择性激动药。主要通过激活 PPARγ 增加外周组织对胰岛素的敏感性，同时减少肝糖原生成，降低血糖。其作用发挥依赖于胰岛素的存在。

激活 PPARγ 改善胰岛素抵抗的机制：①增强 GLUT 的表达和向细胞膜转位，促进葡萄糖进入肌肉和脂肪组织，从而增强组织对胰岛素的敏感性；②活化调节糖和脂质代谢的胰岛素反应性基因的转录，这些基因表达产物可增强脂肪、肝脏和其他组织胰岛素受体的数量；③抑制脂肪组织游离脂肪酸释放、转移进入肌肉组织，增加肌肉对胰岛素的敏感性；④通过活化脂肪细胞分泌的激素脂联素（adiponectin），进而激活 AMPK，促进葡萄糖转运入肌肉组织，并促进脂肪酸氧化，提高肌肉对胰岛素的敏感性；⑤与核蛋白形成杂化二聚体复合物，使脂肪细胞分化产生大量的小脂肪细胞，增加脂肪细胞总量，提高和改善胰岛素的敏感性；⑥降低脂肪细胞瘦素和 TNF-α 的表达，改善胰岛 β 细胞功能。

2. 调血脂作用 纠正胰岛素抵抗患者的脂质代谢异常，降低血浆 TG 和游离脂肪酸水平，增加血浆 HDL 水平。

3. 其他 抑制血小板聚集、炎症反应和内皮细胞增殖，抗动脉粥样硬化，降低血管并发症的病死率。

【临床应用】 主要用于其他降血糖药疗效不佳的 2 型糖尿病，尤其是对胰岛素抵抗者，可单用或与胰岛素或其他口服降血糖药联合应用。

【不良反应】 低血糖发生率低。主要有嗜睡、头痛、胃肠道刺激症状等。少数患者用药后出现水肿，与体液潴留有关。肝功能损伤极为少见。严重心脏病和肝病患者禁用。

二、促胰岛素分泌药

磺酰脲类

磺酰脲类（sulfonylurea）药物分两代。第一代包括甲苯磺丁脲（tolbutamide）和氯磺丙脲（chlorpropamide）。第二代包括格列本脲（glibenclamide，glyburide）、格列美脲（glimepiride）、格列齐特（gliclazide）、格列吡嗪（glipizide）、格列喹酮（gliquidone）等，较第一代的降血糖作用强数十倍至上百倍，格列美脲、格列齐特不仅能降低血糖，还能改善血小板功能。

【体内过程】 口服易吸收，氯磺丙脲和格列本脲血药浓度达峰时间为 2～6 h，其他药物为 2～4 h。血浆蛋白结合率为 88%～99.5%。氯磺丙脲大部分以原型经肾排出，格列喹酮经肾排泄最少（＜5%），其他多数药物主要由肝代谢成无活性代谢产物后经肾排出。$t_{1/2}$ 和作用持续时间不完全一致。氯磺丙脲作用持续时间最长（24～48 h），格列美脲、格列齐特和格列本脲次之（24 h），格列吡嗪和甲苯磺丁脲为 6～12 h，格列喹酮最短（2～3 h）。

【药理作用】

1. 降血糖作用 对正常人及胰岛功能尚存的糖尿病患者均有降血糖作用，但对严重糖尿病患者或完全切除胰腺的糖尿病患者无效。其作用机制如下：

（1）刺激胰岛 β 细胞释放胰岛素：是其降低血糖的主要作用机制。胰岛 β 细胞膜有磺酰脲受体 1（SUR1）及与之偶联的 ATP 敏感钾通道。当磺酰脲类药物与其受体结合后，可关闭 ATP 敏感钾通道而阻止 K^+ 外流，使细胞膜去极化，开放电压门控钙通道，使胞内 Ca^{2+} 浓度增加，触发胰岛素释放。

（2）胰外作用：长期应用磺酰脲类，胰岛素已恢复至给药前水平的患者，降血糖作用仍然存在，说明其降血糖作用机制还有胰外作用，包括：①抑制肝脏对胰岛素的代谢灭活；②减轻长期高血糖所致的葡萄糖毒性对胰岛素分泌的抑制作用，提高靶细胞对胰岛素的敏感性；③通过刺激生长抑素（somatostatin）释放而抑制胰高血糖素的分泌。

2. 抗利尿作用 氯磺丙脲可促进抗利尿激素的分泌并增强其作用，有抗利尿作用，可减少尿崩症患者的尿量。

3. 其他 格列齐特可抑制血小板聚集和黏附，预防或减轻糖尿病微血管并发症发生。

【临床应用】

1. 糖尿病 用于胰岛功能尚未完全丧失且经饮食控制无效的 2 型糖尿病患者。近期有效率可达 50%～80%，对每日需用胰岛素 40 U 以上者多无效。与胰岛素或双胍类药物有协同作用。胰岛素抵抗患者如尚残存 β 细胞，加用本类药可增强胰岛素的作用。

应注意药物特点并结合病情来选用磺酰脲类。一般轻、中度中年糖尿病患者常选用甲苯磺丁脲或格列本脲；格列喹酮作用持续时间短，适用于轻、中度老年糖尿病患者。格列齐特有抑制血小板黏附和聚集的作用，适用于糖尿病伴微血管并发症患者。格列喹酮经肾排泄最少，可用于轻度肾功能不全的糖尿病患者。

少数糖尿病患者用某种磺酰脲类药物治疗有效，6～12 个月后突然或逐渐变得效果极差或无效，称磺酰脲类继发性失效（sulfonylurea secondary failure），原因未明，可能与药物长时间刺激使胰岛

β细胞功能衰竭有关。可换用其他口服降血糖药，但大多数患者需终身用胰岛素治疗。

2. 尿崩症 氯磺丙脲通过增加残存抗利尿激素（ADH）的作用对部分尿崩症具有治疗作用。

【不良反应】 较安全，不良反应较少。

1. 低血糖反应 氯磺丙脲和格列本脲可引起持久性低血糖，处理不当可引起不可逆性损伤或死亡，需反复注射葡萄糖溶液解救。格列美脲与格列吡嗪较少引起严重的低血糖反应。老人及肝肾功能不良患者更易发生低血糖。

2. 胃肠道反应 较常见，有恶心、呕吐、胃痛、厌食和腹泻，多与剂量有关，减少剂量或继续服药可消失。

3. 其他反应 常引起体重增加。少数患者可出现皮疹或红斑等过敏反应，以及白细胞和血小板减少、溶血性贫血等血液系统反应。偶见肝损害和胆汁淤积性黄疸。

【药物相互作用】 磺酰脲类药物的血浆蛋白结合率高，表观分布容积小，可与保泰松、水杨酸钠、吲哚美辛、青霉素、双香豆素等竞争结合血浆蛋白，使血浆游离型磺酰脲类浓度升高而诱发低血糖反应。GC可对抗胰岛素的作用，噻嗪类利尿药可抑制胰岛素分泌，均可减弱磺酰脲类药物的作用。

非磺酰脲类促胰岛素分泌药

非磺酰脲类促胰岛素分泌药主要有瑞格列奈（repaglinide）和那格列奈（nateglinide），分别为苯甲酸和苯丙氨酸的衍生物，是短效非磺酰脲类口服促胰岛素分泌药。

【体内过程】 瑞格列奈口服吸收快，15 min起效，30 min血药浓度达峰值，$t_{1/2}$为1 h，部分经肝代谢，部分经肾排泄。那格列奈主要经肝代谢，少量经肾排泄。

【药理作用】 主要降低餐后血糖水平，起效快，持续时间短。长期使用可降低糖化血红蛋白水平，延缓β细胞功能衰竭。作用机制类似于磺酰脲类，与细胞膜上的磺酰脲类受体结合，关闭ATP敏感钾通道、开放电压门控钙通道，使Ca^{2+}内流增加，从而刺激胰岛β细胞分泌胰岛素而降低血糖。但与磺酰脲类不同的是：①本类药刺激胰岛素分泌的作用有葡萄糖依赖性，当血糖浓度较高时刺激胰岛素分泌，血糖浓度降低时其作用也减弱，可引起类似于生理模式的胰岛素分泌，适合于降低餐后血糖水平，被称为“餐时血糖调节药”；②作用快速、短暂，与受体结合、解离迅速，短暂关闭ATP敏感钾通道，因而起效快，餐前服用，数分钟即显效；作用持续时间短，避免长时间刺激引起的β细胞功能衰竭。

【临床应用】 主要用于降低2型糖尿病患者餐后血糖。适用于通过饮食疗法及运动疗法不能达到满意血糖的2型糖尿病患者。

【不良反应】 主要不良反应是低血糖反应，但发生率低于磺酰脲类。肝、肾功能不全者慎用瑞格列奈。肝功能不全患者需慎用那格列奈，肾功不全患者无须调整剂量。

GLP-1受体激动药

GLP-1是主要由肠道L细胞分泌的肠促胰液素。餐后分泌，激活GLP-1受体，促进胰岛β细胞葡萄糖浓度依赖性的胰岛素分泌，抑制胰高血糖素释放，降低血糖。此外，能抑制胃排空，刺激胰岛β细胞增殖、增加β细胞数量。天然GLP-1在体内易被DPP-4降解而失活，$t_{1/2}$很短（静脉注射$t_{1/2}$< 1.5 min），限制其临床应用。

利拉鲁肽（liraglutide）是人工合成GLP-1类似物，与人GLP-1有97%的序列同源性。皮下注射后吸收较缓慢，8～12 h达最大浓度，$t_{1/2}$为12～14 h，每天1次皮下给药即能起到良好的降血糖作用，且不受用餐时间限制。通过模拟内源GLP-1与受体结合发挥降血糖作用，且有保护胰岛β细胞作用。此外，能降低体重，降低收缩压，同时具有降低心血管疾病风险的优势。作为2型糖尿病辅助用药，可与二甲双胍或磺酰脲类药物联合应用。适用于治疗合并有心血管并发症的糖尿病患者。主要不良反应为注射部位反应，以及一过性恶心、呕吐和腹泻等胃肠道不良反应。少数患者出现急性胰腺炎。

司美格鲁肽（semaglutide）为长效GLP-1类似物，与人GLP-1有94%的序列同源性，通过激活GLP-1受体发挥药理作用。皮下注射后1～3天达到最大浓度，$t_{1/2}$长达1周，每周给药一次，4～5周后可达到C_{ss}，皮下注射的绝对生物利用度约为89%；与血浆白蛋白广泛结合（>99%）。约2/3代谢物经肾排泄，约1/3随粪便排泄。临床应用与利拉鲁肽相似，降低体重作用较利拉鲁肽显著。主要不良反应为轻度至中度胃肠道不良反应，包括恶心、呕吐和腹泻，持续时间短。

艾塞那肽（exenatide）是由39个氨基酸组成的GLP-1类似物exendin-4的人工合成品。与人GLP-1同源性为53%，可激活GLP-1受体，且不被DPP-4降解，为长效GLP-1受体激动药。$t_{1/2}$为3.3～4.0 h。在血糖水平较高时刺激胰岛素的分泌，降低餐后血糖水平，能使糖化血红蛋白维持在理想水平。还能增加饱腹感，减缓胃肠排空，减少进食量，降低体重。早餐和晚餐前60 min皮下注射给药，1日2次，用于辅助治疗其他降血糖药效果不佳或者不能耐受的患者。主要不良反应有恶心、呕吐、腹泻，常为轻、中度，继续用药可减轻，严重胃肠道疾病和明显肾功能不全患者禁用。

二肽基肽酶-4 抑制药

DPP-4 在肠道发挥降解 GLP-1 和葡萄糖依赖性促胰岛素分泌多肽（GIP）的作用。DPP-4 抑制药可抑制 DPP-4 酶活性，进而抑制 GLP-1 降解，提高其在体内的浓度，发挥降血糖作用。目前常用的 DPP-4 抑制药有西格列汀（sitagliptin）、沙格列汀（saxagliptin）、维格列汀（vildagliptin）、利格列汀（linagliptin）、阿格列汀（alogliptin）等。

西格列汀（sitagliptin）为 DPP-4 抑制药。口服给药，每天给药 1 次，给药与进餐无关，$t_{1/2}$ 约为 12 h。通过抑制 GLP-1 降解，使血中 GLP-1 水平升高，促进胰岛素分泌，产生降血糖效应。还能促进胰岛 β 细胞再生、降低糖化血红蛋白水平，减轻体重。单用或与二甲双胍和（或）磺脲类或噻唑烷二酮类合用控制 2 型糖尿病患者血糖水平。不适用于 GLP-1 分泌障碍患者。极少引起胃肠道反应，但可引起鼻咽炎、上呼吸道感染和头痛。

葡糖激酶激活药

葡糖激酶（glucokinase，GK）又称己糖激酶-4，主要分布在肝脏和胰岛细胞，在糖酵解过程中催化葡萄糖生成葡萄糖-6-磷酸。血糖升高时，胰岛 β 细胞中 GK 活性上调，促进胰岛素分泌；肝细胞 GK 激活，促进糖原合成，降低血糖。2 型糖尿病患者，肝脏及胰岛 β 细胞中 GK 活性被抑制，通过药物激活 GK，可实现促进胰岛素分泌和肝糖原合成的作用。

多格列艾汀（dorzagliatin）激活葡糖激酶，改善 2 型糖尿病患者受损的胰岛素和 GLP-1 分泌，改善胰岛 β 细胞功能，减轻胰岛素抵抗，改善 2 型糖尿病患者血糖稳态失调，具有重塑血糖平衡的作用。单用配合饮食控制和运动，改善成人 2 型糖尿病患者的血糖水平。也可在二甲双胍单药控制不佳时，可与二甲双胍联合使用，配合饮食和运动改善成人 2 型糖尿病患者的血糖水平。

三、α-葡萄糖苷酶抑制药

α-葡萄糖苷酶抑制药包括阿卡波糖（acarbose）、伏格列波糖（voglibose）、米格列醇（miglitol）等。主要通过抑制小肠黏膜上皮细胞刷状缘上的 α-葡萄糖苷酶，阻止 1，4-糖苷链水解，减慢多糖及蔗糖分解为葡萄糖的速度，延缓葡萄糖吸收，使餐后血糖降低。其中抑制葡萄糖淀粉酶的作用最强，其次是蔗糖酶和麦芽糖酶等，对乳糖酶无影响，不抑制乳糖消化吸收。降血糖作用较弱，主要用于轻、中度 2 型糖尿病患者，尤其适用于老年患者。口服后吸收很少（1%），几乎无全身不良反应。主要有胃肠胀气，偶有腹泻，与糖类在肠道内滞留、酵解产气有关。疝、肠梗阻、肠道术后和溃疡性结肠炎患者禁用。不引起低血糖反应，但可加强胰岛素或促胰岛素分泌药的作用而导致低血糖反应，需补充葡萄糖解救。

四、钠-葡萄糖偶联转运体 2 抑制药

肾小管对葡萄糖的重吸收依赖钠-葡萄糖偶联转运体 1 和钠-葡萄糖偶联转运体 2，其中 90% 葡萄糖重吸收由钠-葡萄糖偶联转运体 2 完成，抑制钠-葡萄糖偶联转运体 2 可显著促进葡萄糖的排出，因此，钠-葡萄糖偶联转运体 2 抑制药成为一类新型抗糖尿病药。钠-葡萄糖偶联转运体 2 抑制药降血糖作用不依赖于胰岛素，还有保护肾脏，降低蛋白尿作用；并通过降低心脏前后负荷，增加尿钠排泄，改善心肌细胞能量代谢，抑制心肌纤维化等发挥心血管保护作用。单用或联合应用均可降低血糖，适用于成人 2 型糖尿病的治疗，可与二甲双胍或其他降血糖药联合使用。还可降低心血管疾病风险，适合于肥胖、合并心血管疾病或慢性肾脏疾病的 2 型糖尿病患者，也适合于具有心血管疾病危险因素的糖尿病患者。可能造成泌尿系统的葡萄糖浓度过高，引起泌尿系统感染风险。使用前需要评估肾功能，肝肾功能异常患者慎用。目前已经上市药物品种有卡格列净（canagliflozin）、达格列净（dapagliflozin）、恩格列净（empagliflozin）、伊格列净（ipragliflozin）、鲁格列净（luseogliflozin）、托格列净（tofogliflozin）、索格列净（sotagliflozin）、艾托格列净（ertugliflozin）、恒格列净（henagliflozin）等。

五、胰岛淀粉素类似物

普兰林肽

普兰林肽（pramlintide）是人工合成的胰岛淀粉素类似物，胰岛淀粉素第 25 位丙氨酸、28 位和 29 位丝氨酸由脯氨酸代替，是稳定的水溶性物质。作用与内源性胰岛淀粉素相似，有显著的降血糖作用，可延缓葡萄糖的吸收，抑制胰高血糖素的分泌，减少肝糖原生成和释放，可降低糖尿病患者血糖波动频率和幅度。餐前皮下注射给药，作为 1 型和 2 型糖尿病的辅助用药，也是迄今为止继胰岛素之后第二个获准用于治疗 1 型糖尿病的药物，但不能替代胰岛素。单独使用不易引起低血糖反应，但与胰岛素合用可增加胰岛素引起的低血糖风险。主要不良反应为低血糖和胃肠道症状，包括恶心、呕吐和厌食。其他不良反应有关节痛、咳嗽、头晕、疲劳、头痛、咽炎等。

（吉林大学　张　明）

第三十三章　甲状腺激素和抗甲状腺药

- The thyroid hormones include triiodothyronine (T3) and thyroxine (T4), which are essential for growth, development and regulation of energy metabolism by binding to nuclear thyroid hormone receptors and modulating the transcription of specific genes. The therapeutic use of thyroid hormones is for hormone replacement therapy in patients with hypothyroidism or cretinism.
- Antithyroid drugs consist of thioureas, iodide, radioiodine (^{131}I) and β-adrenoreceptor antagonists. These drugs inhibit the synthesis of thyroid hormones. High doses of iodide appear to influence almost all important aspects of iodide metabolism in the thyroid gland. ^{131}I exerts a destruction of thyroid gland by beta particles. Antithyroid drugs are used in the treatment of hyperthyroidism.

甲状腺激素（thyroid hormone）由甲状腺滤泡上皮细胞合成和分泌，是维持机体正常代谢和生长发育所必需的激素。分泌过少引起甲状腺功能减退，分泌过多引起甲亢，应分别予以甲状腺激素或抗甲状腺药物治疗。

第一节　甲状腺激素

甲状腺激素包括甲状腺素（thyroxine，T_4）和三碘甲状腺原氨酸（triiodothyronine，T_3）。1891 年，乔治·雷德迈恩·默里（George Redmayne Murray）采用绵羊甲状腺提取物治疗黏液性水肿，开始了甲状腺激素疗法。1914 年爱德华·卡尔文·肯德尔（Edward Calvin Kendall）分离得到结晶化的甲状腺素，1926 年查尔斯·罗伯特·哈林顿（Charles Robert Harington）确定了 T_4 的分子结构，1952 年杰克·格罗斯（Jack Gross）和罗莎琳德·皮特-里弗斯（Rosalind Pitt-Rivers）发现了活性更强的 T_3（图 6-33-1）。

【甲状腺激素的合成、储存、分泌及调节】

1. 碘的摄取　甲状腺具有高度摄取和浓集碘的能力。正常人每天摄入的碘约 50% 由甲状腺摄取，腺泡细胞通过钠碘同向转运体主动摄取血液中的碘化物，正常情况下，甲状腺中碘化物浓度为血浆中浓度的 25 倍，甲亢时可达 250 倍。摄碘率是甲状腺功能的指标之一。食物含碘量高时，甲状腺摄碘能力下降，缺碘时摄碘能力增高。

2. 合成与储存　碘化物在腺泡上皮细胞通过过氧化物酶作用被氧化成活化状态的碘（I^0 或 I^+），与甲状腺球蛋白（thyroglobulin，TG）上的酪氨酸残基结合，生成一碘酪氨酸（monoiodotyrosine，MIT）和二碘酪氨酸（diiodotyrosine，DIT）。在过氧化物酶作用下，两个 DIT 偶联生成 T_4，一个 DIT 和一个 MIT 偶联生成 T_3。合成的 T_4、T_3 储存于滤泡腔的胶质中，T_4 和 T_3 的比例取决于碘的供应情况，正常时

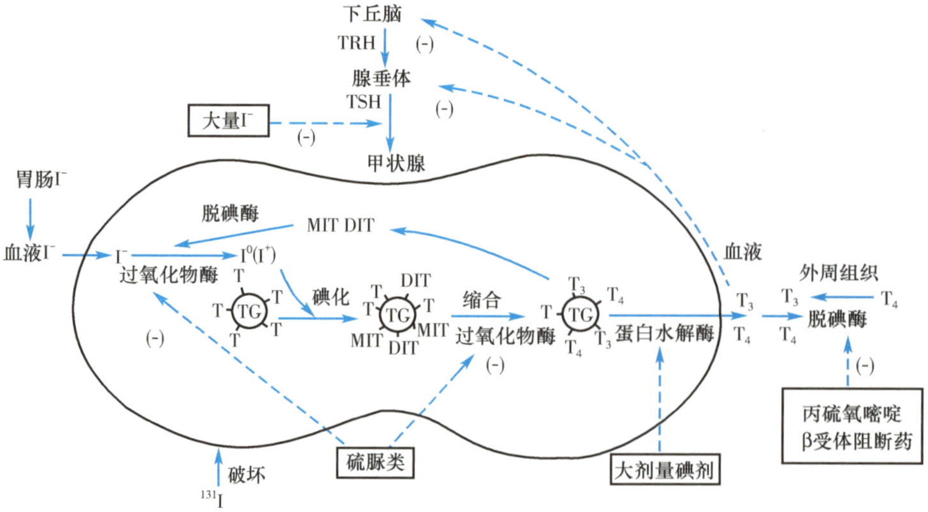

图 6-33-1　甲状腺激素合成、分泌调节和抗甲状腺药物作用环节

TG. 甲状腺球蛋白；T. 酪氨酸；MIT. 一碘酪氨酸；DIT. 二碘酪氨酸；T_4. 甲状腺素；T_3. 三碘甲状腺原氨酸

T_4较多，缺碘时则T_3所占比例增大。这可更有效地利用碘，以维持甲状腺激素的正常活性。

3. 释放 在蛋白酶水解作用下，甲状腺球蛋白分解并释放出T_4、T_3进入血液。正常人每天分泌T_4与T_3量分别为70～90 μg和15～30 μg，外周组织中部分T_4脱碘转化成T_3，约20%的T_3直接由甲状腺分泌，其余80%由外周T_4转化而成。

4. 调节 垂体分泌的促甲状腺激素（thyroid stimulating hormone，TSH）促进甲状腺激素合成和分泌，而TSH的分泌又受下丘脑分泌的促甲状腺激素释放激素（thyrotropin releasing hormone，TRH）的调节。应激状态、环境温度改变和某些疾病均可通过TRH影响甲状腺功能。另外，血中T_4和T_3浓度对TSH和TRH的释放均有负反馈调节作用（图6-33-1）。

【体内过程】 口服易吸收，吸收程度T_3高于T_4，且吸收速率也较T_4恒定。严重黏液性水肿时口服吸收不良，须肠外给药。两者血浆蛋白结合率均在99%以上，T_3亲和力低于T_4，主要与甲状腺结合球蛋白（thyroxine-binding globulin，TBG）结合，血浆总T_4、T_3浓度可随TBG的量而变化，游离T_4、T_3水平则不受TBG影响。约35%的T_4在效应器组织内脱碘转化成T_3后才产生效应。T_3作用快而强，维持时间短，T_4则作用慢而弱，维持时间较长。T_3用药后6 h内起效，24 h作用达高峰。T_4用药后1～2天起效，7～10天作用达高峰。主要在肝、肾线粒体内脱碘，并与葡糖醛酸、硫酸结合经肾排泄。可透过胎盘，也可进入乳汁，妊娠和哺乳期妇女慎用。

【生理作用及药理作用】

1. 维持正常生长发育 甲状腺激素为人体正常生长发育所必需，能促进蛋白质合成及骨骼、中枢神经系统的生长发育，激素分泌不足或过量都可引发疾病。如因缺碘、母体应用抗甲状腺药物等致甲状腺功能不足时，可使胎儿或婴幼儿神经细胞轴突和树突形成发生障碍，髓鞘形成延缓，引起呆小病（cretinism，克汀病），表现为身体矮小，肢体粗短，智力低下。成人甲状腺功能低下者，可致水钠潴留，组织间液增加，大量黏蛋白沉积于皮下组织，导致黏液性水肿（myxedema），还表现为中枢神经兴奋性降低，记忆力减退等。

2. 促进代谢 能维持蛋白质、糖、脂肪正常代谢。促进氧化，增加耗氧量，提高基础代谢率，使产热增加。甲亢时，常有怕热多汗、疲乏、消瘦等症状。甲状腺功能低下时，基础代谢率降低，产热减少，患者畏寒怕冷。

3. 提高机体对交感肾上腺系统的敏感性 甲亢时由于对儿茶酚胺的敏感性提高，患者可出现紧张、烦躁、失眠、心率加快和心排血量增加等症状，严重者可发生甲亢性心脏病，表现为心律失常、心脏扩大或心力衰竭等。

【作用机制】 甲状腺激素的作用大多是通过激活位于细胞核的甲状腺激素受体（thyroid hormone receptor，TR）所介导。TR通常与靶基因启动子区域的特定DNA序列结合，抑制基因转录。当T_3与TR结合后，可解除抑制而激活基因转录，通过影响蛋白质合成而发挥效应（图6-33-2）。T_4也可与核受体结合，但结合后并不影响基因转录，因此，T_4可能为激素原（prohormone），主要通过T_3发挥作用。T_3与TR的亲和力比T_4大10倍，故TR又称为T_3受体。

TR是c-erb原癌基因的同源受体之一，分为α和β两种类型。广泛分布于激素效应器官如垂体、肝、肾、心、骨骼肌、肺和肠等，在不同组织中两型受体比例不同，作用也不一致。多种因素可影响受体数目，如饥饿、营养不良、糖尿病、尿毒症等

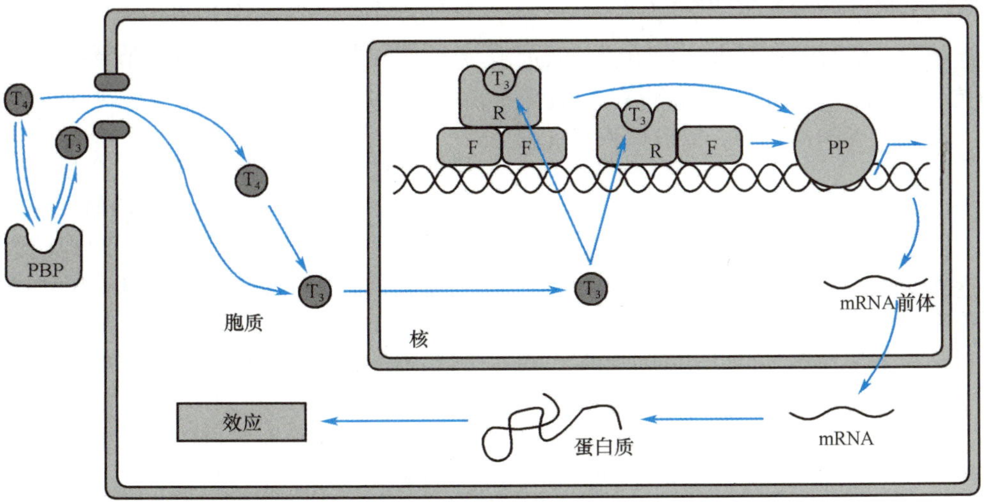

图6-33-2　甲状腺激素的转录调节

PBP. 血浆结合蛋白；F. 转录因子；R.T_3核受体；PP. 结合在启动子部位的蛋白质

均可使其数目减少。

甲状腺激素还具有某些非基因组作用，如通过与细胞膜、线粒体等上的受体结合，影响离子转运和线粒体活性等而发挥作用。

【临床应用】 主要用于甲状腺功能减退的替代治疗。

1. 呆小病 甲状腺功能减退始于胎儿或新生儿，若尽早诊治，发育仍可正常。若治疗过晚，躯体虽可发育正常，但智力仍然低下。常口服甲状腺片，从小剂量开始并逐渐增加剂量，有效者应终身治疗，并随时调整剂量。

2. 黏液性水肿 宜先从小剂量开始，逐渐增至足量，2～3 周后如基础代谢率恢复正常，可逐渐减至维持量。老年、心血管疾病患者宜缓慢增量；垂体功能低下患者，应先用皮质激素再给予甲状腺激素，以防发生急性肾上腺皮质功能不全；昏迷患者须立即注射大剂量 T_3，待患者苏醒后改为口服。

3. 单纯性甲状腺肿 常以含碘食盐、食物预防为主。治疗取决于病因，由缺碘所致患者应补碘。未发现明显原因患者可给予适量甲状腺激素，以补充内源性激素的不足，并可抑制 TSH 分泌，缓解或减轻腺体增生。甲状腺片宜从小剂量开始，逐渐增量，疗程一般为 3～6 个月。

4. T_3 抑制试验 对摄碘率高的患者作鉴别诊断用。服 T_3 后摄碘率比用药前对照值下降 50% 以上者为单纯性甲状腺肿，摄碘率下降低于 50% 者为甲亢。

【不良反应】 一般无不良反应。过量可引起心悸、多汗、失眠、震颤、消瘦等甲亢症状，重者可出现腹泻、呕吐、发热等。老年和心脏病患者可出现心绞痛和心肌梗死，应立即停药，必要时用 β 受体阻断药对抗。糖尿病、冠心病、快速型心律失常患者禁用。

第二节 抗甲状腺药

用于治疗甲亢，能暂时或长期控制甲亢症状的药物统称为抗甲状腺药（antithyroid drug）。目前常用的药物有硫脲类、碘和碘化物、放射性碘和 β 受体阻断药 4 类。

一、硫 脲 类

硫脲类（thiourea）是最常用的抗甲状腺药，可分为硫氧嘧啶类（thiouracil）和咪唑类（imidazole）两类。前者包括甲硫氧嘧啶（methylthiouracil）、丙硫氧嘧啶（propylthiouracil）；后者包括甲巯咪唑（thiamazole，他巴唑）、卡比马唑（carbimazole，甲亢平）。甲巯咪唑和丙硫氧嘧啶是主要治疗药物。

【体内过程】 硫氧嘧啶类药物口服吸收迅速，2 h 血药浓度达峰值，吸收率为 80%。血浆蛋白结合率约为 75%。在体内分布较广，但在甲状腺浓集较多。主要在肝代谢，$t_{1/2}$ 约为 2 h。甲巯咪唑的血浆 $t_{1/2}$ 为 4～9 h，但在甲状腺组织中可维持有效药物浓度达 16～24 h。卡比马唑在体内转化成甲巯咪唑后才生效，作用缓慢，不宜用于甲状腺危象。硫脲类药物能透过胎盘，并进入乳汁，妊娠和哺乳期妇女慎用或禁用。

【药理作用】

1. 抑制甲状腺激素合成 主要通过抑制过氧化物酶，抑制碘的活化而阻止酪氨酸的碘化及偶联，从而抑制甲状腺激素的合成。不能直接对抗甲状腺激素，须等已经合成的激素被消耗后才能显效。症状改善常在用药后 2～3 周，基础代谢率恢复正常需 1～3 个月。长期应用硫脲类药物后，可使血清中 T_4 和 T_3 的浓度显著降低，TSH 分泌相对增多，引起腺体和血管增生、肿大、充血，严重者可出现压迫症状。

2. 抑制外周组织中 T_4 转化为 T_3 丙硫氧嘧啶还能抑制外周组织中 T_4 转化为 T_3，迅速降低血清中生物活性较强的 T_3 水平。

3. 减弱 β 受体介导的糖代谢 硫氧嘧啶可减少心肌、骨骼肌的 β 受体数目，降低腺苷酸环化酶活性而减弱 β 受体介导的糖代谢。

4. 免疫抑制作用 硫脲类药物有轻度的免疫抑制作用，轻度抑制免疫球蛋白的合成，使血液循环中刺激甲状腺免疫球蛋白（thyroid stimulating immunoglobulin，TSI）下降。对自身免疫性甲亢除能控制高代谢症状外，还有一定的对因治疗作用。

【临床应用】

1. 甲亢的内科治疗 适用于轻度、不适于手术和 ^{131}I 治疗的甲亢患者，如儿童、青少年及术后复发等，也可作为 ^{131}I 治疗的辅助疗法。一般首选甲巯咪唑治疗，甲状腺危象、妊娠甲亢、对甲巯咪唑反应差不愿意接受 ^{131}I 和手术治疗患者宜首选丙硫氧嘧啶。开始治疗时应给大剂量，对甲状腺激素的合成产生最大的抑制作用，1～3 个月后症状明显减轻，当基础代谢率接近正常时，药量即可递减，直至维持量，疗程一般为 18～24 个月，疗程过短则易复发。如遇有感染或其他应激时可临时酌加剂量。内科治疗可使 40%～70% 患者不再复发。

2. 甲状腺术前准备 为减少甲状腺次全切除手术患者在麻醉和手术后的合并症，防止甲状腺危象的发生，术前应先服用硫脲类药物，使甲状腺功能恢复或接近正常。但因用药后 TSH 分泌增多，使腺体增生，组织脆而充血，须在手术前两周左右加服大剂量碘剂。

3. 甲状腺危象的辅助治疗 甲亢患者由于精神刺激、感染、手术、外伤等诱因，使甲状腺激素突然大量释放入血，导致病情恶化，患者出现高热、心力衰竭、肺水肿、电解质紊乱等而危及生命，称甲状腺危象。应使用大剂量碘剂阻止甲状腺激素的释放和对症治疗，同时应用大剂量丙硫氧嘧啶进行辅助治疗。

【不良反应】 发生率为3%～12%，以甲硫氧嘧啶发生率较高。

1. 一般反应 多为胃肠道反应，表现为厌食、呕吐、腹痛、腹泻等；还有头痛、关节痛和眩晕等；还可致肝损伤，出现氨基转移酶升高和胆汁淤积，用药期间需监测肝功能，必要时加用保肝药治疗。

2. 过敏反应 最常见，多为药疹、瘙痒、发热等，停药后可自行消退，少数可发生剥脱性皮炎等严重过敏反应，须用GC处理。

3. 粒细胞缺乏症 为最严重的不良反应，发生率为0.3%～0.6%，老年患者较易发生。多在用药后2～3个月发生，应定期监测血常规，白细胞低于3×10^9/L应立即停药。若用药后出现咽痛或发热，应立即就诊检查，停药及时往往可以恢复，有时需用GC处理。

4. 甲状腺肿和甲状腺功能减退 长期用药可发生，治疗过程中应监测甲状腺激素水平。一般多不严重，及时停药后可自愈，必要时可考虑替代疗法。

【药物相互作用】 硫脲类与口服抗凝血药合用可使后者作用增强。锂盐、磺胺类、对氨水杨酸、保泰松、巴比妥类、酚妥拉明、妥拉唑啉、磺酰脲类、维生素B_{12}等均可不同程度地抑制甲状腺功能，与硫脲类药物合用时可增强抗甲状腺效应。碘剂可明显延缓硫脲类起效时间，一般不同用。

二、碘和碘化物

碘（iodine）是人体内必需的微量元素之一，正常人每天需碘100～150 μg。碘和碘化物（iodide）是防治甲状腺疾病最古老的药物，我国古代《神农本草经》就有采用海带等含碘食物治疗“瘿瘤”（甲状腺肿大）的记载。目前常用复方碘溶液（compound iodine solution）又称鲁氏碘液（Lugol's iodine solution），含5%碘和10%碘化钾，也可单用碘化钾或碘化钠。

【药理作用】 不同剂量的碘对甲状腺功能可产生两种性质不同的作用。

1. 促甲状腺作用 小剂量碘可促进甲状腺激素的合成。碘是甲状腺激素合成的必需原料，甲状腺具有浓集碘的能力，甲状腺内含碘量约为人体总碘量的80%。当碘摄入量不足时，甲状腺激素合成减少，反馈性地增加TSH分泌，刺激甲状腺组织代偿性增生肿大，称为单纯性甲状腺肿（地方性甲状腺肿）。

2. 抗甲状腺作用 大剂量碘产生抗甲状腺作用。碘每日用量超过6 mg则发挥抗甲状腺作用。大剂量碘能抑制甲状腺激素的释放，该作用是通过抑制谷胱甘肽还原酶，抑制甲状腺球蛋白的水解而抑制甲状腺激素释放，因为甲状腺球蛋白水解时需要足够的谷胱甘肽还原酶使甲状腺球蛋白中的二硫键还原。此外，可抑制过氧化物酶，影响酪氨酸碘化和偶联，使T_4、T_3合成减少。大剂量碘可抑制垂体分泌TSH，使甲状腺缩小。

大剂量碘的抗甲状腺作用快而强，用药后1～2天起效，10～15天达最大效应。此时若继续用药，反使碘的摄取受抑制，胞内碘离子浓度下降而失去抗甲状腺效应，甲亢的症状又可复发。因此，碘化物不能单独用于甲亢的内科治疗。

【临床应用】

1. 单纯性甲状腺肿 用小剂量碘剂。缺碘地区在食盐中按$1:10^5$～$1:10^4$的比例加入碘化钾或碘化钠，早期患者疗效显著。对晚期患者疗效差。晚期患者和腺体太大已有压迫症状者应考虑手术治疗。

2. 甲亢术前准备 用大剂量碘剂。在硫脲类药物控制症状的基础上，于术前两周加用复方碘溶液，以纠正硫脲类药物引起的腺体增生、充血，以利于手术进行并减少出血。

3. 甲状腺危象 大剂量碘剂可阻止甲状腺激素的释放，可将碘化钾加到10%葡萄糖溶液中静脉滴注，也可服用复方碘溶液，一般24 h即可发挥抗甲状腺作用，并在2周内逐渐停服。需同时配合服用硫脲类药物。

【不良反应】

1. 过敏反应 给药后立即或几小时内发生，表现为皮疹、药物热、皮炎、血管神经性水肿，严重者可因上呼吸道黏膜水肿及喉头水肿而窒息，停药后可消退，必要时给予抗过敏治疗。

2. 慢性碘中毒 长期应用可出现咽喉烧灼感、流涎、鼻炎和结膜刺激症状等，停药后可消退。

3. 诱发甲状腺功能紊乱 长期或过量应用可诱发甲亢，也可诱发甲状腺功能减退和甲状腺肿。碘能进入乳汁并能透过胎盘，引起新生儿甲状腺肿，严重者可压迫气管而致命，孕妇与哺乳妇女慎用。

三、放射性碘

放射性碘（radioiodine）的同位素有^{131}I、^{125}I、^{123}I等。^{125}I的$t_{1/2}$长，为60天，^{123}I的$t_{1/2}$太短，为13 h，均不便于临床应用。^{131}I的$t_{1/2}$为8天，用药后两个月内可消除其放射性的99%以上，作用时间适中，临床最为常用。

【药理作用】 甲状腺有高度的摄碘能力。口服或静脉注射^{131}I溶液后，^{131}I被甲状腺摄取、浓集，释放出β射线（99%）和γ射线（1%）。β射线在组织内的射程为0.5～2 mm，辐射损伤仅限于甲状腺实质，因增生组织对辐射更为敏感，损伤很少波及周围其他组织。γ射线射程远，在体外可测得，故可用于测定甲状腺摄碘功能。

【临床应用】

1. 甲亢治疗 适用于不宜手术、手术后复发或其他药物无效者、过敏者。^{131}I的剂量对疗效和远期并发症有决定性影响，通常按估计的甲状腺重量和最高摄碘率计算，但个体差异较大。一般用药后一个月见效，3～4个月后甲状腺功能恢复正常。见效前需加用其他抗甲状腺药控制症状。由于放射性物质对人体具有广泛影响，故应严格限制其适应证。

2. 甲状腺摄碘功能测定 小剂量^{131}I可用于测定甲状腺摄碘功能。甲亢时，摄碘高峰时间前移；甲状腺功能低下时，摄碘率低，摄碘高峰时间后延。应注意试验前两周应停用一切可能影响甲状腺碘摄取和利用的药物和食物。

【不良反应】 剂量过大易致甲状腺功能低下，一旦发生可补充甲状腺激素对抗，服^{131}I前1～2周内应禁食富碘食物和药物。卵巢也是碘的集中场所，可能影响遗传，妊娠和哺乳期妇女禁用。确诊或可疑有甲状腺癌患者禁用。

四、β受体阻断药

无内在拟交感活性的β受体阻断药如普萘洛尔（propranolol）、阿替洛尔（atenolol）、美托洛尔（metoprolol）、比索洛尔（bisoprolol）等通过阻断β受体，减轻甲亢患者交感肾上腺系统兴奋症状，此外，大剂量普萘洛尔可抑制外周组织T_4脱碘转化为T_3。

本类药物主要用于控制甲亢症状、甲亢术前准备及甲状腺危象的辅助治疗。甲亢患者用药后，可迅速减轻焦虑、震颤及窦性心动过速等症状；甲亢手术前应用大剂量本类药物可避免甲状腺充血，缩短手术时间，利于手术进行；静脉注射给药可帮助甲状腺危象患者度过危险期。若与硫脲类药物合用则疗效更佳。

（三峡大学　李世刚）

第三十四章　性激素类药与避孕药

- The gonadal hormones include estrogen, progesterone, and androgen, which are regulated by the hypothalamic-pituitary-gonadal axis. Their derivatives or synthetic products are mainly used for hormone replacement therapy and gonadal disorders.
- Oral contraceptives are mainly used to prevent pregnancy by influencing a certain stage of the reproductive process.
- The therapeutic drugs for benign prostatic hyperplasia (BPH) include 5α-reductase inhibitors (5-ARIs), α_1-adrenoceptor antagonists and plant extracts. 5-ARIs effectively reduce the intraprostatic level of dihydrotestosterone, causing an involution of prostate tissue and thus reducing BPH progression.

性激素（sex hormone）是性腺分泌的甾体激素，包括雌激素（estrogen）、孕激素（progesterone）和雄激素（androgen）。临床应用的性激素类药物为人工合成品及其衍生物，通过细胞核内性激素受体发挥作用。避孕药（contraceptive）是通过干扰复杂生殖过程达到避孕效果的一类药物。常用的避孕药多为雌激素和孕激素的复方制剂。

性激素的产生和分泌受下丘脑-垂体的调节，下丘脑分泌促性腺激素释放激素（gonadotropin-releasing hormone，GnRH），使垂体分泌卵泡刺激素（follicle stimulating hormone，FSH）和黄体生成素（luteinizing hormone，LH）。FSH 可刺激卵泡生长发育，在 FSH 及 LH 的共同作用下，促使成熟卵泡合成和分泌雌激素。LH 可促进男性睾丸间质细胞分泌雄激素，加速睾酮的合成，维持生精过程。性激素对下丘脑、垂体的分泌功能具有反馈调节作用，以维持性激素水平的动态平衡和生殖功能（图 6-34-1）。

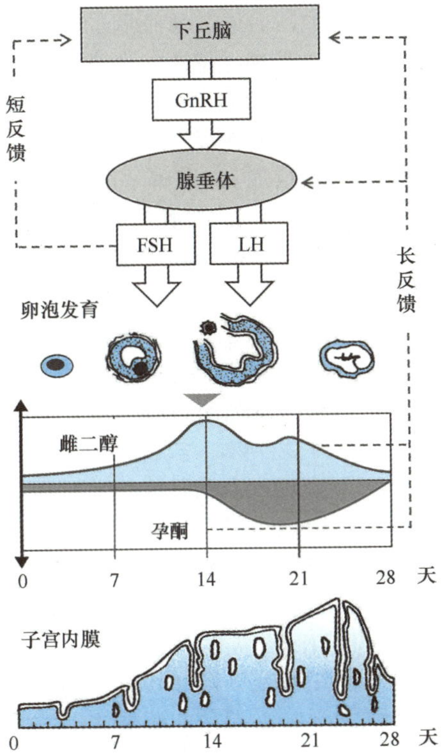

图 6-34-1　女性激素的分泌与调节

第一节　雌激素类及抗雌激素类药物

一、雌激素类药

天然雌激素主要有雌二醇（estradiol）、雌酮（estrone）和雌三醇（estriol）。天然雌激素的活性较低，临床使用的多为人工合成的雌二醇衍生物，如炔雌醇（ethinylestradiol）、炔雌醚（quinestrol）等。合成的非甾体激素类药物有己烯雌酚（diethylstilbestrol）和氯烯雌醚（chlorotrianisene）等，具有雌激素样作用，口服有效，作用时间较长。

【体内过程】　雌二醇口服生物利用度低。吸收后在肝内迅速代谢成雌酮与雌三醇，代谢产物大部分随尿排出，部分经胆汁排出，形成肝肠循环。雌激素的血浆蛋白结合率可达到 50% 以上。炔雌醇、炔雌醚、己烯雌酚等合成药物在肝内代谢较慢，口服疗效好，作用时间长。大多数雌激素易从皮肤和黏膜吸收，可制成贴片经皮肤给药，也可制成栓剂或霜剂在阴道发挥局部作用。

【药理作用与作用机制】

1. 促进女性成熟　雌激素主要促进和调节女性第二性征的正常发育及性器官的成熟，如子宫、乳腺的生长发育，并使毛发和脂肪的分布具有女性特征。

2. 子宫反应　促使子宫肌层和子宫内膜增殖变厚，在孕激素的共同作用下，使子宫内膜发生周期性的变化，形成月经周期。可促使子宫颈腺体分泌黏液，有利于精子的穿透和存活，并增加子宫平滑肌对缩宫素的敏感性。

3. 影响排卵 小剂量雌激素，特别是与孕激素协同作用，可促进促性腺激素的分泌，促进排卵，但大剂量雌激素通过负反馈机制减少其释放，抑制排卵。

4. 影响乳腺增生发育和分泌 小剂量雌激素刺激乳腺导管及腺泡的生长发育，大剂量则抑制催乳素对乳腺的刺激作用，减少乳汁分泌。

5. 影响代谢 雌激素激活肾素-血管紧张素系统，使醛固酮分泌增加，有轻度的水钠潴留作用，使血压升高；能增加儿童骨骼的钙盐沉积，加速骨骺闭合，增加成人骨量，改善骨质疏松；大剂量能升高高密度脂蛋白，降低血清胆固醇和低密度脂蛋白，有预防动脉粥样硬化的作用。

6. 影响神经系统 雌激素促进神经细胞的生长、分化、存活与再生，促进胶质细胞的发育及突触形成，还可促进 ACh 等神经递质的合成。

7. 其他作用 雌激素可增加凝血因子Ⅱ、Ⅶ、Ⅸ、Ⅹ、Ⅻ的活性，减少蛋白C、蛋白S和ATⅢ，促进血液凝固。可增加NO和前列腺素的合成，舒张血管，抑制血管平滑肌细胞的异常增殖和迁移，并通过减轻心肌缺血、抗心律失常等作用发挥保护心脏的功能。

雌激素的基因组作用通过雌激素受体（estrogen receptor，ER）来实现。雌激素进入核内与其受体结合，受体分子构象改变与Hsp90分离，继而受体与雌激素形成二聚体复合物，与雌激素反应元件结合，形成ER-DNA复合物，启动基因转录过程，合成蛋白质，发挥各种药理作用。另外，某些雌激素受体存在于细胞膜，与雌激素的一些快速作用有关，即非基因组效应。

【临床应用】

1. 围绝经期综合征 妇女到更年期，由于卵巢功能降低，雌激素分泌不足，而垂体促性腺激素分泌增多，产生内分泌失调现象，出现面颈红热、烦躁、心悸和失眠等，也称更年期综合征。雌激素可抑制垂体促性腺激素分泌，减轻症状。

2. 卵巢功能不全和闭经 雌激素可促进子宫平滑肌和子宫内膜发育，用于卵巢功能不全引起的子宫、外生殖器及第二性征发育迟缓、闭经等。与孕激素合用可形成月经周期。

3. 功能失调性子宫出血 由于体内雌激素水平低，子宫内膜创面修复不良，引起持续少量阴道出血，雌激素能促进子宫内膜增生，修复出血创面进而止血。与孕激素合用，止血效果更佳。

4. 乳房胀痛及回乳 部分妇女停止授乳后引起乳房胀痛，大剂量雌激素能干扰催乳素对乳腺的刺激作用，使乳汁分泌减少而回乳消痛。

5. 避孕 大剂量雌激素可抑制FSH分泌，与孕激素合用于避孕。

6. 绝经期乳腺癌 能缓解绝经期五年后的晚期乳腺癌患者症状。大剂量雌激素可抑制垂体分泌促性腺激素，减少雌酮的产生，用于治疗绝经期乳腺癌。但绝经期前的患者禁用，因其可能促进肿瘤生长。

7. 前列腺癌 大剂量雌激素抑制垂体促性腺激素的分泌，可使睾丸萎缩及雄激素分泌减少，且雌激素能拮抗雄激素的作用，可用于治疗前列腺癌。

8. 骨质疏松症 雌激素可用于治疗骨质疏松症，尤其对绝经期骨质疏松有效，可减少骨质丢失。同时摄入适量钙、维生素D及体育锻炼可增强雌激素的疗效。

9. 痤疮 多见于青年男女，由于过多的雄激素使皮脂腺分泌过多所致。雌激素能抑制雄激素分泌，并有抗雄激素的作用。

10. 其他 局部应用雌激素对老年性阴道炎及外阴干燥有效。小剂量雌激素对AD有一定的治疗作用，长期应用可有效预防冠心病和心肌梗死等心血管疾病。

【不良反应】

1. 常见厌食、恶心、呕吐及头晕等。减少剂量或从小量开始逐渐增量或注射用药可减轻症状。

2. 长期大量应用可使子宫内膜过度增生，发生子宫出血，有子宫出血症状或子宫内膜炎患者慎用。

3. 可导致水钠潴留，长期大量应用可引起高血压、水肿及加重心力衰竭，高血压和肾功能不良者慎用或禁用。

4. 更年期雌激素替代疗法可增加子宫内膜癌的危险性，如同时辅用孕激素可减少其危险性。除前列腺癌和绝经后乳腺癌患者外，其他肿瘤患者禁用。

5. 其他：可导致胎儿发育异常，孕妇禁用。肝功能不全者可致胆汁淤积性黄疸。雌激素可加重偏头痛并诱发抑郁症。

二、抗雌激素类药

根据作用机制可以分为雌激素受体阻断药、选择性雌激素受体调节药和芳香化酶抑制药三类。

氯 米 芬

氯米芬（clomiphene）又称克罗米芬，是三苯乙烯衍生物，与己烯雌酚的化学结构相似，为雌激素受体阻断药，同类药物还有氟维司群（fulvestrant）。

【药理作用与作用机制】 氯米芬和氟维司群可竞争性拮抗雌激素受体，显示出较强的抗雌激素活性，但也有较弱的雌激素样作用。低剂量氯米芬能促进垂体分泌促性腺激素，诱发排卵。排卵作用可能与阻断下丘脑雌激素受体，取消雌激素的负反馈作用有关。对男性则有促进精子生成的作用。但高剂量氯米芬明显抑制垂体释放促性腺激素。

【临床应用】 氯米芬主要用于功能性不孕症，对卵巢和垂体功能完全丧失者无效。也可用于治疗功能失调性子宫出血、月经不调、纤维囊性乳腺病、绝经后晚期乳腺癌、长期使用避孕药发生的闭经、男性不育症等，是多囊卵巢综合征促排卵的一线治疗药物。

氟维司群主要用于他莫昔芬和芳香化酶抑制药耐药的绝经后乳腺癌的治疗。

【不良反应】 可见面部潮红、恶心、头晕、乏力、腹胀、乳胀、皮疹、肝功能障碍等。可引起多胎和视觉异常。大剂量长期应用可引起卵巢肥大，一般停药后能自行恢复。

【禁忌证】 肝、肾功能不全患者，卵巢囊肿及其他妇科肿瘤患者禁用。

他莫昔芬

他莫昔芬（tamoxifen），又称三苯氧胺，是选择性雌激素受体调节药（selective estrogen receptor modulator），同类药物还有雷洛昔芬（raloxifene）、托瑞米芬（toremifene）。

【体内过程】 他莫昔芬口服吸收迅速，4～7 h后血药浓度达峰值。$t_{1/2}$ 约为 7 天。主要在肝脏代谢，其代谢产物为 *N*-去甲他莫昔芬和 4-羟他莫昔芬。大部分以结合物形式由粪便排出，少量从尿中排泄。雷洛昔芬口服吸收，但肝脏首过消除明显，生物利用度仅为 2%。血浆蛋白结合率 95% 以上，全身分布广泛，表观分布容积大。

【药理作用与作用机制】 他莫昔芬有一定的组织选择性，在骨、脑、肝等组织可产生雌激素样作用，并减轻绝经期症状，而在乳腺、子宫等组织产生拮抗雌激素的作用。能使阴道上皮角化并导致子宫重量增加，并能防止受精卵着床，延迟排卵。可与雌二醇在乳腺癌细胞内竞争雌激素受体，抑制雌激素依赖性肿瘤细胞的生长。

【临床应用】 他莫昔芬和托瑞米芬常用于治疗绝经期乳腺癌，对雌激素受体阳性的乳腺癌患者效果较好。雷洛昔芬主要用于预防和治疗绝经后妇女骨质疏松，可增加绝经后骨质疏松症患者的骨密度。应用阿仑膦酸钠治疗 3～5 年后失效者改用雷洛昔芬可显著减慢骨丢失率。

【不良反应】 常见食欲缺乏、恶心、呕吐、腹泻等胃肠道反应；也可出现月经失调、闭经、阴道出血、外阴瘙痒、子宫内膜增生等生殖系统问题；还可出现颜面潮红、皮疹、脱发等。罕见不良反应有精神错乱、肺栓塞、血栓形成、无力和嗜睡等。

依西美坦

依西美坦（exemestane）是芳香化酶抑制药，同类药物还有氨鲁米特（aminoglutethimide）、来曲唑（letrozole）、阿那曲唑（anastrozole）、福美司坦（formestane）等。

【体内过程】 依西美坦口服吸收迅速，血浆蛋白结合率为 90%，组织中广泛分布。主要通过 6-位亚甲基的氧化和 17-位酮基还原进行代谢，代谢产物无活性或抑制芳香酶活性较弱，$t_{1/2}$ 为 24 h，主要从尿和粪中排泄。

【药理作用与作用机制】 芳香化酶（aromatase）是催化雄激素向雌激素转化的关键酶和限速酶。乳腺癌细胞的生长依赖于雌激素的存在，女性绝经期后血液中的雌激素主要由外周组织中的芳香化酶将雄激素转化而来。依西美坦是一种不可逆的芳香化酶抑制药（aromatase inhibitor），能抑制雌激素生成，降低血液中雌激素水平，从而阻止雌激素对肿瘤生长的刺激作用。

【临床应用】 主要用于抗雌激素药（他莫昔芬）治疗失败的绝经后晚期乳腺癌，不能单独用于治疗绝经期前的乳腺癌。依西美坦能降低早期乳腺癌的复发风险，延长晚期乳腺癌患者的生存期。绝经后雌激素受体阳性乳腺癌辅助治疗中，芳香化酶抑制药疗效优于他莫昔芬。

【不良反应】 常见不良反应有恶心、呕吐、腹痛、腹泻、疼痛、食欲增加、体重增加等；还有高血压、抑郁症、淋巴细胞减少、肝功能异常等。

第二节 孕激素类及抗孕激素类药物

一、孕激素类药物

天然孕激素主要是由黄体分泌的黄体酮（progesterone，孕酮），临床应用多为人工合成品或其衍生物，如氯地孕酮（chlormadinone）、甲地孕酮（megestrol）、甲羟孕酮（medroxyprogesterone，安宫黄体酮，甲孕酮）及长效的己酸羟孕酮（hydroxyprogesterone caproate）、炔诺酮（norethisterone，norethindrone）、双醋炔诺醇（ethynodiol diacetate）、炔诺孕酮（norgestrel，甲炔诺酮）等。

【体内过程】 黄体酮口服后，因首过消除而失效，需肌内注射或舌下给药。血浆蛋白结合率 90% 以上，其代谢产物多与葡糖醛酸结合，经肾排出。人工合成的炔诺酮、甲地孕酮等在肝脏破坏较慢，可口服。甲羟孕酮和甲地孕酮的微结晶混悬液和己酸羟孕酮的油溶液肌内注射，由于局部吸收缓慢而发挥长效作用。

【药理作用与作用机制】 孕激素通过孕激素受体（progesterone receptor，PR）发挥作用。孕激素受体是一种细胞核内受体，有 PR-A 和 PR-B 两种亚型，且 PR-A 和 PR-B 的比例随月经周期而变化。黄体酮与孕激素受体结合后，可使受体磷酸化或者直接与转录因子相互作用，从而引起蛋白质构象发生改变，发挥治疗效应。PR-B 介导黄体酮的刺激反应，而 PR-A 则抑制其效应。

1. 对生殖系统的作用

（1）保胎：在雌激素作用的基础上，促进子宫内膜由增殖期转化为分泌期，有利于受精卵的着床和胚胎发育。在妊娠期能降低子宫对缩宫素的敏感性，抑制子宫收缩，使胎儿安全生长。

（2）避孕：大剂量能抑制垂体分泌 LH，抑制卵巢的排卵过程。

（3）促进乳腺腺泡发育，为哺乳作准备。

2. 影响代谢 孕激素与醛固酮结构相似，有抗醛固酮作用，促进 Na^+、Cl^- 排出而利尿。此外，孕激素是肝药酶诱导剂，促进药物代谢；还可促进蛋白质分解，增加尿素氮排泄。

3. 升高体温 黄体酮通过影响下丘脑体温调节中枢减少散热，使月经周期的黄体期基础体温轻度升高。

【临床应用】 主要用于激素替代治疗和避孕。

1. 功能失调性子宫出血 由于黄体功能不足，引起子宫内膜不规则成熟与脱落，导致子宫持续性出血。应用孕激素可使子宫内膜同步转为分泌期，恢复正常月经。

2. 痛经和子宫内膜异位症 采用雌、孕激素复合避孕药，抑制排卵和子宫痉挛性收缩，可用于治疗痛经。长周期、大剂量孕激素使异位的子宫内膜萎缩、退化，可用于治疗子宫内膜异位症。

3. 子宫内膜癌 大剂量孕激素可使子宫内膜瘤体萎缩退化，缓解病情，改善症状。常用制剂为长效的己酸羟孕酮和甲地孕酮。

4. BPH 和前列腺癌 大剂量孕激素可通过反馈抑制垂体分泌间质细胞刺激素，减少睾酮分泌，促使前列腺细胞萎缩退化。

5. 先兆流产与习惯性流产 对黄体功能不足所致的先兆流产与习惯性流产可用大剂量孕激素治疗，可抑制子宫活动而安胎。

6. 避孕 见本章第四节。

【不良反应】 常见子宫出血，月经量改变甚至停经。偶见恶心、呕吐、头痛、乳房胀痛及腹痛等。可引起性欲改变、多毛或脱发、痤疮。大剂量黄体酮可引起胎儿生殖器畸形。甲地孕酮、炔诺酮等可引起突破性出血。

二、抗孕激素类药物

抗孕激素类药物可干扰孕酮合成，影响孕酮代谢以及阻断孕激素受体，包括如下几种。①孕酮受体阻断药，如米非司酮（mifepristone）、孕三烯酮（gestrinone）；② 3β-羟甾类固醇脱氢酶（3β-hydroxysteroid dehydrogenase，3β-HSD）抑制药，如曲洛司坦（trilostane）、环氧司坦（epostane）和阿扎斯丁（azastene）等。

米 非 司 酮

【体内过程】 米非司酮是炔诺酮的衍生物，口服有效，生物利用度为 70%，血浆蛋白结合率为 98%，$t_{1/2}$ 长达 20～40 h，连续用药可延长下一个月经周期，不宜持续给药。90% 由肝代谢，经胆汁从消化道排出，其余经肾排泄。

【药理作用与作用机制】 米非司酮是孕激素受体阻断药，同时能阻断 GR，具有抗皮质激素活性，还有较弱的抗雄激素作用。能拮抗黄体酮对子宫内膜的作用，发挥抗着床作用。此外，有终止早孕、诱导月经、促进宫颈成熟、软化和扩张宫颈等作用。

【临床应用】 主要用于终止早孕、房事后避孕和诱导分娩。

1. 终止早孕 为抗早孕药，用于终止停经 49 天内的妊娠。因不能引起足够的子宫收缩，单独使用时不完全流产率较高，宜与小剂量米索前列醇合用，可显著提高完全流产率，流产成功率可达 99%。

2. 紧急避孕 用于无避孕措施的性生活或避孕失败后预防妊娠的补救措施。性生活后 72 h 内服用，服用越早效果越佳。

【不良反应】 主要不良反应是阴道出血，但一般无须特殊处理。较常见不良反应为恶心、腹泻和腹痛等。贫血、接受抗凝治疗和 GC 治疗者不宜使用。

环 氧 司 坦

环氧司坦（epostane）为 3β-羟甾脱氢酶抑制药，能抑制卵巢和胎盘孕酮的合成，降低体内孕酮水平，导致流产。主要用于抗早孕，适用于妊娠 49 天以内无禁忌证者。主要不良反应为恶心、呕吐、腹痛、乏力等，偶有发热、头晕、皮肤潮红及发麻等症状。

第三节 雄激素类及抗雄激素类药物

一、雄激素和同化激素类药

天然雄激素睾酮（testosterone，睾丸酮）主要由睾丸间质细胞分泌，肾上腺皮质、卵巢和胎盘也有少量分泌。临床多用人工合成的睾酮衍生物，如甲睾酮（methyltestosterone）、丙酸睾酮（testosterone propionate）、美睾酮（mesterolone，甲二氢睾酮）、氟甲睾酮（fluoxymesterone）及苯乙酸睾酮（testosterone phenylacetate）等。同化激素的雄激素活性明显减弱，常见药物有苯丙酸诺龙（nandrolone phenylpropionate）、美雄酮（methandienone，去氢甲睾酮）、司坦唑醇（stanozolol）。

【体内过程】睾酮口服易被肝代谢，故生物利用度低，一般用其油溶液肌内注射或植入皮下。睾酮的各种酯类化合物吸收缓慢，作用时间延长。甲睾酮不易被肝代谢，口服有效。

【药理作用与作用机制】睾酮进入精囊、附睾、前列腺、肾、骨骼肌和皮肤等组织的靶细胞内，在5α-还原酶作用下转化为5α-双氢睾酮后发挥生理或药理活性。与其他甾体激素一样，5α-双氢睾酮与细胞内受体结合而发挥作用。

1. 对生殖系统的作用　促进男性性器官及副性器官的发育和成熟，促进精子的生成及成熟。大剂量反馈性抑制垂体分泌促性腺激素，可减少卵巢分泌雌激素，并有直接抗雌激素作用。可降低前列腺内双氢睾酮水平。

2. 同化作用　能明显促进蛋白质合成，抑制蛋白质分解，减少尿素生成，使尿素排泄减少，造成正氮平衡，因而促进生长发育，使肌肉发达，体重增加。同时有水、钠、钙、磷潴留现象。

3. 提高骨髓造血功能　大剂量雄激素刺激肾脏分泌促红细胞生成素（erythropoietin），直接兴奋骨髓合成血红素，促进红细胞生成。

4. 其他　促进免疫球蛋白合成，增强机体免疫功能及抗感染能力。还有GC样抗炎作用，同化激素还有降胆固醇作用。

【临床应用】

1. 激素替代疗法　无睾症或睾丸功能不足，男性性功能障碍，用睾酮及其酯类进行替代治疗，能促进阴茎和男性性征的发育。

2. 围绝经期综合征及功能失调性子宫出血　通过对抗雌激素作用，使子宫血管收缩、内膜萎缩而止血，对更年期综合征尤为合适。严重出血者可采用己烯雌酚、黄体酮和丙酸睾酮三药联用。

3. 晚期乳腺癌及卵巢癌　由于睾酮具有抗雌激素和抑制垂体促性腺激素分泌的作用，并能对抗催乳素刺激乳腺癌组织的作用，对晚期乳腺癌及卵巢癌有缓解作用。使用丙酸睾酮还可抑制子宫肌瘤的生长。

4. 贫血　对于再生障碍性贫血患者可使骨髓造血功能得到改善，特别是红细胞生成加速。丙酸睾酮也可用于其他贫血的治疗。

5. 其他　主要用于各种消耗性疾病、骨质疏松、肌肉萎缩、生长延缓、长期卧床、严重烧伤、放疗等，可用小剂量雄激素治疗，使患者食欲增加，加快体力恢复。合成的雄激素可明显增强运动员肌力，提高竞争能力和体育比赛成绩，但在所有体育比赛中禁止使用。

【不良反应】女性患者长期应用可引起男性化现象，如痤疮、多毛、声音变粗等，男性患者可发生性欲亢进。此外，可发生男性女性化如乳房肿大，这是由于雄激素在性腺外组织转化为雌激素所致。长期用药后的负反馈作用使睾丸萎缩，抑制精子生成。甲基睾酮等17α位有烷基的睾酮类药物对肝有一定毒性，如发现黄疸应立即停药。

【禁忌证】妊娠期妇女，前列腺癌患者禁用。肾炎、肾病综合征、高血压及心力衰竭患者慎用。

二、抗雄激素类药

凡能抑制雄激素合成或对抗雄激素生理效应的药物称为抗雄激素药，包括雄激素合成抑制药如阿比特龙（abiraterone）和雄激素受体阻断药如环丙孕酮（cyproterone）、比卡鲁胺（bicalutamide）、阿帕他胺（apalutamide）、恩杂鲁胺（enzalutamide）、瑞维鲁胺（rezvilutamide）、达罗他胺（darolutamide）等。

环丙孕酮

环丙孕酮具有较强的孕激素作用，反馈抑制下丘脑-垂体系统，使LH、FSH分泌减少，进而抑制睾酮分泌。并可阻断雄激素受体，用于治疗男性性欲亢进、其他药物无效或患者无法耐受的前列腺癌。与雌激素合用治疗女性严重痤疮和女性多毛症。环丙孕酮与炔雌醇组成复方避孕片，不但避孕效果良好，而且可增加高密度脂蛋白水平。

本品可引起阴道出血，但一般无须特殊处理。贫血、接受抗凝治疗和GC治疗的患者不宜使用。可影响肝功能、糖代谢、肾上腺皮质功能等，用药期间应严密观察。可抑制性功能和性发育，未成年人禁用。

第四节　避　孕　药

避孕药（contraceptives）是指阻碍受孕或防止妊娠的一类药物。生殖过程主要包括精子和卵子的形成、成熟、排放、受精、着床及胚胎发育等多个环节，阻断生殖过程中任何一个环节均可达到避孕或终止妊娠的目的。避孕药可分为女用避孕药、男用避孕药及外用避孕药。

一、女用避孕药

女用避孕药主要为以雌激素和孕激素配伍组成的复方甾体激素制剂，其中最常用的是短效口服复方甾体避孕药，具有高度有效、使用方便、停药后恢复生育能力快、调节月经周期、降低癌症发病率等优点。

【药理作用与作用机制】

1. 抑制排卵　甾体避孕药显著抑制排卵，用药期间避孕效果达90%以上。通过反馈作用抑制促性腺激素释放激素分泌，雌激素主要影响FSH，使卵泡形成和发育受阻，孕激素抑制LH分泌，阻止排卵发生。停药后可很快恢复排卵功能。

2. 抗着床作用 孕激素干扰子宫内膜正常增殖、转化，使腺体及间质提早发生类分泌期变化，形成子宫内膜分泌不良，不适于受精卵着床。

3. 改变宫颈黏液性状 宫颈黏液受孕激素影响，量变少而黏稠度增加，拉丝度减小，不利于精子穿透，从而影响卵子受精。

4. 其他 甾体激素避孕药可影响子宫和输卵管平滑肌的正常活动，使受精卵不能及时被输送至子宫内着床。还可抑制黄体内甾体激素的生物合成等。本类药物应用不受月经周期的限制，排卵前、排卵期及排卵后服用都可影响受精卵着床。

【临床应用】

1. 口服避孕药

（1）短效口服避孕药：有复方左炔诺孕酮片、复方炔诺酮、复方甲地孕酮等，所含雌激素成分主要为炔雌醇。服用后可形成人工月经周期，阻止受精卵着床。从月经周期第 5 天开始，每晚服 1 片，连续 22 天，不能间断。下次服药仍从月经周期第 5 天开始。如停药 7 天仍无月经来潮者，则应立即开始服下一周期的药物。偶尔漏服时，应在 24 h 内补服 1 片。

（2）长效口服避孕药：常用的有左炔诺孕酮炔雌醚片、炔诺孕酮炔雌醚片，是以长效雌激素炔雌醚为主，配伍各种孕激素的口服避孕药。每月只服一次，从月经来潮当天算起，第 5 天口服 1 片，最初两次间隔 20 天，以后每月服 1 次，每次 1 片，避孕成功率达 98%。

（3）探亲避孕药：也称抗着床避孕药，由大剂量孕激素组成，如炔诺酮、甲地孕酮、双炔失碳酯等。优点是应用时间不受月经周期限制，服用方法较灵活，同居当晚或事后服用均可。避孕效果良好，成功率高达 99.5%。

2. 长效注射避孕药

（1）单纯孕激素长效注射剂：将甲羟孕酮做成微晶水混悬液，首次在月经周期第 5 天注射，每 3 个月注射 1 次。将庚炔诺酮做成油注射液，首次在月经周期第 5 天注射，每 2 个月注射 1 次。避孕有效率高达 99.7%。

（2）复方长效注射剂：复方甲地孕酮注射液为微晶水混悬液；复方己酸羟、孕酮注射液为油溶液。首次在月经周期第 5 天注射，第 7 天注射第 2 次，以后每 1 个月在月经周期 10～12 天注射 1 次，按期给药不能间断。

3. 缓释避孕药 将避孕药与具备缓慢释放性能的高分子化合物制成多种剂型，放入阴道避孕环、宫内节育器内，分别置入阴道、宫腔内，在体内持续缓慢释放，从而达到长效避孕作用。微囊和微球注射液可皮下注射，无须植入皮下。

4. 多相制剂 为模拟月经周期中雌、孕激素的分泌规律，使用药者的性激素水平近似正常月经周期，减少经期出血的发生率，现有多相片（将每周期服用的药片分为两种剂量的称为双相片，三种剂量的称三相片）避孕药如炔诺酮双相片、去氧孕烯双相片、炔诺酮三相片和左炔诺孕酮炔雌醇三相片等。这些制剂中雌激素含量相对固定，孕激素总含量减少，并按 2～3 个时相递增。按 2～3 个时相服用不同比例雌、孕激素更符合人体内源性激素的周期变化规律，故不良反应减少、程度减轻，突破性出血很少发生。

【不良反应】

1. 类早孕反应 雌激素刺激胃黏膜引起食欲减退、恶心、呕吐、头晕、乳房胀痛等类早孕反应，继续用药 2～3 个月后减轻或消失。

2. 闭经 少数妇女用药后出现闭经，是由于避孕药对下丘脑-垂体-卵巢轴过度抑制引起，连续闭经 2～3 个月应停药。

3. 突破性出血 服药期间发生不规则少量出血，称突破性出血，为雌激素不足以维护子宫内膜完整性所致。可发生在漏服药物后，也可发生于正常连续服用时。每日加服炔雌醇或己烯雌酚可以控制。

4. 乳汁减少、乳房肿块 少数哺乳期妇女用药后可引起乳汁减少。用药过程中出现乳房肿块应停药。

5. 其他 甾体激素类避孕药可使凝血功能亢进，诱发血栓性静脉炎、肺栓塞等。引起体重增加、颜面部色素沉着。

【禁忌证】 心力衰竭或有其他水肿倾向、糖尿病需用胰岛素、肝炎、肾炎、高血压、子宫肌瘤、乳房肿块患者禁用或慎用。

【药物相互作用】 用药期间如同时服用利福平、苯巴比妥、苯妥英钠等肝药酶诱导剂时，可加速甾体激素避孕药在肝脏代谢，从而降低避孕效果，甚至导致突破性出血。维生素 C 可提高炔雌醇的生物利用度，每天口服维生素 C 能增强口服避孕药的作用。

二、男用避孕药

棉　酚

棉酚（gossypol）是从棉花的根、茎、种子中提取的黄色酚类物质，通过抑制精子生成而达到抗生育作用。直接破坏睾丸生精小管上皮细胞，使精子数量减少，直至无精，停药后逐渐恢复。每天服用 20 mg，连服 2 个月可达节育标准，有效率达 99% 以上。不良反应有胃肠道刺激症状、心悸、肝功能改变等。部分服药者发生低钾血症。若长期应用，个别人生育能力难以恢复。

三、外用避孕药

目前常用的外用避孕药多是一些具有较强杀精作用的药物，可制成胶浆、片剂或栓剂等。将此类药放入阴道后，药物可自行溶解而散布在子宫颈表面和阴道壁，发挥杀精作用，从而达到避孕目的，副作用小，很少有全身反应。

常用的杀精子剂有壬苯醇醚（nonoxynol），辛苯昔醇（octoxinol）及孟苯醇醚（menfegol）等。壬苯醇醚为非离子型表面活性剂，有较强的杀精作用，毒性小，不杀伤阴道嗜血杆菌。主要制剂为壬苯醇醚阴道片、壬苯醇醚栓、壬苯醇醚膜。将壬苯醇醚用聚乙烯醇作赋形剂制成半透明药膜，男女均可使用。此种药膜进入阴道后迅速溶解，释放出壬苯醇醚而发挥杀精作用。药膜溶解后的黏稠性状可阻碍精子运动，避孕效果良好，副作用小。

第五节 抗前列腺增生药物

BPH是中老年男性体内性激素失调引起的腺体良性增生病变。随着病情进展，出现下尿路症状（lower urinary tract symptom，LUTS），表现为尿急、尿频、尿失禁、排尿困难，可导致膀胱和肾功能损害。药物治疗的目的在于：①消除雄激素刺激前列腺增生的作用，减少膀胱出口梗阻；②降低交感神经递质对前列腺平滑肌的兴奋作用，松弛平滑肌，减轻膀胱出口阻力。治疗BPH的药物包括5α-还原酶抑制药、α受体阻断药、M受体阻断药、PDE5抑制药、β_3受体激动药等。

一、5α-还原酶抑制药

5α-还原酶抑制药可抑制睾酮转化为双氢睾酮，进而降低前列腺内双氢睾酮的含量，达到缩小前列腺体积、改善排尿困难的目的。长期服用能延缓疾病进展，减少发生急性尿潴留和需要手术治疗的风险，适用于中、重度的BPH患者。

常用的5α-还原酶抑制药包括非那雄胺（finasteride）、依立雄胺（epristeride）和度他雄胺（dutasteride）等。

非那雄胺

【体内过程】 口服生物利用度为63%，不受食物影响。1～2 h血药浓度达峰值。血浆蛋白结合率约为90%。主要在肝脏经CYP3A4代谢，$t_{1/2}$为6～8 h。约60%由粪便排出，40%随尿液排出。对肝药酶无明显影响。

【药理作用与作用机制】 通过竞争性抑制5α-还原酶，抑制其活性，阻断外周睾酮转化为双氢睾酮，降低血液和前列腺组织中的双氢睾酮含量，抑制前列腺增生，改善排尿困难等症状。

【临床应用】 用于治疗BPH，适用于前列腺较大或血清前列腺特异性抗原（prostate-specific antigen，PSA）升高的中重度、进展风险高的BPH患者。起效时间相对较慢，需要持续使用4个月后方可获得最大疗效，停药后症状复发，维持疗效需长期服药。

【不良反应】 常见不良反应包括性欲减退、勃起功能障碍、射精障碍、男性乳房女性化、乳房疼痛和皮疹等。妊娠妇女服用可引起男性胎儿外生殖器异常，儿童和孕妇禁用。

二、α受体阻断药

α受体阻断药通过阻滞分布在前列腺和膀胱颈平滑肌表面的α_1受体，松弛平滑肌，缓解膀胱出口梗阻，适用于有下尿路症状的BPH患者。α_1受体包括α_{1A}、α_{1B}、α_{1D}三种亚型，前列腺及尿道部分以α_{1A}受体为主，阻滞α_{1A}受体可改善排尿期症状并提高尿流率；膀胱逼尿肌以α_{1D}受体为主，阻滞α_{1D}受体可改善储尿期症状。常用药物有特拉唑嗪（terazosin）、多沙唑嗪（doxazosin）、阿夫唑嗪（alfuzosin）、坦洛新（tamsulosin，坦索罗辛）和奈哌地尔（naftopidil）。

特拉唑嗪

本品口服极易吸收，1 h血药浓度达峰值，$t_{1/2}$为12 h，药效可持续18～24 h。主要在肝脏代谢，代谢产物经粪便和尿液排泄。

本品为长效选择性α_1受体阻断药，能有效地松弛膀胱颈及前列腺的平滑肌，但不影响膀胱逼尿肌的功能。起效快，可迅速解除BPH的梗阻症状，不影响前列腺体积和血清PSA水平。

本品主要用于轻度或中度前列腺增生引起的排尿困难。对于需要迅速减轻症状的BPH患者是首选药物，无论是否有膀胱出口的梗阻，应用α_1受体阻断药都可减轻症状。也可用于轻、中度高血压的治疗。

高选择性α_1受体阻断药

坦洛新、奈哌地尔为高选择性α_1受体阻断药，治疗BPH时对机体其他部位的α受体影响较小，且$t_{1/2}$较长，不良反应与安慰剂相近，对血压影响较小，其优点是剂量小而减轻症状的效果好，耐受性较好。

三、M受体阻断药

M受体阻断药通过选择性作用于膀胱，阻断ACh与膀胱逼尿肌的M受体结合，抑制逼尿肌收缩，缓解BPH导致的膀胱过度活动，从而改善尿失禁、尿频、尿急等中、重度尿潴留症状。常用药物包括非选择性 M 受体阻断药托特罗定（tolterodine）、选择性 M_3 受体阻断药索利那新（solifenacin）。不良反应包括口干、头晕、便秘和视物模糊等，多发生在用药 2 周内和 66 岁以上患者。

四、磷酸二酯酶 5 型抑制药

他达拉非（tadalafil）是磷酸二酯酶 5（PDE5）抑制药，可改善下尿路血流灌注、松弛平滑肌、抑制下尿路基质增生、降低膀胱传入神经活动和减轻前列腺炎症等。用于治疗 BPH，能缓解中、重度的尿潴留、排尿困难的症状。不良反应较少，偶发头痛、面色潮红和消化不良。

五、β_3 受体激动药

β_3 受体激动药可以选择性地激动膀胱的 β_3 受体，激活腺苷酸环化酶，升高 cAMP，使膀胱逼尿肌舒张，增加膀胱储尿量，减少排尿次数，改善尿频、尿急及急性尿失禁等症状，减少急性尿潴留情况发生。常用药物有米拉贝隆（mirabegron）、维贝格龙（vibegron）。常见不良反应包括高血压、泌尿系统感染、头痛及鼻咽炎等。

米拉贝隆是第一个用于临床的 β_3 受体激动药，主要用于膀胱过度活动引起的尿急、尿频及尿失禁。维贝格龙是第二代 β_3 激动药，具有高度选择性，不与肝药酶相互作用，可有效减少尿失禁发作和每日排尿次数，用于膀胱过度活动症、尿频和急迫性尿失禁。

（河南科技大学　李瑞芳）

第三十五章　抗骨质疏松药

- The pathological mechanism of osteoporosis is the imbalance between bone resorption and bone formation in the process of bone remodeling. Bone resorption is greater than bone formation, resulting in bone loss and osteoporosis.
- Drug is used to prevent osteoporosis by regulating the bone remodeling process. This mainly includes drugs that inhibit bone resorption, promote bone formation, and promote bone mineralization processes.

骨质疏松症（osteoporosis）是一种由先天和后天环境因素共同作用的代谢性骨病。其特征是骨量下降、骨脆性增加和骨的力学功能减弱，也是造成全身疼痛和骨折发生的首要疾病因素。骨质疏松症的发生率随年龄增长而增加，以绝经后女性和老年男性多见。此外，营养缺乏、长期使用激素等因素也可引起骨质疏松症。骨质疏松症的发生与骨重塑紊乱有关，主要表现为骨形成减少和骨吸收增加。

治疗骨质疏松症的药物按照作用机制可分类如下。①抑制骨吸收的药物，如双膦酸盐类药物、降钙素类药物、雌激素替代类药物、选择性雌激素受体调节药、单克隆抗体类药物等。②促进骨形成药物，如甲状旁腺激素类似物。③促进骨矿化药物，如钙剂和维生素 D。

第一节　抑制骨吸收的药物

一、双膦酸盐类药物

双膦酸盐（bisphosphonates）是骨骼中与羟基磷灰石相结合的焦磷酸盐人工合成类似物，按药效学分为三代。第一代，如依替膦酸二钠（etidronate disodium）、氯膦酸二钠（clodronate disodium）；第二代，如替鲁膦酸二钠（tiludronate disodium）和帕米膦酸二钠（pamidronate disodium）；第三代，如阿仑膦酸钠（alendronate sodium）和利塞膦酸钠（risedronate sodium）等。目前临床常用的为阿仑膦酸钠、唑来膦酸等。

阿仑膦酸钠

【体内过程】 阿仑膦酸钠（alendronate sodium）口服吸收差，生物利用度低，给药后 6 h 内血药浓度下降 95% 以上，血浆蛋白结合率约为 80%。60%～70% 可被骨组织摄取，2 h 后骨浓度达峰值，在骨中的 $t_{1/2}$ 为 10 年以上。部分由肝脏代谢，主要以原型随尿液排出。

【药理作用及作用机制】 参与骨重塑的细胞主要有成骨细胞和破骨细胞。成骨细胞负责骨形成，破骨细胞负责骨吸收。阿仑膦酸钠与骨具有较高的亲和力，可抑制破骨细胞内胆固醇代谢相关的甲羟戊酸途径中关键酶——法尼基焦磷酸合酶的活性，导致小分子鸟苷三磷酸酶的异戊二烯化受阻，从而抑制破骨细胞活性并促进其凋亡，继而抑制骨吸收。同时，阿仑膦酸钠可影响破骨细胞的增殖、分化及成熟等多个环节，在不同阶段影响破骨细胞介导的骨吸收作用。

【临床应用】 适用于绝经后妇女的骨质疏松症治疗，以预防髋部和脊柱骨折（椎骨压缩性骨折）。也可增加骨量，用于男性骨质疏松症的治疗。

【不良反应】

1. 过敏反应　包括荨麻疹、罕见的血管性水肿、皮疹（偶伴光敏反应）、瘙痒。服用初期会发生一过性的急性期反应，如肌痛，罕见发热。

2. 胃肠道反应　可见恶心、呕吐、食管炎、食管糜烂、食管溃疡，罕见食管狭窄或穿孔、口咽溃疡、胃和十二指肠溃疡。

3. 肌肉骨骼反应　可致骨、关节、肌肉疼痛或肿胀，罕见严重或致残的情况。

4. 其他　罕见葡萄膜炎、巩膜炎或巩膜外层炎。

【药物相互作用】 与抗酸药、泻剂合用会影响双膦酸盐类药物的吸收。与氨基糖苷类抗生素合用可诱发低钙血症。

唑来膦酸

唑来膦酸（zoledronate）为长效双膦酸盐类药物。静脉输注后，迅速分布于骨骼当中，优先聚集于高骨转换部位，然后缓慢地从骨骼组织释放入血液循环系统中。仅 43%～55% 与血浆蛋白结合，主要经肾脏以原型排泄。通过抑制破骨细胞的功能，从而抑制骨吸收。适用于治疗绝经后妇女的骨质疏松症，还可用于治疗骨佩吉特病（Paget disease）和恶性肿瘤溶骨性骨转移引起的骨痛。不良反应常见流感样症状、发热、头痛、恶心、肌痛和关节痛等，一般在 4 天内自行缓解。

二、降钙素类药物

降钙素（calcitonin）是人体调节骨钙代谢的一种内源性激素。目前临床应用的降钙素类药物有两种：鲑鱼降钙素（salmon calcitonin）和鳗鱼降钙素结构类似物依降钙素（elcatonin）。

鲑鱼降钙素

【体内过程】 鲑鱼降钙素口服无效，肌内注射或皮下注射的生物利用度为70%，1 h内血药浓度达峰值。皮下注射后约23 min血药浓度达峰值。肌内注射 $t_{1/2}$ 约1 h，皮下注射 $t_{1/2}$ 为1～1.5 h。95%以代谢物形式经肾排出，2%以原型排出。

【药理作用】 每天的骨重塑过程涉及约700 mg钙的更新，血浆 Ca^{2+} 浓度受到甲状旁腺激素（parathyroid hormone，PTH）、降钙素和各种形式维生素D的调控。降钙素（calcitonin）的主要靶器官为骨，可抑制破骨细胞活性，从而抑制骨吸收，降低骨转换率。还可抑制骨钙释放入血，抑制肾近曲小管对钙、磷的重吸收，增加I型胶原蛋白，刺激成骨细胞增殖与分化。长期应用可抑制骨吸收和减少骨破坏。还有良好的镇痛作用，可能与其作用于抑制前列腺素合成和刺激内源性镇痛物质β-内啡肽的释放有关。

【临床应用】

1. 老年性骨质疏松症　可显著提升腰椎骨密度，降低患者疼痛评分。

2. 绝经后骨质疏松症　改善疼痛，优化骨代谢指标，恢复骨密度。

3. 慢性肾功能不全继发甲状旁腺功能亢进　鲑鱼降钙素可调节钙磷代谢，抑制甲状旁腺分泌。

4. 脊柱骨折　可降低患者痛感，提升骨密度，还能缩短患者骨折愈合时间，优化Harris髋关节评分，降低Ⅰ型胶原氨基端延长肽和Ⅰ型胶原C端β降解产物。

5. 其他　用于继发于乳腺癌、肺癌、肾癌、骨髓瘤或其他恶性肿瘤的骨转移性疼痛和骨佩吉特病。

【不良反应】 常见面部潮红、恶心、局部炎症、头晕与心悸等。喷鼻剂对鼻部有局部刺激。偶见过敏反应，严重者可致休克，对怀疑过敏或有过敏史患者可做过敏试验。长期使用疗效下降，也可引起低钙血症和继发性甲状旁腺功能亢进症。有潜在增加肿瘤风险的可能，疗程限制在3个月内。为防止骨质进行性丢失，使用期间患者必须根据需要补充适量的钙和维生素D类药物。

三、雌激素替代类药物

雌激素替代疗法是指应用雌激素改善老年女性绝经后雌激素分泌水平下降、骨丢失速度加快和钙吸收合成减少，预防骨质疏松症及其所致骨折的发生。雌激素替代类药物包括雌二醇（estradiol）、替勃龙（tibolone）等。

雌 二 醇

【体内过程】 雌二醇主要是与性激素结合球蛋白或白蛋白结合，在体内代谢为活性较弱的雌酮和雌三醇，在肝脏中与硫酸盐和葡萄糖醛酸结合，经肾脏排出。$t_{1/2}$ 为10～16 h。

【药理作用】 雌二醇通过与成骨细胞的雌激素受体结合，促进雌激素受体入核，从而调控成骨分化标志基因转录，促进骨形成。还能直接抑制破骨细胞分化和成熟，并促进破骨细胞凋亡，从而减少破骨细胞数量，减弱骨吸收效应。因此，雌二醇直接刺激成骨细胞形成新骨，抑制破骨细胞吸收旧骨，从而调控骨重建周期，增加绝经后骨质疏松症妇女的骨质量，降低骨折率。

【临床应用】 雌激素类药物作为替补治疗，可预防或延缓未到自然绝经期而切除卵巢的妇女发生骨质疏松症，减少骨折发生的危险性。需结合钙片和维生素D类药物共同使用。在尚未发生明显的骨质缺失前开始服药可有效防止骨质疏松症，且必须长期给药以维持疗效。

【不良反应】 短期使用无不良反应。若长期使用，可能增加子宫内膜癌、乳腺癌和静脉血栓的发生率。

【药物相互作用】 与促凝血药物联合使用，会缩短凝血酶原时间和促进血小板聚集，应避免合用。

四、选择性雌激素受体调节药

选择性雌激素受体调节药是人工合成的非甾体类化合物，在骨骼和心血管系统发挥雌激素样作用，在子宫内膜、乳房等组织则表现为雌激素拮抗作用。目前常用的选择性雌激素受体调节药有雷洛昔芬（raloxifene）。

雷 洛 昔 芬

【体内过程】 口服吸收迅速，约60%被吸收，生物利用度为2%。进入循环前被大量葡萄糖醛苷化，存在肠肝循环且随粪便排出。

【药理作用】 通过与高亲和力的雌激素受体结合和调节相关基因表达而发挥作用。可增加骨质，降低骨折危险，改善脂质代谢，且起效迅速，能较好地预防首次骨折、多处骨折和椎体骨折。

【临床应用】 主要用于预防和治疗绝经后骨质疏松症。

【不良反应】 主要有恶心、呕吐、腹痛和消化不良、皮疹、血压升高和头痛（如偏头痛）。可引起静脉血栓栓塞事件，如深静脉血栓、肺栓塞和视网膜静脉血栓发生。

【药物相互作用】 与华法林或其他香豆素类衍

生物合用时，需要监测凝血酶原时间。不宜与考来烯胺或其他阴离子交换树脂同时服用，因其可显著减少雷洛昔芬的吸收和肠肝循环。

五、单克隆抗体类药物

地舒单抗

地舒单抗（denosumab）是首个核因子-κB 受体激活蛋白配体（receptor activator of nuclear factor-κB ligand，RANKL）抑制药。

【体内过程】为天然免疫球蛋白，其代谢和清除与免疫球蛋白的清除途径相同。皮下注射（60 mg）后，第 10 天血药浓度达峰值，为 6 μg/mL，3 个月内逐渐下降，平均 $t_{1/2}$ 为 26 天，降解为小肽和单个氨基酸后经肾排出。

【药理作用及作用机制】成骨细胞受到刺激后会表达并释放 RANKL，其与破骨前体细胞膜上的核因子-κB 受体激活蛋白（receptor activator of nuclear factor-κB，RANK）结合，启动破骨细胞分化基因的转录，最终诱导成熟的破骨细胞形成。地舒单抗是一种全人源化 IgG2 单克隆抗体，能高亲和性地与 RANKL 偶合，阻止 RANKL 与其受体 RANK 结合，从而抑制破骨细胞形成和活化，进而减少骨吸收、增加骨量和提高骨密度。

【临床应用】用于骨折高风险的绝经后骨质疏松症，或有骨质疏松症骨折史、伴多个骨折危险因素，或经其他药物治疗失败（或药物不耐受）的绝经后骨质疏松症。

【不良反应】常见的不良反应有背痛、四肢疼痛、头痛、肌肉痉挛、外周水肿、无力等，也可见高胆固醇血症和膀胱炎。用药前需补足钙和维生素 D。同时服用免疫抑制药或免疫系统受损患者发生严重感染的风险可能会增加。拔牙和延迟愈合的局部感染时可能发生下颌骨坏死。肾功能不全患者不需要调整剂量，严重肾功能不全或接受透析患者发生低钙血症的风险升高。

罗莫佐单抗

罗莫佐单抗（romosozumab）是硬骨抑素单克隆抗体，通过抑制硬骨抑素（sclerostin）的活性，拮抗其对骨代谢的负向调节作用，在促进骨形成的同时抑制骨吸收。适用于具有高骨折风险的绝经后骨质疏松患者，用药期间补充钙和维生素 D。常见不良反应为关节痛和头痛，并可能增加心肌梗死、卒中及其他心血管事件导致的死亡风险。

第二节　促进骨形成药物

甲状旁腺激素类似物

甲状旁腺激素在骨形成及钙盐沉积过程中起重要调节作用。目前临床应用的药物有重组人甲状旁腺激素 1～34 片段（rhPTH1～34）特立帕肽（teriparatide）。

特立帕肽

【体内过程】皮下注射 0.5 h 血药浓度达峰值，生物利用度接近 90%，$t_{1/2}$ 为 1 h。单次肌内注射作用持续时间为 6 h。静脉注射后表观分布容积为 0.1 L/kg，$t_{1/2}$ 为 5 min。经肝非特异性蛋白水解酶分解为片段，然后经肾排泄，肾清除率为 90%。总体清除率男性约为 90 L/h，女性约为 60 L/h。

【药理作用】与甲状旁腺激素作用相同，升高血钙、降低血磷，促进骨转换。还可促进成骨细胞增殖和分化，抑制成骨细胞凋亡，导致骨量增加。

【临床应用】适用于易患有骨质疏松症性骨折的高危人群，特别是由于雌激素缺乏而导致的绝经后骨质疏松。需同时补充适量的钙和维生素 D 类药物。持续应用，促骨形成作用会减弱，停药后骨密度会逐渐下降，停药后必须加用抗骨吸收药物。出于安全考虑，甲状旁腺激素制剂应用期限为 2 年，停药后应加用其他抗骨质疏松药物。

【不良反应】常见恶心、肢体疼痛、头痛和眩晕。可导致血压降低（包括有症状的体位性低血压），通常出现在用药初期。还可出现抑郁、肢端麻刺感、腿部痉挛性疼痛和关节痛。此外，可导致血钙增高、血尿酸增高、甲状旁腺功能减退。可增加骨肉瘤的风险，对于合并佩吉特病、骨骼疾病放疗史、肿瘤骨转移和高钙血症的患者，应避免使用。

【药物相互作用】可瞬时升高血钙浓度，使用洋地黄的患者应慎用。

第三节　促进骨矿化药物

成骨细胞进入骨吸收后的凹陷部位，分泌类骨质。羟基磷灰石沉积于类骨质的孔腔中使类骨质矿化形成新骨。类骨质分泌和矿化过程是骨形成的关键过程。

一、钙　剂

每天的骨重塑过程涉及约 700 mg 钙的更新。钙剂是治疗骨质疏松症安全性和有效性均较为肯定的药物之一。临床应用的钙剂可分为两类：①无机钙，如碳酸钙（calcium carbonate）、磷酸钙（calcium phosphate）；②有机酸钙，如葡萄糖酸钙（calcium gluconate）和乳酸钙（calcium lactate）等。常与维生素 D 等药物联合应用，以增强疗效。

【体内过程】口服吸收后，血浆中约 45% 钙与血浆蛋白结合，约 80% 随粪便排出，20%～30% 随尿排出。

【药理作用】钙为骨合成所必需。成年前和成年期补钙可提高骨密度，成年期后补钙可预防或减慢骨量丢失。钙剂的补充是骨质疏松症治疗的最基本要素之一。

【临床应用】 用于妊娠、哺乳妇女、更年期妇女和老年人等的钙补充剂，为防治骨质疏松症的基础用药。常与维生素 D_3 合用，以预防骨折发生。

【不良反应】 静脉注射可使全身发热，静脉注射过快可导致心律失常，甚至心搏停止、恶心、呕吐。过量可致高钙血症，早期表现为便秘、困倦、持续头痛、食欲缺乏、口中有金属味、异常口干等，晚期则表现为精神错乱、高血压、眼和皮肤对光敏感、恶心、呕吐、心律失常等。用药期间应定期监测血清钙和尿钙变化。

【药物相互作用】 与噻嗪类利尿药合用时，增加肾小管对钙的重吸收而易发生高钙血症。与含钾药物合用时，易出现心律失常。

二、维生素 D 及其活性类似物

目前用于治疗骨质疏松症的活性维生素 D 及其类似物有骨化三醇（calcitriol）和阿法骨化醇（alfacalcidol）两种。维生素 D 及其活性类似物更适用于老年人、肾功能减退和 1α-羟化酶缺乏或减少的患者，具有提高骨密度和降低骨折风险的作用。

骨化三醇

骨化三醇（calcitriol）是维生素 D_3 在体内的活性代谢产物之一。

【体内过程】 口服吸收迅速而完全，3～6 h 血药浓度达峰值，$t_{1/2}$ 为 3～6 h，主要经胆道排泄，少量经肾排出。

【药理作用】 促进人体小肠上皮吸收钙和磷，加速钙、磷入血；促进钙盐沉着，直接刺激骨骼中成骨细胞，促进成骨；促进骨骼中破骨细胞活性，促进骨吸收，使旧骨质中的骨盐溶解，从而增加骨钙释放。维生素 D_3 缺乏将导致肠道对 Ca^{2+} 吸收减少，血钙浓度降低。

【临床应用】 主要用于妊娠、哺乳妇女、更年期妇女和老年人等的钙补充剂，为防治骨质疏松症的基础用药。

【不良反应】 长期服用可能引起维生素 D_3 中毒伴高钙血症。

【药物相互作用】 大剂量钙剂、利尿药、洋地黄类药物合用，可能发生高钙血症，应尽量避免。

阿法骨化醇

【体内过程】 脂溶性高，口服生物利用度接近 100%，经小肠吸收后在肝内迅速转化为骨化三醇（1,25-二羟维生素 D_3），用药后 8～12 h 骨化三醇血药浓度达高峰，$t_{1/2}$ 为 17.6 h。

【药理作用】 增加小肠和肾小管对 Ca^{2+} 的重吸收，抑制甲状旁腺增生，减少甲状旁腺激素合成与释放，抑制骨吸收。同时，增加转化生长因子-β 和胰岛素样生长因子-1 的合成，促进胶原和骨基质蛋白合成。

【临床应用】 常用于治疗骨质疏松症，改善慢性肾功能不全、甲状旁腺功能减退症、家族性低磷酸血症、佝偻病和骨软化症等。

【不良反应】 主要有消化道症状如恶心、呕吐、腹泻、食欲缺乏、腹痛、消化不良、便秘等；皮肤症状如皮疹；精神症状如失眠等。

【药物相互作用】 与大剂量磷剂合用可诱发高磷血症；与钙剂合用可能会引起血钙升高，应监测血钙。与噻嗪类利尿药合用，有发生高钙血症的危险。应用洋地黄类药物，若出现高钙血症易诱发心律失常，若合用应严密监测血钙。与巴比妥类药物合用，加速维生素 D 代谢物在肝脏代谢，疗效降低。考来烯胺或含铝抗酸药可减少本药吸收，不宜同服，应间隔 2 h 服药。

（武汉大学　汪　晖）

第七篇　化学治疗药物

第三十六章　抗菌药物概论

- Generally, antibacterials can be classified based on the type of action: bacteriostatic and bactericidal. However, high concentrations of some bacteriostatic agents are also bactericidal.
- Antibacterial drugs are often categorized according to their principal mechanism of action, including interference with cell wall synthesis, disruption of bacterial membrane structure, inhibition of protein synthesis, interference with nucleic acid synthesis, and inhibition of a metabolic pathway.
- Antimicrobial resistance mechanisms fall into five main categories: antibiotic inactivation, target modification, altered permeability, active drug efflux and "bypass" of metabolic pathway. These mechanisms may be native to microorganisms, or acquired from other microorganisms.

抗菌药物（antibacterial agent）是指对细菌具有杀菌或抑菌活性的药物，包括抗生素和人工合成抗菌药。抗生素是细菌、真菌和放线菌属等微生物的次级代谢产物，能在低浓度时杀灭或抑制其他微生物的有机物质，对天然抗生素进行结构改造可获得人工半合成抗生素，如青霉素V、甲氧西林等。人工合成抗菌药是完全由人工合成的具有抑制或杀灭病原菌的药物，如喹诺酮类和磺胺类等药物。此外，抗菌药物与抗病毒或抗其他病原微生物的药物、抗寄生虫药物及抗肿瘤药物统称为化学治疗药物，简称化疗药物。

第一节　抗菌药物常用术语

抑菌药物（bacteriostatic drug）指仅能抑制细菌生长繁殖而无杀灭作用的药物。

杀菌药物（bactericidal drug）指不仅能够抑制细菌生长繁殖，还具有杀灭作用的药物。

化疗指数（chemotherapeutic index，CI）是评价化疗药物有效性与安全性的指标，一般以化疗药物的 LD_{50} 与 ED_{50} 之比来表示。CI 越大，表明该药物的毒性越小。青霉素 CI 大，但可能会发生过敏反应。

抗菌谱（antimicrobial spectrum）指抗菌药物的抗菌范围，是临床选用抗菌药物的基础。某些抗菌药仅对一种细菌或局限于某属细菌有抗菌作用，称为窄谱抗菌药，如异烟肼仅对结核分枝杆菌有作用，而对其他细菌无效。某些抗菌药对多种病原微生物均有效，称为广谱抗菌药，如氟喹诺酮类药，不仅对革兰氏阳性菌（G^+ 菌）、革兰氏阴性菌（G^- 菌）有很强的抗菌作用，对结核分枝杆菌、衣原体、支原体亦有作用。

最低抑菌浓度（minimum inhibitory concentration，MIC）是测定抗菌药物体外抗菌活性大小的指标，指在培养细菌 18～24 h 后药物能抑制培养基内病原菌生长的最低药物浓度。

最低杀菌浓度（minimum bactericidal concentration，MBC）是指能够杀灭培养基内细菌或使细菌数减少 99.9% 的最低药物浓度。有些药物的最低抑菌浓度和最低杀菌浓度很接近，如氨基糖苷类抗生素，有些药物的最低杀菌浓度比最低抑菌浓度大，如β-内酰胺类抗生素。

时间-杀菌曲线（time-kill curve）是反映抗菌药物对受试细菌杀菌速率的时间-效应动态曲线。通过时间-杀菌曲线可判断药物是否具有杀菌活性。

首次接触效应（first exposure effect）是指抗菌药物在初次接触细菌时有强大的抗菌效应，再次接触或与细菌连续接触后，抗菌效应明显降低，需间隔一定时间才会再起作用。氨基糖苷类抗生素有明显的首次接触效应。

抗生素后效应（post-antibiotic effect，PAE）是指细菌与抗生素短暂接触后，抗生素浓度下降，低于最低抑菌浓度或消失后，细菌生长仍受到持续抑制的生物效应，如氨基糖苷类抗生素、两性霉素B、氟喹诺酮类药等均具有较长的抗生素后效应。

时间依赖性抗生素（time-dependent antibiotics）是指抗生素的杀菌活性与其接触细菌的持续时间成正比，即抗菌疗效取决于组织中药物浓度维持在最低抑菌浓度以上的持续时间，如青霉素类、头孢菌素类、四环素、万古霉素等。

浓度依赖性抗生素（concentration-dependent antibiotics）是指抗菌药物的杀菌活性与其药物浓度成正

比，即抗菌疗效取决于其在组织中的分布浓度。如氨基糖苷类、氟喹诺酮类、甲硝唑等。此类药物通常有首次接触效应和较长的抗生素后效应。

第二节 抗菌药物的作用机制

细菌生长繁殖有赖于其结构完整和代谢功能正常。抗菌药物通过干扰细菌的生化代谢过程，影响其结构和功能，使细菌失去生长繁殖能力，最终达到抑制或杀灭病原菌的作用。根据抗菌药物对细菌干扰环节的不同，抗菌作用机制主要分为以下方面（图 7-36-1）。

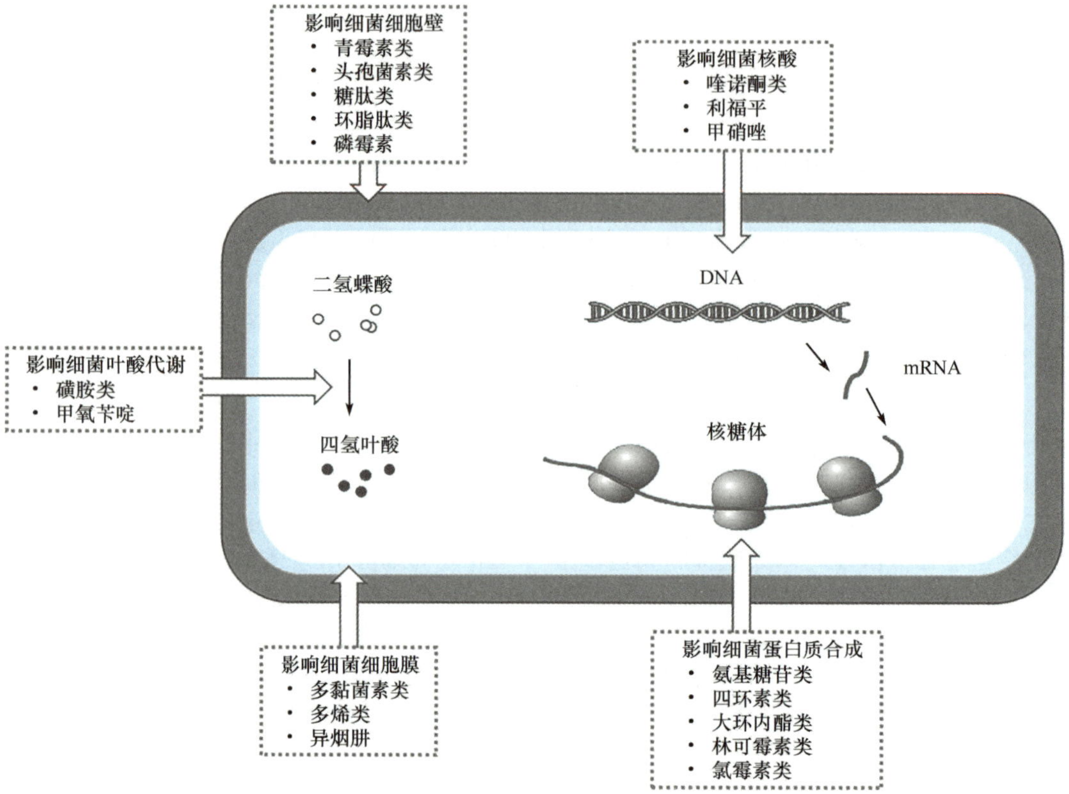

图 7-36-1 抗菌药物的主要作用机制示意图

一、抑制细菌细胞壁合成

细菌细胞壁位于细胞膜外，是维持细菌细胞外形完整的重要结构，主要成分是肽聚糖（peptidoglycan）。根据细菌细胞壁的结构和化学组成不同，可将其分为革兰氏阳性菌与阴性菌。革兰氏阳性菌细胞壁肽聚糖层数多，为 15～50 层，由聚糖骨架、四肽侧链和五肽交联桥三部分组成。革兰氏阴性菌细胞壁肽聚糖层数少，为 1～3 层，类脂质较多。肽聚糖外侧有类似细胞膜的外膜结构，由磷脂、脂多糖及特异蛋白组成，是革兰氏阴性菌的保护屏障。

由于细菌细胞壁位于细胞膜外，且哺乳类细胞无细胞壁，因此特异性抑制细菌细胞壁合成是理想的抗菌机制。青霉素类、头孢菌素类、磷霉素、万古霉素、杆菌肽等抗菌药物均可通过抑制细胞壁合成而发挥作用，但其干扰细菌细胞壁生物合成的环节不同。青霉素与头孢菌素主要与青霉素结合蛋白（penicillin-binding protein，PBP）结合，抑制转肽作用，阻碍肽聚糖的交叉联结，导致细菌细胞壁缺损；磷霉素通过与磷酸烯醇丙酮酸竞争结合丙酮酸转移酶影响细胞壁的合成；万古霉素主要通过阻止 *N*-乙酰胞壁酸和 *N*-乙酰葡糖胺参与肽聚糖骨架的形成，从而干扰细菌细胞壁合成；杆菌肽主要使焦磷酸酶失活，特异性地抑制细菌细胞壁合成阶段的去磷酸化作用，影响磷脂的转运，从而抑制细胞壁合成。

二、增加细菌细胞膜通透性

细菌细胞膜与一般生物膜特性类似，是双层类脂中镶嵌着蛋白质的一种半透膜，厚 8～10 nm，外侧紧贴细胞壁，具有选择性运输和屏障作用，能防止细菌细胞质内的蛋白质、氨基酸、核苷酸和磷脂等重要生命物质漏出膜外。某些革兰氏阳性菌细胞膜内褶形成小管状结构，使细胞膜表面积扩大。

抗革兰氏阴性杆菌的多肽类抗生素（多黏菌素类）、抗真菌的多烯类抗生素（两性霉素 B 和制霉菌素）及吡咯类（酮康唑、咪康唑、伊曲康唑、氟康唑）抗菌药物主要通过损伤细菌细胞膜，影响其功能而发挥抗菌作用。多黏菌素 E 含有多个阳离子极性基团和一个脂肪酸直链肽，其阳离子能与细胞膜磷脂结合，使膜功能受损。两性霉素 B 能选择性与真菌细胞膜中的麦角固醇结合，在细胞膜上形成孔道，增加膜通透性，细菌内的重要物质外漏，导致真菌死亡。

三、抑制细菌蛋白质合成

细菌蛋白质合成通过核糖体循环完成，包括合成起始、肽链延伸及合成终止三阶段。细菌核糖体为 70S 核糖体复合物，在核糖体循环起始阶段中可解离为 50S 和 30S 两个亚基，而哺乳类细胞的核糖体为 80S 核糖体复合物，可解离为 60S 和 40S 两个亚基，与细菌核糖体的生理和生化功能不同。抗菌药物可选择性影响细菌蛋白质合成的不同阶段而发挥抗菌作用。

抗菌药物可作用于细菌蛋白质合成的以下阶段。①起始阶段：氨基糖苷类抗生素与核糖体 30S 亚基结合，通过固定 30S 和 50S 核糖体复合物而抑制 mRNA 与核糖体结合，在起始阶段干扰细菌蛋白质合成，从而导致细菌死亡。②肽链延伸阶段：四环素类抗生素通过与细菌核糖体 30S 亚基结合，阻止氨基酰 tRNA 与 mRNA 核糖体复合物 A 位结合，阻碍肽链形成；氯霉素通过与核糖体 50S 亚基结合，抑制肽酰转移酶，影响肽链延长；大环内酯类抗生素能与核糖体 50S 亚基可逆性结合，抑制氨基酰 tRNA 从核糖体 A 位转移到 P 位，干扰细菌蛋白质合成。③终止阶段：氨基糖苷类抗生素阻止终止因子与核糖体 A 位结合，使合成的肽链不能从核糖体释放出来，致使核糖体循环受阻，生成无功能的异常蛋白质。

四、影响细菌叶酸或核酸代谢

叶酸是一种水溶性维生素，参与嘌呤和嘧啶的合成。由于细菌细胞膜的通透性差，细菌不能直接利用环境中的叶酸，而必须自身合成。细菌以蝶啶、对氨基苯甲酸为原料，在二氢蝶酸合酶作用下生成二氢蝶酸，二氢蝶酸与谷氨酸生成二氢叶酸，然后在二氢叶酸还原酶的作用下生成四氢叶酸，四氢叶酸作为一碳单位载体的辅酶参与嘧啶核苷酸和嘌呤核苷酸的合成。磺胺类药物与对氨基苯甲酸结构相似，与对氨基苯甲酸竞争二氢蝶酸合酶，影响细菌体内的叶酸代谢，由于叶酸缺乏，细菌体内核苷酸合成受阻，导致核酸和核蛋白合成受到抑制，阻止细菌生长繁殖。

核酸为核苷酸的聚合物，根据核苷酸的组成不同，核酸可分为脱氧核糖核酸（DNA）和核糖核酸（RNA）。喹诺酮类药物主要是抑制细菌Ⅱ型 DNA 拓扑异构酶，从而抑制细菌 DNA 复制，导致细菌死亡。利福平能特异性地抑制依赖于 DNA 的 RNA 聚合酶活性，阻碍 mRNA 合成而杀灭细菌。抗真菌药氟胞嘧啶在体内代谢为氟尿嘧啶，替代尿嘧啶进入真菌的核糖核酸中，从而干扰真菌 DNA 合成。

第三节　细菌耐药性及其发生机制

抗菌药物在杀灭病原体的同时，细菌通过改变自身代谢途径或合成相应的酶来灭活抗菌药物，从而导致细菌耐药性（drug resistance）。细菌耐药性是指细菌与抗菌药物多次接触后，对药物的敏感性下降甚至消失，可分为天然耐药（natural drug resistance）和获得性耐药（acquired drug resistance）。天然耐药是指细菌对某些抗菌药物天然不敏感，其耐药基因来自亲代，由细菌染色体基因决定而代代相传。例如，链球菌对氨基糖苷类抗生素天然耐药。获得性耐药是由于细菌 DNA 改变导致其获得耐药性表型，耐药基因来源于基因突变或获得新基因，通过改变自身代谢途径，保护其不被抗菌药物杀灭。如金黄色葡萄球菌产生 β-内酰胺酶而对 β-内酰胺类抗生素耐药。细菌的获得性耐药可因不再接触抗菌药物而消失，也可由质粒将耐药基因转移给染色体而代代相传，成为天然耐药。

一、细菌产生灭活酶

细菌通过质粒和染色体基因表达生成灭活酶是耐药性产生的重要机制之一，使抗菌药物在作用于细菌之前即被酶破坏而失去抗菌活性。耐药细菌产生的灭活酶主要如下。

1. β-内酰胺酶　裂解 β-内酰胺环而使具有 β-内酰胺环化学结构的抗菌药物丧失活性。β-内酰胺酶因细菌所接触的抗菌药物不同而形成的类别有所差异，并具有不同特性的 β-内酰胺酶谱，如主要水解青霉素类抗生素的酶称青霉素酶，既能水解青霉素类又能水解头孢菌素类抗生素的酶称头孢菌素酶，且其类型随着新抗菌药物在临床的应用不断增加。

2. 氨基糖苷钝化酶　许多革兰氏阴性杆菌、肠球菌属细菌及金黄色葡萄球菌在接触氨基糖苷类抗生素后，产生使氨基糖苷类抗生素钝化而失去抗菌作用的酶，称为氨基糖苷钝化酶。常见的氨基糖苷钝化酶有乙酰转移酶、腺苷转移酶和磷酸转移酶。乙酰转移酶将乙酰辅酶 A 的乙酰基转移至氨基糖苷类抗生素的游离氨基，使其乙酰化；腺苷转移酶和磷酸转移酶可将腺苷三磷酸的腺苷一磷酸或磷酸根转移至氨基糖苷类抗生素的游离羟基，使其腺苷化或磷酸化，这些酶通过改变氨基糖苷类抗生素的结构而使之失去抗菌活性。另外，由于氨基糖苷类抗生素分子结构中存在着多个作用位点，可同时被多种不同的氨基糖苷钝化酶所修饰。

3. 其他酶类 大肠埃希菌产生的酯酶能水解大环内酯类抗生素结构中的内酯环，使其丧失抗菌活性；金黄色葡萄球菌等革兰氏阳性菌和某些革兰氏阴性菌可产生氯霉素乙酰转移酶，使氯霉素结构中的羟基乙酰化，变成无抗菌活性的代谢产物；金黄色葡萄球菌产生的核苷酸转移酶可使大环内酯类、林可霉素等抗生素核苷化而丧失抗菌活性。

二、改变抗菌药物作用靶点

由于抗菌药物作用靶点比较特异，因此靶点的微小改变可显著影响抗菌药物与其结合，使抗菌药物无法发挥作用。改变抗菌药物作用靶点主要有以下方式。

1. 细胞膜上与抗菌药物相结合的靶蛋白发生突变，药物与靶蛋白的亲和力下降或丧失，细菌产生耐药，如肺炎链球菌通过此机制对青霉素产生高度耐药。

2. 细菌与抗菌药物接触后合成新的靶蛋白，但药物不能与新合成的靶蛋白结合，产生高度耐药。例如，耐甲氧西林金黄色葡萄球菌（MRSA）由于合成一种新的青霉素结合蛋白组分 PBP2a，且这种新蛋白的功能超过敏感细菌原有青霉素结合蛋白的功能，与 β-内酰胺类抗生素的亲和力也极低，形成耐药机制。

3. 细菌可增加靶蛋白的数量，保证有足够的靶蛋白用以维持细菌生长和繁殖，从而使抗菌药物不能达到原有的抗菌效果。例如，肠球菌对 β-内酰胺类抗生素的耐药性是既产生 β-内酰胺酶，又增加青霉素结合蛋白的量，同时降低青霉素结合蛋白与抗生素的亲和力，对抗菌药物产生多种耐药机制。

三、改变细菌渗透屏障通透性

渗透屏障是细菌对周围环境中不利因素的一种防卫机制，渗透屏障通透性的改变是细菌对抗菌药物产生耐药的重要机制，主要包括细菌细胞壁和细胞膜的改变，以及生物被膜（biofilm）的形成。

1. 细菌细胞壁通透性改变 肠球菌等革兰氏阳性球菌的细胞壁坚厚，氨基糖苷类和多黏菌素类抗生素不易透过，使用时需较大剂量或与 β-内酰胺类抗生素合用才能发挥其抗菌作用。青霉素类抗生素穿透细菌细胞壁的能力不同，因此抗菌谱有所差异。而粪肠球菌细胞壁通透性及代谢途径改变可导致细菌对万古霉素的耐药性增加。

2. 细胞外膜通透性改变 如多种广谱抗菌药物都不能通过铜绿假单胞菌的外膜进入菌体内，铜绿假单胞菌对这些药物具有天然耐药性。但铜绿假单胞菌外膜存在孔道蛋白特异性通道，碳青霉烯类抗生素亚胺培南能通过此类通道进入菌体内发挥强大的抗菌作用，而当多次接触碳青霉烯类抗生素后，铜绿假单胞菌孔道蛋白的结构基因突变，通道失活而发生障碍，药物进入菌体明显减少，对亚胺培南产生特异性耐药。

3. 生物被膜的形成 生物被膜是细菌为适应自然环境，黏附于接触表面，由细菌分泌胞外基质（多糖、纤维蛋白、胞外蛋白等）将自身包绕其中而形成的细菌聚集膜样物，可阻止药物渗透作用于菌体，以及吸附钝化酶促进抗菌药物失活，对抗菌药物产生耐药。铜绿假单胞菌和葡萄球菌等常见致病菌大多可产生生物被膜，是导致慢性感染迁延不愈的重要原因。

四、增强细菌主动外排系统功能

细菌主动外排系统是指能将有害底物或抗菌药物排出细菌胞外的一组转运蛋白，过量表达可引起细菌对抗菌药物耐药。细菌的主动外排系统由内膜转运载体、外膜孔道蛋白和两者间的连接蛋白组成。大肠埃希菌、金黄色葡萄球菌、表皮葡萄球菌、铜绿假单胞菌、肺炎链球菌、空肠弯曲菌等细菌能将进入胞体的抗菌药物通过外排系统泵出体外，因而对 β-内酰胺类、氟喹诺酮类、四环素类、氯霉素、大环内酯类等抗菌药物产生多重耐药。目前已知的细菌多重耐药外排系统主要有 RND（resistance-nodulation division）、MFS（major facilitator superfamily）、SMR（small multidrug resistance）、MATE（multidrug and toxic compound extrusion）和 ABC（ATP-binding cassette）蛋白家族。敏感细菌同样存在主动外排系统，但其功能状态远低于耐药细菌的主动外排系统。

五、改变细菌代谢途径

细菌代谢途径是指细菌在生长繁殖过程中所进行的化学反应。细菌可通过改变代谢途径逃避抗菌药物的作用，如在某些微生物种群中有一定比例（$<1\%$）的个体会随机发生休眠变异或处于缓慢生长状态，对抗菌药物高度耐药，这部分细菌称为持留菌（persister）。持留菌对抗菌药物的耐药性不能遗传，当持留菌被再次培养时，其中绝大多数对抗菌药物仍敏感，而其中又有一定比例新的持留菌产生。持留菌形成是菌体内特定基因异常表达与关闭的结果。金黄色葡萄球菌可以增加对氨基苯甲酸的产量，对氨基苯甲酸是细菌合成二氢叶酸的必需物质，磺胺类药物因化学结构与对氨基苯甲酸相似，与二氢蝶酸合酶结合后阻碍细菌利用对氨苯甲酸合成叶酸，达到抑菌和杀菌的目的。但当细菌内对氨基苯甲酸产量增高，与磺胺类竞争结合二氢蝶酸合酶，导致细菌对磺胺类抗菌药物耐药。

第四节 抗菌药物合理应用基本原则

随着抗菌药物在临床的广泛使用，细菌耐药性已引起广泛关注，尤其是头孢菌素类、青霉素类和喹诺酮类等抗菌药物的滥用，促进了细菌耐药性的发展。耐药基因在同种或不同种细菌之间移动，导致多重耐药细菌（multidrug-resistant bacteria）的产生，对三类或三类以上抗菌药物同时耐药。临床上常见的多重耐药革兰氏阴性菌有多重耐药铜绿假单胞菌、肺炎克雷伯菌、大肠埃希菌、鲍曼不动杆菌；多重耐药革兰氏阳性菌有MRSA、耐万古霉素肠球菌等。当细菌耐药性进一步增加，甚至可以成为对几乎所有类别的抗菌药物均产生耐药性的泛耐药细菌（pandrug-resistant bacteria），如泛耐药鲍曼不动杆菌对氨基糖苷类、青霉素类、头孢菌素类、四环素类、氟喹诺酮类及磺胺类等抗菌药物均耐药。细菌多重耐药性已成为一个世界范围内的严重问题，导致抗菌药物对于耐药细菌治疗失败的同时，也引起各种不良反应和药源性疾病，甚至危及生命。

抗菌药物的合理应用是指在明确疾病诊断的指征下，根据抗菌药物的抗菌谱和药动学/药效学参数选用恰当的药物，采用合适的剂量与疗程，达到抑制或杀灭病原菌，是提高抗菌药物疗效、降低不良反应发生率及减少或延缓细菌耐药发生的关键。

一、抗菌药物合理应用基本原则

（一）尽早确认病原菌

对病原菌的尽早正确诊断是合理应用抗菌药物的先决条件。患者应用抗菌药物前应根据患者症状、体征、实验室检查等明确诊断感染是否由细菌或真菌导致。有条件的医疗机构，对临床诊断为细菌性感染的患者应在抗菌治疗前，及早从患者的血液、痰液或感染局部采样培养分离出病原菌，并对病原菌进行药物敏感试验。若由结核分枝杆菌、非结核分枝杆菌、支原体、衣原体、螺旋体、立克次体等病原微生物所致感染亦可考虑应用抗菌药物。如果缺乏上述病原微生物感染的临床或实验室证据，或者感染是由病毒导致，则无应用抗菌药物的指征。

（二）选择有效抗菌药物

抗菌药物的抗菌谱、药效学和药动学特点不同，因此各种抗菌药物的适应证有所不同。病原菌尚未分离确认或无法获取培养标本时，或药物敏感试验未获得明确结果前，可根据患者感染部位和发病情况等推测可能的病原体，并结合当地细菌耐药性监测数据采用经验治疗；一旦细菌诊断和药物敏感试验结果明确，则应根据各种抗菌药物的抗菌谱及其体内过程特点，按适应证选择相应的抗菌药物。

（三）制订合理治疗方案

根据病原菌种类、感染部位、感染严重程度和患者情况及抗菌药物药效学和药动学特点制订合理的抗菌治疗方案，包括选择抗菌药物的品种、给药剂量、给药途径、给药次数、疗程及联合用药。

1. 品种选择 经验治疗时可根据可能的病原菌及当地细菌耐药情况选用抗菌药物；病原菌及药物敏感试验结果明确时，可根据结果尽可能选择针对性强、窄谱、安全、价格适当的抗菌药物。

2. 剂量选择 一般根据各种抗菌药物的治疗剂量范围给药。治疗单纯性下尿路感染时，由于多数药物在尿液中的浓度远高于血药浓度，宜选择接近药物治疗剂量范围低限的较小剂量；治疗抗菌药物不易到达部位的感染，或血流感染和感染性心内膜炎等重症感染时，宜选择接近抗菌药物治疗剂量范围高限的较大剂量。

3. 给药途径 对于可口服给药的轻、中度感染患者，应选择口服吸收良好的抗菌药物。重症感染、全身性感染患者初始治疗应予以静脉给药，以确保药效。由于皮肤黏膜局部应用抗菌药物后吸收较少，感染部位不能达到有效浓度，易导致耐药菌产生或引起过敏反应，因此治疗全身性感染或脏器感染时应避免局部应用抗菌药物。抗菌药物的局部应用只限于少数情况，全身给药后在感染部位难以达到治疗浓度时，可加用局部给药作为辅助治疗，如中枢神经系统感染时某些药物可同时鞘内给药，包裹性厚壁脓肿脓腔内注入抗菌药物及眼科感染的局部用药等。某些皮肤表层及口腔、阴道等黏膜表面感染可采用抗菌药物局部应用或外用，但应避免将主要供全身应用的品种作局部用药。局部用药宜采用刺激性小、不易吸收、不易导致耐药性和过敏反应的药物。

4. 给药次数 为保证药物在体内发挥最大抗菌效果，应根据抗菌药物的药动学和药效学特点相结合的原则给药。时间依赖性抗菌药（如青霉素类、头孢菌素类、克林霉素、红霉素等）应每日多次给药，浓度依赖性抗菌药（如氟喹诺酮类和氨基糖苷类等）可每日一次给药。

5. 疗程 因感染不同而异，一般宜用至感染症状消退后72～96 h，有局部病灶者需用药至感染部位控制或完全消散。脓毒血症、感染性心内膜炎、化脓性脑膜炎、伤寒、布鲁氏菌病、骨髓炎、溶血性链球菌性咽炎、扁桃体炎、深部真菌病、结核病等需较长的疗程方能彻底治愈，并防止复发。

6. 联合用药 目的是利用抗菌药物的协同作用减少用药剂量和提高疗效，从而减少药物的不良反应和细菌耐药性的产生。单一药物能有效治疗的感染不需联合用药，仅在下列情况时需要联合用药。①病原菌尚未查明的严重感染，包括免疫缺陷者的严重感染。②单一抗菌药物不能控制的感染性心内膜炎或脓毒血症等重症感染；两种或两种以上病原菌混合感染；多重耐药菌或泛耐药菌感染。③需长疗程治疗，但病原菌易对某些抗菌药物产生耐药性的感染，如结核病或某些侵袭性真菌病。④毒性较大的抗菌药物，联合用药时剂量可适当减少。例如，两性霉素 B 与氟胞嘧啶联合治疗隐球菌性脑膜炎时，可适当减少前者剂量，减少其毒性反应。联合用药宜选用具有协同或相加作用的药物联合，如青霉素类、头孢菌素类或其他 β-内酰胺类与氨基糖苷类抗生素联合。需注意药物理化性质方面的配伍禁忌。联合用药后不良反应可能增多，需密切观察和做好应对措施。

二、抗菌药物预防性应用的基本原则

预防使用抗菌药物的目的是预防繁殖细菌可能引起的感染，但不适当的预防用药可引起病原菌高度耐药，发生继发感染而难以控制。

（一）内科及儿科预防用药

在预防一种或两种特定病原菌引起的感染或预防在一段时间内发生的感染可能有效，但为了防止任何细菌入侵或长期预防用药则往往无效。原发疾病可以治愈或缓解者，预防用药可能有效。原发疾病不能治愈或缓解者（如免疫缺陷者），预防用药应尽量不用或少用。对免疫缺陷患者，宜严密观察其病情，一旦出现感染征兆时，在送检有关标本作培养同时，首先给予经验治疗。

（二）外科手术预防用药

抗菌药物的选择视预防目的而定，为预防术后切口感染，应针对金黄色葡萄球菌选用药物。预防手术部位感染或全身性感染，则需依据手术野污染或可能的污染菌种类选用，如结肠或直肠手术前应选用对大肠埃希菌和脆弱拟杆菌有效的抗菌药物。选用的抗菌药物必须是疗效确定、安全、使用方便及价格相对较低的品种。接受清洁手术者，在术前 0.5～2 h 内给药，或麻醉开始时给药，使手术切口暴露时局部组织中已达到足以杀灭手术过程中入侵切口细菌的药物浓度。抗菌药物的有效覆盖时间应包括整个手术过程和手术结束后 4 h，总的预防用药时间一般不超过 24 h。接受清洁-污染手术者的手术时预防用药时间亦为 24 h，必要时延长至 48 h。污染手术可依据患者情况酌量延长预防用药时间。对手术前已形成感染者，抗菌药物使用时间应按治疗性应用而定。

（空军军医大学　李明凯）

第三十七章　β-内酰胺类抗生素及其他作用于细胞壁的抗生素

- The penicillins and cephalosporins are classified as β-lactam drugs because of their unique four-membered lactam ring. Penicillins and cephalosporins are bactericidal agents, which inhibit bacterial growth by interfering with a specific step in the synthesis of the bacterial cell wall.
- Resistance to β-lactams is primarily because of bacterially produced β-lactamase enzymes that hydrolyze the β-lactam ring, thereby inactivating the drug.
- Cephalosporins are classified into four major generations, depending on their antimicrobial spectrum coverage.
- Penicillin is one of the most frequently reported medication allergies. Type 1 and type 4 hypersensitivity reactions mediate the most common allergies to penicillin.
- Vancomycin is active against gram-positive bacteria, and it is the drug of choice for the treatment of infections due to methicillin-resistant staphylococci (MRSA) and methicillin-resistant staphylococcus epidermidis (MRSE).

β-内酰胺类（β-lactams）抗生素是指化学结构中含有β-内酰胺环的一类抗生素，包括青霉素类、头孢菌素类、非典型β-内酰胺类（头霉素类、碳青霉烯类、氧头孢烯类及单环β-内酰胺类）。此类抗生素大多具有抗菌活性强、毒性低、临床疗效好的优点。另外，β-内酰胺酶抑制药（克拉维酸、舒巴坦等）的抗菌作用很弱，但对β-内酰胺酶的活性具有抑制作用，可与多种β-内酰胺类抗生素配伍用于增强抗菌作用或用于产酶耐药菌株感染的治疗。

第一节　抗菌作用机制及耐药机制

一、抗菌作用机制

β-内酰胺类抗生素的作用机制是抑制细菌细胞壁肽聚糖合成中的转肽酶，即青霉素结合蛋白的活性，抑制细菌细胞壁的合成，使细胞壁缺损，外环境水分渗入，菌体膨胀、裂解而死亡，有些药物还可触发自溶酶活性，杀灭细菌。各种细菌胞质膜上青霉素结合蛋白数量与分子量不同，对β-内酰胺类抗生素敏感性虽有差异，但分类学相近的细菌青霉素结合蛋白类型及其功能相似，可分为大分子量（60 000～140 000）类青霉素结合蛋白，具有肽酰转移酶和糖基转移酶活性，参与细菌细胞壁合成；小分子量（4000～5000）类青霉素结合蛋白，具有羧肽酶活性，与细菌细胞分裂和形态维持有关。革兰氏阳性菌细胞壁肽聚糖含量高（占胞壁重量的60%～95%），外层为磷壁酸，药物易透过，且胞质内渗透压高，药物对革兰氏阳性菌有强大的杀菌作用；革兰氏阴性菌细胞壁肽聚糖含量低（约10%），外层为脂蛋白、磷脂和脂多糖，药物不易透过，且胞质内渗透压较低，对药物敏感性低。哺乳动物细胞无细胞壁，不受β-内酰胺类抗生素的影响，本类药物对人和动物毒性小。因对已合成的细胞壁无影响，故对繁殖期细菌的作用较静止期强。

二、耐药机制

细菌对β-内酰胺类抗生素产生耐药性的机制可概括为下列几种。

（一）产生水解酶

耐药菌产生β-内酰胺酶（β-lactamase），如青霉素酶、头孢菌素酶等使β-内酰胺环水解裂开，失去抗菌活性而产生耐药。

（二）酶与药物牢固结合

β-内酰胺酶与某些耐酶抗生素迅速牢固结合，使抗生素滞留于细菌胞质膜外间隙中，不能到达青霉素结合蛋白来发挥抗菌作用，该非水解机制的耐药现象又称“牵制机制”（trapping mechanism）。

（三）改变青霉素结合蛋白的组成和功能

耐药菌青霉素结合蛋白可发生结构改变、合成增加或产生新的青霉素结合蛋白，或与β-内酰胺类抗生素亲和力降低。例如，淋病奈瑟球菌耐药菌3

个青霉素结合蛋白中有2个与β-内酰胺类抗生素的亲和力较低；肠球菌对β-内酰胺类抗生素的耐药不仅因降低青霉素结合蛋白结合的亲和力，且与产生β-内酰胺酶和促进青霉素结合蛋白合成有关，形成多种耐药机制。MRSA通过获得并表达新的PBP2a，PBP2a与β-内酰胺类抗生素亲和力低，替代原有PBPs功能，维持肽聚糖的合成。

（四）改变细胞壁外膜通透性

革兰氏阴性菌的胞壁外膜是阻止β-内酰胺类抗生素进入菌体的第一道屏障，药物通过胞壁外膜的非特异性与特异性跨膜通道进入菌体，通道是由外膜蛋白（outer membrane protein，OMP）组成，称为孔蛋白（porin）。例如，大肠埃希菌K12外膜有由OmpF和OmpC组成的非特异性孔蛋白，许多β-内酰胺类抗生素经OmpF通道进入菌体，当菌株发生突变，造成OmpF蛋白丢失，头孢噻吩、头孢唑啉等进入菌体显著减少而出现耐药。铜绿假单胞菌的外膜上的特异性通道OprD孔蛋白只允许亚胺培南通过，突变后使其不能进入菌体内，形成特异性耐药。

（五）缺乏自溶酶

阻断细菌自溶酶释放，导致细菌自溶酶减少而产生耐药。

第二节 青霉素类抗生素

青霉素类抗生素包括天然青霉素和半合成青霉素，是最早应用于临床的抗生素，具有杀菌力强、毒性低、价格低廉、使用方便等优点，迄今仍是治疗敏感菌所致各种感染的首选药物。青霉素类抗生素的母核是由噻唑环（A）与β-内酰胺环（B）骈合而成6-氨基青霉烷酸（6-aminopenicillanic acid，6-APA）（图7-37-1）。β-内酰胺环对抗菌活性起着关键作用，不同的侧链影响其抗菌活性及药动学特性。

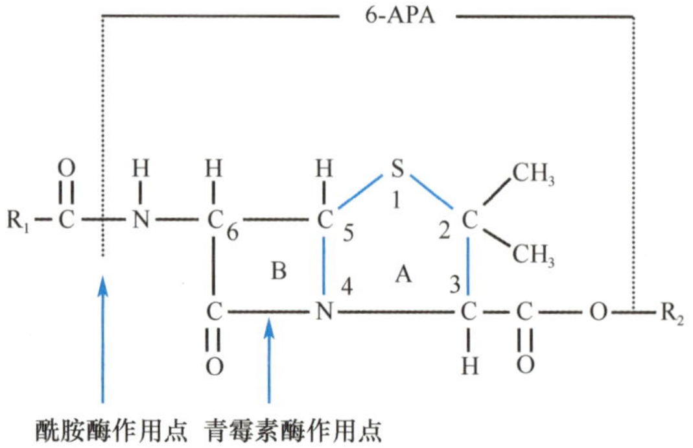

图7-37-1 青霉素类抗生素的基本化学结构

一、天然青霉素

青霉素G

青霉素G（penicillin G）又名苄青霉素（benzylpenicillin），是由青霉菌培养液中提取获得的5种青霉素（F、G、X、K和双氢F）之一。常用其钠盐或钾盐，为结晶性白色粉末，在室温下稳定，易溶于水，但水溶液不稳定，并生成具有抗原性的青霉烯酸，遇酸、碱、醇和金属离子易被破坏，遇热分解失效，临床应用时需现用现配。

【体内过程】 不耐酸，口服吸收很少且不规则，肌内注射吸收迅速且完全。注射100万U后0.5 h血药浓度（20 U/mL）达峰值，$t_{1/2}$为0.5 h，个体差异较大。其脂溶性低，进入细胞少，主要分布于细胞外液，广泛分布于各种关节腔、浆膜腔、间质液、淋巴液、胎盘、肝、肾、横纹肌、中耳液等；房水和脑脊液中含量较低，但炎症时较易进入并达到有效浓度；唾液、乳汁、骨骼中含量均低，但胆汁中浓度可为血药浓度的2～4倍。部分在肝内代谢，几乎全部以原型迅速经尿排泄，约10%经肾小球滤过排出，90%经肾小管分泌排出。

为延长作用时间，可采用水溶性较差的普鲁卡因青霉素（procaine benzylpenicillin，苄青霉素普鲁卡因）或长效青霉素苄星青霉素（benzathine benzylpenicillin，bicillin，长效西林）。前者单次肌内注射40万～80万U后缓慢释放，作用可持续48 h；后者单次肌内注射60万～120万U，作用可维持15天，但由于血药浓度低，仅限于轻症患者或作预防感染使用。另外，青霉素可与丙磺舒配伍，丙磺舒无抗菌作用，能与青霉素竞争肾小管的有机阴离子转运体分泌，从而提高血药浓度，延长$t_{1/2}$和作用时间。

【抗菌作用】 主要作用于革兰氏阳性菌、革兰氏阴性球菌、嗜血杆菌属、各种致病螺旋体及放线菌。

不产β-内酰胺酶的葡萄球菌属，甲型、乙型溶血性链球菌对青霉素G高度敏感，对肺炎球菌亦有高度抗菌活性；不产β-内酰胺酶的金黄色葡萄球菌及多数表皮葡萄球菌虽对其敏感，但产青霉素酶的菌株数量较多，易产生耐药。此外，肠球菌属对青霉素G中度敏感，亦有高度耐药菌株；流感嗜血杆菌与百日咳鲍特菌对青霉素G中、高度敏感；白喉棒状杆菌、炭疽杆菌及产气荚膜梭菌、破伤风梭菌、艰难梭菌、丙酸杆菌、迟缓真杆菌、乳杆菌等均对青霉素G高度敏感。

脑膜炎球菌对青霉素G高度敏感，耐药菌罕见；淋病奈瑟球菌的敏感株日益减少，产生由质粒介导的β-内酰胺酶的耐药菌株。

各种螺旋体（梅毒螺旋体、回归热螺旋体、钩端螺旋体、小螺菌）及大多数放线菌对青霉素G高度敏感。但青霉素G对支原体属、衣原体属、立克次体、韦荣球菌属无抗菌活性。

【临床应用】 肌内注射或静脉滴注是治疗敏感革兰氏阳性菌、革兰氏阴性球菌、螺旋体所致感染的首选药。如溶血性链球菌引起的咽炎、扁桃体炎、丹毒、蜂窝织炎、猩红热、产褥感染等；甲型溶血性链球菌引起的心内膜炎；肺炎链球菌引起的大叶性肺炎、中耳炎、脑膜炎、菌血症等。脑膜炎球菌引起的流行性脑脊髓膜炎，但耐药菌治疗后易复发。淋病奈瑟球菌虽较普遍耐药，但对不产酶的菌株仍有效。此外，可作为放线菌、梅毒、回归热、钩端螺旋体病及风湿性心脏病、先天性心脏病患者进行口腔科、胃肠道、阴道手术前的首选用药，也可用于治疗白喉、破伤风、气性坏疽和流产后产气荚膜梭菌所致的败血症，但对细菌产生的外毒素无效，必须加用抗毒素血清。

【不良反应】

1. 变态反应 是最常见的不良反应，Ⅰ、Ⅱ和Ⅲ型变态反应总发生率为3%～10%，可发生过敏性休克、溶血性贫血、血清病样反应、药疹、药物热、接触性皮炎、哮喘等，还可发生罕见的嗜酸性粒细胞增多症和肺部浸润及由过敏性血管炎引起的颅内压增高。最严重的是过敏性休克，是由青霉素G降解产物青霉噻唑蛋白、青霉烯酸、青霉素与6-APA高分子聚合物等致敏原所致。为防治变态反应的发生，应采取的措施如下：①详细询问病史、用药史、药物过敏史及家族过敏史；②凡初次使用、用药间隔3天以上或换批号者均应进行皮肤过敏试验，反应阳性者禁用；③皮试前必须做好抢救准备，如肾上腺素、氢化可的松等药物，一旦发生过敏性休克及时抢救治疗；④避免在饥饿时注射青霉素G；⑤患者每次用药后观察至少30 min，无反应者方可离去。

2. 赫氏反应（Herxheimer reaction） 治疗梅毒螺旋体或钩端螺旋体、雅司病、鼠咬热或炭疽等感染时出现症状加重的现象，表现为全身不适、寒战、高热、咽痛、肌痛、心搏加快等，甚至危及生命，一般发生于开始治疗的6～8 h，12～24 h内消失，这种治疗矛盾的现象称为赫氏反应，可能是螺旋体抗原与相应的抗体形成免疫复合物的结果，或与螺旋体被快速杀灭后在短时间内大量释放内毒素等致热原有关。

3. 其他 钾盐、钠盐大量静脉注射易引起高钾血症、高钠血症和钾盐肌内注射局部疼痛，肌内注射局部可发生周围神经炎。鞘内注射或静脉滴注大剂量可引起腱反射增强、肌阵挛、抽搐、昏迷等神经系统反应，称为青霉素脑病，多见于老年人，婴儿和肾功能不全患者。大剂量应用（4000万U/d）可影响血小板功能，干扰纤维蛋白原转变为纤维蛋白，并增加AT Ⅲ活性导致凝血障碍。个别患者应用普鲁卡因青霉素可出现焦虑、发热、呼吸急促、高血压、心率加快、幻觉、抽搐、昏迷等。

二、半合成青霉素

青霉素G虽具有杀菌能力强、毒性低的优点，但亦具有抗菌谱较窄，易被胃酸破坏而不能口服，金黄色葡萄球菌易产生耐药性及引起过敏反应等缺点，使其临床应用受到一定限制。酰胺酶水解羰基侧链（图7-37-1），再以化学合成方法接上各种基团，从而得到耐酸、耐酶、广谱、抗铜绿假单胞菌、抗革兰氏阴性菌等不同特性的多种半合成青霉素。

（一）耐酸青霉素

本类青霉素属苯氧青霉素类，包括青霉素V（penicillin V）、非奈西林（phenethicillin）等，抗菌谱与青霉素G相同，抗菌作用较青霉素G弱。耐酸，口服虽较注射相同剂量的青霉素G的血药浓度低，因吸收好仍具有较高的血药浓度。

青霉素V

青霉素V（penicillin V）又称苯甲氧青霉素（phenoxymethylpenicillin），是目前广泛应用的口服青霉素，常用其钾盐，由十二指肠吸收，0.5～1.0 h血药浓度达峰值，绝对生物利用度约为60%，血药浓度较高，广泛分布于各组织和体液中，但难透过血脑屏障。约56%经肝脏代谢失活，代谢产物与原型药物随尿排泄。抗菌谱与青霉素G相同，但抗菌活性较差。口服后血药浓度个体差异大，且易受感染严重程度的影响，不宜用于严重感染。适用于轻度敏感菌感染、恢复期的巩固治疗和防止感染复发的预防用药。

（二）耐酶青霉素

本类药物化学结构特点是增大侧链基团，通过空间结构的位置障碍作用，保护β-内酰胺环不被青霉素酶水解。

异噁唑类青霉素

异噁唑类青霉素包括苯唑西林（oxacillin，苯唑青霉素）、氯唑西林（cloxacillin，邻氯青霉素）、双氯西林（dicloxacillin）和氟氯西林（flucloxacillin，氟氯青霉素）等。对溶血性链球菌、甲型溶血性链球菌、肺炎球菌、表皮葡萄球菌的抗菌作用较青霉素G弱，但对产青霉素酶的金黄色葡萄球菌有较强的抗菌作用，以双氯西林最强，其次为氟氯西林、氯唑西林和苯唑西林。本类青霉素耐酸、耐酶，口服吸收好，以双氯西林最好，氯唑西林次之，苯唑西林最差，食物可影响吸收，宜空腹服用。口服后1～1.5 h血药浓度达峰值，有效血药浓度可维持2～3 h。仅限用于治疗产青霉素酶的金黄色葡萄球菌所致的败血症、心内膜炎、肺炎等严重感染，也可用于需长期用药的慢性感染。不良反应较少，除与青霉素G有交叉过敏反应外，少数患者口服后可出现嗳气、恶心、腹痛、腹胀、口干等胃肠道反应。

萘 夫 西 林

萘夫西林（nafcillin）又称乙氧萘青霉素，为耐酸耐酶青霉素，口服吸收不规则，且由于其在体内表观分布容积大，肝代谢快，血药浓度较低，对耐青霉素葡萄球菌的活性与苯唑西林相仿，用于产酶金黄色葡萄球菌所致的败血症、心内膜炎、脑膜炎、骨髓炎等。丙磺舒可降低其肾排泄，提高血药浓度。

甲 氧 西 林

甲氧西林（methicillin）对青霉素酶稳定，为耐酸耐酶青霉素，口服或肌内注射。口服后吸收良好，食物可影响药物在胃肠道的吸收。血浆蛋白结合率高，约93%；分布广泛，在肝、肾、肠、脾、胸腔积液和关节腔液均可达有效治疗浓度，但腹水和脑脊液中浓度低。一般在肝脏代谢，经肾脏排出；也可经胆汁排泄，排泄量较其他异噁唑青霉素类多。$t_{1/2}$为0.5～0.7 h。抗菌作用机制与青霉素G相同。对革兰氏阴性菌和奈瑟菌属有抗菌活性，对耐青霉素金黄色葡萄球菌的抗菌活性强，但对青霉素敏感葡萄球菌和各种链球菌的抗菌作用则较青霉素G为弱。主要用于耐青霉素葡萄球菌所致的各种感染，如脓毒症、呼吸道感染、脑膜炎、软组织感染等，也可用于化脓性链球菌或肺炎链球菌与耐青霉素葡萄球菌所致的混合感染。对青霉素G敏感的细菌感染则不采用该药治疗。

由于MRSA常表现出对多种不同种类抗菌药物的耐药，甲氧西林可作为严重金黄色葡萄球菌耐药的标志药物。MRSA的耐药机制除与产生大量的β-内酰胺酶外，最主要是由于MRSA获得并表达敏感金黄色葡萄球菌没有的PBP2a，而目前几乎所有的抗菌药物均与PBP2a亲和力低，PBP2a可替代/补充被β-内酰胺类抗生素抑制的PBP2转肽酶活性，维持细菌的生长繁殖。

不良反应有和青霉素G相似的各种过敏反应；可引起肝功能损害；静脉注射大剂量（每天达18 g）可引起抽搐等神经毒性反应，多见于肾功能不全患者；偶见中性粒细胞减少症或粒细胞缺乏症。

（三）广谱青霉素

本类药物对革兰氏阳性菌和革兰氏阴性菌均有杀菌作用，耐酸，可口服，但不耐酶，对耐药金黄色葡萄球菌感染无效。

氨 苄 西 林

氨苄西林（ampicillin）口服吸收好，2 h血药浓度达峰值。体内分布广，肝、肾组织浓度最高，脑组织浓度最低，胆汁中可达血药浓度的4～10倍，可渗入到腹水、胸腔积液、乳汁和眼中达有效浓度，经肾小球滤过和肾小管分泌排泄。对溶血性链球菌、肺炎球菌和对青霉素G敏感的金黄色葡萄球菌等革兰氏阳性球菌有较强的抗菌活性，但略弱于青霉素G，对青霉素G耐药的肺炎球菌仍有抗菌活性，且对草绿色链球菌也有较好作用，对肠球菌属和李斯特菌属的作用强于青霉素G，对革兰氏阴性杆菌，如流感嗜血杆菌、大肠埃希菌、沙门菌属和志贺菌属也有较强的抗菌作用，对铜绿假单胞菌和不动杆菌属无效。主要用于敏感菌引起的呼吸道、胃肠道和尿路感染及败血症、心内膜炎、脑膜炎等，亦可用于伤寒、副伤寒。

口服可出现胃肠道反应，肌内注射可发生显著疼痛。传染性单核细胞增多症、淋巴瘤、淋巴细胞白血病等患者用药后皮疹发生率可高达10%～20%。大量静脉注射可发生青霉素脑病，少数可出现血清转氨酶升高、中性粒细胞减少、间质性肾炎等，偶见念珠菌的二重感染和假膜性结肠炎。

阿 莫 西 林

阿莫西林（amoxicillin）又称羟氨苄青霉素，耐酸能力强，口服吸收迅速，60%～75%可吸收，较少受食物影响；与肌内注射的血药浓度相似，也可静脉注射。广泛分布于各种组织和体液中，痰和支气管分泌液中药物浓度可达血药浓度4%～23%，虽不易透过血脑屏障，但可进入炎性脑脊液和透过胎盘，脐带血中浓度为孕妇血药浓度的6%。大部分随尿排出，部分可从胆汁排泄，胆汁中药物浓度较高。与丙磺舒合用可使血药浓度提高30%～40%。抗菌谱及抗菌活性与氨苄西林相似，对粪肠球菌、沙门菌属及布鲁氏菌属的作用比氨苄西林强，对志贺菌属的作用弱，穿透细菌细胞壁的能力较强。虽对β-内酰胺酶不稳定，但克拉维酸可增强其对军团菌属、诺卡菌属的抗菌活性。主要用于敏感菌引起的尿路、呼吸道、胆道、皮肤软组织感染及伤寒治疗。常见恶心、呕吐、腹泻等胃肠道反应，其次可发生皮疹，少数患者出现血清转氨酶升高、嗜酸性粒细胞增多和白细胞降低。可见白色念珠菌以及耐药菌株引起的二重感染。

本类药物还包括匹氨西林（pivampicillin）与海他西林（hetacillin），口服吸收均较氨苄西林好，在体内迅速水解出氨苄西林而发挥作用，海他西林还可肌内注射和静脉滴注。

（四）抗铜绿假单胞菌广谱青霉素

此类药物除对铜绿假单胞菌有显著的抗菌活性外，对多数革兰氏阳性菌、革兰氏阴性菌也有较好作用。

羧苄西林

羧苄西林（carbenicillin）是首个用于治疗铜绿假单胞菌感染的青霉素。口服不吸收，肌内注射后0.5～1.0 h血药浓度达峰值，亦可静脉滴注或静脉注射。体内分布与其他青霉素类相似，少量进入乳汁和脑脊液，肾皮质和皮下组织中的浓度较血药浓度高。以原型随尿排泄。配伍丙磺舒可增加血药浓度，$t_{1/2}$ 延长约30%。抗菌谱广，除对铜绿假单胞菌有显著的抗菌活性，对普通变形杆菌、普鲁威登菌和摩氏摩根菌亦有抗菌作用，且强于氨苄西林，对大肠埃希菌、沙门菌属和志贺菌属等革兰氏阴性菌的作用与氨苄西林相当，但对革兰氏阳性菌的作用较弱。不耐酶，但对铜绿假单胞菌和某些变形杆菌产生的由染色体介导的β-内酰胺酶稳定。对产黑素普雷沃菌、放线菌属和某些厌氧菌有抑制作用。

本品主要用于铜绿假单胞菌所致的全身感染，如败血症、肺部感染、尿路感染、脑膜炎等，也用于治疗变形杆菌属、大肠埃希菌、沙雷菌属、肠杆菌属感染。单用易产生耐药性，常与氨基糖苷类抗生素联合应用，但不能混合静脉注射。约3%患者可出现皮疹、皮肤瘙痒等，大剂量静脉注射可引起电解质紊乱、神经系统毒性和出血。

替卡西林

替卡西林（ticarcillin）口服不吸收，肌内注射后1 h血药浓度达峰值，亦可静脉滴注。胆汁中浓度高，可为血药浓度的数倍，脑膜炎患者脑脊液中浓度可达血药浓度的30%～50%，痰液、胸腔液的浓度分别为血药浓度的3%～5%和30%～60%。抗菌谱与羧苄西林相似，对铜绿假单胞菌的抗菌活性较羧苄西林强2～4倍，对其他革兰氏阴性杆菌的作用强2～20倍。主要用于治疗铜绿假单胞菌感染，如败血症、肺炎，泌尿系统和胆道感染等，也用于治疗普通变形杆菌和肠杆菌属细菌感染。不良反应与羧苄西林相似，但影响血小板功能较少见。

哌拉西林

哌拉西林（piperacillin）口服不吸收，肌内和静脉注射，体内分布广，多数组织和体液可达有效药物浓度，胆汁、前列腺中浓度较高，脑膜炎患者30%可渗透入脑脊液，$t_{1/2}$ 为1 h，主要经肾排泄。抗菌谱与羧苄西林相似，与青霉素结合蛋白形成多位点结合，且对细菌胞质膜穿透力强，对铜绿假单胞菌有强大的抗菌活性，与氨基糖苷类抗生素配伍应用具有协同作用。对革兰氏阴性杆菌有很强的抗菌作用，脆弱拟杆菌和多种厌氧菌对其高度敏感。对除MRSA外的革兰氏阳性菌有较好的作用。主要用于治疗铜绿假单胞菌、大肠埃希菌和其他肠杆菌属细菌引起的败血症及呼吸道、腹腔、胆管、尿路、妇科创伤和手术后等感染，还用于治疗中性粒细胞减少症和免疫缺陷患者的感染。不良反应较少，约3%患者出现皮疹、皮肤瘙痒和以腹泻为主的胃肠道反应等。

本类药物供注射用的还有磺苄西林（sulbenicillin）、呋苄西林（furbenicillin）、阿洛西林（azlocillin）、美洛西林（mezlocillin）、阿帕西林（apalcillin）等。供口服用的药物主要为羧苄西林的酯化物，在体内水解出羧苄西林发挥作用，如卡茚西林（carindacillin）和卡非西林（carfecillin）。

（五）抗革兰氏阴性杆菌青霉素

本类药物供注射用的有美西林（mecillinam）和替莫西林（temocillin），供口服用的有匹美西林（pivmecillinam），匹美西林在体内水解为美西林而发挥作用。对革兰氏阴性菌作用强，对铜绿假单胞菌、吲哚试验阳性杆菌、脆弱拟杆菌无效，对革兰氏阳性菌作用弱。美西林和匹美西林仅对部分肠道革兰氏阴性菌有效，替莫西林对耐β-内酰胺酶的多种肠杆菌属细菌有效。主要用于治疗敏感菌所致的尿路、软组织感染和伤寒，若治疗败血症、脑膜炎、肺炎、心内膜炎等严重感染时，宜与氨苄西林、替卡西林、头孢西丁等配伍应用。不良反应主要为胃肠道反应和过敏反应。

第三节 头孢菌素类抗生素

1948年意大利Giuseppe Brotzu首先发现了头孢菌素C（cephalosporin C）的产生菌顶头孢霉菌*Cephalosporium acremonium*，由头孢菌素C裂解获得共同母核7-氨基头孢烷酸（7-aminocephalosporinic acid，7-ACA），经化学合成的方法在7-ACA上加上不同侧链而制成一类半合成头孢菌素类（semi-synthetic cephalosporin）抗生素（图7-37-2）。与青霉素类相比较，相同之处是也有一个β-内酰胺环，不同的是另一个是六元双氢噻嗪环；母核7位取代基（R_1）的不同，将影响其抗菌活性和对β-内酰胺酶的稳定性；3位取代基（R_2）的不同会影响其体内过程。与青霉素类抗生素除上述化学结构相似外，其

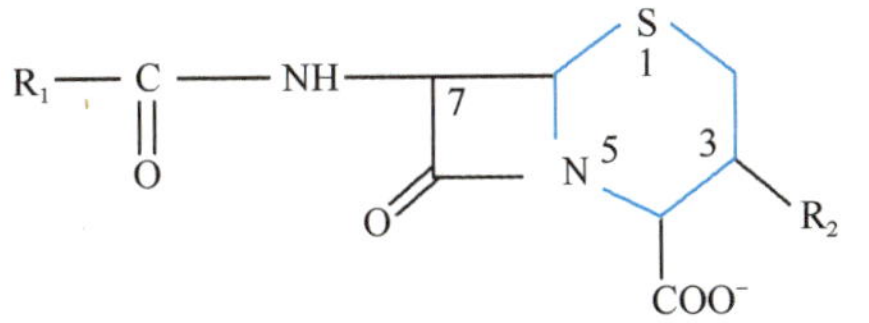

图7-37-2 头孢菌素类抗生素的基本化学结构

理化性质、生物特性、耐药性和临床应用相似，抗菌作用机制相同；具有抗菌谱广、抗菌作用强、对青霉素酶稳定和过敏反应较小的特点。

根据头孢菌素类的抗菌谱、对β-内酰胺酶的稳定性和肾脏毒性的差异，目前可将头孢菌素类分为五代（表 7-37-1）。

【抗菌作用和临床应用】 第一代头孢菌素对革兰氏阳性菌的作用较第二、三代强，但对革兰氏阴性菌的作用差，对铜绿假单胞菌无效。可被细菌产生的β-内酰胺酶破坏。主要用于治疗敏感菌所致的呼吸道和尿路、皮肤及软组织感染。

第二代头孢菌素对革兰氏阳性菌的作用与第一代相仿或略差，但对革兰氏阴性菌有明显作用，对厌氧菌有一定作用，对铜绿假单胞菌无效。对多种β-内酰胺酶稳定。主要用于治疗敏感菌所致肺炎、菌血症，以及胆道、尿路和其他组织器官感染等。

表 7-37-1　头孢菌素类抗生素分代及代表性药物的特性

分代	药名	特性					
		给药途径	血清 $t_{1/2}$（h）	蛋白结合率（%）	尿排泄（%）	对酶稳定性	
						革兰氏阳性菌	革兰氏阴性菌
第一代	头孢唑林（cefazolin）	im，iv	1.8～2.0	74～86	75～100	3^+	–
	头孢拉定（cephradine）	im，iv	0.8～1.0	6.0～10	66～90	3^+	+
	头孢氨苄（cephalexin）	p.o	0.6～1.0	10～15	80～100	3^+	–
	头孢羟氨苄（cefadroxil）	p.o	1.5	20	86	3^+	–
第二代	头孢孟多（cefamandole）	im，iv	0.7～1.0	78	65～85	3^+	+
	头孢呋辛（cefuroxime）	im，iv	1.3	31～41	80	3^+	3^+
	头孢克洛（cefaclor）	p.o	0.5～1.0	25	80～90	3^+	3^+
	头孢替安（cefotiam）	im，iv	0.6～1.1	8.0	60～70	2^+	3^+
第三代	头孢噻肟（cefotaxime）	im，iv	1.0	30～45	50～60	3^+	3^+
	头孢曲松（ceftriaxone）	im，iv	5.8～8.7	85～95	33～67	3^+	3^+
	头孢他啶（ceftazidime）	im，iv	1.8～2.0	10～17	80～90	3^+	3^+
	头孢哌酮（cefoperazone）	im，iv	2.0	82～93	20～30	3^+	3^+
	头孢地嗪（cefodizime）	im，iv	2.5	81	70～80	3^+	3^+
	头孢甲肟（cefmenoxime）	im，iv	0.9～1.2	77～85	80	3^+	3^+
第四代	头孢匹罗（cefpirome）	im，iv	1.2～1.7	5.0～10	80～92	3^+	3^+
	头孢吡肟（cefepime）	im，iv	2.6	15～19	80～90	3^+	3^+
	头孢克啶（cefclidin）	iv	1.7～2.0	4.0	82～86	3^+	3^+
第五代	头孢洛林（ceftaroline）	iv，ivgtt	2.7	20	65	3^+	3^+
	头孢吡普（ceftobiprole）	iv	3.1～4.1	22	89	3^+	3^+

注：– 表示不耐酶，+～3^+ 表示耐酶程度

第三代头孢菌素对革兰氏阳性菌的作用不及第一、二代，对革兰氏阴性菌有较强的作用，对铜绿假单胞菌及厌氧菌也有较强的作用。对β-内酰胺酶有较高稳定性。可用于治疗危及生命的败血症、脑膜炎、肺炎、骨髓炎及尿路严重感染，能有效控制严重的铜绿假单胞菌感染。

第四代头孢菌素对革兰氏阳性菌、革兰氏阴性菌均有良好的抗菌作用，对β-内酰胺酶高度稳定，可用于治疗对第三代头孢菌素耐药的细菌感染。

第五代头孢菌素对革兰氏阳性菌的作用强于前四代，尤其对MRSA、耐万古霉素金黄色葡萄球菌（VRSA）、耐甲氧西林表皮葡萄球菌（MRSE）、耐青霉素肺炎链球菌有效，对一些厌氧菌也有良好的抗菌作用，对革兰氏阴性菌的抗菌作用与第四代头孢菌素相似。对大部分β-内酰胺酶高度稳定，但可被大多数金属β-内酰胺酶和超广谱β-内酰胺酶水解。作用靶点为PBP2a，主要用于治疗复杂性皮肤与软组织感染及革兰氏阴性菌引起的糖尿病足感染、社区获得性肺炎和医院获得性肺炎等。

【不良反应】 第一代头孢菌素的头孢噻吩、头孢唑林有潜在的肾毒性，不宜与具肾毒性药物（如氨基糖苷类抗生素）合用；第二代头孢菌素的头孢孟多可发生低凝血酶原血症和双硫仑样反应（面部潮红、心悸、眩晕、头痛和恶心），可合用维生素K防止出血并禁用酒类饮品；第三代头孢菌素的头孢哌酮常可引起腹泻，偶致二重感染和假膜性结肠炎。第四代、第五代头孢菌素无肾毒性，偶致二重感染和假膜性结肠炎。5%～10%青霉素类过敏患者应用头孢菌素类亦可发生过敏反应，常见皮疹、发热等，过敏性休克少见。口服药物常可引起胃肠道反应。

第四节　非典型β-内酰胺类抗生素

非典型β-内酰胺类抗生素包括碳青霉烯类、头霉素类、氧头孢烯类和单环β-内酰胺类。

一、碳青霉烯类

碳青霉烯类（carbapenems）的抗菌谱广，抗菌活性强，对β-内酰胺酶稳定。

亚胺培南（imipenem，伊米配能）是硫霉素（thienamycin）的脒基衍生物，又称亚胺硫霉素，因易为肾脱氢肽酶降解，临床使用的是与脱氢肽酶抑制药西司他丁（cilastatin）1∶1组成的复方制剂。西司他丁通过抑制肾脱氢肽酶活性，减少亚胺培南的降解发挥作用，本身并无抗菌作用，也不能抑制β-内酰胺酶的活性。

亚胺培南不能口服，肌内注射生物利用度70%～80%，广泛分布于肺、肾、扁桃体、上颌窦、胆汁、前列腺、女性生殖器官、痰液、腹腔渗出液及伤口引流液等，且可达有效浓度。蛋白结合率约20%，$t_{1/2}$约为1 h。大部分在肾近曲小管刷状缘中被肾脱氢肽酶水解为具有肾毒性的代谢物，仅7%～15%以原型于给药后6 h随尿排出。抗菌作用强，抗菌谱极广，对多重耐药或产β-内酰胺酶菌株抗菌活性强。肺炎球菌及耐青霉素菌株、链球菌、李斯特菌、芽孢杆菌、流感嗜血杆菌、淋病奈瑟球菌、弯曲菌属和嗜肺军团菌属细菌对其敏感，对MRSA、表皮葡萄球菌和粪肠球菌有较好的抗菌作用，但对耐甲氧西林的其他菌株无效。对各类厌氧菌有良好的抗菌活性。虽对大多数β-内酰胺酶稳定，但仍可被嗜麦芽窄食单胞菌、黄杆菌、蜡样芽孢杆菌及某些脆弱拟杆菌产生的金属酶水解，也可因细菌外膜通道蛋白丢失而产生耐药。主要用于革兰氏阳性、革兰氏阴性需氧菌和厌氧菌所致的其他药物疗效不佳的各种严重感染，如尿路、皮肤软组织、呼吸道、腹腔、妇科感染，以及败血症和骨髓炎等。不良反应有恶心、呕吐、腹泻、药疹、静脉炎、血清转氨酶升高、血小板和嗜酸性粒细胞增多等，一般可耐受。伴中枢神经系统疾病，尤其肾功不全患者，大剂量可致惊厥、意识障碍等严重中枢神经系统反应，不宜用于中枢神经系统感染及3个月以下婴儿感染性疾病，哺乳期妇女应用时应停止哺乳。

美罗培南（meropenem）对肾脱氢肽酶稳定，因此不需要配伍脱氢肽酶抑制药西司他丁，致惊厥的不良反应较亚胺培南发生率低。

帕尼培南-倍他米隆（panipenem and betamipron）是帕尼培南与氨基酸衍生物倍他米隆组成的复方制剂，倍他米隆可抑制帕尼培南在肾皮质的蓄积而减轻其肾毒性，其他同亚胺培南。

同类药还有厄他培南（ertapenem）、法罗培南（faropenem）、多利培南（doripenem）等。

二、头霉素类

头霉素类（cephamycin）是自链霉菌*Streptomyces lactamclurans*获得的β-内酰胺类抗生素，有A、B、C三型，以头霉素C的抗菌作用最强。化学结构与头孢菌素相似，仅在母核7-ACA的7位碳上多一个甲氧基，抗菌谱和抗菌活性与头孢菌素相似，对大多数超广谱β-内酰胺酶稳定，对厌氧菌尤其是脆弱拟杆菌的抗菌作用较第二代头孢菌素强。头霉素C的半合成衍生物头孢西丁（cefoxitin，头霉噻吩）口服吸收差，注射给药广泛分布至肌肉、脂肪、胸腔积液、腹水和乳汁等，胆汁中药物浓度也很高，不易透过血脑屏障，但化脓性脑膜炎患者脑脊液药物浓度为血药浓度的10%左右，合用丙磺舒可使脑脊液药物浓度相当于血药浓度的16%。血浆蛋白结合率为73%，几乎全部以原型随尿排出。抗菌谱广，对β-内酰胺酶高度稳定，对革兰氏阳性菌、革兰氏阴性菌均有较强的杀菌作用，对厌氧菌有高效，但对沙雷菌属、阴沟肠杆菌、多数铜绿假单胞菌无效。用于治疗由需氧菌和厌氧菌引起的盆腔、腹腔及妇科的混合感染，也可用作肠道手术、阑尾切除术前的预防用药和菌血症。不良反应多但较轻微，可有皮疹、静脉炎、蛋白尿、嗜酸性粒细胞增多，一过性血氨基转移酶、乳酸脱氢酶升高等；还有肌内注射部位疼痛显著。不宜与羧苄西林及头孢菌素合用，以免与前者发生拮抗作用和增加后者肾毒性。

本类药物还有头孢美唑（cefmetazole）、头孢替坦（cefotetan）、头孢拉宗（cefbuperazone）、头孢米诺（cefminox）等。头孢美唑用药期间不宜饮酒，否则易发生双硫仑样反应。

三、单环β-内酰胺类

单环β-内酰胺类（monolactams）抗生素仅有一个β-内酰胺环，包括有氨曲南、卡芦莫南。氨曲南（aztreonam）是1978年从紫色色杆菌 *Chromobacterium violaceum* 的培养液中首先被发现，第一个用于临床的单环β-内酰胺类抗生素。口服不吸收，注射给药后广泛分布于心、肝、肺、肾、胆囊、前列腺、骨、胆汁、脑脊液等组织。蛋白结合率为45%～60%，$t_{1/2}$ 为1.3～2.2 h，以原型随尿排出。对革兰氏阴性菌有较强的抗菌活性，对革兰氏阳性菌和厌氧菌无抗菌活性，对β-内酰胺酶稳定，但仍可被伯克霍尔德菌和臭鼻克雷伯菌分泌的酶水解，也可因通透障碍、靶蛋白青霉素结合蛋白改变而耐药。主要用于治疗敏感革兰氏阴性菌所致下呼吸道、尿路、胆道、腹腔、骨关节、皮肤软组织等感染，以及败血症、脑膜炎、淋病。不良反应少而轻微，偶见皮疹等过敏反应，胃肠道不适及头痛、静脉炎等，为避免出血，使用抗凝血药患者慎用。卡芦莫南（carumonam）抗菌谱及抗菌活性与氨曲南相似，对多种β-内酰胺酶高度稳定。体内分布广，在胆汁及腹水中药物浓度高。主要用于治疗敏感菌引起的脓毒症、腹膜炎、胆道感染、术后感染、泌尿系统感染及呼吸道感染等。

四、氧头孢烯类

氧头孢烯类（oxacephems）抗生素系头孢菌素母核7-氨基头孢烷酸（7-ACA）1位上的S被O取代。代表药是拉氧头孢（latamoxef，拉他头孢），体内分布广，在痰液、腹水、羊水、脑脊液、尿液及胆汁中药物浓度高。血浆蛋白结合率为60%，$t_{1/2}$ 为2.3～2.7 h，以原型随尿及胆汁排泄。具有与第三代头孢菌素相似的抗菌谱广和抗菌作用强的特点。对革兰氏阴性菌作用强，对拟杆菌属等厌氧菌亦有较强抗菌活性，对铜绿假单胞菌抗菌作用弱，对肠球菌属无作用。对β-内酰胺酶稳定。主要用于敏感菌所致的肺炎、气管炎、胸膜炎、腹膜炎及皮肤软组织、五官、创面部、骨关节等感染，也可用于败血症、菌血症。主要不良反应有皮疹、药物热等过敏反应；还有肝肾功能损害、中性粒细胞减少和嗜酸性粒细胞增多等；可引起凝血酶原减少和血小板功能障碍，致出血倾向，严重者可致死亡，应补充维生素K；饮酒后可产生双硫仑样反应。

五、β-内酰胺酶抑制药

β-内酰胺酶抑制药（β-lactamase inhibitor）与β-内酰胺酶结合形成稳定的复合物，抑制细菌产生的β-内酰胺酶，从而保护β-内酰胺类抗生素的活性。主要包括克拉维酸、舒巴坦及其衍生物。本身没有或仅有较弱的抗菌活性，但可与β-内酰胺类抗生素合用产生协同作用，使后者抗菌谱扩大，抗菌作用增强，增强程度取决于配伍使用的β-内酰胺类抗生素，且两药应有相似的药动学特征。β-内酰胺酶抑制药对不产酶细菌的作用无增强效果。

克拉维酸

克拉维酸（clavulanic acid）又称棒酸，口服吸收良好，1 h血药浓度达峰值，全身分布广泛，易透过胎盘屏障，但不能透过血脑屏障，血浆蛋白结合率低。$t_{1/2}$ 为0.76～1.4 h，经肾排泄。不仅对金黄色葡萄球菌产生的β-内酰胺酶有强大的抑制作用，对肠杆菌、嗜血杆菌属、淋病奈瑟球菌、卡他莫拉菌产生的由质粒介导的酶也有强大的抑制作用，还对肺炎克雷伯菌、变形杆菌、脆弱拟杆菌产生的由染色体介导的酶有快速抑制作用，但对铜绿假单胞菌、沙雷菌属等少数细菌所产生的由染色体介导的酶无抑制作用。

阿莫西林-克拉维酸钾（amoxicillin-potassium clavulanate）是阿莫西林与克拉维酸钾以不同比例（2∶1、4∶1或7∶1）组成的复方制剂。

替卡西林-克拉维酸钾（ticarcillin-potassium clavulanate）是替卡西林与克拉维酸钾以不同比例（30∶1、15∶1）组成的复方制剂。

舒巴坦

舒巴坦（sulbactam）又称青霉烷砜，是半合成的β-内酰胺酶抑制药，体内药动学特点与氨苄西林、阿莫西林相似，注射给药后可分布至组织间液、腹腔液及脑膜炎症患者的脑脊液中，血浆蛋白结合率32%，$t_{1/2}$ 为1 h，70%～80%随尿排泄。性质较克拉维酸稳定，抑酶谱也稍宽但作用较弱，与克拉维酸相似的是对质粒介导的β-内酰胺酶有较强的抑制作用。

氨苄西林-舒巴坦（ampicillin-sulbactam）和舒他西林（sultamicillin）是氨苄西林与舒巴坦以2∶1

和1∶1组成的复方制剂。

头孢哌酮-舒巴坦（cefoperazone-sulbactam）又称舒哌酮，是头孢哌酮与舒巴坦以1∶1组成的复方制剂。

他唑巴坦

他唑巴坦（tazobactam）又称三唑巴坦，是舒巴坦的衍生物，为不可逆竞争性β-内酰胺酶抑制药，抑酶作用强于克拉维酸和舒巴坦，对铜绿假单胞菌、阴沟肠杆菌、黏质沙雷菌产生的染色体所介导的β-内酰胺酶有一定的抑制作用。

哌拉西林-三唑巴坦（piperacillin-tazobactam）是哌拉西林与他唑巴坦以8∶1比例组成的复方制剂。

第五节　其他作用于细胞壁的抗生素

一、多肽类抗生素

作用于细菌细胞壁的多肽类抗生素包括万古霉素（vancomycin）、去甲万古霉素（norvancomycin）、替考拉宁（teicoplanin）、杆菌肽（bacitracin）等，是由杆菌、链霉菌、放线菌、诺卡菌属等产生。虽抗菌谱较窄，但抗菌活性强，是杀菌药。毒性较大，尤其是肾毒性较为突出，临床上仅用于氨基糖苷类、半合成广谱青霉素类及第三代头孢菌素治疗疗效不佳或耐药患者。

万古霉素和去甲万古霉素

万古霉素自链霉菌培养液中分离获得，去甲万古霉素是我国从诺卡菌属的培养液分离获得，较万古霉素化学结构少一个甲基。

去甲万古霉素口服不吸收，万古霉素口服吸收不良，肌内注射因易引起疼痛与组织坏死，全身给药需采用静脉滴注，连续多次给药在体内可轻度蓄积，迅速分布至各种体液中，脑膜炎时可进入脑脊液，但不易进入房水和正常脑膜。主要以原型经肾排泄，$t_{1/2}$约6 h。

万古霉素与去甲万古霉素主要对革兰氏阳性菌具有强大的抗菌活性，产酶金黄色葡萄球菌、MRSA、表皮葡萄球菌、化脓性链球菌、肺炎球菌和甲型溶血性链球菌均对其高度敏感。对白喉棒状杆菌、炭疽杆菌、破伤风梭菌及产气荚膜梭菌的作用也强。对棒状杆菌属亦有较强的抗菌活性。放线菌属及梭状芽孢杆菌属多数敏感。肠球菌属虽多数也敏感，但近年来耐药性发生率为5%～10%，尤其是屎肠球菌。万古霉素的作用机制是以高亲和力结合到敏感细菌细胞壁肽聚糖前体末端的*D*-丙氨酰-*D*-丙氨酸，阻断构成细菌细胞壁的高分子肽聚糖合成，导致细胞壁缺损而杀灭细菌。

本品主要用于治疗严重感染，如MRSA和表皮葡萄球菌所致的感染，以及肺炎、脓胸、心内膜炎、骨髓炎软组织脓肿感染，尤其适用于对β-内酰胺类抗生素过敏的患者，对MRSA引起的败血症、心内膜炎均有良好疗效，也适用于棒状杆菌引起的心瓣膜修复术后感染及脑膜炎败血黄杆菌感染的治疗。口服可用于治疗对甲硝唑不耐受或疗效不佳的假膜性结肠炎。

不良反应有皮肤瘙痒、药物热、血压剧降和过敏性休克等，可致严重耳毒性和肾毒性，用药后，可出现耳鸣和听力减退；可发生蛋白尿、管型尿、血尿、少尿、氮质血症等肾损害，甚至肾衰竭，应避免同服有耳毒性和肾毒性的药物。输入速度过快、剂量过大可出现面部、颈部、上肢、上身皮肤潮红、瘙痒、血压下降等特征性症状，称为“红人综合征”。肾功能不全、老年人、新生儿、早产儿及轻症感染患者不宜选用。

替考拉宁

替考拉宁（teicoplanin）又称壁霉素，是放线菌属 *actinoplanes teichomyceticus* 产生的多肽类抗生素。

与万古霉素相似，用于严重革兰氏阳性球菌感染。用于由MRSE或MRSA、链球菌和肠球菌引起的各种感染，包括骨髓炎、心内膜炎、败血症、肺炎、皮肤软组织感染、尿路感染等较广泛感染的治疗。口服还可用于艰难梭菌、金黄色葡萄球菌和肠球菌所致结肠炎的治疗。由于替考拉宁肾毒性及耳毒性较万古霉素小，故可用于中性粒细胞减少和对万古霉素过敏患者的治疗。不良反应较万古霉素少见而轻微，最常见者为肌内注射局部轻微疼痛。暂时性的肝功能异常，偶见恶心、呕吐、眩晕、颤抖、嗜酸性粒细胞增多、中性粒细胞减少、血小板增多等。偶有气管痉挛、药物热等过敏反应，极少引起“红人综合征”。

杆菌肽

杆菌肽（bacitracin）是自苔藓样杆菌或枯草杆菌培养液中分离获得的多肽类。市售产品中含有多种组分，其中主要含杆菌肽A。

对多种革兰氏阳性球菌和杆菌、奈瑟菌、流感嗜血杆菌及梅毒螺旋体有较强抗菌作用，对放线菌属、梭状芽孢杆菌属亦有一定的抑制作用，但革兰氏阴性杆菌、真菌和诺卡菌属均对其耐药。有严重的肾毒性，目前仅作局部应用，用于敏感菌引起的皮肤伤口、软组织、眼、耳、鼻、喉和口腔等感染的治疗。

二、其他作用于细胞壁的抗生素

达托霉素

达托霉素（daptomycin）为环脂肽类抗生素。静脉注射给药，血浆蛋白结合率约为92%，不能透过血脑屏障，可在肺组织表面被破坏。不在肝脏代谢，约 2/3 的药物以原型经肾排泄。肾清除率高，24 h 约排出给药量的 60%。$t_{1/2}$ 为 7.7～8.1 h。

本品为快速杀菌药，具有抗生素后效应。对需氧的革兰氏阳性菌具有杀菌作用，包括对 MRSA、耐万古霉素肠球菌（VRE）、耐青霉素肺炎链球菌（PRSP）均具良好抗菌作用，革兰氏阴性菌对其天然耐药。其抗菌作用机制可能与阻断细菌细胞壁合成和细胞膜功能，抑制蛋白质、RNA 和 DNA 合成等作用有关。细菌对达托霉素不易产生耐药。主要用于治疗革兰氏阳性菌包括对甲氧西林敏感和耐药的金黄色葡萄球菌引起的复杂性皮肤及皮肤软组织感染、菌血症、心内膜炎。不良反应的发生率为 5%～6.1%，最常见不良反应有便秘、注射部位的局部反应、恶心、头痛、腹泻与呕吐、一过性肌无力、肌痛及肌酸激酶（CPK）升高，停止用药后自行消失或部分逆转。

磷 霉 素

磷霉素（fosfomycin）是 1969 年从土壤链丝菌培养液中分离得到的广谱抗菌药。具有独特的化学结构，与其他抗菌药无交叉耐药性和交叉过敏，有毒性低、无抗原性、使用安全的特点。

本品口服吸收率低，静脉注射血药浓度高，不与血浆蛋白结合，全身分布广泛，在脑膜液、胸膜液、骨髓、胆汁、痰液和脓液中浓度高。以原型经肾排出。$t_{1/2}$ 为 1.5～2.0 h。抗菌谱广，为快速杀菌药。对革兰氏阳性菌、革兰氏阴性菌均有效。对葡萄球菌（包括 MRSA）、链球菌、肺炎链球菌、奈瑟菌属、大肠埃希菌、肺炎克雷伯菌、黏质沙雷菌属、沙门菌属、志贺菌属、铜绿假单胞菌、流感嗜血杆菌和部分厌氧菌都具有良好的抗菌作用，但作用弱于青霉素类和头孢菌素类。磷霉素抗菌机制为干扰细菌细胞壁肽聚糖合成的第一步反应。其分子结构与磷酸烯醇丙酮酸相似，可竞争抑制尿苷二磷酸-*N*-乙酰葡糖胺丙酮酸转移酶，阻断肽聚糖合成，使细菌细胞壁的合成受阻而导致死亡。可破坏细菌外层结构，改变合用药物进入菌体的途径，使药物在菌体内易于积聚，与 β-内酰胺类、氨基糖苷类、氟喹诺酮类联合用药均具良好的协同作用，可减少用药剂量与不良反应发生，且能减缓耐药性产生。

单用适用于轻、中度感染，中、重度感染宜与其他抗菌药物联合应用。口服适用于敏感的金黄色葡萄球菌、大肠埃希菌、沙雷菌属、志贺菌属、铜绿假单胞菌、肺炎克雷伯菌、厌氧菌等所致的皮肤软组织感染、尿路感染和肠道感染（包括细菌性痢疾）。注射剂适用于敏感菌所致的呼吸道感染、脓毒症、腹膜炎、脑膜炎、骨髓炎等，所需剂量较大，且常需与其他抗生素如 β-内酰胺类或氨基糖苷类合用，也可与万古霉素等合用治疗 MRSA 感染。

主要不良反应为轻度胃肠道反应，如恶心、食欲减退、中上腹部不适、轻度腹泻等。偶可出现过敏反应和一过性丙氨酸氨基转移酶升高等。

（大连医科大学　吕莉）

第三十八章　大环内酯类、林可霉素类及其他抗生素

- Macrolide antibiotics are a class of antimicrobial agents characterized by their 14- to 16-membered lactone ring structures. Macrolides are bacteriostatic drugs, which inhibit protein synthesis by binding reversibly to 50S ribosomal subunits of sensitive microorganisms.
- Macrolide antibiotics are typically the first line of defense against mild infections by susceptible gram-positive bacteria. Among them, Azithromycin is particularly favored for its effectiveness in treating more severe bacterial infections and demonstrates superior therapeutic outcomes against chlamydia and mycoplasma. Lincomycins are also valuable for addressing a range of *Staphylococcus*-induced conditions, from mild to moderate, including acute and chronic osteomyelitis as well as purulent arthritis.
- Quinupristin-dalfopristin, a synergistic combination of streptogramin B and A in a 30:70 mass ratio, targets the same ribosomal binding site as macrolides and clindamycin, effectively mimicking their protein synthesis inhibition mechanism. This antibiotic blend is specifically approved for combating infections from *staphylococci* and vancomycin-resistant *Enterococcus faecium* strains, underscoring its utility in addressing multidrug-resistant bacterial challenges.
- Oxazolidinones are a class of synthetic antimicrobial agents with an oxygen-containing heterocyclic structure. Their mechanism of action involves in the inhibition of bacterial protein synthesis, too. Clinically, they are primarily used for the treatment of nosocomial pneumonia and skin or soft tissue infections caused by gram-positive bacteria.
- Pleuromutilins are a type of tricyclic triterpenoid antibiotics derived from fungi. Their antibacterial mechanism involves in unique ribosome binding, which inhibits bacterial protein synthesis. Clinically, they are mainly used for infections caused by sensitive gram-positive bacteria, *mycoplasma*, and *chlamydia*, and they are less likely to exhibit cross-resistance with other antimicrobial agents.

第一节　大环内酯类抗生素

一、概　　述

大环内酯类抗生素（macrolide antibiotics）是一类由链霉菌 *Streptomyces* 产生的一类具有 14～16 元碳内酯环的弱碱性亲脂化合物，分为天然和半合成两类。天然的包括 14 元环的红霉素（erythromycin）、吉他霉素（kitasamycin），16 元环的螺旋霉素（spiramycin）、乙酰螺旋霉素（acetylspiramycin）、麦迪霉素（midecamycin）。半合成的包括 14 元环的克拉霉素（clarithromycin）、罗红霉素（roxithromycin）、地红霉素（dirithromycin）、泰利霉素（telithromycin）、索利霉素（solithromycin）；15 元环的阿奇霉素（azithromycin）；16 元环的罗他霉素（rokitamycin）、米欧卡霉素（miokamycin）、交沙霉素（josamycin）。

本类药的共同特点：①快速抑菌药物，通过抑制细菌蛋白质的合成发挥快速抑菌作用；②窄谱抗生素，但抗菌谱比青霉素略广，主要作用于需氧革兰氏阳性菌和阴性球菌、厌氧菌及军团菌、衣原体和支原体等；③细菌对本类药物存在不完全的交叉耐药性；④口服不耐酸，酯化衍生物可增加口服吸收；⑤体内分布广泛，但不易透过血脑屏障；⑥主要经胆汁排泄，存在肠肝循环；⑦在碱性环境中抗菌活性较强，治疗尿路感染时常需碱化尿液；⑧毒性较低。常见胃肠道反应，静脉注射易引起血栓性静脉炎。

半合成大环内酯类抗生素生物利用度高，在血液、组织中药物浓度高，$t_{1/2}$ 延长；抗菌活性增强、有较强的抗生素后效应；阿奇霉素在剂量较大时还具免疫调节作用；不易产生耐药性；临床适应证有所扩大、不良反应也较少。

【抗菌作用】 大环内酯类抗生素低浓度时通常发挥抑菌作用，在浓度较高时则有杀菌作用。

红霉素对大多数需氧革兰氏阳性菌、革兰氏阴性球菌、厌氧菌等具有强大的抗菌活性，对衣原体、支原体、军团菌、弓形虫、非典型分枝杆菌等亦有良好作用，对产 β-内酰胺酶的葡萄球菌和 MRSA 也有一定的抗菌作用。

半合成大环内酯类抗生素扩大了抗菌范围，增强了对流感嗜血杆菌、卡他莫拉菌等革兰氏阳性菌

的作用，以阿奇霉素最强，克拉霉素次之；并增强了对厌氧菌、空肠弯曲菌、军团菌、支原体、衣原体、非典型分枝杆菌及弓形虫等的作用。对葡萄球菌的抗菌活性与红霉素相仿，并对需氧革兰氏阳性球菌和革兰氏阴性菌流感嗜血杆菌等有较强的抗生素后效应，但对病毒和真菌无作用。

此外，半合成大环内酯类抗生素如阿奇霉素除具有抗菌活性外，还具有免疫调节作用、抗炎作用等。

【抗菌作用机制及耐药机制】 主要通过抑制细菌蛋白质的合成发挥抗菌作用，与细菌核糖体 50S 亚基的 23S 核糖体（23S rRNA）的特殊靶位及核糖体的某些蛋白质结合，抑制肽酰基的转肽作用和干扰 mRNA 的移位反应，抑制细菌蛋白质合成，从而抑制细菌生长繁殖。

细菌对大环内酯类的耐药机制主要如下：①靶点结构改变。细菌核糖体 50S 亚基 23S rRNA 上的腺嘌呤残基甲基化，导致药物不能结合靶点。②摄入减少。耐药菌细胞膜成分发生改变，导致大环内酯类进入菌体减少。③细菌外排功能增强。外排泵表达增强导致药物在菌体内减少。④产生灭活酶。某些耐药菌可产生磷酸化酶、酯酶、葡萄糖苷酶等药物灭活酶，使药物结构发生变化而不能与靶点结合。大环内酯类药物间存在不完全的交叉耐药性。

【临床应用】

1. 细菌感染性疾病 红霉素主要用于耐青霉素的金黄色葡萄球菌感染和对青霉素过敏的患者，但对由敏感的化脓性金黄色葡萄球菌所致的咽炎、猩红热、丹毒等的作用不如青霉素 G。半合成大环内酯类对金黄色葡萄球菌、链球菌、流感嗜血杆菌等引起的呼吸道感染具有良好的疗效。

2. 军团菌病、百日咳、白喉、空肠弯曲菌肠炎 半合成大环内酯类对军团菌引起的呼吸道感染具有良好的疗效，对百日咳、白喉、空肠弯曲菌肠炎有一定的疗效。阿奇霉素和克拉霉素还可用于免疫缺陷患者的分枝杆菌属、弓形虫等感染的治疗。

3. 衣原体和支原体感染 阿奇霉素可用于支原体引起的呼吸道感染及沙眼衣原体、支原体等引起的局部和全身感染，疗效相当于或优于多西环素、环丙沙星等。

【不良反应】 大环内酯类的毒性较低，严重的不良反应较少见。

1. 胃肠道反应 为主要不良反应，表现为恶心、呕吐、腹胀、腹痛、腹泻等，以红霉素最为严重，但琥乙红霉素的胃肠道反应较轻。

2. 肝损害 表现为转氨酶升高、阻塞性黄疸等，红霉素的酯化物易引起以胆汁淤积为主的肝脏实质性损害，发生率较高，肝功能不全者禁用。

3. 心脏毒性 静脉快速滴注易发生心脏毒性，主要表现为心电图复极异常、心律失常、Q-T 波间期延长及尖端扭转型室性心动过速，甚至可发生晕厥或猝死。

4. 耳毒性 以耳蜗神经损害的听力丧失为多见，前庭功能亦可受损害，常发生于用药后 1～2 周。老年及肾功能不全患者或用药剂量大、时间长易发生。

二、常用大环内酯类抗生素

红 霉 素

红霉素（erythromycin）为红霉素链霉菌 *Streptomyces erythreus* 培养液中提取获得，是最早应用于临床的大环内酯类药物。

【体内过程】 可口服或静脉给药。口服吸收快，食物可干扰其吸收；与血浆蛋白结合率高；广泛分布于组织和体液中，尤以胆汁、肝脏、脾脏中的浓度为最高，存在肠肝循环；但不易透过血脑屏障，脑膜炎时脑脊液中的浓度仅为血药浓度的 10% 左右。经肝脏代谢，在肝中浓缩并从胆汁排出，$t_{1/2}$ 为 1.5 h，仅 5% 随尿液排出。

【抗菌作用】 对革兰氏阳性细菌如金黄色葡萄球菌、链球菌等有较强的抗菌作用，甚至对青霉素耐药的金黄色葡萄球菌也有较强的抗菌作用；对革兰氏阴性菌如奈瑟菌属、流感嗜血杆菌、百日咳鲍特菌、布鲁氏菌高度敏感；对某些螺旋体、肺炎支原体、立克次体属和衣原体属有抗菌作用。

作用机制主要是与核糖核蛋白体的 50S 亚基相结合，抑制肽酰转移酶、影响核糖体的移位过程，阻断肽链的延伸，从而抑制细菌蛋白质的合成。

主要耐药机制如下：①产生灭活酶。耐药菌产生的酯酶、磷酸转移酶、糖基转移酶使药物结构发生改变。②抗菌药物作用靶位改变。RNA 甲基化酶对细菌核糖体 50S 亚基的 23S rRNA 进行特定核苷酸残基的甲基化，从而产生耐药性。③外排系统作用增强。

【临床应用】 青霉素过敏患者可采用红霉素作为替代药物，用于治疗以下感染：①溶血性链球菌、肺炎链球菌中的敏感菌株所致的上、下呼吸道感染；②敏感溶血性链球菌引起的猩红热、蜂窝织炎；③白喉及白喉带菌患者；④军团菌病；⑤支原体属、衣原体属等所致的呼吸道及泌尿生殖系统感染；⑥其他，如口腔感染、弯曲菌肠炎、百日咳等。

【不良反应】 空腹服用易出现胃肠道反应。可引起肝功能减退、肝大、胆汁淤积性黄疸等，还有耳毒性，一般停药后数日可缓解。静脉注射或滴注乳糖酸红霉素可引起血栓性静脉炎；肌内注射局部刺激性大，可引起疼痛及硬结，不宜肌内注射。

红霉素或其他大环内酯类药物过敏者和严重肝功能减退患者禁用。大环内酯类与林可霉素类、氯霉素作用靶位相同，不宜同时使用，以免产生拮抗作用。

阿奇霉素

阿奇霉素（azithromycin）为大环内酯类抗生素中唯一的15元环化合物。可静脉滴注或口服给药。口服生物利用度低（仅37%），与消化道黏膜上存在P-糖蛋白有关；应在餐前1 h或餐后2 h服用，铝剂或镁剂不影响其生物利用度，但可延缓血药浓度达峰时间。分布广泛，在巨噬细胞内浓度高。消除慢，大部分以原型从胆汁排出，小部分随尿液排出。$t_{1/2}$为40～68 h。抗菌谱比红霉素广。对多种革兰氏阳性球菌有较强的抗菌作用，但对金黄色葡萄球菌、链球菌的作用弱于红霉素、克林霉素；对革兰氏阴性杆菌如流感嗜血杆菌强于红霉素、克林霉素。此外，对衣原体、支原体、军团菌有很强的抗菌作用。低浓度时是快速抑菌药，高浓度时是杀菌药，有抗生素后效应和一定的免疫调节作用。主要用于敏感菌所致的呼吸道、皮肤软组织感染和衣原体所致的性传播疾病。对红霉素、克林霉素或其他大环内酯类药物过敏者禁用。

克拉霉素

克拉霉素（clarithromycin）属14元环大环内酯类抗生素，为红霉素的衍生物。体内过程与红霉素相似，但对胃酸稳定性增加，胃肠道反应较少。生物利用度增加，$t_{1/2}$为4.4 h。抗菌谱、抗菌机制与红霉素相似，对革兰氏阳性菌如链球菌属、肺炎球菌、葡萄球菌的抗菌作用略优，对鸟分枝杆菌作用强，对麻风分枝杆菌和弓形虫有较强的抗菌作用。与红霉素间存在交叉耐药性。临床应用与红霉素相同，与质子泵抑制药如奥美拉唑和甲硝唑联合应用于根治胃幽门螺杆菌感染。对大环内酯类药物过敏者禁用。

三、酮内酯类抗生素

将14元大环内酯环第3个碳原子（C_3）上的*α-L-*克拉地糖替换为酮基团得到的新一代大环内酯抗生素被称为酮内酯类抗生素（ketolide），代表药物为泰利霉素（telithromycin）和索利霉素（solithromycin）。

泰利霉素

泰利霉素（telithromycin）为第三代大环内酯类抗生素。可口服，口服后1 h达峰浓度，进食不影响吸收，生物利用度为60%，血浆蛋白结合率为66%～89%。组织渗透性较好，特别是在白细胞和巨噬细胞中有较高的浓度。主要经肝脏代谢，代谢产物经尿液、粪便或胆汁排泄。$t_{1/2}$为9.8 h。其作用机制同红霉素，对肺炎球菌、流感嗜血杆菌、卡他莫拉菌等有较强活性。此外，对副流感嗜血杆菌、酿脓链球菌、衣原体、支原体、军团菌等也有一定活性。主要用于治疗社区获得性肺炎、慢性支气管炎急性加重和急性细菌性鼻窦炎。

索利霉素

索利霉素（solithromycin）是第四代大环内酯类抗生素，也属于酮内酯类抗菌药物。作用机制类似红霉素，对多种大环内酯耐药的病原体具有活性，临床应用于耐药的肺炎球菌、金黄色葡萄球菌和肺炎支原体等感染。

第二节　林可霉素类抗生素

林可霉素（lincomycin）又称洁霉素，由林可链霉菌 *Streptomyces lincolnensis* 产生。克林霉素（clindamycin）是林可霉素7位OH^-被Cl^-取代而成。两者具有相同的抗菌谱。由于克林霉素抗菌作用更强、口服吸收好且毒性较小，临床更为常用。

【体内过程】 可静脉滴注、肌内注射或口服给药。克林霉素磷酸酯在体外无活性，进入体内后迅速水解为克林霉素而发挥抗菌作用。口服吸收快而完全（约为90%），克林霉素较林可霉素口服吸收更好，不受食物影响。组织分布广，在骨组织尤其是骨髓中浓度高，但不能透过血脑屏障。在肝脏代谢，部分代谢物可保留抗菌活性。代谢物从胆汁和尿液排出。$t_{1/2}$为2.4～3 h。

【抗菌作用】 对大多数革兰氏阳性菌及某些厌氧的革兰氏阴性菌有效。对阳性菌的作用类似红霉素，对多种厌氧菌（包括破伤风梭菌、产气荚膜梭菌）有效，对某些梭状芽孢杆菌（厌氧菌）抗菌活性较差。

【抗菌作用机制】 与大环内酯类相似，与核蛋白体50S亚基结合，抑制肽酰转移酶，阻断蛋白质肽链的延伸，与大环内酯类竞争结合部位，出现拮抗作用，因此不宜合用。

【临床应用】 用于革兰氏阳性菌引起的呼吸道、软组织、关节与骨组织、胆道等感染及脓毒症、心内膜炎等，还适用于厌氧菌引起的腹腔和盆腔感染。为治疗金黄色葡萄球菌引起的骨髓炎的首选药物。

【不良反应】 注射部位出现疼痛、硬结，长期静脉滴注会导致静脉炎；偶见恶心、呕吐、食欲缺乏、腹痛、腹泻等胃肠道反应，也可见假膜性结肠炎，多见于林可霉素。注意少数患者会出现药物性皮疹甚至剥脱性皮炎、过敏性休克、呼吸系统损害、急性肾功能损害。胃十二指肠溃疡、肝肾功能不全患者慎用。与大环内酯类、氯霉素的抗菌作用靶位相同，故不宜同时使用。

第三节　其他类抗生素

一、链阳性菌素类

奎奴普丁-达福普汀

奎奴普丁（quinupristin）-达福普汀（dalfopristin）

是链阳性菌素 B 和链阳性菌素 A 按照 30∶70 质量比混合制成的复方制剂物。

【体内过程】 静脉给药，迅速在肝脏代谢。奎奴普丁、达福普汀的 $t_{1/2}$ 较短，约为 0.85 h 和 0.7 h；代谢产物从肠道排泄。

【抗菌作用】 为快速杀菌药。对葡萄球菌、肺炎球菌、溶血性链球菌、屎肠球菌等革兰氏阳性菌具有抗菌作用，对大多数革兰氏阴性菌无效；对肺炎支原体、肺炎衣原体、军团菌有作用。对链球菌和多数葡萄球菌发挥杀菌作用，但对屎肠球菌发挥抑菌作用。

【抗菌作用机制】 分别与核糖体 50S 亚基的不同部位结合，发挥协同抗菌效应。奎奴普丁与核糖体 50S 亚基的结合位置与大环内酯类相似，阻断肽链的延伸，导致细菌合成不完整的多肽或蛋白质；达福普汀抑制氨基酸的加入，也发挥阻断肽链延伸的作用。

细菌耐药性与质粒介导的灭活酶有关，药物积聚减少也与耐药性密切相关。

【临床应用】 主要用于多重耐药革兰氏阳性菌，如耐万古霉素的屎肠球菌感染、金黄色葡萄球菌引起的复杂性皮肤和软组织感染的治疗，也可用于肺炎和 MRSA 感染的治疗。

【不良反应】 多数不良反应与静脉注射有关，如注射部位疼痛和静脉炎、关节痛和肌肉痛。是肝药酶 CYP3A4 的抑制药，与华法林、环孢霉素等联合应用要注意不良反应。

二、截短侧耳素类抗生素

截短侧耳素（pleuromutilin）是从担子菌纲侧耳属 *Pleurotus mutilus* 和 *Pleurotus passeckerianus* 中分离得到的三环二萜类抗生素。目前应用于临床的有瑞他帕林和来法莫林。该类药物通过与细菌核糖体 50S 亚基上的肽酰转移酶结合，选择性地抑制细菌蛋白质合成。对除粪肠球菌以外的大部分革兰氏阳性菌均具有一定的抗菌活性，对包括流感嗜血杆菌、卡他莫拉菌及奈瑟菌属等在内的苛养革兰氏阴性菌也具有良好的体外抗菌效果，对部分非典型病原菌如支原体、衣原体和军团菌也有一定的抗菌活性。由于截短侧耳素类药物具有特定的核糖体结合机制，因此不易与其他抗菌药物（如β-内酰胺类、大环内酯类、氟喹诺酮类、四环素类或多肽类）产生交叉耐药性。

瑞 他 帕 林

瑞他帕林（retapamulin）又称瑞他莫林，是第一个用于临床的局部使用的截短侧耳素类药物。在体外对 MRSA 和甲氧西林敏感葡萄球菌（MSSA）均有较强的抑制作用，仅作为局部用药治疗由金黄色葡萄球菌或链球菌引起的表层细菌性皮肤感染。

来 法 莫 林

来法莫林（lefamulin）是第一个应用于临床的全身使用的截短侧耳素类抗生素。可静脉注射，也可口服。对革兰氏阳性和革兰氏阴性菌（如淋病奈瑟球菌、流感嗜血杆菌和卡他莫拉菌）表现出时间依赖性杀灭作用，对包括耐万古霉素粪肠球菌、耐氧氟沙星的肺炎链球菌、MRSA、耐多药肺炎链球菌和耐大环内酯类肺炎支原体等耐药菌株具有一定抗菌作用。主要用于由肺炎链球菌、流感嗜血杆菌、肺炎衣原体和肺炎支原体引起的社区获得性肺炎。

（遵义医科大学　周红）

第三十九章　氨基糖苷类及多黏菌素类抗生素

- The aminoglycoside antibiotics (gentamicin, tobramycin, amikacin, netimicin, kanamycin and streptomycin etc.) contain one aminocyclitol ring linked to one or more amino sugars by glycosidic bonds.
- Aminoglycosides are bactericidal by interference with protein synthesis in susceptible bacteria and are used primarily in the treatment of infections caused by aerobic gram-negative bacteria.
- The main noted adverse effects of aminoglycosides are ototoxicity, nephrotoxicity, and neuromuscular blockade.
- Polymyxins are a group of polypeptide antibiotics that includes several chemically different compounds (polymyxin E, polymixin B, etc). Because of the extreme nephrotoxicity associated with parenteral administration of these agents, they are now limited to topical use.

第一节　氨基糖苷类抗生素

氨基糖苷类（aminoglycoside）是临床常用的广谱抗生素，基本结构为氨基糖与氨基环醇通过氧桥连接而成的苷类，可分为天然和半合成两大类。

天然来源的氨基糖苷类抗生素主要由链霉菌和小单孢菌产生。来自链霉菌的有链霉素（streptomycin）、卡那霉素（kanamycin）、妥布霉素（tobramycin）、新霉素（neomycin）、大观霉素（spectinomycin）、核糖霉素（ribostamycin）、巴龙霉素（paromomycin）等。来自小单孢菌的有庆大霉素（gentamicin）、小诺米星（micronomicin）、西索米星（sisomicin）、阿司米星（astromicin）等。

半合成氨基糖苷类抗生素是某些天然来源的氨基糖苷类经改造结构获得，有奈替米星（netilmicin）、依替米星（etimicin）、异帕米星（isepamicin）、卡那霉素 B（bekanamycin）、阿米卡星（amikacin）、地贝卡星（dibekacin）、阿贝卡星（arbekacin）、普拉佐米星（plazomicin）等。

链霉素是第一个用于临床的氨基糖苷类抗生素，现仍是结核病治疗的一线药物。1957 年，从卡那霉素链霉菌 *Streptomyces kanamyceticus* 中提取出卡那霉素，用于治疗革兰氏阴性菌感染。1963 年，从小单孢菌发酵液中分离出庆大霉素，有较好的抗革兰氏阴性菌作用，对卡那霉素无效的假单胞菌和耐药菌亦有效，毒性相对较低，曾在临床广泛应用。后来又陆续开发了阿米卡星、妥布霉素、普拉佐米星等第二代、第三代的氨基糖苷类，具有抗菌活性强、对多种耐药菌有效、耐氨基糖苷钝化酶、肾毒性和耳毒性低等特点。

一、氨基糖苷类抗生素的共同特点

氨基糖苷类抗生素具有以下共同特性：①抗菌谱广，均能抑制细菌蛋白质的合成，并能产生杀菌作用；②极性强，解离度较大，口服难吸收，多采用非肠道途径给药，体内过程相似；③安全范围较窄，不良反应主要有耳毒性、肾毒性及神经肌肉阻滞；④普遍存在耐药性问题，在不同品种之间有交叉耐药。

【体内过程】 口服难吸收，肌内注射吸收迅速而完全，约 0.5 h 血药浓度达峰值。为避免血药浓度过高导致不良反应，通常不主张静脉注射给药。新霉素因其严重肾毒性，不宜注射给药。血浆蛋白结合率均较低，链霉素为 35%，其他多在 10% 以下。可渗入大多数体腔中，在肾皮质和内耳内、外淋巴液可有较高浓度蓄积，且药物浓度下降缓慢，容易引起肾毒性和耳毒性。不能渗入机体细胞，在大多数组织中浓度较低；分布容积近似于细胞外液体积。也不能透过血脑屏障，甚至在脑膜炎时，脑脊液中也难以达有效浓度；但可透过胎盘屏障并在胎儿血浆和羊水中形成蓄积。除奈替米星外，其他均无肾小管重吸收过程，排泄迅速，80%～90% 以原型经肾排泄，$t_{1/2}$ 为 2～3 h，肾衰竭患者可延长 20～30 倍以上而致药物蓄积，应减小剂量或延长给药间隔时间。

【抗菌作用及作用机制】 抗菌谱广，对各种需氧革兰氏阴性杆菌包括大肠埃希菌、铜绿假单胞菌、变形杆菌属、克雷伯菌属、肠杆菌属、志贺菌属、柠檬酸杆菌属具有强大抗菌活性；对沙雷菌属、沙门菌属、产碱杆菌属、不动杆菌属和嗜血杆菌属也有一定抗菌作用；对淋病奈瑟球菌、脑膜炎球菌等革兰氏阴性球菌作用较差；对甲氧西林敏感葡萄球菌包括金黄色葡萄球菌和表皮葡萄球菌也有较好抗菌活性，但对各组链球菌抗菌作用微弱。少数对结核分枝杆菌有抗菌作用，如链霉素、卡那霉素。肠球菌和厌氧菌对氨基糖苷类不敏感。与β-内酰胺类抗生素合用，对肠球菌属、李斯特菌属、甲型溶血性链球菌和铜绿假单胞菌可产生协同抗菌作用。抗菌作用的特点：①具有初次接触效应，即细菌首次接触氨基糖苷类抗生素时，能被迅速杀死；②对革兰氏阴性杆菌和阳性球菌有明显的抗生素后效应；③需要通过氧依赖性的主动转运过程进入细菌细胞内，仅对需氧菌有效；④在碱性环境中抗菌作用增强。

氨基糖苷类抗生素为静止期杀菌药，作用机制包括如下两个方面。

（1）抑制细菌蛋白质合成：与核糖体 30S 亚基结合，抑制细菌蛋白质合成的全过程（图 7-39-1）。①在起始阶段，与 30S 亚基结合后，使 A 位歪曲，阻止氨酰 tRNA 在核糖体上的正确定位，造成异常始动复合物堆积，抑制 70S 始动复合物的形成，干扰功能性核糖体的组装（图 7-39-1A）。②在肽链延伸阶段，由于 A 位歪曲，可使 mRNA 的遗传密码被错译，导致核糖体复合物过早解聚，翻译过程过早终止，抑制肽链延伸，产生无意义肽链；还可造成错误的氨基酸插入蛋白质结构，合成异常的、无功能的蛋白质（图 7-39-1B）。③在终止阶段，结合于 30S 亚基上的氨基糖苷类抗生素能阻止肽链释放因子与终止密码子结合，导致已合成的肽链不能脱落，同时也阻碍 70S 核糖体的解离，最终造成细菌体内核糖体耗竭，核糖体循环受阻（图 7-39-1C）。

（2）增加细菌细胞膜通透性：带正电荷的氨基糖苷类抗生素通过离子吸附作用，附着于细菌细胞膜带负电荷的磷脂上；由错误翻译所形成的异常的蛋白质也可能插入细菌细胞膜，共同破坏细菌细胞膜的完整性，增加通透性，使进入细胞内的药物量增加，并使细菌体胞内 K^+、腺嘌呤核苷酸、酶等重要物质外漏，导致细菌死亡。

【耐药性】 细菌对氨基糖苷类抗生素产生耐药性的机制如下。①产生钝化酶，是细菌耐药性的主要机制。耐药菌株产生的钝化酶包括乙酰化酶、腺苷酰化酶和磷酸化酶，可将乙酰基、腺苷酰基、磷酰基连接到氨基糖苷类的氨基或羟基上，从而使药物失去活性。不同类型酶可灭活不同抗生素，有些酶可对多种抗生素产生灭活作用，因此，耐药菌存在不完全和完全交叉耐药现象。②改变菌体细胞膜通透性，细胞外膜孔道蛋白结构改变可降低细胞外膜的通透性。细菌也可能通过改变氧依赖性主动转运系统，抑制氨基糖苷类抗生素与细菌体内核糖体 30S 亚基结合，从而减少药物被细菌细胞膜摄取。③修饰抗生素靶位蛋白，细菌可修饰抗生素靶位蛋白，将如链霉素耐药菌核糖体 30S 亚基上 S_{12} 蛋白质中一个氨基酸取代，致使核糖体 RNA 对链霉素的亲和力降低而不能形成复合体。

【临床应用】 主要用于敏感需氧革兰氏阴性杆菌所致的全身感染。由于该类药物对铜绿假单胞菌、肺炎杆菌、大肠埃希菌等常见革兰氏阴性杆菌有较长时间的抗生素后效应，虽然近年来有多种头孢菌素类和氟喹诺酮类药物在临床广泛应用，氨基糖苷类抗生素仍常用于治疗需氧革兰氏阴性杆菌所致的严重感染，如脑膜炎、呼吸道感染、泌尿系统感染、皮肤软组织感染、胃肠道感染、烧伤、创伤感染及骨关节感染等。单独应用治疗败血症、肺炎、脑膜炎等革兰氏阴性杆菌引起的严重感染时疗效欠佳，宜与广谱半合成青霉素、第三代头孢菌素及氟喹诺酮类等联合应用，可产生协同作用。

【不良反应】 主要不良反应是肾毒性和耳毒性，儿童和老人更易发生。毒性的产生与用药剂量和时程有关，有时在停药后，也可出现不可逆的毒性反应。发现毒性反应的早期症状应立即停药，以避免

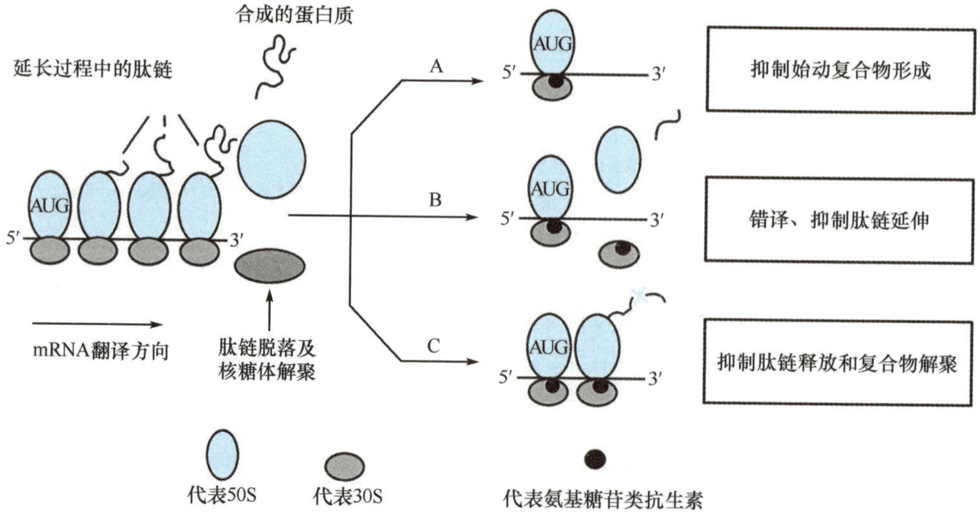

图 7-39-1 氨基糖苷类抗生素对蛋白质合成的影响

或减少严重毒性反应的发生。

1. 耳毒性　耳毒性直接与内耳淋巴液中药物浓度较高有关，可损害内耳科蒂器（organ of Corti）内、外毛细胞的能量产生及利用，引起细胞膜上 Na^{+}-K^{+}-ATP 酶功能障碍，造成毛细胞损伤。耳毒性包括前庭功能障碍和听神经损伤。前庭功能障碍主要表现为眩晕并伴有头昏、视力减退、眼球震颤、恶心、呕吐和共济失调等。听神经损伤表现为耳鸣、听力减退和永久性耳聋。氨基糖苷类抗生素均有不同程度的耳毒性。新霉素、卡那霉素、阿米卡星常引起听神经损伤，新霉素、卡那霉素和链霉素则多引起前庭毒性。耳毒性能影响子宫内的胎儿。与呋塞米、依他尼酸、布美他尼或顺铂等药物同服时明显增强耳毒性。

2. 肾毒性　氨基糖苷类是诱发药源性肾衰竭的最常见原因之一。肾毒性通常表现为蛋白尿、管型尿、血尿等，严重时可产生氮质血症和肾功能减退，使氨基糖苷类血浆浓度升高，进一步加重肾功能损伤和耳毒性。主要经肾小球滤过，与肾组织亲和力极高，可通过细胞膜吞饮作用使药物大量蓄积在肾皮质和髓质，特别是在皮质近曲小管上皮细胞溶酶体内，溶酶体因肿胀而破裂，使大量溶酶体酶和蓄积的氨基糖苷类释放。前者造成线粒体损伤，减少能量产生，后者与 Ca^{2+} 络合而干扰钙调节转运过程，引起肾小管肿胀甚至急性坏死，但一般不损伤肾小球。肾毒性取决于其在肾皮质中的蓄积量及其对肾小管的损伤能力，新霉素的肾毒性最强，卡拉霉素其次，庆大霉素、妥布霉素、阿米卡星和奈替米星的肾毒性相似而居中，链霉素和依替米星的肾毒性较弱。

3. 神经肌肉阻滞作用　可引起心肌抑制、血压下降、肢体瘫痪和呼吸衰竭。最常见于大剂量腹膜内或胸膜内应用后，也偶见于肌内或静脉注射后。可能是药物与神经肌肉接头处神经末梢上的钙通道结合，导致 Ca^{2+} 内流降低，抑制神经末梢 ACh 释放并降低突触后膜对 ACh 的敏感性，造成神经肌肉接头处传递阻滞，引起呼吸肌麻痹。肾功能不全、血钙过低及重症肌无力患者易发生，葡萄糖酸钙和新斯的明能翻转这种阻滞。不同的氨基糖苷类抗生素引起神经肌肉麻痹严重程度依次为新霉素＞链霉素＞卡那霉素＞奈替米星＞阿米卡星＞庆大霉素＞妥布霉素＞依替米星。应避免与肌松药、全身麻醉药等合用。

4. 变态反应　较少见，可发生皮疹、发热、血管神经性水肿，链霉素可引起过敏性休克。局部应用新霉素最常见的不良反应是接触性皮炎。

5. 其他反应　偶见血清转氨酶升高，面部及口周围发麻，周围神经炎，血小板减少，中性粒细胞减少及贫血。

二、主要的氨基糖苷类抗生素

链 霉 素

链霉素（streptomycin）是从链霉菌培养液中获得，并用于临床的第一个氨基糖苷类抗生素，也是第一个用于治疗结核病的化疗药物。

【体内过程】　口服吸收极少，肌内注射吸收快，30～40 min 血药浓度达峰值，血浆蛋白结合率为 35%。主要分布在细胞外液，容易渗入胸腔、腹腔、结核性脓腔和干酪化脓腔，达到有效浓度。不易透过血脑屏障，只有在患脑膜炎时才能进入脑脊液。90% 链霉素经肾小球滤过从尿中排出体外，其排泄速度随肾功能的减退或年龄的增加而逐渐减慢，如年轻患者的 $t_{1/2}$ 为 2～3 h，40 岁以上患者延长至 9 h，肾衰竭患者延长至 50～110 h，应根据患者具体情况调整用药剂量。

【药理作用】　通过抑制细菌蛋白质合成过程中多个环节，发挥抗菌作用。抗菌谱较广，包括结核分枝杆菌、肠杆菌属、克雷伯菌属、沙门菌属、志贺菌属、流感嗜血杆菌、布鲁氏菌属、巴斯德菌属、奈瑟菌属等。革兰氏阳性球菌中除少数敏感金黄色葡萄球菌外，其他各类球菌均对链霉素耐药。链霉素与青霉素联合对肠球菌呈协同作用，除高度耐药肠球菌外，对一般肠球菌感染有较好的协同治疗作用。链霉素是氨基糖苷类抗生素中对铜绿假单胞菌和其他革兰氏阴性杆菌抗菌活性最低的。

【临床应用】　主要与其他抗结核药联合用于结核病治疗，也用于其他敏感菌引起的感染。是治疗鼠疫和兔热病的首选药，与青霉素联合可用于治疗甲型溶血性链球菌、肠球菌等引起的感染性心内膜炎。

【不良反应】　常见的不良反应为耳毒性，前庭反应较耳蜗反应出现早，且发生率高。其次为神经肌肉阻滞作用，少见肾毒性，发生率较其他氨基糖苷类抗生素低。易引起眩晕、口周发麻、皮疹、发热、血管神经性水肿等，也可引起过敏性休克，需密切注意。

庆 大 霉 素

庆大霉素（gentamicin）由小单孢菌发酵产生，通常用其硫酸盐。

【体内过程】　口服吸收很少，肌内注射吸收迅速而完全，1 h 内血药浓度达峰值。主要分布于细胞外液，极少在体内代谢，24 h 内 40%～65% 以原型经肾脏排出，可在肾脏大量积聚。

【药理作用】　抗菌谱包括肠杆菌属、变形杆菌（吲哚试验阳性与阴性杆菌）、摩氏摩根菌属、克雷伯菌属、沙雷菌属、柠檬酸杆菌属、铜绿假单胞菌、沙门菌属、志贺菌属及耐药金黄色葡萄球菌等。

【临床应用】 主要用于治疗各种革兰氏阴性杆菌所致感染。可与青霉素或其他抗生素合用治疗肺炎球菌、铜绿假单胞菌、肠球菌、葡萄球菌或甲型溶血性链球菌所致的严重感染。但β-内酰胺类与庆大霉素间存在配伍禁忌，不可放在同一输液瓶内滴注。局部用于皮肤、黏膜表面感染和眼、耳、鼻部感染。

【不良反应】 包括耳毒性、肾毒性、神经肌肉阻滞及过敏反应。除静脉滴注、肌内注射和口服外，还有雾化吸入、外敷和膀胱冲洗等途径，均应警惕其严重不良反应的发生。

卡那霉素

卡那霉素（kanamycin）是1957年由链霉菌得到的抗生素，临床常用其硫酸盐。对多数常见革兰氏阴性菌和结核分枝杆菌有效，由于细菌耐药性增长，已逐渐被庆大霉素、妥布霉素等所取代。目前仅与其他抗结核病药物合用治疗对一线药物耐药的结核分枝杆菌感染。也可口服作为肝性脑病的辅助治疗。

妥布霉素

妥布霉素（tobramycin）来自链霉菌培养液，亦可从卡那霉素B经脱氧制备，临床制剂为其硫酸盐。

【体内过程】 口服难吸收，肌内注射吸收迅速，30 min内血药浓度达峰值。主要分布于细胞外液，可渗入胸腔、腹腔、滑膜腔并达有效治疗浓度。极少在体内代谢，主要经肾小球滤过，24 h内有80%～85%以原型经肾脏排出。可在肾脏中大量积聚，在肾皮质中的$t_{1/2}$达71 h。

【药理作用】 抗菌谱包括金黄色葡萄球菌、柠檬酸杆菌属、肠杆菌属、大肠埃希菌、克雷伯菌属、铜绿假单胞菌、奇异变形杆菌、摩氏摩根菌、普通变形杆菌、普鲁威登菌属和沙雷菌属。对肺炎克雷伯菌、肠杆菌属、变形杆菌属的抑菌作用或杀菌作用分别较庆大霉素强4倍和2倍，对铜绿假单胞菌的作用是庆大霉素的2～5倍，且对耐庆大霉素菌株仍然有效。对其他革兰氏阴性杆菌的抗菌活性不如庆大霉素。

【临床应用】 治疗铜绿假单胞菌及其他敏感菌所致的各种感染，包括神经系统、呼吸系统及泌尿系统感染。通常与羧苄西林、哌拉西林等合用治疗铜绿假单胞菌感染。

【不良反应】 主要有耳毒性和肾毒性，但均较庆大霉素为轻，亦可引起恶心、呕吐、血清转氨酶升高等，偶见神经肌肉阻滞和二重感染。

阿米卡星

阿米卡星（amikacin）为卡那霉素A的半合成衍生物，临床应用广泛，所用制剂为其硫酸盐。

【体内过程】 肌内注射后吸收迅速，60 min内血药浓度达峰值，血浆蛋白结合率低于35%，主要分布于细胞外液，不易透过血脑屏障。给药后24 h内98%经肾排出，$t_{1/2}$为2.2 h，肾功能减退时可延长至56～150 h。

【药理作用】 抗菌谱较广，对革兰氏阴性杆菌和金黄色葡萄球菌均有较强的抗菌活性，其他革兰氏阳性球菌对其不敏感。对敏感细菌的作用与卡那霉素相似或略强，较庆大霉素为弱。对肠道革兰氏阴性杆菌和铜绿假单胞菌所产生的多种钝化酶稳定，故对一些常用氨基糖苷类耐药菌株所致感染仍能有效控制，常作为治疗此类感染的首选药物。

【临床应用】 主要用于对卡那霉素或庆大霉素耐药的革兰氏阴性杆菌所致的尿路、下呼吸道、腹腔、软组织、骨和关节、生殖系统等部位的感染及败血症等。

【不良反应】 耳毒性主要表现为耳蜗神经损害，少数患者可出现前庭功能损害。肾毒性较庆大霉素和妥布霉素低，一般较少引起神经肌肉阻滞，偶见皮疹、药物热、头痛、恶心、呕吐，长期应用可导致二重感染。

依替米星

依替米星（etimicin）是一种半合成水溶性氨基糖苷类。抗菌谱广，杀菌作用强，对大部分革兰氏阳性菌及革兰氏阴性菌有良好抗菌作用，尤其对大肠埃希菌、肺炎克雷伯菌、沙雷菌属、奇异变形杆菌、沙门菌属、流感嗜血杆菌及葡萄球菌属等有较高的抗菌活性。对部分庆大霉素、小诺米星和头孢唑啉耐药的金黄色葡萄球菌、大肠埃希菌和肺炎克雷伯菌，有良好的抗菌作用。不良反应为耳毒性、肾毒性、变态反应、肝损害及恶心呕吐等胃肠道反应。不良反应发生率大多在1%以下，且低于阿米卡星。

普拉佐米星

普拉佐米星（plazomicin）是第三代氨基糖苷类抗生素。在西索米星母核1位和6位分别引入羟氨基丁酸和羟乙基获得。与西索米星相比，抗菌活性有所降低，但对大多数氨基糖苷类修饰酶稳定，对多重耐药肠杆菌科细菌引起的感染有良好疗效。具有毒性较低、抗菌谱更广的优势。但对携带16S rRNA甲基化酶如ArmA和RmtC的革兰氏阴性耐药菌仍缺乏有效抗菌作用。

口服吸收不良，必须胃肠外给药。血浆蛋白结合率仅12%～20%。不经肝微粒体或肝细胞代谢，主要以原型经肾排泄，$t_{1/2}$约为4 h。药物清除速率快，中重度肾功能不全患者药物清除率明显降低，应用时需要调整剂量，避免药物蓄积。

普拉佐米星是广谱抗生素，在体外具有快速

杀菌作用。对大多数革兰氏阳性、阴性需氧菌均具有良好杀菌活性，包括庆大霉素耐药株、产超广谱β-内酰胺酶肠杆菌、阴沟肠杆菌、黏质沙雷菌、奇异变形杆菌、多重耐药铜绿假单胞菌、甲氧西林敏感金黄色葡萄球菌和MRSA等，但对梭状芽孢杆菌等厌氧菌抗菌活性弱。联合美罗培南或磷霉素对碳青霉烯类耐药肠杆菌科细菌有协同抗菌作用。

本品用于治疗18岁以上复杂性尿路感染及急性肾盂肾炎。可与繁殖期杀菌药如β-内酰胺类抗生素或多肽类抗生素联用，提高疗效。安全性较好，常见不良反应以轻、中度消化道和中枢神经系统反应为主，包括耳鸣、耳部不适、头痛、嗜睡、恶心、感觉减退、头晕和视物模糊，停药后可恢复。肾功能不全、用药量大或老年患者肾毒性风险较大。妊娠期妇女禁用。

第二节　多黏菌素类抗生素

多黏菌素（polymyxin）是从多黏芽孢杆菌 *Bacillus polymyxa* 培养液中分离的一组多肽类抗生素，有多黏菌素A、B、C、D、E和M等多种成分，其中多黏菌素B、多黏菌素E和多黏菌素M用于临床，其他几种成分因毒性大已被淘汰。

多黏菌素B

多黏菌素B（polymyxin B）为多黏菌素 B_1 和多黏菌素 B_2 的混合物。

【体内过程】口服不吸收，肌内注射后2 h血药浓度达峰值。血浆蛋白结合率较低，可分布至全身，分子量相对较大，不易渗入胸腔、关节腔和感染灶内，也难以进入脑脊液中。60%经肾脏排泄，但代谢较慢，给药后12 h内仅有0.1%随尿排出，随后才逐渐增加，连续给药导致药物在体内蓄积。$t_{1/2}$ 为6 h，儿童较短，为1.6～2.7 h，肾功能不全患者则可长达2～3天。

【抗菌作用及作用机制】多黏菌素B为慢效杀菌药，对生长繁殖期和静止期细菌均有杀菌作用。抗菌谱窄，只对某些革兰氏阴性杆菌具有强大抗菌活性，对大肠埃希菌、肠杆菌属、克雷伯菌属及铜绿假单胞菌高度敏感，志贺菌属、沙门菌属、迟缓真杆菌、流感嗜血杆菌、百日咳鲍特菌也较为敏感。但对所有革兰氏阳性菌、革兰氏阴性球菌、变形杆菌、脆弱拟杆菌及沙雷菌均不敏感。与利福平、磺胺类和甲氧苄啶合用对大肠埃希菌、肠杆菌属、肺炎克雷伯菌、铜绿假单胞菌，以及对多黏菌素不敏感的革兰氏阴性菌有协同抗菌作用。

本品主要作用于细菌细胞膜。与细菌细胞膜接触时，其亲水基团与细胞外膜磷脂上的磷酸基形成复合物，而亲脂链可立即插入膜内脂肪链之间，解聚细胞膜结构，导致膜通透性增加，使细菌细胞内的重要物质外漏，造成细菌死亡。且进入细菌细胞质后，可影响核质和核糖体功能。

多黏菌素在治疗过程中很少出现耐药菌株。但耐药性一旦出现，则对多黏菌素B与多黏菌素E之间有交叉耐药性。

【临床应用】

1. 铜绿假单胞菌感染　对某些有严重原发病的铜绿假单胞菌败血症、尿路感染有较好疗效。全身或局部给药可用于治疗烧伤创面的铜绿假单胞菌感染，全身给药或鞘内给药用于治疗铜绿假单胞菌性脑膜炎。

2. 其他耐药革兰氏阴性杆菌感染　对其他抗菌药耐药的大肠埃希菌、肺炎克雷伯菌等其他革兰氏阴性杆菌引起的脑膜炎、败血症等有一定疗效，与利福平、磺胺类和甲氧苄啶等可产生协同作用，用以治疗多重耐药的革兰氏阴性杆菌引起的医院内感染。

3. 其他　口服用于肠道手术前准备或白血病伴中性粒细胞缺乏患者预防细菌感染；局部应用于创面、五官、呼吸道、泌尿道革兰氏阴性杆菌感染。

【不良反应】常用剂量即可出现明显不良反应，总发生率可高达25%。

1. 肾毒性　为常见不良反应，多黏菌素B较多黏菌素E多见，硫酸盐比甲磺酸盐明显。肾小管上皮细胞损伤最明显，主要表现为蛋白尿、血尿和管型尿，严重时可出现血清肌酐及尿素氮升高，直至急性肾小管坏死。肾毒性一般发生在用药后4天内，有时停药后肾损伤仍能继续加重。同服其他肾毒性药物可加重损伤。

2. 神经毒性　发生时间与肾毒性相似，停药后可消失。轻者表现为头晕、面部麻木和周围神经炎，严重时出现意识错乱、昏迷、共济失调等。滴耳可引起耳聋，也可出现可逆性神经肌肉阻滞，症状发生迅速且无先兆。与氨基糖苷类抗生素引起的神经肌肉阻滞不同，为非竞争性阻滞，因此不能用新斯的明治疗，只能行人工呼吸抢救。

3. 变态反应　包括瘙痒、皮疹、药物热等，雾化吸入可引起支气管痉挛。

4. 其他　偶见白细胞减少和肝毒性。肌内注射可致长时间局部疼痛。静脉注射可引起静脉炎。

为减少不良反应，多黏菌素类一般不作首选药物，不宜与其他肾毒性药物合用，静脉滴注速度不宜过快，注射剂量不宜过大，用药疗程也不宜超过10～14天，肾功能减退患者慎用。

【相互作用】与氨基糖苷类抗生素、万古霉素、甲氧西林等合用时，可增加肾毒性。与箭毒、肌松药和麻醉药合用时，可增强其神经肌肉阻滞作用。酸化尿液可增强该药抗菌活性。

多黏菌素 E

多黏菌素 E（polymyxin E）又称黏菌素（colistin），与多黏菌素 B 在药理作用、体内过程、不良反应、临床应用及相互作用方面均相似，肾毒性较多黏菌素 B 弱。

多黏菌素 M

多黏菌素 M（polymyxin M）的制剂有盐酸盐和硫酸盐两种。盐酸多黏菌素 M 口服吸收好，肌内注射或皮下注射可迅速吸收，硫酸多黏菌素 M 口服不吸收。二者药理作用、临床应用及不良反应与多黏菌素 B 相似，主要用于铜绿假单胞菌等革兰氏阴性杆菌感染。

（陆军军医大学　陈晓红）

第四十章　四环素类及氯霉素类抗生素

- The tetracyclines are broad-spectrum bacteriostatic antibiotics that inhibit protein synthesis by binding to the 30S ribosomal subunit and preventing access of tRNA to the mRNA-ribosome complex. The severe adverse effects of tetracyclines include gastrointestinal irritation, damaging impact on the growth of bones and teeth, superinfection, hepatotoxicity and renal toxicity, and other adverse effects. In addition, many strains of organisms have become resistant to tetracyclines. Therefore, therapeutic use of tetracyclines is limited in clinical application.
- Tigecycline, a newly approved tetracycline analog, is a glycylcycline and a semisynthetic derivative of minocycline. Its spectrum is very broad. Many tetracycline-resistant strains are susceptible to tigecycline.
- Chloramphenicol binds reversibly to the 50S subunit of bacterial ribosomes and thereby prevents the addition of new amino acids to the growing peptide chain. Since chloramphenicol is potential to cause fatal aplastic anemia and increase the risk of severe blood disorders, it is only applied for the treatment of serious infections.

四环素类抗生素和氯霉素类抗生素是靶向细菌核糖体，抑制蛋白质合成，从而抑制细菌繁殖的广谱抗生素，对其敏感的病原体有需氧及某些厌氧革兰氏阳性菌及革兰氏阴性菌、立克次体、衣原体、支原体和螺旋体等。四环素类抗生素对某些原虫也有抑制作用。

第一节　四环素类抗生素

四环素类抗生素（tetracycline）是由放线菌发酵产生或人工合成的广谱抗生素，临床一般用其盐酸盐，溶解性更高。它们共同的化学结构特征是均具有氢化骈四苯（菲烷）母核，5、6、7位上的取代基有所不同（图7-40-1）。1948年首个四环素类药物金霉素被发现，后通过分离或衍生获得多种其他四环素类药物，如米诺环素等；并通过四环素侧链的结构改造，获得替加环素等新型四环素类抗生素。

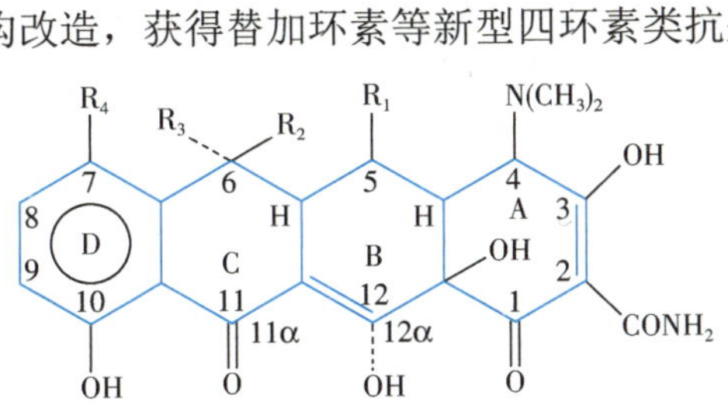

图7-40-1　四环素类的基本化学结构

根据药物来源的不同，四环素类抗生素分为天然和半合成两类。天然四环素类抗生素有四环素、土霉素、金霉素和地美环素；半合成四环素类抗生素有美他环素、多西环素和米诺环素。替加环素、奥马环素和依拉环素是新一代半合成四环素类抗生素。本类药物的抗菌谱、抗菌作用机制和临床应用相似。

一、短效四环素类

四　环　素

四环素（tetracycline）抗菌谱广，口服有效，但不良反应较多。近年来，由于耐药菌株的日渐增多，其疗效更显不理想，现已少用。

【体内过程】口服吸收但不完全，能与Mg^{2+}、Ca^{2+}、Al^{3+}、Zn^{2+}及Fe^{2+}等多价阳离子络合而减少其吸收。部分食物、药物和胃酸等也会减少其吸收。口服给药后2～4 h血药浓度达峰值，$t_{1/2}$为6～9 h。广泛分布于各组织，可进入胎儿循环、羊水及乳汁，可沉积于骨及新形成的牙组织中，不易透过血脑屏障。胆汁中的浓度是血药浓度的10～20倍，与其存在肠肝循环有关。主要以原型经肾排泄，尿中药物浓度较高，可达有效浓度。碱化尿液增加其排泄。

【药理作用及作用机制】四环素为快速抑菌药，高浓度时也有杀菌作用。对革兰氏阳性菌的抑制作用较革兰氏阴性菌更强，对其敏感的革兰氏阳性菌有溶血性链球菌、肺炎球菌及部分葡萄球菌、破伤风梭菌和炭疽杆菌等；对其敏感的革兰氏阴性菌有脑膜炎球菌、淋病奈瑟球菌、志贺菌属、大肠埃希菌、流感嗜血杆菌、巴氏杆菌属、布鲁氏菌等。对某些厌氧菌如拟杆菌、梭形杆菌、幽门螺杆菌亦有效。此外，对肺炎支原体、衣原体、解脲支原体、立克次体、螺旋体、放线菌也有抑制作用。还能用于恶性疟的防治，能间接抑制阿米巴。但对铜绿假单胞菌、病毒与真菌无效。

药物进入细菌后，特异性地与核糖体30S亚单位的A位结合，阻止氨基酰tRNA（亦称氨酰tRNA）在该位置上的连接，从而抑制肽链延长，最终导致蛋白质合成障碍（图7-40-2）。此外，还能改变细菌细胞膜的通透性，导致胞内的核苷酸及其他重要物质外漏，从而抑制细菌DNA复制。

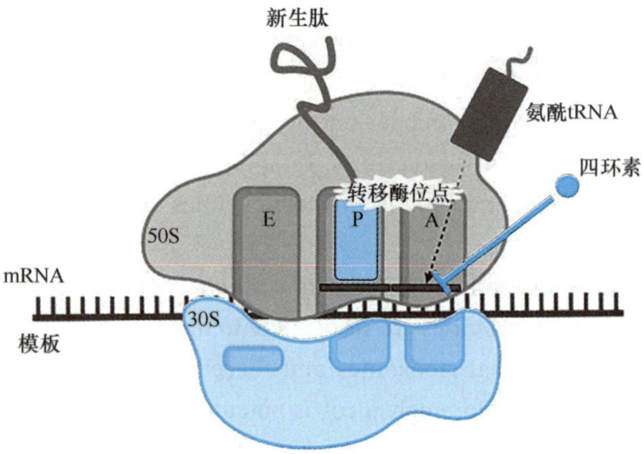

图7-40-2 四环素类抑制细菌蛋白质合成示意图

细菌可对四环素类药物产生耐药性，且不同品种间存在交叉耐药。耐药机制主要如下：①减少药物摄入或增加能量依赖性主动外排，降低细菌细胞内药物浓度；②产生核糖体保护蛋白，在核糖体内竞争作用靶点，促进结合的四环素类抗生素从核糖体解离，失去作用靶点；③产生灭活酶，对四环素类抗生素进行结构修饰，使药物失活。

【临床应用】主要用于立克次体感染如斑疹伤寒、立克次体恙和恙虫病等；支原体感染如非典型病原体肺炎和非特异性尿道炎等；衣原体感染如非特异性尿道炎、子宫颈炎、性病淋巴肉芽肿、鹦鹉热和衣原体肺炎等；螺旋体感染如回归热和慢性游走性红斑等。四环素类可作为首选药物应用。也可用于百日咳，痢疾，肺炎克雷伯菌所致呼吸道、尿道、胆道感染，但只作次选。

【不良反应】不良反应较多，应予重视。主要包括如下。

1. 胃肠道反应 口服后直接刺激胃肠神经而引起恶心、呕吐、腹泻等，反应程度随剂量增大而加剧。每日1 g时，反应一般并不严重。餐后服用、减小药量或停药可减轻。个别患者可出现食管炎、食管溃疡和胰腺炎。

2. 二重感染 因抗菌谱广，长期大剂量应用（大于20天）可抑制正常寄生于口腔、鼻咽、肠道菌群中的某些敏感菌，打破菌群间的平衡共生，使非敏感菌（或耐药菌）乘机得以生长繁殖，引起二重感染，尤其是老幼及体弱患者。常见念珠菌性口炎、艰难梭菌引起的假膜性结肠炎、非敏感细菌性肺炎和尿路感染。四环素与GC、抗代谢药及抗肿瘤药合用，更易诱发二重感染。

3. 对骨骼及牙生长的影响 能与新形成的牙及骨组织中的沉积钙结合，出现牙釉质发育不全，棕色色素沉积（俗称牙齿黄染），引起畸形或生长抑制。药物对乳牙危害最严重的时期为妊娠中期至出生后4～6个月；对恒牙危害的严重时期为6个月～5岁，最严重时期为1岁以内。

4. 肝脏及肾脏损伤 长期大剂量服用或静脉给药可造成肝损伤，临床表现类似急性肝炎，患者出现厌食、乏力、恶心及呕吐等。个别严重者可出现肝性脑病、出血倾向等。四环素通过抑制蛋白质的合成，加快分解代谢，也可加剧原有的肾功能不全。

5. 其他 可见头痛、头晕，眼花、复视、视力减退等，停药后可恢复；长期应用可引起血液系统异常；可见皮疹、多形红斑、药物热等变态反应，偶见血管神经性水肿，罕见过敏性休克；也可引起光敏反应。过期变质的四环素类可产生多种产物，毒性更强，更易造成肝、肾及神经系统损伤。

金霉素（chlortetracycline）口服及注射制剂已被淘汰，仅保留外用制剂，用于治疗结膜炎和沙眼等。

土霉素（oxytetracycline）耐药菌株普遍，抗菌活性差，不良反应多，现很少用于治疗细菌感染。可用于治疗肠阿米巴病（对肠外阿米巴病无效），疗效优于其他四环素类药物。

二、中效四环素类抗生素

美他环素（metacycline）口服吸收率约为60%，蛋白结合率为80%～95%，以原型经肾排出，$t_{1/2}$为14 h，有效血药浓度维持时间较长。抗菌作用、作用机制、临床应用及不良反应等与四环素相似，抗菌活性较四环素强。

地美环素（demeclocycline）属天然四环素，药效学和药动学特征与美他环素相似。导致皮肤光敏反应和肾性尿崩症的风险较高，因而很少作为抗生素使用；利用其拮抗肾小管抗利尿激素的作用，用于治疗某些肿瘤导致的抗利尿激素异常分泌。

三、长效四环素类抗生素

多西环素

多西环素（doxycycline）是目前四环素类抗生素的首选药，抗菌作用强度是四环素的2～10倍。

【体内过程】脂溶性高，口服吸收迅速完全，受食物影响小，分布广泛，脑脊液中可达到有效浓度。因药物经肾脏和随胆汁排泄时均存在重吸收，故$t_{1/2}$长达20 h。大部分以结合或络合的无活性形式从粪便中排泄，对肠道正常菌群影响小，肾功能不全患者仍可使用。

【抗菌作用】抗菌谱与四环素相似，对大多数敏感菌的最低抑菌浓度为0.1～2 mg/L，已取代天然四环素作为各种适应证的首选药物，但与其他四环素类抗生素存在交叉耐药性。

【临床应用】 已成为治疗立克次体、衣原体、螺旋体、支原体感染的首选药物，如斑疹伤寒、恙虫病、非典型病原体肺炎、性病淋巴肉芽肿等。也用于预防或治疗炭疽病，治疗尿路和胆道感染等。

【不良反应】 常见胃肠道刺激反应如恶心、呕吐，口炎、舌炎等。静脉注射可出现舌头麻木，个别人出现口腔内特殊气味等。少见皮炎、光敏反应、二重感染。

米诺环素

米诺环素（minocycline）属长效半合成四环素类抗生素。口服吸收完全，受食物影响小，2～3 h血药浓度达峰值，分布广泛，脑脊液中的浓度高于其他四环素类，排泄缓慢，主要经肾排泄，$t_{1/2}$为16～18 h，给药10天后尿中仍可测出。

抗菌谱与四环素相似，但抗菌作用最强。对四环素耐药的金黄色葡萄球菌、链球菌和大肠埃希菌等仍对其敏感，是四环素类中唯一具有抗麻风分枝杆菌活性的抗生素。用于治疗尿路感染，呼吸道感染如支气管炎、肺炎等，也用于胆道感染、骨髓炎、淋病及沙眼衣原体所致的性传播疾病等。

不良反应与四环素相似，但更多见。因能引起可逆性前庭反应而出现运动失调，用药期间不宜从事高空作业、驾驶等操作。

四、新型四环素类抗生素

替加环素

替加环素（tigecycline）是首个用于临床的甘氨酰环素类药物，是新一代四环素类抗生素。口服不易吸收，需静脉给药，组织分布广泛，血药峰浓度低，$t_{1/2}$为27～42 h，主要经胆汁由粪便排泄，少部分以原型经肾排出，肾功能不全患者无须调整用药剂量和时间。

抗菌谱广，对多种四环素类耐药菌株敏感，包括凝固酶阴性葡萄球菌和金黄色葡萄球菌（包括耐甲氧西林和耐万古霉素菌株）、青霉素敏感和耐药链球菌、肠球菌包括耐万古霉素菌株、革兰氏阳性杆菌、不动杆菌多重耐药菌株、厌氧菌、立克次体、衣原体、嗜肺军团菌和快速生长的分枝杆菌。但变形杆菌和铜绿假单胞菌对其耐药，病毒和真菌无效。

抗菌机制与四环素类相似，与核糖体的结合能力是其他四环素类的5倍。因其能克服外排泵和核糖体蛋白对细菌的保护作用，不易产生耐药性。用于治疗复杂皮肤及软组织感染、腹腔感染，包括阑尾炎、烧伤、腹腔脓肿、深部软组织感染等，以及社区获得性肺炎，18岁以下患者不推荐使用。

不良反应最常见恶心和呕吐，通常发生于治疗1～2天内，程度多为轻中度停药可缓解。对幼儿新发育的牙齿造成损害，孕妇和8岁以下婴幼儿禁用。
不良反应最常见恶心和呕吐，通常发生于治疗1～2天内，程度多为轻中度，停药可缓解。对幼儿新发育的牙齿造成损害，孕妇和8岁以下婴幼儿禁用。

奥马环素

奥马环素（omadacycline）是一种新型氨甲基环素类药物，是在米诺环素结构基础上进行C_9位氨甲基修饰得到的半合成化合物。可口服和静脉给药，口服后2.5 h血药浓度达峰值，广泛分布到大多数组织中，骨骼、肝脏、脾脏和唾液腺药物浓度较高，蛋白结合率为20%，$t_{1/2}$为16 h。肝脏代谢率极低，主要经胆汁、粪便排泄。抗菌谱广，对多种革兰氏阳性菌、革兰氏阴性菌、非典型病原体、厌氧菌等均具有较好的抗菌活性。用于治疗成人社区获得性肺炎，还可用于治疗成人急性细菌性皮肤和软组织感染。不良反应最常见恶心、呕吐轻度胃肠道反应，还包括有氨基转移酶升高、高血压、失眠、头痛、腹泻、便秘等。还可导致永久性牙齿变色、牙釉质发育不全和可逆性的骨生长抑制，孕妇和8岁以下婴幼儿禁用。

依拉环素

依拉环素（eravacycline）是一种新型氟环素类抗生素，在四环素核心D环C_7位引入氟原子，C_9位引入吡咯烷乙酰氨基，具有抗菌活性强、组织穿透性强、体内分布广泛等优点。需静脉给药，蛋白结合率为79%～90%，经肝CYP3A4代谢，$t_{1/2}$为20 h，主要以原型或活性代谢产物形式随胆汁、粪便排泄，经肾排泄较少，肾功能不全患者无须调整剂量。抗菌谱广，抗菌活性强，并能对抗细菌外排及核糖体保护所导致的四环素耐药性，对常见致病菌和多重耐药菌均具有良好的抗菌活性，用于治疗成人复杂性腹腔感染。不良反应常见输注部位反应，包括疼痛、红斑、肿胀、恶心和呕吐等，还可引起过敏反应。

第二节　氯霉素类抗生素

氯霉素（chloramphenicol）于1947年从委内瑞拉链霉菌*Streptomyces venezuelae*分离得到，临床使用人工合成的左旋体。曾广泛用于临床，但因抑制骨髓造血功能而诱发致命性不良反应，现仅限用于危及生命而又无其他药物可用的疾病。氯霉素苯环上的硝基被甲砜基取代后形成甲砜霉素（thiamphenicol），具有更高的水溶性和稳定性，其抗菌机制、主要适应证及主要不良反应与氯霉素相同。

氯霉素

【体内过程】 口服经肠道上部吸收，血中有效药物浓度可维持 6～8 h。分布广泛，可透过血脑屏障，脑脊液中药物浓度较其他部位高。$t_{1/2}$ 为 2.5 h，大部分在肝内与葡萄糖醛酸结合，经肾排泄，尿中原型药物仅占 5%～15%，但已达到有效浓度。

【药理作用及作用机制】 抗菌谱广，对革兰氏阴性菌及革兰氏阳性菌均有抑制或杀灭作用。低浓度能杀灭流感嗜血杆菌、脑膜炎球菌及淋病奈瑟球菌，对其他细菌仅有抑制作用。对革兰氏阴性菌尤其是肠杆菌科细菌的抑制作用强大，而对革兰氏阳性菌相对较弱。伤寒及副伤寒沙门菌、布鲁氏菌及百日咳鲍特菌对其敏感。对厌氧菌如脆弱拟杆菌、梭形杆菌、黑色消化球菌、破伤风梭菌等作用也强大。支原体、衣原体及立克次体对其敏感。

氯霉素主要与细菌核糖体 50S 亚基上的肽酰转移酶作用位点可逆性结合，阻止 P 位肽链的末端羧基与 A 位的氨酰 tRNA 的氨基发生反应，抑制肽链延长，从而阻碍细菌蛋白质合成（图 7-40-3）。

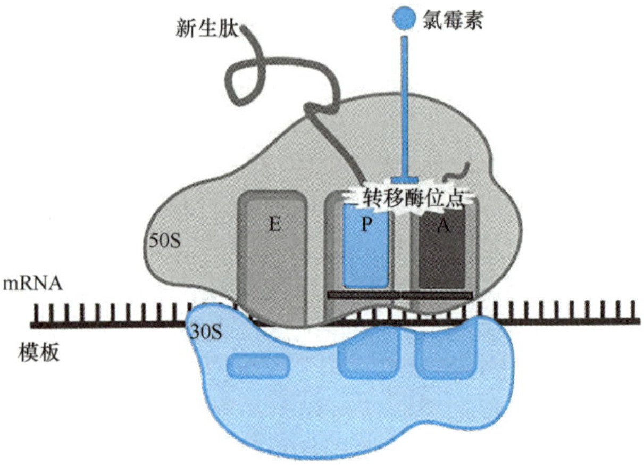

图 7-40-3 氯霉素抑制细菌蛋白质合成示意图

各种细菌对氯霉素均可产生耐药性，耐药机制主要如下：①产生灭活酶，通常由质粒介导（多为噬菌体 M_1 型），细菌产生氯霉素乙酰转移酶，使氯霉素转化成乙酰化衍生物而失去抗菌活性，如金黄色葡萄球菌等；②膜通透性改变，细菌外膜蛋白缺失或表达减少，导致外膜对氯霉素的通透性降低，药物无法进入胞内发挥作用，较常见于铜绿假单胞菌、大肠埃希菌、志贺菌属等；③通过基因突变获得，如铜绿假单胞菌 *cmlA* 基因突变造成细菌外膜对氯霉素的通透性降低，药物无法进入菌体内发挥抗菌作用。

【临床应用】 用于治疗伤寒、副伤寒及立克次体病，其他药物疗效不佳的脑膜炎。氯霉素与青霉素合用首选治疗需氧、厌氧菌混合感染引起的耳源性脑脓肿等。在危及生命的紧急情况下，再生障碍性贫血并非使用氯霉素的绝对禁忌证。

【不良反应】

1. 抑制骨髓造血系统功能 分为如下两种情况：①与剂量有关的可逆性骨髓抑制，常见于血药浓度超过 25 mg/L 的患者，可逆性地减少各类血细胞，首先出现粒细胞减少，与剂量有关，停药后可恢复；②与剂量无关的骨髓毒性反应，常表现为严重的、不可逆性再生障碍性贫血。虽然发生率低，但死亡率高（≥50%），可有数周至数月的潜伏期，不易早期发现，其临床表现有血小板减少引起的出血倾向，如瘀点、瘀斑和鼻衄等，以及由粒细胞减少所致感染征象，如高热、咽痛、黄疸等。使用时应严格掌握用量及疗程，勤查血常规，白细胞低于 2.5×10^9/L 时应停药。

2. 灰婴综合征 早产儿及新生儿用药剂量过大时，常于用药后第 2～9 天发生循环衰竭，患儿出现呕吐、呼吸急促、发绀、代谢性酸中毒等，称灰婴综合征（gray baby syndrome）。其原因是早产儿和新生儿肝脏发育不全，缺乏葡萄糖醛酰基转移酶，对氯霉素的代谢、解毒能力差，且肾排泄能力差，导致药物在体内蓄积中毒。此外，高浓度氯霉素可抑制肝脏、心肌及横纹肌中线粒体呼吸链的电子传递。人及哺乳动物某些细胞线粒体中的核蛋白体与细菌 70S 核糖体相似，氯霉素亦可能抑制宿主细胞线粒体蛋白合成，与其抑制骨髓造血功能，甚至与灰婴综合征的发生有关。新生儿及早产儿禁用。妊娠后期及哺乳期妇女应避免使用。

3. 其他 口服可引起恶心、呕吐、腹泻等。少数患者有皮疹和血管神经性水肿等过敏反应、二重感染、肝、肾功能损伤等。偶见视神经炎、视力障碍、幻视、幻听、中毒性精神病等。

（江南大学 吴国胜）

第四十一章　人工合成抗菌药

- Quinolones, by virtue of their broad spectrum of antibacterial activity and their oral bioavailability, are a very important class of antibacterial agents. Therapeutic uses include treatment of urinary tract infections, prostatitis, several sexually transmitted diseases, osteomyelitis, bacterial diarrhea, etc. New agents with excellent activity against the organisms of atypical pneumonia, anaerobes, and pneumococci are available for single-agent treatment of pneumonia. Quinolones generally are not recommended for use in children or during pregnancy because of their potential to produce arthropathy.
- Sulfonamides are used primarily in the treatment of urinary tract infections; in combination with trimethoprim, they are also frequently used for the treatment of otitis, bronchitis, sinusitis, and pneumocystis carinii pneumonia. Emergence of resistance has limited their use in other settings.

第一节　喹诺酮类药物

一、概　　述

喹诺酮类药物是一类具有4-喹诺酮类母核（图7-41-1）、品种繁多、抗菌谱广、抗菌活性强、口服吸收好、组织中的分布浓度高、与其他常用抗菌药交叉耐药性较少、不良反应较低等特点的临床常用抗菌药物，按发明先后、结构及抗菌谱的不同，分为五代。

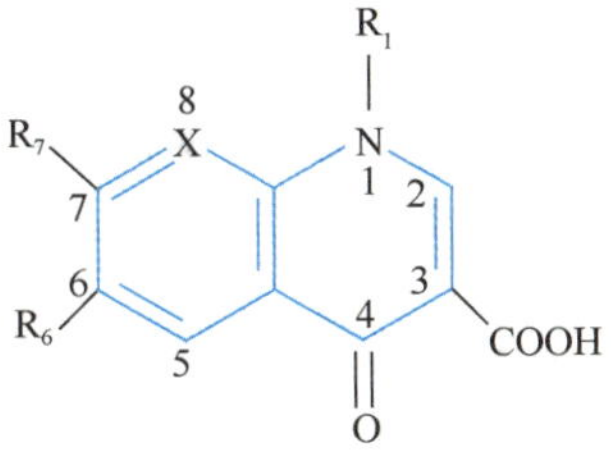

图7-41-1　4-喹诺酮类母核

第一代喹诺酮类抗菌药以20世纪60年代初发现的萘啶酸为代表，对革兰氏阴性菌有抑菌作用，其抗菌谱窄，活性低，吸收差，副作用多，现已被淘汰。

第二代喹诺酮类药物以1973年合成的吡哌酸为代表，抗菌活性较萘啶酸强，对包括铜绿假单胞菌的革兰氏阴性菌亦有作用。口服吸收较少，尿中可达有效的抗菌浓度，主要用于革兰氏阴性杆菌引起的尿路及肠道感染。

第三代喹诺酮类药物是20世纪80年代研发的诺氟沙星、环丙沙星、氧氟沙星、左氧氟沙星和培氟沙星等一系列氟喹诺酮类（fluoroquinolones）药物，在C_6位引入氟原子后，增加了抗革兰氏阳性菌，并增强了抗革兰氏阴性菌的作用。

第四代喹诺酮类药物是20世纪90年代在第三代喹诺酮的基础上，进一步在4-喹诺酮母核结构上进行优化开发，合成的加替沙星、莫西沙星、妥舒沙星、吉米沙星等药物，不但增强了抗厌氧菌的作用，且对多数致病菌如呼吸道感染病原体引起的感染的综合疗效好。

第五代喹诺酮类药物以奈诺沙星、加诺沙星为代表。6位无氟原子，对革兰氏阳性球菌作用增强，对革兰氏阴性菌及非典型病原体均有作用，对耐青霉素肺炎链球菌和MRSA高度敏感。

【体内过程】

1. 吸收　除诺氟沙星和环丙沙星吸收率较低外，大部分喹诺酮类口服吸收迅速而完全，吸收率均达80%～100%，1～2 h内血药浓度达峰值。可络合二价和三价阳离子，与含这些离子的食品和药物同服，药效降低。

2. 分布　血浆蛋白结合率大多在14%～30%。组织和体液分布广泛，肺、肝、肾、膀胱、前列腺、卵巢、输卵管和子宫内膜的药物浓度高于血药浓度。培氟沙星、环丙沙星等可透过正常或炎症时血脑屏障进入脑脊液，并达到有效治疗浓度。左氧氟沙星有较强组织穿透性，可在细胞内达到有效治疗浓度。

3. 代谢与排泄　大多数喹诺酮类主要是以原型经肾排出，可在尿中长时间维持杀菌水平，肾功能不全患者需调整用量。培氟沙星主要经肝脏代谢，肝功能不全患者慎用。

【抗菌作用】　抗菌谱广，抗菌活性强，属杀菌药。对革兰氏阴性菌中肠杆菌科的各类细菌如大肠埃希菌、沙门菌属、志贺菌属等均具有很强的抗菌作用。嗜血杆菌属、奈瑟菌属等其他的革兰氏阴性菌对其亦敏感。第三代氟喹诺酮药物对铜绿假单胞菌、金黄色葡萄球菌、链球菌、军团菌、结核分枝杆菌亦有较强的抗菌活性。第四代喹诺酮增加了对厌氧菌的作用，并对肺炎支原体、人型支原体、沙眼衣原体及立克次体亦有一定的抑制和杀灭作用。多数氟喹诺酮类药物有较好的抗生素后效应，为目前临床常用药。第五代喹诺酮类药物增加了对革兰氏阳性球菌包括耐药菌的抗菌强度，对非典型病原体也有较强作用。

【作用机制】 主要通过抑制革兰氏阴性菌的DNA促旋酶（DNA gyrase）、革兰氏阳性菌的拓扑异构酶Ⅳ（topoisomerase Ⅳ）发挥抗菌作用。杀菌作用还与诱导DNA的SOS修复及细菌产生新的自溶酶等有关。

1. 抑制DNA促旋酶和拓扑异构酶Ⅳ DNA促旋酶为2个A亚基和2个B亚基组成的四聚体，在DNA转录或复制过程中，A亚基先将正超螺旋后链切开缺口，B亚基结合ATP并催化其水解，使DNA的前链经缺口后移，A亚基再将此切口封闭，形成DNA负超螺旋。喹诺酮类通过影响DNA促旋酶的A亚单位功能，抑制革兰氏阴性菌DNA促旋酶，使DNA超螺旋结构不能封口，DNA单链暴露，导致mRNA与蛋白质合成失控，终使细菌死亡（图7-41-2）。

拓扑异构酶Ⅳ是喹诺酮类抗革兰氏阳性菌的重要靶点，由2个C亚单位和2个E亚单位组成四聚体，在DNA复制后期姐妹染色体分离过程中起重要作用。其中C亚单位负责DNA前链的断裂与封口，E亚单位催化ATP分解及前链后移，解除DNA结节，解开DNA环连体和松弛超螺旋，协助染色体分配到子代细菌。喹诺酮类则主要作用于前链的断裂与封口环节（图7-41-2）。

哺乳动物细胞（真核细胞）不含DNA促旋酶，而含有功能相似的Ⅱ型DNA拓扑异构酶，喹诺酮类对DNA促旋酶选择性高，仅在高浓度抑制Ⅱ型DNA拓扑异构酶。因此，治疗量对人体毒性小。一般而言选择性抑制细菌DNA促旋酶作用越强，对哺乳动物毒性作用越低。

2. 改变细胞壁糖肽的构成 通过改变细胞壁糖肽成分，使糖肽降解而出现菌体裂解，可能与细菌产生新的黏肽水解酶或自溶酶有关。

3. 诱导DNA的SOS修复 通过诱导DNA的SOS修复，引起DNA的错误复制，从而造成基因突变或细菌死亡。

【耐药机制】 随着喹诺酮类药物的广泛使用，细菌对其产生耐药性，特别是铜绿假单胞菌、葡萄球菌属、梭状芽孢杆菌、沙门菌属、淋病奈瑟球菌及链球菌等耐药菌日益增加，耐药机制主要由于编码DNA促旋酶的基因突变和膜通透性改变所致。

1. 喹诺酮类药物作用靶点的改变 如细菌DNA促旋酶A亚单位发生突变，可使喹诺酮与酶的亲和力下降，阻止药物与酶相结合，这种基因突变造成的耐药性与细菌对高浓度药物耐药有关。编码DNA促旋酶*gyrA*基因和拓扑异构酶Ⅳ的*parC*基因突变，降低其对喹诺酮类药物的亲和力。

2. 喹诺酮类药物在细菌体内蓄积减少 如大肠埃希菌、阴沟肠杆菌、肺炎克雷伯菌等的*cfxB*和*nfxB*基因突变，外膜上膜孔蛋白减少或缺失，影响细菌细胞膜对药物的通透性，致使细菌对药物的摄入减少，从而产生耐药性，这与细菌对低浓度药物耐药有关。此外，如金黄色葡萄球菌*norA*基因高表达，其介导的主动外排泵蛋白表达增多，使药物泵出菌体增加，导致细菌体内药物浓度下降而发生耐药。

3. 质粒介导的耐药性 质粒介导的喹诺酮类药

（1）DNA促旋酶的作用机制

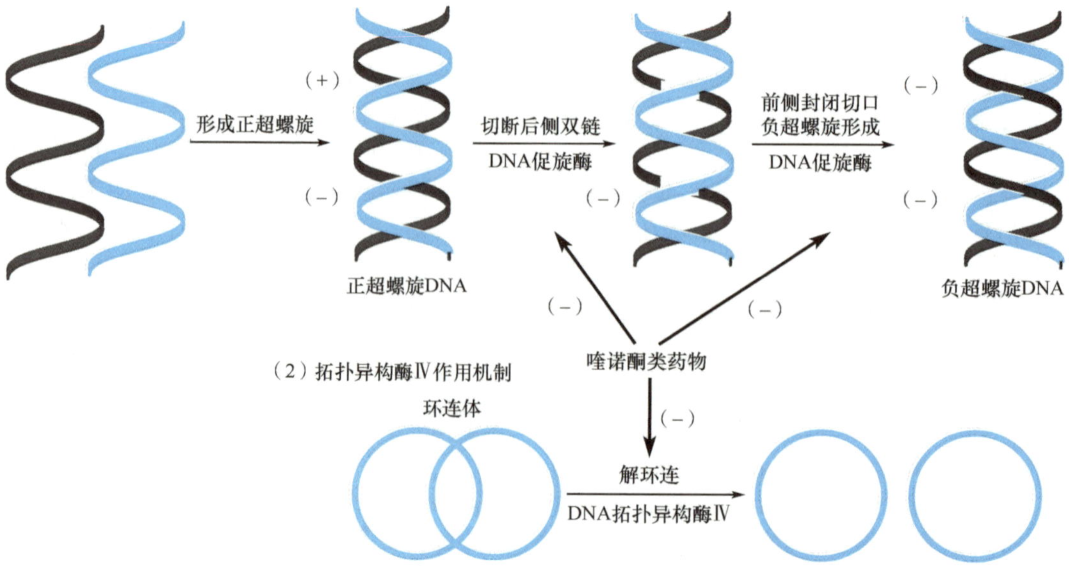

图7-41-2 喹诺酮类药物与DNA结合的部位及作用机制示意图

物耐药基因在细菌间的传递，也是耐药率上升的原因之一，如质粒携带的 *qnr* 基因编码 Qnr 蛋白可保护 DNA 促旋酶免受喹诺酮类药物的抑制。

【临床应用】

1. 泌尿生殖系统感染 治疗单纯性、复杂性尿路感染、细菌性前列腺炎、尿道炎和宫颈炎等。

2. 肠道感染 治疗耐药的伤寒菌株和其他沙门菌属感染，以及肠产毒性大肠埃希菌引起的旅行者腹泻。还能与其他药合用治疗发热性中性粒细胞减少症和腹腔感染。

3. 呼吸道感染 常用于肺炎球菌、流感嗜血杆菌、卡他莫拉菌引起的支气管炎和鼻窦炎，也用于肺炎克雷伯菌、大肠埃希菌和铜绿假单胞菌等革兰氏阴性杆菌和金黄色葡萄球菌所致的肺炎及支气管感染。还可用于嗜肺军团菌和其他军团菌所致的感染、社区获得性肺炎及胞内分枝杆菌感染。

4. 骨骼系统感染 可用于革兰氏阴性杆菌骨髓炎和骨关节感染等。

5. 皮肤软组织感染 用于革兰氏阴性杆菌所致五官科感染和伤口感染。氟喹诺酮类常与抗厌氧菌药物合用治疗糖尿病足感染。

6. 其他 联合治疗多重耐药肺结核及非典型分枝杆菌感染。培氟沙星可治疗化脓性脑膜炎和由克雷伯菌属、肠杆菌属、沙雷菌属所致的败血症。环丙沙星可预防炭疽和治疗兔热病等。

【不良反应】不良反应较轻微，大多数患者可耐受。

1. 胃肠道反应 可见食欲缺乏、恶心、呕吐、腹痛、腹泻及便秘等，为最常见的不良反应，发生率为 3%～17%。

2. 神经系统反应 主要表现为头昏、头痛等，其发生率为 0.9%～11%。幻觉等精神症状及癫痫发作极少见，主要见于合用茶碱或 NSAIDs 时，因可增强喹诺酮类药物抑制 GABA 与其受体结合的作用，有癫痫或精神病史患者慎用。

3. 变态反应 可出现血管神经性水肿、皮肤瘙痒和皮疹等过敏症状，平均发生率为 0.6%。偶见过敏性休克，个别患者出现光敏性皮炎，尤以服用洛美沙星者多见。对喹诺酮类过敏者禁用。

4. 软骨组织损害 氟喹诺酮类药物中的 C_3 及 C_4 羰基可与软骨组织中的 Mg^{2+} 形成络合物，并沉积在关节软骨，造成局部 Mg^{2+} 缺乏而致软骨损伤。对幼年动物可引起负重关节的软骨组织损害，不宜用于儿童、孕妇和哺乳期妇女。环丙沙星和诺氟沙星较少发生关节症状，且相关症状一般是可逆的。

5. 其他 罕见跟腱断裂或跟腱炎，肾脏疾病、血液透析及应用类固醇激素可能是诱因。偶见血清转氨酶升高。心脏毒性罕见，但后果严重，可见 Q-T 间期延长、尖端扭转型室性心动过速、心室颤动。尖端扭转型室性心动过速多见于司帕沙星、加替沙星、左氧氟沙星。

【药物相互作用】

1. 口服喹诺酮类尤其是环丙沙星，若与二价或三价阳离子药物合用时，在小肠上部形成不被吸收的络合物，生物利用度下降。

2. 依诺沙星、环丙沙星能抑制肝微粒体 CYP 代谢酶而影响茶碱的代谢，导致茶碱在体内蓄积，出现毒性反应。诺氟沙星的作用稍弱。氧氟沙星、左氧氟沙星、司帕沙星无此作用，与茶碱不发生相互作用。

3. 依诺沙星、环丙沙星可抑制肝微粒体 CYP 对咖啡因的代谢，延长其 $t_{1/2}$ 至原来的 4～5 倍，并提高血药峰浓度。

4. 环丙沙星可改变美托洛尔、普萘洛尔、美西律、地西泮和普鲁卡因胺的药动学。与环孢素 A、他克莫司相互作用而导致肾毒性。合用膦甲酸可能导致癫痫大发作风险增加。

5. 氟喹诺酮类与肾上腺皮质激素合用，可能增加肌腱断裂的风险，尤其是老年患者。

二、主要喹诺酮类药物

吡 哌 酸

吡哌酸（pipemidic acid）口服吸收迅速，血浆蛋白结合率约为 30%，体内几乎不被代谢，约 70% 经肾排泄，存在肠肝循环，尿、胆汁及粪便中药物浓度较高。对多数革兰氏阴性菌有较强的抗菌活性，较高浓度对铜绿假单胞菌及金黄色葡萄球菌也有抑制作用。可用于尿路感染、胃肠道感染及耳鼻喉科感染；还可用于前列腺炎、伤寒等的治疗。不良反应有恶心、呕吐等胃肠道反应；也有头痛、头晕及倦怠等神经系统反应，还有药疹、皮疹等过敏反应及血清转氨酶升高、肌酐、血尿素氮升高等。婴幼儿、儿童禁用。

诺 氟 沙 星

诺氟沙星（norfloxacin）是第一个氟喹诺酮类药物，也是较为常用的抗菌药物之一。口服生物利用度为 30%～40%，体内分布广泛，少部分在肝脏代谢，主要经肾排泄，$t_{1/2}$ 为 3～4 h。抗菌谱较第二代吡哌酸广，抗菌活性较强。对包括铜绿假单胞菌的多数革兰氏阴性菌有较强的抗菌活性。除对葡萄球菌属有一定抗菌作用外，肺炎球菌、溶血链球菌等革兰氏阳性球菌对其耐药。对厌氧菌的作用差，对结核分枝杆菌、军团菌、支原体、衣原体无作用。主要用于敏感菌所致的上呼吸道、泌尿生殖系统、肠道等感染，也可用于耳鼻喉科、外科、妇科、皮肤科等感染及无并发症的急性淋病治疗，还可用于耐药菌株所致的伤寒及其他沙门菌属的感染。不良反应主要有恶心、呕吐、头晕、头痛、失眠等，也可发生皮疹、皮肤瘙痒及光敏性皮炎等过敏反应及一过性转氨酶升高、白细胞减少等。

环丙沙星

环丙沙星（ciprofloxacin）是抗菌谱较广的第三代喹诺酮类，口服吸收较好，在体内广泛分布，80% 以原型经肾排泄，$t_{1/2}$ 为 3.3～4.9 h。对革兰氏阴性菌有较强的抗菌活性，抗菌作用优于其他氟喹诺酮类、头孢菌素类抗生素、氨基糖苷类抗生素。对结核分枝杆菌、沙眼衣原体、支原体等也有抑制作用。适用于其他抗菌药耐药的革兰氏阴性杆菌引起的呼吸道、胃肠道、胆道、泌尿道、皮肤软组织感染及骨髓炎、化脓性关节炎及败血症等严重感染的治疗。尚可用于急性淋菌性尿道炎的治疗，但对耐药的革兰氏阳性菌及铜绿假单胞菌引起的感染，需与其他抗菌药联合应用。不良反应轻，患者较易耐受，常见腹泻、呕吐、腹痛、头痛、失眠等。

氧氟沙星

氧氟沙星（ofloxacin）是广谱的氟喹诺酮类。口服吸收迅速且较安全，组织分布广泛，胆汁与胆囊壁中药物浓度较高，胆汁中的含量可达 7 倍于血药浓度。亦能透过血脑屏障。在体内几乎不被代谢，70%～90% 经肾排泄，$t_{1/2}$ 为 2.4～4.2 h。对多数革兰氏阳性球菌和肠杆菌属有较强抗菌活性，对铜绿假单胞菌包括耐庆大霉素菌株有较强的抗菌活性，并对耐药结核分枝杆菌、厌氧消化链球菌和沙眼衣原体也有一定的抗菌作用。适用于敏感菌引起的呼吸道感染、多重耐药菌所致的伤寒、淋病奈瑟球菌与衣原体或支原体混合引起的尿路、胆道、腹腔及中耳、鼻窦、咽喉、泪囊、口腔和盆腔等部位感染的治疗。还可用于治疗多重耐药结核分枝杆菌所致的结核病，特别是难治性结核病。不良反应主要为胃肠道反应，有轻度的恶心、呕吐、胃不适等，还可出现头昏、头痛、失眠等，偶见转氨酶升高、白细胞减少等。即使结核病患者 5～9 个月的长程用药治疗，患者耐受亦良好。

左氧氟沙星

左氧氟沙星（levofloxacin）是氧氟沙星的左旋光学异构体，体内过程与氧氟沙星相似，但口服吸收非常完全，生物利用度几乎可达 100%，在体内组织与体液中广泛分布，80%～86% 以原型经肾排泄。$t_{1/2}$ 为 5～7 h。抗菌谱与氧氟沙星相同，抗菌活性是氧氟沙星的 2 倍。临床应用与氧氟沙星相同。不良反应虽与氧氟沙星相似，但较轻微或少见，发生率约为 2.8%，是喹诺酮类中不良反应较少的药物。

培氟沙星

培氟沙星（pefloxacin）口服吸收好，生物利用度为 90%～100%，血浆蛋白结合率约为 30%，在体内可广泛分布，在肝脏代谢，主要通过肾及肝脏消除，$t_{1/2}$ 为 10～11 h。抗菌谱与诺氟沙星相似，但抗菌活性弱于后者，对金黄色葡萄球菌的作用与万古霉素相当，但抗铜绿假单胞菌的作用不如环丙沙星。主要用于革兰氏阴性菌和葡萄球菌所致的严重感染，如败血症、细菌性脑膜炎、心内膜炎和呼吸、消化、泌尿生殖系统、骨关节及皮肤软组织等感染的治疗。不良反应轻且短暂。常见恶心、呕吐等胃肠道反应，皮疹等过敏反应，其中以光敏性皮炎多见。还有眩晕、失眠、头痛、肌肉或关节痛、血小板减少等。肝、肾功能不全患者慎用，孕妇、哺乳期妇女、儿童禁用。

依诺沙星

依诺沙星（enoxacin）口服吸收完全，2 h 血药浓度达峰值。体内分布广泛，50%～60% 以原型药和 10% 以代谢物形式经肾排泄。体外抗菌活性与诺氟沙星相似，体内抗菌活性强约 2 倍，对包括铜绿假单胞菌的革兰氏阴性细菌有较强的作用。适用于敏感菌引起的泌尿生殖系统、呼吸系统和胃肠道感染，亦可用于皮肤软组织、腹腔、胆道感染，还可用作伤寒的治疗。不良反应以消化道反应为主，偶可发生过敏及中枢神经系统的毒性反应。

氟罗沙星

氟罗沙星（fleroxacin）口服吸收迅速且完全，生物利用度接近 100%，1.5 h 血药浓度达峰值，体内分布广，主要经肾排泄，尿中原型药占 50%～60%。对多数革兰氏阴性菌和革兰氏阳性菌均有较强的抗菌活性，对厌氧菌、分枝杆菌、衣原体、支原体也有较强的作用，且 MRSA 对其敏感。适用于敏感菌所致呼吸道、消化道感染，单纯性、复杂性淋病及衣原体、支原体尿路感染，皮肤软组织感染，子宫及其附件感染等的治疗，亦可用于治疗伤寒。不良反应主要有恶心、呕吐、腹胀、腹泻或便秘等胃肠道反应，尚有头晕、头痛、失眠等中枢神经系统反应，光敏反应等。不与茶碱发生药物相互作用。

洛美沙星

洛美沙星（lomefloxacin）口服后 1.3～1.7 h 血药浓度达峰值，生物利用度可达 90%，血浆蛋白结合率较低约为 15%。体内广泛分布，肾组织中药物含量最高，70%～80% 经肾排泄，$t_{1/2}$ 为 8～13 h。对革兰氏阴性菌的抗菌活性与氧氟沙星相似，对大多数厌氧菌的抗菌活性不如氧氟沙星，与其他喹诺酮类存在部分交叉耐药，但与其他类抗菌药无交叉耐药。用于敏感细菌所致的败血症、心内膜炎、细菌性脑膜炎和消化、呼吸、泌尿生殖系统及皮肤软组织等感染的治疗。不良反应多，但一般较轻微，主要有胃肠道反应、神经系统症状、光敏性皮炎、跟腱损伤等。

司帕沙星

司帕沙星（sparfloxacin）口服吸收好，1～3 h 血药浓度达峰值，抗酸药可轻度抑制其吸收。组织穿透力强，分布广泛，可透过血脑屏障，脑脊液中的药物浓度为血药浓度的 24%。胆汁中游离型药物与结合型药物的浓度分别是血药浓度的 5 倍和 80 倍。药物随胆汁及尿排泄，存在肠肝循环。$t_{1/2}$ 为 16～20 h。对革兰氏阳性菌、革兰氏阴性菌及厌氧菌均有作用，特别是对肺炎球菌、支原体、衣原体、结核杆菌及非典型分枝杆菌有很强的抗菌活性，且 MRSA 对其高度敏感。适用于敏感菌引起的呼吸道、泌尿道、肠道、皮肤、生殖道、眼部和耳鼻喉部等感染的治疗。主要不良反应为光敏性皮炎，眩晕、头痛、蹒跚步态等神经系统症状。

加替沙星

加替沙星（gatifloxacin）口服吸收良好，体内分布广泛，79%～88% 以原型药物经肾排泄。抗菌谱较第三代的环丙沙星和氧氟沙星广，且活性更强，对革兰氏阳性菌、革兰氏阴性菌和厌氧菌均有很强的抗菌活性。主要用于敏感病原菌引起的慢性支气管炎急性发作、急性鼻窦炎、社区获得性肺炎、单纯性及复杂性尿路感染、急性肾盂肾炎、直肠感染及淋球菌宫颈炎等。不良反应主要有恶心、胃部不适、腹泻等消化道反应；可发生眩晕、头痛、嗜睡等神经系统症状；还可出现皮肤过敏症状。

莫西沙星

莫西沙星（moxifloxacin）口服吸收迅速，吸收后可迅速分布至体液及组织中，约有 22% 原型药和 50% 代谢物经肾排泄。反复多次给药可在体内蓄积。$t_{1/2}$ 为 11～15 h。对大多数革兰氏阳性菌有很强的抗菌活性，对耐青霉素和头孢菌素的肺炎链球菌、流感嗜血杆菌、卡他莫拉菌亦具有高度的抗菌活性。此外，肺炎支原体、肺炎衣原体、嗜肺军团菌、结核分枝杆菌等对其亦敏感。适用于敏感菌所致的呼吸道感染，也可用于消化道、泌尿生殖系统、皮肤软组织、耳鼻喉科等感染，尤其适用于混合感染。不良反应发生率很低，且较环丙沙星和氧氟沙星轻。仅有少而轻微的恶心、胃部不适、头痛等，光毒性低，是安全性和耐受性均较好的药物。

妥舒沙星

妥舒沙星（tosufloxacin）口服吸收迅速，食物不影响其吸收。分布广泛，生殖器官等组织有较高的药物浓度，不易透过血脑屏障。在体内可被代谢。原型药经肾排泄，代谢物随粪便排泄。$t_{1/2}$ 为 3.1～3.9 h。对革兰氏阳性菌、革兰氏阴性菌大多数厌氧菌的均有较强抗菌活性。主要用于敏感菌引起的呼吸、泌尿生殖和消化系统及皮肤软组织感染的治疗。不良反应轻微，主要有恶心、呕吐、胃部不适、食欲减退等胃肠道反应，也可出现头晕、头痛、头胀、失眠、嗜睡、手指颤抖等神经系统症状。

奈诺沙星

奈诺沙星（nemonoxacin）是我国自主研发的新型无氟喹诺酮类，口服吸收迅速，1～2 h 血药浓度达峰值，生物利用度近 100%，分布广泛，血浆蛋白结合率较低约为 16%，$t_{1/2}$ 约 11 h，约 70% 经肾排泄。对革兰氏阳性菌有高度抗菌活性，对 MRSA 的抗菌活性强，对耐药肺炎链球菌也高度敏感，对某些喹诺酮靶位突变耐药菌株，如耐环丙沙星的金黄色葡萄球菌、铜绿假单胞菌等有很强活性，对耐万古霉素的屎肠球菌和脆弱拟杆菌亦有较强作用。对厌氧菌、非典型病原体作用较强，对革兰氏阴性菌抗菌活性与氟喹诺酮相似或略差，对结核分枝杆菌抗菌活性弱。适用于敏感菌感染。可能导致胃肠不适，如恶心、呕吐、腹泻，以及瘙痒、皮疹等过敏反应和眩晕、头痛等其他不良反应。

加诺沙星

加诺沙星（garenoxacin）又称加雷沙星，口服生物利用度为 92%。$t_{1/2}$ 约为 12 h。对葡萄球菌（包括 MRSA）、链球菌（包括耐青霉素的肺炎链球菌）、肺炎球菌（包括多重耐药性肺炎链球菌）、卡他莫拉菌（包括产 β- 内酰胺酶菌）、流感嗜血杆菌（包括耐氨苄西林的流感嗜血杆菌）和肺炎衣原体等均有较强的抗菌活性。用于治疗敏感菌感染所致的喉炎、扁桃体炎、急性支气管炎、肺炎、中耳炎和鼻窦炎等，也可用于治疗慢性呼吸道疾病继发感染。不良反应少，常见恶心、腹泻、头痛和眩晕等。

第二节　磺胺类抗菌药

一、概　　述

1935 年德国化学家 Gerhard Domagk 观察到百浪多息（prontosil）对溶血性链球菌感染的小鼠有保护作用，先后合成了一系列的磺胺类化合物，成为有效防治全身性细菌感染的第一类化疗药物。随着其他抗生素和喹诺酮类药物的研发，磺胺类药物逐渐被低毒、高效的抗菌药所替代。

【体内过程】

1. 吸收　大多数磺胺类口服易吸收，各药一般吸收速度不同，吸收率通常在 90% 以上，血药浓度达峰时间快者为 2～3 h，慢者则需 4～6 h。

2. 分布　磺胺类血浆蛋白结合率不同，除磺胺嘧啶为 20%～25% 外，其余大多为 80%～90%。可广泛渗入胸腔积液、腹水、滑膜囊、房水、唾液、汗液、尿液、胆汁等细胞外液及全身组织。除长效类外，大多能透过血脑屏障，在脑脊液可达血药浓度的30%～80%，脑膜炎时可达血药浓度的80%～90%。也能进入乳汁和透过胎盘屏障，胎儿血药浓度可达母体血药浓度的50%～100%。

3. 代谢 主要在肝脏经乙酰化代谢，代谢产物无抗菌活性。柳氮磺吡啶可被肠道菌群分解成磺胺吡啶和5-氨基水杨酸，前者有抗菌活性，而后者有抗炎作用，可用于治疗炎症性肠病。

4. 排泄 原型药及乙酰化代谢产物主要经肾小球滤过而排泄，部分药物可自肾小管重吸收。少量随乳汁、胆汁及粪便排出。

【抗菌作用】 抗菌谱广且各磺胺药基本相同，抗菌活性略有差异。对该类药物敏感的革兰氏阳性菌有溶血性链球菌、肺炎球菌等，革兰氏阴性菌有脑膜炎球菌、淋病奈瑟球菌、流感嗜血杆菌、鼠疫耶尔森菌等。其次对大肠埃希菌、志贺菌属、变形杆菌、肺炎克雷伯菌、肉芽肿荚膜杆菌、杜克雷嗜血杆菌、放线菌、沙眼衣原体等亦具有抗菌活性。

【作用机制】 磺胺类是抑菌药。对磺胺类敏感细菌需从外环境中获得对氨基苯甲酸、蝶啶和谷氨酸等物质，在菌体内经由二氢蝶酸合酶（dihydrofolate synthase）的作用合成二氢叶酸，再经二氢叶酸还原酶（dihydrofolate reductase）转化为四氢叶酸，四氢叶酸活化后，作为一碳基团载体的辅酶参与嘧啶核苷酸和嘌呤的合成。磺胺类化学结构与对氨基苯甲酸相似，可与对氨基苯甲酸竞争结合二氢蝶酸合酶，抑制其活性，从而使二氢叶酸合成受阻，细菌的生长繁殖受到抑制（图7-41-3）。由于人或哺乳动物能直接利用食物中的叶酸，故磺胺类不影响哺乳动物细胞二氢叶酸的合成。局部麻醉药普鲁卡因在体内可代谢为对氨基苯甲酸，从而降低磺胺类的疗效。

【耐药性】 随着临床对磺胺类的广泛使用，细菌尤其是奈瑟菌属和革兰氏阳性菌对磺胺类的耐药性日益增多，常与甲氧苄啶合用，很少单独应用。

细菌对磺胺类的耐药性可由于质粒的转导或酶的突变产生，耐药机制主要如下：①二氢蝶酸合酶与磺胺类的亲和力下降；②细菌降低药物的通透性或增加药物的流出；③细菌代谢途径发生改变而直接利用环境中的叶酸；④细菌增加磺胺类拮抗物对氨基苯甲酸的产生，导致磺胺类对酶结合的竞争力下降，可能是最主要的耐药机制，如某些耐药葡萄球菌可合成比原有敏感菌株多70倍的对氨基苯甲酸。

磺胺类各药物间可产生交叉耐药，但与其他类抗菌药间无交叉耐药，当与甲氧苄啶合用时可减少和延缓耐药性产生。

【不良反应】

1. 泌尿系统损害 有些磺胺类及其乙酰化代谢产物在尿液中溶解度低，易沉淀而引起结晶尿。适当增加饮水量和碱化尿液可增加其溶解度，促进排泄而预防结晶尿。

2. 过敏反应 常见皮疹、药物热、血管神经性水肿等，还可见剥脱性皮炎、光敏性皮炎及溶血性贫血等。尤其服用长效制剂时更易发生，故长效磺胺已极少应用。

3. 血液系统反应 葡萄糖-6-磷酸脱氢酶缺乏的患者易引起溶血性贫血。也可见粒细胞减少和血小板减少，罕见再生障碍性贫血。

4. 胆红素脑病 主要发生于新生儿，因为磺胺类能与胆红素竞争血浆蛋白结合，使游离的胆红素进入中枢神经系统而导致胆红素脑病。新生儿、2岁以下的婴儿、哺乳期妇女及产妇临产前不宜使用。

5. 肝损伤 可出现黄疸、肝功能减退，严重者可发生暴发性肝衰竭。肝功能损害患者应避免使用。

【药物相互作用】 磺胺类包括复方磺胺甲噁唑能增强华法林的抗凝作用，可干扰肝药酶对苯妥英钠的代谢。若与甲氨蝶呤合用，可使与血浆蛋白结合的甲氨蝶呤被置换下来，游离的甲氨蝶呤血药浓度升高，引起骨髓抑制。SMZ可降低环孢素A的血药浓度，导致发生移植排斥反应。甲氧苄啶与SMZ合用时，如联用口服避孕药、匹莫齐特、巯嘌呤时，可减弱这些药物的作用。

二、常用磺胺类药物

（一）肠道易吸收磺胺类药物

肠道易吸收磺胺类药物见表7-41-1。

◆ 短效磺胺类药物（$t_{1/2}$ 短于10 h）

磺胺异噁唑

磺胺异噁唑（sulfisoxazole，SIZ）抗菌谱广，主要用于敏感菌所致的尿路感染、脑膜炎，也可用

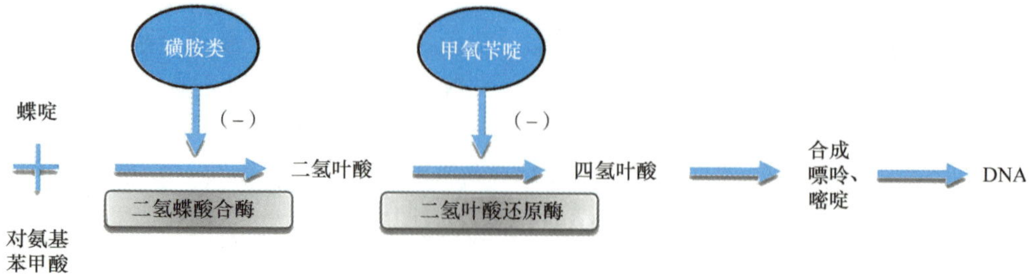

图7-41-3 磺胺类和甲氧苄啶的作用机制

表 7-41-1　肠道易吸收磺胺类药物分类与主要药代动力学参数

分类	药名	达峰时间（h）	$t_{1/2}$（h）	药物浓度比（脑脊液/血液）（%）	乙酰化率（%）		肾排出率（%）
					血	尿	
短效	SIZ	2	5～8	30～50	30	30	95
	磺胺二甲嘧啶	2～3	1.5～4	30～80	20	60	73～85
中效	磺胺嘧啶	4	17	57	40	15～40	57
	SMZ	2～4	10～12	50～60	38	58	50～60
长效	磺胺间甲氧嘧啶	6	36～48	57	5	10	50～60
	磺胺对甲氧嘧啶	4	30	30	15	32	57
	磺胺多辛	4	175	—	60	30	—

于化脓性扁桃体炎及鼻窦炎、慢性胆囊炎及前列腺炎的治疗。不良反应常见恶心、呕吐、胃部不适等胃肠道反应。亦可发生皮疹、血管神经性水肿等过敏反应。虽其乙酰化合物溶解性较高而很少形成尿结晶，用药期间仍应多饮水。新生儿、婴幼儿及临产期妇女不宜用，因其可将与血浆蛋白结合的胆红素置换出来，使血中游离胆红素增高，并促使胆红素进入中枢神经系统而导致核黄疸。

磺胺二甲嘧啶

磺胺二甲嘧啶（sulfadimidine，SM2）抗菌谱和抗菌活性与 SIZ 基本相同。口服吸收迅速完全，2～3 h 血药浓度达峰值。血浆蛋白结合率为 80%～90%。$t_{1/2}$ 为 1.5～4 h，但慢代谢型患者可延长。口服用于治疗敏感菌所致的中、轻度感染。由于其经乙酰化灭活的代谢产物的溶解度大，尿结晶物比 SMZ 少。

◆ 中效磺胺类药物（$t_{1/2}$ 为 10～24 h）

磺胺嘧啶

磺胺嘧啶（sulfadiazine，SD）抗菌谱及抗菌活性与 SIZ 相似，主要用于呼吸道、肠道和泌尿系统感染，中耳炎及疖痈等的治疗，也可用于流行性脑脊髓膜炎、链球菌感染与风湿病复发的防治，还可用于艾滋病患者弓形虫及诺卡菌属感染的治疗。易在肾中形成乙酰化合物结晶而造成肾损害，用药期间应多饮水并同服碳酸氢钠碱化尿液。其他不良反应与 SIZ 同。

磺胺甲噁唑

磺胺甲噁唑（sulfamethoxazole，SMZ）是 SIZ 的同类物，抗菌活性与 SIZ 相同。口服吸收较慢，主要用于全身性及泌尿系统感染的治疗，也可用于伤寒及流行性脑脊髓膜炎等的治疗。不良反应主要是泌尿系统损害，可乙酰化且在尿中溶解度小，为避免尿结晶而应多饮水和同服碳酸氢钠碱化尿液增加其溶解度，其他不良反应同 SIZ。

◆ 长效的磺胺类药物（$t_{1/2}$ 长于 24 h）

磺胺间甲氧嘧啶

磺胺间甲氧嘧啶（sulfamonomethoxine，SMM）是目前抗菌活性最强的磺胺类药物，属广谱抗菌药，对金黄色葡萄球菌、大肠埃希菌的作用较磺胺嘧啶强 3 倍。主要用于呼吸道感染、尿路感染、皮肤软组织感染、化脓性脑膜炎、扁桃体炎、风湿热及疟疾等的治疗。

磺胺多辛

磺胺多辛（sulfadoxine，SDM）又称周效磺胺，抗菌活性虽弱但作用维持时间长，是目前磺胺类中作用时间最长者。目前临床较少单独用于细菌感染的治疗，常与乙胺嘧啶合用于耐氯喹恶性疟的预防与治疗。不良反应与 SIZ 相同。

（二）肠道难吸收磺胺类药物

柳氮磺吡啶

柳氮磺吡啶（sulfasalazine）口服不易吸收，在远端小肠和结肠内经微生物作用分解成 5-氨基水杨酸和磺胺吡啶，前者具有抗炎、免疫抑制作用，后者具有较弱的抗菌活性并可被吸收，原型药及乙酰化代谢物经肝肠循环随粪和尿排泄，其他分解产物随粪排出。可用于非特异性溃疡性结肠炎和克罗恩病，亦可用于急、慢性关节炎、类风湿关节炎、坏疽性脓皮病；也可用于肠道手术前预防性抗感染治疗。不良反应有恶心、呕吐、皮疹、药物热，偶见渗出性多形红斑、粒细胞减少、溶血性贫血等不良反应。若与叶酸或地高辛合用，可影响其吸收。

（三）外用磺胺类药物

磺胺米隆

磺胺米隆（sulfamylon，SML）是广谱抗菌药，对多数的革兰氏阳性菌和阴性菌均有抗菌活性，且对铜绿假单胞菌的作用也较强，对金黄色葡萄球菌、破伤风梭菌亦有抗菌活性。由于其在血液中迅速灭活，且穿透力强，抗菌活性不受脓液、坏死组织及对氨基苯甲酸的影响，仅作局部外用，用于预防和治疗烧伤创面感染，促进化脓创面干燥、结痂和愈合。不良反应有用药部位疼痛及烧灼感，偶见过敏反应。

磺胺嘧啶银

磺胺嘧啶银（silver sulfadiazine，SD-Ag）对铜绿假单胞菌有强大的抗菌活性，磺胺嘧啶与银均具有抗菌活性，且银还具收敛作用，使创面不易受污染，因此，不仅控制创面感染，还能促进创面干燥、结痂及早期愈合。主要用于烧伤、烫伤和外科创面等，防止感染，促进愈合。除局部使用时有一过性疼痛外，无其他显著不良反应。

第三节　其他合成抗菌药物

甲氧苄啶

【体内过程】 甲氧苄啶（trimethoprim，TMP）口服吸收迅速完全，1～2 h 血药浓度达峰值。生物利用度在 90% 以上，血浆蛋白结合率为 30%～60%，广泛分布于肝、脾、肺、肾、肌肉、支气管分泌物、阴道分泌物及前列腺液等，药物浓度均可超过血药浓度。可透过血脑和胎盘屏障。大部分以原型经肾排泄，24 h 排出量为 40%～60%，尿中浓度可为血药浓度的 100 倍，少量可随胆汁及粪便排泄。$t_{1/2}$ 为 8～10 h。

【抗菌作用及作用机制】 抗菌谱与 SMZ 相似，抗菌活性稍强，虽对革兰氏阳性菌和革兰氏阴性菌等均有作用，但单用极易产生耐药性，铜绿假单胞菌、脆弱拟杆菌及肠球菌通常对其耐药。其抗菌作用机制是它能与二氢叶酸还原酶结合而抑制其活性，与抑制二氢蝶酸合酶的磺胺类合用，使细菌的叶酸代谢受到双重阻断（图 7-41-3），可大大地增强抗菌作用，且可减少耐药菌的产生，故称其为磺胺增效剂。

【临床应用】 由于单用时易产生耐药性，故常与 SMZ 或磺胺嘧啶合用，两者的复方制剂分别称复方新诺明和双嘧啶，也可与 SIZ 合用，用于敏感菌所致的呼吸道、泌尿道、肠道感染及脑膜炎等的治疗，也可用作伤寒、痢疾、卡氏肺孢菌病、诺卡菌病等的治疗，与长效磺胺合用预防或治疗耐药恶性疟。

与磺胺类中的 SMZ 或磺胺嘧啶合用是基于：①抗菌谱相似，适应证相同；②体内过程相似，$t_{1/2}$ 均为 8～10 h；③合用不易产生耐药菌，对原耐药菌亦有抗菌活性，且可提高磺胺类的抗菌活性数十倍而出现杀菌作用，也可与庆大霉素、四环素合用增强其抗菌活性；④合用可减少磺胺药用量，减少不良反应发生。

【不良反应】 不良反应少，但长期大量应用可发生白细胞与血小板减少，由于抑制二氢叶酸还原酶引起的四氢叶酸缺乏，可导致巨幼细胞贫血。此外，可发生恶心、呕吐、腹泻等胃肠道反应及皮疹、瘙痒等过敏反应。有致畸作用，孕妇禁用。

溴莫普林

溴莫普林（brodimoprim，BDP）是属甲氧苄啶类药物，口服易吸收，体内分布广，组织穿透性好，较易进入组织和支气管分泌液中。体内消除缓慢，$t_{1/2}$ 约为 34 h。抗菌活性强于甲氧苄啶。亲脂性高，对二氢叶酸还原酶的抑制作用强于甲氧苄啶。临床虽可单独用于慢性支气管疾病伴发细菌感染的治疗，但常与磺胺类联合用于呼吸道、泌尿系统感染的治疗，也可与氨苯砜合用于麻风病的治疗。不良反应主要有恶心、呕吐、食欲缺乏等胃肠道反应，也可发生头痛、眩晕等症状，长期应用可引起叶酸缺乏。

硝基呋喃类

硝基呋喃类抗菌谱广，细菌不易产生耐药性，口服能吸收但易被迅速破坏，部分以原型经肾排泄，故血药浓度低，不适于全身感染的治疗，主要用于肠道、泌尿系统感染及局部外用。

呋喃妥因（nitrofurantoin）对多数革兰氏阳性菌和革兰氏阴性菌均有良好的抗菌活性，临床仅用于治疗已知敏感菌的泌尿系统感染。最常见的不良反应为恶心、呕吐和腹泻，偶见寒战、发热、白细胞减少、粒细胞减少、溶血性贫血。

呋喃西林（furacilin）因口服毒性大，仅作局部或创面用药，主要作为表面消毒药外用于化脓性中耳炎、结膜炎、泪囊炎、压疮、伤口感染的治疗，也可作膀胱冲洗治疗，若出现皮肤过敏反应，应立即停药。

硝基咪唑类

甲硝唑（metronidazole）口服吸收良好，体内分布广泛，可进入唾液、乳汁，也可进入脑脊液。约 80% 在体内侧链发生氧化或与葡萄糖醛酸结合代谢，原型药与代谢物随尿排泄，少量随粪便排泄。

除具有抗滴虫和抗阿米巴原虫作用外，甲硝唑在细胞内无氧环境中硝基被还原为氨基，生成具有细胞毒作用的还原物质，从而抑制 DNA 合成，发挥抗厌氧菌作用。对脆弱拟杆菌尤为敏感，较少引起耐药性。对蓝氏贾第鞭毛虫亦有作用，是治疗贾第虫病、滴虫病的首选药；也用于口腔、腹腔、消化道、女性生殖系统、下呼吸道、皮肤软组织、骨和关节等部位的厌氧菌感染治疗，还可用于败血症、破伤风、心内膜炎、脑膜炎、阿米巴病等的治疗。不良反应一般较少且轻，常见有恶心、口腔金属味，少数出现白细胞暂时性减少，偶见呕吐、腹泻、腹痛、头痛、眩晕等反应。

替硝唑（tinidazole）对大多数厌氧菌，如脆弱拟杆菌、产黑素普雷沃菌、梭状芽孢杆菌消化链球菌等均具有抗菌活性，另外对阴道毛滴虫、溶组织内阿米巴等原虫也有抑制作用。作用机制与甲硝唑相同，但比甲硝唑更易透入细胞内，具有更强的抗厌氧菌作用。主要用于口腔、术后（尤其是胃肠道、妇科）厌氧菌感染预防；亦可用于腹腔感染、子宫内膜炎、输卵管卵巢脓肿、皮肤软组织、胸腔和肺等部位厌氧菌感染；还可用于男女泌尿生殖系统滴虫病或与念珠菌感染、贾第虫病、肠道和肝阿米巴病及非特异性阴道炎等的治疗。不良反应少，且较轻，停药可恢复。

噁唑烷酮类

利奈唑胺（linezolid）是第一个人工合成的噁唑烷酮类（oxazolidinones）抗菌药。

【体内过程】 口服吸收好，1～2 h 血药浓度达峰值，食物对其吸收无影响，生物利用度为 100%，故口服与静脉滴注剂量相同。蛋白结合率约为 31%，广泛分布于机体各组织。在体内经非酶氧化代谢为无活性代谢物，约 30% 以原型，40% 以羟乙基氨基乙酸代谢物和 10% 以氨基乙氧基乙酸代谢物形式随尿排泄，10% 的代谢产物随粪便排泄。$t_{1/2}$ 为 4～6 h。

【抗菌作用及作用机制】 对葡萄球菌、链球菌、肠球菌等革兰氏阳性菌具有较好抗菌活性，对耐青霉素肺炎链球菌、MRSA 和万古霉素中度敏感的葡萄球菌、耐万古霉素肠球菌仍有抗菌作用，对链球菌有杀菌作用，对肠球菌、葡萄球菌有抑菌作用。但对多数的革兰氏阴性需氧菌或者厌氧菌均无作用。

抗菌作用机制是抑制细菌蛋白质的合成，它与核糖体 50S 亚基的 23S rRNA 的 P 位结合，而妨碍 70S 核糖体复合物的形成，阻止蛋白质合成的起始阶段，因其作用于蛋白质合成的核糖体装配阶段而显现其独特性，与其他类别的抗菌药无交叉耐药性，细菌对其耐药性的产生是由于核糖体结合部分突变所致。

【临床应用】 主要用于由耐万古霉素屎肠球菌所致的感染、对 MRSE 或 MRSA 引起的肺炎和对青霉素敏感的肺炎链球菌所致的肺炎，以及由链球菌和 MRSE 或 MRSA 引起的复杂性和非复杂性皮肤和皮肤软组织感染的治疗。

【不良反应】 主要有胃肠道症状、头痛、药疹和血小板减少，接受治疗两周以上的患者应每周监测血常规。利奈唑胺是非特异性 MAOI，当合用肾上腺素受体激动药物或 5-HT 类药物时，可增强这些药物作用。

特地唑胺（tedizolid）是第二代噁唑烷酮类抗菌药，为利奈唑胺的衍生物。可通过静脉或口服给药，口服后 3 h 血药浓度达峰值，生物利用度＞90%，血浆蛋白结合率为 70%～90%，主要在肝脏代谢，经粪便排泄，$t_{1/2}$ 约为 12 h。抗菌作用与作用机制同利奈唑胺，主要用于由金黄色葡萄球菌、链球菌等革兰氏阳性菌引起的急性细菌性皮肤及皮肤软组织感染的治疗。常见的不良反应为胃肠道反应，包括恶心、呕吐、腹泻，还可出现头痛、头晕。

（四川大学 朱 玲）

第四十二章　抗结核病药及抗麻风药

- Tuberculosis and leprosy are caused by mycobacterial organisms. Tuberculosis remains the primary worldwide cause of death due to infectious disease.
- Drugs used in the treatment of tuberculosis can be divided into two major categories. "First-line" drugs possess the greatest level of efficacy and less toxicity including isoniazid, rifampin, ethambutol, streptomycin, and pyrazinamide. Most patients with tuberculosis can be treated successfully with these drugs. "Second-line" drugs which possess less efficacy and more toxicity including para-aminosalicylic acid, ethionamide, protionamide, capreomycin, cycloserine, and quinolones. These drugs are mainly used for the treatment of tuberculosis caused by resistant bacteria.
- Drugs used in the treatment of leprosy include dapsone, clofazimine, rifampin and other newly developed agents.
- Effective therapy of mycobacterial infections requires a prolonged course (months to years) of multiple drugs.

结核病（tuberculosis）是由结核分枝杆菌引起的慢性传染病，通常结核分枝杆菌通过空气传播使肺部受到感染，亦可累及人体其他组织器官。合理的抗结核病药物治疗是控制疾病发展、防止复发和预防耐药性产生的关键。麻风病是由麻风分枝杆菌感染引起的慢性传染病，病变主要损害皮肤、黏膜和周围神经组织，中晚期可累及眼、耳、鼻及内脏器官。目前全世界范围内麻风发病率呈逐年下降趋势，常用抗麻风药为氨苯砜、苯丙砜、氯法齐明等。

第一节　抗结核病药

结核病的主要治疗手段是化学药物治疗。通常将疗效高、不良反应少、患者容易耐受的药物称为一线抗结核病药，包括异烟肼、利福平、乙胺丁醇、链霉素、吡嗪酰胺等；将疗效较差、毒性作用较大的药物称为二线抗结核病药，包括对氨基水杨酸、乙硫异烟胺、丙硫异烟胺、环丝氨酸、卷曲霉素等。此外，有一些新型抗结核病药，如贝达喹啉、德拉马尼和普托马尼用于耐药结核病的治疗。绝大部分结核病患者使用一线抗结核病药可治愈，二线抗结核病药主要作为结核分枝杆菌对一线抗结核病药产生耐药性或患者无法耐受一线抗结核病药物时的备选药物。在某些特殊情况下，如 HIV 病毒感染或艾滋病合并结核病，也必须使用二线抗结核病药。

一、一线抗结核病药

异　烟　肼

异烟肼（isoniazid）具有抗结核分枝杆菌作用强、疗效高、毒性小、可口服及价格低廉的优点。1952年进入临床，目前仍是常用的一线抗结核病药。

【体内过程】 口服或注射均易吸收，1～2 h 血药浓度达峰值。广泛分布于全身各组织细胞及体液中，脑脊液、胸腹水、关节腔、肾、纤维化或干酪样病灶及淋巴结中含量较高。能透过胎盘屏障进入胎儿体内。主要经肝、肠黏膜及肾脏的乙酰转移酶水解为乙酰异烟肼、异烟酸等，口服后 24 h 内75%～95% 随尿排出，其中大部分为代谢物。

乙酰转移酶的活性个体差异较大，对异烟肼的乙酰化代谢速度有明显差异，且具有明显种族差异。根据异烟肼乙酰化代谢的快慢将人群分为快代谢型和慢代谢型两种，前者血浆中原型药含量仅为后者的 1/3～1/2。快代谢型者 $t_{1/2}$ 为 70 min，慢代谢型者为 3～5 h。我国人群中快代谢型者约占 50%，中间型约占 24%，慢代谢型约占 26%。肝功能不全患者 $t_{1/2}$ 可延长，易致蓄积中毒。对于慢代谢型的患者，如肾功能受损，药物蓄积也可能达到中毒浓度。患者每日给异烟肼时，两种代谢型的疗效相差不大；如采用间歇给药疗法，特别是每周一次给药时，快代谢型的疗效显著低于慢代谢型。因此，应根据患者不同的代谢类型确定给药方案。

【抗菌作用】 对结核分枝杆菌具有高度选择性，最低抑菌浓度为 0.025～0.050 mg/L。当浓度超过500 mg/L 时，对其他微生物亦可产生抑制作用。对生长旺盛的结核分枝杆菌有杀灭作用，对静止期结核分枝杆菌仅有抑菌作用。用药后，结核分枝杆菌经 1～2 次分裂后停止增殖，清除药物后又能恢复正常增殖。抗菌作用优于链霉素，易穿透细胞，杀灭细胞内的结核分枝杆菌，为杀灭细胞内、外结核分枝杆菌的全效杀菌药。此外，非结核分枝杆菌中只有堪萨斯分枝杆菌对异烟肼敏感。

【作用机制】 作用机制尚未完全阐明。目前认为异烟肼在菌体内被过氧化氢-过氧化物酶氧化活化，抑制烯酰酰基载体蛋白还原酶和β-酮酰基-酰基载体蛋白合成酶影响分枝杆菌细胞壁的重要成分分枝菌酸合成，细胞壁的完整性受到破坏，使细胞内的碳水化合物、氨基酸及磷酸盐等丢失导致细菌死亡。分枝菌酸是分枝杆菌所特有的，对其他细菌无效。还可抑制分枝杆菌二氢叶酸还原酶，干扰核酸合成，导致代谢紊乱而死亡。此外，活化过程中产生的超氧自由基、过氧化氢等也有助于杀菌作用。

结核分枝杆菌对异烟肼易产生耐药性，特别是在单独使用异烟肼的情况下，临床应用治疗3个月后约60%痰培养菌株可对其耐药，如联合使用其他抗结核病药，可延缓耐药菌的出现。异烟肼与链霉素、对氨基水杨酸及利福平等其他抗结核药（乙硫异烟胺除外，其结构与异烟肼相似）之间无交叉耐药性。耐药性产生的机制与菌体内基因突变有关。其中，最常见 *katg* 基因突变，使过氧化氢酶-过氧化物酶失活，阻止异烟肼活性形式的转化；还与分枝菌酸合成有关的 *inhA* 基因（编码为烯酰酰基载体蛋白还原酶）和 *kasA* 基因（编码 β_2-酮酰基-酰基载体蛋白合酶）突变使异烟肼失去作用靶点有关；此外，*ndh* 基因（编码NADH脱氢酶）突变也与耐药有关。

【临床应用】 对全身各部位各种类型的结核病均为首选药。对渗出性病灶疗效最佳。除早期轻症肺结核或预防应用可单独使用外，均应与其他一线药联合应用，以避免或延缓耐药性的产生。用于治疗粟粒性结核或结核性脑膜炎应增大剂量，延长疗程，必要时采用静脉滴注。

【不良反应】 不良反应与使用剂量有关，常用剂量的不良反应少而轻。

1. 外周神经系统 常见周围神经炎，多发生于给药剂量大、维生素 B_6 缺乏及慢乙酰化代谢型患者。表现为四肢感觉麻木、反应迟钝、共济失调，随后出现肌肉萎缩。常伴有的神经病理学改变包括突触囊泡消失、线粒体水肿或固缩及轴突末梢受损。偶可发生腰、骶部的脊神经节和脊髓的病变。由于异烟肼与维生素 B_6 结构相似，能竞争同一酶系妨碍维生素 B_6 的利用或促进排泄，导致维生素 B_6 缺乏。长期使用时应服维生素 B_6 降低外周神经毒性反应。

2. 中枢神经系统 一般剂量可引起眩晕、失眠、反射亢进等，也可出现视神经炎和视神经萎缩，还可见肌肉抽搐、眩晕、运动失调、感觉异常、木僵等神经毒性症状。还可出现多种精神异常。大剂量或长期应用可出现记忆力减退，注意力下降。剂量过大可引起昏迷、抽搐甚至死亡。急性中毒，除一般处理外，可按1 g异烟肼∶1 g维生素 B_6 比例迅速静脉注射。癫痫及精神病患者同时服用异烟肼和苯妥英钠可引起过度镇静、运动失调等中枢神经系统症状，应慎用。

3. 肝毒性 可损伤肝细胞，引起转氨酶升高和黄疸，严重时可出现肝细胞坏死。10%～20%单用异烟肼预防患者出现一过性转氨酶升高，多见于用药后1～2个月或4～6个月，患者多无自觉症状。大多数肝炎病例于6个月疗程内出现，发生率与年龄有关，年龄越大发生率越高，20岁以下罕见。导致肝损伤的机制目前尚不清楚，多见于快代谢型患者，可能与异烟肼在体内乙酰化后形成有肝毒性物质有关。用药期间应定期检查肝功能，一旦出现肝毒性应立即减量或停药。

4. 过敏反应 可出现皮疹、发热等。

5. 其他 有口干、上腹不适、耳鸣、尿潴留等反应。血液系统可有粒细胞缺乏症、嗜酸粒细胞增多、血小板减少、高铁血红蛋白血症。还可出现膝、肘及腕关节痛等关节症状。

【药物相互作用】 为肝药酶抑制药，可抑制苯妥英钠、香豆素类抗凝血药与拟交感胺类药物等的代谢，使血药浓度升高，出现不良反应，合用时应注意调整剂量。与肾上腺皮质激素合用，可增加异烟肼在肝内的代谢和排泄，降低药效。饮酒或与利福平合用，可增加肝毒性。

利福霉素类

利福平（rifampicin）于1972年开始用于临床结核病的治疗，是目前最有效的抗结核病药物之一。口服有效，并能达到高且较持久的有效血药浓度。

【体内过程】 口服易吸收，2～4 h血药浓度达峰值。$t_{1/2}$ 为1.5～5 h。因肝药酶诱导作用，连续用药1～2周，$t_{1/2}$ 降至2 h，血药浓度也逐渐下降。穿透力强，在体内分布广，以肝、胆、肾、肺等组织中的分布浓度较高，脑脊液中含药量较低，但脑膜炎时脑脊液中浓度可达血药浓度的20%。也可分布至胸腹水、结核空洞及透过胎盘屏障进入胎儿体内。主要在肝脏代谢为去乙酰基利福平，抗菌作用减弱。由胆汁排泄，原型药可进行肝肠循环。药物及其代谢物呈橘红色且分布广，可使尿液、唾液、痰液、泪液和汗液呈橘红色。

【抗菌作用及作用机制】 为广谱抗生素，对结核分枝杆菌、非结核分枝杆菌及麻风分枝杆菌均有抗菌作用，并能增强链霉素和异烟肼在体外的抗结核分枝杆菌作用。对繁殖期结核分枝杆菌作用强，对静止期的结核分枝杆菌也有杀菌作用，但所需浓度较高。能透入细胞内，对细胞内的结核分枝杆菌也有杀灭作用。此外，对大多数革兰氏阳性菌和革兰氏阴性菌均有明显的抗菌作用，如金黄色葡萄球菌、脑膜炎球菌、表皮葡萄球菌、嗜肺军团菌、大肠埃希菌、变形杆菌、流感嗜血杆菌等。其抗革兰氏阳性菌的活性低于青霉素G，但比红霉素、林可霉素稍高；而抗革兰氏阴性菌的活性则明显低于四环素、氯霉素、卡那霉素和多黏菌素。高浓度对沙眼衣原体和某些病毒亦有抑制作用。

抗菌作用机制为特异性地与细菌依赖DNA的RNA多聚酶β亚基结合，抑制酶活性，抑制病原体RNA合成的起始阶段，阻碍RNA合成。对人和动物细胞内的RNA聚合酶无影响。与其他抗结核病药间无交叉耐药性，单用时易产生耐药性。因此，治疗结核病时不宜单独使用。耐药性的产生与编码细菌RNA聚合酶β亚基的*rpoB*基因突变，使结合位点构象发生变化，与药物结合减少有关。

【临床应用】

1. 结核病 与其他抗结核病药物合用治疗各种类型的肺结核，对初治及复治患者均有良好效果。与异烟肼合用是最有效的初治药物疗法。对复治患者由于结核分枝杆菌已对多数一线抗结核药耐药，常与乙胺丁醇及吡嗪酰胺合用。对肺外结核也有一定疗效，如泌尿生殖系统结核、骨关节结核及淋巴结核伴有瘘管等，还可局部用药加速瘘管闭合。与异烟肼合并治疗结核性脑膜炎，可使病死率降低，后遗症减少。

2. 麻风病 对氨苯砜敏感或耐药麻风病均有快速而显著的疗效。

3. 其他细菌感染性疾病 可用于严重的和经其他抗菌药物治疗无效的多种革兰氏阳性菌感染，可用于预防脑膜炎球菌性脑膜炎、流感嗜血杆菌性脑膜炎。因在胆汁中浓度较高，可用于重症胆道感染。也可局部用于治疗沙眼、急性结膜炎及病毒性角膜炎。

【不良反应】 不良反应发生率低。在间歇治疗中，较易引起过敏反应。

1. 肝毒性 常见肝大与黄疸，可出现转氨酶无症状性一过性升高，可自行恢复。肝损害一般于用药后6～49天出现，老年患者、长期嗜酒、营养不良、对异烟肼慢代谢型及原有肝病或其他因素造成肝功能异常患者较易发生。用药期间应定期复查肝功能，严重肝病、胆道阻塞患者禁用。

2. 消化道反应 常见恶心、呕吐、厌食、腹痛、胃灼热感、腹泻或便秘，发生率约为1.7%，一般不影响继续用药。

3. 神经系统症状 个别患者出现无力、嗜睡、眩晕、共济失调、精神错乱、注意力不集中、全身麻木、肢端疼痛、肌痛、视物模糊、暂时听力丧失等神经系统症状。

4. 流感样综合征 大剂量间歇使用利福平（每周用药少于两次，每天用药≥12 g）时，20%患者可出现发热、寒战、肌肉酸痛等类似感冒的症状。还可出现嗜酸性粒细胞增多、间质性肾炎、急性肾小管坏死、血小板减少、溶血性贫血及休克等。所以间歇给药法现已不再使用。

5. 过敏反应 多见于大剂量间歇用药患者，多数患者血清中可检测到利福平抗体。症状为发热、瘙痒、荨麻疹、各种皮疹、舌溃疡、嗜酸性粒细胞增多。罕见溶血、血红蛋白尿、血尿和肾功能不全。偶见血小板减少、一过性白细胞减少和贫血。

6. 致畸 妊娠期妇女应避免使用。

【药物相互作用】 利福平为肝药酶诱导剂，能加速自身和其他药物的代谢，如GC、口服抗凝血药、雌激素、口服避孕药、口服降糖药、美沙酮、普萘洛尔、奎尼丁、地高辛、洋地黄毒苷、巴比妥类药物、氟烷（吸入性麻醉药）、茶碱等，使疗效减弱。食物和对氨基水杨酸钠可减少利福平的吸收，因此，合用时应间隔8～12 h。与异烟肼或对氨基水杨酸钠合用可增加肝毒性。

利福喷丁（rifapentine）是利福霉素的衍生物，为半合成广谱杀菌药，$t_{1/2}$长达14～20 h，每周只需给药1～2次。体外对结核分枝杆菌有很强的抗菌活性，为利福平的7倍。抗菌作用机制与利福平相同。主要与其他抗结核病药联合用于各种结核病的初治与复治，但不宜用于结核性脑膜炎。不良反应比利福平轻，少数患者可出现白细胞、血小板减少、转氨酶升高、皮疹、头昏、失眠等。

利福布汀（rifabutin）是一种半合成利福霉素类药物，与利福平有相似的结构和抗菌活性，可作为耐药结核治疗的一线药物，还可用于晚期HIV感染患者预防鸟-胞内分枝杆菌复合群的播散。

乙 胺 丁 醇

乙胺丁醇（ethambutol）于1961年因具有抑制人型结核分枝杆菌和牛分枝杆菌的作用而被发现。属阿拉伯糖类似物，水溶性好，对热稳定。

【体内过程】 口服吸收良好，2～4 h血药浓度达峰值。体内分布广，脑脊液中浓度较低，但在脑膜炎时可获有效浓度。大部分以原型经肾排泄，少部分在肝脏转化为醛及二羧酸衍生物后经肾排泄。肾功能不全患者可致蓄积中毒，应慎重使用。

【抗菌作用及作用机制】 对繁殖期结核分枝杆菌有较强抑制作用，对静止期结核分枝杆菌基本无效。与异烟肼、利福平相比，抗结核分枝杆菌作用较弱，常与其他抗结核病药合用。单用可产生耐药性，与其他抗结核药无交叉耐药现象。

作用机制为与菌体内Mg^{2+}结合，干扰结核分枝杆菌RNA合成。也可抑制阿拉伯糖基转移酶，抑制阿拉伯半乳聚糖-肽聚糖复合物的形成，阻止细菌细胞壁的生物合成。

【临床应用】 适用于各型肺结核及肺外结核，

主要用于对异烟肼、链霉素耐药或对氨基水杨酸不能耐受的结核病治疗。因不良反应少，患者易耐受，耐药性产生较慢，目前已取代对氨基水杨酸钠成为一线抗结核药物。常与异烟肼及利福平合用作为肺结核病初治的常规用药；与利福平及其他抗结核病药如卷曲霉素等联合应用治疗复治患者。

【不良反应】常用量不良反应较少，发生率低于2%。若连续用药2～6个月，可出现严重的球后视神经炎，表现为视力减退及对红、绿辨色能力丧失。可单侧也可双侧，发生率与剂量成正比。每日15 mg/kg剂量下较少发生，当每日剂量高于25 mg/kg时较易发生。用药期间应定期进行眼科检查，早期发现并停药，并给予大剂量维生素B_6，常可使视觉恢复。其他还有胃肠道反应，偶有过敏反应，肝损害、下肢麻木、关节炎、粒细胞减少、高尿酸血症及精神症状如幻觉、失眠等。视神经炎患者、乙醇中毒者和13岁以下儿童禁用。肾功能不全患者及孕妇慎用。

吡嗪酰胺

吡嗪酰胺（pyrazinamide）是人工合成的烟酰胺类似物，微溶于水，性质稳定。

【体内过程】口服吸收良好，2 h血药浓度达峰值，$t_{1/2}$为6 h。体内分布广泛，能渗入巨噬细胞内，在肺、肝、脑脊液中药物浓度与血药浓度相似。主要在肝脏代谢，生成有活性的代谢产物吡嗪酸，并进一步转化为5-羟吡嗪酸，和少部分原型药经肾排泄。

【药理作用与临床应用】在酸性环境下对结核分枝杆菌有杀灭作用。抗结核作用强于对氨基水杨酸、环丝氨酸，但弱于异烟肼、利福平、链霉素。单用易产生耐药性，与其他抗结核药无交叉耐药性，主要与异烟肼、链霉素、利福平联合用于治疗耐药菌株的感染，或用于抗结核病的短程化疗。

【作用机制】吡嗪酰胺在吡嗪酰胺酶的作用下生成吡嗪酸，通过抑制*L*-天冬氨酸*α*-脱羧酶阻断辅酶A生物合成，发挥抗结核作用。还可与核糖体蛋白S1结合，抑制反式翻译过程，阻止结核分枝杆菌的蛋白质合成。此外，吡嗪酰胺在化学结构上与烟酰胺相似，通过取代烟酰胺而干扰细菌体内脱氢酶，阻止脱氢作用，妨碍结核分枝杆菌对氧的利用，影响细菌的正常代谢。

【不良反应】毒性较大，主张小剂量短疗程使用。肝损害最常见，还可见胃肠道反应，偶有发热、皮疹等过敏反应及贫血、排尿困难等。个别患者对光敏感，长期服药可使皮肤呈古铜色，停药后可恢复正常。肝功不全患者和3岁以下小儿禁用。能减少尿酸排泄，有痛风倾向患者慎用。

链霉素

链霉素（streptomycin）为氨基糖苷类抗生素，是第一个用于治疗结核病的抗生素。抑制结核分枝杆菌的作用不及异烟肼和利福平。低浓度有抑菌作用，高浓度有杀菌作用。但在临床允许的剂量范围内，在人体内难以达到杀菌浓度。穿透力弱，仅少量渗入细胞内，对细胞内结核菌无效。不易渗入纤维化、干酪及厚壁空洞病灶，也不易透过血脑屏障，对慢性空洞性肺结核、结核性脑膜炎、骨结核等疗效较差，但对浸润性肺结核、血行播散型肺结核等活动性肺结核疗效较佳。长期应用耳毒性发生率高，易产生耐药性，目前为一线抗结核病药中应用最少者。抗菌作用机制及不良反应详见第三十九章。

二、二线抗结核病药

对氨基水杨酸钠

【体内过程】对氨基水杨酸钠（sodium para-aminosalicylate）口服后先解离成对氨基水杨酸，随后从小肠上部迅速而完全吸收，2 h后血药浓度达峰值，$t_{1/2}$为1 h。广泛分布于全身体液、器官与组织中，在胸腔积液和干酪样组织中可达较高浓度。以肾为最高，依次为肝、血、肺与肌肉，脑脊液中药物浓度低。组织及干酪样坏死灶内药物浓度可接近血药物浓度。主要在肝脏代谢，原型药和乙酰化代谢产物经肾排泄，肝、肾功能不全患者慎用。

【药理作用】抗菌谱窄，仅对细胞外的结核分枝杆菌有抑制作用。疗效明显弱于链霉素、异烟肼或利福平，单独应用时，结核分枝杆菌可迅速产生耐药性，与链霉素、异烟肼无交叉耐药性。

【作用机制】作用机制与磺胺类药物相似，均可竞争性抑制二氢蝶酸合酶，减少二氢叶酸的合成，使蛋白质合成受阻，细菌不能繁殖。但磺胺类药物对结核分枝杆菌无效，而对氨基水杨酸钠对磺胺类药物敏感菌也无效。说明不同菌种的叶酸合成酶系统不同。

【临床应用】主要与异烟肼和链霉素合用，增加疗效，延缓耐药性产生。静脉滴注可提高脑脊液中药物浓度，可用于治疗结核性脑膜炎及急性血行播散型肺结核，但久用易致静脉炎。

【不良反应】不良反应较多，常见胃肠道反应如恶心、呕吐、腹痛、腹泻等，其次为过敏反应。也可出现白细胞减少症和急性溶血性贫血。此外可导致肾损害，出现结晶尿、蛋白尿等。

乙硫异烟胺和丙硫异烟胺

乙硫异烟胺（ethionamide）是异烟酸的衍生物，口服吸收后广泛分布各器官，浓度与血药浓度相当。抗菌作用强于链霉素，弱于异烟肼，单用易产生耐药。作用机制与抑制分枝菌酸合成有关。不良反应较多且常见，有较强的胃肠道刺激性，可引起恶心、呕吐、腹痛、腹泻等，患者多难以耐受，用药应从小剂量开始，逐渐增加至全效量。20%～30% 患者可出现肝功能异常，应定期检测肝功能。仅用于一线抗结核病药无效的结核病治疗。妊娠期及哺乳期妇女和 12 岁以下儿童禁用。

丙硫异烟胺（prothionamide）是乙硫异烟胺的同类产品，口服吸收好，1～2 h 血药浓度达峰值，有效浓度可持续 6 h。对结核分枝杆菌有较强的抑制作用，疗效较链霉素或异烟肼差，胃肠道反应较乙硫异烟胺轻。临床常与链霉素、异烟肼或利福平联合使用延缓耐药性产生。与乙硫异烟胺有交叉耐药性。不良反应有周围神经炎，肝损伤，服用期间应定期（每月）检查肝功能。

环丝氨酸

环丝氨酸（cycloserine）口服吸收好，组织分布广，脑脊液、乳汁等药物浓度与血药浓度相当。抗结核作用比异烟肼、链霉素弱，但不易产生耐药性和交叉耐药性。通过抑制细菌细胞壁的合成而发挥杀菌作用，对多种革兰氏阳性菌与革兰氏阴性菌有较好的抗菌活性。主要用于复治的耐药结核病患者，与其他抗结核病药合用。不良反应大，主要为神经系统毒性反应，也有胃肠道反应及发热等。

卷曲霉素

卷曲霉素（capreomycin）为多肽类抗生素，主要抑制细菌蛋白质的合成。单用迅速产生耐药，与卡那霉素、新霉素有交叉耐药性，但与链霉素、环丝氨酸、对氨基水杨酸钠、异烟肼、乙硫异烟胺、乙胺丁醇、利福平无交叉耐药。临床作为二线抗结核病药与其他抗结核病药物合用治疗耐药结核病的复治患者。肾毒性与耳毒性与链霉素相同，可出现肾损害，偶可出现不可逆耳聋。过敏反应包括皮疹、药物热等。

喹诺酮类

左氧氟沙星（levofloxacin）、莫西沙星（moxifloxacin）和加替沙星（gatifloxacin）通过抑制结核分枝杆菌的 DNA 促旋酶，阻止 DNA 复制而发挥抗菌作用，具有较强的抗菌活性，为杀菌药，莫西沙星抗菌作用强于左氧氟沙星，主要用于耐药结核病的治疗。其他临床应用和不良反应详见第四十一章。

对于耐药结核病患者，氨基糖苷类药物阿米卡星和卡那霉素、利奈唑胺、氯法齐明可与其他抗结核药物联合使用，以提高疗效。这些药物的作用机制和不良反应详见第三十九章和第四十一章。

三、新型抗结核药

贝达喹啉

贝达喹啉（bedaquiline）是一种二芳基喹啉类抗分枝杆菌药，抑制分枝杆菌 ATP 合酶，影响 ATP 合成，发挥抗菌作用。与传统的抗结核药物无交叉耐药性，并对敏感菌株、多药耐药菌株及休眠菌均具有较强的抗菌活性。作为联合治疗的一部分，用于成人耐多药结核病的治疗。常见不良反应为胃肠道反应，少见 Q-T 间期延长、高尿酸血症、胰腺炎等。

德拉马尼和普托马尼

德拉马尼（delamanid）和普托马尼（pretomanid）是双环硝基咪唑类药物，主要通过特异性抑制分枝菌酸的合成进而抑制细胞壁合成，发挥杀菌作用。还可对非复制期结核分枝杆菌产生杀菌作用。与传统的抗结核药物无交叉耐药性，并对敏感菌株、多药耐药菌株及休眠菌均具有较强的抗菌活性。作为联合治疗的一部分，用于成人耐多药结核病的治疗。

四、抗结核病药的应用原则

化学药物治疗是目前治疗结核病的主要手段，合理、有效的药物治疗应遵循以下五个原则。

1. 早期用药 结核病一旦确诊就应及时给予抗结核病药物治疗。早期结核活动病灶内的结核分枝杆菌生长旺盛，对抗结核病药较敏感，细菌易被抑制或杀灭。病灶处于渗出阶段，局部病灶血运丰富，有利于炎症吸收。患病早期，机体抵抗力强，可获较好治疗效果。早期治疗可降低患者传染性，减少病原菌传播。

2. 联合用药 根据疾病的严重程度、病灶部位及体外药敏试验等因素，合理选用两种或两种以上抗结核病药物联合应用，可增强疗效，减少不良反应，延缓耐药性产生。

3. 适量用药 采用既能发挥有效抗菌作用且患者又能耐受的剂量。用药剂量不足，难以达到治疗效果且易产生耐药性。剂量过大则易发生严重的不良反应而使治疗难以继续。

4. 规律用药 治疗一旦开始，就应严格按照治疗方案，包括药品种类、剂量、服药方法等有规律地服用。

5. 全程用药 按照规定的治疗方案完成疗程。结核病易复发，过早停药会使已被抑制的细菌重新繁殖或迁延，导致复发。

第二节 抗麻风药

一、常用抗麻风药

氨苯砜

氨苯砜（dapsone）为砜类化合物。

【体内过程】 口服吸收迅速且完全，2～8 h 血药浓度达峰值。体内分布广，以肝、肾中浓度最高，其次为皮肤和肌肉。在肝脏经乙酰化酶代谢，代谢产物经肾排泄，慢乙酰化型患者对药物代谢缓慢，不良反应较多。部分药物经胆汁排泄并形成肠肝循环，药物代谢缓慢，$t_{1/2}$ 为 24～48 h 。因易蓄积，建议周期性停药。

【抗菌作用及作用机制】 对麻风分枝杆菌有较强的抑菌作用。抗菌机制为竞争性抑制二氢叶酸合酶，干扰细菌叶酸形成。单独使用易产生耐药性，与利福平联合使用可延缓耐药性的产生。

【临床应用】 为治疗各型麻风病的首选药物。毒性较大，不适于作为一般抗菌药物应用。治疗通常从小剂量开始，1～2 个月达最适剂量，用药 3～6 个月后患者自觉症状好转，但需持续治疗 1～3 年麻风分枝杆菌才完全清除。

【不良反应】 较常见的不良反应为溶血性贫血，葡萄糖-6-磷酸脱氢酶缺乏患者尤易发生。还有恶心、呕吐、食欲缺乏等胃肠道反应和皮疹、药物热、头痛、失眠、视物模糊、血尿、中毒性精神病及周围神经病变，停药后可恢复。偶可出现传染性单核细胞增多症样综合征，并可导致死亡。在治疗早期或剂量增加过急，患者可发生麻风症状加剧的反应即"氨苯砜综合征"，表现为高热、剥脱性皮炎、黄疸伴肝坏死、淋巴结肿大等。一旦发现立即停药，可用沙利度胺或 GC 治疗。对砜类或磺胺类药物过敏者、严重贫血、葡萄糖-6-磷酸脱氢酶缺乏、严重肝功能损害、精神障碍者和孕妇禁用。

氯法齐明

氯法齐明（clofazimine）又称氯苯吩嗪，对麻风分枝杆菌有较弱的杀菌作用，兼有抗炎作用，还可用于治疗或预防麻风结节性红斑。对耐氨苯砜的麻风菌株有效，适用于各型麻风病的治疗，对耐砜类药物的麻风分枝杆菌感染有效，也可用于其他药物引起的急性麻风反应的治疗。此外，可用于治疗耐药结核分枝杆菌及某些非结核分枝杆菌的感染。主要不良反应为皮肤、黏膜出现染色等，易蓄积于皮肤和角膜，可使皮肤显红色及色素沉着于角膜，并使尿、痰、汗液显红色，少数患者可出现光敏反应。停药后可缓慢消退。也可出现恶心、呕吐和腹泻症状，与剂量大小密切有关。可透过胎盘屏障及随乳汁排泄，使新生儿和婴儿皮肤染色。

二、其他抗麻风药

沙利度胺（thalidomide）对麻风病本身无治疗作用，但对于麻风反应如发热、结节红斑、神经痛、关节痛、淋巴结肿大等有一定疗效，可能与其免疫调节作用有关。对各型麻风病中的麻风反应均有效，是抗麻风反应的首选药物。有致畸作用，孕妇或有生育计划的女性禁用。

利福平杀灭麻风分枝杆菌的作用较氨苯砜快，毒性小。单用易产生耐药性，需与其他抗麻风药物联合应用。

（长江大学　刘　莲）

第四十三章　抗真菌药

- Fungal infections have been traditionally divided into two distinct categories: systemic and superficial infections. Consequently, the major antifungal drugs roughly fall into two kinds: systemic drugs for systemic infections, and oral/topical drugs for mucocutaneous infections.
- Azoles and allylamines can inhibit the ergosterol synthesis. Polyenes increase membrane permeability via binding to ergosterol in fungal cell membranes. Echinocandins act at the level of the fungal cell wall by inhibiting the synthesis of β-(1,3)-D-glucan. Flucytosine is deaminated to 5-FU that inhibits the RNA and DNA synthesis of fungus. Griseofulvin inhibits fungal mitosis via binding to the microtubular protein.

真菌感染分为浅部和深部感染两类。前者常由各种癣菌引起，主要侵犯皮肤、毛发、指（趾）甲等，发病率高，治疗药物多、疗效较好。后者常由白念珠菌、新型隐球菌等引起，主要侵犯内脏器官和深部组织，发病率虽低，但诊断较难，病情重，常可危及生命。长期使用广谱抗生素、GC类药物、免疫抑制药及抗肿瘤药和机体免疫功能低下，特别是人类免疫缺陷病毒（HIV）感染者易致深部真菌感染，死亡率高。

一、抗真菌药分类

抗真菌药是指能杀灭或抑制真菌生长或繁殖的药物。全身用抗真菌药主要用于深部真菌感染，常用药物有两性霉素B、氟康唑、伊曲康唑、卡泊芬净和氟胞嘧啶等；口服和外用抗真菌药主要用于浅部真菌感染治疗，常用药物有灰黄霉素、特比萘芬、制霉菌素、克霉唑、咪康唑和酮康唑等。目前常用的抗真菌药除氟胞嘧啶和灰黄霉素外，以真菌细胞膜或细胞壁相关组分的合成酶为靶点（图7-43-1）。根据化学结构的不同，常用抗真菌药可分为以下几类。

1. 多烯类（polyenes） 两性霉素B、制霉菌素等。

2. 唑类（azoles）

（1）咪唑类（imidazoles）：克霉唑、咪康唑、酮康唑等。

（2）三唑类（triazoles）：氟康唑、伊曲康唑、伏立康唑、泊沙康唑等。

（3）其他：奥特康唑等。

3. 棘白菌素类（echinocandins） 卡泊芬净、米卡芬净、阿尼芬净、艾瑞芬净、瑞扎芬净等。

4. 嘧啶类（pyrimidines） 氟胞嘧啶。

5. 丙烯胺类和苄胺类（allylamines and benzylamines） 特比萘芬、萘替芬和布替萘芬。

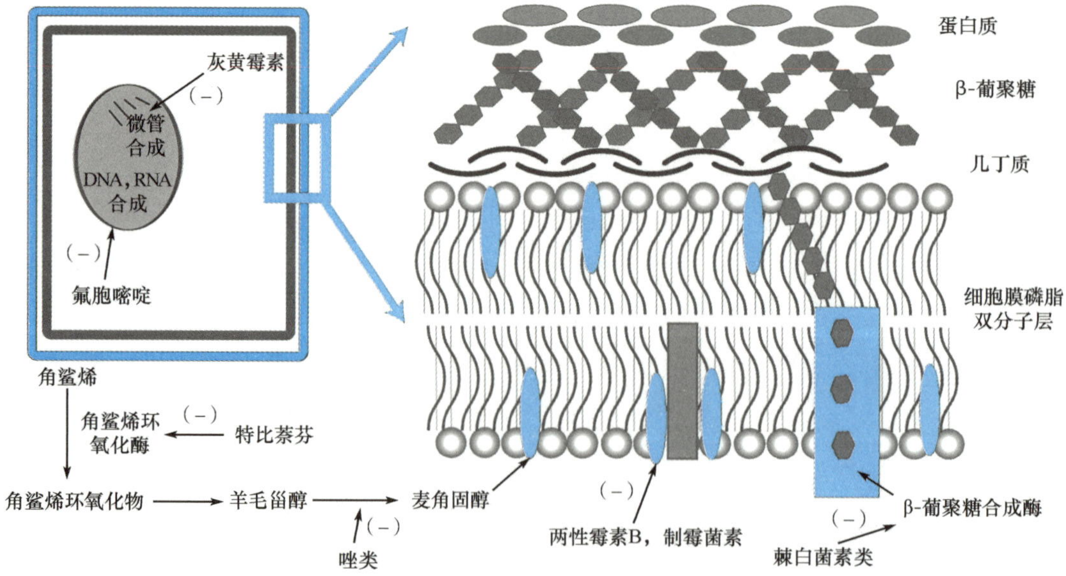

图7-43-1　抗真菌药靶点示意图

6. 吗啉类（morpholines） 如阿莫罗芬等。

7. 其他类 灰黄霉素等。

二、常用抗真菌药

（一）多烯类

两性霉素 B

【体内过程】 两性霉素 B（amphotericin B）又称庐山霉素，口服生物利用度<5%，肌内注射难吸收。血浆蛋白结合率>90%，不易透过血脑屏障。体内消除缓慢，单次静脉滴注有效浓度可维持 24 h 以上。主要在肝脏代谢，2%～5% 以原型随尿排出，停药 2 周后仍可从尿中检出。

【药理作用及作用机制】 两性霉素 B 是多烯类广谱抗真菌药，对多种深部真菌如新型隐球菌、白念珠菌、皮炎芽生菌、曲霉菌、毛霉菌及组织胞浆菌等有较强的抑菌作用，高浓度有杀菌作用。但葡萄牙念珠菌和波氏假阿利什菌对其耐药。选择性地与真菌细胞膜的麦角固醇结合，在细胞膜上形成孔道，从而增加膜的通透性，导致胞内重要物质如氨基酸、核苷酸等外漏而使真菌死亡。细菌的胞膜不含麦角固醇，故对细菌无效。真菌很少产生耐药性，耐药机制可能与真菌细胞膜中麦角固醇含量减少有关。

【临床应用】 静脉滴注主要用于治疗深部真菌感染。治疗真菌性脑膜炎时，需加用小剂量鞘内注射。

【不良反应及注意事项】 不良反应较多且严重。哺乳动物红细胞、肾小管上皮细胞的胞质膜含有固醇，故可致溶血、肾损害等毒性反应。静脉滴注开始或滴注后数小时可发生寒战、高热、头痛、恶心、呕吐、肌肉痉挛和低血压。肾毒性呈剂量依赖性，主要表现为肾小管损伤、低血钾、低血镁、酸血症、氮质血症，与氨基糖苷类抗生素、环孢素 A 等合用可增加肾毒性。

应用注意：①静脉滴注液应新鲜配制，减慢滴注速度、减少每日用量、滴注前给予解热镇痛药、抗组胺药和哌替啶或滴注液中加生理剂量的 GC 可减轻不良反应；②定期检查血钾、尿常规、肝肾功能和心电图。

两性霉素 B 的脂质体制剂如两性霉素 B 脂质复合体、两性霉素 B 脂质体及胶体分散体（硫酸胆固醇酯）等剂型可提高其疗效，并降低其毒性。

制霉菌素

制霉菌素（nystatin）属多烯类抗真菌药，体内过程和抗菌作用与两性霉素 B 基本相同，但毒性更大，不作注射用。口服用于防治消化道念珠菌病，局部用药对口腔、皮肤念珠菌病、念珠菌性阴道炎有效，较大剂量口服可致恶心、呕吐、腹泻。局部用药刺激性小，阴道用药个别患者可见白带增多。

（二）唑类

唑类均属广谱抗真菌药物，有相似的作用机制，可与真菌细胞膜上 CYP 家族成员甾醇 14α-去甲基化酶（CYP51）选择性结合，从而抑制细胞膜麦角固醇合成，改变细胞膜通透性，致胞内重要物质外漏而使真菌死亡。唑类药物与真菌 CYP51 的亲和力远大于人，且三唑类药物对真菌的选择性更高，体内代谢相对缓慢，抗真菌作用更强，不良反应更小。

克霉唑

克霉唑（clotrimazole）口服吸收少，不易透过血脑屏障，不良反应多，仅作局部用药，治疗浅部真菌病或皮肤黏膜的念珠菌感染，对深部真菌感染的疗效差。

咪康唑

咪康唑（miconazole）抗菌谱和抗菌强度与克霉唑相似。口服吸收差。静脉给药不良反应多。局部用药治疗皮肤黏膜真菌感染，不良反应少。

酮康唑

酮康唑（ketoconazole）对念珠菌和表皮癣菌有强大抗菌作用。口服易吸收，酸性环境有助于溶解，与食物、抗酸药或抑制胃酸分泌药物同服可降低生物利用度。主要用于治疗多种浅部和深部真菌病。口服不良反应多，常见胃肠道不良反应，血清转氨酶一过性升高，偶有严重肝毒性及过敏反应，可致睾酮与肾上腺皮质激素合成下降等，全身应用受限。

伊曲康唑

伊曲康唑（itraconazole）对真菌 CYP 的选择性比咪唑类药物高，与酮康唑相比，抗菌谱更广，抗菌活性更强。口服和静脉给药均有效。对浅部及深部真菌病疗效好。不良反应较轻，常见胃肠道反应，也可出现头痛、头晕、瘙痒、血管神经性水肿、一过性肝功能异常（主要为转氨酶升高）、高甘油三酯血症和低钾血症等，停药后可自行消失。有致畸作用，妊娠期妇女禁用。

氟康唑

氟康唑（fluconazole）可口服或静脉滴注，口服吸收迅速而完全，不受食物或胃酸影响，生物利用度 90% 以上，1.5～2.0 h 血药浓度达峰值，血浆蛋白结合率约 11%，体内分布广，脑脊液浓度可达血药浓度的 50%～90%。体内代谢少，约 63% 以原型随尿排出，$t_{1/2}$ 为 22～31 h。抗菌谱与酮康唑相似，体内抗真菌作用较酮康唑强 10～20 倍。主要用于念珠菌病与隐球菌病。不良反应较轻，有轻度消化系统反应、过敏反应、头痛、头晕、失眠等。可明显增加他克莫司、西沙必利、环孢素 A、齐多夫定、华法林、利血平和磺酰脲类药物的血药浓度。妊娠期妇女禁用。

伏立康唑

伏立康唑（voriconazole）为三唑类广谱抗真菌药，口服和静脉给药均有效。口服生物利用度达90%，血浆蛋白结合率为60%，能分布到各种组织和体液内，主要经肝脏代谢，约1%以原型经肾排出。抗真菌活性为氟康唑的10～500倍。对多种条件性真菌和地方流行性真菌有效，对多种耐氟康唑、两性霉素B的深部真菌感染也有显著治疗作用。不良反应主要为胃肠道反应，发生率较氟康唑低。

艾沙康唑

艾沙康唑（isavuconazole）是新型广谱三唑类抗真菌药，对霉菌（曲霉菌、毛霉菌）、酵母菌、其他唑类抗真菌药耐药的真菌及一些罕见真菌等均有抗菌活性。主要用于治疗对伏立康唑不耐受的侵袭性曲霉病，还可预防用于造血干细胞移植、器官移植、肿瘤化疗、广谱抗生素及GC类药物、免疫抑制药使用者的真菌感染。安全性和耐受性较好，不良反应较少。

奥特康唑

奥特康唑（oteseconazole）具有四唑结构，$t_{1/2}$长达4100 h。为唑类金属酶抑制药，对真菌CYP51选择性和特异性更高，不良反应和药物相互作用明显减少。对念珠菌有强大抗菌活性，包括对氟康唑敏感及耐药的临床分离菌株、新型隐球菌、粗球孢子菌/波萨达斯球孢子菌、毛癣菌等。用于治疗复发性外阴阴道假丝酵母菌病。最常见的不良反应是头痛和恶心，大多数不良反应为轻、中度。

（三）棘白菌素类

棘白菌素类是一类新型广谱抗真菌药物，有相似的作用机制，为葡聚糖合成酶抑制药，非竞争性抑制真菌细胞壁的1,3-β-葡聚糖合酶，干扰1,3-β-葡聚糖合成而发挥杀菌作用。葡聚糖是一种真菌细胞壁多糖，是细胞壁的重要成分，使细胞壁保持完整性并使其渗透压保持稳定。此类药物对念珠菌和曲霉菌有良好抗菌活性，但对新生隐球菌、毛孢子菌、镰刀菌或毛霉菌病等没有活性。棘白菌素类是初步治疗念珠菌血症的一线药物，目前有卡泊芬净（caspofungin）、米卡芬净（micafungin）、阿尼芬净（anidulafungin）、艾瑞芬净（ibrexafungerp）、瑞扎芬净（rezafungin）等药物。

卡泊芬净

卡泊芬净（caspofungin）为第一个上市的棘白菌素类抗真菌药，对白念珠菌、热带念珠菌、光滑念珠菌、克柔念珠菌等有良好的抗菌活性，对烟曲霉、黄曲霉、土曲霉、黑曲霉和除曲霉菌属以外的丝状真菌和双态真菌也有抗菌活性，对卡氏肺孢子菌也有一定的抗菌作用，但对隐球菌属、毛霉菌属和镰刀霉属效果不佳。卡泊芬净为水溶性，蛋白结合率高，$t_{1/2}$为9～11 h。卡泊芬净是初步治疗念珠菌血症的一线药物，可用于播散性和黏膜皮肤念珠菌感染，也可用于治疗念珠菌感染所致腹腔脓肿、腹膜炎及食管念珠菌病，可用于治疗其他药物无效或不能耐受的侵袭性曲霉菌病。

（四）嘧啶类

氟胞嘧啶

氟胞嘧啶（flucytosine）又称5-氟胞嘧啶，口服吸收好，生物利用度>90%，3～4 h血药浓度达峰值，血浆蛋白结合率低，分布广泛，可透过血脑屏障。$t_{1/2}$为3～6 h，肾功能不全患者$t_{1/2}$可延长至200 h。约80%以原型经肾排出。

抗菌谱比两性霉素B窄。对新型隐球菌、念珠菌和球拟酵母菌等有较高的抗菌活性，对着色芽生菌、少数曲霉菌有一定抗菌活性，对其他真菌和细菌作用差。为抑菌药，但高浓度时有杀菌作用。进入真菌细胞后，在胞内经胞嘧啶脱氨酶转化为氟尿嘧啶（5-FU），后者经UMP-焦磷酸酶（UMP-pyrophosphorylase）形成5-氟尿苷单磷酸（5-FUMP），进一步转变成5-氟尿苷三磷酸（5-FUTP）后掺入RNA中，或通过核糖核苷酸还原酶转变成5-氟脱氧尿苷单磷酸（5-FdUMP），后者为强效胸苷酸合成酶抑制药，使脱氧尿苷单磷酸（dUMP）不能转变为脱氧胸苷单磷酸（dTMP），最终均影响DNA合成。哺乳动物的细胞不能将氟胞嘧啶转变为氟尿嘧啶，故其选择性作用于真菌，而对宿主细胞影响较小。

本品用于念珠菌和隐球菌感染，单用效果不如两性霉素B，且易产生耐药性，与两性霉素B、三唑类抗真菌药有协同作用，现多主张联合用药，不单独使用。可产生骨髓抑制作用，表现为白细胞、血小板减少等。偶有一过性转氨酶升高、碱性磷酸酶升高等，应定期检查肝功能及血常规。其他尚有消化道反应等。孕妇慎用。

（五）丙烯胺类和苄胺类

特比萘芬

特比萘芬（terbinafine）是人工合成的丙烯胺类广谱抗真菌药，为杀菌药。口服生物利用度为40%，血浆蛋白结合率>99%，在皮肤角质层、毛发、指（趾）甲内浓度较高，$t_{1/2}$为16～17 h。可抑制真菌细胞膜的角鲨烯环氧化酶，使角鲨烯在细胞内蓄积，阻碍麦角固醇的合成而发挥杀菌作用。可外用和口服治疗浅部真菌所致的指（趾）甲真菌感染和其他一些浅部真菌感染。不良反应发生率较低，可见消化道反应、皮疹等，偶见味觉改变和肝功能损害。

布替萘芬

布替萘芬（butenafine）为苄胺类抗真菌药，选择性抑制角鲨烯环氧化酶，干扰麦角固醇的合成，从而发挥抗菌作用。为外用药物，局部治疗由皮肤癣菌如絮状表皮癣菌、发癣菌等引起的足趾癣、体癣、股癣等皮肤感染。不良反应主要是局部皮肤反应，如接触性皮炎、红斑、刺激、瘙痒等，发生率一般少于2%，使用时避免接触眼睛、黏膜、炎症和破损部位等。

（六）吗啉类

阿莫罗芬

阿莫罗芬（amorolfine）为吗啉衍生物，通过抑制麦角固醇合成途径中的Δ^{14}-还原酶和Δ^{7}-Δ^{8}异构酶，导致麦角固醇缺乏，干扰真菌细胞膜的生物合成；此外，还通过影响真菌几丁质合成，抑制NADH氧化酶等，导致真菌生长障碍。为广谱高效抗真菌药，对多种致病真菌如皮肤癣菌、酵母菌等都有抗菌作用，可渗透甲板并在其中弥散，根除甲板内及甲板下的真菌。主要局部外用，通常作为搽剂使用，用于治疗由敏感真菌引起的指（趾）甲感染。每周1～2次，需要持续使用直至感染清除，指甲恢复正常生长。局部使用不良反应较少，常见局部刺激、红斑、瘙痒、灼热感、刺痛等。

（七）其他类

灰黄霉素

灰黄霉素（griseofulvin）口服吸收差异大，颗粒大小影响其吸收，现有微晶型与超微晶型制剂，油脂食物能促进药物吸收。吸收后分布全身，以脂肪、皮肤、毛发等含量较高，能渗入并储存在皮肤角质层和新生的毛发、指（趾）甲角质部分，可避免新的真菌感染。$t_{1/2}$约为14 h。大部分在肝代谢为6-去甲基灰黄霉素而失效。16%～36%随粪排泄。对各种皮肤癣菌（表皮癣菌、小孢子癣菌和毛癣菌属）有较强的抑制作用，与微管蛋白结合抑制真菌细胞的有丝分裂，但对深部真菌无效。主要用于治疗敏感真菌所致的头癣、体癣、股癣、甲癣等，对头癣的疗效最佳，疗程2～6周，治愈率可达90%以上。巴比妥类酶诱导剂可加速其在肝灭活而减弱药效。目前已少用，不良反应常见恶心、呕吐等消化道反应，偶见皮疹、头痛、白细胞减少、转氨酶升高等。用药期间定期检查血常规和肝功能。

（四川大学　朱　玲）

第四十四章 抗病毒药

- Antiviral drugs that directly target the viruses include the virus attachment inhibitors, virus entry inhibitors, uncoating inhibitors, polymerase inhibitors, protease inhibitors, nucleoside/nucleotide reverse transcriptase inhibitors and integrase inhibitors.
- Three major classes of antiviral agents are currently available for treatment or prevention of influenza infections: M2 channel inhibitors, neuraminidase inhibitors, and polymerase inhibitors.
- Aciclovir, valaciclovir, penciclovir, and famciclovir are used to treat infections caused by HSV, human herpesvirus-3, while ganciclovir is used primarily in treating cytomegalovirus infections.
- Adefovir dipivoxil is indicated for the treatment of chronic hepatitis B in adults. Sofosbuvir has recently been approved for the treatment of chronic HCV infection.
- Anti-HIV drugs include nucleoside reverse transcriptase inhibitors (NRTIs), non-nucleoside reverse transcriptase inhibitors (NNRTIs), protease inhibitors (PIs), integrase strand transfer inhibitors and entry inhibitors.

病毒是结构最简单的病原微生物，由核酸和衣壳蛋白组成核衣壳，外加包膜组成，根据所含核酸类别分为DNA病毒和RNA病毒。病毒不具有完整细胞结构，需依赖宿主细胞的代谢系统复制自身核酸和蛋白质，并最终装配成完整的病毒颗粒。这一过程主要包括病毒吸附于宿主细胞膜，继之穿入细胞，在胞内脱去蛋白质外壳，释放出感染性核酸，并进行生物合成（包括核酸的复制、转录与蛋白质合成），最后合成的核酸与蛋白质装配成子代病毒颗粒，释放后再感染新的细胞。

抗病毒药（antiviral drug）可通过阻断或抑制病毒增殖的不同阶段而发挥抗病毒作用。①阻断病毒与宿主细胞受体的结合，即与病毒竞争细胞膜表面的受体，阻止病毒吸附于细胞表面，使其不能侵入细胞内，如免疫球蛋白等。②阻止病毒穿入和脱壳，可改变细胞膜电荷而阻止病毒进入胞内或脱壳，如金刚烷胺等。③抑制病毒的生物合成，病毒的复制在很大程度上依赖于病毒编码的酶（病毒核酸合成所必需的酶）及宿主的代谢系统，多数抗病毒药以病毒编码的酶为靶点，抑制病毒DNA、RNA和蛋白质的生物合成，如阿糖腺苷通过抑制病毒DNA聚合酶，阻碍DNA合成。④抑制新病毒颗粒的释放，如神经氨酸酶抑制药奥司他韦。⑤增强宿主抗病能力，如干扰素能激活宿主细胞的某些酶，从而抑制病毒蛋白质的合成。

根据主要临床用途不同，抗病毒药可分为抗流感病毒药、抗疱疹病毒药、抗肝炎病毒药及抗HIV药等。

第一节 广谱抗病毒药

利巴韦林

【药理作用】 利巴韦林（ribavirin）又称三氮唑核苷，为核苷、次黄嘌呤核苷类似物，能抑制病毒核酸的合成。为广谱抗病毒药，对甲型、乙型流感病毒最敏感；对呼吸道合胞病毒、副流感病毒、麻疹病毒、拉沙病毒、甲型和丙型肝炎病毒等均有抑制作用。作用机制可能是其在病毒感染的细胞内被腺苷激酶磷酸化，生成利巴韦林单磷酸（RMP）和三磷酸利巴韦林（RTP）。RMP是肌苷一磷酸（IMP）脱氢酶的强抑制药，使IMP不能转变为鸟苷一磷酸（GMP），从而阻断多种病毒核酸的合成；RTP能选择性地抑制某些病毒的RNA聚合酶、GMP转移酶和N^7-甲基转移酶，影响mRNA 5′-帽的合成，使mRNA不具有翻译功能，对RNA和DNA病毒均有抑制作用。

【临床应用】 主要用于呼吸道合胞病毒引起的肺炎及支气管炎，也用于甲型及丙型肝炎及其他敏感病毒感染等。治疗丙型肝炎时宜与重组IFN-α合用。

【不良反应】 乏力、贫血、食欲减退、胃部不适、轻度腹泻和便秘等，孕妇禁用。

干扰素

干扰素（interferon，IFN）是有抗病毒、抗肿瘤和免疫调节功能的蛋白质，也是最早基因克隆和批准用于临床的细胞因子，IFN分IFN-α、IFN-β、IFN-γ三种。

【药理作用】 干扰素是病毒进入机体后诱导

宿主细胞产生的具有高度生物活性的糖蛋白。作用于细胞特定受体后，通过信号转导和转录激活，诱导效应蛋白如蛋白激酶、2′,5′-寡聚腺苷酸合成酶、PDE和核糖核酸酶L等的产生，使病毒mRNA降解，抑制多肽链的起始阶段和延伸，发挥抗病毒作用。此外，能增强NK细胞、T细胞的抗病毒活性，激活与增强巨噬细胞的吞噬活力而调节免疫功能。

【临床应用】 用于治疗小儿病毒性肺炎及上呼吸道感染、病毒性脑炎、尖锐湿疣、慢性乙型、丙型和丁型肝炎等病毒性疾病。还用于肿瘤治疗。

【不良反应】 少数患者可出现发热、寒战、乏力、肌痛、厌食、注射部位红斑等。偶见白细胞和血小板减少、低血压和转氨酶升高。过敏体质、严重心脏病、肾功能不全、中枢神经系统功能紊乱患者禁用。孕妇慎用。

第二节 抗流感病毒药

流感病毒属于正黏病毒科成员，分为甲、乙、丙、丁4种类型。人流感的主要病原体是甲型和乙型流感病毒，基因组为负链RNA，病毒包膜上嵌合血凝素（hemagglutinin，HA）、神经氨酸酶（neuraminidase，NA）和M2蛋白。目前，主要用于流感治疗的小分子抗病毒药物包括M2通道阻滞药、神经氨酸酶抑制药和病毒RNA聚合酶抑制药。

一、M2通道阻滞药

金刚烷胺和金刚乙胺

金刚烷胺（amantadine）和金刚乙胺（rimantadine）口服均易吸收，3～4 h血药浓度达峰值，$t_{1/2}$为12～17 h，主要以原型经肾排出。M2蛋白形成病毒复制所必需的质子选择性通道，通过作用于M2蛋白，抑制病毒在宿主细胞内的脱壳，从而抑制复制过程。抑制甲型流感病毒的作用较强，用于预防和治疗甲型流感。对乙型流感病毒及其他病毒无效。金刚烷胺耐药性较普遍，已很少使用。不良反应常见轻度和短暂的神经系统症状，如失眠、眩晕、注意力不集中、精神紧张等。金刚乙胺不易透过血脑屏障，故中枢神经系统不良反应较少。

二、神经氨酸酶抑制药

奥司他韦

奥司他韦（oseltamivir）为唾液酸类似物。为前体药，在体内转化为有活性的奥司他韦羧酸盐而发挥作用。口服生物利用度高，0.5 h血药浓度活性代谢产物达峰值，口服75 mg后，血药峰浓度为94～100 ng/mL，活性代谢产物$t_{1/2}$为6～10 h。进食可影响吸收。有抗甲型流感病毒和乙型流感病毒的活性。流感病毒表面的神经氨酸酶通过切割细胞表面的唾液酸，帮助子代病毒从宿主细胞释放。奥司他韦可抑制神经氨酸酶活性，阻止病毒释放，从而阻止感染新的宿主细胞。用于治疗成人和1岁及以上儿童的甲型及乙型流感。是目前治疗流感的最常用药物之一，也是公认的抗禽流感、甲型H1N1流感最有效的药物之一。不良反应常见为恶心和呕吐，还有腹泻、头晕、疲劳、鼻塞、咽痛和咳嗽等。

扎那米韦

扎那米韦（zanamivir）为唾液酸类似物，通过抑制流感病毒的神经氨酸酶，干扰流感病毒在感染细胞内的聚集和释放。用于治疗成人和7岁及以上儿童的甲型及乙型流感。对哮喘或COPD患者治疗无效，甚至可能引起危险。不良反应有头痛、恶心、呕吐、眩晕等，多为轻度反应。

三、病毒RNA聚合酶抑制药

流感病毒RNA聚合酶是由三个亚基组成的异源三聚体复合物，三个亚基分别是合成病毒RNA的聚合酶碱性蛋白1（polymerase basic protein 1，PB1），与宿主细胞pre-mRNA结合的聚合酶碱性蛋白2（polymerase basic protein 2，PB2），以及具有内切酶活性、负责夺取pre-mRNA帽状结构的聚合酶酸性蛋白（polymerase acid protein，PA）。病毒RNA聚合酶在病毒复制中发挥关键作用，是抗流感病毒药作用的重要靶点。

巴洛沙韦玛波西酯（baloxavir marboxil）又称玛巴洛沙韦，属于第三代抗流感病毒药。为前药，在体内经芳基乙酰胺脱乙酰酶代谢后转化为活性形式巴洛沙韦酸。口服后约4 h血药浓度达峰值，进食可使生物利用度降低。血浆蛋白结合率为90%左右。主要经UGT1A3代谢为葡萄糖醛酸结合物，再经CYP3A4代谢，生成亚砜类代谢产物。大部分随粪便排出，少量随尿排出。$t_{1/2}$较长，约为79.1 h。通过抑制流感病毒RNA聚合酶PA亚基的内切酶活性，抑制病毒从宿主细胞中获得5′端帽状结构，阻止病毒mRNA的复制，特异性阻断流感病毒的增殖。用于治疗12岁及以上急性、无并发症的甲型和乙型流感。不良反应较少，常见腹泻、支气管炎、鼻咽炎、头痛和恶心等。

法匹拉韦（favipiravir）作为核苷类似物，有效抑制流感病毒PB1亚基活性，阻断病毒RNA合成，发挥抗病毒作用。对甲型和乙型流感病毒均有效，用于治疗成人新型和复发流感。

第三节 抗疱疹病毒药

已知引起人类疾病的疱疹病毒主要有5种：单纯疱疹病毒1型（herpes simplex virus-1，HSV-1）、单纯疱疹病毒2型（HSV-2）、水痘-带状疱疹病毒

(varicella-zoster virus，VZV 或 human herpesvirus-3，HHV-3)、巨细胞病毒（cytomegalovirus，CMV）和爱泼斯坦-巴尔病毒（Epstein-Barr virus，EBV）。其中 HSV-1 可引起口唇疱疹、口腔溃疡，HSV-2 可导致外生殖器及腰部以下皮肤疱疹、宫颈癌，VZV 主要引起水痘、带状疱疹，CMV 可经垂直传播，导致新生儿先天 CMV 感染、致畸，EBV 则与传染性单核细胞增多症、鼻咽癌有关。

阿 昔 洛 韦

【体内过程】 阿昔洛韦（aciclovir）又称无环鸟苷，口服生物利用度为 10%～30%，血浆蛋白结合率为 9%～23%，可分布至全身组织。肾中药物浓度最高，为血药浓度的 10 倍，脑脊液、唾液、泪液和阴道分泌物中药物浓度分别为血药浓度的 50%、13%、18% 和 17%，已达到抑制 HSV 和 VZV 的药物浓度。主要经肾排泄，$t_{1/2}$ 约为 2.9 h，无尿患者 $t_{1/2}$ 可延长至 18 h。

【药理作用及作用机制】 阿昔洛韦是鸟嘌呤核苷类似物，具有广谱抗疱疹病毒活性，对 HSV-1，HSV-2，VZV 和 EBV 有很强的抑制作用。其作用机制是阿昔洛韦在感染细胞内经病毒胸苷激酶（thymidine kinase，TK）磷酸化，生成单磷酸、二磷酸和三磷酸阿昔洛韦，后者可抑制 HSV 和 VZV 的 DNA 聚合酶、中止 DNA 链的延伸，抑制 DNA 复制。抗疱疹病毒作用比碘苷及阿糖腺苷分别强 10 倍及 160 倍。对缺乏 TK 的 HSV 突变株无作用。CMV 无 TK，故抑制 CMV 的活性较低。

【临床应用】 用于治疗各种疱疹病毒感染，如皮肤及黏膜 HSV 感染、水痘及带状疱疹、疱疹性脑炎，预防和治疗生殖器疱疹。

【不良反应】 常见恶心、呕吐、腹泻等胃肠道反应及头痛、头晕、关节痛；偶见皮疹、发热、乏力、失眠、咽痛、肌肉痉挛、淋巴结肿大。外用可出现局部暂时性刺痛与灼热感，眼用制剂偶见短暂刺痛和浅层点状角膜病，静脉给药偶有局部刺激现象及静脉炎。大剂量静脉滴注、合用干扰素或甲氨蝶呤及骨髓移植患者偶可出现各种神经系统症状，如嗜睡、精神错乱、谵妄、幻觉、震颤、抽搐或昏迷等。少数患者可发生可逆性肾损害、肾小管内结晶及肾功能减退，应注意定期复查肾功能。免疫缺陷患者用药后偶见肝功能异常、转氨酶升高及骨髓抑制。虽未发现明显致畸、致突变作用，妊娠期妇女用药仍需权衡利弊，哺乳期妇女和儿童慎用。

更 昔 洛 韦

更昔洛韦（ganciclovir）化学结构与阿昔洛韦相似，仅在侧链上多一个甲基。口服吸收较差，多采用静脉给药。对 HSV 和 VZV 抑制作用与阿昔洛韦相似，而抗 CMV 作用强于阿昔洛韦 100 倍。毒性较大，可诱发骨髓抑制，仅用于治疗免疫缺陷或低下患者危及生命或视觉的 CMV 感染。

伐 昔 洛 韦

伐昔洛韦（valaciclovir）是阿昔洛韦的前药，口服吸收迅速，并立即水解为阿昔洛韦和 *L*-缬氨酸。抗病毒作用和机制与阿昔洛韦相似，效能略高。主要用于治疗带状疱疹、皮肤及黏膜 HSV 感染、原发或复发性生殖器疱疹等。不良反应略轻于阿昔洛韦。

喷 昔 洛 韦

喷昔洛韦（penciclovir）的抗病毒作用及机制与阿昔洛韦类似。口服生物利用度约 5%。对 HSV-1、HSV-2、VZV、EBV 均有抑制作用，对 CMV 的抑制作用较弱。主要外用治疗复发性唇和生殖器疱疹。常见不良反应有局部灼热、刺痛、麻木，停药后消失。

泛 昔 洛 韦

泛昔洛韦（famciclovir）是喷昔洛韦的前药，口服后吸收迅速，生物利用度约 70%，在体内转化为喷昔洛韦从而发挥抗病毒作用。主要用于治疗 VZV 引起的带状疱疹，防治原发性生殖器疱疹。不良反应常见头痛、恶心，偶见眩晕、疲劳、腹泻和呕吐等。

曲 氟 尿 苷

曲氟尿苷（trifluridine）为卤代嘧啶类核苷，在细胞内磷酸化转化为三磷酸曲氟尿苷活化形式，可掺入病毒 DNA 分子从而抑制其合成，主要抑制 HSV-1、HSV-2、CMV、牛痘病毒和某些腺病毒。局部应用治疗眼部感染，可用于治疗疱疹性角膜炎和结膜炎及其他疱疹性眼病。单用或与 IFN-α 合用对阿昔洛韦耐药 HSV 感染有效。滴眼时可能引起浅表眼部刺激和出血。

膦 甲 酸

膦甲酸（foscarnet）为焦磷酸类似物，能特异性抑制病毒 DNA 聚合酶和逆转录酶。口服生物利用度低，静脉给药药动学参数变化较大，稳态下玻璃体药物浓度与血中浓度相近，脑脊液浓度约为血浆的 66%，超过 80% 以原型经肾排泄。主要用于治疗免疫功能缺陷患者 CMV 感染，阿昔洛韦治疗无效的艾滋病患者 HSV-1、HSV-2 感染。与齐多夫定合用可抑制 HIV 复制。常见不良反应有肾功能损伤，电解质紊乱和静脉炎；偶见疲劳、寒战、不适、头痛、恶心、贫血、粒细胞减少、皮疹、口腔和阴茎溃疡等。少数病例出现低血糖或癫痫发作。

第四节 抗肝炎病毒药

肝炎病毒分为甲型肝炎病毒（HAV）、乙型肝炎病毒（HBV）、丙型肝炎病毒（HCV）、丁型肝炎病毒（HDV）、戊型肝炎病毒（HEV）。其中甲型和戊型病毒性肝炎起病急，一般不会转化为慢性，急性期通常采用对症治疗。乙型、丙型和丁型病毒性肝炎急性期后绝大多数转为慢性，最终可发展为肝硬化和肝细胞癌，应予以积极治疗，治疗策略包括抗病毒及其他综合措施。目前抗病毒药物对乙型肝炎只能达到抑制病毒的目的，对丙型肝炎可起到根治作用。

一、抗乙型肝炎病毒药

阿德福韦酯

阿德福韦酯（adefovir dipivoxil）为无环腺嘌呤核苷类似物。口服后被体内酯酶水解，释放出阿德福韦起作用。阿德福韦在细胞内被磷酸激酶转化为具有抗病毒活性的二磷酸盐，竞争天然底物脱氧腺苷三磷酸，抑制HBV DNA聚合酶；并可整合到病毒DNA，中止DNA链延长，从而抑制HBV复制；还可促进丙氨酸转氨酶恢复至正常水平，改善肝组织炎症、坏死和纤维化。HBV对其不易耐药，与拉米夫定无交叉耐药。联合拉米夫定，对耐拉米夫定的慢性乙型肝炎患者能有效抑制HBV DNA，促进丙氨酸转氨酶恢复至正常水平，且耐药率更低。适用于HBV e抗原（HBeAg）和HBV DNA阳性、丙氨酸转氨酶增高的慢性乙型肝炎。

恩替卡韦

恩替卡韦（entecavir）为鸟嘌呤核苷类似物，在体内通过磷酸化成为具有活性的三磷酸盐，抑制HBV DNA聚合酶的启动、前基因组mRNA逆转录负链的形成以及HBV DNA正链的合成，从而抑制HBV DNA的复制。用于治疗成人慢性乙型肝炎，连续服用2年或以上可促进HBV表面抗原（HBsAg）消失。改善肝脏炎症，长期治疗可改善肝硬化患者组织学病变，显著降低肝硬化并发症和原发性肝细胞癌的发生率，降低肝脏相关和全因病死率。最常见的不良反应为头痛、上呼吸道感染、咳嗽、鼻咽炎、上腹痛、疲劳、发热、恶心。

替诺福韦

替诺福韦（tenofovir）是一种新型核苷酸逆转录酶抑制药，口服制剂为富马酸替诺福韦二吡呋酯，在体内磷酸化形成二磷酸替诺福韦，可与天然底物5′-三磷酸脱氧腺苷竞争，还可整合到病毒DNA终止DNA链的合成，从而抑制HIV-1逆转录酶和HBV逆转录酶的活性。用于治疗成人和12岁以上儿童的慢性乙型肝炎，可与其他抗逆转录病毒药物合用治疗HIV-1感染。

丙酚替诺福韦（tenofovir alafenamide）是替诺福韦前药，在肝细胞中被羧酸酯酶1水解为替诺福韦。抗病毒疗效较替诺福韦强，不良反应减少。在骨代谢和肾脏安全性方面优于替诺福韦。用于治疗成人和12岁以上儿童的慢性乙型肝炎。

艾米替诺福韦（tenofovir amibufenamide）与丙酚替诺福韦相比，在酰胺化基团上增加了一个甲基，不仅提升药物血浆稳定性，也提升与酰胺基水解酶的亲和力，使药物进入肝细胞后更易释放出游离替诺福韦，高效抑制HBV复制，长期用药的安全性也提高。用于治疗成人慢性乙型肝炎。

二、抗丙型肝炎病毒药

HCV基因组编码一个大分子前体蛋白，再由蛋白酶切割形成结构蛋白和非结构蛋白，非结构蛋白包括p7、NS2、NS3、NS4A、NS4B、NS5A和NS5B 7种，是HCV复制不可或缺的成分。例如，NS3与NS4A形成复合物剪切病毒多肽链，从而形成功能性蛋白，NS5A在病毒复制和装配过程中起重要作用，NS5B在HCV复制过程中编码RNA聚合酶。

抗丙型肝炎病毒药直接作用于病毒复制过程中的非结构蛋白，包括如下几类。①NS3/4A蛋白酶抑制药：格拉瑞韦（grazoprevir）、格卡瑞韦（glecaprevir）、西美瑞韦（simeprevir）等。②NS5A抑制药：艾尔巴韦（elbasvir）、哌仑他韦（pibrentasvir）、达拉他韦（daclatasvir）等。③NS5B聚合酶抑制药：索磷布韦（sofosbuvir）、达塞布韦（dasabuvir）等。通过抑制HCV RNA的翻译和加工，阻断HCV复制和表达，达到清除HCV的目的。

格卡瑞韦/哌仑他韦

格卡瑞韦/哌仑他韦（glecaprevir/pibrentasvir）是由NS3/4A蛋白酶抑制药格卡瑞韦100 mg和NS5A抑制药哌仑他韦40 mg组成的复方制剂。对所有基因型HCV均具有抗病毒活性，用于治疗基因1～6型慢性HCV感染的无肝硬化或代偿期肝硬化成人患者。不良反应常见头痛、疲乏。

艾尔巴韦/格拉瑞韦

艾尔巴韦/格拉瑞韦（elbasvir/grazoprevir）是NS5A抑制药艾尔巴韦50 mg及NS3/4A蛋白酶抑制药格拉瑞韦100 mg组成的复方制剂。主要用于治疗基因1型和4型慢性丙型肝炎成人患者。安全性及耐受性均良好，最常见不良反应为疲乏和头痛，少数患者出现转氨酶升高。

索磷布韦

索磷布韦（sofosbuvir）又称索非布韦，为NS5B聚合酶抑制药。口服吸收不受饮食的影响，0.5～2 h血药浓度达峰值。血浆蛋白结合率为61%～65%，$t_{1/2}$为0.4 h，代谢产物主要经肾排泄。在体内转化为具有活性的尿苷三磷酸类似物，通过NS5B聚合酶整合入延长的RNA中，使RNA链延长终止。联合利巴韦林用于治疗基因2型和3型成人慢性丙型肝炎，联合聚乙二醇干扰素α和利巴韦林用于基因1

型和4型慢性乙型肝炎初治成人患者的治疗。不良反应较少，常见头痛、疲乏、恶心、失眠和中性粒细胞减少。

第五节　抗人类免疫缺陷病毒药

人类免疫缺陷病毒（human immunodeficiency virus，HIV）是一种逆转录病毒（retrovirus）。免疫系统特别是 $CD4^+$ T细胞是HIV最主要的攻击目标。未经治疗的HIV感染会逐渐发展成艾滋病，最终破坏患者免疫功能，导致致命机会性感染及恶性肿瘤的发生。

病毒的核心蛋白和遗传物质进入宿主细胞后，病毒RNA在自身逆转录酶（reverse transcriptase，依赖RNA的DNA聚合酶）作用下，进行逆转录合成病毒基因组负链DNA，再以负链DNA为模板合成第二股DNA。双链DNA转运到细胞核，在整合酶作用下，使病毒DNA基因组插入到宿主细胞基因组中，病毒DNA被转录和翻译成大分子非功能多肽，再经HIV蛋白酶（protease）裂解成小分子功能蛋白，并组装得到子代病毒。

当前抗HIV药包括核苷类逆转录酶抑制药（nucleoside reverse transcriptase inhibitor，NRTI）、非核苷类逆转录酶抑制药（non-nucleoside reverse transcriptase inhibitor，NNRTI）、蛋白酶抑制药（protease inhibitor，PI）、整合酶链转移抑制药（integrase strand transfer inhibitor，INSTI，简称整合酶抑制药）和进入抑制药（entry inhibitor，EI）五类。这些药物2～3种联合使用，虽无法根治HIV，但可长期抑制HIV复制，对保存患者免疫功能及延长患者生存期具有重要意义。

一、核苷类逆转录酶抑制药

第一类用于治疗HIV阳性患者的药物，包括嘌呤类似物如阿巴卡韦（abacavir）、去羟肌苷（didanosine）和替诺福韦（tenofovir）等和嘧啶类似物如拉米夫定（lamivudine）、扎西他滨（zalcitabine）和齐多夫定（zidovudine）等，均为天然核苷类的人工合成品。NRTI具有相同的作用机制，首先被宿主细胞内的胸苷酸激酶磷酸化转变成活性三磷酸代谢物，与相应的内源性核苷三磷酸盐竞争逆转录酶，并可插入到病毒DNA，进而导致DNA链合成中止；也可抑制宿主细胞DNA聚合酶而表现出细胞毒作用。HIV-1病毒可逐步获得耐药性，单一药物进行长期治疗时更易发生，主要与编码逆转录酶的基因突变有关。由于病毒可频繁发生突变，目前避免耐药的唯一途径是联合用药以防止HIV复制。

齐多夫定

齐多夫定（zidovudine）为胸腺嘧啶核苷类似物，是第一个获批准的抗HIV药。

【体内过程】 口服吸收迅速，0.5～1 h血药浓度达峰值，生物利用度为52%～75%，血浆蛋白结合率为34%～38%。易透过血脑屏障，脑脊液中浓度为血药浓度的50%～60%。$t_{1/2}$ 为1 h，无蓄积作用。

【药理作用】 可抗HIV-1和HIV-2病毒感染，降低感染患者的发病率并延长其存活期；显著减少HIV感染的母婴传播率，需从妊娠第14周给药到34周。

【临床应用】 是治疗艾滋病的一线药，常与拉米夫定或去羟肌苷合用，但不能与司他夫定合用，因二者互相拮抗。

【不良反应】 主要为骨髓抑制，表现为贫血、白细胞减少等，发生率与剂量和疗程有关。还可出现喉痛、无力、发热、头痛、恶心、呕吐、皮疹、失眠、肝功能异常及味觉改变等。用药期间应定期检查血常规。大剂量可抑制中枢神经系统，应慎用。

拉米夫定

拉米夫定（lamivudine）为脱氧胞苷类似物，口服吸收好，约1 h血药浓度达峰值，生物利用度为80%～88%，不受食物影响，血浆蛋白结合率36%，分布于全身体液，易透过血脑屏障和胎盘屏障。主要以原型经肾排泄，$t_{1/2}$ 为5～7 h，轻、中度肾功能不全者清除明显滞后，应适当调整剂量。肌酐清除率<30 mL/min者不宜使用。抑制HIV复制，并对HBV有很强的抑制作用，使血清转氨酶降至正常水平。长期应用可减轻或阻止肝纤维化的进展。

与齐多夫定或司他夫定合用治疗HIV感染，停药后易复发，大多数患者在停药后不久血中HIV DNA量又迅速回升，用药期间定期检查病毒学指标。还可用于治疗乙型肝炎，与干扰素有协同作用。不良反应有上呼吸道感染样症状、乏力、疲倦、发热、头痛、恶心、腹痛、腹泻，青少年胰腺炎发生率较成人有所增加，须提高警惕，症状一般较轻并可自行缓解。

司他夫定

司他夫定（stavudine）为脱氧胸苷类似物，口服生物利用度为80%，不受食物影响。血浆蛋白结合率极低，脑脊液浓度为血清浓度的55%。主要经肾排泄，血浆 $t_{1/2}$ 为2 h，细胞内 $t_{1/2}$ 为3.5 h。具有抗HIV-1和HIV-2活性，常用于不能耐受齐多夫定或齐多夫定治疗无效的患者。因齐多夫定能减少其磷酸化，不宜合用。与去羟肌苷或拉米夫定合用可产生协同效应。主要不良反应为周围神经炎，与扎西他滨和去羟肌苷等其他易引起周围神经炎的药物合用时，发生率明显增加。也可引起胰腺炎、关节痛和血清转氨酶升高。

扎西他滨

扎西他滨（zalcitabine）为脱氧胞苷类似物，口服生物利用度大于80%，食物或抗酸药同服可降低至35%～39%，血浆蛋白结合率小于4%，脑脊液浓度约为血清浓度的20%。主要经肾排泄，血浆 $t_{1/2}$ 为2 h，但细胞内 $t_{1/2}$ 可长达10 h，肾功能不全患者应减量。与其他多种抗HIV药有协同抗HIV-1作用。可有效治疗HIV感染，单用疗效不如齐多夫定，更低于联合用药疗效。常与齐多夫定和一种蛋白酶抑制药三药合用。适用于艾滋病和艾滋病相关综合征，也可与齐多夫定合用治疗病情恶化的HIV感染。主要不良反应为剂量依赖性周围神经炎，发生率为10%～20%，停药后逐渐恢复。应避免与其他能引起神经炎的药物同服，如司他夫定、去羟肌苷、氨基糖苷类抗生素和异烟肼等。也可引起胰腺炎，发生率低于去羟肌苷。

去羟肌苷

去羟肌苷（didanosine）为脱氧腺苷类似物，口服生物利用度为30%～40%，进食干扰其吸收。与更昔洛韦同服可增加其吸收，但降低更昔洛韦吸收。血浆蛋白结合率低于5%，脑脊液浓度约为血药浓度的20%。主要经肾排泄，$t_{1/2}$ 为0.6～1.5 h，但细胞内 $t_{1/2}$ 可长达25～40 h。可作为严重HIV感染的一线药物，特别适合于齐多夫定或齐多夫定治疗无效患者。与齐多夫定或拉米夫定合用，再加上一种蛋白酶抑制药或一种NNRTI效果更好。不良反应为周围神经炎、胰腺炎、腹泻、肝炎、心肌炎、消化道和中枢神经系统反应等，发生率较高，儿童发生率高于成人。

二、非核苷类逆转录酶抑制药

NNRTI包括第一代依非韦伦（efavirenz）和奈韦拉平（nevirapine）等，可直接结合到逆转录酶并破坏催化位点，抑制其活性，也可抑制依赖RNA或DNA的DNA聚合酶活性。与NRTI和蛋白酶抑制药合用可协同抑制HIV复制，用于治疗HIV-1感染，但不单独应用，因可迅速产生耐药性。

利匹韦林

利匹韦林（rilpivirine）为第二代NNRTI，对现有的NNRTI耐药毒株具有较强的抗病毒活性，交叉耐药性小。主要经胃肠道吸收，在肝内代谢，代谢产物主要经胃肠道排泄，$t_{1/2}$ 为34～55 h。非竞争抑制HIV逆转录酶从而抑制病毒复制，但不会抑制人体细胞的DNA聚合酶α、β和γ。与其他抗艾滋病药联合用于治疗成人HIV-1感染。不良反应常见恶心、呕吐、腹痛、皮疹、头痛、头晕、失眠等，还可见肌酐、丙氨酸氨基转移酶、总胆红素、TC和LDL升高。

三、蛋白酶抑制药

蛋白酶抑制药是目前治疗艾滋病联合用药的主要药物，包括阿扎那韦（atazanavir）、达芦那韦（darunavir）、福沙那韦（fosamprenavir）、茚地那韦（indinavir）、洛匹那韦（lopinavir）、奈非那韦（nelfinavir）、沙奎那韦（saquinavir）、利托那韦（ritonavir）和替拉那韦（tipranavir）等。在HIV增殖后期，基因产物被翻译成蛋白质前体，形成无感染性的未成熟病毒颗粒，HIV编码的蛋白酶能催化蛋白质前体裂解，形成有感染性的成熟蛋白。蛋白酶抑制药阻止前体蛋白的裂解，导致无感染性蛋白质前体的堆积，产生抗病毒作用。可有效抗HIV，与NRTI或NNRTI联合用药可显著减少艾滋病患者体内病毒量并延缓其临床进展。最常见的不良反应为高血糖症和高脂血症。

蛋白酶抑制药主要经肝CYP代谢，可不同程度地抑制肝CYP3A4，故可与其他许多药物发生相互作用。

四、整合酶抑制药

整合酶对逆转录形成的HIV-1 DNA的3′端进行处理，催化链转移反应，介导HIV-1 DNA永久性整合到宿主DNA中。整合酶抑制药通过抑制链转移反应阻断HIV的复制过程，包括拉替拉韦（raltegravir）、艾维雷韦（elvitegravir）、多替拉韦（dolutegravir）、比克替拉韦（bictegravir）和卡博特韦（cabotegravir）。

拉替拉韦

拉替拉韦（raltegravir）是第一个被批准用于治疗HIV感染的整合酶抑制药。口服吸收迅速，0.5～1.3 h血药浓度达峰值，高脂肪膳食增加其吸收。通过与整合酶中的镁或锰辅助因子结合来抑制病毒的整合过程。与其他抗逆转录病毒药物联用，治疗成人和体重2kg以上儿童HIV-1感染。不良反应有失眠、头痛、恶心、腹泻、疲劳、瘙痒等。

卡替拉韦

卡替拉韦（cabotegravir）是一种新型长效整合酶抑制药。口服制剂 $t_{1/2}$ 约40 h，纳米注射制剂（肌内注射）$t_{1/2}$ 为5.6～11.5周。与利匹韦林联合使用，治疗接受稳定抗逆转录病毒治疗方案后病毒被抑制（HIV-1 RNA＜每毫升50拷贝）、目前或既往无对NNRTI和整合酶抑制药产生耐药的HIV-1感染成人患者，也可用于HIV暴露前预防。最常见不良反应为注射部位反应，还可见恶心、呕吐、腹泻、头痛、头晕、焦虑、失眠、肌痛和皮疹等。

五、进入抑制药

进入抑制药包括马拉维若（maraviroc）和恩夫

韦肽（enfuvirtide）。C-C趋化因子受体5（chemokine receptor 5，CCR5）是HIV感染的辅助受体，马拉维若可阻断宿主$CD4^+$细胞上的CCR5蛋白，从而阻止HIV-1进入T细胞。用于治疗其他抗HIV药耐药的成人亲CCR5 HIV-1感染。

恩夫韦肽为HIV-1跨膜融合蛋白gp41内高度保守序列衍生而来的一种人工合成的多肽类药物，可与病毒gp41亚单位上的第一个七肽重复结构结合，阻止病毒与细胞膜融合所必需的构象改变，从而阻止病毒颗粒与宿主细胞融合进入细胞内。与其他抗逆转录病毒药物联合，用于治疗正在接受抗逆转录病毒治疗但仍有病毒复制的HIV-1感染。

（陆军军医大学　陈晓红）

第四十五章　抗寄生虫药

- Antimalarial drugs are used for the treatment and prevention of malaria infection, which are categorized based on the stages of the parasite they target and their clinical indications. Some drugs, such as artemisinin and its derivatives, chloroquine, and quinine, target plasmodium organisms in the schizont stage of development. Others, like primaquine, are used to prevent relapse in vivax and ovale malaria.
- Antiamoebic drugs are the agents used in the treatment of amoebic infection and are classified as tissue amoebicides (active in tissue), luminal amoebicides (active in the intestinal cavity), or both.
- Praziquantel is used to treat infections caused by schistosoma worms and other trematodes. Diethylcarbamazine is the drug of choice for the treatment of lymphatic filariasis.
- Anthelmintics are a type of medicine that kills helminths, which are worm-like parasites such as flukes, roundworms, and tapeworms.

第一节　抗　疟　药

疟疾是由疟原虫引发的经雌性按蚊传播的一种寄生虫传染病，典型临床表现为周期性寒战、高热、继之大汗退热，可伴贫血和脾大等体征。寄生于人体的疟原虫有间日疟原虫、恶性疟原虫、三日疟原虫和卵形疟原虫四种，分别引起间日疟、恶性疟、三日疟和卵形疟，其中恶性疟患者的死亡率最高。疟原虫的生活史基本相同，可分为雌性按蚊体内的发育和人体内的发育（图 7-45-1）。

1. 人体内的发育　分为红细胞外期（肝细胞内发育）和红细胞内期两个阶段。

（1）红细胞外期：此期无临床症状，为疟疾的潜伏期。间日疟原虫和卵形疟原虫的部分子孢子进入肝细胞后，需经过数月至年余的休眠期后，可再次被激活完成红细胞外期的裂体增殖，称为继发性红细胞外期，是引起间日疟和卵形疟复发的根源。恶性疟和三日疟原虫无继发性红细胞外期，故无复发现象。

（2）红细胞内期：红细胞外期的裂殖子从肝细胞释放进入血流后侵入红细胞形成成熟裂殖体，破坏红细胞，释放出大量裂殖子及其代谢产物和蛋白质，刺激机体引起寒战、高热等症状，即疟疾发作。

2. 按蚊体内的发育　按蚊刺吸带虫者血液时，红细胞内发育的各期原虫随血液入蚊胃，仅雌、雄配子能在蚊胃内继续发育，两者结合形成合子，进一步发育产生子孢子，移行至唾液腺内，成为感染人的直接传染源。

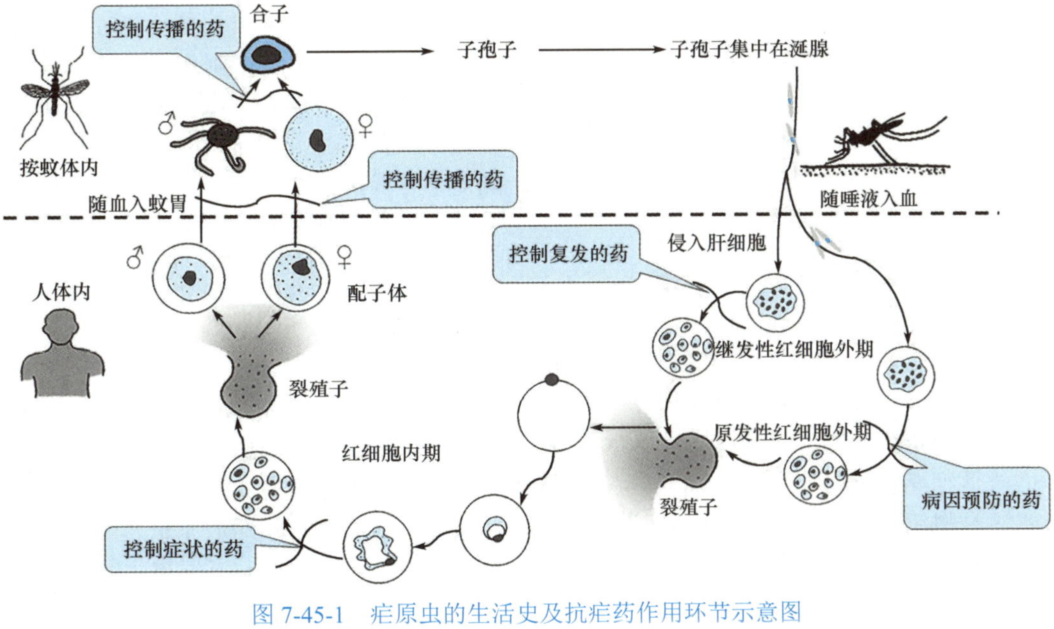

图 7-45-1　疟原虫的生活史及抗疟药作用环节示意图

抗疟药（antimalarial drugs）作用于疟原虫生活史的不同环节，用于防治疟疾，主要分为三类：控制症状的抗疟药、控制复发和传播的抗疟药与用于病因性预防的抗疟药。

一、控制症状的抗疟药

疟疾的发作是由红细胞内期疟原虫的裂殖体增殖所引起，故杀灭红细胞内期裂殖体的药物可迅速控制临床症状。

氯　喹

氯喹（chloroquine）是人工合成的4-氨基喹啉类衍生物。

【体内过程】 口服吸收迅速完全，1～2 h血药浓度达峰值，血浆蛋白结合率约为55%，分布广泛，在肝、脾、肾等组织中的浓度可达血浆浓度的200～700倍，在红细胞中的浓度达血浆浓度的10～20倍，在被疟原虫感染的红细胞内的浓度比正常红细胞高约35倍，有利于杀灭红细胞内的裂殖体。$t_{1/2}$约为48 h，在肝脏代谢，主要代谢产物去乙基氯喹仍有抗疟作用，少部分以原型经肾排泄，酸化尿液可促进排泄。

【药理作用及作用机制】 对各种疟原虫的红细胞内期裂殖体均有较强的杀灭作用，可迅速控制临床症状，对间日疟、卵形疟和三日疟原虫的配子体及未成熟的恶性疟原虫配子体亦有杀灭作用，但对红细胞外期疟原虫无效，也不能杀灭间日疟原虫和卵形疟原虫的休眠子，因此不能根治这些疟原虫引起的感染，也无病因预防作用。能杀灭阿米巴滋养体，具有抗肠外阿米巴作用。大剂量氯喹还能抑制免疫反应。

抗疟作用机制尚未完全明确。氯喹为弱碱性药物，易进入疟原虫体内，富集于溶酶体，增加细胞液pH，抑制血红蛋白酶活性，使疟原虫不能消化所摄取的血红蛋白，导致必需氨基酸缺乏。疟原虫红细胞内期的滋养体需要大量氨基酸，故对氯喹特别敏感。此外，可插入疟原虫DNA双螺旋结构中，形成稳固的DNA-氯喹复合物，影响DNA复制和RNA转录，并使RNA断裂，从而抑制疟原虫的分裂繁殖。

【临床应用】

1. 疟疾　用于治疗疟疾急性发作，迅速控制临床症状，多数患者在使用治疗剂量的氯喹24～48 h内就可停止发热，48～72 h内外周血涂片可呈疟原虫阴性，但其作用正在减弱，主要原因是出现了抗氯喹作用的恶性疟原虫株，如果用药后第二天仍无疗效，则应疑为耐药恶性疟原虫感染，应改用其他抗疟药。对间日疟、三日疟、卵形疟和敏感的恶性疟，仍可作为首选治疗药物，但对间日疟或卵形疟无根治作用，需与伯氨喹合用才能根治。

2. 其他寄生虫病　用于治疗肠外阿米巴病、华支睾吸虫病和肺吸虫病。

3. 自身免疫性疾病　大剂量用于治疗系统性红斑狼疮、类风湿关节炎等。

【不良反应】 治疗量不良反应较少，可出现头晕、头痛、胃肠不适、视觉障碍、荨麻疹等，停药后可自行消失。大剂量或快速静脉给药可出现急性毒性，表现为低血压、心功能抑制甚至心搏骤停。大剂量长期使用可导致不可逆性的视网膜病变，应定期进行眼科检查。

奎　宁

奎宁（quinine）是从金鸡纳树皮中提取的一种生物碱，是奎尼丁的立体异构体。

【体内过程】 口服吸收迅速完全，血浆蛋白结合率约为70%，广泛分布于全身组织，肝脏中浓度最高。$t_{1/2}$为8.5 h，在肝脏中代谢而迅速失效，代谢产物及少量原型药经肾排泄，24 h几乎全部排出。

【药理作用】 对各种疟原虫红细胞内期的裂殖体均有杀灭作用，能有效控制临床症状，对间日疟疗效最好，三日疟次之，恶性疟较差。还能杀灭间日疟原虫和三日疟原虫的配子体，但对恶性疟原虫的配子体无效，也不能杀灭红细胞外期的疟原虫，不作为预防用药。奎宁抗疟原虫的作用机制与氯喹相似，作用不及氯喹。还有增强子宫节律性收缩、减弱心肌收缩力、阻滞神经肌肉接头、抑制中枢神经系统及解热镇痛作用。

【临床应用】 主要用于耐氯喹或耐多药的恶性疟，尤其是严重的脑型疟疾。危重疟疾患者可静脉注射，并应用负荷剂量。

【不良反应】 可致金鸡纳反应，主要表现为恶心、呕吐、头痛、耳鸣、视力和听力减退，甚至发生暂时性耳聋，多见于重复给药时，停药一般可恢复。大剂量对心肌有抑制作用，过量或静脉滴注速度过快时可致严重低血压和致死性心律失常。还能刺激胰岛细胞，引起高胰岛素血症和低血糖。过敏患者可出现皮疹、瘙痒、哮喘等。少数患者即使应用很小剂量也能引起急性溶血，发生寒战、高热、血红蛋白尿和急性肾衰竭，甚至死亡的特异质反应。对妊娠子宫有兴奋作用，可导致流产，妊娠期妇女禁用。

甲氟喹

甲氟喹（mefloquine）是在奎宁的结构上改造而成的4-喹啉-甲醇衍生物，能有效杀灭红细胞内期的裂殖体，特别是对成熟滋养体和裂殖体有强效杀灭作用，对红细胞外期疟原虫和配子体无效。用于控制症状，起效较慢。主要用于耐氯喹或耐多药的恶性疟，$t_{1/2}$较长，约30天，每2周给药一次。与长效磺胺和乙胺嘧啶合用可增强疗效，延缓耐药性的发生。不良反应包括中枢神经系统毒性，如眩晕、恶心、烦躁不安和失眠等。长期大剂量用药对视网膜和听觉有损害。妊娠期妇女和儿童不宜服用。

咯 萘 啶

咯萘啶（malaridine）是苯并萘啶的衍生物。对恶性疟和间日疟原虫的红细胞内期裂殖体均有强大杀灭作用。适用于治疗各种疟疾，包括脑型疟和凶险疟疾的危重患者，对耐氯喹的恶性疟亦有效。与磺胺多辛、乙胺嘧啶或伯氨喹合用可增强疗效，延缓耐药性产生，防止复发。与伯氨喹合用有较好的根治间日疟作用，根治率达 98%。不良反应主要表现为轻度胃肠道反应及头晕、头痛、恶心、呕吐，停药后即消失。

青 蒿 素

青蒿素（artemisinin）是中国科学家屠呦呦等于 1972 年从菊科植物黄花蒿中提取的一种倍半萜内酯类过氧化物，并发现其有抗疟作用。屠呦呦因在青蒿素发现中的重要贡献于 2015 年获诺贝尔生理学或医学奖。随后人工合成了抗疟作用更强的衍生物，如青蒿琥酯、蒿甲醚、蒿乙醚和双氢青蒿素，能高效杀灭红细胞内期裂殖体。

【体内过程】 口服吸收迅速，0.5～1 h 后血药浓度达峰值，红细胞内的浓度低于血药浓度。分布于全身各组织，以肠、肝、肾的含量较多，可透过血脑屏障进入脑组织。$t_{1/2}$ 为 4 h，药物在体内迅速代谢失活，代谢物大部分经肾排泄，部分经胆汁排泄。代谢与排泄快，有效血药浓度维持时间短，不利于彻底杀灭疟原虫，复发率较高。

【药理作用及作用机制】 对各型疟原虫红细胞内期滋养体和裂殖体均有强大快速的杀灭作用，对继发性红细胞外期无效。青蒿素还有抗血吸虫的作用，并具有抗炎、调节免疫和抗肿瘤等多方面的药理作用。

抗疟作用机制可能与其化学结构含有过氧桥密切相关，疟原虫破坏红细胞并吞噬血红蛋白后，在高酸性消化液泡内产生血红素铁，二价铁离子催化青蒿素类药物中的过氧桥裂解，产生大量自由基和活性氧，进而作用于疟原虫的膜系结构，使线粒体肿胀并伴有内外膜脱落，破坏疟原虫的细胞结构和功能，最终导致疟原虫死亡。青蒿素可直接进入疟原虫的膜系结构，有效阻断宿主红细胞为其提供营养。

【临床应用】 适用于间日疟、恶性疟的症状控制及耐氯喹或耐多药恶性疟的治疗，对抢救脑型疟疾也有较好的疗效，退热时间及疟原虫转阴时间都较氯喹短。抗疟机制不同于氯喹，两者之间无交叉耐药性，是当前治疗耐氯喹或耐多药恶性疟原虫感染的重要药物。但因疟原虫对仅含青蒿素的单一制剂易产生耐药性，复发率较高。因此，推荐使用含青蒿素类药物复方制剂以增强抗疟作用，减少耐药性。

【不良反应】 最常见的不良反应包括恶心、呕吐及腹泻等胃肠道反应。偶见一过性 I 度心脏传导阻滞、剂量相关性可逆性网织红细胞和中性粒细胞数量降低及暂时性转氨酶升高。

蒿甲醚和青蒿琥酯

蒿甲醚（artemether）和青蒿琥酯（artesunate）分别是青蒿素的脂溶性和水溶性衍生物。对红细胞内期裂殖体有很强的杀灭作用，能迅速控制症状和杀灭疟原虫。两药抗疟作用机制与青蒿素相同，抗疟效果强于青蒿素。可用于耐氯喹的恶性疟及脑型疟等各种危急病例的救治。对恶性疟的近期疗效好，用药后几日内多数患者体内疟原虫血症转阴并退热，复发率低。

不良反应较轻，少数患者出现一过性低热、网织红细胞减少、转氨酶轻度升高等反应。妊娠期妇女慎用。

双氢青蒿素

双氢青蒿素（dihydroartemisinin）是所有青蒿素类药物的活性代谢产物，口服吸收良好，起效迅速。口服 2 mg/kg 后，1.33 h 血药浓度达峰值，$t_{1/2}$ 为 1.5 h。体内分布广泛，代谢和排泄快。对疟原虫红细胞内期有强大且快速的杀灭作用，能迅速控制临床症状。作用机制与青蒿素相同。适用于各种类型疟疾的症状控制，尤其是对抗氯喹的恶性疟及凶险型疟疾有较好的疗效。治疗量不良反应少，少数患者有一过性网织红细胞减少和过敏反应。

二、控制复发和传播的抗疟药

伯 氨 喹

伯氨喹（primaquine）是人工合成的 8-氨基喹啉类衍生物，是目前主要用于根治间日疟和卵形疟的药物。

【体内过程】 口服吸收迅速完全，生物利用度约为 96%，约 2 h 血药浓度达峰值，主要分布在肝脏，其次为肺、脑和心脏等组织。$t_{1/2}$ 为 4～7 h，绝大部分药物经代谢后随尿排出。代谢和排泄均较迅速，有效血药浓度维持时间短，需每天给药。

【药理作用及作用机制】 为继发性红细胞外期裂殖体杀灭药，能杀灭间日疟和卵形疟在肝细胞内的休眠子，有根治作用。对各种疟原虫的配子体均有较强的杀灭作用，能阻止疟疾传播；但对红细胞内期的疟原虫无作用，不能控制症状发作。

抗疟机制可能与其在体内代谢为喹啉醌衍生物有关，其结构与泛醌相似，能抑制泛醌的活性，阻断疟原虫线粒体呼吸链的电子传递，从而抑制线粒体的氧化磷酸化而损伤线粒体。此外，代谢产物具有很强的氧化作用，可干扰烟酰胺腺嘌呤二核苷酸磷酸（辅酶Ⅱ，NADP）还原，从而影响红细胞外期疟原虫的能量代谢和呼吸，导致疟原虫死亡。

【临床应用】 用于防治间日疟和卵形疟的复发，与控制症状的抗疟药合用可根治。因其对各种疟原虫的配子体有效，也可用于阻止疟疾的传播，需与红细胞内期裂殖体杀灭药合用。

【不良反应】 治疗量不良反应较少，可引起恶心、呕吐、轻至中度的腹部不适，进餐时服用可缓解这些症状。葡萄糖-6-磷酸脱氢酶缺乏者易发生急性溶血性贫血或高铁血红蛋白血症，服用前应仔细询问病史。严重但罕见的不良反应有白细胞减少症、粒细胞缺乏症和心律失常。

三、用于病因性预防的抗疟药

乙胺嘧啶

乙胺嘧啶（pyrimethamine）对人体恶性疟原虫及间日疟原虫的原发性红细胞外期有效，主要用于病因性预防。

【体内过程】 口服吸收慢但完全，4～6 h 血药浓度达峰值，主要分布于肝、肾、肺、脾等组织，药物与组织广泛结合，体内留存时间较长，$t_{1/2}$ 为 85～100 h，单次服药有效血药浓度维持约 2 周，经肾排泄，也可经乳汁分泌排出。

【药理作用】 为二氢叶酸还原酶抑制药，抑制二氢叶酸还原成四氢叶酸，阻碍疟原虫的核酸合成，从而抑制增殖，对疟原虫二氢叶酸还原酶的亲和力远大于人体的还原酶。对恶性疟及间日疟的原发性红细胞外期有效，还对疟原虫红细胞内期未成熟裂殖体的核分裂有抑制作用，但对已成熟的裂殖体无作用，需待下一个无性生殖期才能发挥作用，故控制临床症状起效缓慢。此外，虽对配子体无杀灭作用，但能抑制配子体在蚊体内发育，起到阻断传播的作用。

【临床应用】 主要用于疟疾的病因性预防，还可阻断传播。合用其他抗疟药或磺胺类药物可提高抗疟效果。与亚叶酸合用治疗弓形虫病。

【不良反应】 治疗量不良反应少，长期大量服用可干扰人体叶酸代谢而影响消化道黏膜及骨髓等细胞的增殖功能，引起恶心、呕吐、腹痛及腹泻，较严重者出现巨幼细胞贫血或粒细胞减少症，用药期间应定期检查血常规。过量或小儿误服可致急性中毒，轻者表现为恶心、呕吐、发热、烦躁不安，重者可出现发绀、惊厥、抽搐甚至死亡。可透过胎盘屏障并可进入乳汁，可干扰叶酸代谢致胎儿畸形，哺乳期和妊娠期妇女禁用。

四、抗疟药的合理应用

抗疟药的合理应用是确保药物有效治疗疟疾，同时尽可能减少不良反应和延缓耐药性产生，确保患者安全康复的关键。

1. 临床诊断和监测 选择抗疟药前应根据患者的症状、旅行史和实验室检查结果进行准确的诊断，确定疟疾类型和病情严重程度。治疗过程中应定期监测患者的病情和药物疗效及可能出现的不良反应。

2. 抗疟药的选择 ①控制症状：对氯喹敏感的疟原虫选用氯喹。②脑型疟：选用青蒿素类注射剂、氯喹、奎宁以提高脑内药物浓度。③耐氯喹的恶性疟：选用青蒿素类、奎宁、甲氟喹。为防治或延缓疟原虫耐药性的发生，可采用以青蒿素类药物为基础的联合用药方案。目前在大多数国家，复方青蒿素已成为一线治疗药物，治愈率可达 95%。④休止期：乙胺嘧啶和伯氨喹合用。⑤预防用药：乙胺嘧啶预防发作和阻止传播，氯喹能预防性抑制症状发作。

3. 联合用药 现有抗疟药尚无一种对疟原虫生活史的各个环节都有杀灭作用，因此宜联合用药。氯喹与伯氨喹合用于发作期的治疗，既控制症状，又防止复发和传播。乙胺嘧啶与伯氨喹合用于休止期的治疗，可防止复发。不同作用机制的药物联合应用可增强疗效，减少耐药性发生，如乙胺嘧啶与磺胺可协同阻止叶酸合成，青蒿素与甲氟喹或咯萘啶联合治疗耐氯喹的恶性疟。

第二节 抗阿米巴药及抗滴虫药

一、抗阿米巴药

阿米巴病是由溶组织内阿米巴引起的一种人兽共患寄生虫病。阿米巴多寄生于人和动物的肠道和肝脏，以滋养体和包囊两种形式存在。包囊从外界随污染的食物被吞食后，在肠腔内脱囊而出成为小滋养体，并不断繁殖。小滋养体侵入肠壁成为大滋养体，在肠黏膜下层繁殖并侵袭肠壁形成溃疡，引起急性阿米巴痢疾或肠炎。大滋养体还可随血流进入肝、肺和脑组织内引起继发性阿米巴病，以阿米巴肝脓肿和肺脓肿最常见。部分被感染者即包囊携带者，不表现任何症状，但包囊可随粪便排出体外，成为阿米巴病的传染源。

抗阿米巴药（antiamebic drugs）可分为作用于肠道内、肠道外或两者兼有作用的三种类型。多数抗阿米巴药物对滋养体有杀灭作用，少数药物有杀灭包囊作用，某些抗生素如巴龙霉素、土霉素、红霉素等可直接杀灭滋养体或抑制共生菌群，发挥抗阿米巴作用。

（一）抗肠内和肠外阿米巴药

甲　硝　唑

甲硝唑（metronidazole）为人工合成的 5- 硝基咪唑类衍生物。

【体内过程】 口服吸收迅速，1～3 h 血药浓度达峰值，生物利用度为 95% 以上，血浆蛋白结合率为 10%～20%。吸收后广泛分布在各组织和体液中，能透过血脑屏障和胎盘屏障。$t_{1/2}$ 为 8～10 h，有效血药浓度可维持 12 h，主要在肝脏代谢，代谢产物与原型药主要经肾排泄，少量经乳汁排泄。

【药理作用与临床应用】

1. 抗阿米巴作用　对肠内、外阿米巴滋养体均有强大的杀灭作用，但对肠腔内阿米巴原虫和包囊作用较弱。治疗急性阿米巴痢疾和肠道外阿米巴感染效果显著。因在肠内浓度偏低，对小滋养体及包囊作用较弱，治疗阿米巴痢疾时宜与抗肠道内阿米巴药交替使用。治疗阿米巴肝脓肿时与氯喹等交替使用，疗效更为显著。

2. 抗滴虫作用　口服后可分布于阴道分泌物、精液和尿液中，对阴道毛滴虫有直接杀灭作用，且治疗量对阴道内的正常菌群无影响，是治疗阴道毛滴虫病的首选药物，但必须夫妻同治，才能达到良好的效果。

3. 抗厌氧菌作用　对革兰氏阳性或革兰氏阴性厌氧菌都有较强的抗菌作用，脆弱拟杆菌感染尤为敏感。可用于预防和治疗厌氧菌引起的感染，如呼吸道、消化道、腹腔及盆腔感染，皮肤软组织、骨关节等部位的感染及脆弱拟杆菌引起的心内膜炎、败血症及脑膜炎等。

4. 抗蓝氏贾第鞭毛虫作用　杀灭蓝氏贾第鞭毛虫的作用强大，是治疗贾第虫病最有效的药物，治愈率达 90% 以上。

作用机制可能是由于甲硝唑在体内从还原性底物如 NADPH 得到电子而形成还原型的硝基咪唑化合物，进入易感的微生物细胞，抑制 DNA 合成，并使已合成的 DNA 降解，破坏 DNA 双螺旋结构或阻断转录复制，使细胞死亡，杀灭病原体。

【不良反应】 较轻，以消化道反应为主，可出现恶心、呕吐、食欲缺乏、口干、金属味感。少数患者出现轻微的胃肠道反应、白细胞减少、尿路刺激征、面部潮红等。个别可能出现眩晕、感觉性周围神经病或共济失调及惊厥等神经系统反应。本药是醇脱氢酶抑制药，可抑制乙醇代谢，导致急性乙醛中毒，出现恶心、呕吐、胸闷、胸痛、呼吸困难、意识模糊，甚至血压下降和休克，服药期间禁忌饮酒。妊娠早期及哺乳期妇女禁用。

替　硝　唑

替硝唑（tinidazole）是甲硝唑的衍生物，口服易吸收，6 h 血药浓度达峰值，生物利用度高，血药浓度高于甲硝唑 2 倍。$t_{1/2}$ 较长，约为 13 h。排泄稍慢于甲硝唑，口服 72 h 后尿中仍能检出 37% 的药物。药理作用和作用机制与甲硝唑相似，对阿米巴痢疾的疗效也与甲硝唑相当，对阿米巴肝脓肿、厌氧菌感染、贾第虫病的疗效均优于甲硝唑，也用于滴虫性阴道炎的治疗。不良反应少，剂量大可有胃肠道不适、头痛、背痛及瘙痒等症状。

奥　硝　唑

奥硝唑（ornidazole）是第三代硝基咪唑类衍生物，口服易吸收，$t_{1/2}$ 为 14 h，广泛分布于人体组织和体液，包括脑脊液中。在肝脏代谢，少量随粪便排泄。确切作用机制尚不明确，其原药和具有细胞毒作用的活性代谢产物可作用于厌氧菌、阿米巴和阴道毛滴虫细胞的 DNA，使螺旋结构断裂或阻断其转录复制而导致死亡。治疗厌氧菌感染引起的多种疾病，可用于男性和女性阴道毛滴虫感染、蓝氏贾第鞭毛虫感染及消化道阿米巴病。主要不良反应有嗜睡、头痛、眩晕、胃肠不适，个别患者可出现震颤、运动失调、意识短暂消失等中枢神经系统障碍或周围神经病。

依米丁和去氢依米丁

依米丁（emetine）是茜草科吐根属植物根中提取的异喹啉类生物碱，其衍生物去氢依米丁（dehydroemetine）的作用与依米丁相似，但毒性略低。

【体内过程】 两药口服吸收不规则，有较强刺激性，引起恶心、呕吐。静脉或肌内注射易在注射部位引起肌肉疼痛、坏死及蜂窝织炎，一般采用深部皮下注射给药，吸收良好，分布广泛，肝脏中浓度最高，其次为肺、肾和脾脏组织，而肠壁、心、脑含量较少。主要经肾缓慢排泄，连续给药易致蓄积中毒。

【药理作用及作用机制】 两药对组织内阿米巴滋养体有直接杀灭作用，但不能杀灭肠腔中的滋养体，依米丁只能杀灭肠壁的滋养体，所以能迅速控制急性阿米巴痢疾症状，但不能根治，因治疗浓度不能杀灭包囊，不能消除其传播感染能力。作用机制为通过抑制核蛋白体上肽酰基 tRNA 的移位，阻止蛋白质合成而干扰溶组织阿米巴滋养体的分裂与增殖，从而杀灭阿米巴原虫。

【临床应用】 主要用于急性阿米巴痢疾，控制急性症状疗效好，但根治作用差，不适用于慢性阿米巴痢疾及无症状包囊携带者。对肠外阿米巴病如肝、肺、脑、肾阿米巴性脓肿疗效亦佳，因其毒性大，现已少用，仅用于甲硝唑治疗无效或禁用患者。

【不良反应】 两药治疗指数低，且易蓄积，毒性较大。不良反应：①心脏毒性，常为心前区疼痛、心动过速、低血压、心律失常，甚至心力衰竭，心电图改变表现为T波低平或倒置，Q-T间期延长；②神经肌肉阻滞作用，表现为肌无力、疼痛、震颤等；③局部刺激，注射部位可出现肌痛、硬结或坏死；④胃肠道反应，如恶心、呕吐、腹泻等。治疗应在医师监护下进行。孕妇、儿童和有心、肝、肾疾病患者禁用。

（二）抗肠内阿米巴药

卤化喹啉类

本类药物包括喹碘方（chiniofon）、氯碘喹啉（clioquinol）、双碘喹啉（diiodohydroxyquinoline）。

【体内过程】 本类药物口服吸收较少，肠腔内浓度高，能有效杀灭肠腔内阿米巴滋养体。绝大部分随粪便排出，进入血液中的药物大部分以原型随尿排出。

【药理作用】 对肠道内阿米巴有较强的作用，抑制滋养体的生长繁殖甚至杀灭。由于杀灭了滋养体，从而间接清除包囊。作用机制可能是干扰阿米巴DNA和RNA合成，阻断其生长和繁殖。

【临床应用】 用于治疗慢性阿米巴痢疾，对无症状带包囊者的疗效更好，可起到根治和切断传染源的效果。对急性阿米巴痢疾及较顽固病例，宜与甲硝唑、依米丁等药物合用，以达到根治效果。对肠外阿米巴病无效。

【不良反应】 最主要的不良反应为腹泻，其次可引起恶心、呕吐和甲状腺轻度肿大，极少数对碘过敏者可出现发热、皮疹等。大剂量长期应用可引起亚急性脊髓-视神经病变。

巴 龙 霉 素

巴龙霉素（paromomycin）是氨基糖苷类抗生素，口服吸收少，肠道浓度高，通过抑制蛋白质合成直接杀灭阿米巴滋养体。还能抑制阿米巴的肠道共生菌，从而使阿米巴的生长繁殖发生障碍，间接发挥抗阿米巴作用。用于治疗阿米巴痢疾、细菌性痢疾和肠炎。不良反应常见头晕、食欲减退、恶心、呕吐、轻度腹泻和皮疹。长期应用也有可能引起肾损伤及听力损害，肾功能不全患者禁用。

二 氯 尼 特

二氯尼特（diloxanide）是二氯乙酰胺类衍生物，是目前最有效的杀包囊药。口服吸收迅速，1 h血药浓度达峰值，分布广泛。单用对无症状的包囊携带者有良好效果。对急性阿米巴痢疾，用甲硝唑控制症状后，再用本药可肃清肠腔内的包囊，可有效防止复发，对肠外阿米巴病无效。不良反应轻，偶有恶心、呕吐和皮疹等。大剂量可致流产，但无致畸作用。

（三）抗肠外阿米巴药

氯 喹

氯喹（chloroquine）为抗疟药，也有杀灭阿米巴滋养体的作用。口服吸收完全，在肝、脾、肺、肾等组织内的浓度高于血浆数百倍，因而对阿米巴肝脓肿、肺脓肿有效。由于在肠壁组织内分布较少，对阿米巴痢疾无效。起效快，可使阿米巴病的症状和体征迅速消失。由于肠内感染是肠外阿米巴病的根源，为防止复发，应加用抗肠内阿米巴药。

二、抗滴虫药

滴虫性阴道炎是由阴道毛滴虫引起的妇科常见寄生虫病。阴道毛滴虫寄生于阴道、尿道和前列腺，引起阴道炎、尿道炎或前列腺炎，多通过性接触传染。治疗滴虫病首选药为甲硝唑、替硝唑，此外尚有乙酰胂胺、曲古霉素等。

乙酰胂胺（acetarsol）为五价胂剂，对阴道毛滴虫有直接杀灭作用。因毒性大，仅供外用。有轻度局部刺激作用，可使阴道分泌物增多。

第三节 抗血吸虫药和抗丝虫药

一、抗血吸虫药

血吸虫病是由血吸虫寄生于人体引起的寄生虫病。寄生于人体的血吸虫主要有日本血吸虫、曼氏血吸虫、埃及血吸虫等，主要分布于亚洲、非洲和拉丁美洲，全世界约有2亿感染者。我国流行的血吸虫病是日本血吸虫所致，疫区主要分布在长江流域和长江以南的12个省、自治区、直辖市。

药物治疗不仅是治疗血吸虫病最重要的手段，同时能达到控制传播的效果。20世纪70年代中期，高效低毒的治疗药物吡喹酮问世，使血吸虫病的防控得到极大改善，流行率和患病率大幅下降。该药先后取代了奥沙尼喹、美曲膦酯、硝硫氰胺、尼立达唑、海恩酮等抗血吸虫药，成为目前治疗血吸虫病的首选药。

吡 喹 酮

吡喹酮（praziquantel）是20世纪70年代人工合成的广谱抗吸虫、抗绦虫药，属吡嗪异喹啉衍生物，具有高效、低毒、疗程短、口服有效等优点。

【体内过程】 口服吸收迅速，生物利用度为80%，1～3 h血药浓度达峰值，血浆蛋白结合率约80%。体内分布较广，肝、肾浓度最高，其次为肺、胰、肾上腺、垂体和唾液腺，很少透过胎盘。脑脊液中药物浓度为血药浓度的14%～20%。哺乳期患者服药后，乳汁中药物浓度为血药浓度的25%。在肝脏迅速代谢，$t_{1/2}$为0.8～3 h，代谢产物主要经肾排泄，其次通过胆汁排泄，晚期血吸虫病患者肝功

能减退可致 $t_{1/2}$ 延长。

【药理作用及作用机制】 对日本血吸虫、埃及血吸虫、曼氏血吸虫感染均有良好疗效，杀灭血吸虫成虫的作用迅速强效，但对幼虫的作用较弱。对华支睾吸虫、布氏姜片吸虫、肺吸虫也有较好的杀灭作用，对各种绦虫成虫和幼虫有不同程度的杀灭作用。

杀虫作用包括对虫体的直接作用和虫体经药物作用受损后引起的宿主免疫效应两方面。可直接作用虫体，引起虫体活动兴奋和痉挛性麻痹，失去附着于血管的能力，导致虫体脱离宿主组织，随血液快速迁移至肝脏，被吞噬细胞消灭。较高浓度可迅速引起虫体表膜损伤，暴露隐蔽的抗原，使血吸虫易受宿主的免疫攻击而死亡。对血吸虫的作用可能与作用于虫体细胞膜电压门控钙通道，增加 Ca^{2+} 通透性有关。也影响虫体表膜代谢，如抑制谷胱甘肽硫转移酶和碱性磷酸酶活性，抑制葡萄糖摄取和转运等。作用具有高度选择性，对哺乳动物细胞膜无上述作用。

【临床应用】 对各种血吸虫病均有效，但无预防作用，适用于治疗急慢性、晚期及有并发症的血吸虫病，治愈率高。也可用于治疗华支睾吸虫病、肺吸虫病和肠吸虫病及绦虫病与猪囊尾蚴病等。

【不良反应】 98% 以上患者不良反应轻微且短暂，约 40% 患者无任何不良反应。部分患者口服后可出现腹部不适、腹胀、腹泻、头痛、眩晕、嗜睡等症状，服药期间避免驾驶和高空作业。少数患者出现心电图异常，表现为 T 波低平、双相和 ST 段压低。偶见发热、关节痛、肌肉痛、瘙痒及荨麻疹等，与虫体杀死后释放异体蛋白有关。

二、抗丝虫药

丝虫病是由丝虫寄生于人体淋巴系统所引起的寄生虫病，在所有寄生虫病中其致残率位居第二位。我国流行的丝虫病的病原体为班氏丝虫和马来丝虫。2007 年，我国成为全球第一个消灭丝虫病的国家。

乙胺嗪

乙胺嗪（diethylcarbamazine）常用其枸橼酸盐。

【体内过程】 口服易吸收，1～2 h 血药浓度达峰值。$t_{1/2}$ 为 5～13 h，服药后 48 h 内 50% 以上的原型药及代谢产物经肾排泄，反复给药无蓄积现象。在酸性尿液中排泄快，而在碱性尿液中排泄明显减慢。

【药理作用】 对班氏丝虫、马来丝虫微丝蚴均有杀灭作用，使血液中的微丝蚴迅速消失，大剂量对成虫有杀灭作用。该作用依赖于宿主的免疫反应，作用机制：①使微丝蚴肌组织超极化，失去活动能力，随血液被动流入宿主肝脏，在肝窦内被吞噬细胞杀灭；②破坏微丝蚴表膜的完整性，使之更易被宿主免疫系统破坏和清除。

【临床应用】 是治疗丝虫病的首选药，适用于班氏丝虫病、马来丝虫病。

【不良反应】 毒性较低，偶可引起食欲减退、恶心、呕吐、乏力、失眠等。治疗期间由于大量微丝蚴和成虫被杀灭后释放出异体蛋白，患者可出现畏寒、发热、头痛、肌肉关节酸痛、皮疹、瘙痒等反应。

第四节 驱肠虫药

蠕虫病是蠕虫寄生于人体引起的疾病。人体肠道寄生的蠕虫主要有线虫、绦虫和吸虫，我国肠蠕虫病以肠道线虫（蛔虫、钩虫、蛲虫和鞭虫等）感染最为普遍。驱肠虫药（anthelmintics）是从胃肠道驱除蠕虫或杀灭侵入组织或器官蠕虫的一类药物。近年来，高效、低毒及广谱的驱肠虫药不断问世，使多数肠蠕虫病得到有效治疗和控制。

甲苯达唑

甲苯达唑（mebendazole）是苯并咪唑类衍生物，属广谱驱肠虫药。

【体内过程】 口服吸收少，首过消除明显，生物利用度为 22%，高脂肪食物增加药物吸收。血浆蛋白结合率约为 95%，$t_{1/2}$ 为 2～9 h，90% 以上的原型药随胆汁由粪便排出，故药物在肠腔内浓度较高，有利于驱除肠道蠕虫，但不利于杀灭组织内寄生虫。

【药理作用及作用机制】 能杀灭钩虫、蛔虫和鞭虫的虫卵，是治疗钩虫、蛔虫、鞭虫和蛲虫感染的首选药物。其作用机制是特异性地结合虫体的β-微管蛋白，抑制微管聚集，从而抑制分泌颗粒转运和其他亚细胞器运动，抑制虫体对葡萄糖的摄取，导致糖原耗竭，但几乎不影响人体的微管系统，因而治疗浓度对人体毒性较小。还可抑制虫体线粒体延胡索酸还原酶系统，干扰葡萄糖转运，使氧化磷酸化解偶联，减少虫体 ATP 生成，抑制其生存和繁殖，导致死亡。

【临床应用】 用于治疗钩虫、蛔虫、蛲虫和鞭虫单独或混合感染，具有安全、高效的特点；也可用于治疗部分肠绦虫病和棘球蚴病。与左旋咪唑合用可提高疗效和安全性。

【不良反应】 不良反应少。药物治疗时因大量虫体排出体外，少数患者可出现短暂腹痛或腹泻。大剂量偶见转氨酶升高、粒细胞减少、血尿、脱发等。肝肾功能不全患者、2 岁以下儿童及孕妇禁用。

阿苯达唑

【体内过程】 阿苯达唑（albendazole）是苯并咪唑类衍生物，不溶于水，口服后 2.5～3 h 血药浓度达峰值。血浆蛋白结合率为70%，分布广泛，可透过血脑屏障。在肝脏代谢，主要代谢产物阿苯达唑亚砜仍有较强的驱虫活性，主要随尿液和胆汁排泄。

【药理作用】 为广谱驱虫药，阻断虫体对葡萄糖的摄取，导致虫体糖原耗竭，使寄生虫无法生存和繁殖，作用机制及驱虫谱基本同甲苯达唑。对血吸虫、绦虫均有高度活性，且对虫卵发育有显著的抑制作用。

【临床应用】 主要用于杀灭多种肠道线虫、绦虫和吸虫单独或混合感染；此外，可用于治疗各种类型的囊尾蚴病和棘球蚴病，疗效优于甲苯达唑。

【不良反应】 短期使用不良反应少，偶有腹痛、腹泻、恶心、头痛等症状。长期应用治疗棘球蚴病时，常见血清转氨酶活性增高，停药后可恢复正常。孕妇禁用。肝肾功能不全患者慎用。

左旋咪唑

左旋咪唑（levamisole）为四咪唑的左旋异构体，为高效、低毒、广谱驱虫药，对线虫、绦虫和吸虫的成虫及虫卵均有杀灭作用。机制为抑制虫体肌肉琥珀酸脱氢酶活性，阻止延胡索酸还原为琥珀酸，从而影响虫体肌肉的无氧代谢，减少能量产生，使之失去附着能力，排出体外。用于治疗蛔虫病、钩虫病及蛲虫病，对丝虫病和囊尾蚴病亦有一定疗效，与噻嘧啶合用可治疗严重钩虫病。

不良反应轻而短暂，治疗量偶有恶心、呕吐、头晕、乏力等。大剂量或多次用药，偶可出现发热、流感样症状、肝功能损伤、粒细胞和血小板减少等。妊娠早期、肝肾功能不全患者禁用。

噻嘧啶

噻嘧啶（pyrantel）为四氢嘧啶衍生物，为广谱、高效驱虫药。是去极化神经肌肉阻滞药，使神经肌肉接头处ACh堆积，神经肌肉兴奋性增强，肌张力增高，导致虫体痉挛性麻痹，不能附壁而排出体外。主要用于驱钩虫、蛔虫和蛲虫。对鞭虫无效。不良反应少而轻，偶有发热、头痛、腹部不适和皮疹。少数患者可见血清转氨酶增高。孕妇、2岁以下及肝功能不全患者禁用。

吡喹酮

吡喹酮（praziquantel）是吡嗪并异喹啉化合物，属广谱抗吸虫和绦虫药物，适用于各种血吸虫病、华支睾吸虫病、肺吸虫病和姜片虫病等，不仅对血吸虫成虫有强大而迅速的杀灭作用，对各种绦虫感染和幼虫引起的囊尾蚴病、棘球蚴病也有不同程度的疗效。治疗囊尾蚴病效率高且杀灭作用迅速。治疗神经囊尾蚴病时，可因虫体死亡后的炎症反应引起脑水肿、颅内压增高，宜同时使用脱水药和GC以防意外。不能用于治疗眼囊尾蚴病，因眼内囊尾蚴杀死后会引起危险的炎症反应。

氯硝柳胺

氯硝柳胺（niclosamide）是水杨酰胺类衍生物，口服几乎不吸收。早期为杀钉螺药，因对血吸虫尾蚴和毛蚴有杀灭作用，可用于血吸虫病的预防。对多种绦虫（牛带绦虫、猪带绦虫、阔节裂头绦虫）感染有较好疗效，其中对牛带绦虫疗效为佳。通过抑制绦虫线粒体内ADP的无氧磷酸化，阻碍产能过程，杀死虫体头节和近端节片，使虫体从肠壁脱落，排出体外。不良反应少，仅见头晕、恶心、乏力和皮肤瘙痒等。

伊维菌素

伊维菌素（ivermectin）既有较强的抗丝虫病作用，也有抗肠道线虫的作用。主要用于治疗盘尾丝虫病。对粪类圆线虫病有显著疗效，对蛔虫病、鞭虫病等有较好疗效，不良反应少，偶引起较严重的低血压、心动过缓、淋巴系统炎症及眼科疾病等。妊娠期、哺乳期妇女和5岁以下儿童禁用。

酚嘧啶

酚嘧啶（oxantel）为噻嘧啶的衍生物，对鞭虫效果较好。非广谱驱虫药，单用对蛔虫、钩虫感染无效，与噻嘧啶联合制成复方制剂，对蛔虫、钩虫和鞭虫的混合感染疗效较好。

驱肠虫药应用原则

驱肠虫药的选用既要考虑药物疗效和安全性，也要考虑药物价格和来源，更要根据患者病情来制订应用原则，具体如下。

1. 须采用综合疗法 根据肠道蠕虫的种类、患者体质强弱和病情缓急选药。体弱患者宜先采用支持疗法和对症治疗，如贫血症状明显者，须先纠正贫血。蛔虫造成的急性肠梗阻和胆道蛔虫病腹痛未缓解时，不宜使用驱蛔虫药。

2. 合并感染用药 严重蛔虫感染合并肠道其他寄生虫病感染时，一般应先采用对虫体无刺激性的广谱驱蛔虫药。

3. 避免药物吸收 驱肠虫药一般只需在肠道局部发挥作用，服药期间避免饮酒及进食过多富含脂肪的食物，以免药物溶于乙醇和脂肪，促进药物吸收，增加毒性，降低疗效。

4. 使用方法 空腹或半空腹时服药为宜，促进口服驱肠虫药在肠道内与蠕虫充分接触。如该药本身无导泻作用，应于服药数小时后服用导泻药或灌肠，尽快排出被杀死或麻痹的虫体，避免死虫在体内分解引起中毒。

5. 力求根治 疗程结束后应观察治疗效果，未能根治者需进行第二疗程的治疗，但至少需间隔1～2周。应同时宣传防治方法避免治疗后再次感染。

（武汉科技大学 王 婷）

第四十六章　抗恶性肿瘤药

- Antineoplastic agents are divided into four categories according to their chemical structures and sources, which are synthetic chemicals (alkylating agents, antimetabolites and platinum coordination complex), natural products (antibiotics, phytomedicine, arsenic trioxide), steroid hormones and their antagonists, and bioengineering antineoplastic products.
- Each of commonly used antineoplastic drugs is described in term of general principles of antineoplastic effect, potential targets, major indications, pharmacokinetics and adverse drug reactions.
- The main obstacles to successful cancer chemotherapy include the natural and acquired resistance of cancer cells to chemotherapeutic agents, and the unavoidable toxicities to normal cells caused by currently available cytotoxic antineoplastic drugs.Besides, some delayed toxicities affecting the heart, lungs, or kidneys may be irreversible, leading to permanent organ damage even death. Fortunately, such toxicities can be minimized by adhering to standardized protocols and the guidelines for drug use.

恶性肿瘤（癌症）已成为严重威胁人类健康的常见病和多发病。在对恶性肿瘤的手术治疗、化疗、放射治疗和生物治疗等综合措施中，化疗仍占有重要地位。随着近年来肿瘤生物学研究的迅速进步，新理论和新靶点的发现，除传统的细胞毒类药物外，新的选择性较好、不良反应较少的治疗药物如分子靶向药物、免疫检查点抑制药和免疫细胞治疗等不断出现，已广泛用于恶性肿瘤的临床治疗，极大促进肿瘤精准治疗和个体化治疗的发展，使患者的生存时间和生活质量均得到提高，药物治疗从延缓肿瘤进展向长期控制肿瘤的目标转变。

第一节　抗恶性肿瘤药物的药理学基础

目前已知的恶性肿瘤细胞特点是分化程度低且无限制增殖，具有侵袭性，结构及功能均不成熟，呈幼稚状。因此，药物治疗恶性肿瘤可采用如下策略：①促进肿瘤细胞分化为正常成熟细胞；②诱导肿瘤细胞凋亡或失去侵袭性；③改变肿瘤细胞微环境，促进肿瘤死亡；④阻断肿瘤细胞的能量代谢和物质代谢，抑制其生长增殖；⑤激活抗肿瘤免疫细胞，更好地识别和消灭肿瘤细胞等。抑制细胞增殖的药物往往缺乏对肿瘤细胞的针对性，具有非选择性细胞毒作用。机体存在多种具有持续增殖能力的正常组织细胞（毛囊细胞、胃肠道上皮细胞、骨髓造血细胞等），故使用细胞毒药物抗肿瘤的同时，往往会产生明显的不良反应。

近年来，肿瘤分子生物学和药理学发展迅速，目前临床应用的抗肿瘤药种类较多，可分为细胞毒类和非细胞毒类抗肿瘤药两大类。细胞毒类抗肿瘤药即传统化疗药物，根据抗肿瘤作用的生化机制分为干扰核酸生物合成、影响DNA结构功能及其复制、干扰转录过程及阻止RNA合成，以及影响蛋白质合成与功能的药物。非细胞毒类抗肿瘤药是一类发展迅速、具有全新作用机制的药物，主要以肿瘤分子病理过程的关键调控分子为靶点，如调节体内激素平衡药物、分子靶向药物、免疫检查点抑制药和免疫细胞治疗药物等。

一、抗肿瘤药物的作用机制

（一）抗肿瘤作用的细胞生物学机制

根据肿瘤细胞生长繁殖的特点，可将肿瘤细胞分为增殖细胞群、静止细胞群（G_0期）和无增殖能力细胞群。增殖细胞群占全部肿瘤细胞群中的比率称为生长比率（growth fraction，GF）。根据GF大小，将GF值接近于1的称为增长迅速的肿瘤细胞群，对药物敏感，如急性白血病、霍奇金淋巴瘤和绒毛膜上皮癌等；将GF值为0.01～0.5的，称为增长缓慢的肿瘤细胞群，对药物不敏感，如慢性白血病和许多实体瘤。G_0期细胞代谢十分缓慢，暂时不会分裂增殖。但当各种原因如药物导致增殖细胞群大量死亡时，G_0期细胞就可进入增殖周期，成为肿瘤复发的根源。肿瘤细胞从一次分裂结束到下一次分裂结束的时间称细胞增殖周期，该过程分为四个时相：G_1期（DNA合成前期）、S期（DNA合成期）、G_2期（DNA合成后期或有丝分裂准备期）、M期（有丝分裂期）。另外，在G_1～S期、S～G_2期及G_2～M期的交界时段存在细胞周期检查点（checkpoint），精密调控细胞周期的运行（图7-46-1）。

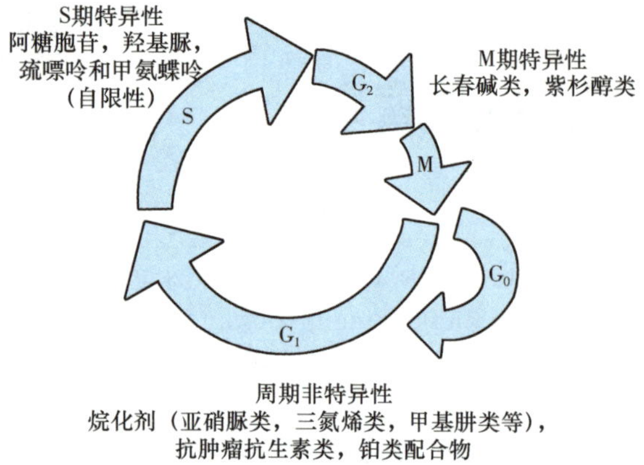

图 7-46-1 细胞周期及药物抗肿瘤作用的时相性

（二）抗肿瘤药物对细胞周期影响的特异性分类

1. 细胞周期非特异性药物（cell cycle non-specific agent，CCNSA） 凡破坏 DNA 结构，影响其复制或转录功能的药物，包括烷化剂、抗肿瘤抗生素和铂类配合物等，可抑制或杀灭增殖周期各时相的细胞，以及 G_0 期细胞，产生细胞周期非特异性的抗肿瘤作用。这类药物杀灭肿瘤细胞的作用强且呈剂量依赖性，在机体能耐受药物毒性的限度内，随剂量增加，作用成倍增加。

2. 细胞周期特异性药物（cell cycle specific agent，CCSA） 凡能影响 DNA 合成（抑制 S 期）的药物如抗代谢药，或抑制有丝分裂（抑制 M 期）的药物如长春碱类药物，均产生细胞周期特异性的抗肿瘤作用。其他如紫杉醇类和鬼臼毒素类等也属于此类药物。因受药物作用时相所限（自限性），杀伤肿瘤细胞的作用往往较弱，达到一定作用后，即使增加剂量其作用也不增强；药物作用呈时间依赖性，需要一定时间才能发挥疗效。

（三）抗肿瘤药的作用机制

核酸是生物体内最重要的生命遗传物质，包含着控制蛋白质合成的信息。细胞毒类抗肿瘤药物的作用机制多是干扰或阻遏核酸及蛋白质代谢的生化过程而发挥抗肿瘤作用（图 7-46-2）。分子靶向药物特异性干预肿瘤细胞生物学行为信号通路的关键调节分子。免疫治疗药物主要是通过增强人体免疫系统的能力，使其能够更好地识别和消灭肿瘤细胞。

1. 干扰核酸（DNA、RNA 及其前体）的生物合成 肿瘤细胞生长繁殖迅速，需要大量合成核酸的原料。有些抗肿瘤药物的化学结构与这些原料如

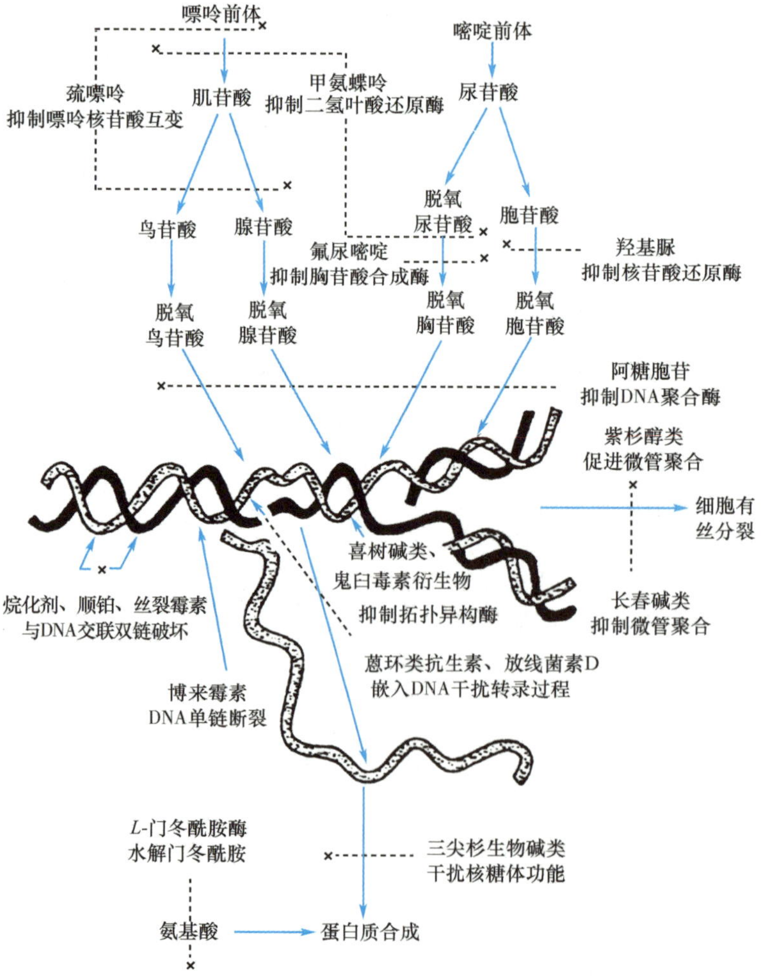

图 7-46-2 细胞毒类抗肿瘤药作用的生化机制

叶酸、嘌呤、嘧啶相似，可通过掺伪机制与正常原料竞争相关合成酶，分别在不同环节干扰核酸尤其是DNA的生物合成，使肿瘤细胞不能进行分裂，最后导致死亡。①胸苷酸合成酶抑制药，如氟尿嘧啶；②嘌呤核苷酸互变抑制药，如巯嘌呤；③二氢叶酸还原酶抑制药，如甲氨蝶呤；④DNA聚合酶抑制药，如阿糖胞苷；⑤核糖核苷酸还原酶抑制药，如羟基脲。它们属周期特异性药物，主要作用于DNA合成期（S期）细胞，也称抗代谢药。

2. 影响DNA结构、功能及其复制 药物直接破坏DNA结构，或抑制DNA拓扑异构酶活性，影响DNA复制和修复功能，分类如下：①DNA交联剂-烷化剂，如美法仑、环磷酰胺、卡莫司汀、白消安和二溴甘露醇等；②直接破坏DNA的铂类配合物，如顺铂及卡铂等；③破坏DNA的抗生素，如丝裂霉素类及博来霉素等；④拓扑异构酶抑制药，如喜树碱类及鬼臼毒素类。

3. 干扰转录过程及阻止RNA合成 药物嵌入DNA碱基对之间，干扰转录过程，阻止mRNA合成，如放线菌素类和蒽环类抗肿瘤抗生素。

4. 影响蛋白质合成与功能 药物作用于蛋白质合成的不同环节，影响蛋白质的功能，抑制肿瘤细胞的生长繁殖。①影响微管蛋白活性，如长春新碱及紫杉醇类；②干扰核糖体功能，如三尖杉生物碱类；③影响氨基酸供应，如*L*-门冬酰胺酶。

5. 影响激素平衡，抑制肿瘤生长 严格地讲，此类药物不属于化疗药物，而应属于内分泌治疗药物。其抗肿瘤作用机制是通过调控激素的平衡，抑制某些激素依赖性肿瘤的生长。①肾上腺皮质激素类；②雌激素及抗雌激素类；③雄激素及抗雄激素类；④孕激素类。

6. 影响肿瘤增殖相关信号转导 分子靶向药物主要以肿瘤细胞膜上生长因子受体或抗原等标志性分子为靶点，通过阻断细胞增殖信号，诱导肿瘤免疫应答，产生抗体依赖细胞介导的细胞毒作用（antibody-dependent cell-mediated cytotoxicity，ADCC）和补体依赖的细胞毒作用（complement-dependent cytotoxicity，CDC），达到杀伤肿瘤细胞的目的。

7. 激活抗肿瘤免疫细胞，防止肿瘤细胞免疫逃逸 免疫细胞是肿瘤微环境的核心成分之一，机体的免疫稳态依赖于T细胞共刺激和共抑制信号的平衡，而肿瘤细胞常利用这些信号来逃避免疫攻击。因此免疫治疗的重点在于重新激活抗肿瘤免疫细胞，防止肿瘤细胞发生免疫逃逸。主要包括免疫检查点（immune checkpoint）抑制药和CAR-T细胞治疗等。

8. 其他机制 ①诱导肿瘤细胞分化，如维A酸；②促进肿瘤细胞凋亡，如三氧化二砷。

二、抗肿瘤药物的分类

依据来源与化学结构可将抗肿瘤药物分类如下。

1. 人工合成品

（1）烷化剂：①氮芥类；②亚硝脲类；③乙撑亚胺类；④甲烷磺酸酯类；⑤三氮烯类；⑥甲基肼类；⑦环氧化物类。

（2）抗代谢药：①嘧啶类似物；②胞苷类似物；③嘌呤类似物；④叶酸类似物；⑤取代脲素类。

（3）铂类配合物：顺铂及卡铂。

（4）其他：沙利度胺、伊马替尼、吉非替尼等。

2. 天然及半合成产物

（1）植物药：①长春碱类；②紫杉醇类；③鬼臼毒素类；④喜树碱类；⑤三尖杉生物碱类。

（2）抗生素：①放线菌素类；②丝裂霉素类；③博来霉素类；④蒽环类。

（3）酶类：*L*-门冬酰胺酶。

（4）矿物药：三氧化二砷。

（5）维生素A衍生物：维A酸。

3. 激素类及相关药

（1）类固醇激素及拮抗药：①肾上腺皮质激素类；②雌激素及抗雌激素类；③雄激素及抗雄激素类；④孕激素类。

（2）芳香化酶抑制药：氨鲁米特。

（3）促性腺激素释放激素类：戈舍瑞林。

4. 生物技术药物

（1）针对不同肿瘤靶点的单克隆抗体：利妥昔单抗、伊匹木单抗。

（2）免疫细胞治疗药物：阿基仑赛注射液。

（3）生物反应调节药：IL-2。

第二节 细胞毒类抗肿瘤药

一、干扰核酸（DNA、RNA及其前体）生物合成的药物

干扰核酸生物合成的药物又称抗代谢药物（antimetabolite），是指能与体内代谢物发生特异性结合，从而影响或拮抗代谢功能的药物，通常它们的化学结构与体内的核酸或蛋白质代谢物相似。其作用方式有两种：其一，竞争同一酶系，影响酶与代谢物间的正常生化反应速率而减少或取消代谢物的生成；其二，以“伪”物质身份参与生化反应，生成无生物活性的产物，而阻断某一代谢合成路径。此类药物主要作用于S期细胞，属细胞周期特异性药物。

（一）嘧啶类似物

氟尿嘧啶

氟尿嘧啶（5-fluorouracil，5-FU）是尿嘧啶5-位

上—H被—F取代的衍生物，为胸苷酸合成酶抑制药或拮抗嘧啶代谢药。

【体内过程】 口服吸收不规则，需静脉给药，静脉注射15 mg/kg后，$t_{1/2}$为10～20 min，20%以原型经肾排泄，其余大部分被肝脏及其他组织代谢，进入脑脊液中的药物量较少。

【药理作用及作用机制】 对多种肿瘤尤其是对消化系统癌症和乳腺癌疗效较好。在细胞内转变成5-氟尿嘧啶脱氧核苷酸（5F-dUMP）发挥作用。5F-dUMP抑制脱氧胸苷酸合成酶，使脱氧尿苷酸不能甲基化变为脱氧胸苷酸，影响DNA合成。还可转化为5-氟尿嘧啶核苷，掺入RNA中，干扰蛋白质合成。对各期细胞都有效。

【临床应用】 用于治疗食管癌、胃癌、结肠癌、直肠癌、胰腺癌及肝癌，也用于卵巢癌、子宫癌、乳腺癌、鼻咽癌、膀胱癌及前列腺癌等，是联合治疗方案中重要的抗癌药物之一。还可局部应用其软膏剂治疗癌前病变性皮肤角化病和表浅基底细胞癌，但不用于浸润性皮肤癌。

【不良反应】 常见消化道反应且最早出现。一般于用药后第二周出现骨髓毒性，白细胞及血小板减少；约5%患者出现小脑性共济失调；其他有脱发、口腔黏膜炎、皮疹、色素沉着等。

卡培他滨

卡培他滨（capecitabine）为氟尿嘧啶的衍生物，可口服给药。在肿瘤组织通过胞苷脱氨酶、胸苷磷酸化酶等转化为氟尿嘧啶而发挥作用，因此具有一定肿瘤靶向性。临床应用及不良反应与氟尿嘧啶相似。用于治疗对紫杉醇和蒽环类抗生素无反应或蒽环类抗生素治疗后的乳腺癌转移患者，以及推荐单用氟尿嘧啶治疗的转移性结直肠癌患者。

（二）胞苷类似物

阿糖胞苷

阿糖胞苷（cytarabine，Ara-C）是胞苷及脱氧胞苷类似物，为DNA聚合酶抑制药，是治疗急性髓细胞白血病（AML）最重要的抗代谢药之一。

【体内过程】 口服仅20%到达体循环中，故必须静脉给药。静脉注射给药，分布相$t_{1/2}$为10 min、消除相$t_{1/2}$为2～5 h，进入体内的药物迅速被胞苷脱氨酶代谢，主要以无活性阿糖尿苷经肾排泄。易透过血脑屏障，脑脊液中药物浓度为血药浓度的40%。持续静脉滴注时脑脊液中药物浓度明显高于快速静脉注射时脑脊液浓度。鞘内注射50 mg/m^{2}时，发生脱氨反应的可能性较小，药物维持时间延长，$t_{1/2}$为2～3 h。

【药理作用及作用机制】 阿糖胞苷在胞质内经脱氧胞苷激酶、磷酸或二磷酸嘧啶核苷酸激酶催化形成二磷酸或三磷酸胞苷，抑制DNA聚合酶的活性而影响DNA合成。还可干扰和抑制与DNA修复有关的DNA聚合酶β。有诱导某些白血病细胞分化作用，但机制未明。

【临床应用】 主要用于治疗成人急性淋巴细胞白血病（ALL）或急性单核细胞白血病；对恶性淋巴瘤亦有一定疗效，但须与柔红霉素等合用。鞘内注射用于治疗脑膜白血病及淋巴瘤，常需与甲氨蝶呤交替使用，疗效更佳。

【不良反应】 主要为骨髓抑制及胃肠道反应，可出现巨幼细胞贫血、发热、呕吐、腹痛及胃肠出血。偶见肝功能异常及高尿酸血症，肝肾功能不全者禁用。鞘内注射偶见蛛网膜炎或神经系统毒性。

阿扎胞苷

阿扎胞苷（azacitidine）有抗白血病和诱导分化活性，用于治疗骨髓发育不良，使15%～20%患者骨髓发育正常化，并使1/3患者减少输血的需求。掺入DNA和RNA中抑制DNA甲基化，诱导沉默基因的表达，也可以用于镰状细胞贫血，诱导胎儿血红蛋白合成。主要毒性为骨髓抑制，静脉给药可出现严重恶心和呕吐。

（三）嘌呤类似物

巯嘌呤

巯嘌呤又称6-巯基嘌呤（6-mercaptopurine，6-MP），是腺嘌呤6位上的—NH_2被—SH取代的衍生物，为嘌呤核苷酸互变抑制药或嘌呤核苷酸合成抑制药。

【体内过程】 口服吸收不完全，经肝脏黄嘌呤氧化酶（XO）首过代谢后，生物利用度降低，仅为10%～50%，个体差异较大，与食物或口服抗生素同服会降低其吸收。$t_{1/2}$相对较短，为50 min。

【药理作用】 经过次黄嘌呤-鸟嘌呤磷酸核糖转移酶的催化，巯嘌呤首先转变成伪核苷酸-6-硫代肌苷酸，后者阻止肌苷酸转变为腺苷酸和鸟苷酸，从而干扰嘌呤代谢、阻碍DNA合成，使肿瘤细胞不能增殖。对S期细胞及其他期细胞有效。

【临床应用】 主要用于儿童急性淋巴细胞白血病和急性粒细胞白血病的治疗，大剂量亦用于治疗绒毛膜上皮癌等。

【不良反应】 骨髓抑制及胃肠反应较多见，约30%的成年患者出现黄疸，停药后可恢复。

克拉屈滨

克拉屈滨（cladribine）为抗腺苷脱氨酶的嘌呤类似物，核糖核苷酸还原酶抑制药。一般采用静脉给药，$t_{1/2}$为6～7 h。口服可吸收，经肾排泄；可透过血脑屏障，脑脊液中药物浓度约为血浆浓度的25%，脑膜炎时可达到血浆浓度。在细胞内被脱氧胞苷激酶磷酸化后转变成三磷酸克拉屈滨，进而掺入DNA分子中，妨碍DNA链断裂后的修复，使烟酰胺腺嘌呤二核苷酸（NAD）和ATP消耗，细胞凋亡。是治疗毛细胞白血病（HCL）的首选药物，80%患者在治疗一个疗程后可完全缓解。对慢性淋巴细胞白血病（CLL）也有效。是治疗其他白血病和低分化的淋巴瘤、朗格汉斯（Langerhans）细胞组织细胞增生症、皮肤T细胞淋巴瘤等的二线用药。常见骨髓抑制，机会性感染。其他不良反应有恶心、食欲减退、发热、头痛、疲劳、皮疹等。

磷酸氟达拉滨

磷酸氟达拉滨（fludarabine phosphate）是具有阻止脱氨作用的含氟核苷酸类似物。静脉给药后在血浆中迅速转变成氟达拉滨，终末 $t_{1/2}$ 约10 h，主要经肾排泄。在细胞外脱磷酸化形成核苷氟达拉滨，进入细胞内被脱氧胞苷激酶再次磷酸化成有活性的三磷酸衍生物。抑制DNA聚合酶、DNA引物酶、DNA连接酶和核糖核苷酸还原酶，并掺入DNA和RNA中。掺入DNA后有效终止DNA链延长，掺入RNA抑制RNA延伸和mRNA翻译，促进细胞凋亡。

本品主要用于B细胞慢性淋巴细胞白血病，对标准烷化剂治疗无效的慢性淋巴细胞白血病患者仍有效，有效率可达32%～48%。对急性早幼粒细胞白血病、表皮T细胞淋巴瘤等也有效。不良反应包括骨髓抑制、淋巴细胞减少和血小板减少、恶心和呕吐、寒战和高热、食欲减退和乏力。可发生周围神经病，精神异常、癫痫发作、视神经炎和昏迷等。

（四）叶酸类似物

甲氨蝶呤

甲氨蝶呤（methotrexate）为二氢叶酸（FH_2）还原酶抑制药，为叶酸拮抗药。

【体内过程】口服吸收程度与剂量有关，存在饱和现象，高剂量（大于30 mg/m^2）吸收不完全；静脉给药后呈三时相消除，第一相是快速分布相，第二相是肾脏清除相，$t_{1/2}$ 为2～3 h，第三相是终末相，$t_{1/2}$ 为8～10 h。血浆蛋白结合率约为50%，主要以原型经肾排泄。

【药理作用】化学结构与叶酸相似，可阻断二氢叶酸还原成四氢叶酸，造成5,10-甲酰四氢叶酸（甲酰FH_4）供应不足，导致胸腺嘧啶及嘌呤合成过程中的一碳单位转移障碍，影响脱氧胸苷酸合成而阻碍DNA和RNA合成。主要作用于S期，对繁殖迅速的细胞最有效。

【临床应用】用于治疗儿童急性白血病，疗效显著。也用于绒毛膜上皮癌、恶性葡萄胎、卵巢癌、头颈部肿瘤及消化道癌等。

【不良反应】常见肝硬化及口腔、消化道黏膜损伤。骨髓毒性较大，表现为白细胞及血小板减少，甚至全血细胞减少，为减轻该毒性，可先用大剂量甲氨蝶呤，一段时间后再用甲酰四氢叶酸制剂作为“救援剂”，保护正常细胞，减少毒性。

（五）羟基脲类

羟　基　脲

羟基脲（hydroxycarbamide，hydroxyurea）为核糖核苷酸还原酶抑制药，选择性作用于S期细胞。

【体内过程】口服吸收良好，1～1.5 h血药浓度达峰值，$t_{1/2}$ 为3～4 h。可透过血脑屏障，并在母乳中大量存在，主要在肝中代谢，经肾排泄。

【药理作用】抑制核糖核苷酸还原酶，阻止胞苷酸转变为脱氧胞苷酸，从而抑制脱氧胞苷酸掺入DNA，并能直接损伤DNA。使部分细胞滞留于G_1/S期边缘，导致癌细胞部分同步化，有利于增加癌细胞对放射治疗的敏感性。还可通过耗竭脱氧核苷酸，增强DNA损伤药如烷化剂、顺铂等的抗增殖效应，促进阿糖胞苷等掺入DNA。此外，有胎儿血红蛋白诱导作用。

【临床应用】主要用于治疗慢性髓细胞白血病（CML），对白消安无效者仍有效；可暂时缓解晚期黑色素瘤、头颈部癌和卵巢癌。也用于原发性血小板增多症和镰状细胞贫血患者。

【不良反应】用药10天后出现骨髓抑制，白细胞、血小板减少，停药1～2周可恢复。其他有恶心、呕吐、胃肠功能紊乱等消化系统反应；可见脱屑性间质性肺炎，轻度皮肤反应，少见口腔炎，神经症状。皮肤和指甲色素沉着、皮疹、脱发及高尿酸血症等。偶见头痛、头晕、幻觉、惊厥等。可致畸胎，妊娠及哺乳期妇女禁用。

二、影响DNA结构、功能及其复制的药物

（一）烷化剂

烷化剂（alkylating agent）是一类药物分子中含有烷化功能基团，化学性质活泼的化合物，其共同特点如下。①均属周期非特异性药物，对增殖周期中各时相细胞均有作用。②化学结构差异较大，但所含烷化功能基团能与细胞DNA或蛋白质分子中的亲核基团如氨基、巯基、羟基、羧基等共价结合，发生烷化反应，从而破坏DNA结构和功能，包括阻止DNA双链复制，烷化活性基团与DNA双链上鸟嘌呤7位氮结合，形成交叉联结，使碱基配对错误；脱嘌呤作用使烷化后的鸟嘌呤从DNA上脱落，造成DNA链缺损；使烷化后嘌呤环断裂，进而造成

DNA断裂。③缺乏组织细胞选择性，对人体正常组织也有杀伤作用，尤其是对骨髓毒性作用更为明显。另外，对增殖中的黏膜细胞和中枢神经系统有高度毒性。④单独使用烷化剂易产生耐药性，机制包括减少药物主动转运至细胞内，增加亲核物质如谷胱甘肽的细胞内浓度，增加DNA修复途径的活性等。

◆ 氮芥类

环磷酰胺

环磷酰胺（cyclophosphamide）为细胞周期非特异性药物，体外无效，而进入体内后有效。

【体内过程】 小剂量（100 mg）口服，生物利用度为97%，大剂量（300 mg）口服，生物利用度变异较大，约为74%。在肝脏代谢，经肾排泄。静脉注射后，分布相及消除相 $t_{1/2}$ 分别为0.96 h和6.5 h，肾功能不全时消除相 $t_{1/2}$ 可延长至10 h以上。

【药理作用】 药物进入体内后，在肝脏微粒体酶系的作用下生成中间产物醛磷酰胺，再经血液循环转运至肿瘤细胞，分解出具有强大烷化作用的磷酰胺氮芥；使DNA烷化并形成交叉联结，影响DNA功能，显著抑制肿瘤细胞生长繁殖。还有免疫抑制作用，可抑制T及B细胞功能，使淋巴结及脾脏缩小等。

【临床应用】 抗瘤谱广，对恶性淋巴瘤疗效显著，对多发性骨髓瘤、急性淋巴细胞白血病、儿童神经母细胞瘤疗效良好；对卵巢癌、乳腺癌、肺癌等有一定疗效。也可作为免疫抑制药用于某些自身免疫性疾病及器官移植排斥反应。

【不良反应及注意事项】 常引起脱发，发生率为30%～60%；抑制骨髓，白细胞减少，应定期检查血常规。刺激膀胱黏膜，引起出血性膀胱炎，表现为尿频、尿急、血尿、蛋白尿等，与其代谢产物丙烯醛具有强烈的膀胱刺激性有关，用药期间多饮水或同时应用美司钠（mesna，巯乙磺酸钠）可减轻或预防。

美法仑

美法仑（melphalan）又称左旋苯丙氨酸氮芥，属于细胞周期非特异性药物。口服后吸收不恒定，差异大，血浆中原型药物 $t_{1/2}$ 为1～2 h，大部分被代谢，10%～15%原型药经肾排出。主要用于治疗多发性骨髓瘤，对乳腺癌和卵巢癌有辅助治疗作用；动脉给药治疗肢体恶性黑色素瘤等。不良反应有骨髓抑制，尤其是剂量较大时更易发生，可出现白细胞减少、血小板减少和贫血；也引起继发性急性髓系白血病。大剂量常引起恶心和呕吐。还可引起间质性肺炎和肺纤维化。此外，肾功能不全患者慎用。

◆ 亚硝脲类

卡莫司汀

卡莫司汀（carmustine）又称卡氮芥、氯乙亚硝脲。

【体内过程】 静脉注射1 h后进入脑脊液，药物浓度为血浆浓度的30%～50%，主要依赖肝微粒体酶代谢，代谢产物主要经肾排出，$t_{1/2}$ 为15 min。

【药理作用】 卡莫司汀除与DNA交联外，也与RNA交联发挥作用，还使蛋白质及氨基酸氨甲基化，主要是赖氨酸的ε-氨基。抗瘤谱广，作用快而强。属于细胞周期非特异性药物，但对 G_1-S过渡期细胞作用最强。

【临床应用】 主要用于治疗中枢神经系统肿瘤，对多发性骨髓瘤、霍奇金淋巴瘤、非霍奇金淋巴瘤、黑色素瘤等也有作用。

【不良反应】 常见骨髓抑制，用药后3～4周出现白细胞及血小板减少症，持续2～3周。约50%患者出现恶心、呕吐等不良反应，还可发生肺毒性、肾毒性及肝毒性，偶见神经炎。

◆ 乙撑亚胺类

噻替派

噻替派（thiotepa）由三个乙撑亚胺基结合亲核的硫代磷酰化碱基而成。在肝脏经CYP迅速转化，主要生成三乙烯磷酰胺，引起DNA交叉联结而发挥作用。为细胞周期非特异性、广谱抗肿瘤药。主要用于治疗乳腺癌、卵巢癌、黑色素瘤和膀胱癌等。局部刺激性大，常用作静脉或动脉内注射，以及腔内注射。对骨髓抑制作用较强，可引起白细胞及血小板减少等。

◆ 甲烷磺酸酯类

白消安

白消安（busulfan）为细胞周期非特异性药物。

【体内过程】 口服经胃肠道吸收，1～2 h血药浓度达峰值，$t_{1/2}$ 为2～5 h。在体内主要代谢为甲基磺酸和烷基丁烯衍生物，后者具有亲脂性，可透过细胞膜及血脑屏障。

【药理作用】 是一种双功能的烷化剂，烷化作用主要发生在DNA双螺旋链内的鸟嘌呤，而不在连接鸟嘌呤残基的链间。对粒细胞生成有显著的抑制作用，低剂量即可发挥作用；较大剂量也抑制红细胞及血小板。

【临床应用】 主要用于治疗慢性髓细胞性白血病，缓解率为80%～90%，但对慢性髓细胞性白血病急性病变无效。对真性红细胞增多症及原发性血小板增多症也有一定疗效。

【不良反应】 常引起骨髓造血功能障碍，粒细胞缺乏症，血小板减少。长期使用可导致再生障碍性贫血。大剂量使用时，约10%患者出现肝静脉闭塞病。可见出血性膀胱炎、肺纤维化、癫痫发作、皮肤色素沉着、性功能减退及高尿酸血症等，少见白内障、多形性红斑及结节性多动脉炎。

◆ 三氮烯类

达卡巴嗪

达卡巴嗪（dacarbazine）的初始快速清除相 $t_{1/2}$ 约 20 min，终末 $t_{1/2}$ 约 5 h，肝肾功能不全者 $t_{1/2}$ 延长，约 50% 原型药物经肾排泄。为细胞周期非特异性药物，可杀死细胞周期各个阶段的细胞。主要用于恶性黑色素瘤的治疗，也可用于霍奇金淋巴瘤的联合治疗。主要不良反应有恶心和呕吐，白细胞减少和血小板减少，寒战、发热和肌痛等。

◆ 甲基肼类

丙卡巴肼

丙卡巴肼（procarbazine）口服吸收快且完全，能透过血脑屏障，肝、肾组织中浓度较高，$t_{1/2}$ 为 10 min。为广谱抗肿瘤药，可抑制肿瘤细胞的有丝分裂，使染色体断裂，G_1 至 G_2 间期延长，细胞分裂指数下降。在体内，其自身氧化产物偶氮丙卡巴肼释放活性甲基正离子，与 DNA 结合并使其解聚，发挥抗肿瘤作用。与烷化剂、长春新碱等之间不发生交叉耐药性。主要用于晚期霍奇金淋巴瘤，对原发性和转移的脑肿瘤、小细胞肺癌和非霍奇金淋巴瘤也有效。主要不良反应有骨髓抑制和胃肠功能紊乱等；可见嗜睡、抑郁、周围神经炎和感觉异常、眼球震颤、共济失调等；也可见肌痛、关节痛、体位性低血压、皮肤炎症、瘙痒、色素沉着和脱发等。

◆ 环氧化物类

二溴甘露醇

二溴甘露醇（dibromomannitol）在体内脱去溴化氢形成双环氧化物，表现出烷化剂及抗代谢药的双功能特征。主要用于治疗慢性淋巴细胞白血病，疗效显著，缓解率为 80%。最大特点是对白消安耐药的患者仍有效。也用于真性红细胞增多症及血小板增多症。不良反应主要为骨髓抑制，引起白细胞及血小板减少，也可见脱发及色素沉着，胃肠道反应较轻。

（二）破坏DNA结构的铂类配合物

铂类配合物包括顺铂和卡铂等，主要破坏 DNA 结构与功能而发挥抗肿瘤作用，属细胞周期非特异性药物。

顺　铂

顺铂（cisplatin）又名顺氯氨铂。

【体内过程】 静脉注射后初始 $t_{1/2}$ 为 25～50 min，此后药物浓度下降，$t_{1/2}$ 为 24 h 或者更长。血浆蛋白结合率约 90%，肾脏中药物浓度最高，肝、肠和睾丸中浓度较高，肾上腺、肺、骨骼、皮肤等次之，很少透入中枢神经系统。原型药物经肾缓慢排泄，24 h 排泄约 25%，给药后 5 天排泄药物总量的 43%。胆汁或肠中排泄的顺铂很少。

【药理作用】 顺铂是由两个氯原子和两个氨基与二价铂结合的化合物，进入体内氯解离后，二价铂与 DNA 上的碱基鸟嘌呤、腺嘌呤和胞嘧啶交叉联结而破坏 DNA 的结构和功能。虽然顺铂的交联反应在 S 期最显著，但其对细胞周期的特异性因细胞类型的不同而各异。

【临床应用】 抗瘤谱较广，对睾丸非精原细胞瘤最有效，卵巢癌、头颈部鳞状细胞癌、膀胱癌、前列腺癌、恶性淋巴瘤及肺癌等疗效肯定，为联合化疗较常用的药物，常与环磷酰胺、长春碱和博来霉素等合用。

【不良反应】 主要有胃肠道反应、肾毒性、骨髓抑制及听力减退等，与剂量有关。

卡　铂

卡铂（carboplatin）为第二代铂类抗肿瘤药。在血浆中大部分以母体形式存在，不与血浆蛋白结合，经肾排泄，$t_{1/2}$ 约 2 h；小部分与血浆蛋白不可逆结合，消除缓慢，$t_{1/2}$ 达 5 天。药理作用与顺铂相似，用于小细胞肺癌、卵巢癌、睾丸癌及头颈部肿瘤等，常与紫杉醇或环磷酰胺合用治疗晚期卵巢癌和肺癌。胃肠道、肾及耳毒性比顺铂低，主要毒性反应是骨髓抑制，停药 4～6 周后可恢复。

（三）破坏DNA结构的抗生素类

◆ 丝裂霉素类

丝裂霉素 C

丝裂霉素 C（mitomycin C）又名自力霉素，系从链霉菌 *Streptomyces caespitosus* 培养物中提取的抗生素。属细胞周期非特异性药物，因毒性大、效力低，近年来有被其他品种药物取代的趋势。

【体内过程】 口服能吸收，但有效剂量是静脉注射剂量的 8 倍，一般采用静脉注射给药。分布广泛，肌肉、心、肺等浓度较高，不能透过血脑屏障；在肝脏代谢，经肾排泄，$t_{1/2}$ 为 5～40 min。

【药理作用及作用机制】 丝裂霉素 C 化学结构中含有活性的苯醌、乙撑亚胺及氨甲酰酯三个功能基团，作用机制：①分子中的乙撑亚胺基及氨甲酰基能与 DNA 链中碱基产生交叉联结，而干扰 DNA 的模板作用；②分子中的苯醌在 NADPH 及苯醌还原酶作用下形成半醌基，使脂质过氧化，而破坏细胞膜结构并引起 DNA 断裂。对各期细胞均有杀伤作用，其中 G_1 晚期及 S 早期细胞最敏感。另外，有放射增敏及免疫抑制作用。

【临床应用】 主要用于治疗胃癌、胰腺癌、结肠癌、肝癌、肺癌、乳腺癌和宫颈癌等。常与氟尿嘧啶、多柔比星、阿糖胞苷和长春碱等合用以提高治疗效果。

【不良反应】 主要有白细胞及血小板明显降低等骨髓抑制反应。还可见心、肾毒性及间质性肺炎等。有致畸作用，妊娠期妇女禁用。

◆ 博来霉素类

博来霉素

博来霉素（bleomycin）属细胞周期非特异性、广谱抗肿瘤药。

【体内过程】 口服吸收差，需肌内或静脉注射给药。分布广泛，在皮肤、肺及淋巴组织中浓度较高，与这些组织中水解博来霉素的酰胺酶活性低有关，$t_{1/2}$ 为 4 h。

【药理作用】 主要作用于 G_2 期及 M 期，干扰细胞分裂增殖，并延缓 S/G_2 边界期及 G_2 期时间。能与铜或铁离子络合，使氧分子转化成氧自由基而引起 DNA 单链或双链断裂，阻止 DNA 复制。

【临床应用】 主要用于治疗头、颈、口腔、食管、阴茎、外阴、宫颈等部位的鳞状细胞癌及淋巴瘤和睾丸癌；与长春碱或顺铂合用治疗效果更好。

【不良反应及注意事项】 肺毒性是其最严重的不良反应，可引起间质性肺炎或肺纤维化，与剂量有关，老年患者的发生率明显增加。用药期间应定期做胸部 X 线及肺功能检查，避免肺纤维化的发生。约 1/3 患者出现发热，少数患者出现过敏反应，甚至发生休克。

（四）抑制DNA复制的药物-拓扑异构酶抑制药

◆ 鬼臼毒素类

鬼臼毒素类是从小檗科西藏鬼臼中提取的有效成分鬼臼毒素（podophyllotoxin）的衍生物，抑制Ⅱ型 DNA 拓扑异构酶，属细胞周期特异性药物。鬼臼毒素因细胞毒作用大已不用，代之用其衍生物，但作用机制与鬼臼毒素不同。

依托泊苷

依托泊苷（etoposide）又名鬼臼乙叉苷（VP-16），为半合成鬼臼毒素类衍生物。

【体内过程】 口服生物利用度为 54%，血药浓度达峰时间为 0.5～4 h，静脉注射血浆蛋白结合率为 74%～90%，表观分布容积为（3.1±0.61）L/m^2，$t_{1/2}$ 为 5～7 h。约 40% 以原型经肾排泄。

【药理作用及作用机制】 依托泊苷与Ⅱ型 DNA 拓扑异构酶和 DNA 形成三元复合物，阻止Ⅱ型 DNA 拓扑异构酶与 DNA 结合后引起的 DNA 断裂和修复，即阻止 DNA 开链及重新联结反应（DNA breakage-reunion reaction），致使 DNA 双链断裂；剩余酶与断裂 DNA 链的自由末端结合，致使断裂 DNA 的蓄积，细胞死亡。处于 S 期和 G_2 期的细胞对依托泊苷最敏感。

【临床应用】 主要用于治疗晚期睾丸癌，须与博来霉素或顺铂合用；单独应用或与顺铂合用治疗小细胞肺癌；与多柔比星、顺铂合用治疗晚期胃癌等均有明显效果。此外，对食管癌、神经母细胞瘤、肾母细胞瘤、间变性大细胞淋巴瘤及淋巴细胞白血病也有一定疗效。

【不良反应】 常见食欲减退、恶心、呕吐及腹泻等胃肠道反应；白细胞减少、贫血等骨髓抑制反应。少见过敏反应、轻度神经炎，偶见肝功能异常。

◆ 喜树碱类

喜树碱类是从我国特有珙桐科乔木喜树的根、皮及果实中提取的生物碱，常用品种包括喜树碱及其衍生物，为Ⅰ型 DNA 拓扑异构酶抑制药，属细胞周期特异性药物，主要杀伤 S 期细胞。

喜 树 碱

【药理作用及作用机制】 喜树碱（camptothecin）在体内、外均有抗肿瘤活性，能特异性地抑制Ⅰ型 DNA 拓扑异构酶，干扰 DNA 功能，甚至引起单链断裂。对 S 期细胞作用较强，也作用于 G_2 期细胞，属细胞周期特异性药物。正常情况下，通过可逆的反式酯化反应，Ⅰ型 DNA 拓扑异构酶与双链 DNA 共价结合，产生中间体复合物并导致单链 DNA 断裂，DNA 单链通过缺口或使 DNA 围绕未断裂链自由转动，使扭转的 DNA 链松弛；一旦 DNA 链扭转解除，Ⅰ型 DNA 拓扑异构酶立即重新密封断裂端，并从刚刚松弛的双螺旋上解离。喜树碱与Ⅰ型 DNA 拓扑异构酶结合并使正常的反式 DNA-Ⅰ型 DNA 拓扑异构酶复合物稳定。虽不影响Ⅰ型 DNA 拓扑异构酶最初断裂 DNA 的作用，但可抑制再连接过程，导致 DNA 单链断裂累积。

【临床应用】 用于治疗结肠癌、直肠癌、卵巢癌、小细胞肺癌、胃癌、膀胱癌、肝癌、绒毛膜上皮癌、头颈部肿瘤及急、慢性淋巴细胞白血病等。低剂量长时程疗法抗癌作用更优且毒性更低。

【不良反应】 主要有胃肠道反应，骨髓抑制，少数有脱发、皮疹等。较严重不良反应是膀胱毒性，表现为尿频、尿痛和血尿等。

拓扑替康

拓扑替康（topotecan）又名托泊替康，为半合成喜树碱类衍生物。静脉注射药动学呈线性，与其他喜树碱类相比，从体循环消除迅速，$t_{1/2}$ 3.5～4.1 h。血浆蛋白结合率相对较低，为 7%～35%。血浆药物总量的 20%～35% 为活化内酯环，被快速水解成羧化物，经肾排泄，给药量的 30%～40% 在 24 h 内随尿液排出，肝脏代谢是相对次要的药物消除途径。

拓扑替康对其他药物治疗过的卵巢癌和小细胞肺癌仍有效，也用于慢性髓细胞白血病和骨髓发育不良综合征。不良反应较少且轻微。

羟喜树碱

羟喜树碱（hydroxycamptothecin）与喜树碱相比，抗瘤谱更广，毒性较小。

三、干扰转录过程及阻止 RNA 合成的药物

◆ 放线菌素类

放线菌素 D

放线菌素 D（actinomycin D，dactinomycin）又称更生霉素，是从链霉菌属中分离出的抗生素，属细胞周期非特异性、窄谱抗肿瘤药。

【体内过程】 静脉注射后，肝、肾、脾及颌下腺中药物浓度较高，很少被代谢，50% 以原型随胆汁排泄，10% 经肾排泄。组织中滞留时间长，$t_{1/2}$ 长达 30～40 h。

【药理作用及作用机制】 对 G_1 期作用较强且使 G_1/S 期的转变受阻。能嵌入 DNA 双链中，在 G-C 碱基对之间形成非共价键，阻止转录过程，使 mRNA 合成受阻，抑制蛋白质合成。还可通过自由基中间体或Ⅱ型 DNA 拓扑异构酶作用，导致 DNA 单链断裂。抑制快速增殖的肿瘤细胞，是已知最强的抗肿瘤药之一。

【临床应用】 用于治疗实体瘤如肾母细胞瘤、横纹肌肉瘤、神经母细胞瘤等，需与长春碱等合用。也用于治疗睾丸癌，须与氟尿嘧啶合用。对甲氨蝶呤耐药的绒毛膜上皮癌有效。

【不良反应】 常见恶心呕吐、腹痛、腹泻、胃十二指肠溃疡等胃肠道反应，白细胞减少、血小板减少、贫血及淋巴细胞减少等骨髓抑制及免疫抑制反应。其他可见脱发、皮疹、色素沉着等。注射液漏出血管可致组织损伤。有致畸作用，妊娠及哺乳期妇女禁用。

◆ 蒽环类

蒽环类抗肿瘤抗生素有多柔比星和柔红霉素等。

多柔比星

多柔比星（doxorubicin）又名阿霉素（adriamycin），对 S 期细胞有较强的杀灭作用，并延缓 G_1 期及 G_2-M 期进程，为细胞周期非特异性药物。

【体内过程】 口服无效，须静脉注射。主要分布于肝、心、肾、脾及肺组织中。在肝脏代谢，血浆药物呈二室模型衰减，分布相 $t_{1/2}$ 为 1.1 h，消除相 $t_{1/2}$ 为 16.7 h。约 40% 药物随胆汁排泄，肝功能不全者 $t_{1/2}$ 明显延长。

【药理作用及作用机制】 多柔比星对实体瘤有广泛活性，具有广谱抗肿瘤作用。分子中的氨基糖插入 DNA 双螺旋沟中并与碱基对广泛结合；另外，分子中的氨基与 DNA 的磷酸根相互作用，形成稳定的复合物，从而改变 DNA 的模板性质，干扰并阻止 DNA 聚合酶活性；还与Ⅱ型 DNA 拓扑异构酶和 DNA 形成三联体，抑制断裂 DNA 链的再连接，导致细胞凋亡。

【临床应用】 主要用于恶性淋巴瘤、乳腺癌、急性及慢性白血病；对胃癌、肺癌、睾丸癌、膀胱癌、宫颈癌、甲状腺癌及黑色素瘤也有一定疗效，常需与其他药物合用以进一步提高治疗效果。

【不良反应及注意事项】 多柔比星的心脏毒性分两类：其一为急性毒性，发生率为 6%～40%，多于给药后数小时或数天内发生，患者出现心电图异常改变，偶见室性心动过速而死亡；其二为迟发毒性，与剂量有关，总剂量低于 450 mg/m^2 时，1%～10% 患者引起渐进性心肌病变，总剂量＞550 mg/m^2 时，17%～27% 患者出现急性心力衰竭，死亡率高达 30%～50%，一旦发生心力衰竭，强心苷及其他常用强心药均难以奏效。早期给予维生素 B_6 及辅酶 Q10 可降低毒性而不影响其抗肿瘤作用。心脏毒性发生机制可能与其诱导产生大量氧自由基及脂质过氧化物，并破坏细胞及细胞器有关。联合应用右丙亚胺（dexrazoxane，又称右雷佐生）可降低心脏毒性，但不影响其抗肿瘤疗效。另外，可引起骨髓抑制、消化道反应、脱发、口腔炎、皮疹及药物热等。

柔红霉素

柔红霉素（daunorubicin）又称正定霉素，为细胞周期非特异性药物。

【药理作用及作用机制】 S 期细胞对柔红霉素最敏感，G_2/M 期细胞次之，G_1 期细胞敏感性较低。可嵌入肿瘤细胞的 DNA 分子，直接影响转录和复制。可与Ⅱ型 DNA 拓扑异构酶和 DNA 形成三联化合物，抑制断裂 DNA 链的再连接，导致细胞凋亡。此外，在微粒体酶 CYP 和 NADPH 共同作用下，生成半醌自由基而引起 DNA 链断裂与模板失活，阻止 DNA 复制及 RNA 转录。对巯嘌呤、甲氨蝶呤、环磷酰胺耐药的肿瘤细胞仍敏感。

【临床应用】 仅作静脉给药，为防止药物外漏引起局部腐蚀作用，推荐谨慎注射 10～15 min。主要用于治疗急性粒细胞白血病，尤其适合于儿童；对其他药物耐药的急性粒细胞白血病仍有效，但缓解期短，须与其他抗肿瘤药物合用。

【不良反应】 常见厌食、恶心、呕吐、腹泻、口腔炎、脱发及药物热，较严重的有骨髓抑制和白细胞减少等。最严重的是心脏毒性，性质及防治与多柔比星相似。

四、抑制蛋白质合成与功能的药物

（一）影响微管蛋白活性

◆ 长春碱类

长春碱和长春新碱

长春碱（vinblastine）及长春新碱（vincristine）为夹竹桃科植物长春花 *Catharanthus roseus* 所含生物碱，属细胞周期特异性药物。长春地辛（vindesine）及长春瑞滨（vinorelbine）为长春碱的半合成衍生物。

【体内过程】 口服吸收不完全，需静脉注射给药。药动学相似，长春碱消除 $t_{1/2}$ 为 3～23 h；长春新碱消除 $t_{1/2}$ 为 1～20 h。血浆蛋白结合率为 80%，在肝脏代谢，主要随胆汁排泄，仅有小部分以原型随尿排出。

【药理作用】 长春碱抑制有丝分裂的作用较长春新碱强，作用机制是特异性与 β-微管蛋白结合，阻止它与 α-微管蛋白聚合形成微管。由于缺乏完整的有丝分裂纺锤体，复制的染色体不能定位于分割区，使细胞分裂停止于中期，导致细胞凋亡。主要杀伤 M 期细胞，大剂量也影响 S 期细胞。

【临床应用】 长春碱主要用于急性白血病、恶性淋巴瘤、绒毛膜上皮癌。对乳腺癌、头颈部肿瘤、肾母细胞瘤等也有效。长春新碱对小儿急性淋巴细胞白血病疗效较好，起效较快；常与泼尼松合用作为诱导缓解药。其他适应证与长春碱相同，常需与其他抗肿瘤药合用以提高疗效，并减缓毒性反应的发生。

【不良反应】 主要有骨髓抑制反应，引起白细胞及血小板减少等，长春新碱较长春碱轻。神经毒性表现为手指及足趾麻木，感觉异常，腱反射迟钝或消失，周围神经炎、四肢酸软、麻痹性肠梗阻、复视、眼睑下垂及声带麻痹等。常见恶心、呕吐、腹痛、腹泻、便秘等胃肠道反应。可见脱发、乏力、头晕及失眠等，药物从血管外漏可引起疼痛和局部组织坏死。肿瘤细胞可对长春碱类、依托泊苷、蒽环类抗生素和紫杉烷类产生交叉耐药。

◆ 紫杉烷类

紫 杉 醇

紫杉醇（paclitaxel）系从植物紫杉和红豆杉树皮中提取的紫杉烷二萜成分，属细胞周期特异性药物。

【体内过程】 水溶性小，必须溶于由 50% 乙醇溶液和 50% 聚氧乙烯蓖麻油组成的溶剂中静脉输注，主要经肝脏 CYP2C8 代谢，仅有不到 10% 以原型随尿排泄。$t_{1/2}$ 平均为 5.3～17.4 h。

【药理作用】 紫杉醇结合 β-微管蛋白的位点不同于长春碱类，选择性地促进微管形成，阻止微管蛋白解聚，使纺锤体失去正常功能，导致有丝分裂停止。

【临床应用】 适用于转移性卵巢癌和乳腺癌，对顺铂耐药的卵巢癌仍有良好的治疗效果。也用于食管癌、肺癌、头颈部癌、脑瘤及淋巴瘤等的治疗。

【不良反应】 引起骨髓抑制，白细胞及血小板减少，周围神经病变、肌痛、心脏毒性等。罕见肠穿孔。阻止细胞周期进入有丝分裂期的药物可对抗紫杉醇的毒性。

多 西 他 赛

多西他赛（docetaxel）为紫杉醇的半合成同类物，药动学与紫杉醇相似，血浆消除 $t_{1/2}$ 约 12 h，清除率为 22 L/(h · m^2)，主要通过 CYP3A4 和 CYP3A5 介导的羟基化作用清除，生成无活性的代谢产物。对晚期乳腺癌、卵巢癌、非小细胞肺癌疗效较好，对头颈部癌、小细胞肺癌、胃癌、黑色素瘤、软组织肉瘤也有一定疗效。不良反应包括严重但短暂的中性粒细胞减少，周围神经病变程度轻，过敏反应发生率低。液体潴留随化疗次数逐渐递增，导致外周性水肿、胸腔积液和腹水，严重时出现肺水肿。极少数情况下引起渐进性间质性肺炎，如果不停药可导致呼吸衰竭。

（二）干扰核糖体功能的药物

三尖杉生物碱类

三尖杉酯碱（harringtonine）及高三尖杉酯碱（homoharringtonine）是从三尖杉属（*Cephalotaxus*）植物的枝叶及树皮中提取的有效成分，属细胞周期非特异性药物。

【体内过程】 两者口服吸收迅速但不完全，静脉注射三尖杉酯碱后，肾脏药物浓度最高，脑中最低，$t_{1/2}$ 为 50 min。静脉滴注高三尖杉酯碱后骨髓药物浓度最高，$t_{1/2}$ 为 3～50 min，主要在肝脏代谢，经肾和胆道排泄。

【药理作用】 主要抑制真核细胞蛋白质合成的起始阶段，并使核糖体分解，释放出新生肽链，抑制肿瘤细胞有丝分裂，使核 DNA 及胞质 RNA 减少，但不阻止 mRNA 及氨基酰 tRNA 与核糖体结合。

【临床应用】 主要用于急性粒细胞白血病，疗效显著，对急性单核细胞白血病也有效。

【不良反应】 主要有心脏毒性，出现心动过速、心肌缺血、心肌受损，及骨髓抑制和胃肠道反应等。

（三）影响氨基酸供应的药物

***L*-门冬酰胺酶**

L-门冬酰胺酶（*L*-asparaginase）是大肠埃希菌培养液中提取的水解酶，影响不能自行合成 *L*-门冬酰胺的肿瘤细胞的氨基酸供给，从而抑制蛋白质合成。

【体内过程】 口服后在胃酸环境中迅速水解失活，静脉注射较肌内注射血药浓度高出10倍，淋巴组织中药物浓度较高，血药浓度可维持5～6天，不能透过血脑屏障。少量经肾排泄，$t_{1/2}$为8～48 h。

【药理作用】 *L*-门冬酰胺是机体合成蛋白质不可缺少的氨基酸。某些肿瘤细胞不能自行合成，需从细胞外摄取。*L*-门冬酰胺酶使血清中*L*-门冬酰胺水解，导致肿瘤细胞从外界获得*L*-门冬酰胺减少而阻碍蛋白质合成，抑制肿瘤细胞生长繁殖。与其他抗肿瘤药不同，对消化道及毛囊等快速增殖细胞几乎无细胞毒作用，也不引起骨髓抑制。

【临床应用】 主要用于治疗急性淋巴细胞白血病，有效率为60%，但缓解期不长。也用于恶性淋巴瘤。为延缓耐药性发生、提高疗效，常与长春碱、甲氨蝶呤等合用。联合用药的顺序至关重要，例如，甲氨蝶呤先于*L*-门冬酰胺酶使用可产生协同作用，反之则不然。

【不良反应】 主要为过敏反应，轻者出现荨麻疹，重者发生过敏性休克，故临用前须做皮试。间歇给药使过敏反应发生率增高。其他可见肝功能异常，血氨增高，血浆白蛋白降低，凝血因子Ⅶ、Ⅷ、Ⅸ减少，凝血酶原及纤维蛋白原减少。偶见困倦、脱发等。

第三节　非细胞毒类抗肿瘤药

一、内分泌治疗药物

某些肿瘤如内分泌腺及生殖器的肿瘤与体内相应的激素平衡失调有关，若能改变体内环境，解除平衡失调，可达到抑制肿瘤生长的目的。

（一）肾上腺皮质激素

常用的肾上腺皮质激素有泼尼松、泼尼松龙和地塞米松等。抑制淋巴组织，使淋巴组织溶解，用于治疗急性淋巴细胞白血病和恶性淋巴瘤。疗效较好，显效快，但作用短暂，易产生耐药性。与抗叶酸药、抗嘌呤药间无交叉耐药性，因此常与影响核酸代谢类药物合用，增强疗效。短期小剂量应用，可缓解患者的某些症状，如发热、毒血症等；一旦缓解，可停用激素，继续使用抗肿瘤药。因有抑制免疫功能的作用，可能助长恶性肿瘤的扩展，应慎重使用。

（二）雌激素及抗雌激素药

常用雌激素类药有己烯雌酚（diethylstilbestrol）及雌二醇（estradiol）等，用于男性前列腺癌，对抗雄激素促前列腺癌组织生长的作用；抑制下丘脑及垂体释放促间质细胞激素（interstitial cell stimulating hormone，ICSH）的分泌，减少来源于睾丸间质细胞与肾上腺皮质网状带的雄激素。适用于晚期及停经5年后的绝经期乳腺癌患者，尤其对骨髓转移者疗效较好，缓解率达40%。

常用抗雌激素类药有他莫昔芬（tamoxifen）及雷洛昔芬（raloxifene），为人工合成的雌激素受体部分激动药，拟雌激素样作用弱。可抑制雌激素依赖性肿瘤细胞的生长。用于治疗乳腺癌，雌激素受体阳性患者疗效较好。氟维司群（fulvestrant）为雌激素受体拮抗药，用于绝经后伴雌激素受体阳性、经抗雌激素治疗有所改善的转移性乳腺癌妇女。

（三）雄激素及抗雄激素药

常用雄激素类药有丙酸睾酮（testosterone propionate）及甲睾酮（methyltestosterone）等。抑制垂体前叶分泌促卵泡激素，使卵巢释放雌激素减少并对抗雌激素作用。用于治疗晚期乳腺癌，尤其是有骨髓转移者，或男性乳腺癌。雄性激素可促进蛋白质合成，有利于晚期患者一般状况的改善。

抗雄激素类药有氟他胺（flutamide）和比卡鲁胺（bicalutamide）等，为非甾体类抗雄激素药，能阻断前列腺细胞上的二氢睾酮受体，对抗睾酮刺激前列腺生长的作用。主要用于治疗前列腺癌，对各期治疗效果均良好。

（四）孕激素类

甲羟孕酮（medroxyprogesterone）及甲地孕酮（megestrol）等为黄体酮衍生物，作用与黄体酮相似，可用于治疗子宫内膜癌、乳腺癌、肾癌等，也可增加患者食欲，改善全身状况。

（五）芳香化酶抑制药

氨鲁米特（aminoglutethimide）能特异性地抑制介导雄激素转化为雌激素的芳香化酶，减少雌激素生成；还能诱导肝微粒体酶，加速雌激素代谢。绝经期妇女的雌激素主要由雄激素转化而来，因此，可用于治疗绝经期、晚期乳腺癌。还可抑制肾上腺皮质激素合成，用于治疗库欣综合征（Cushing syndrome），尤适用于手术治疗无效者。

（六）促性腺激素释放激素激动药

戈舍瑞林（goserelin）为促性腺激素释放激素的类似物，长期使用可抑制垂体促黄体生成素的合成，导致男性血清睾酮和女性血清雌二醇水平下降。主要用于前列腺癌、绝经前期及绝经期妇女的乳腺癌及子宫内膜异位症。

亮丙瑞林（leuprorelin）为促性腺激素释放激素的高活性衍生物，首次给药后立即产生一过性的垂体-性腺轴兴奋作用（急性作用），随后抑制垂体生成和释放促性腺激素，抑制卵巢和睾丸对促性腺激素的反应，从而降低雌二醇和睾酮的生成（慢性作用）。主要用于治疗绝经前且雌激素受体阳性的乳腺癌及前列腺癌。

二、分子靶向药物

分子靶向药物主要针对恶性肿瘤发生发展的关键靶点进行干预，作用机制和不良反应与细胞毒类药物有所不同，与常规化疗、放疗合用可产生更好的疗效。肿瘤细胞上药物靶点分子在治疗前、后的表达和突变情况往往决定分子靶向药物的疗效和疾病预后，对该类药物更强调个体化治疗。分子靶向药物目前尚无统一的分类方法，按化学结构可分为单克隆抗体类和小分子化合物类。

（一）单克隆抗体类

肿瘤细胞表达的大量抗原成为单克隆抗体治疗的靶点，如B细胞分化抗原CD20、人表皮生长因子受体2（human epidermal growth factor receptor 2，HER2）、表皮生长因子受体（epidermal growth factor receptor，EGFR）、血管内皮细胞生长因子受体（vascular endothelial growth factor receptor，VEGFR）等。代表性单克隆抗体见表7-46-1，包括作用于B细胞分化抗原CD20的单克隆抗体利妥昔单抗（rituximab）、作用于CD52的单克隆抗体阿仑单抗（alemtuzumab）、作用于HER2的曲妥珠单抗（trastuzumab）、作用于EGFR的西妥昔单抗（cetuximab）及作用于VEGFR的贝伐珠单抗（bevacizumab）等。靶向药物的抗体主要是IgG1、IgG4两种亚型，由于抗体的分子量较大，因此在体内清除相对较慢、$t_{1/2}$较长，可长期维持药物浓度。单克隆抗体的作用可用多细胞杀伤机制来描述，包括抗体依赖细胞介导的细胞毒作用（antibody-dependent cell-mediated cytotoxicity，ADCC）、补体依赖的细胞毒作用（complement dependent cytotoxicity，CDC）和直接诱导细胞凋亡等。

（二）小分子化合物类

肿瘤蛋白酪氨酸激酶（protein tyrosine kinase，PTK）异常激活，是癌症治疗的重要分子靶点。PTK分为受体酪氨酸激酶及非受体酪氨酸激酶。受体酪氨酸激酶主要有EGFR、VEGFR、血小板衍生生长因子受体（platelet-derived growth factor receptor，PDGFR）及成纤维细胞生长因子受体（fibroblast growth factor receptor，FGFR）家族等。非受体酪氨酸激酶主要有ABL家族、JAK家族、SRC家族及FAK家族等。小分子靶向药物主要为酪氨酸激酶抑制药（tyrosine kinase inhibitor，TKI），特异性地抑制这些靶点，已成为肿瘤治疗的新武器。

1. 单靶点的抗肿瘤小分子化合物

（1）伊马替尼（imatinib）、达沙替尼（dasatinib）和尼洛替尼（nilotinib）为酪氨酸激酶BCR-ABL抑制药。慢性髓细胞性白血病患者存在BCR-ABL融合基因，其蛋白质产物为持续激活的BCR-ABL酪氨酸激酶，引起细胞异常增殖。该类药物与ABL酪氨酸激酶ATP位点结合并抑制激酶活性，阻止BCR-ABL阳性细胞的增殖，诱导其凋亡。对BCR-ABL阳性的慢性髓细胞白血病、KIT基因突变阳性的胃肠道间质肿瘤有显著治疗效应。常见不良反应有恶心、呕吐、水肿和肌肉痛性痉挛等，较为严重的有血液系统毒性和肝损伤。

（2）吉非替尼（gefitinib）、厄洛替尼（erlotinib）和埃克替尼（icotinib）为第一代ErbB1/EGFR酪氨酸激酶抑制药，主要适用于治疗既往接受过化疗或不适于化疗的局部晚期或转移性非小细胞肺癌（NSCLC）。常见不良反应有腹泻、皮疹、瘙痒、皮肤干燥、恶心、呕吐和厌食等，偶见间质性肺病。

表7-46-1　单克隆抗体药物的作用机制、临床应用及不良反应

药物	作用及机制	主要毒性
利妥昔单抗（rituximab）	靶点是CD20 B细胞抗原，ADCC，CDC，凋亡。单用或与氟达拉滨合用于复发性浸润型B淋巴细胞瘤和慢性淋巴细胞性白血病	与输注相关的毒性：发热、皮疹和呼吸困难；B细胞缺失；迟发性中性粒细胞减少
阿仑单抗（alemtuzumab）	靶点是CD52抗原，ADCC，CDC，凋亡。用于T淋巴细胞瘤；也用于嘌呤类治疗无效的低分化的淋巴瘤和慢性淋巴细胞性白血病	与输注相关的毒性；T细胞缺失伴感染增加；造血抑制；全血细胞减少
曲妥珠单抗（trastuzumab）	用于HER2/neu过表达的转移性乳腺癌；抑制HER2信号并伴G_1期停止，ADCC，凋亡。或单一疗法用于化疗复发	与输注相关的毒性；心肌病等
西妥昔单抗（cetuximab）	识别EGFR，抑制EGFR信号，ADCC，凋亡；治疗转移性结直肠癌，肺癌，前列腺、乳腺和胰腺癌及头颈部癌等	与输注相关的毒性，皮疹约75%
贝伐珠单抗（bevacizumab）	作用于VEGFR1/VEGFR2，抑制血管发生/新血管形成，与5-FU或化疗药合用治疗转移性结直肠癌或小细胞肺癌、乳腺癌等	高血压；肺出血；胃肠穿孔；蛋白尿；充血性心力衰竭

阿法替尼（afatinib）和达可替尼（dacomitinib）为第二代 ErbB1/EGFR 酪氨酸激酶抑制药，用于 *EGFR* 基因突变的局部晚期或转移性非小细胞肺癌。

奥希替尼（osimertinib）、伏美替尼（furmonertinib）和阿美替尼（almonertinib）为第三代 ErbB1/EGFR 酪氨酸激酶抑制药，适用于既往经 EGFR-TKI 治疗时或治疗后出现疾病进展，且经检测确认存在 EGFR T790M 突变阳性的局部晚期或转移性非小细胞肺癌成人患者的治疗。

（3）伊布替尼（ibrutinib）和泽布替尼（zanubrutinib）为布鲁顿酪氨酸激酶（BTK）抑制药，BTK 是一种连接 BCR 信号、Toll 样受体（TLR）信号和趋化因子受体信号的关键分子。临床用于既往至少接受过一种治疗的成人套细胞淋巴瘤和成人慢性淋巴细胞白血病、小淋巴细胞淋巴瘤患者。

（4）维莫非尼（vemurafenib）和达拉非尼（dabrafenib）为 *BRAF* 基因 V600E 突变选择性抑制药。曲美替尼（trametinib）是 BRAF 激酶下游的 MEK 别构抑制药，两类药物的联合使用具有强于单用时阻断 MAPK 途径、抑制肿瘤细胞分裂的效果。用于治疗 BRAF V600E 突变阳性的黑色素瘤、甲状腺癌及非小细胞肺癌。

（5）奥拉帕利（olaparib）和尼拉帕利（niraparib）为口服小分子多腺苷二磷酸核糖聚合酶（PARP）抑制药。PARP 是在 DNA 修复途径中起关键作用的蛋白质家族。PARP 抑制药可用于治疗存在 DNA 修复缺陷的肿瘤（如伴有同源重组修复缺陷，通常表现为 *BRCA* 基因突变），用于铂敏感或 *BRCA* 基因突变的卵巢癌、前列腺癌及乳腺癌等。

（6）坦罗莫司（temsirolimus）和依维莫司（everolimus）为丝氨酸/苏氨酸蛋白激酶哺乳动物雷帕霉素靶蛋白（mTOR）抑制药，阻断 PI3K-Akt-mTOR 信号通路和其他由 mTOR 介导的信号转导过程，抑制细胞周期进程和新生血管形成，促进细胞凋亡。用于治疗晚期肾细胞癌。

（7）硼替佐米（bortezomib）属可逆性蛋白酶体抑制药，选择性地与蛋白酶活性位点的苏氨酸结合，抑制蛋白酶体 26S 亚单位的糜蛋白酶和（或）胰蛋白酶活性，降解泛素蛋白。泛素-蛋白酶体系统调节特异蛋白的胞内浓度，以维持细胞内环境稳定。蛋白水解会影响细胞内信号级联反应，破坏正常细胞内环境，导致细胞死亡。用于多发性骨髓瘤和套细胞淋巴瘤的治疗。主要不良反应有乏力、腹泻、恶心、呕吐、发热、血小板减少等。

2. 多靶点抗肿瘤的小分子化合物

（1）索拉非尼（sorafenib）为 VEGFR1-3 阻断药，亦可抑制 PDGFR、Raf、FLT3 和 c-KIT 介导的信号转导。即可通过阻断 Raf-MEK-ERK 信号通路，直接抑制肿瘤生长；又可通过阻断 VEGFR 和 PDGFR 途径，抑制肿瘤血管形成，间接抑制肿瘤细胞生长。主要用于治疗肝癌和肾癌。不良反应有疲乏、体重减轻、脱发、腹泻、恶心、腹痛、皮疹等。

（2）舒尼替尼（sunitinib）为 VEGFR 1-3 和 PDGFR 细胞内酪氨酸激酶结构域 ATP 结合部位竞争性阻断药，为抗肿瘤血管生成药物。亦可抑制 c-KIT、RET、集落刺激因子 1 受体（CSF-1R）等其他酪氨酸激酶。用于治疗晚期肾癌、胃肠道间质瘤和晚期胰腺癌。不良反应有疲乏、发热、腹泻、恶心、黏膜炎、高血压、皮疹等。

（3）仑伐替尼（lenvatinib）有效抑制 VEGFR1-3、FGFR1-4，PDGFRα、RET 及 c-KIT 等酪氨酸激酶，有效抗血管生成，抑制肿瘤生长。用于治疗肝癌、肾癌、甲状腺癌。常见不良反应有高血压、腹泻、乏力、骨关节疼痛、食欲减退、恶心、呕吐、口腔炎、蛋白尿等。

（4）安罗替尼（anlotinib）为我国自主研发的 1.1 类新药，有效抑制 VEGFR、PDGFR、FGFR 和 c-KIT 等酪氨酸激酶活性，发挥抗肿瘤血管生成和抑制肿瘤生长的作用。用于治疗小细胞肺癌、非小细胞肺癌、软组织肉瘤、甲状腺癌等。常见不良反应包括高血压、手足皮肤反应、出血、乏力、高血脂、蛋白尿、腹泻、食欲减退和甲状腺功能异常等。

该类药物还有克唑替尼（crizotinib）、阿昔替尼（axitinib）、帕唑帕尼（pazopanib）、凡德他尼（vandetanib）、拉帕替尼（lapatinib）、阿来替尼（alectinib）等。

三、肿瘤免疫治疗药物

肿瘤免疫治疗药物是利用机体的免疫机制，通过主动或被动免疫的方法，提高肿瘤细胞的免疫原性和对效应细胞杀伤的敏感性，激发和增强机体抗肿瘤免疫应答，协同机体免疫系统高效杀伤肿瘤细胞。主要包括免疫检查点抑制药和免疫细胞治疗药物，前者主要包括细胞毒性 T 细胞相关抗原 4（CTLA-4）抑制药、程序性死亡受体-1（PD-1）抑制药及程序性死亡受体配体-1（PD-L1）抑制药。后者主要为表达 CAR-T 细胞治疗。

（一）免疫检查点抑制药

伊匹木单抗

伊匹木单抗（ipilimumab）是人源 CTLA-4 的单克隆抗体，适用于治疗不可切除的或转移黑色素瘤，联合纳武利尤单抗用于不可手术切除的、初治的非上皮样恶性胸膜间皮瘤成人患者、晚期和转移性非小细胞肺癌等。最常见不良反应有疲乏、腹泻、瘙痒、皮疹和甲状腺功能减退等，免疫介导的不良反应可能累及多个器官系统，如结肠炎、肝炎、神经病变和内分泌病变等，根据反应的严重程度可给予GC。

纳武利尤单抗

纳武利尤单抗（nivolumab）是PD-1的单克隆抗体，通过阻断PD-1及其配体PD-L1和PD-L2间相互作用，阻断PD-1通路介导的免疫抑制反应，提高肿瘤细胞的免疫原性。单药适用于*EGFR*基因突变阴性和ALK阴性、既往接受过含铂方案化疗后疾病进展或不可耐受的局部晚期或转移性非小细胞肺癌成人患者，接受含铂类方案治疗期间或之后出现疾病进展且肿瘤PD-L1表达阳性（定义为表达PD-L1的肿瘤细胞≥1%）的复发性或转移性头颈部鳞状细胞癌患者，以及既往接受过两种或两种以上全身性治疗方案的晚期或复发性胃或胃食管连接部腺癌患者等。联合含铂双药化疗用于可切除的（肿瘤直径≥4 cm或淋巴结阳性）非小细胞肺癌成人患者的新辅助治疗；联合含氟尿嘧啶和铂类药物化疗适用于一线治疗晚期或转移性胃癌、胃食管连接部癌或食管腺癌患者；用于经新辅助放化疗（CRT）及完全手术切除后仍有病理学残留的食管癌或胃食管连接部癌患者的辅助治疗；联合伊匹木单抗用于不可手术切除的、初治的非上皮样恶性胸膜间皮瘤成人患者等。常见不良反应是皮疹，免疫介导的不良反应包括肺炎、结肠炎、肝炎、肾炎和肾功能障碍、甲状腺功能异常、胚胎-胎儿毒性等。

纳武利尤单抗是第一个在中国获批的PD-1抑制药，之后帕博利珠单抗（pembrolizumab）及我国自主研发的斯鲁利单抗（serplulimab）、卡瑞利珠单抗（camrelizumab）、特瑞普利单抗（toripalimab）、替雷利珠单抗（tislelizumab）、信迪利单抗（sintilimab）等PD-1抑制药不断涌现，适应证已扩大至非小细胞肺癌、食管癌、肝癌、鼻咽癌、尿路上皮细胞癌、经典型霍奇金淋巴瘤、恶性黑色素瘤及泛实体瘤等。

阿替利珠单抗

阿替利珠单抗（atezolizumab）是第一个获批上市的PD-L1抑制药，可阻断PD-L1与PD-1和B7.1受体结合，激活T细胞杀伤肿瘤细胞。单药用于*EGFR*基因突变阴性和ALK阴性的转移性非小细胞肺癌；联合卡铂和依托泊苷用于广泛期小细胞肺癌；联合贝伐珠单抗用于既往未接受过全身系统性治疗的不可切除肝细胞癌；联合培美曲塞和铂类化疗用于*EGFR*基因突变阴性和ALK阴性的转移性非鳞状非小细胞肺癌等。常见不良反应包括疲劳或虚弱、恶心、咳嗽、呼吸困难、食欲减退等。免疫相关不良反应发生情况与CTLA-4抑制药相似，但发生率和严重程度较轻。

同类药物还有度伐利尤单抗（durvalumab），以及我国自主研发的恩沃利单抗（envafolimab）、舒格利单抗（sugemalimab）等。

卡度尼利单抗

卡度尼利单抗（cadonilimab）为我国自主研发的全球首创PD-1/CTLA-4双特异性抗体肿瘤免疫治疗新药。肿瘤细胞周围浸润性T细胞通常共表达PD-1和CTLA-4，卡度尼利单抗在体内会优先富集于肿瘤周围，并由于双靶点结合特性，亲和力进一步提高；而在外周淋巴组织中，PD-1和CTLA-4不会共表达，卡度尼利单抗结合率低，降低不良反应发生率。用于既往接受过含铂化疗治疗失败的复发或转移性宫颈癌患者。常见不良反应包括皮疹、贫血、甲状腺功能减退、肝肾功能减退等，监测及处理同PD-1抑制药。

（二）免疫细胞治疗药物

免疫细胞治疗是细胞治疗的重要分支，通过对免疫细胞进行体外操作，然后将其回输到人体内，以实现对肿瘤细胞的杀伤或清除等功能。主要包括CAR-T细胞治疗，即通过向T细胞中导入人工设计的嵌合抗原受体（chimeric antigen receptor，CAR）分子，使T细胞具有全新的靶向活化功能，将CAR-T细胞回输到患者体内后，能高效地杀伤肿瘤细胞，而不受MHC限制。目前正式批准上市的CAR-T药物主要以CD19和B细胞成熟抗原（BCMA）为靶点，用于血液系统恶性肿瘤的治疗。

阿 基 仑 赛

阿基仑赛（axicabtagene ciloleucel）注射液是一种靶向CD19的基因修饰的自体T细胞免疫疗法，可与表达CD19的肿瘤细胞和正常B细胞结合，使CD28和CD3-zeta共刺激结构域激活下游级联信号，导致T细胞活化、增殖、获得效应功能并分泌炎症细胞因子和趋化因子。这一系列事件导致对表达CD19细胞的杀伤。用于治疗既往接受二线或以上系统性治疗后复发或难治性大B细胞淋巴瘤成人患者。

我国自主研发同类药物有瑞基奥仑赛（relmacabtagene autoleucel）注射液、纳基奥仑赛（inaticabtagene autoleucel）注射液等。

（三）生物反应调节药

IL-2的$t_{1/2}$短，分布相$t_{1/2}$为13 min，消除相$t_{1/2}$为85 min，为维持有效血药浓度，需持续静脉滴注给药。IL-2是T细胞生长因子，对癌细胞无直接的细胞毒作用，可增强T细胞对肿瘤细胞的溶解作用。用于肾细胞癌，黑色素瘤等。不良反应可能与器官及血管的细胞毒性T细胞的激活和增殖有关，给予最大耐受剂量［600 000 U/(kg · 8 h)］5天，引起低血压、心律失常、外周水肿、肾前性氮质血症、血清转氨酶升高、贫血、血小板减少、恶心、呕吐、腹泻、精神错乱和发热等。

四、其他抗肿瘤药

(一) 诱导分化药

维A酸（tretinoin）又称全反式维甲酸，属类视黄醇，可单独使用或与蒽环类抗生素合用，治疗急性早幼粒细胞白血病（APL），完全缓解率高。

(二) 诱导凋亡药

三氧化二砷（arsenic trioxide）俗称砒霜，有诱导细胞凋亡、抗肿瘤血管增生及抗肿瘤转移的作用，用于治疗急性早幼粒细胞白血病（APL）；也用于实体瘤如肝癌和胃癌的治疗。与顺铂或多柔比星联合用药，可显著提高肝癌治疗效果，具有明显的协同和增敏作用。可逆性不良反应包括高血糖、氨基转移酶升高、疲劳、感觉迟钝和头晕等。

(三) 沙利度胺

沙利度胺（thalidomide）也称反应停。曾因严重致畸而停用。近年发现其治疗麻风结节性红斑、复发和顽固性多发性骨髓瘤疗效显著。确切机制尚不清楚，可能与刺激T细胞和NK细胞，抑制血管发生和肿瘤细胞增殖，以及调节造血干细胞分化有关。常见不良反应有水肿和便秘，10%～30%患者出现突发的周围神经病。

第四节　肿瘤耐药性机制及抗肿瘤药的不良反应

一、肿瘤耐药性机制

肿瘤细胞对抗肿瘤药产生耐药性是化疗失败的重要原因之一，肿瘤细胞耐药性产生的原因复杂且机制各异。

耐药性可分为两类：其一，肿瘤细胞固有的，初始即对抗肿瘤药物不敏感，称为天然耐药性（natural resistance），如处于G_0期的细胞通常对抗肿瘤药不敏感；其二，治疗过程中肿瘤细胞获得的，称为获得耐药性（acquired resistance），发生在肿瘤细胞与药物接触后，最常见的为多药耐药性（multiple drug resistance，MDR），系指肿瘤细胞与某一抗肿瘤药物接触后，除对其产生耐受性外，还对其他多种结构不同且作用机制各异的抗肿瘤药物产生耐受性，即所谓的交叉耐药现象。常见于天然来源的抗肿瘤药，包括植物药长春碱类、鬼臼毒素及衍生物类、紫杉醇类和抗肿瘤抗生素蒽环类、丝裂霉素类及放线菌素类。

耐药性产生的主要原因：①增殖过程中，肿瘤细胞有较固定的突变概率，每次突变都可能导致耐药瘤株的出现，分裂次数越多，耐药瘤株产生的机会就越大；②肿瘤细胞内活性药物浓度减少，其机制包括细胞膜通透性改变，减少对药物的摄取，加速药物的灭活过程，亦减少原型药物向活性形式的转化；③药物受体或靶位的数目减少或亲和力降低；④肿瘤细胞生化代谢途径的改变，更多地利用替代途径；⑤肿瘤细胞DNA修复功能增强等。易产生多药耐药性的天然来源抗肿瘤药均为亲脂性药物，分子质量为230～900 kDa，主要通过被动扩散方式进入胞内。发生耐药的肿瘤细胞内药物积聚浓度明显低于敏感细胞，难以达到产生细胞毒作用的浓度而表现出耐药性。其细胞内浓度低下的主要原因有三：其一，细胞膜通透性降低，被动扩散进入细胞内药物量减少；其二，药物外排量增加，耐药细胞膜上出现一种具有排出细胞内药物功能的跨膜蛋白，称为P-糖蛋白，为ATP依赖性药物转运蛋白，又称药物主动外排泵（efflux pump）；其三，多药耐药蛋白（multidrug resistance protein），如PKC、谷胱甘肽及谷胱甘肽*S*-转移酶、DNA拓扑异构酶等增加，加速药物灭活或受损DNA的修复。逆转MDR的药物可在一定程度上缓解肿瘤治疗过程中的多药耐药现象。常用药物有钙通道阻滞药，环孢素A等。

肿瘤分子靶向药物耐药性的主要机制包括肿瘤细胞建立代偿信号通路，靶蛋白改变，肿瘤微环境变化，肿瘤产生异质性和对靶向药物的适应等。免疫检查点抑制药的耐药机制包括抗原免疫原性不足，抗原提呈功能障碍，T细胞不可逆性耗竭，IFN-γ信号抵抗和免疫抑制等。CAR-T细胞治疗耐药性的机制包括肿瘤细胞靶抗原丢失或基因突变，靶抗原表位被遮蔽，T细胞表面死亡受体缺失，T细胞耗竭和杀伤活性降低等。

二、抗肿瘤药的不良反应

根据细胞毒抗肿瘤药物毒性反应发生的时间，分为近期毒性和远期毒性两类，又根据毒性反应的特点分为共有毒性反应和特殊毒性反应（图7-46-3）。

(一) 近期毒性

1. 共有的毒性反应

（1）骨髓抑制：表现为白细胞减少、血小板减少，甚至全血细胞减少；导致出血倾向、贫血、感染等。预防措施：当白细胞低于3×10^9/L，血小板低于80×10^9/L时，停药或更换其他骨髓抑制作用较小的药物如长春新碱、博来霉素；应用升高白细胞、血小板药物对症处理；预防感染等。

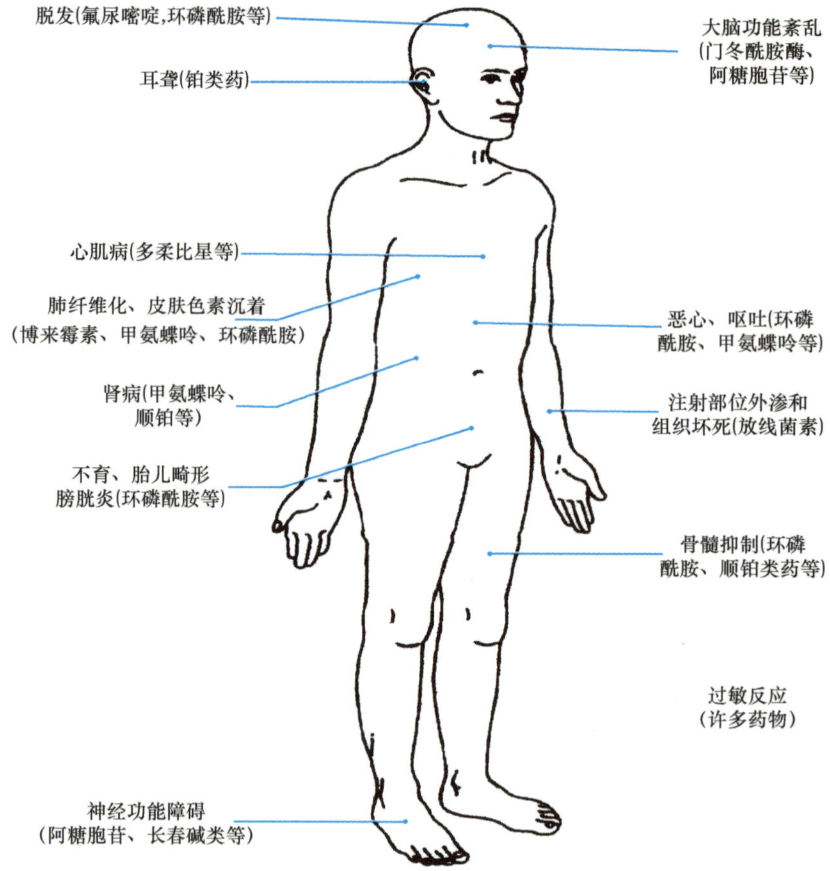

图 7-46-3 抗恶性肿瘤药的主要不良反应

（2）胃肠道毒性反应：可出现恶心、呕吐等症状，尤见于应用烷化剂后，一般发生率与剂量成正比，改用静脉注射也不可避免，其原因除与药物及代谢产物刺激延脑呕吐中枢及催吐化学感受器有关外，还与刺激胃肠道有关。中枢性止吐药氯丙嗪、甲氧氯普胺，特别是 5-HT_3 受体阻断药昂丹司琼（奥丹西隆）可缓解。有消化道黏膜损害如口腔炎、咽喉炎、黏膜水肿、腹痛、腹泻等，严重者可出现消化道出血、黑便等，抗代谢药较多见。

（3）皮肤及毛发损害：皮肤出现红斑、水肿，以博来霉素多见；色素沉着多见于应用氟尿嘧啶、环磷酰胺后，与药物沉着于皮下组织有关；脱发，多见于应用烷化剂后。

2. 特殊性毒性反应

（1）肺部毒性：表现为肺间质纤维蛋白渗出、肺纤维化、呼吸困难、咳嗽等，以博来霉素、环磷酰胺多见。

（2）心脏毒性：三尖杉酯碱可致心率增快、心肌缺血性损伤；多柔比星致心脏心电图异常、渐进性心肌病变合并急性心力衰竭，可能与其诱导产生大量氧自由基及脂质过氧化物破坏细胞器有关。柔红霉素及丝裂霉素 C 亦可导致。

（3）肝、肾、膀胱毒性：巯嘌呤、甲氨蝶呤可致肝大、黄疸、肝功能减退；环磷酰胺可致膀胱炎；*L*-门冬酰胺酶、顺铂可致肾小管坏死，引起蛋白尿、血尿等。

（4）神经系统毒性：长春新碱易引起周围神经病、神经反射迟钝。*L*-门冬酰胺酶可致大脑功能异常，出现精神错乱、谵妄等。

（5）免疫抑制：许多抗肿瘤药物能抑制和杀伤免疫细胞，使机体抵抗力下降而容易继发感染。

（6）其他：注射局部药物外渗，引起组织坏死；引起药源性发热，尤其是博来霉素可诱发内源性致热原释放。

（二）远期毒性

1. 不育和致畸 许多抗肿瘤药特别是烷化剂的长期应用可使少数患者出现生殖功能障碍，导致不育，与药物影响生殖细胞的产生及内分泌功能有关。致畸与基因突变等有关。

2. 第二原发恶性肿瘤 因抗肿瘤药特别是烷化剂可致突变，加之抑制免疫功能等，在抗肿瘤药治疗后获得长期生存的患者中，可能诱发第二原发恶性肿瘤。

第五节 抗肿瘤药物的合理应用

抗肿瘤药物的应用一般应考虑以下因素：①肿瘤细胞增殖动力学规律；②抗肿瘤药物的作用机制；

③药物抗肿瘤谱；④药物的毒性；⑤给药途径及方法；⑥患者对抗肿瘤药不良反应的耐受程度。因此，抗肿瘤药物可采用如下用药方法。

（一）序贯疗法

1. 招募作用（recruitment） 按预先制定的用药流程依次给药。对增长缓慢的实体瘤，如腺癌，G_0期细胞较多，先用周期非特异性药物如烷化剂，杀灭大量增殖细胞和部分 G_0 期细胞，驱使 G_0 期细胞进入增殖周期，即所谓的招募作用，然后再用周期特异性药物，杀灭 S 或 M 期癌细胞，反复几个疗程，可收到满意疗效。反之，对增长迅速的肿瘤，如急性白血病，先给予作用于 S 或 M 期的周期特异性药物，杀灭大量增殖期肿瘤细胞后，再用周期非特异性药物，杀灭残留的肿瘤细胞，继而驱动 G_0 期细胞进入增殖周期。反复几个疗程可收到满意疗效。

2. 同步化作用（synchronization） 首先应用周期特异性药物，使肿瘤细胞滞留于某一时相，待药物作用消失后，细胞同步进入下一时相，即经前一个药物的同步化作用后，再给予作用于后一时相药物，亦可收到满意治疗效果。如先用羟基脲使细胞滞留在 G_1 期，再用 G_1/S 期药物。

（二）联合用药疗法

在患者能耐受的情况下，同时使用几种不同类型的抗肿瘤药，以提高疗效。①作用于细胞周期不同时相的药物合用，可分别杀伤不同期的肿瘤细胞，疗效增强。②作用机制不同的抗肿瘤药合用，往往可产生协同作用。③主要毒性反应不同的药物合用，达到降低毒性，协同增加疗效。

（三）大剂量间歇疗法

大多数抗肿瘤药物（如环磷酰胺、多柔比星、卡莫司汀和甲氨蝶呤等）采用大剂量间歇疗法的效果比小剂量连续给药要好，通常采用机体能耐受的最大剂量，特别是早期、健康状况良好的患者。这是因为：①一次大剂量所杀灭的肿瘤细胞数远远超过同一种药物小剂量多次用药所杀灭的肿瘤细胞数的总和，有利于杀灭一定比率的肿瘤细胞，疗效往往增加数倍至数十倍。同时，大量肿瘤细胞被杀灭后，G_0 期细胞可进入繁殖周期，有利于下一次杀灭，以求达到根治。②大剂量间歇给药经过一段时间的停药，机体状况改善，尤其有利于造血功能及免疫功能的恢复。③减少小量多次给药诱导产生的耐药性。

（上海交通大学　王　昊）

索　引

B

G

H

J

K

L

M

N

P

W

X

Z

其 他